ERSATZGLIEDER UND ARBEITSHILFEN

ERSATZGLIEDER UND ARBEITSHILFEN

FÜR KRIEGSBESCHÄDIGTE UND UNFALLVERLETZTE

HERAUSGEGEBEN VON DER

STÄNDIGEN AUSSTELLUNG FÜR ARBEITERWOHLFAHRT (REICHS-ANSTALT) IN BERLIN-CHARLOTTENBURG

UND DER

PRÜFSTELLE FÜR ERSATZGLIEDER (GUTACHTERSTELLE FÜR DAS PREUSSISCHE KRIEGSMINISTERIUM) IN BERLIN-CHARLOTTENBURG

DURCH

GEHEIMEN MEDIZINALRAT PROFESSOR DR. M. BORCHARDT-BERLIN, SENATS-PRÄSIDENTEN PROFESSOR DR.-ING. KONRAD HARTMANN-BERLIN, GEHEIMEN OBERREGIERUNGSRAT DR. LEYMANN-BERLIN, SANITÄTSRAT DR. RADIKE-BERLIN (ORTHOPÄDISCHEN BEIRAT DES GARDEKORPS UND III. ARMEEKORPS), PROFESSOR DR.-ING. SCHLESINGER-BERLIN, OBERSTABSARZT PROFESSOR DR. SCHWIENING-BERLIN

MIT 1586 TEXTFIGUREN

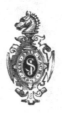

SPRINGER-VERLAG BERLIN HEIDELBERG GMBH 1919

ISBN 978-3-662-32182-9   ISBN 978-3-662-33009-8 (eBook)
DOI 10.1007/978-3-662-33009-8

Vorwort.

Viele Tausende haben durch den Krieg an den zur Arbeit notwendigen Gliedern schweren Schaden erlitten. Ärztliche und technische Kunst haben sich vereinigt, diese Opfer des Krieges durch zweckmäßige Ersatzglieder und Arbeitshilfen wieder arbeits- und erwerbsfähig zu machen. Von der ärztlichen Vorbereitung zur Anbringung solcher Hilfsmittel, von ihrem Bau und ihrer Anwendung Kenntnis zu geben, ist der Zweck des Buches, zu dessen Bearbeitung sich Fachärzte und Ingenieure unter Führung der Verwaltung der Reichsanstalt „Ständige Ausstellung für Arbeiterwohlfahrt" und der „Prüfstelle für Ersatzglieder" verbunden haben.

Es war beabsichtigt, das Buch schon vor Jahresfrist erscheinen zu lassen. Die stets wachsende Fülle neuen Stoffes gebot jedoch, die Bearbeitung nicht vorzeitig zu unterbrechen. Andererseits hat die Drucklegung und die hierzu notwendige Herstellung der zahlreichen Abbildungen unter den Verhältnissen des Krieges ungewöhnlich lange Zeit erfordert.

In der Bearbeitung wurde den Verfassern Freiheit gelassen. Manche Wiederholungen und Verschiedenheiten in der Beurteilung der wissenschaftlichen Fragen lassen sich dadurch erklären. Die Schriftleitung hat dabei den Standpunkt eingenommen, daß es zur Zeit noch nicht möglich ist, eine Reihe der wichtigsten Gebiete jetzt schon abschließend zu behandeln.

Eine Spende des Herrn und der Frau Krupp von Bohlen und Halbach ermöglichte die Herstellung des umfangreichen Werkes. Ihnen und allen, die durch Hergabe von Material die Bearbeitung unterstützten, danken wir herzlich.

Herausgeber und Schriftleitung.

Mitarbeiter.

Dr. Beckmann, Oberingenieur, Delegierter der Kriegsbeschädigten-Fürsorge, Berlin-Zehlendorf-Mitte, Albertinenstraße 26.

Bingler, Franz, Orthopädiemechaniker, Ludwigshafen a. Rh.

Böhm, Regierungs- und Gewerbeschulrat, Potsdam.

Dr. Böhm, Max, Stabsarzt d. R., s. Zt. Chefarzt des Werkstättenlazaretts Jakobsberg, orthopäd. Lazaretts für das XX. Armeekorps in Allenstein, O.-Pr., jetzt in Berlin.

Dr. du Bois-Reymond, Universitätsprofessor, Berlin, Hessischestraße 3/4 (Physiologisches Institut).

Dr. M. Borchardt, Geheimer Medizinalrat, Professor, leitender Arzt am Virchow-Krankenhaus, Beirat des Gardekorps und III. Armeekorps, Berlin, Dörnbergstraße 6.

von Dömötör, Paul, Direktor der Königl. Ung. höheren Staatsgewerbeschule in Budapest VIII, Népszinház-utca 8.

Dr. Dollinger, Generalstabsarzt, Professor und Direktor der chirurgischen Universitätklinik Nr. I, Budapest VIII, Üllöl-utca 78.

Ehrenfest-Egger, Zivilingenieur, k. k. Kommerzialrat, Wien VI/2, Luisengasse 25.

Dr. Erlacher, k. k. Regimentsarzt, Chefarzt des Wiener orthopäd. Spitals und Invalidenschulen, Wien V, Gassergasse 44—46.

Ing. Dr. Exner, Präsident des k. k. Technischen Versuchsamts, Wirkl. Geheimer Rat, Exzellenz, Ehren-Präsident des Vereins „Die Technik für die Kriegsinvaliden", Wien IX, Michelbeuerngasse 6.

Ing. Feldscharek, Hauptmann, Technischer Leiter der Prothesen Versuchs-Abteilung des K. K. Reservespitals Nr. 11, Wien, Gassergasse 44.

Dr. Gocht, Hermann, Professor, Direktor des Universitäts-Instituts für Orthopädie, Berlin, Genthinerstraße 16.

Hartmann, Karl, Geheimer Regierungs- und Gewerberat, Berlin-Steglitz, Schloßstr. 42.

Dr.-Ing. e. h. Hartmann, Konrad, Senatspräsident im Reichsversicherungsamt, Hon.-Professor der Technischen Hochschule, Geheimer Regierungs-Rat, Berlin-Grunewald, Herbertstraße 10.

† Dr. Hoeftman, Geheimer Sanitätstat, Professor, Königsberg i. Pr.

von Karlovitz, Professor, Direktor der Ungar. Prothesenwerkstätte in Budapest.

Dr. Kramer, F., Professor, Berlin W 10, Viktoriastraße 28.

Dr. Krukenberg, Sanitätsrat, Elberfeld.

Frhr. Dr. von Künssberg, Professor an der Universität Heidelberg.

Dr. Leymann, Geheimer Oberregierungs-Rat, vortragender Rat im Reichsarbeitsamt, Berlin-Lichterfelde, Drakestraße 52.

Nicolai, August, Orthopädiemechaniker, Hannover.

Dr. Payr, Erwin, Generalarzt, Geheimer Medizinalrat, Professor, Direktor der chirurgischen Universitätsklinik, Leipzig.

Dr. Radike, Richard, Berlin, Sanitätsrat, orthopädischer Beirat des Gardekorps und des III. Armeekorps, Berlin-Westend, Lindenallee 34.

Dr. Sauerbruch, F., Geheimer Hofrat, Professor der chirurgischen Universitätsklinik München.

Dr. Spitzy, Hans, Oberstabsarzt, Universitäts-Professor, Wien IX, Frankgasse 1.

Salchert, L., Landwirtschaftlicher Oberinspektor, Görden bei Brandenburg.

Dr.-Ing. Schlesinger, Professor der Technischen Hochschule, Charlottenburg.

Dr. Schwiening, Oberstabsarzt, Professor, beauftragt mit der Wahrnehmung der Geschäfte eines Abteilungschefs im Preuß. Kriegsministerium, Berlin.

Volk, Direktor der städt. Beuthschule, Berlin, Am Zeppelinplatz.

Inhaltsverzeichnis.

I.

II.

III.

IV.

V.

I.

Entwicklung und derzeitiger Stand der dienstlichen Vorschriften über Beschaffung von Ersatzgliedern für Heeresangehörige.

Von

Oberstabsarzt Professor Dr. **H. Schwiening**, Berlin.

Der Versorgung amputierter Heeresangehöriger mit künstlichen Gliedern usw. hat die preußische Heeresverwaltung schon seit langem ihr Augenmerk zugewendet. Bestimmte Vorschriften über die Verabfolgung von Ersatzgliedern bestehen zwar erst seit Ende der sechziger Jahre des vorigen Jahrhunderts, doch geht aus den Akten der Medizinal-Abteilung des Preußischen Kriegsministeriums hervor, daß schon erheblich früher wenigstens Stelzfüße in einzelnen Fällen an Invaliden auf Staatskosten geliefert worden sind, wenn auch wohl zumeist die Abfindung der Beinamputierten mit Krücken für ausreichend erachtet worden ist.

Auch hier war es, wie auf so vielen anderen Gebieten, der Krieg und seine Folgen, der der Ausstattung der Amputierten mit Kunstgliedern erhöhte Aufmerksamkeit zuwenden ließ und zu einer allgemeinen Regelung der Angelegenheit führte. Zwar war es zuerst nur die private Wohltätigkeit, die eine umfassende Versorgung der Kriegsopfer mit brauchbaren Ersatzgliedern in die Hand nahm: schon im Sommer 1864, kurz nach Beendigung der kriegerischen Operation, hatte sich in Kiel auf Veranlassung des Chirurgen Esmarch ein Ausschuß mit der Aufgabe gebildet, alle Verstümmelten des deutsch-dänischen Krieges mit künstlichen Gliedern zu versehen, wobei der auf jeden Verstümmelten entfallende Betrag auf die Summe von 40 Talern veranschlagt wurde, die auch den Verwundeten ausgezahlt werden sollten, die entweder die Lieferung der künstlichen Gliedmaßen nicht abwarten wollten, oder bei denen ein derartiger Ersatz des verlorenen Gliedes nicht in zweckmäßiger Weise zu beschaffen war.

Wieviel künstliche Glieder von dem genannten Ausschuß beschafft worden sind, ist leider nicht mehr festzustellen gewesen; nach einem Bericht vom 15. August 1864 befanden sich damals in Kiel 1 österreichischer, 12 dänische und 25 preußische Soldaten zum Empfang der Ersatzglieder, doch wurde angenommen, daß sich die Zahl der letzteren auf etwa 70 erhöhen würde.

Eine weitere Förderung erfuhr die Frage der Lieferung künstlicher Glieder an verstümmelte Heeresangehörige durch den Krieg 1866. Eine schon am

31. Juli 1866 erlassene kriegsministerielle Verfügung lenkt die Aufmerksamkeit der zuständigen Dienststellen auf die Beschaffung künstlicher Glieder und regt die Hinweisung der Amputierten an geeignete Reservelazarette und nach Maßgabe der Zahl und Leistungsfähigkeit der vorhandenen Bandagisten an. Ein weiterer Erlaß vom 13. September 1866 regelt dann im einzelnen die Verteilung der Amputierten nach ihrer Zugehörigkeit zu den verschiedenen Armeekorps auf bestimmte Lazarette. Im ganzen waren es 7 Garnisonorte, in denen die Herstellung von künstlichen Gliedern möglich war. Schon die letztgenannte Verfügung enthielt die Bestimmung, daß bei der Ablieferung der künstlichen Gliedmaßen seitens der Bandagisten die Prüfung durch die ärztlichen Mitglieder der Lazarett-Kommissionen mit besonderer Sorgfalt stattfinden müsse, damit nur brauchbare und dauerhaft gearbeitete künstliche Gliedmaßen den Amputierten übergeben würden. Eine wichtige Erweiterung hinsichtlich der Art und Zahl der zu bewilligenden künstlichen Gliedmaßen brachte ein kriegsministerieller Erlaß vom 6. März 1867, mit dem genehmigt wurde, daß den im Kriege 1866 Verwundeten, die an den Beinen amputiert und mit künstlichen Beinen oder Stelzfüßen versehen waren, für Fälle der notwendigen Reparatur dieser künstlichen Gliedmaßen bei der Entlassung als Reserve ein Stelzfuß mitgegeben werden sollte.

Endlich gab ein Erlaß vom 10. September 1867 genaue Anweisungen über das Verfahren bei Reparaturen an den künstlichen Gliedern, deren Kosten einschließlich für etwa dabei notwendig werdende Lazarettaufnahme gleichfalls auf die Staatskasse übernommen wurden. Von Interesse ist, daß dieser Erlaß nicht nur von einer Lazarettaufnahme zur Anpassung, sondern ausdrücklich auch zur Eingewöhnung in den Gebrauch der Gliedmaßen spricht, daß also schon damals der Grundsatz vertreten wurde, einen mit einem Ersatzglied ausgestatteten Heeresangehörigen nach Empfang seines Kunstgliedes nicht ohne weiteres aus dem Lazarett zu entlassen, sondern ihm Zeit zu geben, sich an seinen Gebrauch zu gewöhnen.

Der Deutsch-französische Krieg von 1870/71 brachte keine wesentlich neuen Bestimmungen[1]). Bestimmte Arten der künstlichen Glieder wurden nicht vorgeschrieben, doch erfolgt hinsichtlich der künstlichen Arme eine Einschränkung dahin, daß für gewöhnlich nur solche nach den Angaben des Grafen v. Beaufort geliefert werden sollten, während Kunstarme von kostspieligerer Art nur nach eingeholter Genehmigung des Kriegsministeriums verabfolgt werden durften. Ferner sollte beim Fehlen eines Oberarmstumpfes nach Auslösung im Schultergelenk für gewöhnlich von der Beschaffung eines künstlichen Armes wegen seiner praktischen Unbrauchbarkeit abgesehen werden, doch konnte auf besonderen Wunsch der Verwundeten auch in solchen Fällen ein Kunstglied gewährt werden.

Künstliche Finger wurden gleichfalls nicht verabfolgt, da auch diese einen Nutzen nicht zur Folge hätten, die Gebrauchsfähigkeit der Hand vielmehr beeinträchtigten.

Ferner wurde bestimmt, daß die zu künstlichen Beinen erforderliche lederne Fußbekleidung als Teil der Kunstfüße angesehen, daher mitgeliefert und ersetzt werden sollte, doch wurde diese Bestimmung schon im April 1871

---

[1]) San.-Bericht über die deutschen Heere 1870/71. Bd. III A. S. 267.

dahin eingeschränkt, daß nur die erste Beschaffung des zu einem künstlichen Bein erforderlichen Halbstiefels auf Staatskosten erfolgen dürfe.

Wenn auch damals die Verpflichtung des Staates oder Reiches zur Ausstattung der infolge von Kriegsverwundungen Amputierten mit Ersatzgliedern grundsätzlich anerkannt war, so beteiligte sich doch im erheblichen Maße die freiwillige Krankenpflege an der Beschaffung von Kunstgliedern; außer den verschiedenen Hilfsvereinen vom Roten Kreuz war es besonders der „Stuttgarter Verein für künstliche Glieder", ferner der „Badische Frauenverein" und endlich eine in Basel gegründete „Internationale Anstalt zur Beschaffung von künstlichen Gliedmaßen", die eine große Anzahl von Kriegsverstümmelten mit Kunstgliedern ausstatteten[1].

Über die Zahl der nach den Kriegen 1866 und 1870/71 gelieferten künstlichen Glieder liegen leider keine sicheren Zahlen vor. Im ganzen betrug bei den Deutschen im Kriege 1870/71 die Zahl der Gliedabsetzungen 3031, von denen 1419, also 46,8 %, starben, so daß überhaupt nur 1612 Amputierte zur Ausstattung mit Kunstgliedern übrig blieben — eine verschwindend kleine Zahl gegenüber den im Amerikanischen Rebellionskrieg 1864/65 notwendig gewordenen Gliedabsetzungen, die sich auf 28 261 mit 7459 — 26,3 % Todesfällen beliefen, so daß 20 803 Amputierte eines Ersatzgliedes bedurften[2].

Von den 3031 Amputationen im Kriege 1870/71 entfielen auf solche an den oberen Gliedmaßen 1233, davon gestorben 326, am Leben geblieben 907 unteren „ 1798, „ „ „ 1093, „ „ „ 705.

Trotzdem also erheblich mehr Amputationen an den unteren Gliedmaßen hatten vorgenommen werden müssen, war die Zahl der am Leben Gebliebenen bei den Beinamputierten geringer als bei den Armamputierten. Auf die Gründe für die so verschiedene Sterblichkeit bei den Amputationen an den oberen (26,4 %) und unteren Gliedmaßen (60,8 %) braucht hier nicht näher eingegangen zu werden; ein Grund mag darin liegen, daß unter den 1233 Amputationen an den oberen Gliedmaßen nicht weniger als 484, also weit mehr als ein Drittel nur auf die verhältnismäßig ungefährlichen Operationen der Auslösung oder Absetzung der Mittelhand oder von Fingern entfielen, von denen nur 29 = 6,0 % starben, während sich unter den 1798 Amputationen an den unteren Gliedmaßen nur 54 entsprechende Operationen am Mittelfuß und Zehen finden mit nur 6 Todesfällen = 11.1 %.

Läßt man diese Gliedauslösungen und -absetzungen an der Hand und am Fuß außer Betracht, da sie für künstlichen Gliederersatz kaum in Frage gekommen sein dürften, so ergibt sich, daß am Leben geblieben waren mit

Verlust der oberen Gliedmaßen: 452
„ „ unteren „ : 657

Zusammen: 1109 Amputierte,

für die ein künstliches Glied erforderlich gewesen sein dürfte. Von diesen betrafen:

---

[1] San.-Bericht über die deutschen Heere 1870/71. Bd. I, S. 418 u. 426.

[2] San.-Bericht über die deutschen Heere 1870/71. Bd. III A, S. 199ff. (Auch für die folgenden Ausführungen.)

Auslösungen im Schultergelenk . . . .   63 =   13,9 %
Absetzungen am Oberarm . . . . .   310 =   68,6 %
Auslösungen im Ellenbogengelenk. . .   1 =   0,2 %
Absetzungen am Unterarm. . . . . .   70 =   15,5 %
Ablösungen der Hand . . . .   8 =   1,8 %

                              Summe 452 =   100,0 %

ferner

Auslösungen im Hüftgelenk . . . . .   — =   —
Absetzungen am Oberschenkel . . . .   330 =   50,2 %
Auslösungen im Kniegelenk . . . . .   7 =   1,1 %
Absetzungen am Unterschenkel. . . .   296 =   45,1 %
Auslösungen im Fußgelenk. . . . . .   24 =   3,6 %

                              Summe 657 =   100,0 %

Es ergibt sich hieraus, daß sowohl an den oberen wie an den unteren Gliedmaßen die schwereren Operationen am Oberarm und Oberschenkel überwiegen, allerdings bei den oberen Gliedmaßen in erheblich höherem Maße als an den unteren — eine für die Prothesenbeschaffung wenig günstige Tatsache, die wir übrigens auch bei den Amputierten des jetzigen Krieges, wie wir sehen werden, wiederfinden.

Wie viele von diesen Amputierten insgesamt mit künstlichen Gliedern ausgestattet worden sind, ist leider nicht mehr festzustellen. Dagegen sind wir im Besitz von Angaben über diejenigen Amputierten aus dem Kriege 1870/71, die im Frühjahr 1890, also nach 20 Jahren noch in den preußischen Armeekorpsbezirken (also in Deutschland außer Bayern, Sachsen und Württemberg) lebten und im Besitz staatlich gelieferter künstlicher Glieder waren. Ihre Zahl belief sich — bei Fortlassung von 4 nur an den Fingern und am Mittelfußgelenk Amputierten — auf 554. Da sich diese Zahl nicht auf ganz Deutschland bezieht, so ist ein sicherer Vergleich mit den oben angeführten Gesamtzahlen leider nicht möglich. Immerhin kann man sagen, daß das Ergebnis recht günstig ist; denn da diese 554 bereits genau die Hälfte aller Amputierten (1109) darstellen, so kann man annehmen, daß bei Berücksichtigung der in Bayern, Sachsen und Württemberg noch vorhanden gewesenen Invaliden weit mehr als die Hälfte aller Amputierten nach 20 Jahren noch am Leben gewesen ist.

Aus dem gleichen Grunde ist auch ein Vergleich der noch lebenden Arm- und Beinamputierten mit den entsprechenden Gesamtzahlen nicht angängig. Die 544 noch Lebenden verteilen sich auf 150 Arm- und 404 Beinamputierte; das Verhältnis der beiden Gruppen stellt sich also wie 1:2,7, während bei der Gesamtzahl auf 452 Armamputierte 657 Beinamputierte kamen, das Verhältnis also 1:1,4 betrug. Es scheinen also erheblich mehr Beinamputierte am Leben geblieben zu sein; ob das zutrifft, oder ob diese Verschiebung in dem Zahlenverhältnis auf anderen Gründen beruht, entzieht sich allerdings völlig unserer Kenntnis.

Die Ermitelungen über den Gebrauch der gelieferten künstlichen Glieder bei diesen Invaliden hatten das folgende Ergebnis: von den Armamputierten trugen nur 6 ihren Arm nicht, da er ihnen zu schwer war; von den Beinamputierten benützten gleichfalls nur 6 weder das Kunstbein noch den Stelzfuß, weil sie den Druck des Ersatzstückes nicht ertragen konnten, 3 trugen nur den Stelzfuß und 1 Doppeltamputierter bediente sich eines ihm staatlicherseits gelieferten Selbstfahrers.

Man muß diese Ergebnisse als auffallend günstig bezeichnen — allerdings ist über die Leistungsfähigkeit der Leute mit ihren Prothesen und ihre berufliche Tätigkeit leider nichts bekannt. Daß insbesondere die künstlichen Arme nur als Schmuckarme zur Verdeckung des Gliedverlustes gedient haben können, ist bei dem damaligen Stande der Technik ohne weiteres klar.

Daß trotz der mancherlei Anregungen, die die Frage des Baues von künstlichen Gliedern durch den Krieg 1870/71 erhielt, bei der verhältnismäßig doch nur kleinen Zahl von prothesenbedürftigen Invaliden das Interesse der beteiligten Kreise der Ärzte und Bandagisten nicht nachhaltig dadurch beeinflußt werden konnte, leuchtet ohne weiteres ein.

Zwar verfolgte die Heeresverwaltung alle Fortschritte auf diesem Gebiet und suchte auch das Interesse und das Verständnis weiterer Kreise dafür zu wecken; im Auftrage des Königlich preußischen Kriegsministeriums erschienen im Jahre 1881 die „Studien über künstliche Glieder" von Oberstabsarzt Karpinski, die das gesamte damals vorliegende ältere und neuere Material zusammenfaßten und — namentlich durch die zahlreichen Abbildungen in dem dazu gehörigen Atlas — noch jetzt ihren Wert als Quellenwerk nicht verloren haben.

Auch die Friedenserfahrungen waren, man kann sagen glücklicherweise, nicht geeignet, dem Studium des Baues von künstlichen Gliedern unter den Militärärzten besondere Aufmerksamkeit zuzuwenden.

Die folgende kleine Übersicht enthält die Zahlen der in der preußischen Armee einschließlich der königlich sächsischen und württembergischen Armeekorps in den Rapportjahren 1873/74—1912/13 ausgeführten Amputationen und Exartikulationen größerer Glieder, zusammengefaßt in je fünfjährigen Abschnitten.

Jahr	Zahl der ausgeführten Amputationen und Exartikulationen größerer Glieder	davon endeten tödlich		Es blieben mithin Amputierte usw. am Leben
		abs.	%	
1873/78	136	31	22,8	105
1878/83	165	38	23,0	127
1883/88	208	19	9,1	189
1888/93	204	21	10,3	183
1893/98	174	31	17,8	143
1898/1903	177	27	15,3	150
1903/08	185	23	12,4	162
1908/13	111	20	18,0	91
Su.	1360	210	—	1150

Die Übersicht zeigt, daß die Amputationen und Exartikulationen, auf welch letztere etwa $1/9$ der Gesamtzahl entfällt, in den ersten 3 Jahrfünften zugenommen, darauf aber eine beträchtliche Verminderung erfahren haben, wenn auch in den Jahrfünften 1893—1908 ihre absoluten Zahlen nur geringe Schwankungen auf-

aufweisen; nur das allerletzte Jahrfünft läßt eine erhebliche Abnahme gegen früher erkennen. Daß diese verstümmelnden Operationen trotz dieser absoluten Zunahme bzw. des Gleichbleibens der absoluten Zahlen relativ bedeutend abgenommen haben, leuchtet ohne weiteres ein, wenn man bedenkt, daß die Kopfstärke der Armee im Durchschnitt der Jahre 1873/78 sich auf nur 319 131 stellte, im Durchschnitt der Jahre 1908/13 dagegen 554 975 betrug, also in dem vierzigjährigen Berichtszeitraum sich fast verdoppelt hat.

Aus den Verhältniszahlen der tödlich verlaufenen Fälle zu ihrer Gesamtzahl lassen sich naturgemäß keine weitergehenden Schlüsse ziehen; wenn trotz der Fortschritte der Chirurgie die Operationserfolge zahlenmäßig keine so erhebliche Besserung aufweisen, wie es vielleicht erwartet werden könnte, so liegt das sicher zum großen Teil daran, daß in der Neuzeit eben nur in den schwersten Fällen zu einer Amputation geschritten wird, diese aber dann den Tod oft doch nicht mehr aufzuhalten vermag.

Die letzte Spalte der Übersicht führt endlich die Zahlen der am Leben gebliebenen Amputierten an; ihre Gesamtzahl beläuft sich in dem 40jährigen Zeitraum auf nur 1150, also für das Jahr durchschnittlich auf noch nicht 30, wobei zu bedenken ist, daß sicher einige der Leute nach der Art ihrer Leiden (Tuberkulose, bösartige Geschwülste) nach ihrer Entlassung bald gestorben sein dürften. Die Zahl der erforderlich gewordenen Ersatzglieder ist also im großen ganzen nur sehr klein gewesen, so daß es erklärlich ist, daß auch besondere Erfahrungen auf dem Gebiete kaum vorliegen.

Was die Vorschriften über die Lieferung von Ersatzgliedern für Heeresangehörige betrifft, so entsprechen sie im allgemeinen den Bestimmungen, wie sie bereits oben für die Gewährung von künstlichen Gliedern an Kriegsinvalide kurz angeführt sind In der seit 1891 gültigen Friedens-Sanitäts-Ordnung enthält der § 120 die entsprechenden Bestimmungen. Danach erfolgt die Beschaffung von künstlichen Gliedern, chirurgischen Apparaten usw. an Mannschaften des aktiven Dienststandes vor ihrer etwaigen Entlassung nach eingeholter Genehmigung des Sanitätsamtes. Das Vorliegen einer Dienstbeschädigung ist also nicht Bedingung für die erstmalige Beschaffung von Ersatzgliedern. Sogar in Fällen, in denen die Verstümmelung durch eigenes Verschulden des Kranken herbeigeführt ist, kann mit Genehmigung des zuständigen Generalkommandos ein Ersatzglied bewilligt werden.

Dagegen erfolgt die Instandsetzung oder der Ersatz unbrauchbar gewordener Kunstglieder nur dann, wenn ihre Bewilligung auf Grund einer Dienstbeschädigung erfolgt war.

Offiziere hatten im Frieden überhaupt keinen Anspruch auf kostenfreie Lieferung künstlicher Glieder usw.

Über die Art der zu verabreichenden Kunstglieder enthält der genannte Paragraph nur die Bestimmung, daß neben einem künstlichen Bein zur Aushilfe ein Stelzfuß oder, wenn die bürgerlichen Verhältnisse des Amputierten es erforderlich machen, ein zweites künstliches Bein einfacher Art gewährt werden kann. —

Es erschien nicht ohne einiges Interesse, zunächst in einem kurzen Rückblick zu zeigen, wie in und nach den früheren Kriegen und während der letzten langen Friedensjahre die Bewilligung und Beschaffung künstlicher Glieder gehandhabt worden ist.

Wie hiernach dank der geringen Zahl der Amputierten im Heere die Erfahrungen auf dem Gebiete des Prothesenbaus nur gering sein konnten, so lagen die Verhältnisse auch für die weiteren Kreise der Ärzteschaft sowohl als auch der Bandagisten und Orthopädiemechaniker nicht viel anders. Auch in der bürgerlichen Bevölkerung haben die Erfolge der konservativen Chirurgie und die Wirkungen der Unfallverhütungsgesetzgebung die Zahl der Amputationen immer mehr vermindert; und wenn auch nicht geleugnet werden soll, daß mancherlei wichtige wissenschaftliche und praktische Fortschritte im Bau von künstlichen Gliedern auch in den letzten Jahrzehnten zu verzeichnen gewesen sind, so blieben die Erfahrungen doch im wesentlichen auf einen verhältnismäßig kleinen Kreis von Fachärzten und wenigen Bandagisten usw. beschränkt.

Das war der Stand der Dinge, als der Krieg plötzlich die Zahl der Amputierten so gewaltig anschwellen ließ und damit die Heeresverwaltung vor neue große Aufgaben hinsichtlich der Beschaffung der erforderlichen künstlichen Glieder stellte.

Bereits mit einem Erlaß vom 3. 2. 1915 lenkte das Kriegsministerium, Medizinal-Abteilung, die Aufmerksamkeit der Sanitätsdienststellen auf die Beschaffung brauchbarer künstlicher Glieder, der hier Platz finden möge.

Kriegsministerium.
Medizinal-Abteilung.   Berlin, den 3. Februar 1915.
Nr. 5123/2. 15. MA.

Es ist hier von verschiedenen Seiten zur Sprache gebracht, daß die bisher gelieferten künstlichen Glieder, Stützapparate usw. nicht selten den an derartige Apparate zu stellenden Anforderungen nicht genügen; sie werden — namentlich in kleinen Städten — vielfach von Handwerkern angefertigt, die nicht über die nötige Erfahrung verfügen, ja es ist vorgekommen, daß künstliche Glieder nicht nach Maß angefertigt, sondern aus vorhandenen Lagerbeständen entnommen sind.

Zur Vermeidung derartiger Unzuträglichkeiten ist daher anzustreben, daß die Beschaffung der genannten Apparate für jeden Korpsbezirk möglichst vereinheitlicht wird, indem einem oder je nach Bedarf auch mehreren als völlig zuverlässig und besonders bekannten Fabrikanten ihre Herstellung übertragen wird. Da die Anfertigung nur nach Maß, am besten nach Abnahme eines Gipsmodells erfolgen soll, müssen die in Betracht kommenden Leute erforderlichenfalls nach einem Lazarett am Wohnsitz des Fabrikanten verlegt werden.

Die Art des künstlichen Gliedes ist stets durch einen auf diesem Gebiete bewanderten Arzt genau zu bestimmen, vor der Abnahme ist gleichfalls eine sorgfältige Prüfung hinsichtlich Güte der Ausführung, richtigen Sitz usw. durch einen Facharzt vorzunehmen.

Es ist angeregt worden, die Herstellung der künstlichen Glieder in eigenen, einem geeigneten Lazarett angegliederten Werkstätten unter unmittelbarer Leitung und Aufsicht eines orthopädischen Facharztes vorzunehmen. Der Vorschlag erscheint beachtenswert, namentlich für solche Apparate, die besondere Anforderungen an die Kunstfertigkeit des Herstellers stellen. Voraussichtlich würden auch die durch die Einrichtung der Werkstatt entstehenden Ausgaben sich durch die geringeren Kosten für die Ausführung selbst bald einbringen.

Etwaigen Vorschlägen in dieser Beziehung sieht die Medizinal-Abteilung entgegen.

Was die Art der zu bewilligenden künstlichen Glieder betrifft, so lassen sich allgemeine Gesichtspunkte, namentlich hinsichtlich etwa zu zahlender Höchstpreise, nicht aufstellen. Wenn auch die Gewährung zu kostspieliger Apparate nicht zulässig ist und auf Sparsamkeit gesehen werden muß, so ist doch etwaigen Wünschen der Verstümmelten, namentlich unter Berücksichtigung ihres Berufes, nach Möglichkeit Rechnung zu tragen. Insbesondere findet sich nichts dagegen einzuwenden, wenn bei

Verlust der oberen Gliedmaßen außer dem künstlichen Arm oder der Hand auch noch für die Berufstätigkeit geeignete Ersatzstücke — auf Grund gutachtlicher Äußerung des fachärztlichen Beirats usw. — geliefert werden, sofern nach Lage des Falles gesichert erscheint, daß der Mann auch tatsächlich sich die Ausnutzung dieser Apparate angelegen sein lassen wird.

Beim Verlust eines Beines wird im allgemeinen die im § 120 FSO. Anmerkung neben dem künstlichen Bein vorgesehene Gewährung eines Stelzfußes oder eines zweiten künstlichen Beines einfacher Art genügen. Doch kann je nach den bürgerlichen Verhältnissen des Amputierten auch das zweite künstliche Bein in etwas besserer Ausführung geliefert werden.

gez.: Schultzen.

Der Erlaß gab zunächst nur Anregungen, da die bisher zur Kenntnis gekommenen Erfahrungen noch nicht als ausreichend erschienen, sofort bestimmte Anordnungen zu geben, zumal die örtlichen Verhältnisse der einzelnen Korpsbezirke je nach dem vorhandenen ärztlichen Personal und an sonstigen Hilfsmitteln zu verschieden waren, um einheitlich bindende Vorschriften als durchführbar erscheinen zu lassen.

Der Anregung betr. Errichtung eigener Werkstätten in den Lazaretten wurde an verschiedenen Stellen entsprochen, und die Erfahrungen lauteten im großen ganzen recht günstig; auch die Vereinheitlichung der Prothesenbeschaffung durch Zusammenlegen der Amputierten in besonders geeigneten Orten hatte sich in den meisten Korpsbezirken durchführen lassen.

Inzwischen waren aber neue Fragen von weittragender Bedeutung aufgetaucht und drängten zur Entscheidung. Von mancher Seite wurden gegen die weitere Ausgestaltung der Lazarettwerksstätten Bedenken erhoben, zahlreiche neue Erfindungen namentlich auf dem Gebiete der Arbeitsarme waren der Öffentlichkeit übergeben; dabei machte sich je länger je mehr ein Mangel an tüchtigen Orthopädiemechanikern und Bandagisten bemerkbar, die mit der Lieferung künstlicher Glieder betrauten Firmen konnten die Bestellungen nur sehr langsam ausführen, und die Amputierten, namentlich die Beinamputierten mußten sehr lange auf ihre Prothese warten; es mußte also Vorsorge getroffen werden, diesem Übelstande durch Ausstattung der Amputierten mit leichteren und schneller herstellbaren Behelfsgliedern abzuhelfen.

Bevor sich das Kriegsministerium zu einer Regelung dieser verschiedenen Fragen im Wege der Verfügung entschloß, berief es aber eine Versammlung der hauptsächlichsten Vertreter der Chirurgen, Orthopäden und Orthopädiemechaniker ein, die am 3. Juli 1915 in eingehender Aussprache über diese Dinge beriet.

Das Ergebnis dieser Beratung wurde dann in einem Erlaß vom 15. September 1915 zusammengefaßt, der in seinen Hauptpunkten auch jetzt noch Geltung hat und daher im Wortlaut angeführt sei:

Kriegsministerium.
Medizinal-Abteilung.   Berlin, den 15. 9. 1915.
Nr. 10305/8. 15. MA 1.

Auf Grund der bisherigen Erfahrungen und unter Berücksichtigung der in der Besprechung der Chirurgen, Orthopäden und der Vertreter des Bandagistengewerbes am 3. 7. 1915 zu Tage getretenen Anschauungen und Wünsche werden für die Beschaffung der künstlichen Glieder die folgenden Bestimmungen getroffen:

1. Die bereits in der Verfügung vom 3. 2. 1915 Nr. 5123/2. 15. MA angeregte Zentralisierung der Beschaffung von künstlichen Gliedern durch Zusammenlegen der Amputierten in bestimmten Lazaretten hat sich, wo durchgeführt, bewährt und muß auch weiterhin angestrebt werden. Doch wird empfohlen, den Kreis der auf ein derartiges Lazarett angewiesenen Standorte nicht zu groß zu fassen, sondern lieber für den Korpsbereich mehrere solche Lazarette einzurichten.

2. In diesen orthopädischen Lazaretten wird die Einrichtung eigener Werkstätten als dringend wünschenswert erachtet. Diese orthopädischen Werkstätten sollen weniger der Anfertigung der endgültigen künstlichen Glieder, sondern zur Ausführung von Behelfsgliedern (s. Nr. 3), von Änderungen, Ausbesserungen, Maßnehmen usw. dienen; auch werden in ihnen die Amputierten selbst mit dem Bau und der Zusammensetzung ihres künstlichen Gliedes genau vertraut gemacht und angeleitet werden können, kleinere Schäden an den Prothesen selbst auszubessern, so daß sie nicht nötig haben, bei jedem geringen Schadhaftwerden die Hilfe eines Bandagisten in Anspruch zu nehmen.

Eine grundsätzliche Ausschaltung des Bandagistengewerbes ist im übrigen nicht beabsichtigt und nicht erwünscht; eine solche würde nicht nur eine schwere Schädigung des Gewerbes bedeuten, es würden dadurch auch die vielfachen Erfahrungen der bewährten Bandagisten der Heeresverwaltung verloren gehen. Doch ist ein Zusammenarbeiten der Ärzte und Bandagisten durchaus erforderlich. An verschiedenen Stellen haben sich sogenannte Prothesentage gut bewährt, d. h. in bestimmten Zeiträumen wiederkehrende gemeinsame Besprechungen der Chirurgen und orthopädischen Fachärzte mit den Bandagisten, bei denen die letzteren die von ihnen angefertigten künstlichen Glieder zur Begutachtung vorführen, wobei Gelegenheit zum gegenseitigen Austausch neuerer Erfahrungen usw. gegeben ist.

Selbstverständlich sind von den Bandagisten nur wirklich bewährte Firmen zu Lieferungen für das Heer heranzuziehen; gegebenenfalls sind die Handwerkskammern um Auskunft über die Leistungsfähigkeit der Firmen zu ersuchen.

Alle Firmen, die die künstlichen Glieder nicht selbst anzufertigen in der Lage sind, sondern ihre Ausführung wieder anderen Firmen übertragen, sind grundsätzlich von Heereslieferungen auszuschließen.

3. Es ist dringend notwendig, daß die an den Beinen Amputierten nicht zu lange liegen, sondern möglichst frühzeitig wieder das Gehen erlernen. Das ist aber kaum möglich, wenn ihnen von vornherein das endgültige künstliche Bein geliefert werden soll. Es ist daher vorzuziehen, dem Beinamputierten sobald als möglich ein einfaches Behelfsglied (sogenannte Immediatprothese) anzufertigen. Da aber nach übereinstimmendem Urteil aller Fachärzte Leute, die zuerst nur einen Stelzfuß erhalten und hiermit das Gehen erlernt haben, sich später nur schwer an den Gebrauch eines Beines mit beweglichem Knie gewöhnen können, so wird hiermit bestimmt, daß einfache Stelzfüße auf keinen Fall geliefert werden dürfen, sondern auch die Behelfsbeine ein bewegliches, aber feststellbares Kniegelenk haben müssen.

Über die Art dieses Behelfsbeines sollen keine bestimmten Vorschriften gegeben werden; es wird dem Ermessen der Chirurgen und orthopädischen Fachärzte anheimgegeben, das ihnen am zweckmäßigsten erscheinende Muster zu wählen. Dort, wo orthopädische Werkstätten eingerichtet sind, wird sich die Anfertigung solcher Behelfsglieder in diesen unschwer ermöglichen lassen, doch ist auch gegen die Lieferung durch einen Bandagisten nichts einzuwenden.

Die endgültigen Kunstbeine sind nach längerer Zeit zu beschaffen, wenn mit Sicherheit angenommen werden kann, daß sich der Stumpf nicht mehr verändert. Es sind daher gegebenenfalls die Leute zunächst mit den Behelfsgliedern zu entlassen; sie sind darüber zu belehren, daß sie auch trotz der Entlassung Anspruch auf ein weiteres künstliches Bein haben, das ihnen nach einiger Zeit geliefert werden würde, daß es aber in ihrem eigenen Interesse liege, wenn damit noch gewartet werde, da es dann wesentlich besser säße und ihnen von größerem Nutzen sei, als wenn es gleich beschafft würde.

4. Die Erfahrungen lehren, daß die gewöhnlichen künstlichen Arme sehr bald nicht mehr getragen werden, da sich die Leute bald überzeugen, daß sie — selbst von einer Hand mit beweglichen Fingern — keinen wesentlichen Nutzen haben.

Es ist daher in allen Fällen, in denen die Leute nach ihrem Beruf auf die Mithilfe des betreffenden Gliedes angewiesen sind, und es nicht nur auf die Verdeckung des Verlustes des Gliedes ankommt, ein künstlicher Arm mit Arbeitsansätzen zu liefern — erforderlichenfalls mit einer auswechselbaren künstlichen Hand.

Auch bei Verlust des Armes sprechen gewichtige Gründe dafür, das künstliche Glied möglichst frühzeitig in Gebrauch nehmen zu lassen; manche Fachärzte haben sich sogar dafür ausgesprochen, daß es möglich ist, auch hier selbst vor völliger Heilung der Wunde behelfsmäßig hergestellte Ersatzstücke mit Vorrichtungen für gewisse einfachere Verrichtungen tragen zu lassen. Die überaus günstigen Erfolge dieses Vorgehens lassen es geboten erscheinen, auch anderwärts in gleicher Weise zu verfahren.

5. Eine der Hauptbedingungen für den guten Sitz und die Gebrauchsfähigkeit der künstlichen Glieder ist die richtige Behandlung des Stumpfes. Da es nach allgemeinem Urteil hieran noch vielfach fehlt, ist in der Anlage eine Anleitung für die Stumpfbehandlung aufgestellt, deren Nachachtung allen Ärzten dringend zu empfehlen ist. (Hier nicht abgedruckt.)

6. Leute mit künstlichen Gliedern sollen nicht eher entlassen werden, als bis sie in dem sicheren Gebrauch des Ersatzstückes genügend geübt sind. Diese Übung fällt durchaus noch in den Rahmen der ärztlichen Behandlung, deren Ziel es ist, die möglichste Wiederherstellung der Gebrauchsfähigkeit der beschädigten oder verstümmelten Gliedmaßen wieder herzustellen. Die Leute sind daher nicht berechtigt, sich den zur Einübung des Gebrauchs der künstlichen Glieder ärztlicherseits für notwendig erachteten und vorgeschriebenen Maßnahmen zu entziehen, sondern können zur Einhaltung der Vorschriften dienstlich angehalten werden.

Bei Beinamputierten wird die Einübung zumeist verhältnismäßig kürzere Zeit in Anspruch nehmen als bei Armamputierten; für letztere ist zur Erreichung des Zieles die Beschäftigung der Leute in geeigneten Werkstätten, im Garten, auf dem Felde usw. angezeigt. Auch wird durch eine derartige Beschäftigung der Amputierten sich mancher Hinweis für Verbesserungen an den Prothesen selbst gewinnen lassen. Soweit sich die hierzu erforderlichen Werkstätten usw. nicht in den Lazaretten selbst einrichten lassen, ist es daher notwendig, die Hilfe von Handwerkern, Industriellen, Fabrikanten usw. in Anspruch zu nehmen. Die günstigen Erfahrungen, die in manchen Gegenden in dieser Beziehung gemacht sind, lassen auch anderwärts ein gleiches Entgegenkommen der in Frage kommenden Kreise und Persönlichkeiten erhoffen. Auch ein Benehmen mit den jetzt wohl überall eingerichteten provinziellen oder einzelstaatlichen Ausschüssen für die Kriegsinvalidenfürsorge kommt in Frage. Es darf von allen beteiligten Ärzten erwartet werden, daß sie sich auch dieser Seite der Fürsorge für unsere verstümmelten Krieger mit besonderem Interesse annehmen werden.

7. Im Erlaß vom 3. 2. 1915 Nr. 5123/2. 15. MA war gesagt, daß von der Festsetzung von Höchstpreisen im allgemeinen abgesehen werden solle. Bei der großen Verschiedenheit der Anforderungen, die je nach der Eigenart der Fälle — besonders bei Armamputierten — an die Konstruktion des künstlichen Gliedes und seine Leistungsfähigkeit gestellt werden, muß an dem eben erwähnten Grundsatz im allgemeinen festgehalten werden. Doch liegen nunmehr hinreichende Erfahrungen vor, daß für gewisse künstliche Glieder, auch unter Berücksichtigung aller möglichen Besonderheiten, bestimmte Preise nicht überschritten zu werden brauchen. Diese Grenzpreise sind in der Anlage 2 aufgeführt. Nach sachverständigem Urteil kann für diese Preise ein nach jeder Richtung hin brauchbares Ersatzstück geliefert werden. Ein Überschreiten dieser Preise ist daher nicht zulässig, es ist vielmehr daran festzuhalten, daß sich in vielen Fällen schon für einen erheblich geringeren Preis ein gutes künst-

liches Glied beschaffen läßt. Es wird Sache der Fachärzte sein, darüber zu wachen, daß die liefernden Firmen nicht ohne weiteres stets diese Preise fordern, sondern ihre Preisstellungen den tatsächlichen Verhältnissen anpassen.

Sollte in besonderen Ausnahmefällen die Überschreitung der Preise in der Anlage geboten erscheinen, so ist die Entscheidung der Medizinal-Abteilung unter eingehender Begründung einzuholen. (Die Anlage ist hier nicht abgedruckt.)

8. Wie bekannt geworden, ist verschiedentlich von privater Seite einzelnen Leuten ein Zuschuß gewährt worden, damit sie sich ein teureres künstliches Glied, als es ihnen auf Reichskosten bewilligt worden wäre, anschaffen könnten. Angesichts der weiten Preisgrenzen, die für künstliche Glieder festgesetzt sind, kann ein solches Verfahren nicht gebilligt werden. Es führt zur Unzufriedenheit bei den nicht in gleicher Weise begünstigten Leuten und kann auch zu sonstigen Unzuträglichkeiten Veranlassung geben. Dahinzielende Bestrebungen sind daher zu unterdrücken.

Auf die überaus große Wichtigkeit aller mit der Beschaffung der künstlichen Glieder zusammenhängenden Fragen nicht nur für die Gegenwart, sondern auch für die folgenden Jahrzehnte, braucht kaum hingewiesen zu werden; alle beteiligten Dienststellen wollen sich dieser Wichtigkeit dauernd bewußt bleiben und das ihrige zur bestmöglichen Lösung dieser Frage beitragen.

Es ist selbstverständlich, daß auch auf diesem Gebiete die erforderliche Sparsamkeit durchaus geboten ist; es ist aber zu bedenken, daß darunter die Güte, insbesondere die Verwendungsfähigkeit und die Dauerhaftigkeit der unseren Verstümmelten zu liefernden künstlichen Glieder nicht leiden darf, und daß die Erfahrung lehrt, daß ein minderwertiges Ersatzstück infolge bald notwendig werdender Ausbesserungen sich nicht selten im Laufe der Zeit teurer stellt, als eine von vornherein teurere, aber gute Prothese.

Von verschiedenen Seiten ist angeregt, eine Einheitsprothese einzuführen, die gestattet daß die einzelnen Teile fertig bezogen und bei eintretendem Schaden leicht ersetzt werden können. Wenn die Vorteile einer derartigen Einheitsprothese auch nicht verkannt werden, so glaubt die Medizinal-Abteilung doch vorläufig davon Abstand nehmen zu sollen. Die seit Jahrzehnten immer erfolgreicher sich betätigende konservative Richtung unserer Chirurgie hat ja glücklicherweise die Zahl der Friedensamputationen so vermindert, daß ausgedehnte Erfahrungen auf dem Gebiete des Prothesenbaues erst im Laufe der Zeit wieder gewonnen werden können. Die Zeit ist noch zu kurz, um eine bestimmte Art eines künstlichen Gliedes als allen Anforderungen entsprechend empfehlen und in Form einer Einheitsprothese einführen zu können. Es würde dadurch auch der wie bekannt allerseits überaus rege Eifer, neues und besseres zu finden, unterbunden werden.

Wenn es auch nicht für richtig erachtet werden kann, unsere Leute mit neuen, unerprobten Ersatzstücken zu versehen, die sich über kurz oder lang als unbrauchbar erweisen, so liegt doch die Förderung aller derartigen Bestrebungen durchaus im Interesse der Heeresverwaltung und unserer Verwundeten.

Schultzen.

Der Inhalt des Erlasses bedarf keiner weitgehenden Erläuterung; nur einige Punkte seien noch besonders hervorgehoben.

Die schon im Erlaß vom 3. 2. 1915 und auch vorstehend dringend empfohlene Einrichtung von eigenen orthopädischen Werkstätten ist im Laufe der Zeit in mehr oder weniger großem Umfange fast in allen Korpsbezirken durchgeführt. Zur Zeit bestehen derartige Werkstätten im

I. Armeekorps in Königsberg i. Pr.,
II. „ „ Stettin,
III. „ „ Görden bei Brandenburg a. H.,
IV. „ „ Magdeburg,
V. „ „ Posen und Glogau,

VI. Armeekorps in Breslau, Beuthen und Neiße,
VIII.   „   „ Koblenz, Aachen, Bonn, Cöln und Trier,
  IX.   „   „ Altona, Bremen, Lübeck, Rostock, Schwerin, Neustadt
                i. M. und Rendsburg,
   X.   .   „ Hannover-Linden, Hildesheim und Braunschweig,
  XI.   „   „ Cassel, Erfurt, Göttingen, Jena und Nordhausen,
 XIV.   „   „ Ettlingen, Freiburg, Heidelberg, Karlsruhe, Mannheim
                und Singen,
  XV.   „   „ Straßburg i. E
 XVI.   „   „ Metz,
XVII.   „   „ Danzig und Graudenz,
XVIII.   „   „ Frankfurt a. M., Bigge und Offenbach a. M.,
  XX.   „   „ Allenstein.

Für den Bereich des III. Armeekorps ist außerdem noch mit dem Sitz in Berlin eine größere „Militärfabrik künstlicher Glieder" eingerichtet, in denen namentlich einzelne Teile für Behelfs- und endgültige Prothesen, aber auch solche selbst angefertigt werden und auf die später auch noch andere Korpsbezirke angewiesen werden sollen.

Im Garde- und VII. Armeekorps sind eigene Werkstätten nicht eingerichtet, weil genügend leistungsfähige Firmen in ausreichender Zahl zur Verfügung stehen.

Daß auch die übrigen Werkstätten, was Größe, Ausstattung und Leistungsfähigkeit betrifft, sehr verschieden sind, bedarf kaum besonderer Erwähnung; schon die so verschiedene Zahl der vorhandenen Werkstätten in den einzelnen Korpsbezirken deutet darauf hin. Zum Teil sind die Werkstätten in Anlehnung an bereits vorhandene Einrichtungen, z. B. einige Krüppelanstalten usw., entstanden, wie auch verschiedentlich die bürgerliche Kriegsbeschädigtenfürsorge an der Errichtung und dem Betrieb der Werkstätten erheblich beteiligt ist. Doch würde ein Eingehen auf alle Einzelheiten zu weit führen.

Das in Ziffer 3 ausgesprochene Verbot der Lieferung von Stelzbeinen ist später durch eine Verfügung vom 28. 9. 1917 Nr. 1881/9. 17. S. 1 dahin abgeändert worden, daß amputierten Landwirten auf schriftlichen Antrag hin solche geliefert werden dürfen, da es sich herausgestellt hatte, daß gerade die Betätigung in der Landwirtschaft besondere Anforderungen an die Standfestigkeit und Haltbarkeit des künstlichen Beins stellte, so daß viele Landwirte dem einfachen Stelzbein den Vorzug vor einer kunstvollen Prothese geben.

Von Wichtigkeit sind ferner die Bestimmungen über die Lieferung von Behelfsbeinen, neuerdings Übungsbeine genannt, und die Anordnung, daß grundsätzlich nur künstliche Arme mit Arbeitsansätzen bewilligt werden sollen; mit Verfügung vom 4. 3. 1916, Nr. 5406/2. 16 MA. sind dann später die Sanitätsämter ermächtigt, Kriegsverletzten, denen früher nur ein Schönheitsarm geliefert worden war, daneben noch einen Arbeitsarm zu verabfolgen.

Schon oben ist erwähnt, daß bereits im Jahre 1867 ein kriegsministerieller Erlaß auf die Eingewöhnung der Amputierten im Gebrauch der Kunstglieder hingewiesen hatte — unser in Rede stehender Erlaß schreibt in Erweiterung dieses Gedankens ausdrücklich vor, daß Leute mit künstlichen Gliedern

nicht eher entlassen werden sollen, als bis sie in dem sichern
Gebrauch des Ersatzstückes genügend geübt sind, und er stellt dabei
den Grundsatz auf, daß diese Übung durchaus noch in den Rahmen der ärztlichen
Behandlung falle, die Leute daher nicht berechtigt seien, sich den zur Einübung
ärztlicherseits für notwendig erachteten und vorgeschriebenen Maßnahmen zu
entziehen, sondern zur Einhaltung dieser Vorschriften dienstlich angehalten
werden können.

Wegen aller weiteren Einzelheiten muß auf den Wortlaut des Erlasses
hingewiesen werden. Auch er verzichtete noch auf die Einführung bestimmter
Muster von künstlichen Armen und Beinen, ließ vielmehr dem Ermessen des
Arztes in ihrer Auswahl weitesten Spielraum; und die weiteren Erfahrungen
dürften hierin der Heeresverwaltung Recht gegeben haben, wenn auch nicht
verkannt werden soll, daß die Einführung einheitlicher Muster die Prothesenbeschaffung erheblich vereinfacht und auch wohl manche Kosten erspart hätte.
So manches Kunstglied, das damals als durchaus brauchbar und empfehlenswert
erschien, hat bei weiterer Erprobung nicht das gehalten, was es versprach, so
daß seinem Träger ein neues geliefert werden mußte. Aber auch aus den Fehlern
ist zu lernen, und wenn auch die Ausgaben für unbrauchbare Prothesen zu beklagen sind, so müssen diese Gelder eben als Lehrgeld betrachtet werden, ohne
die man hier wie auf jedem neu zu erschließenden Arbeitsgebiet nicht auskommt.
So weitgehende Aufgaben, wie sie der Bau wirklich brauchbarer künstlicher
Glieder stellt, bedürfen geraumer Zeit zu ihrer Lösung, und jede vorzeitige Einführung von Einheitsmustern würde nur die weitere Entwicklung gehemmt und
die Lösung der Aufgaben hinausgeschoben haben.

Vor allem haben die Erfahrungen der Prüfstelle für Ersatzglieder
die Berechtigung des oben entwickelten Standpunktes der Heeresverwaltung
erwiesen.

Hatten bis zum Kriege sich fast ausschließlich Ärzte und Orthopädiemechaniker mit der Frage des Kunstgliederbaues beschäftigt, so widmeten sich
jetzt in steigendem Maße Männer der Technik und der Ingenieurwissenschaft
der Konstruktion von Ersatzgliedern, namentlich von künstlichen Armen, die
den Amputierten zu wirklicher nutzbringender Arbeit befähigen sollten. Diese
Entwicklung brachte aber gleichzeitig eine große Reihe von neuen, bisher noch
gar nicht oder doch nur in sehr beschränktem Maße bearbeitete Fragen und
Probleme mit sich, zu deren Lösung der Heeresverwaltung sowohl die technischen
Sachverständigen als auch die entsprechenden Einrichtungen fehlten. So be-
grüßte sie es mit aufrichtigem Dank, als der Verein deutscher Ingenieure —
in voller Erkenntnis der Wichtigkeit der Aufgabe, Tausende sonst gesunder
Arbeiter durch Schaffung eines brauchbaren Arbeitsarmes wieder der Arbeit
zuzuführen — mit dem Vorschlage hervortrat, eine Prüfstelle für Ersatzglieder
einzurichten, in der alle vorhandenen und noch kommenden künstlichen Glieder
durch berufene Ärzte und Techniker untersucht und hinsichtlich ihrer praktischen Verwendbarkeit erprobt werden sollten. Mit Erlaß von 17. 12. 1915
Nr. 8513/12. 15. MA. wurde den Sanitätsämtern die Gründung dieser Prüfstelle
mitgeteilt und ihnen ihre Inanspruchnahme durch die mit der Herstellung
künstlicher Glieder betrauten Lazarettwerkstätten, Bandagisten und sonstigen
Fabrikanten empfohlen.

Auf die Entwicklung der Prüfstelle braucht hier nicht eingegangen zu werden, es sei auf das besondere Kapitel darüber verwiesen. Hier sei nur betont, daß die Prüfungsergebnisse und sonstigen Erfahrungen der Prüfstelle, wie bereits oben erwähnt, die vorsichtige Stellungnahme der Heeresverwaltung allen noch so gut empfohlenen Neuerungen gegenüber durchaus als richtig erwiesen.

Ob es überhaupt dazu kommen wird, Einheitsmuster für künstliche Glieder einzuführen, bleibe dahingestellt; erstrebenswert ist jedenfalls die Schaffung von Normalien für bestimmte Teile der Ersatzglieder, und es war hierauf schon vor Gründung der Prüfstelle das Streben der Medizinal-Abteilung des Kriegsministeriums gerichtet. Durch die mit Verfügung vom 5. 6. 16 Nr. 1210/6. 16. MA. erfolgte Einführung von Normalien für die Schraubengewinde und die Ansatzstücke für Arbeits-Ersatzarme ist bereits ein wichtiger Anfang auf diesem Gebiet gemacht, und es ist zu hoffen, daß bald noch weitere Normalien folgen werden.

Von weiteren Bestimmungen von allgemeinem Interesse sei noch erwähnt, daß mit Verfügung vom 15. 5. 16. Nr. 7091/4. 16. MA. die Sanitätsämter ermächtigt wurden, kriegsverletzten Beinamputierten, die in der Ausübung ihrer Berufstätigkeit in besonderem Grade auf den Gebrauch der unteren Gliedmaßen angewiesen sind, zwei künstliche Beine von gleicher Beschaffenheit verabfolgen zu lassen.

Unter dem 5. Juli 1916 Nr. 2452/6. 16. MA. wurde ferner die folgende Verfügung erlassen:

Kriegsministerium.
Medizinal-Abteilung.   Berlin, den 5. 7. 1916.
Nr. 2452/6. 16. MA.

Die gleich nach Kriegsausbruch aufgenommenen, bis heute fortgesetzten Versuche zur Gewinnung eines wirklich brauchbaren Armersatzes haben zwar dazu geführt, für einzelne Berufsarten einige gut verwendbare Hilfsmittel (z. B. Rota-, Jagenberg-, Keller-Arm u. a.) herauszubringen, das gesteckte Ziel ist aber immer noch nicht erreicht. Insbesondere ist ein geeigneter Arbeitsarm für Kopfarbeiter (Offiziere, Beamte, Kaufleute usw.) noch nicht gefunden. Sie sind deshalb vorläufig noch auf den sogenannten Schönheitsarm mit mehr oder minder praktischen Greif- usw. Vorrichtungen angewiesen, der erfahrungsgemäß sehr häufig schon nach kurzer Zeit wieder abgelegt wird, weil dessen Träger ihn als unnütze Last empfinden.

Um die solchen Berufen angehörenden Amputierten vor späteren Enttäuschungen zu bewahren, wird es sich empfehlen, ihnen zu eröffnen, daß es einen brauchbaren Armersatz für sie noch nicht gibt, daß aber an der Verbesserung der bisher erzeugten Kunstarme dieser Art andauernd rege gearbeitet wird, und daß davon mit der Zeit ein befriedigendes Ergebnis erwartet werden darf. Sie werden deshalb in ihrem eigenen Interesse zweckmäßig versuchen müssen, sich zunächst noch ohne künstlichen Arm zu behelfen, damit ihnen später ein Armersatz verabfolgt werden kann, der ihnen wirklichen Nutzen bringt.

Dies wird den betreffenden um so unbedenklicher angeraten werden können, als zahlreiche Personen aller Gesellschaftsklassen bekannt sind, die sich nie eines künstlichen Arms bedient und im Laufe der Zeit gelernt haben, fast alle Verrichtungen des täglichen Lebens und ihres Berufes nur mit dem einen Arm und ohne jede fremde Hilfe auszuführen.

Schultzen.

Diese Bestimmung wurde namentlich mit Rücksicht darauf erlassen, daß inzwischen Verhandlungen eingeleitet waren, die Patente des amerikanischen Carnesarms anzukaufen, und so Aussicht bestand, diesen Arm in Deutschland zu verhältnismäßig billigem Preise herzustellen und damit auch für geeignete Kriegsverletzte zu beschaffen.

Nachdem dank der Opferwilligkeit der Deutschen Industrie der Ankauf der Patente erfolgt und die Herstellung der Arme sichergestellt war, wurde mit Erlaß vom 18. 10. 16. Nr. 7267/9. 16. MA. die Beschaffung dieser Kunstarme 1. für alle Doppeltamputierten und 2. für alle Kopfarbeiter, d. h. alle Amputierten, die nicht auf die unmittelbare Arbeit ihrer Hände angewiesen sind, genehmigt.

Die Heeresverwaltung ging dabei von der Erwägung aus, daß er für die schwerstgeprüften Doppeltamputierten schon einen sehr erheblichen Gewinn darstelle, wenn sie durch den Carnesarm instand gesetzt werden, wenigstens die Verrichtungen des täglichen Lebens ausführen zu können, ohne dauernd auf fremde Hilfe angewiesen zu sein, auch wenn sie für eine etwaige berufliche Betätigung durch den genannten Arm noch keinen wesentlichen Nutzen haben sollten. Gewiß ist eine Reihe von Doppeltamputierten bekannt, die auch ohne Behelfe gelernt haben, sich von der Umwelt unabhängig zu machen; auch gibt es gewisse Behelfsmittel, die eine künstliche Hand auch bei Doppeltamputierten zu ersetzen vermögen. Es ist aber zu bedenken, daß nur sehr wenige die Energie besitzen werden, die dazu gehört, sich nur mit den Amputationsstümpfen im Leben zurechtzufinden; zudem hängt natürlich die Möglichkeit hierzu ganz von der Länge und Beschaffenheit der Stümpfe ab. Ebenso werden auch nur wenige die erforderliche Selbstüberwindung aufbringen, mit mehr oder weniger auffälligen Behelfen, mögen sie an sich noch so praktisch sein, in der Öffentlichkeit sich zu zeigen.

Ein großer Teil der Amputierten hat nun einmal, wie die Erfahrung lehrt, das dringende Verlangen, ihren Verlust auch nach außen hin zu verbergen — und mag dieses Verlangen auch vom Standpunkt der reinen Vernunft und Zweckmäßigkeit als unberechtigt zu betrachten sein, die Heeresverwaltung kann derartige tief in der menschlichen Natur wurzelnden Empfindungen nicht ohne weiteres unbeachtet lassen. Es bleibt dann nur die Wahl, lediglich den Verlust durch einen Schönheitsarm zu verdecken, von dem der Amputierte aber keinen weiteren Nutzen hat, — oder das Einzige, was wirklich brauchbar ist, zu bewilligen.

Ähnliche Erwägungen führten zur Bewilligung des Carnesarms für Kopfarbeiter. Denn wenn auch, wie in der oben angeführten Verfügung vom 5. 7. 16 erwähnt, eine ganze Reihe von einseitig Amputierten gelernt hat, mit dem verbliebenen Arm allein fast alles zu leisten, was das tägliche Leben oder ihr Beruf verlangt, so sind auch das doch nur Ausnahmen — die Mehrzahl von ihnen strebt den Besitz eines Kunstarmes an, der ihnen Nutzen bringt und das Dasein erleichtert.

Daß die Heeresverwaltung in dem Carnesarm noch nicht das letzte Glied in der Entwicklung der Kunstarme sieht, ist selbstverständlich; auch sie hofft mit allen Sachverständigen, daß es gelingen möge, den Carnesarm selbst zu verbessern oder sonst etwas Besseres zu finden — sie wird dann nicht zögern, auch dieses Bessere für ihre Amputierten zu beschaffen.

So steht sie auch der Sauerbruchschen Arbeit mit lebhaftem Interesse gegenüber. Es darf hier ausgesprochen werden, daß sie dem Genannten, als er

mit seinen ersten Vorschlägen an das Kriegsministerium herantrat, sofort ihre
Unterstützung in weitgehendem Maße hat zuteil werden lassen und von der
weiteren Ausbildung seines Verfahrens, das ohne Zweifel die idealste Versorgung der Armamputierten darstellt, erheblichen Nutzen für zahlreiche
Amputierte erhofft.

Da aber sicher nicht alle Amputierte für eine Operation nach Sauerbruch
geeignet oder dazu bereit sein werden, so ist es die selbstverständliche Pflicht
der Heeresverwaltung, auch alles andere, was Technik und Wissenschaft auf dem
Gebiete des Kunstgliederbaues zu bieten vermögen, zu prüfen und je nach Ausfall der Prüfung zum Besten der Amputierten auszunutzen.

Daß noch vieles auf diesem Gebiete zu prüfen und vieles zu schaffen ist,
werden die nachfolgenden Ausführungen aus berufenen Federn besser dartun,
als wir es an dieser Stelle vermöchten. Daß die mühsamen Arbeiten aber einem
großen Ziele gewidmet sind, beweist die große Zahl der Amputierten, die der
Krieg in seinem nunmehr $3^1/_2$-jährigen Verlauf gebracht hat und leider noch
weiter bringen wird.

Noch ist nicht die Zeit, genaue Zahlen über die Amputierten im deutschen
Heere zu geben. Nur einige kurze Angaben über das Verhältnis der vorge-
kommenen Amputationen zueinander mögen hier Platz finden.

Nach einer am 10. Januar 1916 ausgeführten Zählung sämtlicher in
deutschen Heimatslazaretten befindlichen Amputierten entfielen auf

Auslösungen im Schultergelenk	2,7 %,
Absetzungen am Oberarm	63,9 %,
Auslösungen im Ellenbogengelenk	0,7 %,
Absetzungen am Unterarm	23,1 %,
Auslösungen im Handgelenk	9,6 %
	Summe 100,0 %;

auf

Auslösungen im Hüftgelenk	0,4 %,
Absetzungen am Oberschenkel	55,3 %,
Auslösungen im Kniegelenk	0,4 %,
Absetzungen am Unterschenkel	36,2 %,
Auslösungen im Fußgelenk	7,7 %
	Summe 100,0 %;

Vergleicht man diese Prozentzahlen mit den oben (S. 4) für die Glied-
verluste aus dem Kriege 1870/71 gegebenen, so zeigt sich eine ziemlich weitgehende Übereinstimmung. Auch jetzt überwiegen sowohl bei den oberen als
auch den unteren Gliedmaßen die schwereren Verluste des Oberarms und Oberschenkels, wenn auch im einzelnen gewisse Verschiebungen zu verzeichnen sind.
So ist einerseits der Anteil der Unterarmamputationen jetzt größer als 1870/71,
während umgekehrt der Anteil der Unterschenkelamputationen etwas geringer
sich darstellt. Doch können diese verhältnismäßig geringen Abweichungen den
allgemeinen, sicher beachtenswerten Eindruck nicht ändern, daß trotz der Verschiedenheiten aller Kampfmittel und Kampfesweisen die Verletzungen im
wesentlichen zu den gleichen Folgen geführt haben wie schon 1870/71.

Die vorstehenden Ausführungen sollten zeigen, daß noch vieles auf dem weiten Gebiet des Kunstgliederbaues im Fluß ist, und daß daher auch für die Heeresverwaltung die Zeit für eine endgültige Festlegung bestimmter Vorschriften noch nicht gekommen ist. Es hat natürlich nicht an Vorschlägen gefehlt, die Beschaffung der Prothesen für die Kriegsverletzten zu zentralisieren, große staatliche Fabriken einzurichten, die in der Lage wären, alle künstlichen Glieder für mehrere Korpsbezirke fabrikmäßig herzustellen u. a. m. Die Unmöglichkeit, schon jetzt an derartige Versuche heranzugehen, dürfte aus dem oben Gesagten ohne weiteres hervorgehen.

Einleuchtender erschien der Vorschlag, den Kriegsverletzten überhaupt nur eine Geldabfindung zu geben, aus der sie sich ihr künstliches Glied selbst zu beschaffen hätten. Die Geldabfindung sollte in bestimmten Zwischenräumen, etwa alle 5 Jahre behufs Neubeschaffung wiederholt, in den Zwischenjahren nur ein gewisser Prozentsatz für Reparaturen bewilligt werden.

Dieser Vorschlag setzt aber als erste Vorbedingung voraus, daß für alle Amputierten ein einheitliches, allen Anforderungen entsprechendes Muster eines künstlichen Gliedes vorhanden ist, um für eine gleichmäßige Berechnung der Abfindungssumme eine einheitliche Grundlage zu haben.

Nach dem jetzigen Stande der Dinge wird es aber sehr schwer sein, eine allen Bedingungen gerecht werdende, einheitliche Abfindungssumme festzusetzen; denn setzt man die Summe sehr hoch an, so daß sie zur Beschaffung auch des kostspieligsten Ersatzgliedes ausreicht, so würden alle Amputierten, die mit einfachen Apparaten auskommen, den anderen gegenüber bevorzugt sein. Setzt man dagegen eine Durchschnittssumme fest, so würden zahlreiche Amputierte, die einen teureren Apparat brauchen, sich mit Recht benachteiligt fühlen.

Auch die Festsetzung einer bestimmten Reihe von Jahren, nach denen die Abfindungssumme erst wieder gezahlt werden soll, würde den größten Schwierigkeiten begegnen. Denn es ist klar, daß die Abnutzung der künstlichen Glieder je nach Beruf, nach der körperlichen Geschicklichkeit des einzelnen, nach den Eigentümlichkeiten des Stumpfes usw. sehr verschieden ist.

Der Vorschlag ist also zur Zeit nicht durchführbar; er würde bei vielen Amputierten das Gegenteil von dem erzielen, was er bezweckt, nämlich die Unzufriedenheit der Amputierten mit den ihnen gelieferten Prothesen aus der Welt zu schaffen, denn jeder, der mit der ihm gewährten Summe nicht auskommt, würde sich den anderen gegenüber benachteiligt fühlen, schließlich doch nur die Behörden mit Anträgen auf Bewilligung von Zuschüssen behelligen, und wenn ihm diese nicht gewährt werden können, letzten Endes die öffentliche Wohltätigkeit anrufen; und der Heeresverwaltung würde der Vorwurf nicht erspart bleiben, daß sie nicht einmal für den verstümmelten Kriegsteilnehmer in ausreichender Weise sorgt.

Die Unzufriedenheit der Amputierten aus der Welt zu schaffen, gibt es vorläufig nur einen Weg: weiter zu arbeiten an der Vervollkommnung der künstlichen Glieder, damit in absehbarer Zeit jedem Amputierten das für ihn brauchbarste Ersatzstück in bester Ausführung geliefert werden kann. Und wenn es dann noch gelingt, allen Amputierten die Überzeugung beizubringen, daß sie auch trotz ihrer Verstümmelung mit dem künstlichen Gliede nutzbringende Arbeit zu leisten imstande sind, dann wird die Unzufriedenheit von selbst verschwinden.

Die Prüfstelle für Ersatzglieder.

Von

Dr. Ing. e. h. **Konrad Hartmann**, Senatspräsident u. Hon.-Professor,
Berlin-Grunewald.

Die Prüfstelle für Ersatzglieder ist im Herbst 1915 auf eine im Verein
deutscher Ingenieure erfolgte Anregung und mit dessen Unterstützung
als eine Vereinigung von Ärzten und Ingenieuren zu dem Zweck gegründet
worden, Bau, Herstellung und praktische Verwendung der künstlichen Glieder
und Gliedstützen entsprechend den durch den Krieg gesteigerten Anforderungen
zu verbessern.

Hilfsmittel zum Ersatz amputierter oder zur Abstützung gelähmter und
versteifter Gliedmaßen sind seit Jahrhunderten bekannt. Unter ihnen haben
sich auch verschiedene Bauarten als brauchbar für die Verrichtungen des täglichen Lebens, manche auch als verwendbar bei der Ausübung von Arbeitstätigkeiten erwiesen. Der große Bedarf an solchen Hilfsmitteln, wie ihn der
Krieg in ungeahnt steigendem Maße erzeugte, die Notwendigkeit, die Hilfsmittel in weit höherem Grade, als es bisher bei der verhältnismäßig geringen
Zahl der gliedbeschädigten Personen notwendig war, zur Verwendung bei praktischer Arbeit geeignet zu gestalten, haben aber Anforderungen ergeben, denen
fast alle früher bekannte Bauarten, namentlich der künstlichen Arme und
Hände, gar nicht oder nur in geringem Maße entsprachen.

Diese Anforderungen verlangen nicht nur einfache Gestalt des Hilfsgerätes, sondern auch lange Haltbarkeit, geringes Gewicht, bequeme Einstellbarkeit, schnelles Anlegen, gutes Sitzen und sichere Befestigung, billige Herstellung unter Verwendung der Verfahren der Massenanfertigung und neuerdings
auch von Ersatzstoffen an Stelle der fehlenden Materialien (Leder, Gummi,
Messing u. dgl.), ferner leichte Instandhaltung und Instandsetzung unter Benützung von Teilen, die nach Normalien angefertigt und ohne Schwierigkeit zu
beziehen sind, schließlich möglichst uneingeschränkte, vorteilhafte und gefahrlose Verwendbarkeit bei den Verrichtungen des täglichen Lebens und bei der
Ausübung bestimmter Arbeiten.

Dem jetzt in erster Linie zu betonenden Arbeitszweck entsprechen von
den vor dem Krieg bekannten künstlichen Armen nur einige Formen, die namentlich Unfallverletzte und Krüppel selbst ausgedacht und ausprobiert hatten, die

aber mit eigentlich nur einer Ausnahme, des von dem Landwirt Keller erdachten Hilfsgerätes, nur vereinzelte Arbeitstätigkeiten ausführen lassen und wegen sonstiger Mängel sich zu einer allgemeinen Anwendung nicht eignen. Beispiele solcher einfachen Hilfsmittel sind namentlich in der von dem Geheimen Bergrat Flemming verfaßten Schrift[1] „Wie Kriegsbeschädigte und Unfallverletzte auch bei Verstümmelung ihr Los verbessern können" mitgeteilt.

Es war daher schon kurz nach Ausbruch des Krieges von einsichtigen Fachärzten die Notwendigkeit betont worden, eine Verbesserung in der Ausgestaltung der künstlichen Glieder und besonders der künstlichen Arme herbeizuführen. Diese mehrfach auch die Mitwirkung der technischen Kunst heischende Aufforderung und der große Bedarf an Ersatzgliedern erzeugten eine angespannte Erfindungs- und Konstruktionstätigkeit, die wohl eine Menge neuer Formen hervorbrachte, aber den Übelstand ergab, daß auch zahlreiche wenig oder gar nicht brauchbare, von ihren Erfindern oder Herstellern meist in ihrem Wert weit überschätzte Bauarten entstanden und den Kriegsbeschädigten gegeben wurden.

Es erwies sich als unbedingt notwendig, eine Sichtung des ganzen Materials vorzunehmen, die Spreu vom Weizen zu sondern, die zweckmäßigsten Formen durch strenges Ausprobieren zu finden und allgemein bekannt zu machen, die unzweckmäßigen aber als solche zu kennzeichnen und ihre weitere Verwendung zu verhindern.

Zwei Veranstaltungen setzten sich das Ziel der Aussonderung. Die eine ging davon aus, an einer Stelle möglichst alle vorhandenen Formen von Ersatzgliedern und Gliedstützen vorzuführen, um damit einen Vergleich und die Kritik zu ermöglichen, weiter auch das allgemeine Bekanntwerden guter Bauarten zu erzielen und zu Verbesserungen anzuregen. Zu diesem Zweck wurde von der Leitung der Reichsanstalt „Ständige Ausstellung für Arbeiterwohlfahrt" in Charlottenburg, Fraunhoferstr. 11/12, angeregt, eine „Sonderausstellung von Ersatzgliedern und Arbeitshilfen für Kriegsbeschädigte, Unfallverletzte und Krüppel" zu veranstalten. Mit Genehmigung des Herrn Staatssekretärs des Innern wurde diese Ausstellung unter starker Beteiligung eingerichtet und vom Februar bis August 1916 abgehalten.

Die andere Veranstaltung verfolgt das Ziel durch die praktische Erprobung und unmittelbare Verwertung der gewonnenen Ergebnisse für die praktische Verwendung. Hierzu wurde die Prüfstelle für Ersatzglieder gegründet, die am 1. Februar 1916 ihre Arbeiten beginnen konnte. Mit Genehmigung des Herrn Staatssekretärs des Innern wurden die Geschäftsräume und Werkstätten der Prüfstelle in den Räumen der Ständigen Ausstellung für Arbeiterwohlfahrt in Charlottenburg eingerichtet, wobei die technischen Anlagen der Ausstellung, soweit es dem Zweck der Prüfstelle entspricht, Verwendung finden. Der Hörsaal der Ständigen Ausstellung bietet einen passenden Raum zur Abhaltung von Vorträgen, Lehrkursen, Vorführungen und Versammlungen.

Die örtliche Verbindung der Prüfstelle mit der Ständigen Ausstellung für Arbeiterwohlfahrt hatte auch den großen Vorteil, daß das umfangreiche Material

---

[1] 2. Auflage 1916. Verlag der Sektion I der Knappschafts-Berufsgenossenschaft in Saarbrücken.

der bereits erwähnten Sonderausstellung unmittelbar zu den Untersuchungen der Prüfstelle benutzt werden konnte. Andererseits bildet die Prüfstelle mit ihren Werkstätten eine wertvolle Ergänzung der Sonderausstellung, die deren Besuchern auch die Ausführung verschiedener Arbeitstätigkeiten durch gliedbeschädigte Kriegsinvaliden und Unfallverletzte kennen lernen läßt.

Für die Organisation der Prüfstelle wurde von der ersten Verhandlung ihrer Gründer an der Grundsatz als maßgebend festgehalten, daß Ärzte und Ingenieure mit gleichen Rechten an der Aufstellung und Durchführung des Arbeitsplanes zu beteiligen seien. Denn den Gründern der Prüfstelle war es von vornherein klar, daß eine erfolgreiche Tätigkeit nur auf einem von vollem gegenseitigen Verständnis getragenen Zusammenwirken ärztlicher und technischer Kunst und Wissenschaft aufgebaut werden könne. Zu dieser ehrenamtlichen Tätigkeit vereinigte sich zunächst ein kleiner Kreis gleichgesinnter Ärzte und Ingenieure, die aber bald durch die Zuwahl von Fachmännern, deren Mitarbeit für die Durchführung des sich im Laufe der Zeit wesentlich erweiternden Arbeitsgebietes besonders erwünscht war, die notwendige Ergänzung erfuhr.

Das Kgl. Preußische Kriegsministerium würdigte die Bedeutung der Prüfstelle in vollem Maße, indem es die Prüfstelle zu seiner Gutachterstelle ernannte und Vertreter in den Vorstand entsandte.

Das lebhafte Interesse, das die Prüfstelle bei den für die Verwertung der Ergebnisse sonst noch hauptsächlich zuständigen und interessierten Stellen fand, kennzeichnete sich gleichfalls in der Entsendung von Vertretern in den Prüfstellenausschuß. Auch die noch zu erwähnenden Abteilungen der Prüfstelle, ferner die Bayerische, Sächsische und Badische Prüfstelle und der ähnliche Ziele wie die Prüfstelle verfolgende österreichische Verein „Die Technik für die Kriegsinvaliden" in Wien entsanden Vertreter.

Nach dem Stande vom 1. Juli 1918 gehören der Prüfstelle folgende Herren an:

Vorstand:

Senatspräsident Hon.-Prof. Dr.-Ing. e. h. Konrad Hartmann, Berlin-Grunewald, Vorsitzender.

Oberstabsarzt Prof. Dr. Schwiening, Allerhöchst beauftragt mit der Wahrnehmung der Geschäfte eines Abteilungschefs im Kgl. Preuß. Kriegsministerium, Berlin W., Stellvertretender Vorsitzender.

Prof. Dr.-Ing. Georg Schlesinger, Technische Hochschule, Charlottenburg, Schriftführer.

Sanitätsrat Dr. Aschoff, Vorsitzender der Vermittelungsstelle für Kriegsbeschädigte des Gardekorps, Berlin-W.

Dr. Beckmann, Oberingenieur der Akkumulatorenfabrik A.-G., Berlin-Zehlendorf-Mitte.

Geh. Medizinalrat Prof. Dr. M. Borchardt, leitender Arzt am Rudolf-Virchow-Krankenhause, Berlin W, Beirat des Gardekorps und III. Armeekorps.

Fritz Dewitt, Vorsitzender der Gesellschaft für Chirurgie-Mechanik, Berlin NO.

Oberstabsarzt Dr. Garlipp, Referent im Kgl. Preuß. Kriegsministerium, Berlin-Lichterfelde.

Oberbürgermeister Geib, als Vertreter des Reichsausschusses der Kriegsbeschädigtenfürsorge, Berlin-W.

Prof. Dr. Gocht, Direktor der Poliklinik für orthopädische Chirurgie an der Universität, Berlin NW.

Geh. Reg.-Rat Karl Hartmann, Regierungs- und Gewerberat, Berlin-Steglitz.

Geh. Oberreg.-Rat Dr. Leymann, Vortragender Rat im Reichswirtschaftsamt, Berlin-Lichterfelde.

Kgl. Baurat Diedrich Meyer, Direktor des Vereins deutscher Ingenieure, Berlin NW.

Oberstabsarzt Dr. Pochhammer, Beratender Chirurg eines Reservekorps, Charlottenburg.

Sanitätsrat Dr. med. Radike, orthopädischer Fachbeirat des Gardekorps und III. Armeekorps, Berlin-Westend.

Marine-Generaloberarzt Dr. Staby, Reichs-Marineamt, Berlin.

Ingenieur C. Volk, Direktor der Städt. Beuthschule, Berlin N.

Geh. Medizinalrat Dr. Wagner, Referent im Ministerium der öffentlichen Arbeiten, Berlin-Schöneberg.

Mitglieder:

Prof. Dr. Ach, Vertreter der Bayr. Prüfstelle, Nürnberg.

Privatdozent Dr.-Ing. Curt Barth, Leiter des Technischen Bureaus und der Werkstätten der Prüfstelle, Berlin-Westend.

Prof. Dr. Biesalski, leitender Arzt des Oskar-Helene-Heims, Berlin-Zehlendorf-Mitte.

Prof. Dr. du Bois-Reymond, Leiter des Physiologischen Instituts der Universität Berlin.

Hofrat von Boschan, stellvertr. Vorsitzender des Vereins „Die Technik für die Kriegsinvaliden", Wien IX.

Dr.-Ing. Döderlein, Vorsitzender des Sonderausschusses für Gliederersatz bei dem badischen Landesausschuß der Kriegsbeschädigtenfürsorge, Karlsruhe.

Kommerzialrat Ingenieur Ehrenfest-Egger, Wien IV.

Wirkl. Geh. Rat Dr. Exner, Präsident des Vereins „Die Technik für die Kriegsinvaliden", Wien.

Prof. Dr. Föderl, Vorstand der II. chirurgischen Abteilung des k. k. allgemeinen Krankenhauses, Wien IX.

Fabrikant Paul Frisch, Berlin NW.

Geh. Reg.-Rat Prof. Dr. Götte, Vertreter des Preußischen Landesgewerbeamts, Berlin.

Kommerzienrat Hauptner, Vorstandsmitglied der Gesellschaft für Chirurgie-Mechanik, Berlin NW.

Geh. Medizinalrat Dr. Hildebrandt, Berlin-Grunewald.

Dr. Kanzow, Generalarzt beim Militärinspekteur der freiwilligen Krankenpflege im Kriege, Berlin.

Obergeneralarzt Dr. Körting, stellvertr. Korpsarzt des Gardekorps, Berlin.

Bezirksamtsassessor Kerschensteiner, stellvertr. Vertreter des Reichsausschusses der Kriegsbeschädigten-Fürsorge, Berlin W.

Geheimer Medizinalrat Prof. Dr. Köllicker, Generalarzt à la suite, Vorsitzender der Sächsischen Prüfstelle, Dresden.

Generaloberarzt Dr. Leu, stellvertr. Korpsarzt des III. Armeekorps, Berlin.

Prof. Lohse, Regierungs- und Gewerbeschulrat, Köln a. Rh.

Prof. Dr. Ludloff, Direktor der Kgl. Universitätsklinik für orthopädische Chirurgie, Frankfurt a. M.

Müller, Direktor der Kgl. Maschinenbauschule, Vertreter der Abteilung Gleiwitz.

Aug. Nicolai, Orthopädiemechaniker, Hannover.

Prof. Dr. Pfeiffer, Verwaltungsphysikus des Hamburgischen Staates, Vertreter der Abteilung Hamburg.

Hüttendirektor Paul Probst, Vertreter der Abteilung Düsseldorf.

Oberstabsarzt Dr. Rosenfeld, leitender Arzt des orthopädischen Reservelazaretts, Nürnberg.

Stefan Rosenfelder, Orthopädiemechaniker, Nürnberg.

Sanitätsrat Dr. Schanz, Oberstabsarzt der Res., Dresden.

Prof. Schultze-Pillot, Technische Hochschule Danzig-Langfuhr, Vertreter der Abteilung Danzig.

Dr. Seedorf, Hauptgeschäftsführer der Landwirtschaftskammer für die Provinz Brandenburg, Berlin.

Prof. Dr. Hans Spitzy, Kommandant des orthopädischen Spitals und der Invalidenschulen, Wien IX.

Oberingenieur Suntheimer, Bayerische Prüfstelle, Nürnberg.

Regierungs- und Gewerberat Syrup, Stettin.

Obergeneralarzt Dr. Timann, Berlin.

Prof. Wawrziniok, Technische Hochschule, Dresden.

Geh. Reg.-Rat Prof. Dr. Weber, Stadtmedizinalrat, Berlin SW.

Obergeneralarzt Dr. Werner, Berlin.

G. Windler, Kgl. Hoflieferant, Orthopädiemechaniker, Berlin N.

Ingenieur Zacher, Bayerische Prüfstelle, Nürnberg.

Geh. Medizinalrat Prof. Dr. Zeller, Berlin-Wilmersdorf.

Die Prüfstelle hat im Jahre 1917 ihr Ehrenmitglied, den Geheimen Sanitätsrat Professor Dr. Hoeftman in Königsberg und ihr Mitglied, Herrn Geheimen Medizinalrat Professor Dr. Riedinger in Würzburg, im Jahre 1918 ihr Mitglied Herrn Betriebsdirektor Paschkes in Berlin durch den Tod verloren.

Im Jahre 1916 ist eine wesentliche Ergänzung der Organisation der Prüfstelle eingetreten. Um alle in der Berlin-Charlottenburger Zentralstelle ausführbaren Untersuchungen für Berufe zu ergänzen, die in der Zentrale nicht bearbeitet werden können oder überhaupt in Groß-Berlin nicht vertreten sind, um ferner auch die Mitarbeit weiterer außerhalb Groß-Berlins wohnenden Fachmänner zu gewinnen und um die Ergebnisse der Untersuchungen eindringlicher und wirksamer weiteren Kreisen zu übermitteln, hat sich eine Dezentralisierung durch Schaffung von Abteilungen empfohlen.

Mit Genehmigung des Kgl. Preußischen Kriegsministeriums wurden im Jahre 1916 Abteilungen in Danzig, Düsseldorf, Gleiwitz und Hamburg gegründet.

Die Tätigkeit der Prüfstelle in Berlin-Charlottenburg war zunächst hauptsächlich auf die wissenschaftliche Untersuchung und praktische Erprobung der Ersatzarme gerichtet, die in zahlreichen Formen zur Prüfung vorgelegt worden sind. Diese Arbeiten sind noch nicht abgeschlossen, da immer wieder neue Bauarten entstehen, deren Wert für die Verwendung im Leben und bei der Arbeit festzustellen ist. Zur Erprobung werden geübte Facharbeiter verwendet, die in der Prüfstelle gegen angemessenen Lohn beschäftigt werden. Sie werden mit Bandagen ausgerüstet, an welchen nacheinander verschiedene Armgeräte befestigt werden, sofern nicht auch besondere zur Prüfung eingereichte Bandagen gleichfalls erprobt werden sollen. Die Prüfarbeiten erfolgen unter Verwendung von Werkzeugen, Arbeitsgeräten und Maschinen und geschehen für jeden Ersatzarm in der normalen täglichen Arbeitszeit von mehreren Stunden einige Wochen hindurch, um durch die Dauerbeanspruchung auch die Betriebssicherheit und Haltbarkeit des Kunstgliedes einwandsfrei festzustellen. Die dauernde Beaufsichtigung der Arbeiter erfolgt durch den Werkmeister und Vorarbeiter, die Überwachung sowie die Feststellung der Ergebnisse durch die Ingenieure unter Leitung des Schriftführers und der Mitglieder der Prüfstelle.

In ähnlicher Weise wird bei der Untersuchung und Erprobung der Ersatzbeine vorgegangen, die in letzter Zeit hauptsächlich in Bearbeitung genommen werden konnten, nachdem die meisten Formen der Ersatzarme durchgeprüft sind. Auch hierfür werden Verletzte verschiedener Berufe in den Werkstätten der Prüfstelle beschäftigt. Für die Feststellung der Brauchbarkeit der künstlichen Beine handelt es sich jedoch weniger um ihre besondere Zweckmäßigkeit bei der Ausübung von Arbeitstätigkeiten als um die Prüfung des Kunstbeins beim Gehen auf verschiedenartigem Boden, beim Sitzen und Aufstehen, Besteigen von Treppen und Leitern. Um hierüber Feststellungen zu machen, hat die Prüfstelle in der Halle der Ständigen Ausstellung für Arbeiterwohlfahrt eine Gehschule eingerichtet, in der das Gehen auf ebenem, welligem, ansteigendem und abfallendem Boden, auf hartem und weichem Gelände, über Hindernisse verschiedener Art und Höhe geübt wird; auch sind Leitern und Treppen vorhanden, und endlich wird auch das Tragen verschiedener Lasten geprüft.

Die Untersuchung von Bewegungen natürlicher und künstlicher Beine wird von Herrn Professor du Bois-Reymond ausgeführt. Hierzu hat nach dessen Angabe die Prüfstelle eine Vereinfachung der von Professor Fischer zu gleichem Zweck vor Jahren benutzten Einrichtung geschaffen.

Die wissenschaftliche Untersuchung und Durcharbeitung der künstlichen Glieder und Gliedstützen, sowie der sonst noch für die Wiederbeschäftigung von Gliedbeschädigten empfohlenen und ausgeführten Hilfsmittel erfolgt unter der technischen Leitung des Schriftführers, Herrn Professors Dr.-Ing. Schlesinger unter lebhafter Mitarbeit des Vorstandes, der Mitglieder der Prüfstelle und des technischen Stabes, der aus Ingenieuren, Zeichnern, Meistern und Vorarbeitern besteht. Die Erprobung in den Werkstätten geschieht unter Zuhilfenahme von angestellten gliedbeschädigten Kriegsinvaliden und Unfallverletzten, die als Facharbeiter geschickt in ihrem Berufe, vollständig ausgeheilt und arbeitswillig sind, und erfolgte zunächst für die normale Metall- und Holzbearbeitung unter Verwendung verschiedener Maschinen und Werkzeuge. Bald aber wurden auch Werkplätze für Schneider, Schuhmacher, Sattler, Stellmacher, Maler eingerichtet. Für die Erprobung in anderen Berufen wurden Arbeitsstellen benützt, die in handwerksmäßigen Betrieben zur Verfügung gestellt sind.

Kurz nach Beginn der Tätigkeit der Prüfstelle wurde auch mit der außerordentlich wichtigen Erprobung der Ersatzglieder, Gliedstützen und Arbeitshilfen bei landwirtschaftlichen Arbeiten begonnen. Hierzu wird mit Genehmigung des Sanitätsamtes des III. Armeekorps der landwirtschaftliche Betrieb des Reservelazaretts Görden bei Brandenburg benützt. Die Leitung dieser Arbeiten übernahm Herr Dr. Radike, der dabei von dem einarmigen Gutsinspektor Herrn Salchert unterstützt wird.

Das Ergebnis der wissenschaftlichen Untersuchung und praktischen Erprobung der Ersatzglieder wird in Gutachten niedergelegt, die nach eingehender Beratung in den Sitzungen der Prüfstelle abgefaßt werden. Diese Gutachten werden in jedem Fall dem Kgl. Preußischen Kriegsministerium mitgeteilt, auch wenn es nicht selbst den Antrag auf Prüfung gestellt hat. In diesen Fällen erhält auch der Antragsteller das Gutachten, das im übrigen vertraulich behandelt wird. In der Abgabe der Gutachten ist im Laufe der Zeit eine Änderung eingetreten, als jetzt in der Regel den Antragstellern nach Abschluß der Prüfung zunächst in einem vorläufigen Bescheide mitgeteilt wird, welche Mängel sich bei der Prüfung des betreffenden Ersatzgliedes herausgestellt haben. Der Antragsteller hat dann die Möglichkeit, diese Mängel durch Einreichung verbesserter Modelle zu beseitigen, und erst über diese endgültigen Formen wird dann das Gutachten dem Antragsteller und dem Kgl. Preußischen Kriegsministerium erstattet.

Für die über Ersatzarme zu erstattenden umfassenden Gutachten ist nach eingehendster Beratung ein Arbeitsplan aufgestellt worden, in welchem die an das Ersatzglied bei verschiedener Verwendung zu stellenden Anforderungen aufgeführt sind. Dieser Plan ist im Anhang abgedruckt.

In gleicher Weise wie die zur Prüfung eingereichten Ersatzarme und Ersatzbeine werden die bei Handlähmungen zu verwendenden Handstützen erprobt. Diese Untersuchungen werden hauptsächlich unter Leitung des Direktors der Städtischen Beuthschule in Berlin, Herrn Ingenieurs Volk, in den Werkstätten dieser Anstalt und unter Leitung des Herrn Oberingenieurs Dr. Beckmann in den Werkstätten der Akkumulatorenfabrik A.-G. in Oberschöneweide bei Berlin ausgeführt.

Mit den zur Prüfung vorgelegten Ersatzarmen werden gewöhnlich auch Arbeitsansätze eingereicht, die dann mit den Armen zusammen untersucht werden. Es werden jedoch auch häufig solche Hilfsmittel für sich zur Prüfung eingesandt. Auch andere Hilfsmittel, Arbeitsbehelfe verschiedener Art werden geprüft, wenn sie zu den Gegenständen zu rechnen sind, mit deren Hilfe Gliedbeschädigte wieder arbeits- und erwerbsfähig gemacht werden können. Es wird auch in eine Prüfung eingetreten, wenn lediglich eine Beschreibung mit oder ohne Zeichnung zur Begutachtung vorgelegt wird. Denn es ist mit der Möglichkeit zu rechnen, daß unter solchen Vorschlägen, für deren praktische Ausführung dem Erfinder häufig die Mittel fehlen, sich doch auch gute Gedanken befinden, die der Unterstützung durch die Prüfstelle würdig sind.

Diese wissenschaftliche Durcharbeitung und praktische Erprobung von Ersatzgliedern, Handstützen und Arbeitsbehelfen hat seit dem Beginn der Arbeiten, dem 1. Februar 1916, bis zum 1. Juli 1918 das Ergebnis gehabt, daß folgende Prüfungen abgeschlossen wurden:

A. Arme.

Dr. von Baeyer, Prof., Ettlingen (Blech-Behelfsarme).
Emil Benecke, Berlin-Pankow (Unterarmprothese für Doppelamputierte

Karl Berg, Stuttgart (Arbeitsarm mit Ansatzstücken).

Dr. Blumenthal, Berlin (Gebrauchsarm und Oberarmbefestigung).

Dr. Böhm, Allenstein (Arbeitsarm).

Wilhelm Brandt, Braunschweig (Arbeits- und Schmuckarm).

Carnes Artificial Limb Company, Kansas City (Nordamerika) (durch Schulterbewegung gesteuerter Arm).

Festungslazarett Posen V (Dr. Wierczejewski) (Arbeitsarm für Unterarmamputierte und Exartikulierte).

Paul Fuhrmann, Berlin (Unterarm mit Hand).

C. Geffers, Berlin (Arbeitsarm).

Emma Hoefele, München (Gebrauchsarm mit beweglichen Fingern).

G. Hofmann, Schwerin i. M. (Arbeitsarm).

E. Huber, Kaiserslautern (Arbeitsarm).

Ferd. Emil Jagenberg, Düsseldorf (drei Bauarten für Unterarm-, Oberarmamputierte, Exartikulierte).

Dr. Jaks, Chemnitz (Arme mit Hand).

August Keller, Dirgsleben (Arm für Unterarmamputierte).

Krieckel, Oranienburg (Oberarm).

Joseph Lampert, Lübeck (Arbeitsarm).

Lehmann, Kehl (Arbeitsarm).

E. Lindmüller, Düsseldorf (Arbeitsarm in 3 Bauarten).

Dr. Lüer, Kassel (Fabrikant A. Schatten Nachf.) (Arbeitsarme für Unter- und Oberarmamputierte).

Dr. Mosberg, Bielefeld (Oberarm für landwirtschaftliche Arbeiten).

C. Nicolai, Hannover (Arbeitsarm).

Dr. Nieny, Hamburg (Arm für Oberarmamputierte und Exartikulierte).

Oberbayerische Invalidenschule II, Landsberg a. L. (Arbeitsarm).

Ostertag-Werke, Aalen (Arbeitsarm).

Dr. Pick, Beuthen O.-S. (Arbeitsarm).

Prüfstelle für Ersatzglieder, Charlottenburg (Tannenberg-Arm, Brandenburg-Arm, Germania-Arm, Berliner Hand).

Prüfstelle, Abteilung Düsseldorf (Armgestell mit Ellbogengelenkfeststellung und Oberarm-Bandage).

Reservelazarett Beuthen, O.-S. (Dr. Pick), (Arbeitsarm).

Reservelazarett Görden bei Brandenburg a. H. (Brandenburgarm).

Reservelazarett Heimatdank, Leipzig (Arbeitsarm).

Reservelazarett Kriegsschule, Metz (Arbeitsarm).

Reservelazarett Marburg (Professor Dr. Hildebrandt) (schwerer und leichter Arbeitsarm).

Reservelazarett Neu-Ruppin (Stabsarzt Dr. Zuelzer) (Arbeits- und Schmuckarm).

Dr. Riedinger, Professor, Würzburg (Arbeitsarm).

Rohr & Co., Hilden (Arm für Oberarmamputierte).

Rotawerke, Aachen (Arme für verschiedene Amputationsgrade).

Sanitätsamt des X. Armeekorps, Hannover (Arbeits- und Schmuckarm).

Sanitätsamt des XI. Armeekorps, Lübeck (Arbeitsarm).

Philipp Schäfer, Lokomotivführer, Saarbrücken (Arbeitsarm für Unterarmamputierte).

Fritz Schmelz, Nürnberg (Zelluloidarm).
Bruno Schmidt, Waltershausen i. Thür. (Schmuckarm).
Siemens-Schuckert-Werke, Nürnberg (3 Bauarten von Arbeitsarmen).
Ernst Bernhard Schuldt, Bergen a. Rügen (Arm für Unterarmamputierte).
Seefeldner, Niederschönweide bei Berlin (Arbeitsarm).
Dr. Sippel, Stuttgart (Gebrauchsarm).
Adolph Söhlmann, Hannover (Arbeitsarm).
Walter Sommer, Brandenburg a. H. (Arm mit gesteuerten Bewegungen).
Emil Spickermann, Siegen i. W. (Arm mit beweglichen Fingern).
Stephanienheim, Elsässisch-Lothringische Krüppelheil- und Erziehungs-
anstalt, Straßburg-Stockfeld (Arbeitsarm).
Volk, Direktor der Beuthschule in Berlin (Arbeitsarm „Ekkehard" in 2 Aus-
führungen).
H. Windler, Berlin (Arbeitsarm für Unter- und Oberarmamputierte).
Prof. Dr. Wullstein, Bochum (Arbeitsarm).

B. Gebrauchshände.

Adam Ader, Empfertshausen (2 Hände).
Karl Berg, Stuttgart (Aluminiumhand).
Julius Brennicke, Frankfurt (Holzgebrauchshand).
Bruno Demme, Berlin (Hand).
Cuno & Otto Dressel, Sonneberg (Schmuckhand).
Errolit-Werke, Lennep (Holzhand).
Fischer, Weimar (Hand).
Georg Hecht, Marktbreit (Hand mit Besteckhalter).
Dipl.-Ing. Fritz Heine, Leipzig (Holzhand).
Ph. Heldmann, Heidelberg (Kunsthand mit Armanschluß).
Max Hoffmann, Nürnberg (Holzgebrauchshand).
Jansen, Berlin (Arbeitshand).
B. Kristeller, Berlin (Hand).
F. Kuhlmann und G. Sewing, Schwerin i. M. (aktiv bewegliche Hand).
Arnold Laboschinsky, Berlin (Holzhand in 2 Ausführungen).
Dr. Lüer, Cassel (Handgelenk).
Walter Oehmke, Berlin (3 Ausführungen).
Pflueger, Berlin (Hand mit elektrischem Antrieb).
Reservelazarett Ettlingen (2 Holzhände).
Reservelazarett Nordhausen (Holzhand).
Reservelazarett I Stettin (Greifhand „Tiergarten").
Röber & Bartz, Berlin (Hand).
Rohrmann & Sohn, St. Gallen (Hand).
Sanitätsamt des XI. Armeekorps (Holzhand von Müller in Hamburg).
Walter Sommer, Brandenburg a. H. (aktiv bewegliche Hand).
Hermann Steiner, Neustadt i. Sachs.-Coburg (3 Ausführungen).
Louis Steiner, Sonneberg i. Thür. (Hand).
Dr. Wohlauer, Hannover (Holzgebrauchshand).

C. Ansatzstücke.

Geänderte Kellerhand von Dr. Alsberg, Cassel.

Magnetische Hand, gebaut von der Allgemeinen Elektrizitäts-Gesellschaft, Berlin.

Geänderte Kellerhand vom Arbeitslazarett Jugendheim, Magdeburg.

Ansatzstücke für Tapezierer und Polsterer, vorgelegt vom Ausschuß der Kriegsverletztenfürsorge der Provinz Schlesien.

Drei Arbeitsklauen von Max Benthin, Görlitz.

Verschiedene Ansatzstücke und Violinbogenhalter von Karl Berg, Stuttgart.

Greifwerkzeug der Firma Ernst Pichels Nachf. Hermann Brade, Breslau.

Feilenhalter, Stielhalter, Ansatzstück zum Umwandeln von Kugel- in Scharniergelenke, von den Deutschen Rotawerken, Aachen.

Arbeitsklaue der Heilstätte Gottleuba i. S.

Klaue von Haertel, Breslau.

Besteckhalter von Georg Hecht, Marktbreit.

Geänderte Kellerhand von Ferd, Emil Jagenberg, Düsseldorf.

Hand von August Keller, Dingsleben.

Greifzange von Hindrichs, Höchscheid.

Vier Klauen von Max Küpperscheeg, Berlin-Zehlendorf.

Greifwerkzeug von Manfred Lang, Kiel.

Mehrere Ansatzstücke von Dr. Nieny, Hamburg.

Arbeitsklaue von Planthofer, Lübeck.

Universalklaue von Fritz Rosset, Freiburg i. Br.

Dr. Schede, München (Klaue).

Federnder Hammer der Siemens-Schuckert-Werke, Nürnberg.

Arbeitsklaue von Hugo Schmutz, Möhringen.

Ansatzstück zum Kurbeldrehen von Dr. Max Silberberg, Berlin.

Verschluß für Ansatzstücke von Straabe, Dresden.

Klaue von H. C. Ullrich, Ulm a. D. (Ullrichfaust).

Zange von Dr. Zander, Stockholm.

D. Beine und Füße.

Walter Baensch, Breslau (Oberschenkelbein).

Max Benthin, Görlitz (Oberschenkelbein).

Professor Dr. v. Baeyer, Ettlingen (Blechbehelfsbein).

Dr. Blencke (Bein mit Steuerung durch Muskelzug).

Dr. Blumenthal, Berlin (Oberschenkelbein mit Handsteuerung und Bein mit Druckfeder zur Kniestreckung).

Geh. Medizinalrat Professor Dr. Borchardt, Berlin (Virchow-Bein).

Domgoergen, Kaiserslautern (Oberschenkelbein).

L. Empfenzeder, München (Oberschenkelbein).

Oskar Gaertner, Leisnig i. S. (Oberschenkelbein).

Professor Dr. Hermann Gocht, Berlin (Berliner Bein).

O. Granz, Plauen (Pirogoff-Bein).

Prof. Dr. Hoeftman, Königsberg i. Pr. (Oberschenkelbein).

Dr. Jaks, Chemnitz (Oberschenkelbein und Fuß).

Ingenieur Stefan Krause, Berlin (Unterschenkelbein).
Kristeller, Berlin (Virchow-Bein).
Leisten & Rehle, Frankfurt a. M. (Oberschenkelbein).
Dr. Lengfellner, Kolberg (Fuß und Oberschenkelbein).
A. Ortmann, Berlin-Pankow (Fuß).
Reservelazarett Cassel (Oberschenkelbein).
Reservelazarett Ettlingen, (Blechprothesen).
Reservelazarett Königsberg (Oberschenkelbein).
Reservelazarett Neiße (Kunstbein).
Reservelazarett Stettin (Thiergartenbein).
Röber & Bartz, Berlin (Oberschenkelbein).
Dr. Sachs, Dresden (Fuß).
Dr. Schaefer, Mainz (Oberschenkelbein).
Schaefer, Oeynhausen (Oberschenkelbein).
A. Schlender, Bromberg (Oberschenkelbein).
Schultz, Neumünster (Oberschenkelbein).
August Strelow, Leipzig (Oberschenkelbein).
Wilhelm Zepernik, Neukölln (Oberschenkelbein).

E. Gliedstützen.

Von Handstützen sind eine große Zahl verschiedener Formen in Prüfung genommen worden, die aber noch nicht abgeschlossen ist. Außerdem sind geprüft worden:

Brendel, Berlin-Lichterfelde (Armstütze).
Dr. Hildebrandt, Prof., Marburg (Peroneusstütze).
Dr. Mosberg, Bielefeld (Peroneusstiefel).
Reservelazarett I, Stuttgart (Peroneusstütze).
Reservelazarett VIII, Stuttgart (Fußstütze).

F. Verschiedenes.

Behelfsstulpe für Arbeitsarm, vorgelegt von der Medizinal-Abteilung des Kgl. Preußischen Kriegsministeriums, Berlin.
Oberarmbefestigung von Dr. Blumenthal, Berlin.
Oberarmbefestigung von Hugo Neumann, Chemnitz.
Oberarmbandage der Prüfstelle Abteilung Düsseldorf.
Unterarmhülsen mit Ansatzstücken von R. O. Preisser, Dresden.
Hülse mit Schreibansatz vom Orthopädischen Reservelazarett Heimatdank, Leipzig.
Schreibhilfe von Heuer, Erfurt.
Federhalterträger von Geo Mylius, Berlin.
Verschluß zur Befestigung von Ansatzstücken von A. v. Mering, Kiel.
Verschluß für Ansatzstücke von Herm. Straube, Dresden.
Unterarmoperation (Trennung von Elle und Speiche) von Sanitätsrat Dr. Krukenberg, Elberfeld.
Operativ gebildete Daumen von Oberstabsarzt Dr. Walcher, Stuttgart.

Beinhülse aus Lederersatz von Gebr. E. und H. Krause und A. Orth, Berlin.

Beinhülse aus Lederersatz von Stabsarzt Dr. Schlee, Magdeburg.

Fußstütze des Reservelazaretts VII, Abteilung Genesungsheim Stahl, Stuttgart.

Spitzfußbehelfsschiene nach Sanitätsrat Dr. Roloff, eingereicht vom Reserve-lazarett Nordhausen.

Peronäusschiene des Reservelazaretts Marburg (Professor Dr. Hilde-brandt).

Zwei Kugelgelenke von Ernst Erler, Berlin-Friedenau.

Lochvorrichtung für Fahrkarten, vorgelegt vom Hauptausschuß der Kriegs-beschädigten-Fürsorge der Preußisch-Hessischen Staatseisen-bahnen und der Reichseisenbahnen.

Fahrkartenlochapparat des Eisenbahn-Verkehrsamts in Mühlhausen.

Fahrkartenlochapparat, Bauart Schmidt, der Kgl. Eisenbahndirektion Breslau.

Spaten für Einarmige von O. Grell, Jülich.

Spaten mit Stützböcken von F. Waap, Kiel-Gaarden.

Armkrücke von Heintze, Oberreischlitz.

Drei Paar Krücken, vorgelegt vom Sanitätsamt des IV. Armeekorps, Magdeburg.

Krückenschuh von Alwin Dietrich, Fürstenwalde.

Ersatz für Gummikrückenkapsel der Firma A. G. Metzler & Co., München.

Stockzwinge, angegeben von dem Unteroffizier Schuhmacher, Polzin.

Stock mit Gummistopfen von Naether, Meißen.

Die vorbezeichneten Untersuchungen betrafen Gegenstände, die in der zur Verwendung geeigneten Ausführung vorgelegt worden sind. Weitere Prüfungen erstreckten sich, wie erwähnt, auf Neuerungen, die lediglich in Beschreibung oder Zeichnung eingereicht wurden.

Das ursprüngliche Arbeitsgebiet der Prüfstelle, die Durcharbei-tung der Ersatzglieder, Gliedstützen und Arbeitshilfen mußte bald die Er-weiterung erfahren, die sich folgerichtig ergab, um das ganze Arbeitsfeld der Versorgung der Gliedbeschädigten mit zweckmäßigen Hilfsmitteln zu erfassen. Die wissenschaftlich und praktisch durchgeführte Feststellung, ob und in welchem Maße die bekannt gewordenen Hilfsmittel brauchbar sind, mußte den Anfang der Arbeiten bilden, um zunächst einmal eine Sichtung des Vorhandenen vor-zunehmen und die bereits vielfach in Verkennung der an solche Mittel zu stellen-den Anforderungen erfolgte Abgabe bestimmter unzweckmäßiger Ersatzglieder etc. künftig möglichst zu verhindern. Die Einzelbeurteilung der zahlreichen zu prüfenden Objekte führte in der Zusammenfassung der dabei gewonnenen Er-fahrungen zur Aufstellung von Richtlinien und im weiteren zu einer syste-matischen Durcharbeitung des gesammelten Materials nach den Regeln fach-ärztlicher und technischer Wissenschaft und Kunst. Ein weiterer Schritt zur Verfolgung des Ziels ergab die Notwendigkeit, unmittelbar auf eine Verbesse-rung der Ersatzglieder hinzuwirken. In Österreich und Ungarn waren bereits Vorschläge zur Verbesserung durch Normalisierung der Teile gemacht worden, die bei den Ersatzgliedern häufig vorkommen und daher sich zur Massen-herstellung nach einheitlichen Formen eignen, oder die zur leichten Auswechsel-barkeit zweckmäßig gleiche Form erhalten sollten. Die Prüfstelle hat in Ver-

bindung mit der Verwaltung der Reichsanstalt „Ständige Ausstellung
für Arbeiterwohlfahrt" in Charlottenburg die Normalisierung der Ansatzzapfen für Kunstarme durchgeführt und die Vorarbeiten für eine normale
Befestigung der Ersatzarme an der Bandage fertiggestellt. Hierüber wird an
anderer Stelle eingehend berichtet (S. 737).

Aus den Erfahrungen, die in der Prüfstelle gemacht sind, ergeben sich
nicht nur zahlreiche Verbesserungen, die den Einsendern der zur Prüfung
vorgelegten Ersatzglieder empfohlen und von ihnen meist angenommen werden,
sondern auch Neuerungen, welche die Prüfstelle dazu drängen, eigene Bauarten von Ersatzgliedern und Bandagen aufzustellen. Es ist u. a. eine
Holzgebrauchshand (Berliner Hand) mit beweglichem Daumen und festen
Fingern erdacht und ausgeführt worden, die große Verbreitung findet. Ferner
sind die Bandagen für Ober- und Unterarmamputierte durchgearbeitet worden
und zwar für die verschiedenen Amputationsgrade und Stumpfformen. Aus
langer praktischer Durcharbeitung sind Bauarten von Arbeitsarmen (Branden-
burg- und Tannenberg-Arm) entstanden, die sich vielfach bewährt haben.
Zu erwähnen sind noch neue Formen von Stützapparaten für Pseudarthrosen
im Schulter- und Ellbogengelenk mit Steuerung durch Schulterzug, ferner
eine ebenfalls durch Schulterzug gesteuerte Bandage für im Schultergelenk
Exartikulierte.

Der Technik des Ersatzgliederbaues ist eine neue wichtige Aufgabe entstanden durch die von Vanghetti u. a. zuerst angegebene und von Sauerbruch
erfolgreich ausgestaltete Schaffung von Energiequellen zur Bewegung von
Ersatzgliedern aus den im Amputationsstumpf vorhandenen Muskeln. Es
gilt, diese Energiequellen so in Verbindung mit einer künstlichen Hand zu
bringen, daß diese weitgehende Bewegungsfähigkeit erhält. In Anerkennung
der Bedeutung dieser Aufgabe hat der Verein deutscher Ingenieure einen
Betrag von 10 000 Mark der Prüfstelle für die Mitarbeit an der Lösung der
Aufgabe gestiftet.

Die weiteren Aufgaben der Prüfstelle ergaben sich aus den Schwierigkeiten, die für eine zweckmäßige Verwendung der Ersatzglieder zu überwinden sind. Die Erfahrung lehrt, daß viele Amputierte mit den ihnen verordneten Ersatzgliedern nicht zufrieden sind und sie, wenn es sich um Ersatzarme handelt, häufig nicht benutzen. Die Prüfung dieser Hilfsgeräte in der
Prüfstelle ergab vielfach, daß das Ersatzglied für den betreffenden Fall unbrauchbar war, daß z. B. ein Schlosser, der wieder in der Werkstatt arbeiten
wollte, einen lediglich für Kopfarbeiter brauchbaren Kunstarm erhalten hatte.
Aber auch bei Verordnung von Arbeitsarmen ist es unbedingt notwendig, aus der
großen Zahl verschiedener Formen für den Beruf, den der Amputierte ausüben will und ausüben kann, die beste Bauart zu wählen. Glied- und Berufsberatung muß daher Hand in Hand gehen. In Würdigung dieser Notwendigkeit
hat das Sanitätsamt des Gardekorps durch Verfügung vom 20. Mai 1916
bestimmt, daß alle Amputierte aus den diesem Sanitätsamt unterstellten Lazaretten vor der Beschaffung eines Ersatzgliedes der Prüfstelle zur Beratung
vorgestellt werden, damit der zuständigen Stelle ein für den Beruf und
den Grad des Gliedverlustes geeignetes Ersatzglied empfohlen werden kann.
Die Gesamtzahl der Beratungen betrug bis Ende des Jahres 1917 2068. Sie
erfolgten bei 414 Oberarm-, 187 Unterarm-, 613 Oberschenkel-, 410 Unter-

schenkel-Amputierten, 93 Hand-, 82 Fuß-Amputierten, 182 Gelähmten, 33 Versteiften und 54 sonstigen Verletzten.

Da sich zeigt, daß viele Amputierte trotz Ausrüstung mit zweckmäßigen Ersatzbeinen nicht gut gehen können, wurde in Verbindung mit der Prüfstelle eine Gehschule durch die Herren Sanitätsrat Dr. Aschoff und Turnlehrer Dr. phil. Pfeiffer eingerichtet und durch psychisch wirksame Verfahren zu einer nicht nur für die Amputierten wohltätigen, sondern für die wissenschaftliche Weiterarbeit der Prüfstelle unentbehrlichen Anstalt ausgebaut.

Mit der langen Dauer des Krieges ist die Schwierigkeit ganz bedeutend gewachsen, die Kriegsbeschädigten mit endgültigen Ersatzgliedern zu versorgen. Der steigende Mangel an Facharbeitern und an manchen zur Herstellung der Bandagen bisher gebräuchlichen Stoffen (Leder, Gummi etc.) führt dazu, daß Amputierte oft viele Monate auf das ihnen bei der Entlassung aus dem Lazarett zu gebende Ersatzglied warten müssen und daher diese Zeit für die Wiederaufnahme der Arbeit verloren geht. Zur Beseitigung dieses Mißstandes hat die Prüfstelle helfend eingegriffen. Sie hat durch eingehende Versuche behelfsmäßige Stumpfhülsen geschaffen, die nach Gipsabgüssen ohne Verwendung von Leder in kurzer Zeit herstellbar sind und mehrere Monate halten. Die Prüfstelle hat ferner angeregt, zur Beschaffung solcher Behelfshülsen und schnellen Ausrüstung der Kriegsbeschädigten mit zu diesen Hülsen passenden Ersatzgliedern besondere Stellen zu schaffen.

Für das Gardekorps ist dieser Anregung im Einverständnis mit dem Sanitätsamt dahin entsprochen worden, daß der noch zu erwähnenden Vermittelungsstelle unter anderem die Aufgabe übertragen wurde, die Versorgung der Amputierten mit solchen Hilfsmitteln herbeizuführen. Hierzu hält sie bewährte und gangbare Armformen, wie z. B. Rota-, Tannenberg-, Brandenburg-, Windler-Arme in größerer Zahl vorrätig, die an die in kurzer Frist herstellbaren Behelfshülsen mit einfachem Verschluß angebracht werden können, ebenso auch die für die verschiedenen Berufe notwendigen Ansatzstücke, wie sie in der Prüfstelle ausprobiert worden sind.

Ein weiterer Grund dafür, daß Ersatzarme und andere Hilfsgeräte häufig nicht benutzt werden, ergibt sich daraus, daß die Kriegsbeschädigten damit nicht zu arbeiten verstehen, weil sie auf deren Gebrauch nicht angelernt sind. Die Folge ist, daß die Invaliden entweder von dem Betriebe, der sie einstellen wollte, wieder in das Lazarett zurückgeschickt werden, oder daß sie einen Aufseher- oder Botenposten erhalten, auf dem ihre Arbeitsfähigkeit nicht ausgenützt wird. Es ergibt sich auch, daß Kriegsbeschädigte, die zuerst einen bestimmten Beruf gewählt und einen für diesen geeigneten Arbeitsarm erhalten hatten, sich bei der Einschulung in diesen Beruf als dafür ungeeignet erweisen und zu einem anderen Beruf übergehen müssen, für den der ihnen gegebene Ersatzarm nicht geeignet ist. Um den hieraus sich ergebenden Schwierigkeiten zu begegnen und die daraus leicht entspringenden Enttäuschungen zu vermeiden, hat die Prüfstelle nach eingehenden Verhandlungen sich entschlossen, Anlernwerkstätten ins Leben zu rufen, in denen die Amputierten im Gebrauch ihres künstlichen Armes oder anderer Hilfsgeräte sowohl bei den Verrichtungen des täglichen Lebens als auch bei der Bedienung von Maschinen und Handhabung von Werkzeugen und Geräten unterwiesen werden. Diese Werkstätten sind im Anschluß an die Prüfungswerkstätten in der Prüfstelle eingerichtet und vor kurzem in Betrieb genommen worden.

Da die Tätigkeit in der Werkstätte als Arbeitstherapie eine zweckmäßige Ergänzung des Heilverfahrens bildet, so werden Schwerbeschädigte mit Arm- und Bein-Amputation, Pseudoarthrosen, Lähmungen und Versteifung dazu kommandiert, gewöhnlich dann, wenn die Vermittlungsstelle die Notwendigkeit der Einübung festgestellt hat. Diese Schwerbeschädigten werden dann zunächst auf den Gebrauch des Hilfsgerätes eingeübt und im Einstellen, Bewegen, Instandhalten, Auseinandernehmen und Wiederzusammensetzen sowie in Ausführung leichter Reparaturen unterwiesen. Die weitere Anlernung erfolgt in einem Werkstättenbetrieb, der entsprechend einem gewerblichen Unternehmen eingerichtet und geleitet wird. Dabei muß täglich mehrere Stunden Arbeit geleistet werden, die zunächst nach einem Mindestlohn und dann nach dem sonst üblichen Akkordlohn vergütet wird. Die Arbeitstätigkeiten werden in systematischer Folge so bestimmt, daß alle notwendigen Bewegungen und Griffe ausgeführt werden. Die Arbeitsleistung wird durch Kartenführung und graphische Aufzeichnung täglich kontrolliert. Die Beaufsichtigung und Anleitung erfolgt durch Ärzte, Ingenieure und Werkmeister.

Die Entlassung erfolgt, wenn ein möglichst hoher Grad der Arbeitsfähigkeit erreicht ist, in der Regel nach etwa acht Wochen. Die Vermittlungsstelle beschafft dann in vielen Fällen für die Entlassenen geeignete Arbeitsstellen.

Um die Wiedereinführung in die gewerbliche und dann auch in die landwirtschaftliche Arbeit zu erleichtern, hat die Prüfstelle im Einverständnis mit dem Sanitätsamte des Gardekorps eine Vermittlungsstelle eingerichtet, die in unmittelbarer Verbindung mit der Prüfstelle steht und ihre Tätigkeit im Januar 1917 begonnen hat. Die Geschäftsstelle ist in Charlottenburg, Frauenhoferstr. 11/12.

Die Arbeitsgebiete dieser Vermittelungsstelle sind:

1. die Berufsberatung der Schwerbeschädigten;

2. die Wiederertüchtigung und Einführung der Schwerbeschädigten in hren Beruf sowie deren Unterbringung in der Industrie und in der Landwirtschaft;

3. die Beschaffung von Behelfsgeräten und Arbeitsarmen.

Die Vermittlungsstelle erhält vom Sanitätsamt des Gardekorps gemäß Verfügung Zählkarten, die dann nach folgenden Gesichtspunkten registriert werden:

a) es werden alle Leute ausgeschaltet, die nicht in Berlin ansässig sind, weil diese Leute nach ihrer Entlassung aus dem Lazarett Berlin verlassen und in ihre Heimatsorte zurückkehren;

b) die übrigen werden nach Berufen geordnet, von denen Post- und Bahnbeamte, Kopfarbeiter u. dgl. ausscheiden, soweit sie nicht gezwungen sind, ihren bisherigen Beruf aufzugeben und einen neuen Beruf, etwa als Fabrikarbeiter zu ergreifen;

c) nach der Zeit, wann die einzelnen Leute nach dem Urteil des behandelnden Arztes voraussichtlich wieder arbeitsfähig sind.

Sobald die von dem behandelnden Arzt in der Zählkarte angegebene Zeit der Arbeitsfähigkeit des Mannes herangekommen ist, wird er zur Berufsberatung durch die bürgerliche Fürsorge nach der Vermittlungsstelle bestellt, um festzustellen, welche Arbeit der Mann bisher verrichtet hat, wo er bisher tätig gewesen ist, und ob er nach Art seiner Verletzung noch imstande ist, dieselbe oder eine ähnliche Beschäftigung wieder aufzunehmen.

Bei dieser Besprechung wird festgestellt, ob und wann der Mann mit Rücksicht auf das zu beschaffende Ersatzgerät die Arbeit aufnehmen kann. Steht ärztlicherseits einer Arbeitsaufnahme des Mannes nichts im Wege, so kann er mit der Arbeit beginnen. Es hatten sich Ende 1917 52 Großberliner Betriebe bereit erklärt, solche schwerbeschädigte Leute zum Zwecke der Wiedereinschulung schon während der Lazarettzeit zu beschäftigen. Die Leute werden von den Lazaretten zur Arbeit in die Fabriken kommandiert, da diese Arbeit als ein Teil des Heilverfahrens angesehen wird.

Den Beamten der Vermittlungsstelle liegt die Beaufsichtigung und Kontrolle dieser Leute in den Betrieben ob. Bei dem Besuch in den Fabriken wird festgestellt, ob die Arbeit, die die Leute ausführen, sich für sie nach Art ihrer Verletzung eignet, und ob an den Behelfsgeräten irgendwelche Mängel sind; nötigenfalls werden Abänderungen getroffen. Nachdem die Leute mehrere Wochen sich eingearbeitet haben und sich dadurch in vielen Fällen eine Stellung für die Zeit nach ihrer Entlassung gesichert haben, können sie aus dem Lazarett entlassen werden. In diesem Zeitraum wird in den meisten Fällen auch das endgültige Ersatzgerät fertig sein. Wenn die Entfernung vom Lazarett, in dem sich der Mann befindet, nach der Fabrik, in der er arbeiten soll, zu groß ist, so wird auf Antrag der Vermittelungsstelle beim Sanitätsamt die Verlegung in ein in der Nähe der Fabrik liegendes Lazarett verfügt. Ist die Arbeitstherapie beendet, so stellt die Fabrik über die Art der Tätigkeit des Mannes einen Sammelbericht auf. Die Erfahrung hat bereits gezeigt, daß die bei den Amputierten gewöhnlich im Anfang vorhandene Arbeitsunlust schon nach kurzer Zeit, sobald sie sich gewöhnt haben, mit den Ersatzgliedern beruflich tätig zu sein, schwindet und daß der Wille zur Arbeit wieder kommt.

Die von der Prüfstelle geschaffenen Einrichtungen des Anlernens und der Wiedereinführung in die Arbeit bieten eine wertvolle Gelegenheit, die Tätigkeit der Prüfstelle in der Ausprobierung der Ersatzglieder und in der Berufsberatung zu kontrollieren.

Die wissenschaftliche Prüfung der Ersatzgeräte und ihre Ausprobierung in den Werkstätten der Prüfstelle bietet zwar eine gewisse Gewähr dafür, daß die Gutachten das Richtige treffen und auch nur tatsächlich brauchbare Ersatzgeräte als gut bezeichnet werden. Dennoch können bei den verhältnismäßig beschränkten Werkstatteinrichtungen, die der Prüfstelle zur Verfügung stehen, und mit Rücksicht darauf, daß nicht alle Berufszweige und auch nicht alle Betätigungen in den einzelnen Berufszweigen in der Prüfstelle durchgeführt werden können, sehr wertvolle Ergänzungen der Prüfung durch die Beobachtung der Amputierten in fremden Werkstätten erzielt werden. Die Prüfstelle hat durch die Einführung der Arbeitseinschulung in Industrie und Landwirtschaft Gelegenheit, die mit den Ersatzgliedern ausgerüsteten, in den Fabriken und in der Landwirtschaft arbeitenden Leute dauernd während der wirklichen Arbeit zu überwachen, und die Erfahrungen, die sie dabei sammelt, dienen ihr als Kontrolle ihrer wissenschaftlichen Arbeit. Die Berliner Fabriken und die Gutsverwaltung, die sich für die Arbeitseinschulung zur Verfügung gestellt haben, haben gleichzeitig auch ihr Einverständnis damit erklärt, daß die arbeitenden Leute während der Arbeit von der Prüfstelle beobachtet werden dürfen.

Bei der Gliedberatung werden die Ergebnisse des Anlernens und der Wiedereinschulung insofern verwertet, als die Amputierten, bei denen sich hierbei ein Berufswechsel erforderlich macht, auch einer erneuten Gliedberatung unterzogen werden.

Die auf den verschiedenen Arbeitsgebieten der Prüfstelle gewonnenen Ergebnisse und gemachten Erfahrungen werden zur allgemeinen Kenntnis durch die Veröffentlichung von Merkblättern gebracht, die als Einzelschriften ausgegeben, aber zum Teil auch in Fachzeitschriften, wie z. B. in der Zeitschrift des Vereins deutscher Ingenieure zum Abdruck gebracht werden. Diese Merkblätter sind als wissenschaftliche Abhandlungen anzusehen, die von einzelnen Bearbeitern unter Zugrundelegung der in der Prüfstelle vorgenommenen Untersuchungen verfaßt, aber stets von mehreren Mitgliedern der Prüfstelle durchgesehen werden und demnach als offizielle Veröffentlichungen der Prüfstelle gelten können.

Von den Merkblättern sind bis jetzt 17 erschienen.

Merkblatt 1 enthält eine kurze Darlegung der Organisation und der Tätigkeit der Prüfstelle nach dem Stande vom 1. April 1916. Außerdem wird die von dem einarmigen Landwirt August Keller in Dingsleben erdachte und ausprobierte „Universalersatzhand für am Unterarm amputierte Landarbeiter" behandelt (Technische Berichterstattung von Dr.-Ing. Schlesinger, ärztliche Berichterstattung von Dr. Borchardt und Dr. Radike). Das Merkblatt zeigt an einer Reihe von Abbildungen die Verwendungsmöglichkeiten dieser Hand, insbesondere für den landwirtschaftlichen Beruf.

Merkblatt 2 behandelt die „Normalisierung der Schraubengewinde und der Befestigungszapfen der Ansatzstücke" (Berichterstatter Dr. Leymann und Dr.-Ing. Schlesinger). In diesem Merkblatt sind auch Anweisungen für die Prüfung der normalisierten Teile gegeben, sowie Abbildungen der zu dieser Prüfung notwendigen Lehren (vgl. S. 742).

Merkblatt 3 enthält die von der Prüfstelle aufgestellten „Allgemeinen Grundsätze für die Untersuchung von Ersatzarmen" (vgl. S. 44).

Merkblatt 4 behandelt die Unterarmbandage (Bearbeiter Dr. Borchardt, Dr. Radike und Dr.-Ing. Schlesinger). Es sind dort in Wort und Bild die gebräuchlichsten Unterarmbandagen, die sich praktisch bewährt haben, geordnet nach ihrer Verwendbarkeit für die verschiedenen Stümpfe und für schwere oder leichte Arbeiten, zusammengestellt. Besondere Beachtung verdienen neben der bereits erwähnten Unterambandage für ganz kurze Stümpfe auch die dort angeführten Bandagen, welche eine volle Ausnutzung der noch vorhandenen Pro- und Supinationsmöglichkeit des Unterarms gestatten (vgl. S. 324).

Merkblatt 5 erläutert „die Leistungsfähigkeit Schwerbeschädigter mit und ohne Ersatzglied" an den Beispielen eines Ohnhänders und eines einarmig geborenen Mannes, die bisher ohne Kunstglieder arbeiteten und von der Prüfungsstelle mit solchen ausgerüstet wurden. In beiden

Fällen zeigte es sich, daß mit einem geeignet gewählten Kunstglied doch viele berufliche Arbeiten erheblich leichter, ungezwungener und wirkungsvoller ausgeführt werden können, als es ohne Kunstarm möglich ist. Das Merkblatt gibt gleichzeitig eine Durcharbeitung des Tapezierer- und Malerberufes und zeigt die hohen Leistungen eines einarmigen Malers und Tapezierers (Bearbeiter Dr.-Ing. Schlesinger).

Merkblatt 6 behandelt „die Reibungsgelenke, ihre Eigenschaften und Konstruktionsbedingungen" (Bearbeiter Dr.-Ing. Schlesinger und C. Volk). Es bringt eine wissenschaftliche Klärung der Frage, ob und wie weit Reibungsgelenke für das Ellbogen- und Handgelenk bei Ersatzarmen verwendet werden sollen. Auch der Einfluß der zur Feststellung der Reibungsgelenke dienenden Schrauben und Handgriffe auf die Festigkeit des Gelenkes ist ausführlich behandelt (vgl. S. 434).

Merkblatt 7 bringt eine von Dr.-Ing. Barth und Dr.-Ing. Schlesinger bearbeitete Darstellung der „Entwicklung des Baues künstlicher Hände und Arme". Es werden die verschiedenen durch eine künstliche Hand in Anlehnung an die gesunde Hand auszuführenden Griffe und Stellungen untersucht, und ferner wird die Entwicklung der künstlichen Hand von ihren ersten Anfängen bis in die neueste Zeit beschrieben. Die verschiedenen wichtigsten Konstruktionen sind in einer Tabelle zusammengestellt, die auch die bei ihnen vorhandenen Griffmöglichkeiten angibt.

Merkblatt 8 mit dem Titel „Armamputierte im Handwerk, in der Industrie und Landwirtschaft" bildet den Anfang der Ergebnisse eingehender Untersuchungen von Arbeitsarmen im Gebrauch bei den verschiedenen Berufen. In diesem von Karl Hartmann und Dr.-Ing. Schlesinger bearbeiteten Merkblatt werden die allgemeinen Gesichtspunkte für die durchgeführten Untersuchungen dargelegt, dann die allen Berufen gemeinsamen Arbeitsansatzstücke und Werkzeuge für die einzelnen Berufe besprochen. Auf 2 Tafeln sind die für 13 gewerbliche Berufe und für die Landwirtschaft notwendigen Ansatzstücke dargestellt, so daß diese Angabe einer Wahl solcher Hilfsmittel zugrunde gelegt werden kann.

Die weiteren Merkblätter 9 bis 14 bringen dann Bearbeitungen „über armamputierte Handwerker". In eingehender Darstellung werden für die im Merkblatt 8 bezeichneten Berufe die in der Prüfstelle mit Armamputierten vorgenommenen Untersuchungen unter Beigabe zahlreicher, die Anwendung eines Ersatzarmes bei den verschiedenen Tätigkeiten der Berufe veranschaulichender, photographisch aufgenommener Bilder erläutert. Es wird dabei berichtet, welche Tätigkeiten mit Ersatzarmen verschiedener Bauart ausgeübt werden konnten und bis zu welchem Grade dies praktisch möglich war.

Merkblatt 9 behandelt dazu den Bäcker und den Lackierer, Merkblatt 10 den Sattler und den Schuhmacher, Merkblatt 11 den Schneider, Merkblatt 12 den Stellmacher und Tischler, Merkblatt 13 den Schlosser, Merkblatt 14 die landwirtschaftlichen Arbeiter. Die Merkblätter 9 bis 12 sind von Karl Hartmann und Dr.-Ing. Schlesinger, Merkblatt 13 ist von letztgenanntem und Merkblatt 14 ist von Dr. Radike und Salchert bearbeitet.

Das Merkblatt 15 gibt eine von Dr. Borchardt, Dr. Radike, Dr.-Ing. Schlesinger und Dipl.-Ing. Bloch bearbeitete kritische Zusammenstellung der für das tägliche Leben geeigneten, passiv beweglichen Gebrauchshände unter besonderer Berücksichtigung der Holzgebrauchshände.

Das Merkblatt 16 bringt eine eingehende Darstellung von Dr. Borchardt, Dr. Gocht, Dr. Radike und Dr.-Ing. Schlesinger über die in der Prüfstelle untersuchten und den praktischen Erfordernissen entsprechenden Bandagen für Oberarmamputierte und im Schultergelenk Exartikulierte (vgl. S. 348).

Im Merkblatt 17 sind die Stützen bei Radialislähmungen von Dr. Radike, Dr.-Ing. Schlesinger und Volk bearbeitet (vgl. S. 856).

Außer diesen Merkblättern hat die Prüfstelle Halbjahresberichte für die Zeit ihrer Tätigkeit vom 1. Februar 1916 bis 31. Juli 1917 und vom 1. August 1916 bis 31. Januar 1917 und einen Bericht für das Jahr 1917 veröffentlicht.

Eine Veröffentlichung großen Stils bildet das vorliegende Buch über Ersatzglieder und Arbeitshilfen, das von der Prüfstelle zusammen mit der Verwaltung der Reichsanstalt „Ständige Ausstellung für Arbeiterwohlfahrt" herausgegeben worden ist.

Eine umfassende Arbeit entstand im Jahre 1917 der Prüfstelle durch ihre Mitwirkung bei der Durchführung des von der Gesellschaft für Chirurgiemechanik in Berlin erlassenen Preisausschreibens für Ersatzbeine. Die Prüfstelle wurde von dieser Gesellschaft bei den Vorarbeiten zu Rate gezogen und hat dann das Preisgericht in der Prüfung der eingesandten Bewerbungen unter Benutzung der schon erwähnten Gehschule unterstützt.

In zahlreichen Sitzungen haben Vorstand und Mitglieder die verschiedenen Aufgaben der Prüfstelle behandelt. Die erste Hauptversammlung wurde vom 4.—6 November 1916, die zweite vom 21.—23. Januar 1918 unter zahlreicher Beteiligung auswärtiger Mitglieder und Gäste abgehalten.

Über die Organisation und das Arbeitsgebiet der bereits erwähnten Abteilungen ist folgendes zu sagen.

Die Danziger Abteilung entstand als eine Vereinigung von Ärzten und Ingenieuren, die den Zweck verfolgt, im Sinne der Prüfstelle in Charlottenburg besonders die Verhältnisse des Ostens des Deutschen Reiches zu bearbeiten, also von industriellen Gebieten vornehmlich Schiffbau und Schiffahrt und dann hauptsächlich die Landwirtschaft. Die Vereinigung wählte folgenden Vorstand:

Geheimer Regierungsrat Professor Dr.-Ing. e. h. R. Krohn, Mitglied des Herrenhauses, Vorsitzender.

Generaloberarzt Dr. Klauer, stellvertretender Korpsarzt des XVII. Armeekorps, stellvertretender Vorsitzender.

Professor Schulze-Pillot von der Kgl. Technischen Hochschule in Danzig-Langfuhr, Geschäftsführer.

Oberingenieur Pertus von der Deutschen Wagenbau-Gesellschaft m. b. H., stellvertretender Geschäftsführer.

Die Geschäftsstelle befindet sich in der Technischen Hochschule in Danzig-Langfuhr. Die Werkstattuntersuchungen werden in den Werkstätten des Hilfslazaretts Hakelwerk in Danzig und in der Betriebswerkstätte des Maschinenlaboratoriums der Kgl. Technischen Hochschule ausgeführt. Zu landwirtschaftlichen Untersuchungen werden das in der Nähe Danzigs gelegene Gut Koliebken, das beim Vorort Danzig-Langfuhr befindliche Pachtland Hochstrieß, der mit dem Werkstättenlazarett Jakobsberg in Allenstein verbundene landwirtschaftliche Betrieb und die mit dem Festungslazarett XI in Graudenz verbundene landwirtschaftliche Lehranstalt Gr.-Torgau benutzt.

Die Abteilung hat sich zunächst mit der Erprobung von Ersatzgliedern und Arbeitsansätzen der Ersatzarme in den vorgenannten Betriebsstellen befaßt und um die besonderen Bedürfnisse des Ostens zu studieren, an der Berufsberatung teilgenommen.

In Düsseldorf wurde schon seit Ausbruch des Krieges durch die Rheinische Provinzialverwaltung eine lebhafte Tätigkeit in der Kriegsbeschädigtenfürsorge entwickelt, die sich auch auf Verbesserung von Bau, Herstellung und Anwendung der Ersatzglieder erstreckte. Diese besondere Wirksamkeit kam ganz besonders zur praktischen Durchführung in den Lazarettwerkstätten des Flora-Lazaretts und des Reservelazaretts im Stahlwerk Phönix. Auf dieser Grundlage entstand eine Vereinigung, die sich als Abteilung Düsseldorf der Prüfstelle in Charlottenburg anschloß.

Der Prüfstelle gehören folgende Herren an:

als Vorstand:

Dr. Beumer, Generalsekretär, Düsseldorf.

Generalarzt Dr. Classen, stellvertr. Korpsarzt des XXI. Armeekorps, Saarbrücken.

Geh. Sanitätsrat Dr. Dormann, Düsseldorf.

Geh. Reg.-Rat Prof. Dr.-Ing. e. h. Duisberg, Leverkusen.

Generaloberarzt Dr. Fritz, stellvertr. Korpsarzt des VIII. Armeekorps, Koblenz.

Gotter, Direktor der Gewerbeschulen, Düsseldorf.

W. Grasses, Geschäftsführer der Prüfstelle, Düsseldorf.

Generalarzt Dr. Hoffmann, stellvertret. Korpsarzt des VII. Armeekorps, Münster i. W.

Dr. Horion, Landesrat, Düsseldorf.

Dr. Janssen, Professor, Düsseldorf.

Kauermann, Direktor der Maschinenfabrik Schieß, A.-G., stellvertr. Vorsitzender der Prüfstelle, Düsseldorf.

Körting, Fabrikbesitzer, Düsseldorf.

Generalarzt Dr. Lindemann, stellvertr. Korpsarzt des XVIII. Armeekorps, Frankfurt a. M.

Landesarzt Dr. Paal, Münster i. W.

Hüttendirektor Probst, Vorsitzender der Prüfstelle, Düsseldorf.

Dr. Schmitz, Düsseldorf.

Dr.-Ing. e. h. Schroedter, Düsseldorf.

Geh. Medizinalrat Professor Dr. Witzel, Düsseldorf.

Als technische Beisitzer:

Professor Grunewald, Direktor der Kgl. Maschinenbauschule, Essen.

Dr. E. Hoff, Geschäftsführer des Arbeitgeberverbandes, Düsseldorf.

Lohmar, Verwaltungsdirektor, Köln.

Michels, Technischer Aufsichtsbeamter der Hütten- und Walzwerks-Berufsgenossenschaft Essen.

Oberingenieur Neumann, Köln-Deutz.

Dr. Unger, i. Fa. Farbenfabriken vorm. Fr. Bayer & Co., Leverkusen.

Geheimer Regierungsrat Prof. A. Wallichs, Aachen.

Dr.-Ing. Werner, Erkrath-Gerresheim.

Th. Zacharias, Technischer Aufsichtsbeamter der Maschinenbau- und Klein-
eisenindustrie-Berufsgenossenschaft, Remscheid.

Als ärztliche Beisitzer:

Professor Dr. v. Baeyer, Heidelberg.

Dr. Becher, Chefarzt der orthopäd. Heilanstalt „Hüfferstiftung", Münster i. W.

Professor Dr. Cramer, Bürgerhospital, orthopäd. Abteilung, Köln.

Dr. Dewitz, Spezialarzt für Orthopädie, Bad-Kreuznach.

Dr. Gerdes, Chefarzt des Reserve-Lazaretts Barmen, Unter-Barmen.

Oberstabsarzt Dr. Hartwich, kommandiert zum Sanitätsamt VII. Armeekorps,
Münster i. W.

Stabsarzt Dr. Kühler, fachärztl. Beirat für orthopäd. Chirurgie, Bad Kreuznach.

Oberstabsarzt Dr. Maurer, Chefarzt der Reserve-Lazaretts II, Saarbrücken.

Dr. Mosberg, Stabsarzt, Vereinslazarett Bethel, Bethel bei Bielefeld.

Dr. Pauwels, Aachen.

Professor Dr. Sauerbruch, Singen-Hohentwiel.

Dr. Thiel, leitender Arzt der orthopäd. Abteilung des VIII. Armeekorps, Koblenz.

Dr. Unger, Korpsstabsapotheker am Sanitätsamt des VIII. Armeekorps,
Koblenz.

Professor Dr. Wullstein, Oberstabsarzt, Bochum.

Diese Abteilung Düsseldorf unterhält zur Durchführung ihrer Arbeiten
eine mechanische Werkstätte, ein technisches und ein kaufmännisches Bureau.
Die Werkstätte wird von einem Oberingenieur geleitet und beschäftigt einen
Meister, einen Mechaniker und einige Amputierte. Mit verschiedenen größeren
Werken der Eisenindustrie und der chemischen Industrie sind Ver-
einbarungen dahin getroffen, daß dort unter Aufsicht von Ingenieuren künstliche
Glieder durch Kriegsbeschädigte auf Brauchbarkeit erprobt werden.

Die Tätigkeit der Abteilung erstreckt sich in der Hauptsache auf folgende
Aufgaben:

1. Wissenschaftliche Prüfung und praktische Erprobung von
Kunstgliedern und allen zugehörigen Teilen, ferner von Hilfsapparaten für Gelähmte auf Brauchbarkeit im allgemeinen und für besondere Berufe.

2. Begutachtung nach den Ergebnissen der Untersuchung und Erprobung, sowie Mitwirkung bei der Abfassung von Gutachten, die von der Prüfstelle in Charlottenburg erstattet werden.

3. Unterstützung der Erfinder durch Anfertigung der etwa erforderlichen Modelle in der Werkstätte.

4. Herstellung neuer Konstruktionen, die der Allgemeinheit zur
Verfügung gestellt werden. So wurde z. B. in der Abteilung eine Oberarmbandage mit Aufhängevorrichtung erdacht und ausgeführt, die mit gutem Erfolg im Bereich des VII., VIII., XVIII. und XXI. Armeekorps zur Anwendung
gekommen ist. Ferner ist ein neuer Arbeitsarm mit Scherenfeststellung im
Ellbogengelenk (nach Grasses) ersonnen und hergestellt worden, der sich bei
der Prüfung als zweckmäßig erwies.

5. Anfertigung neuer Konstruktionen von Ersatzgliedern, die sich
für Amputationen nach Sauerbruch eignen.

6. Teilnahme an den Sitzungen der Militärbehörde, in denen die Kunstglieder für die Amputierten unter Berücksichtigung des gewählten Berufes bestimmt werden, sowie Teilnahme an den wöchentlichen regelmäßigen Sitzungen der Prothesenkommission bei Abnahme der von den Bandagisten gelieferten Kunstglieder.

7. Einzelberatung, Begutachtung und Versorgung bei schwierigen Fällen, die von Militär- und Zivilbehörden der Prüfstelle zur unmittelbaren Erledigung zugewiesen werden. So ist z. B. der Abteilung ein auf beiden Augen Blinder überwiesen worden, dem beide Unterarme amputiert worden sind und dem von der Werkstätte künstliche Hände, sowie Eß- und Trinkgeräte beschafft wurden, um ihm zu ermöglichen, sich selbst etwas zu beschäftigen und zu helfen.

8. Nachprüfung der Kunstglieder, die den Kriegsbeschädigten im Gebiete der Rheinprovinz verordnet worden sind, an den vom Tätigkeitsausschuß der Provinz festgesetzten Terminen.

9. Vorträge für die Bandagisten über die den Gliedersatz betreffenden Fragen.

10. Zusammenstellung des theoretischen Materials über den Bau von Ersatzgliedern. Sammlung der Literatur und der Patentschriften, die den Interessenten zur Verfügung stehen.

11. Sammlung und Ausstellung aller brauchbaren und unbrauchbaren Kunstglieder und Zubehör, die auf den Markt kommen. Sammlung photographischer und kinematographischer Aufnahmen von Kriegsverletzten mit Kunstgliedern.

In Gleiwitz bildete sich zur Mitarbeit an der Prüfstelle in Charlottenburg eine Vereinigung, die zur Leitung der Abteilung einen Arbeitsausschuß einsetzte, der aus den folgenden Herren besteht:

Kommerzienrat Dr.-Ing. Niedt, Generaldirektor, Gleiwitz, Vorsitzender.
Bergrat Knochenhauer, Kattowitz, Beisitzer.
Landesrat Wimmer, Breslau.
Generaloberarzt Dr. Scholz, Breslau,
Oberstabsarzt Dr. Schwartz, Gleiwitz, } medizinische Mitglieder.
Dr. Seiffert, Beuthen,
Bergrat Dahms, Gleiwitz,
Hütteninspektor Gasch, Friedenshütte,
Oberingenieur Dipl.-Ing. Geibel, Gleiwitz, } technische Mitglieder.
Direktor Dipl.-Ing. Hepner, Gleiwitz,
Gewerbeassessor Marzinowski, Gleiwitz,
Oberlehrer Dipl.-Ing. Nösselt, Gleiwitz, } Prüfstellen-
Oberlehrer Dipl.-Ing. Ritter, Gleiwitz, } Ingenieure.

Der Geschäftsführer, Kgl. Maschinenbauschuldirektor Professor Dipl.-Ing. Lohse ist Ende des Jahres 1917 durch Berufung an die Kgl. Regierung in Köln ausgeschieden; an seine Stelle ist Herr Direktor Müller getreten.

Die Geschäftsstelle befindet sich in der Kgl. Maschinenbau- und Hüttenschule in Gleiwitz, Bielitzerstraße 13. Sie und die gleichfalls dort eingerichteten Werkstätten sind der Fürsorgestelle für kriegsverletzte Industriearbeiter in Gleiwitz angegliedert. Diese ist im Mai 1916 von den Vertretern der Industrie der Kreise Gleiwitz Stadt und Land und Hindenburg ins Leben gerufen. Die Entwicklung der Fürsorge für die Kriegsbeschädigten und das Ineinandergreifen der Tätigkeitsgebiete brachte es von selbst mit sich, daß dieser Fürsorgestelle die Ende 1916 gegründete Prüfstellenabteilung Gleiwitz angegliedert wurde. Das Arbeitsgebiet der Fürsorgestelle für kriegsverletzte Industriearbeiter erstreckt sich auf folgendes:

1. **Berufsberatung und Arbeitsvermittelung.** Wöchentlich findet eine Berufsberatungssitzung statt, wobei den neu gemeldeten Kriegsverletzten durch sachverständige Herren aus der Industrie und den Vertrauensarzt der Fürsorgestelle Rat für die Wiederaufnahme von Arbeit erteilt wird. An die Berufsberatung schließt sich die Arbeitsvermittlung, um dem Kriegsverletzten einen geeigneten Arbeitsplatz zuzuweisen.

2. **Anlernung in einem Berufe.** Muß und will ein Kriegsverletzter einen neuen Industrieberuf ergreifen, so wird er in den Anlernwerkstätten, welche in den Räumen der Kgl. Maschinenbau- und Hüttenschule eingerichtet sind, dazu vorgebildet. In diesen Werkstätten bestehen Anlernmöglichkeiten für Schlosser, Dreher, Hobler, Mechaniker, Maschinenwärter, Heizer, Tischler, Klempner. Die Werkstätten dienen selbstverständlich auch der Wiederertüchtigung der betreffenden Facharbeiter im alten Beruf.

Die **Abteilung Gleiwitz** will insbesondere die Erprobung der künstlichen Glieder in der **Schwerindustrie** und in **Hütten- und Gruben-betrieben** unter den Verhältnissen Oberschlesiens durchführen. Hierzu wird folgender Arbeitsplan verfolgt:

1. **Prüfung von Ersatzgliedern und Arbeitsansätzen** in den bezeichneten Anlernwerkstätten für kriegsverletzte Industriearbeiter. Hierbei werden sowohl die Leistungen von amputierten Durchschnittsarbeitern, die sich wieder im alten Beruf einarbeiten können oder umlernen müssen, beobachtet und festgestellt, wie auch die Verwendbarkeit der verschiedenen Ersatzgliedformen für die einzelnen Berufszweige unter Zuhilfenahme geschickter gliedbeschädigter Facharbeiter ermittelt. Auch wird erprobt, welche Änderungen an den künstlichen Gliedern notwendig sind und wie hoch die Leistungsfähigkeit getrieben werden kann.

2. **Beratung der Amputierten.** Hierzu werden sämtliche Amputierte aus Oberschlesien dem Reservelazarett Krüppelheim in Beuthen zugewiesen, dessen Leiter zugleich Vertrauensarzt der Prüfstelle ist. Monatlich einmal werden die Amputierten dort einer Kommission der Prüfstelle vorgestellt, damit ein der späteren Berufstätigkeit angepaßtes Ersatzglied bestimmt wird; eine Berufsberatung und Arbeitsvermittlung geht dieser Sitzung voraus. Nach Ausrüstung mit diesem Ersatzglied werden sie der Kommission nochmals vorgeführt, damit die Zweckmäßigkeit der Ausführung, der Sitz der Bandage usw. geprüft wird. Um die Beinamputierten an den Gebrauch ihres Ersatzbeines zu gewöhnen, ist von der Prüfstelle aus im Krüppelheim eine Gehschule eingerichtet mit schiefen Ebenen, Treppenanlage, Wackelbalken, Schotterbahn, Wellenbahn, Grubenstollen usw.

3. **Kontrolle der amputierten und mit Schienen sowie Stützapparaten versehenen Kriegsverletzten** in den oberschlesischen

Bergwerks- und Hüttenbetrieben. Um die Arbeitsfähigkeit der Verletzten und die Zweckmäßigkeit des verordneten Ersatzgliedes zu prüfen, etwaige Verbesserungen oder Anordnungen zu veranlassen und festzustellen, ob die Leistungsfähigkeit der Schwerbeschädigten gehoben werden kann, werden diese durch die Prüfstelleningenieure in den Betrieben aufgesucht. Diese Ermittelungen werden unterstützt durch die Mitarbeit der Bergrevier- und Gewerbeaufsichtsbeamten sowie eines von den einzelnen Werksverwaltungen jeweils genannten höheren Beamten als Vertrauensmann. Die bisherigen Ergebnisse dieser Untersuchungen haben deren Notwendigkeit und Zweckmäßigkeit bereits erwiesen, indem bei etwa 40% der aufgesuchten Kriegsverletzten Änderungen vorzunehmen waren. Gleichzeitig wird bei diesen Besuchen in den Betrieben darauf gesehen, ob die Kriegsverletzten entsprechend ihrer Verletzung wirtschaftlich günstig beschäftigt werden. Die Kriegsverletzten, bei denen vor Anwendung des Ersatzgliedes usw. ärztliche Beratung zweckmäßig erscheint, werden zu einer solchen besonderen Besprechung gruppenweise nach dem Krüppelheim in Beuthen bestellt und dort durch den Vertrauensarzt und mehrere Prüfstellenmitglieder begutachtet.

In dem für die Kriegsbeschädigtenfürsorge des Hamburger Staates bestehenden Hamburger Landesausschuß hat sich eine besondere Abteilung unter Hinzuziehung von Ärzten, Technikern und Orthopädiemechanikern gebildet, um in Angliederung an die Prüfstelle in Berlin-Charlottenburg sich gleichfalls der Verbesserung von Bau, Herstellung und Anwendung der Ersatzglieder zu widmen.

Der Abteilung gehören folgende Herren an:

Stabsarzt Dr. Ewald, Altona-Othmarschen.

W. Götz, Leiter der orthopädischen Werkstätte des Hamburgischen Landesausschusses für Kriegsbeschädigte, Hamburg, Kunstgewerbeschule.

Oberingenieur Emil Goos, Chef der Maschinenabteilung der Hamburg-Amerika-Linie, Hamburg.

Ingenieur Edward Grube, Alt-Rahlstedt.

Dr. Kotzenberg, leitender Arzt des Chirurgischen Ambulatoriums des Eppendorfer Krankenhauses, Hamburg.

Kurt Mertens, Ingenieur, Hamburg.

Marinestabsarzt Dr. Nieny, Marinelazarett, Hamburg-Veddel.

Oberarzt Dr. Oehlecker, Hamburg.

Professor Dr. Pfeiffer, Verwaltungsphysikus, Medizinalamt, Hamburg.

Oberarzt Dr. Plate, Hamburg.

Oberarzt Dr. Rotfuchs, Hamburg.

Carl Samo, Geschäftsführer des Hamburgischen Landesausschusses für Kriegsbeschädigte Hamburg.

Dr. A. Waechter, Geh. Sanitätsrat, Altona.

Th. Widensohler, Orthopädiemechaniker, i. Fa. Ad. Krauth, Hamburg.

Die Abteilung Hamburg hat eine Werkstatt zur Anfertigung von Modellen und Prüfungswerkstellen für künstliche Glieder eingerichtet. Sie benützt außerdem für die Durchführung ihrer Arbeiten bereits vorhandene Werkstellen des „Hamburger Landesausschusses für Kriegsbeschädigte", z. B. die Werkstatträume des Marinelazaretts auf der Veddel bei Hamburg.

Die Tätigkeit der Prüfstelle des Hamburgischen Landesausschusses umfaßt folgende Aufgaben:

1. **Wissenschaftliche Durcharbeitung und praktische Erprobung der Ersatzglieder** nach dem Vorbilde der Charlottenburger Prüfstelle.

2. **Förderung des Prothesenbaues** durch Unterstützung der Erfinder, Belehrung und Ausbildung der Orthopädiemechaniker des nordwestdeutschen Bezirks, Mithilfe bei der Herstellung und eigene Ausarbeitung verbesserter Ersatzglieder.

3. **Schnelle Versorgung der gliedbeschädigten Kriegsinvaliden und Unfallsverletzten** mit dem für sie nach ihrer Beschädigung, ihrem Berufe und anderen individuellen Gesichtspunkten geeignetsten Ersatzglied.

4. **Sammlung** von Ausführungen, Modellen, bildlichen Darstellungen und Literatur aus dem Gebiete des Prothesenbaues zur Belehrung und Anregung auch bei Vorträgen und Lehrkursen.

Die Bestrebungen, auch in Baden eine Prüfstelle zu errichten, haben zur Gründung eines selbständigen Sonderausschusses für Gliederersatz bei dem Landesausschuß für Kriegsbeschädigtenfürsorge (Badischer Heimatdank) in Karlsruhe geführt. Die Aufgaben dieses Sonderausschusses decken sich im wesentlichen mit den Aufgaben der Berliner Prüfstelle für Ersatzglieder. Er erstattet dem Landesausschuß vierteljährlich Bericht über seine Tätigkeit, während dieser die zur Durchführung der Aufgaben erforderlichen Mittel zur Verfügung stellt.

Der Vorsitzende des Ausschusses ist Herr Dr.-Ing. Döderlein, Karlsruhe.

Es werden folgende Aufgaben bearbeitet:

1. Ersatzglieder und Hilfsmittel für Kriegsbeschädigte durch Versuche auf ihre Brauchbarkeit zu prüfen und zu begutachten.
2. Schaffung neuer und Verbesserung vorhandener Ersatzglieder und Hilfsmittel anzuregen und in die Wege zu leiten.
3. Die Verwendung der Ersatzglieder und Hilfsmittel durch verstümmelte Kriegsbeschädigte im Berufsleben zu fördern.
4. Gutachten über Ersatzglieder und Hilfsmittel sowie mit deren Verwendung zusammenhängende Fragen zu erstatten.

Zur Lösung dieser Aufgaben hat der Sonderausschuß vier Abteilungen gebildet, mit je einem besonderen Abteilungsleiter und zwar:

Abteilung 1: Vorprüfung (Begutachtung, Auswahl und Erprobung von Ersatzgliedern und Hilfsmitteln), Abteilungsleiter: Herr Geheimer Hofrat Prof. Brauer.

Abteilung 2: Nachprüfung (Berufserprobung und Leistungsfeststellung für Ersatzglieder und Hilfsmittel), Abteilungsleiter: Herr Ingenieur Buzerius, Karlsruhe.

Abteilung 3: Auskünfte in Berufsfragen, Abteilungsleiter: Herr Prof. Linde, Karlsruhe.

Abteilung 4: Beirat von Fachmännern aus Industrie, Gewerbe, Handel und Landwirtschaft.

In den Bundesstaaten Bayern, Sachsen, Württemberg mit eigenen Kriegsministerien hat sich die Notwendigkeit, besondere Prüfstellen einzurichten, auch Bahn gebrochen.

Für Bayern ist mit Anfang des Jahres 1917 unter Mitwirkung der Prüfstelle eine besondere Bayerische Prüfstelle im Anschluß an die Bayerische Landesgewerbeanstalt in Nürnberg geschaffen worden. Vorsitzender ist Herr Oberbaurat Professor Theodor von Kramer, Direktor der Bayerischen Landesgewerbeanstalt. Die ärztliche Leitung wird durch Herrn Stabsarzt Professor Dr. N. Ach, die technische durch Herrn Oberingenieur B. Suntheimer und den Ingenieur der mechanisch-technischen Abteilung der Bayerischen Landesgewerbeanstalt Herrn W. Zacher ausgeübt.

Die Bayerische Prüfstelle erblickt ihre Aufgabe darin, den Kriegsbeschädigten geeignete Ersatzglieder zu verschreiben, sie in deren Gebrauch zu unterweisen, allenfalls erforderliche Änderungen oder Verbesserungen daran vorzunehmen sowie im Bedarfsfall neue, dem Berufe der Kriegsbeschädigten angepaßte Ansatzstücke und Werkzeuge zu konstruieren. In zweiter Linie befaßt sich die Prüfstelle auch mit der Prüfung von Ersatzgliedern, jedoch erfolgt diese nicht so sehr auf wissenschaftlicher Grundlage, als vielmehr im praktischen Betrieb gelegentlich der Überwachung der Tätigkeit der Kriegsbeschädigten.

Es wurden eigene orthopädische Werkstätten bei der Prüfstelle und der Maschinenfabrik Augsburg-Nürnberg in Nürnberg eingerichtet. Außerdem bestehen sowohl an der Prüfstelle als auch in den Betrieben der Maschinenfabrik Augsburg-Nürnberg und der Siemens-Schuckert-Werke besondere Anlern- oder Übungswerkstätten, die vor allem der Einübung der Kriegsbeschädigten mit ihren Ersatzgliedern dienen sollen. Ferner hat sich eine größere Anzahl gewerblicher und industrieller Betriebe bereit erklärt, Kriegsbeschädigte zu dem vorgenannten Zweck in ihren Werkstätten aufzunehmen. In einigen Fällen ist von diesem Angebot für solche Kriegsbeschädigte, welche einem Sonderzweig der Technik angehören, mit gutem Erfolg Gebrauch gemacht worden. Die Beobachtung der Kriegsbeschädigten beim Arbeiten mit ihren Ersatzgliedern und die praktische Erprobung der letzteren wird auch nach der Entlassung der Kriegsbeschädigten ins wirtschaftliche Leben insofern fortgesetzt, als diese von Zeit zu Zeit durch einen Beamten der Prüfstelle an der Stätte ihres Wirkungskreises aufgesucht, bei ihrer Tätigkeit beobachtet und dabei etwaige Wünsche und Anregungen der Kriegsbeschädigten entgegengenommen werden.

Ende des Jahres 1917 ist auch eine Prüfstelle für das Königreich Sachsen in Dresden errichtet worden, die sich als eine „selbständige Forschungs- und Arbeitsstelle zur Schaffung einwandfreier Ersatzglieder und Arbeitsbehelfe für Kriegsbeschädigte" bezeichnet. Trägerin der Prüfstelle ist die Sächsische Kriegsbeschädigtenfürsorge beim Ministerium des Innern: Stiftung „Heimatdank" im Zusammenwirken mit dem Reservelazarett VII „Heimatdank" (Schullazarett). Den Vorsitz führt für den ärztlichen Teil Herr Generalarzt à la suite Dr. Köllicker, für den technischen Teil Herr Prof. Dipl.-Ing. Otto Wawrziniok von der Technischen Hochschule zu Dresden. Zu Vertretern der Vorsitzenden sind bestimmt: Herr Stabsarzt Dr. Runge und Herr Leutnant Opitz. Letzterer ist gleichzeitig Geschäftsführer.

In Württemberg schweben zur Zeit Verhandlungen über die Gründung einer besonderen Prüfstelle, die an die Stelle der jetzt vorhandenen korrespondierenden Abteilung in Stuttgart treten soll.

In enge Beziehung ist die Prüfstelle zu dem von dem Präsidenten der Technischen Versuchsanstalten in Wien, Herrn Geheimen Rat Dr. Exner schon Anfang des Jahres 1915 für Österreich gegründeten Verein „Die Technik für die Kriegsinvaliden" getreten. Über die umfangreiche Tätigkeit dieses Vereins wird an anderer Stelle berichtet (vgl. S. 58); hier sei nur betont, daß der österreichische Verein und die Prüfstelle in Berlin-Charlottenburg einen steten Austausch ihrer Arbeiten und Erfahrungen sowohl durch wechselseitige Übersendung der Veröffentlichungen und Gutachten wie durch gemeinsame Beratung eifrig pflegen. Mitglieder der Prüfstelle gehören dem österreichischen Verein als Fachkonsulenten an, Vertreter des Vereins haben in der Prüfstelle Sitz und Stimme.

Anhang.

(Formular für die Erstattung von Gutachten über Arbeitsarme.)

Bericht über die Prüfung

des . . . .

. . . .

auf Grund der in der Prüfstelle für Ersatzglieder
zu Charlottenburg vorgenommenen Untersuchung

Grad des Gliedverlustes: . . . .

Zusammenfassung des Prüfungsergebnisses:

Der Ersatzarm ist geprüft:		
A. für die Verrichtungen des täglichen Lebens.		
B. für die Ausführung von landwirtschaftlichen Arbeiten,		
C. für die Ausführung von gewerblichen Arbeiten.		
1. durch handwerksmäßig vorgebildete Arbeiter.		
2. durch gelernte Maschinenarbeiter,		
3. durch angelernte Arbeiter,		
D. für die nichthandwerksmäßigen Berufe (Kaufleute, Lehrer, Ärzte, Techniker usw.)		

Allgemeine Grundsätze für die Untersuchung von Ersatzarmen.	Prüfungsergebnis.

Die Untersuchung erstreckt sich auf:

I. Die Bandage,
II. Das Armgerät,
III. Die Ansatzstücke,
IV. Die Verwendbarkeit des ganzen Ersatzarmes.

Für die Beurteilung sind nachstehende Gesichtspunkte maßgebend.

Zu I. Die Bandage:

Die Bandage muß je nach dem Grade des Gliedverlustes verschiedene Forderungen erfüllen:

a) Bei im **Schultergelenk Exartikulierten**, bei denen durch das Armgerät auf die Bandage im wesentlichen nur Zug- und Druckbeanspruchungen ausgeübt werden, soll die Bandage

1. alle auftretenden Beanspruchungen aufnehmen,
2. die Vorwärts- und Rückwärtsbewegung des Armgerätes mittels
   α) der Schulterblattmuskulatur,
   β) des ganzen Rumpfes ermöglichen,
3. den Oberkörper möglichst wenig einengen.

Bei solchen Verletzten wird der Ersatzarm meist an einer festen Schulterkappe befestigt, die durch rings um den Brustkorb gelegte Gurte mit dem Rumpf fest verbunden sein muß. Die Kappe selbst soll möglichst leicht und nicht zu groß sein und den Zutritt der Luft zu den überdeckten Körperteilen möglichst wenig hindern.

Bandagen für Amputierte mit so kurzem Stumpf, daß mit diesem allein der Ersatzarm nicht mehr nach allen Richtungen bewegt werden kann, müssen vorläufig in gleicher Weise wie die Bandagen für im Schultergelenk Exartikulierte gebaut sein und den gleichen Forderungen genügen (vgl. weiter unten b) Bandagen für Oberarmamputierte).

b) Die Bandagen für **Oberarmamputierte** müssen folgende Forderungen erfüllen:

Allgemeine Grundsätze für die Untersuchung von Ersatzarmen.	Prüfungsergebnis.

1. Ein auf das Armgerät wirkender Zug muß bei allen Lagen des Stumpfes von der Bandage sicher aufgenommen und auf gesunde Teile des Körpers übertragen werden.
2. Die Druckbeanspruchungen müssen entweder von der Stumpfhülse auf den Stumpf oder durch geeignete Teile unmittelbar auf ein Kummet übertragen werden.
3. Die Bandage soll den Oberkörper möglichst wenig einengen.
4. Der Stumpf muß mit angelegter Bandage nach allen Richtungen frei beweglich sein.
5. Die Bandage muß mit Sicherheit die Bewegungen und Kraftwirkungen des Oberarmstumpfes auf das Armgerät übertragen können.

c) Bei Unterarmamputierten darf die Bandage die Beweglichkeit des Ellbogengelenkes nicht hindern, sie muß ferner gestatten, die Bewegungen und Kraftwirkungen des Armes auf das Ansatzstück zu übertragen. Bei langen Unterarmstümpfen, die noch Pro- und Supinationsmöglichkeit haben, darf die Bandage diese Bewegung nicht behindern.

Zu II. Das Armgerät.

Für die Brauchbarkeit eines Armgerätes kommen in Betracht:

1. die Bauart des Schultergelenkes,
2. die Bauart des Ellbogengelenkes,
3. die Bauart des Handgelenkes,
4. die Befestigung der Ansatzstücke,
5. die Güte der Ausführung und die Dauerhaftigkeit,
6. die Instandhaltung,
7. die Unfallsicherheit,
8. besondere Merkmale.

zu 2. Die Bauart des künstlichen Schultergelenkes.

Das künstliche Schultergelenk kommt in Betracht:

a) für im Schultergelenk Exartikulierte,
b) für Oberarmamputierte.

Allgemeine Grundsätze für die Untersuchung von Ersatzarmen.	Prüfungsergebnis.

zu a):

Das Schultergelenk soll eine gewisse Verstellbarkeit nach vorn und hinten sowie vom Körper weg besitzen und nach erreichter Einstellung in jeder Lage sicher feststellbar sein.

Als Auflager bzw. als Drehpunkt für das Schultergelenk dient die feste Schulterkappe.

Ein Schultergelenk ist erforderlich, um mit dem Ansatzstück einen gegebenen Punkt im Raum erreichen, also z. B. den Hebel der Bohrmaschine oder den Handgriff eines Spatens oder dergl. fassen zu können. Wenn diese Einstellmöglichkeiten schon durch ein tiefer gelegtes Gelenk, etwa in Ellbogenhöhe gewährleistet werden, so ist das Gelenk in Schulterhöhe entbehrlich. Es tritt dann das Ellbogengelenk an seine Stelle. Dieses hat den Vorteil, daß es für die gesunde Hand zum Zwecke der Einstellung leichter erreichbar ist, und daß das Ersatzgerät kürzer und daher leichter ausfällt. Es hat den Nachteil, daß die Bandage tiefer heruntergehen muß und dadurch schwerer wird, daß hoch liegende Punkte schlecht oder gar nicht zu erreichen sind und daß in manchen Fällen die Bandage ungünstiger beansprucht wird.

Exartikulierte können Zug- und Druckkräfte nur durch Vorwärts- und Rückwärtsbewegungen oder durch Heben und Senken der Schulter ausüben.

zu b):

Falls bei Ersatzgeräten für Oberarmamputierte neben dem natürlichen gebrauchsfähigen Schultergelenk noch ein künstliches Schultergelenk benutzt wird, darf es die freie Bewegung des vorhandenen Gelenkes nicht hindern.

zu 2. Die Bauart des künstlichen Ellbogengelenkes.

Für Oberarmamputierte ist für bestimmte Arbeiten das Vorhandensein des Ellbogengelenkes unerläß-

Allgemeine Grundsätze für die Untersuchung von Ersatzarmen.	Prüfungsergebnis.

lich; es muß folgende Bedingungen erfüllen:

a) das Armgerät muß nach erreichter Einstellung in jeder Lage sicher feststellbar sein und nach oben mindestens bis etwa 15 Grad über die Wagerechte gehoben, nach unten bis in die völlige Strecklage gesenkt werden können. (Beuge- und Streckbewegung des natürlichen Armes.)

b) Das Armgerät muß auch bei Beugung im Ellbogengelenk etwa um 180 Grad nach innen (zum Rumpf zu) oder nach außen (vom Rumpf weg) um die Längsachse des Oberarmes gedreht werden können.

Diese Bewegung ist die sogenannte Sichelbewegung.

Es ist zweckmäßig, wenn die Beuge- und Streckbewegung (zu a) unabhängig von der Sichelbewegung (zu b) ausgeführt und festgestellt werden kann, so daß sowohl jede für sich als auch beide zusammen wirken können. Beuge- und Streckbewegung ohne gleichzeitige Sichelbewegung ist für manche Arbeiten notwendig, z. B. beim Feilen, falls das Heft im Ersatzgerät eingespannt ist. Auch beim Gehen ist die „Schlenkerbewegung" des Unterarmes erwünscht, weil die Bewegung ein natürliches, weniger steifes Aussehen erhält.

Die Sichelbewegung ohne Beuge- und Streckbewegung ist erwünscht für gewisse schwierige Handarbeiten mit dem beschädigten Oberarm, wie beim Schnitzen in der Holzbildhauerei usw., wobei sie an Stelle der Drehung im Schultergelenk tritt.

c) Erwünscht und vorteilhaft für die Einstellung der Ansatzstücke ist eine Drehbarkeit des Armgerätes um die Längsachse des Unterarmes (Pro- und Supination). Es kann jedoch diese Drehmöglichkeit, die die Konstruktion schwierig macht, durch geeignete Formgebung der Ansatzstücke umgangen werden.

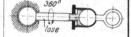

Allgemeine Grundsätze für die Untersuchung von Ersatzarmen.	Prüfungsergebnis.

zu 3. Die Bauart des künstlichen Handgelenkes.

Das Handgelenk muß nach erreichter Einstellung in jeder Lage völlig feststellbar sein. Wünschenswert ist in manchen Fällen das Vorhandensein einer bestimmten Drehmöglichkeit des Werkzeughalters nach Feststellung des Gelenkes in der Arbeitslage. Jedoch vereinfacht sich die Bauart des Handgelenkes, wenn man es nur auf Ein- und Feststellung beschränkt.

Das Handgelenk soll tunlichst ermöglichen:

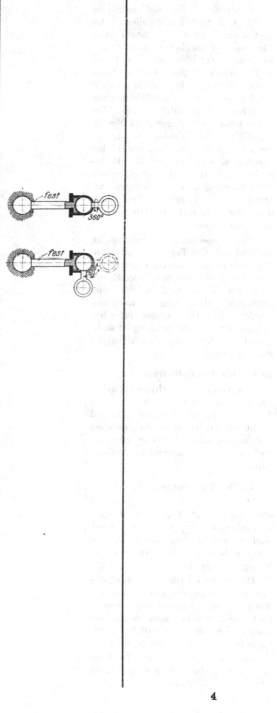

a) eine Drehung um 360 Grad um seine eigene Längsachse (bei festgestelltem Armgerät).
b) eine Bewegung um 90 Grad um eine zur Unterarmlängsachse querliegende Achse (bei festgestelltem Armgerät).

Nur wenn diese beiden Drehbewegungen sowie die Drehung des Armgerätes um die Längsachse des Unterarms (vgl. zu 2c) ausgeführt werden können, ist es möglich, jeden beliebigen Punkt zu erreichen. Das Fehlen einer Drehmöglichkeit oder die Beschränkung auf einen kleineren Winkelraum erschwert oder behindert die Durchführung einzelner Arbeiten, z. B. das Drehen von Kurbeln bei bestimmten Arbeitsmaschinen. Die verringerte Einstellmöglichkeit des Handgelenkes muß dann durch ein geeignetes Ansatzstück ausgeglichen werden.

zu 4. Die Befestigung der Ansatzstücke.

Das Ansatzstück muß sich leicht und tunlichst mit nur einem Griff in das Armgerät einsetzen lassen. Es muß gut festsitzen und darf nicht schlottern. Die Verbindung mit dem Armgerät muß in einfacher Weise mit der gesunden Hand gelöst werden können.

Der Ansatzzapfen muß genau den dafür geltenden Normalien entsprechen.

zu 5. Die Güte der Ausführung und die Dauerhaftigkeit.

Allgemeine Grundsätze für die Untersuchung von Ersatzarmen.	Prüfungsergebnis.
Sämtliche Teile sind möglichst leicht aber fest herzustellen. Am besten eignet sich zäher Stahl dazu. Flußeisen ist möglichst nicht zu verwenden. Zwei Elemente, die aufeinander reiben sollen, dürfen beide nicht aus weichem Stahl hergestellt werden; mindestens muß dann eines gehärtet und geschliffen sein. Die Verwendung von gegossenen Metallteilen ist zu vermeiden, einmal, weil sie zu schwer ausfallen, dann aber besonders, weil auch bei der Handarbeit (z. B. der Schreinerei) erhebliche Biegungsbeanspruchungen auftreten, denen gegossene Teile nach den Erfahrungen der Prüfstelle nicht gewachsen sind.	

Die Abmessungen sind so zu wählen, daß alle Teile der auftretenden normalen Dauerbeanspruchungen widerstehen können. Der Ersatz wichtiger Teile darf infolge von natürlicher Abnutzung erst nach einjähriger Dauerbenutzung erforderlich werden. Voraussetzung ist sachgemäße Behandlung bei normaler Arbeitsschicht.

zu 6. Die Instandhaltung.

Das Auseinandernehmen, Wiederzusammensetzen und Schmieren des Arbeitsgerätes muß so einfach und leicht ausführbar sein, daß es auch der ungeschulte Arbeiter erlernen und dauernd fehlerlos ausführen kann.

zu 7. Die Unfallsicherheit.

Das Arbeitsgerät muß glatt und ohne vorstehende Teile sein. Flügelschrauben, sperrige Griffe und dergl. sind auszuschließen, sowie Verbindungen, die sich durch Dauererschütterungen lösen können.

Der Drehsinn für die Betätigung der Befestigungsschrauben zur Befestigung und Lösung der Gelenke und Ansatzstücke muß sicher und sinnfällig erfolgen, so daß Fehlgriffe tunlichst ausgeschlossen werden.

Gegebenenfalls ist die Richtung der Öffnungsbewegung durch einen Pfeil zu bezeichnen.

Allgemeine Grundsätze für die Untersuchung von Ersatzarmen.	Prüfungsergebnis.

zu 8. Besondere Merkmale.

Zu III. Die Ansatzstücke.

Die Art und Form der Ansatzstücke ist abhängig von dem Berufe, für den sie bestimmt sind. Dabei ist zu beachten, daß die menschliche Hand bei vielen Arbeiten nur verhältnismäßig einfache Verrichtungen ausführt und gewissermaßen als Haken, Ring oder Greifer dient.

In einigen Fällen kann das Ansatzstück gewisse einfache Drehbewegungen übernehmen und dient dann als Ersatz oder doch als Ergänzung des Handgelenkes. Kombinierte Bewegungen des natürlichen Gelenkes können gegebenenfalls durch geeignete Schiefstellung des Haltezapfens am Ansatzstück ersetzt werden.

Zu IV. Die Verwendbarkeit des ganzen Ersatzarmes für:

A. Die Verrichtungen des täglichen Lebens: In Frage kommen Ankleiden, Waschen, Essen, Trinken, Schreiben, Bücherblättern, Tragen, Ziehen, Drücken, Stoßen, Werfen usw. Erhebliche Kraftäußerungen werden meist nicht verlangt. Dagegen ist eine möglichst vielseitige und leichte Einstellbarkeit und möglichst universales Greifen, Halten und Loslassen erwünscht. Bei Verwendung eines einstellbaren Ersatzarmes ist auf die Durchbildung der auswechselbaren Ansatzstücke besonderer Wert zu legen.

B. Für die Ausführung landwirtschaftlicher Arbeiten: Bedingung ist ein Armgerät mit sehr kräftigen, sehr sicher feststellbaren allseitig beweglichen Gelenken und der nötigen Anzahl dem Sonderzwecke angepaßter Ansatzstücke.

a) Das Graben mit dem Spaten erfordert senkrechtes Einstecken und seitliches Umwenden. Wenn der Kunstarm den Spaten am Griff (a) angreift, so ist ein allseitig bewegliches Handgelenk erforderlich; ebenso ist dann die Beuge- und Streckbewegung im Ellbogengelenk notwendig.

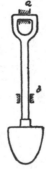

Allgemeine Grundsätze für die Untersuchung von Ersatzarmen.	Prüfungsergebnis.

Wenn der Kunstarm unten an dem Schaufelteil bei (b) angreift, so ist eine Beuge- und Streckbewegung nicht erforderlich, sondern lediglich das allseitig bewegliche ganz lose gestellte Handgelenk.
 	
   An Stelle des dargestellten Spatengriffes (Öse a) kann ein glatter Stiel wie bei Besen, Harke usw. ohne Querholz treten, der naturgemäß ein anderes Ansatzstück verlangt.
 	
b) Das Schaufeln von lockerem Erdreich erfordert nur eine Bewegungsmöglichkeit in der Wurfrichtung. Für nasses Erdreich gilt das für das Graben mit dem Spaten Gesagte: Für Hand- und Ellbogengelenk gilt dasselbe wie beim Spatengebrauch: Kunstarm am Schaufelgriff fassend: Beugebewegung im Ellbogen, allseitige Bewegung im Handgelenk; Kunstarm am Schaufelende: Ellbogengelenk festgestellt oder mit Anschlag versehen, Handgelenk gelöst.
 	
c) Das schwere Hacken mit der Rodehacke verlangt wegen der auftretenden Stöße kräftige Gelenke. Die Beuge- und Streckbewegung im Ellbogengelenk ist sowohl, wenn der Kunstarm am oberen Stielende bei a als auch am unteren Ende bei b angreift, erforderlich. Greift der Kunstarm am oberen Stielende a der Hacke an, so ist Beugung des Ellbogengelenkes in möglichst spitzem Winkel nötig.
 	
   Das leichte Hacken mit der Kartoffel- und Gemüsehacke beansprucht die Gelenke nur gering. Die Bewegungsbedingungen der Gelenke sind dieselben wie bei der Rodehacke.
 	
d) Das Holzspalten verlangt wie beim schweren Hacken kräftige Gelenke und Beugemöglichkeiten in spitzem Winkel zur Oberarmachse.
 	
e) Das Lastentragen erfordert die Aufnahme starker Zugbeanspru-
	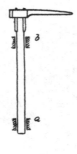

Allgemeine Grundsätze für die Untersuchung von Ersatzarmen.	Prüfungsergebnis.

chungen durch die Bandage und hakenartige Ansatzstücke.

f) Das Fahren und Kippen eines Schubkarrens verlangt außer der Aufnahme von Zugkräften für das Kippen entweder allseitige Beweglichkeit im Ellbogen- oder im Handgelenk. Das Ansatzstück muß in gleicher Höhe liegen wie die gesunde Hand.

g) Beim Pflügen mit dem Einscharpflug ist es notwendig, daß mit dem Kunstarm sowohl ein starker Zug (Heben) als auch ein Druck (Niederhalten) am Pflugsterz ausgeübt werden kann. Außerdem muß sich das Ansatzstück augenblicklich lösen können, damit bei einem etwaigen Unfall (Hinfallen, Durchgehen der Pferde) der Pflüger nicht geschleift wird. Das Ellbogengelenk ist festgestellt; das Handgelenk braucht nur eine Drehbewegung um die Längsachse zuzulassen. Das Ansatzstück muß in gleicher Höhe liegen wie die gesunde Hand.

h) Beim Harken und Fegen muß ein Druck sowie eine Vorwärts- und Rückwärtsbewegung unter gleichzeitiger Ausübung des Druckes ausgeführt werden können. Das Ellbogengelenk muß hierbei lose und das Handgelenk festgestellt sein.

i) Für das Dungstreuen gilt dasselbe wie für das Schaufeln, leichte Hacken bzw. Harken.

k) Beim Mähen mit der Sense muß mit dem Kunstarm ein weitausholender Hieb nach hinten ausgeführt werden können. Im Hieb muß ein Druck nach hinten und beim Aushieb ein Heben der Sense möglich sein. Wenn der Kunstarm unten bei b greift, muß das Ellbogengelenk festgestellt sein; erforderlich ist sowohl in diesem Fall, als auch wenn der Kunstarm bei a angreift, ein allseitig bewegliches loses Handgelenk, das jedoch so eingerichtet sein muß, daß es einen Druck auf die Sense ermöglicht.

Allgemeine Grundsätze für die Untersuchung von Ersatzarmen.	Prüfungsergebnis.

l) Für das Staken des Getreides oder des Heues ist Bedingung, daß der am Kunstarm sitzende Stiel des Gerätes auch beim Loslassen der gesunden Hand nachgedrückt (Einführung in die Luke) werden kann, da der Kunstarm als Stütze für die Arbeiten der gesunden Hand dienen soll. Wenn der Kunstarm oben greift (a), muß die Beuge- und Streckbewegung im Ellbogengelenk vorhanden sein. Eine Handgelenkbewegung ist hierbei nicht erforderlich; das Handgelenk ist also festzustellen.

m) Beim Dreschen mit dem Flegel gelten ähnliche Bedingungen wie beim Hacken mit der Rodehacke. Es ist hier eine Beuge- und Streckbewegung im Ellbogengelenk nötig, und zwar sowohl, wenn der Kunstarm am oberen Stielende bei a als auch weiter unten bei b angreift. Für die notwendige leichte Drehbewegung soll die Nachgiebigkeit der richtig gebauten Bandage genügen.

C. Für gewerbliche Arbeiten.

1. **Durch handwerksmäßig vorgebildete Arbeiter.**

a) Maschinenschlosser.

Für Maschinenschlosser und Mechaniker sowie alle, die hauptsächlich am Schraubstock arbeiten, handelt es sich gewöhnlich um die Anwendung größerer Kräfte, da nicht nur Einstellbewegungen ausgeführt werden, sondern auch die Arbeit selbst durch die Hand zu leisten ist. Hierbei wird also die Festigkeit und Starrheit des eingestellten Armes neben seiner Einstellbarkeit eine große Rolle spielen.

Die wichtigsten Arbeiten für einen Schlosser sind das Feilen und das Hämmern.

Beim Feilen muß das Ellbogengelenk, falls das Feilenheft am Ersatzarm befestigt ist, sich frei beugen und strecken können, muß also nur in dieser Arbeitsebene lose gestellt

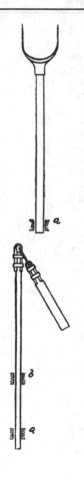

Allgemeine Grundsätze für die Untersuchung von Ersatzarmen.	Prüfungsergebnis.

werden können. Außerdem muß man eine Einrichtung haben, die gestattet, die eingespannte Feile um ihre Längsachse zu drehen, damit man sie in beliebigen Winkelstellungen sowie auf beiden Seiten nacheinander benutzen kann.

Beim Hämmern wird der Oberarmamputierte den Hammer meist (kurzer Stumpf) mit der gesunden Hand führen und nur dann in das Ersatzgerät einspannen, wenn das Werkzeug (Meißel, Koerner) oder Werkstück während des Hämmerns mit der gesunden Hand geführt oder gewendet werden muß.

b) Tischler (Schreiner).

Für die Tischlerarbeiten gilt im wesentlichen das gleiche wie für die Schlosserarbeiten. Auch hier spielt das Hämmern eine gewisse Rolle und an Stelle des Feilens tritt das Hobeln, Raspeln, Sägen und Polieren.

c) Holzbildhauer.

Für Holzbildhauer als reine und vielseitige Handarbeit kommen als Hauptwerkzeuge Stechwerkzeuge, Schnitzmesser, Meißel und Hammer in Betracht. Bezüglich des Hammers gilt dasselbe wie für Tischler und Schlosser. Beim Stechen und Schnitzen muß jedoch, abweichend vom Feilen und Hobeln, die Beuge- und Streckbewegung festgestellt und die Sichelbewegung freigemacht werden, da sie in sehr zweckmäßiger Weise das Arbeiten aus dem Schultergelenk ersetzt.

d) Schneider.

Zur Ausführung der Arbeiten sind bis auf stoßweises Hantieren mit einem 7—10 kg schweren Bügeleisen verhältnismäßig geringe Kräfte erforderlich. Da im wesentlichen freihändige Tätigkeiten in Frage kommen, sind möglichst geringes Gewicht und bequeme Verstellbarkeit des Ersatzgerätes die ersten Konstruktionsforderungen.

Für die wichtigste und zugleich schwierigste Arbeit des Handnähens ist in den Ersatzarm zum Festhalten

Allgemeine Grundsätze für die Untersuchung von Ersatzarmen.	Prüfungsergebnis.

des Stoffes eine einfache Klemmvorrichtung einzuspannen.

Beim Nähen an der Maschine
wird das Ersatzgerät hauptsächlich
zur Führung des Stoffes benutzt,
ebenso beim Bügeln, wenn das Eisen
durch die gesunde Hand bedient
wird.

Für diese Arbeiten muß das Ellbogengelenk in jeder Lage feststellbar sein; dasselbe ist für das Handgelenk wünschenswert.

e) Schuhmacher.

Außer dem Nähen von Hand oder
mit der Maschine erfordern fast alle
Arbeiten große Kraftaufwendung;
es ist also in erster Linie Wert auf
kräftige Ausführung des Ersatzgerätes und sichere Feststellbarkeit der
Gelenke zu legen.

Für das Herrichten der Leisten,
Zuschneiden, Zuschärfen, Vorrichten
und Klopfen der Lederteile muß der
Kunstarm ein in jeder Lage feststellbares Ellbogen- und Handgelenk
haben und mit einer Vorrichtung
zum Festhalten des Leders beim
Klopfen auf dem Stein versehen
sein.

Wenn die Ahle mit dem Ersatzgerät bedient werden soll, muß sie
zu einem kräftig gebauten Ansatzstück ausgebildet werden, das ein
schnelles und selbsttätiges Herausziehen des eingeschlagenen Ortes gestattet.

Das Einschlagen der Ahle, der
Zwecken, Speile oder Stifte geschieht
durch einen sehr kräftigen, kurzen
Schlag mit ziemlich schwerem Hammer. Da hierzu vollkommene Treffsicherheit erforderlich ist, kann nur
mit der gesunden Hand geschlagen
werden.

2. Durch gelernte Maschinenarbeiter.

Gelernte Maschinenarbeiter müssen Drehbänke, Universalfräs-, Werk-
zeug- und Rundschleifmaschinen usw.
bedienen können, bei denen mannigfache Bewegungen gleichzeitig mit
beiden Händen auszuführen und insbesondere häufig Werkzeuge und

Allgemeine Grundsätze für die Untersuchung von Ersatzarmen.	Prüfungsergebnis.

Werkstücke mit beiden Händen einzuspannen sind.

Sowohl für gelernte als für ungelernte Maschinenarbeiter spielt das Drehen von Kurbeln, Handrädern usw. eine große Rolle. Hierbei sind Bewegungen in drei senkrecht aufeinander stehenden Ebenen auszuführen:

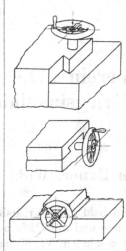

1. in einer wagerechten Ebene.

2. in einer senkrechten Ebene in Querrichtung der Maschine.

3. in einer senkrechten Ebene in Längsrichtung der Maschine.

3. Durch angelernte Maschinenarbeiter.

Angelernte Arbeiter werden in der Metallindustrie fast nur an Massenfabrikationsmaschinen beschäftigt, bei denen entweder sämtliche wesentlichen Handgriffe mit einer Hand ausgeführt werden können, z. B. bei Stoßmaschinen und Hobelmaschinen, oder bei denen die zweite Hand nur zu gewissen unbedeutenden Hilfsleistungen herangezogen wird, wie an Stanzen, Pressen, selbsttätigen Fräsmaschinen, Bohrmaschinen, Revolverbänken, Automaten usw. Bei allen diesen Maschinen braucht der Ersatzarm, der kräftig ausgeführt sein muß, nur einfache Bewegungen zu machen.

D. Für die nicht handwerksmäßigen Berufe.

Charlottenburg, den . . . .

Prüfstelle für Ersatzglieder

Der Geschäftsführer: Der Vorsitzende:

Der K. K. Verein „Die Technik für die Kriegsinvaliden".

Von

Ing. Dr. **Wilhelm Exner**, Wirkl. Geheimer Rat, Wien.

Im Oktober 1914, also bald nach Kriegsbeginn, übergab ich dem Roten Kreuz das von mir begründete und mit Hilfe meiner Freunde in dem Gebäude der gewerblichen Fortbildungsschulen, VI. Mollardgasse 87, eingerichtete Spital (jetzt Reservespital Nr. VI des Roten Kreuzes) mit einer Belegemöglichkeit von 700 Betten. In der chirurgischen Abteilung dieses Spitals, das in ärztlicher Richtung dem Universitätsprofessor Primarius Oberstabsarzt Dr. Oskar Föderl unterstellt war, gab es eine Anzahl Amputierter und es entstand nun die Frage der Beschaffung des Gliederersatzes. Ich wurde als Begründer des Spitals um meine Ansicht über die Organisation dieses Dienstes befragt, der bisher darin bestand, daß der Chirurg oder der Orthopäde einen Bandagisten (Orthopädie-Mechaniker) mit der Beistellung der Prothesen betraute, die nach den Anordnungen des Arztes angefertigt wurden. Ein völlig befriedigendes Ergebnis dieser Kooperation war für die Mehrzahl der Fälle durchaus nicht gewährleistet. Bei der zu gewärtigenden leider großen Zahl von Amputierten mußte vor allem, abgesehen von der fachlichen Befähigung der Handwerker, ein Mißverhältnis zwischen der Größe des Bedarfs an Prothesen und der Zahl der qualifizierten Arbeiter in den bestehenden Werkstätten berechtigte Besorgnis erwecken. Die Produzenten hatten mit seltenen Ausnahmen nur eine empirische Ausbildung aufzuweisen — die Routine war alles, worüber sie verfügten; diese konnte aber selbst unter Führung des Arztes nicht ausreichen. Schon eine flüchtige Erwägung mußte erkennen lassen, daß die Bauart der Prothese in jedem Falle ein technisches Problem darstelle.

Der künstliche Ersatz des Fußes und Beines hat ein Traggerüst mit der Aufgabe der Fortbewegung des gestützten menschlichen Körpers in labiler Gleichgewichtslage, also einen Bewegungsmechanismus, der künstliche Ersatz der Hände mit dem Arme eine Werkzeugmaschine, eventuell mit einem Greifermechanismus, zu bilden. Daß es sich hier um Konstruktionsaufgaben handelt, die in das Fach des Maschinenbauers (Maschineningenieurs) fallen, ist ohne weiteres klar. Die Schwierigkeiten, die in diesem Falle der Ingenieur zu überwinden hat, sind um so größer, als er sich von der (konstruktiven) Eigenart des menschlichen Körpers nicht zu weit entfernen darf. Er kann sich nicht wie beim Maschinenbau im allgemeinen von dem Vorbilde frei machen. Er kann bei dem Prothesenbau nicht die Rotationsbewegung an Stelle der hin- und rückläufigen Bewegung setzen, er muß vielmehr der Pendelbewegung und der Drehbewegung um eine Achse in einem begrenzten Winkelraume treu bleiben. Und noch eine Schwierigkeit. Bei der Nachahmung der Kinematik der menschlichen Extremitäten fehlen dem Ingenieur die ungemein festen, dabei sehr elastischen Bänder und natürlichen Schmiermittel der Gelenke. Endlich hat der Ingenieur, der den künstlichen Gliederersatz erstellen soll, mit einem in seiner Wirkungsweise um so mehr reduzierten Motor zu rechnen, je geringfügiger und geschwächter der Rest der Extremitäten ist, der nach der Verstümmelung von Bein oder Arm übrig geblieben ist — der „Stumpf", dessen motorische Energie meistens die alleinige und nicht zu verstärkende oder zu ersetzende Kraftquelle birgt. Die Anpassung — Befestigung der Prothese an diesen Stumpf ist eine Hauptbedingung für die Gebrauchsfähigkeit der Prothese. Dieser Stumpf ist aber ein organischer, daher auch in der Form veränderlicher Körper. Fehlt aber gar ein solcher Anknüpfungskörper gänzlich, wie bei den exartikulierten Gliedmaßen, dann muß das Ersatzglied an das Becken oder an die Schultern angehängt werden und die Muskeln des Rumpfes bilden die letzten, man könnte sagen rudimentären Energieträger für den Bewegungs- oder Werkzeugmechanismus. Die Leistungsfähigkeit der Prothese wird um so geringer, die konstruktiven Schwierigkeiten und die Anschaffungskosten werden um so größer, je kleiner die Dimensionen und die Qualität der Gliederreste sind, an die angeknüpft werden muß. Die Prothesen sind individuell zu gestaltende Mechanismen.

In welchem Grade die Kinematik der Prothese und die funktionelle Befähigung sich von dem natürlichen Vorbilde entfernen darf, das hängt wieder von der Berufsart und von der Art der persönlichen Berufsbetätigung des Prothesenträgers ab. Es wird demnach eine Differenzierung oder Spezialisierung der Prothese je nach dem Berufe des Prothesenträgers eintreten müssen. Und allen diesen Aufgaben sollte die Handwerksroutine entsprechen können? Das ist ausgeschlossen! —

Ich gelangte aber auch zu der Ansicht, daß die Erzeugung der Prothese in zwei Aufgaben zerfällt.

a) Die technische Konstruktion und
b) die praktische Ausführung, entweder auf handwerklichem oder maschinell-fabrikmäßigem Wege.

Es muß also der Techniker im weitesten Sinne des Wrotes dem Arzte im weitesten Sinne des Wortes zu Hilfe kommen, um dem Verstümmelten oder Verletzten das Maximum des Ersatzes zu bieten für die Körperteile, die der Invalide eingebüßt hat.

Da man bei dem Chirurgen und Orthopäden die wissenschaftlichen Grundlagen und Studienbehelfe — Anatomie — Physiologie — Röntgenographie usw. — voraussetzen muß, kann man bei dem Ingenieur des Prothesenbaues auch nicht auf jene wissenschaftlichen Grundlagen verzichten, die ihn zu seinen Aufgaben voll befähigen, Mechanik, Kinematik, Technologie und Materialienprüfung.

Die wissenschaftliche Forschung auf beiden Seiten soll Hand in Hand gehen und in eigens hierfür geschaffenen Anstalten, den „Prüfstellen", ihre wohleingerichtete Arbeitsstätte finden. —

Im Hinblicke auf alle diese Erwägungen berief ich eine Anzahl hervorragender Fachleute der medizinischen und technischen Richtung zu einer Beratung des ganzen Fragenkomplexes (16. November 1914) und fand meine Auffassung in so autoritativer Weise sanktioniert, daß ich nach gründlicher Vorbereitung und getragen von der öffentlichen Meinung am 21. Februar 1915 die konstituierende Versammlung des Vereins „Die Technik für die Kriegsinvaliden" einberufen konnte. (Vgl. Referat des Ingenieurs Artur Ehrenfest-Egger in der Kuratoriumsitzung dieses Vereins am 10. Juni 1915 in dem Hefte 1 der Mitteilungen dieses Vereins.)

Der junge Verein gewann Seine Kaiserliche und Königliche Hoheit den Admiral Erzherzog Carl Stephan als Protektor und zählt nach ca. zweijährigem Bestande bereits 200 Gründer, 254 Mitglieder und 150 Förderer, in Summe 604 Angehörige mit einem Vereinsfond von 1 069 496 Kronen.

Anläßlich der Übernahme des Protektorats in der Plenarversammlung des Vereins am 10. Juni 1915 betonte Erzherzog Carl Stephan die Größe der Aufgabe, die der Verein zu erfüllen übernommen hat, und gab seiner Absicht Ausdruck, selbst an der Erreichung des hohen Zieles mitwirken zu wollen.

In der Plenarsitzung des Vereins am 8. Juni 1916 äußerte der hohe Protektor:

„In der Zeit zwischen der vorhergehenden und heutigen Sitzung bin ich viel in der Monarchie herumgekommen und ich gebe heute gerne Nachricht über die Erfahrungen, die ich persönlich gemacht habe, die angesichts unserer Ziele und schweren Pflichten, wie unserer Verantwortung gehört werden sollen, weil sie infolge der großen Zahl von Invaliden, die ich in der Phase der Wiederherstellung ihrer Erwerbsfähigkeit zu beobachten Gelegenheit hatte, nutzbringend sein können. Überall bemerkte ich das eifrige, ernste und pflichtbewußte Streben die Erwerbsfähigkeit der Kriegsbeschädigten zu ermöglichen; zu meiner größten Befriedigung hörte ich nirgends Klagen und Beschwerden. Die vielfachen Erfahrungen, die ich bei der häufigen und eindringlichen Betrachtung aufgerüsteter Kriegsbeschädigter gesammelt habe, sprechen für weitgehende Differenzierung im Bau der Prothesen rücksichtlich der betreffenden Berufstätigkeit und die freie Wahl der künstlichen Ersätze, d. h. daß dem Invaliden gestattet werde, sich die Prothese selbst wählen zu dürfen. Man hört Invalide den Wunsch aussprechen, daß sie lieber eine andere Prothese gehabt hätten, wenn sie verschiedene, für den gleichen Zweck konstruierte Prothesen kennen lernten. Für den, der schwer arbeitet, entspricht der Sonntagsarm natürlich nicht. Die Bedenken, die gegen die Wiederanstellung im ursprünglichen Beruf erhoben wurden, sind nach meinen persönlichen Erfahrungen nicht stichhaltig bei entsprechender Vervollkommnung und Erweiterung der Leistungsfähigkeit der Prothese."

Die Verwaltung des Vereins wird kostenlos geführt; als Schatzmeister fungiert Kommerzialrat Ehrenfest-Egger, als Generalsekretär Regierungsrat Dr. Christ, als Schriftführer Fabrikant Leiter, als Baureferent Oberbaurat Helmer, als Rechtsfreund Hof- und Gerichtsadvokat Dr. Eugen von Boschan, als Vorstand der Prüfstelle, Abt. für mechanisch-technische Prüfung, Oberbaurat Artur von Boschan, Abt. für praktische Erprobung Oberstabsarzt Prof. Spitzy, als Vorstand der Versuchs- und Lehrwerkstätte Oberdirektor Schiffer; die Geschäftsstelle leitet Frau Rosa Kryspin, die Mitglieder-Evidenz und Kanzleigeschäfte führt Fräulein Marianne Esche.

Angestellte sind Oberingenieur Silvestri, Ingenieur Machan, Assistent Trummer, Assistent Dr. Hajek, Administrationsbeamter der Prüfstelle Gebauer, Oberwerkmeister Hesselbein und die Werkmeister, Vorarbeiter und Arbeiter, durchwegs bewährte Kräfte.

Der erste große und für die künftige Gestaltung des Vereins bestimmende Erfolg meiner Idee der Zusammenfassung der wissenschaftlichen Komponenten zu einer Resultierenden bestand in der mühelosen Bildung des Kuratoriums, dem die Vertreter der Wiener medizinischen Schule, die Professoren der Anatomie Tandler, der Chirurgie Föderl, v. Eiselsberg und v. Hochenegg und der Organisator des k. und k. Reservespitals für Orthopädie und der Invalidenschulen Spitzy beitraten, ferner die Ingenieure v. Boschan, Ehrenfest-Egger, Pazzani, Schuster, Spängler, Götzl, Neutra u. a. m., endlich die Handwerker und Industriellen Reichsratsabgeordneter Ganser, Leiter, Reiner, Scheichenberger, Schmidl usw. Die Vertreter des „Kriegsfürsorgeamtes“ Feldmarschalleutnant von Löbl, Minister des Innern a. D. Graf Max Wickenburg und Sektionsrat v. Rohrer, dann jene der k. k. Statthalterei Hofrat Dr. Stainach, Oberbaurat Piekniczek, und Bezirkshauptmann v. Züllich, der Direktor des Allgemeinen Krankenhauses Regierungsrat Meder und Oberdirektor der gewerblichen Fortbildungsschulen Schiffer schlossen sich an und außerdem hatten nach dem Statut die Delegierten der Spender von je 10 000 Kronen (juristische oder physische Personen) dem Kuratorium anzugehören. Aus dieser letzten Kurie sind zu nennen der vormalige Minister des Äußern Graf Berchtold, der Handelsminister Dr. v. Spitzmüller, Oberbaurat Hellmer, die Industriellen und Kaufleute Th. v. Redlich, Bergrat Max v. Gutmann, Fr. J. Stiebitz etc.

Von dem Bestreben geleitet, fachliche Konsulenten für bestimmte Fachfragen im Inlande und in Deutschland zu gewinnen, ernannte Seine Kaiserliche und Königliche Hoheit der Protektor über unseren Vorschlag folgende Herren:

a) Ärzte: Professor Dr. Biesalski, Berlin-Zehlendorf, Hofrat Professor Dr. Dimmer, Wien, Dr. Djémil Pascha, Konstantinopel, Hofrat Professor Dr. Emil von Grósz, Budapest, Dr. Karl Henning, Wien, Dozent Dr. Max Herz, Wien, Professor Dr. Hoeftmann, Königsberg, Geheimer Hofrat Professor Dr. Lange, München, Regierungsrat Professor Dr. Lorenz, Wien, Professor Dr. K. Ludloff, Frankfurt a. M., Professor Dr. Moritz Sachs, Wien, Prof. Dr. F. Sauerbruch, Zürich, Geheimer Sanitätsrat Dr. A. Schanz, Dresden, Geheimrat Professor Dr. Oskar Vulpius, Heidelberg, Professor Dr. Rudolf Weiser, Wien, Professor Dr. Wullstein, Bochum, Professor Dr. Gustav Wunscheim R. v. Lilienthal, Wien.

b) Ingenieure: Professor Dr. Ing. Rudolf Bernhart, Wien, Direktor Paul von Dömötör, Budapest, Oberbaurat Ing. Wolfgang Freiherr von Ferstel, Wien, Ing. Paul Götzl, Wien, Regierungsrat August Grau, Wien,

Oberbaurat August Hanisch, Wien, Senatspräsident Professor Dr. Ing. Konrad Hartmann, Berlin-Grunewald, Professor Ing. L. von Karlowitz, Budapest, Professor Ing. Richard Knoller, Wien, Oberkommissär Ing. Anton Marx, Wien, Direktor Ing. Dr. Ferdinand Neureiter, Wien, Patentanwalt Ing. Siegfried Neutra, Wien, Dipl.-Ing. Koloman Ráth, Budapest, Fabrikant Friedrich Michael Reiner, Wien, Professor Dr. Ing. Georg Schlesinger, Berlin-Charlottenburg, Direktor James Schwarz, Wien, Direktor Ing. Ludwig Spängler, Professor Ing. Karl Wolf, Wien, Baurat Johann Zoller, Wien.

———————

Vereins-Verhandlungen. Wenn unser Verein gar nichts anderes unternommen hätte, als das, worin sonst im allgemeinen die Vereinstätigkeit besteht: Beratungen über die im Vereinszwecke gelegenen Materien zu pflegen, so wie bei anderen Gesellschaften bis hinauf zu den Akademien, so wäre dies schon ein Gewinn gewesen, denn über das Problem des Gliederersatzes haben doch bisher nur Orthopäden und Philanthropen verhandelt; auch die Fachliteratur stammt ausschließlich aus medizinischen Kreisen und solchen, die sich mit ethischen und sozialpolitischen Aufgaben befassen. Der Ingenieur und der Gewerbetreibende bilden bei uns ein neues Element — die berufene Exekutive trat zu den Ärzten hinzu —, und schon das hätte manchen Nutzen stiften können. Mein Plan war jedoch viel weiter ausgreifend und ich hatte von vornherein die Absicht, die von mir vielfach angewendeten und nie versagenden Behelfe der modernen Industrie- und Gewerbeförderung in Anwendung zu bringen, und zwar das fachliche theoretisch-praktische Unterrichts- und Versuchswesen.

Die Versuchs- und Lehrwerkstätte. Das Rote Kreuz-Spital VI wurde, wie erwähnt, in der gewerblichen Fortbildungsschule in der Mollardgasse eingerichtet. Daselbst bestanden — nach dem von mir schon vor Dezennien aufgestellten und vielfach ins Werk gesetzten Programm — für das gewerbliche Bildungswesen neben dem theoretischen Unterrichte auch parallel organisierte Lehrwerkstätten und unter anderem auch solche für Holz- und Eisenbearbeitung sowie für Vollendungsarbeiten der Metallindustrie. Es standen also dort eine Tischlerei, Dreherei, Böttcherwerkstätte, eine Schmiede, Eisendreherei, Galvanisiererei etc. zur Verfügung. Um mein Programm durchführen zu können, mußte nur noch eine Prothesenwerkstätte eingerichtet werden, von der Gipsformerei angefangen, Orthopädie-Mechanik, Lederarbeit der Bandagisten, Holzschnitzerei für die Hände und Füße usw. Die größte Sorge war die Gewinnung von erstklassigen Arbeitern, Werkmeistern und Handwerkern. Es gelang uns unter der Mitwirkung von führenden und fortschrittfreundlichen Industriellen und Gewerbeunternehmern — der Herren Ganser, Leiter, Reiner, Scheichenberger, Schmidl u. a. m. — eine Elite-Arbeiterschar zu gewinnen, die schon vom Anfang her altbewährte Konstruktionen von Prothesen, besonders solcher für Beine, in mustergültiger Ausführung herstellten, wobei auf erstklassiges Material Bedacht genommen wurde. Die angesehenen und erfahrenen Ingenieure Oberbaurat v. Boschan, Kommerzialrat Ehrenfest-Egger und Prof. Regierungsrat Ferdinand Walla interessierten sich unablässig für die Sache. Die administrative Leitung wurde bereitwilligst von Oberdirektor Eduard Schiffer übernommen und viele fachliche Beiräte wurden gewonnen.

Unterrichtserteilung. Es ist ja fast selbstverständlich, daß entsprechend der Bezeichnung „Versuchs- und Lehrwerkstätte" nicht nur die verschiedenen Bauarten der Ersatzteile, wenn sie zweckdienlich zu sein versprachen, nachgebildet, die Befestigungsarten erprobt, alte und neu empfohlene Rohstoffe angewendet wurden und werden, sondern auch Prothesenarbeiter, auch Meister, zur praktischen Fort- und Ausbildung in der Werkstätte aufgenommen wurden und werden. Nicht nur unsere Landsleute fanden Aufnahme, auch mehrere Arbeiter aus der Türkei und acht Männer aus Bulgarien. Sie werden zeitweilig in größere Betriebe überstellt, um ihren Gesichtskreis zu erweitern. Nun fand es sich aber, daß es viel Prothesen- und Bandagenarbeiter gibt, bei denen eine systematische Fortbildung im Wissen und Können, selbst bei einer nur mehrwöchigen Dauer von Nutzen sein, und daß auf diese Art ihre Handwerkstüchtigkeit erhöht werden könnte. Es wurden deshalb Lehrkurse für Prothesenarbeiter veranstaltet und bereits mehrere von je dreiwöchiger Dauer abgehalten. Für jeden dieser Kurse wurden 10 bis 15 Frequentanten aus einer größeren Zahl von Bewerbern ausgewählt. (Vgl. Mitteilungen des Vereins, 1. und 2. Heft.)

In neuester Zeit wird die Errichtung einer fachlichen Fortbildungsschule für Lehrlinge des Mechanikergewerbes erwogen.

Neue gewerbliche Unternehmung großen Stiles. Unter der Ägide unseres Vereins entstand eine Genossenschaft m. b. H., die „Ortoproban", die sich an unsere Tätigkeit anlehnt, die erzielten Fortschritte anwenden und im Interesse unserer Ziele ausnützen, popularisieren soll[1]).

Ausstellungen. Der Verein organisierte die österreichische Abteilung in der Berliner (Charlottenburger) Ausstellung von Ersatzgliedern, und zwar gemeinschaftlich mit dem k. und k. Orthopädie-Spital Nr. 11 (Prof. Spitzy) und dem Eisenbahner-Genesungsheim in Wien, auch beteiligten wir uns an den Tagungen für Krüppelfürsorge und Orthopädie in Berlin (8.—10. Februar 1916). Die Kollektiv-Ausstellung wurde dann nach Köln übertragen und zu Anfang des Winters 1916—1917 nach Konstantinopel. In Berlin traten wir in Verkehr mit der dort entstandenen „Prüfstelle" des Vereins Deutscher Ingenieure (Professoren Dr. Konrad Hartmann und Dr. Schlesinger). (Vgl. Mitteilungen des Vereins, 3. Heft, S. 85—92.) Die beiden Herren wurden in unser Kuratorium berufen, während mehrere unserer Kuratoriumsmitglieder die Auszeichnung und den Vorteil genießen als Beiräte der Berliner Prüfstelle anzugehören, wodurch die Gemeinschaftlichkeit der beiderseitigen Arbeiten wesentlich gefördert wird.

Maschinelle Erzeugung von Prothesenteilen. Wenn auch in den Werkstätten des Vereins ausgezeichnet qualifizierte militärfreie Handwerker und der eine oder andere aus dem Armeestande Zugeteilte — lauter ausgewählte Leute — eine vorzügliche Arbeit gewährleisten, so konnten wir doch nicht übersehen, daß gewisse Teile des Prothesenskelettes, wie Schienen, Rohre und namentlich Gelenke, im Hinblicke auf ihre sich immer wiederholenden, innerhalb

---

[1]) Vgl. den Artikel in der „Zeit" vom 11. Juni 1916: Eine neu entstandene Industrie.

enger Grenzen gelegenen Abweichungen rascher, genauer und zuverlässiger, wohl auch um vieles billiger auf maschinellem Wege hergestellt werden können als auf dem Wege der Handarbeit. Ingenieur Götzl, Besitzer und Chef der Kugellagerfabrik, ließ sich bereit finden, in seinem auf Präzisionsaufgaben eingerichteten Betrieb eine Gruppe von Werkzeugmaschinen so zu adjustieren, daß mit ihnen die Bestandteile der Gelenke an Beinprothesen erzeugt werden können. Früher schon hatten es die Poldiwerke in Kladno (Generaldirektor Kurator Pazzani) übernommen, in Gelenken geschmiedete Stahlschienen zu liefern. Diese Schienen mit den Gelenken bildeten technisch vollkommene, widerstandsfähige Prothesen-Gerüste. Eine Toleranz von ± 0,02 mm konnte zugestanden werden. Es war dies eine wichtige Vorbereitung auf die von uns geplante „Normalisierung" der Prothesenbestandteile. Inzwischen hat auch die Berliner Prüfstelle die Normalisierung der Ansteckzapfen für Handersätze und Ersatzteile in Angriff genommen und wir konnten am 8. Februar 1916 der Aktion beitreten und an der abschließenden Beratung teilnehmen. Diese Vorschläge, denen später auch die ungarische Zentralstelle beitrat, sind im Wege von Kriegsministerialverordnungen in Österreich-Ungarn und Preußen obligatorisch für die Militärspitäler vorgeschrieben worden. Der Verein Deutscher Ingenieure hat im Wege der von ihm errichteten Charlottenburger Prüfstelle eine Preisausschreibung für Prothesenneuerungen durchgeführt, etwas systematischer als die Vorgängerin in Magdeburg. Wir sehen von einer Preisausschreibung vorläufig ab und verfolgen den nach unserer Ansicht sichereren Weg — der darin besteht, daß wir alle im Verkehr oder in der Fachliteratur erscheinenden oder uns angebotenen Konstruktionen von Gliederersätzen erwerben und sie zwecks komparativer Untersuchung und Erprobung eventuell der Veröffentlichung zuführen — wofür uns die unserem Vereine herausgegebenen „Mitteilungen" zur Verfügung stehen. Diese in zwangloser Folge erscheinenden Berichte über die wichtigeren Verhandlungen und Vorkommnisse im Vereine enthalten Abhandlungen und Notizen, die sich auf das Prothesenproblem beziehen. Es kann mit großer Befriedigung festgestellt werden, daß diese „Mitteilungen" stets zunehmende Geltung und Anerkennung finden.

Der rasch anwachsende Stoff für diese Publikation und der ihr gespendete Beifall ermutigte zu einer erhöhten Pflege dieses Sonderzweiges unseres Unternehmens. Ich sah mich daher veranlaßt, die Einsetzung eines Redaktionskomitees und die Gewinnung eines Redakteurs beim Kuratorium zu beantragen. das auch diese Anträge zwecks Unterstützung des Vereinspräsidenten angenommen hat. Das Redaktionskomitee besteht aus Oberbaurat v. Boschan, Ing. Ehrenfest-Egger und Professor Spitzy.

Von den bisher erschienenen Heften der Mitteilungen ist nur mehr ein geringer Vorrat vorhanden. Die in unseren Mitteilungen erfolgten Veröffentlichungen der Carnes-Armprothese und unserer normalisierten Beinprothesengelenke, sowie deren zeichnerische Zugaben (Arbeiten, die wir den Ingenieuren Ehrenfest-Egger, Neutra und Körner verdanken) erregten besonderes Interesse in den Fachkreisen. Das 8. Heft der „Mitteilungen", im Mai 1917, behandelt ausführlich die Generalversammlung und die meritorischen Verhandlungen unseres Vereins, die am 16. und 17. April 1917 unter zahlreicher Beteiligung deutscher und österreichischer Fachautoritäten stattfanden.

Prüfstelle, Werkstätte und Ambulatorium im eigenen Heim. Da die Versuchs- und Lehrwerkstätte in der Fortbildungsschule Mollardgasse (Reservespital Nr. 6 des Roten Kreuzes) untergebracht ist, war ein Zusammenwirken der beiden Anstalten sehr erleichtert: das Spital mit Operationssälen, Röntgenzimmer, für Kriegsverletzte reservierten Krankensälen, Gehschule für die mit Prothesen ausgestatteten Invaliden etc., und räumlich benachbart die Werkstätten zum Gipsen und Maßnehmen und die Prothesenerzeugung, an bestimmten Tagen Übernahme der fertigen, angepaßten und von den Invaliden in Gebrauch genommenen und erprobten Ersatzteile von einer Kommission, bestehend aus je einem Arzt, Ingenieur und Handwerksmeister. Allwöchentlich werden von einer solchen Kommission auch die auswärts in Bestellung gegebenen Prothesen geprüft und, wenn sie entsprechen, übernommen. Die k. k. n. ö. Statthalterei hat auch die öffentlichen Krankenanstalten ermächtigt, ihren Bedarf an Prothesen für Kriegsverletzte und unbemittelte Krüppel aus dem Zivil durch unseren Verein zu decken und erproben zu lassen. In besonders berücksichtigungswürdigen Fällen stellt der Verein auch für Krüppel aus dem Zivilstande Prothesen unentgeltlich bei. Nun hat die Behörde auch die Einrichtung eines mit einer Versuchs- und Lehrwerkstätte verbundenen **Ambulatoriums** genehmigt. Ein großer und großmütiger Industrieller, Herrenhausmitglied Generalrat Bernhard Wetzler, hat ein Gebäude in unmittelbarer Nähe der Universitätskliniken (Borschkegasse 10) erworben, nach unseren Vorschlägen adaptieren lassen und dem Vereine gegen einen minimalen Anerkennungszins für immerwährende Zeit zur Verfügung gestellt. In diesem schmucken Heim haben wir ein ärztliches Ambulatorium und die Prüfstelle, bestehend aus dem Ingenieurbureau, einer Prothesen-Sammlung, Bibliothek, kompletter Werkstätte und den Prüfständen eingerichtet. Die Prüfstelle ist einem besonderen Unterausschusse unter meinem Vorsitze unterstellt und gliedert sich in zwei Sektionen, deren eine die technisch-wissenschaftliche Seite, die andere die praktische Erprobung zu pflegen hat.

Das Programm der Prüfstelle, die sich bereits im Betrieb befindet, geht aus den Berichten am klarsten hervor, welche die beiden Obmannstellvertreter unlängst erstattet haben und die wegen ihrer Wichtigkeit hier Platz finden sollen:

Oberbaurat von Boschan führt aus, daß es auf vielen Gebieten der technischen Produktion Erzeuger wie Verbraucher in ihrem Interesse gelegen finden, durch unabhängige Prüfstellen eine Kontrolle der Fabrikate vornehmen zu lassen.

Da nunmehr die Massenerzeugung, die Normalisierung und das Grenzlehrensystem auch im Prothesenbau Eingang gefunden haben, müsse folgerichtig, schon um diesem Bedürfnisse entgegenzukommen, die Prüfstelle für Prothesen ihre Tätigkeit aufnehmen.

Das wiederholt gekennzeichnete Programm unserer Prüfstelle ist umfassender als jenes der Berliner Prüfstelle, die in der kurzen Zeit ihres Bestandes volle Anerkennung gefunden und amtlichen Charakter erhalten hat. Die Berliner Prüfstelle führt nämlich jetzt die Bezeichnung „Gutachterstelle für das Königl. Preußische Kriegsministerium". Das Kriegsministerium hat auch aus einer vom Deutschen Kaiser zur Verfügung gestellten größeren Summe Mk. 20 000 der Prüfstelle überwiesen.

Was nun die vorbereitenden Arbeiten unserer Prüfstelle betrifft, so habe er (Boschan) nur über den Teil der Technischen Experimentalerprobung zu berichten.

Für die Materialprüfung stehen die Einrichtungen der Versuchsanstalten des Technologischen Gewerbemuseums zur Verfügung. Herr Oberbaurat Hanisch hat schon einige Anträge bearbeitet. Neben den eigentlichen Materialproben werden auch fertige Konstruktionen auf ihre Festigkeit etc. untersucht.

Das Ingenieurbureau und die mechanische Werkstätte, unter Leitung des Herrn Ing. Silvestri, waren in der letzten Zeit mit der Ausgestaltung der Einrichtungen für den Prüfstand und mit der Herstellung der Grenzlehren für die normalisierten Teile der Beinprothesen voll beschäftigt. Das Härten und Schleifen der Grenzlehren wird die stets hilfsbereite Präzisionskugellagerfabrik besorgen.

Der Herr Reichstagsabgeordnete Ganser hat es übernommen, die Frage zu studieren, wie die Grenzlehren am besten den Interessenten zugänglich gemacht werden. Am Prüfstand wurde eine Sprunggelenkskonstruktion im Dauerversuch auf Abnützung untersucht; ähnliche Einrichtungen für andere Prothesenteile sind in Vorbereitung.

Es wurde weiters eine Organisation geschaffen, dahin abzielend, daß gebrochene Prothesen der Prüfstelle zur Untersuchung überwiesen werden, um dort die Ursache des Gebrechens feststellen und allfällige Konstruktions- und sonstige Fehler bei weiteren Ausführungen vermeiden zu können.

Oberstabsarzt Professor Spitzy berichtet anschließend über die praktische Erprobung. Diese bezieht sich auf die Erprobungen von Prothesen in bezug auf den Träger. Sie muß aber von einer Stelle ausgehen, welche alle notwendigen Voraussetzungen erfüllen kann. Wir sind weit darin vorgeschritten, indem das k. und k. Reservespital Nr. 11 mit seinen Invalidenschulen alle hauptsächlichen Tätigkeiten der Gewerbe in bezug auf Prothesen einwandfrei prüfen kann. Die Institutionen des Reservespitals stehen hierzu bereit. Es kommen derzeit ungefähr 33 Berufe in Betracht; außerdem die vielen Invalidenschulen des k. k. Ministeriums für öffentliche Arbeiten in Wien, besonders auch jene am Technologischen Gewerbemuseum. Um eine kurze Übersicht zu geben, wie die Prüfung gedacht ist, sei folgendes erwähnt: Die Prothese wird der praktischen Prüfstelle übergeben, verschiedenen Invaliden angelegt und für diverse Berufe erprobt. Wir werden da zwischen Schwerprothesen und Leichtprothesen zu unterscheiden haben. Der Arzt wird die ärztliche Prüfung vornehmen, der Techniker die technischen Einzelheiten erproben. Auch der Praktiker, in diesem Falle der Werkmeister, wird mitzusprechen haben, um sein Urteil abzugeben. Zum Schlusse wird, um ein einwandfreies Urteil zu erlangen, die zu prüfende Prothese einer Kommission vorgeführt, die mit aus Mitgliedern des Vereins: Die Technik für die Kriegsinvaliden besteht.

So wird die mechanische Erprobung und die praktische Erprobung das leisten, was man von der Prüfstelle fordern kann.

Verschiedene Ziele. Der Begriff Prothese ist ja viel umfassender, als man es im großen Publikum voraussetzt, indem man unter Prothese meistens nur den Ersatz von verloren gegangenen Extremitäten — Arme,

Beine — versteht und nicht an den Zahn- und Kieferersatz, nicht an die künstlichen Augen, nicht an die der Natur täuschend ähnlichen Moulagen unseres Dr. Henning denkt, die man den Nasen, Ohren, Fingern etc. substituiert. Wir hätten unseren Verein Prothesenbeschaffungsverein oder kurz Prothesenverein nennen können. Ich habe aber die Bezeichnung: „Die Technik für die Kriegsinvaliden" gewählt, die viel größere Gebiete umfaßt — und nur insofern zu enge ist, als es auch ohne Krieg Verletzte und Verstümmelte genug gibt, denen man die großen Vorteile der ausgebildeten Prothese zuzuwenden verpflichtet ist. Aber nicht bloß der Prothese! Hat nicht die Technik die zahllosen Behelfe geschaffen, deren die Orthopädie, die Herz- und Nervenbehandlung bedarf? Ich besuchte unlängst die Herzbehandlungsklinik des Dr. v. Funke in Prag und war erstaunt, wieviel alten Bekannten ich in der Apparatur dieser Klinik begegnete, alten Bekannten aus der Elektrotechnik, der Licht- und Wärmelehre usw.

Mein ursprünglicher, heute noch zum Teile aufrechter Plan für den Verein war die allgemeine Indienststellung der Technik für alle Arten von Verunglückten, die der ärztlichen Behandlung in diesem Sinne unterzogen werden können. Deshalb berief ich in das Kuratorium auch berühmte Zahnärzte (Weiser, Wunschheim), renommierte Augenärzte (Groß, Dimmer, Sachs), ich würde auch keinen Anstand nehmen, die Laryngologen, die Ohrenärzte etc. für uns in Anspruch zu nehmen. Bisher war freilich die Ausbildung der ärztlichen Behelfe ausschließlich Sache der Ärzte selbst (so hat gerade Österreich die berühmte Leistung Türks von der Wiener Schule in der Ausbildung der laryngologischen Apparatur zu verzeichnen), aber warum soll der Ingenieur nicht zur Mitwirkung angerufen werden? Für die Zahn- und Kieferbehandlung fanden wir zur Zeit der Vereinsgründung bereits eine Organisation vor, welche die Wiener Universitätsprofessoren Weiser und Wunschheim ins Leben gerufen hatten. Die Erzeugung künstlicher Augen im Inlande hat bereits schöne Ergebnisse aufzuweisen. Der Universitätsdozent Dr. Herz, der die technisch-ökonomische Realisierung seiner Idee einer Klangschrift für Blinde dem Vereine anvertrauen wollte, hat sich an uns um Förderung seiner Idee gewendet. Mehrere Kuratoriumsmitglieder, darunter Dekan Prof. Dr. Tandler, traten für die Sache ein, ein Unterausschuß des Kuratoriums wurde gebildet und wir hoffen auf einen Erfolg, der den Blinden und schwachsichtigen Personen zustatten kommen soll. Auch die vielgestaltigen orthopädischen Apparate sollen in den Kreis unserer Arbeit einbezogen werden.

Auf diesen Wegen, wie sie in den vorangehenden Seiten geschildert wurden, ist unser Verein eine große, und ich darf wohl sagen angesehene Institution geworden. Ohne irgendeine aufdringliche Werbetätigkeit — durch die bloße öffentliche Ankündigung in einem großen Wiener Blatte, der „Neuen freien Presse" — ist ein Kapital von über einer Million Kronen zusammengekommen, wir verfügen über ein Haus samt Garten, einen Baugrund und eine große Mitgliederzahl — und alle berufenen Mitarbeiter streben mit Begeisterung unseren Zielen zu, wir bilden eine durch ein altruistisches Prinzip geeinigte Gemeinde von größter Autorität.

Wenn man unser Unternehmen von dem Gesichtspunkte der „Philosophie der Technik" aus auffaßt, so gelangt man zu folgender Betrachtung: U. Wendt sagt: „Beim Techniker sind die auftauchenden Gedanken beständig in Wechselwirkung mit der Vorstellung des **Zwecks**" und dadurch werde die „**Technik zur Kulturmacht**". Das stimmt auch für unseren Sonderfall. Aber nicht minder paßt auch **Wilhelm Ostwalds** energischer Imperativ der **ökonomischen Zweckmäßigkeit**: „Vergeude keine Energie, verwerte sie", denn wir wollen eben selbst die Energie des Verkrüppelten bis zur äußersten Möglichkeit ausnützen. Noch mehr entspricht unsere kulturelle Tätigkeit der Formulierung **Zschimmers**, der seinerseits zur Grundidee der Technik die **neue Freiheit** proklamiert, die Freiheit, die in der unbegrenzten physischen Möglichkeit liegt, kühnste Gedanken zu verwirklichen, „**Märchenideen aus den Kinderträumen der Menschheit in zuverlässige Wahrheit, in Gewißheit und reelle Tat zu verwandeln**". — „. . . . . den Götterzustand des Menschen, als das in seiner unendlichen Vollkommenheit zur Idee erhobene Endziel der organischen Entwicklung, in der bewußten Freiheit des schöpferischen Gedankens zu vollenden."

II.

Physiologie des Armes und des Beines.

Von

Prof. Dr. R. du Bois-Reymond, Berlin.

Mit 28 Abbildungen.

I. Der Arm.

In der gesamten Tierreihe dienen die Vordergliedmaßen ebenso wie die Hintergliedmaßen vornehmlich der Ortsbewegung. Auch der Arm des Menschen verrät noch in manchen Beziehungen seine ursprüngliche Bestimmung als Stütze des Körpers, ist aber daneben wie bei vielen Tieren zum Greifen ausgebildet. Im Gegensatz zu allen anderen Tieren hat der Mensch diese Fähigkeit zu einem Grade der Vollkommenheit entwickelt, die als eine Grundbedingung für die Stellung des Menschengeschlechtes auf der Erde zu betrachten ist.

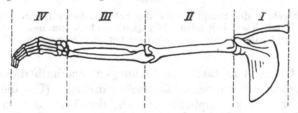

Abb. 1. Das Knochengerüst des Armes als eine Kette von 4 Gliedern.

Der Unterschied zwischen der Entwicklung des Armes bei Mensch und Tier beruht hauptsächlich auf der größeren Bewegungsfreiheit insbesondere der Hand. Nicht nur kann der Arm mehr als eine volle Halbkugelfläche um die Schulter nach jeder Richtung bestreichen, auch innerhalb dieses Raumes kann die Hand an jeder Stelle in die verschiedensten Lagen gebracht werden, und die Finger können sowohl grob wie fein zugreifen.

Diese große Beweglichkeit erhält der Arm dadurch, daß er eine Kette von nicht weniger als 4 gegeneinander beweglichen Einzelgliedern darstellt, selbst wenn man die Hand im ganzen als ein Glied zählt. Diese vier Glieder sind: 1. Das Schlüsselbein, das die einzige knöcherne Verbindung des Armes mit dem Rumpfgerüst bildet. Das Schlüsselbein ist mit seinem medialen Ende am Brustbein, mit dem lateralen am Schulterblatt befestigt. Beide Verbindungen sind gelenkig, so daß die Schulter aus der Ruhestellung etwas gesenkt und um etwa 10 cm gehoben und um je 6 cm nach vor- und rückwärts bewegt werden kann. Die Schulter kann demnach annähernd einen Kugelabschnitt von 12 cm Flächendurchmesser bestreichen. 2. Der Oberarm ist am Schulterblatt, das sich mit dem Ende des Schlüsselbeins bewegt, durch ein Kugelgelenk befestigt. Da die Gelenkpfanne am Schulterblatt klein, die Kugel am Oberarmknochen groß ist, hat dies Gelenk verhältnismäßig großen Bewegungsumfang, nämlich ungefähr 45° nach allen Seiten von seiner Mittelstellung aus. Durch die vereinte Beweglichkeit der Schulter und des Schultergelenkes vermag der Oberarm sogar nahezu alle Richtungen innerhalb einer Halbkugel anzunehmen, deren Mittelpunkt in der Schulter und deren Pol vorn seitlich gelegen ist. Nach unten hinten geht die Beweglichkeit noch über diese Grenze hinaus. Außerdem

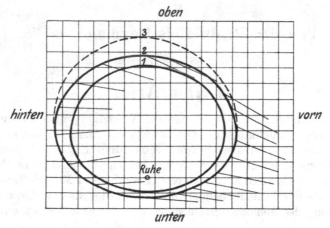

Abb. 2. Verkehrsgebiet des Schulterendes des Schlüsselbeins 1 unter Fadenzug, 2 bei Führung mit der Hand, 3 am Lebenden. Die Quadrate bedeuten qcm. Die Richtung der schrägen Striche gibt die Torsion zu verschiedenen Stellungen an. (Nach Mollier.)

kann sich der Oberarm in fast allen Stellungen innerhalb dieses „Verkehrsgebietes" um gegen 90° um seine Längsachse drehen. (Um die Drehung des Oberarmes nachzuweisen, empfiehlt es sich, den Unterarm in rechtwinklig gebeugter Stellung als Drehungszeiger zu benutzen.) 3. Der Unterarm ist am Oberarm durch das Ellbogengelenk befestigt, das nur Bewegung um eine Querachse zuläßt. Genau untersucht zeigt die Bewegung des Unterarmes eine Reihe geringer Abweichungen von der reinen Achsendrehung, auf die aber hier nicht eingegangen werden soll. 4. Die Hand endlich ist am Unterarm in solcher Weise befestigt, daß sie denselben Grad von Bewegungsfreiheit hat, wie in einem Kugelgelenk. Diese Beweglichkeit ist aber auf eine besondere Weise zustande gebracht. Das untere Ende des Unterarmes ist gegen das obere um 180° drehbar, indem die beiden Knochen des Unterarmes, die bei Auswärtsdrehung (Supination) nebeneinander liegen, bei Einwärtsdrehung (Pronation) einander überkreuzen (Abb. 3 u. 4). 5. Mithin ist auch die Hand, als Verlängerung des Unterarmes, um ihre Längsachse drehbar. Außerdem kann aber die Hand im Handgelenk nach beiden Seiten und nach vorn und hinten gebeugt werden.

Gegen das obere Ende des Unterarmes hat also die Hand drei Grade der Bewegungsfreiheit, so gut als ob das Handgelenk ein Kugelgelenk wäre (Abb. 3 u. 4).

Um von der Mechanik der Bewegungen des Armes eine richtige Anschauung zu bekommen, muß man sich die sämtlichen Gelenke vermöge der Schmiegsamkeit und Schmierung der Gelenkknorpel selbst unter dem größten Druck so gut wie reibungslos beweglich vorstellen und außerdem bedenken, daß die Gelenkmechanismen an sich durchaus nicht so festgefügt und zwangläufig arbeiten wie etwa die Gelenke einer Maschine. Im Gegenteil erhalten die Gelenke des Armes im allgemeinen ihren festen Schluß erst durch den Zug der Muskeln, die, über sie hinweglaufend, die Knochen miteinander verbinden.

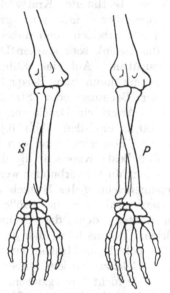

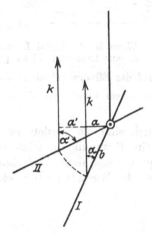

Abb. 3 u. 4. Rechter Unterarm. Knochen in Supination S und Pronation P. Das untere Ende des Radius beschreibt einen Kreis um das untere Ende der Ulna, während das obere sich am Ort dreht.

Abb. 5. Die Zugkraft K, die an einem um einen festen Drehpunkt beweglichen Hebel angreift, schließt in der Stellung I mit dem Hebel den Winkel α ein, und hat vom Drehpunkt den Abstand a. In der Stellung II tritt an Stelle von α $\alpha' > \alpha$, und der Abstand wird $= a' > a$.

Die Wirkung der Armmuskeln kann durch die von Zugkräften veranschaulicht werden, die zwischen Punkten des Rumpfes oder der 4 Einzelglieder anzunehmen sind. Die Muskeln ziehen entweder von einem Knochen zu dem benachbarten, also nur über ein Gelenk hinweg, oder sie können auch über zwei und mehr Gelenke hinweg zu einem entfernten Knochen verlaufen.

Bei den „eingelenkigen" Muskeln ist die Wirkung verhältnismäßig leicht zu übersehen, wenn man den Fall ins Auge faßt, daß einer der beiden Knochen, an denen der Muskel befestigt ist, im Raum feststeht. Der bewegliche Knochen wird dann dem Zuge des Muskels folgen, indem er in dem Gelenk eine Winkelbewegung ausführt. Dabei ist aber zu beachten, daß mit der Bewegung die Richtung, in der der Muskelzug auf den Knochen einwirkt, und damit auch die drehende Kraft sich ändert (Abb. 5). Außerdem kommt eine allgemeine Eigenschaft der Muskeln in Betracht, daß nämlich die Kraft ihrer Zusammenziehung mit zunehmender Verkürzung schnell abnimmt. Die Muskeln sind im Körper in der Regel so angeordnet, daß diese beiden Einflüsse, durch die ihr Moment verändert wird, einander gegenseitig einigermaßen aufheben. Da die Muskeln meist nahe am Gelenk an den Knochen angreifen, so müssen sie, um am entfernten Ende des Knochens eine bestimmte Kraftwirkung auszuüben, mit sehr großer Kraft arbeiten, und dabei auf das Gelenk sehr starken Druck ausüben. Auf das Ellbogengelenk kann zum Beispiel bei der Beugung oder Streckung des Armes ein Druck von über 100 kg entfallen. (Abb. 6.)

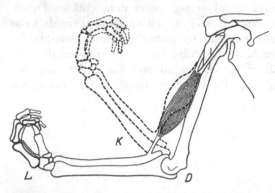

Abb. 6. Wenn in der Hand L durch die Beugemuskeln K eine Last von 25 kg gehoben werden soll, wird das Ellbogengelenk D, da $KD = \frac{1}{6} LD$, mit einem Druck von 150 kg belastet.

Betrachtet man den Fall, daß beide Knochen, die durch einen Muskel verbunden werden, beweglich sind, so werden sie durch die Zusammenziehung des Muskels auch beide in Bewegung gesetzt werden, und zwar wird sich die Größe der Bewegung nach dem Verhältnis der Massen richten, denn das Drehungsmoment des Muskels ist für beide Knochen gleich. Daraus folgt, daß die eingelenkigen Muskeln auch auf Gelenke wirken, über die sie nicht hinwegziehen. Ein Muskel, der vom Oberarm zum Unterarm zieht und das Ellbogengelenk beugt, bringt zugleich eine Rückwärtsbewegung des Oberarmes im Schultergelenk hervor. Ein Muskel, der vom Rumpf zum Oberarm geht und diesen an den Rumpf heranzieht, zieht zugleich auch die Hand heran und bewirkt dadurch eine Beugung des Ellbogengelenkes (vgl. Abb. 7).

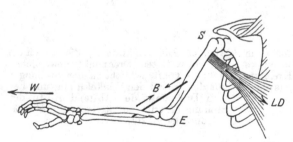

Abb. 7. Der Muskel LD würde, wenn er allein tätig wäre, den Oberarm im Schultergelenk S beugen und die Hand entgegen dem Widerstand W an den Körper heranziehen, wobei zugleich der Ellbogen E gebeugt werden würde. Der Muskel B würde, wenn er allein tätig wäre, den Ellbogen beugen und die Hand an den Körper heranziehen, wobei zugleich das Schultergelenk S gebeugt werden würde. In Wirklichkeit arbeiten beide Muskeln gemeinschaftlich.

Bei den „zwei- oder mehrgelenkigen" Muskeln ändert sich die Zugkraft mit der Stellung der Knochen in noch viel höherem Grade. Es ergeben sich nämlich Stellungen der Knochen, in denen die Enden des Muskels einander soweit genähert sind, daß der Muskel sich bei der Verkürzung nicht mehr stark anspannen kann. Man bezeichnet dies als „relative

Längeninsuffizienz". Die mehrgelenkigen Muskeln bringen im allgemeinen Bewegungen an den beiden Knochen hervor, an denen sie befestigt sind, außerdem an den dazwischenliegenden Knochen und endlich auch an denen, die mit den Enden der genannten Knochen verbunden sind.

Aus diesen allgemeinen Angaben über die Wirkungsweise der Muskeln geht für die Muskelbewegung des Armes folgendes hervor: Schlüsselbein und Schulterblatt bilden das erste, um das Brustbein-Schlüsselbeingelenk bewegliche Glied des Armgerüstes. Die Bewegungen der Schulter werden durch breite flache Muskeln bewirkt, die vom Rumpf zum Schlüsselbein, zum Schulterblatt und zum oberen Teil des Oberarmknochens ziehen. Diese Muskeln sind an sich sehr stark und ziehen außerdem zum großen Teil fast in der Richtung, in der die Bewegung stattfindet, so daß ein großer Teil ihrer Zugkraft zur Geltung kommt. Daher kann die Schulter mit sehr großer Kraft bewegt und auch am Rumpf so gut wie völlig festgestellt werden, um für die Bewegungen des Armes den nötigen Widerhalt zu gewähren.

Das Schultergelenk ist von einer Menge kleinerer Muskeln umgeben. die die Kugel in der Pfanne festhalten und auch zur Bewegung, namentlich zur Drehung des Oberarmes um seine Längsachse beitragen. Da sie alle sehr nahe am Drehpunkt des Oberarmkopfes ansetzen, wirken sie nur mit sehr kurzem Hebelarm. Die eigentlichen Bewegungsmuskeln des Oberarmes setzen sich weiter unten an. Es sind: der Deltoideus, der große Brustmuskel, der breite Rückenmuskel, der Coracobrachialis und der Teres major. Diese Muskeln können, wenn mehrere in geeigneter Weise zusammenwirken, den Oberarm in jeder beliebigen Richtung bewegen und um seine Längsachse drehen.

Im Ellbogengelenk, als in einem einachsigen Gelenk, ist nur Streckung und Beugung möglich. Strecker ist ausschließlich der dreiköpfige Muskel, dessen langer Kopf zweigelenkig vom Schulterblatt zum Ellbogenfortsatz zieht und daher auch als Rückwärtsbeuger des Oberarmes in Betracht kommt. Ebenso ist unter den Beugemuskeln des Ellbogens der lange Kopf des Biceps zugleich, aber nur sehr schwach, Vorwärtsheber des Armes. Neben den Muskeln an der Vorderseite des Oberarmes dienen auch alle die Muskeln unmittelbar als Beuger des Ellbogengelenks, die vom Oberarm aus zu Unterarm und Hand gehen: Pronator teres, Brachioradialis und Flexores carpi.

Es mag hier noch einmal hervorgehoben werden, daß auch solche Muskeln, die nicht über das Ellbogengelenk hinwegziehen, als mächtige Ellbogenbeuger oder -Strecker wirken können. Wenn man zum Beispiel im Hang an den Händen emporklimmen will, sind es nicht die Muskeln, die über das Ellbogengelenk hinwegziehen, die am kräftigsten zur Beugung der Arme beitragen, sondern vielmehr die Muskeln, die vom Rumpf zum Oberarm gehen und diesen herabziehen, so daß der Ellbogen sich beugt (vgl. Abb. 7).

Die Drehung des Speichenknochens, durch die er bei der Drehung der Hand kreuzweise über den Ellenknochen zu liegen kommt, wird teils durch Muskeln bewirkt, die vom Oberarmknochen ausgehen, teils durch solche, die ganz dem Unterarm angehören. Dem Wesen der Sache nach handelt es sich hier nicht um einen einfachen Zug des Muskels am Knochen, sondern, da der Knochen sich drehen soll, um ein Abwickeln der gewissermaßen auf den Knochen aufgewickelten Sehne. Befindet sich z. B. die Hand in Pronationsstellung, so ist die Ansatzstelle der Bicepssehne an der der Elle zugekehrten Seitenfläche der Speiche. Die Sehne ist also um etwa eine Viertelwindung auf der Speiche aufgewickelt. Wenn sich der Biceps zusammenzieht, dreht sich daher zunächst der Knochen so, daß die Ansatzstelle der Sehne nach oben, in der Richtung des Zuges, liegt. Diese Drehung führt zur Supina ion der Hand. Außer dem Biceps wirkt in ähnlicher Weise auf das obere Ende der Speiche der Supinator brevis. Im entgegengesetzten Sinne, aber in derselben Weise wirkt der Pronator teres. Am unteren Ende ist ein breites Muskelband, der Pronator quadratus (Abb. 10, 4), geradezu wie das Rollband an einer Vorhangstange quer von der Elle zur Speiche gespannt und an deren Außenfläche befestigt, so daß es sie bei seiner Zusammenziehung nach einwärts um ihre Längsachse dreht. Die Hand macht die Drehung des unteren Endes der Speiche mit, indem ihr medialer Rand annähernd an seiner Stelle bleibt. Die Beziehung der Unterarmmuskeln zur Hand bleibt bei der verhältnismäßig großen Länge der Knochen unbeeinflußt.

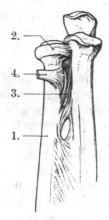

1. Radius. 2. Ringband. 3. Hemmungsband. 4. Biceps-Sehne.

Abb. 8. Der Radius ist in der Schlinge des Lig. annulare drehbar. Die Sehne des Biceps, Tendo m. bicipitis, durchschnitten dargestellt, ist an der der Ulna zugewendeten Seite des Radius angeheftet und muß sich bei Pronation auf dem Radius aufwickeln.

In der Pfanne der Unterarmknochen ist die Handwurzel mit zwei Graden der Freiheit beweglich. Drehung um die Längsachse ist durch die längliche Gestalt der Pfanne ausgeschlossen.

Bewegt wird die Hand ausschließlich durch Muskeln, die auf der Vorder- und Hinterseite des Unterarmes liegen. Besondere Muskeln für die Seitenbewegungen gibt es nicht, sondern diese kommen durch gemeinsamen Zug der am medialen oder lateralen Rande des Unterarmes gelegenen Beuger und Strecker zustande, wobei deren Beuge- und Streckwirkungen einander aufheben (Abb. 9).

Da keiner der die Hand bewegenden Muskeln an der Handwurzel befestigt ist, sondern sie alle auf Mittelhand und Finger übergreifen, bewegt sich die Handwurzel nur mit der Mittelhand. Sie bildet gewissermaßen deren Gelenkkopf. Die Handwurzelknochen sind zwar gegeneinander in geringem Umfange verschieblich, und ihre Verschiebung trägt sogar zu der Beweglichkeit des Handgelenks wesentlich bei, im allgemeinen kann aber doch das Gefüge der Handwurzel- und Mittelhandknochen mit Ausnahme des Daumens als einheitlich starr angesehen werden.

Insbesondere im Bau der Handwurzel und des Handtellers unterscheidet sich die Menschenhand auffällig wenig vom Fuß, oder von den Pfoten der Sohlengänger. Dagegen sind es die beiden beweglichen Teile der Hand, die 4 Finger und der Daumen, durch die die Hand für alle die Verrichtungen geschickt wird, die den Menschen vor den Tieren auszeichnen.

Die Finger sind in ihren Grundgelenken gegen die Mittelhandknochen so befestigt, daß sie in der gestreckten Lage Beugung und Streckung und auch seitliche Bewegungen ausführen können. In der gebeugten Stellung aber spannen

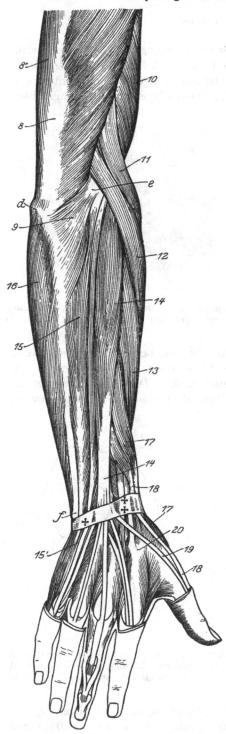

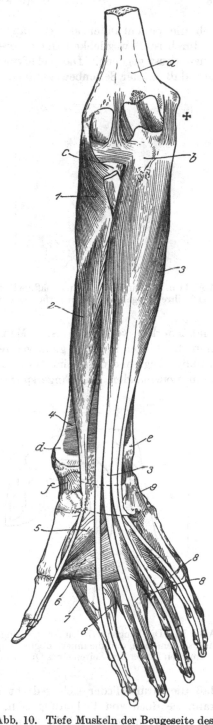

Abb. 9. Muskeln der Streckseite des rechten Unterarmes.

Abb. 10. Tiefe Muskeln der Beugeseite des rechten Unterarmes.

8 M. triceps.	17 M. abduct. poll. l.
9 M. anionaeus.	18 M. ext. poll. brev.
10 M. brachialis.	19 M. ext. poll. long.
11 M. brachii radialis.	20 Os metac. II.
12 M. ext. carpi rad. long.	d Olecranon.
13 M. ext. carpi rad. brev.	e Cond. lat. humeri.
14 M. ext. digit. comm.	f Dist. Ende d. Ulna.
15 M. ext. carpi ulnaris.	+ Ext. dig. V.
16 M. flex. carpi ulnaris.	+} Lig. annulare.

1 M. supinator brev.	a Humerus.
2 M. flex. poll. long.	b Ulna.
3 M. flex. dig. prof.	c Capitulum radii.
4 M. pronator quadr.	d Radius.
5 M. flex. poll. brev.	e Ulna.
6 M. adductor poll.	f Naviculare.
7 M. inteross. dors. I.	g Pisiforme.
8 M. inteross. dors. u.	+ Lig. cub. med.
palm.	

sich die Seitenbänder an, so daß die Seitenbewegung ausgeschlossen wird. Dadurch ist Beweglichkeit der gespreizten Finger und Festigkeit der geschlossenen Faust gegeben. Die Gelenkverbindung hat außerdem die Eigentümlichkeit, daß mit der Seitenbewegung eine Drehung der Finger um ihre Längsachsen

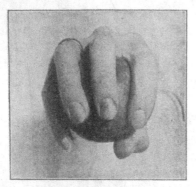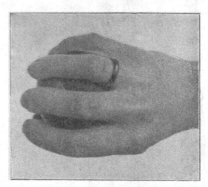

Abb. 11 u. 12. Durch die zwangsmäßige Rotation der Finger in ihren Grundgelenken wendet sich ihre Beugefläche beim Erfassen einer Kugel gegen den Mittelpunkt der Kugel.

unabänderlich verbunden ist. Man kann dies deutlich wahrnehmen, wenn man die Finger in nicht ganz gestreckter Stellung im zweiten Gelenk rechtwinklig beugt und dann eine Spreizbewegung macht. Die Grundglieder gehen dann voneinander, die Fingerspitzen bleiben aber beisammen, zum Beweis,

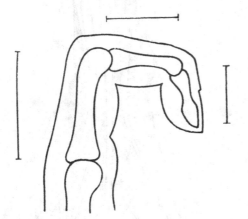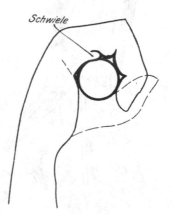

Abb. 13. Die Längenverhältnisse der Fingerglieder sind so bemessen, daß die innere Begrenzung der gekrümmten Finger drei Seiten eines Quadrates bildet.

Abb. 14. Beim Erfassen einer runden Stange legt sich die Schwielenhaut im Handteller an die Fläche an.

daß die Grundglieder sich gedreht haben. So geringfügig die Drehung ist, kann sie doch von Bedeutung sein, wenn es gilt, etwa einen kugelförmigen Körper zu umgreifen. (Abb. 11 u. 12.)

Mittel- und Endgelenke der Finger sind einachsige Gelenke, die nur Beugung und Streckung zulassen.

Beachtenswert ist das Längenverhältnis der Mittelhandknochen und der Fingerknochen. Die Mittelhandknochen der letzten drei Finger nehmen an Länge beträchtlich ab, so daß ihre gemeinsame Beugungsachse nicht quer, sondern schräg über die Hand verläuft. Die Längen der Fingerglieder sind so abgestuft, daß sie bei Beugung aller Gelenke, an der Innenfläche gemessen, gleich lang erscheinen. Dadurch schließen sie sich einem walzenförmigen Körper beim Umfassen gleichmäßig an. (Abb. 13.)

Für das Greifen der Hand sind die Schwielen der Haut über der Beugeseite der Mittelhandfingergelenke von Bedeutung, die dazu beitragen, daß sich die Hand einem umfaßten Gegenstande sicherer anschließt. (Abb. 14.)

Jedes einzelne Glied der Finger kann für sich gebeugt und gestreckt werden. Dazu dienen an jedem Finger die Sehnen von 5—7 Muskeln, deren Wirkungsweise nicht ganz aufgeklärt ist. Die Streckung wird durch die den ganzen Fingerrücken überziehende Strecksehne, angeblich mit Beteiligung der Sehnenausbreitung der Zwischenknochenmuskeln, hervorgerufen. Zur Beugung dienen die Sehnen des oberflächlichen Fingerbeugers, der bis zum Mittelglied, und des Tiefen-Fingerbeugers, der bis zum Endglied jedes Fingers

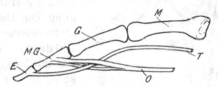

Abb. 15. Verhalten der Sehnen des tiefen Fingerbeugers *T* und des oberflächlichen Fingerbeugers *O*. *M* Mittelhandknochen, *G* Grundglied, *MG* Mittelglied, *E* Endglied des Fingers.

geht (Abb. 15). Diese sollen unterstützt werden durch die Zwischenknochenmuskeln und die Spulmuskeln.

Da die großen Beuge- und Streckmuskeln im Unterarm liegen, und ihre Sehnen über das Handgelenk hinweg zu den Fingern gehen, ist ihre Spannung von der Stellung des Handgelenkes abhängig. Bei gebeugtem Handgelenk tritt zugleich relative Insuffizienz der Beuger und relative Spannung der Strecker ein, so daß es unmöglich wird, die Faust kräftig zu schließen. Umgekehrt hindert die Streckung des Handgelenks die Streckung der Finger. Daher bildet die richtige Einstellung des Handgelenkes einen wesentlichen Teil jeder Greifbewegung. Beim Schließen der Faust wird zugleich das Handgelenk gestreckt, d. h., handrückenwärts gebogen.

Dadurch, daß die großen Beuger und Strecker für sämtliche Finger gemeinsam sind, ist die Bewegung jedes Fingers von der Stellung der übrigen in gewissem Maße abhängig. Der Zeigefinger, der noch einen besonderen Streckmuskel für sich hat, hat dagegen größere Freiheit und Selbständigkeit der Bewegung.

Die Leistungen des kleinen Fingers sind, abgesehen von einer geringen Beugungsmöglichkeit des Mittelhandknochens, von denen der übrigen Finger nicht verschieden.

Eine ganz andere Bedeutung für die Verrichtungen der Hand als jeder der anderen Finger hat der Daumen. Dies beruht darauf, daß sein Mittelhandknochen im Gegensatz zu denen der anderen Finger eine beträchtliche Bewegungsfreiheit hat, so daß der Daumen von den anderen Fingern weit abgespreizt und handtellerwärts vorgeschoben werden kann, wobei er sich zugleich so dreht, daß seine Beugefläche denen der übrigen Finger nahezu gerade gegenüber steht. Erst durch diese Einrichtung des Daumens wird die Hand zu ihrer tausendfältigen Verwendung als Zange geschickt.

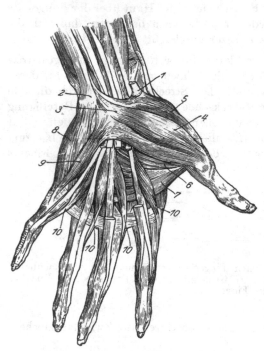

Die beschriebene Bewegung des Daumens beruht auf gleichzeitiger Bewegung sowohl des Handwurzelmittelhandgelenks wie des Mittelhandfingergelenks. In beiden kann sowohl Beugung und Streckung wie seitliche Bewegung und in bestimmtem Verhältnis zu dieser Bewegung zwangsmäßig Drehung stattfinden. Der Bewegung des Daumens allein dienen nicht weniger als acht Muskeln. Auf der Streckseite vom Unterarm aus mit langen Sehnen drei Muskeln, an der Beugeseite ein ähnlicher und ein kurzer Muskel, der von der Handwurzel entspringt. Außerdem liegen im Daumenballen noch drei Muskeln, die den Mittelhandknochen und das Grundglied des Daumens bewegen. Durch ihre anatomischen Namen werden ihnen zwar ganz bestimmte Wirkungen zugeschrieben, doch läßt sich davon nichts sicher nachweisen. Nur beim Adduktor, dessen Fasern zum

Abb. 16.   Die Muskeln der Innenfläche der linken
Hand.

1. Sehne d. Flex. carpi rad.	6. M. flex. poll. brev.
2. „ „ „ „ uln.	7. „ adductor poll.
3. Ligamentum carpi transv.	8. „ abd. dig. V.
4. M. abductor poll.	9. „ flex. brev. dig. V.
5. „ opponens poll.	10. „ lumbricales.

Teil durch die „Schwimmhaut" zwischen den Mittelhandteilen des Daumens und Zeigefingers quer zum Daumen ziehen, entspricht sicher die Wirkung dem Namen. (Abb. 16.)

Man hat geglaubt, die „Koordination" der anatomischen Muskeleinheiten zu physiologisch gemeinsam wirkenden Gruppen ein für allemal bestimmen zu können und hat danach gewisse Muskeln als „Synergisten" zusammengestellt. Solche Bestimmungen können aber immer nur für eine gegebene Stellung, also streng genommen auch nur für einen gegebenen Augenblick während einer Bewegung zutreffend sein, weil sich mit veränderter Lage im allgemeinen auch die Richtung des Muskelzuges ändert, so daß oft derselbe Muskel, der etwa eine Bewegung anfänglich gefördert hat, ihr im weiteren Verlauf entgegenwirken würde. Man kann also nicht eine feste Einteilung der Muskeln machen, die ihrer physiologischen Koordination entspräche. Die Koordination ist auch ganz unabhängig von der anatomischen Begrenzung der Muskeln und kann ebensowohl einige Faserbündel eines Muskels von der Tätigkeit ausschließen, wie sie einen beliebigen Teil eines Nachbarmuskels zu Hilfe nehmen kann.

Die Koordination beschränkt sich nicht allein darauf, daß gewisse Gruppen von Muskeln und Muskelteilen zugleich tätig sind, sondern sie bestimmt auch ganz genau die zeitliche Folge, in der eine Gruppe nach der andern in die Arbeit eingreift.

Für jede anscheinend noch so einfache Bewegung ist die Koordination eine ebenso unumgängliche Bedingung wie die Muskelzusammenziehung selbst; denn ungeordnete Zusammenziehungen würden eher zu Zerreißungen oder Verrenkungen führen als zu zweckmäßiger Bewegung.

Die Koordination ist aber nicht eine Leistung des Muskelsystems, sondern sie beruht auf der Tätigkeit der Nerven, die die Muskeln zur Tätigkeit veranlassen. Im allgemeinen steht jede einzelne Faser jedes Muskels durch eine Nervenfaser eines „Bewegungsnerven" mit einer Nervenzelle im Rückenmark in Verbindung. Damit sich eine Gruppe von Muskelfasern oder ein ganzer Muskel verkürze, muß eine der Faserzahl entsprechende Zahl von einzelnen Nervenzellen im Rückenmark tätig sein.

Die Nervenzellen des Rückenmarkes können durch bewußte Tätigkeit des Willens erregt werden, da vom Gehirn aus Nervenfasern ins Rückenmark hinabziehen. Jede einzelne dieser Fasern steht mit zahlreichen Nervenzellen in Verbindung und kann daher ganze Muskelgruppen zugleich in Tätigkeit setzen. Die Nervenzellen des Rückenmarkes

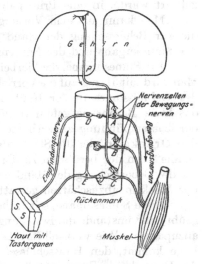

Abb. 17. Anordnung der Nerven für reflektorische und willkürliche Bewegung.

P Pyramidenbahn.
SS Sinnesorgane.
ABC Motorische Vorderhornzellen.
DE Sensible Hinterhornzellen.

stehen aber auch untereinander in Verbindung und bilden Gruppen, sog. Zentra, die eine gewisse Selbständigkeit zeigen. So wird sicherlich die Reihenfolge, in der die einzelnen Muskeln oder Muskelgruppen bei irgend einer Bewegung erregt werden müssen, nicht durch einzelne aufeinander folgende Willensakte vom Gehirn aus bestimmt, sondern es ist anzunehmen, daß dies die Nervenzentra im Rückenmark übernehmen.

Bei weitem die meisten Bewegungen, wie z. B. die einzelnen Schritte beim Gehen, werden überhaupt nicht durch Willenstätigkeit vom Gehirn aus angeregt, sondern die Nervenzentra werden ohne Zutun des Gehirns von Sinnes-Organen zur Tätigkeit veranlaßt, die ihrerseits durch Eindrücke, die sie von der Außenwelt erhalten, in Tätigkeit gesetzt werden. Die Sinnesorgane sind durch „Empfindungsnerven" mit „Empfindungszellen" im Rückenmark verbunden, die wiederum durch Nervenfasern mit den Bewegungszellen in Verbindung stehen. So kann ein Sinneseindruck Bewegungen hervorrufen, ohne daß das Gehirn bei dem Vorgang beteiligt ist („Reflexbewegung").

Man kann daher zwei verschiedene Arten der Bewegung unterscheiden: Diejenigen, die auf die eben beschriebene Weise ohne Zutun des Gehirns vom Rückenmark aus angeregt werden (nach Hermann Munk: „Prinzipalbewegungen"), und diejenigen, die vom Gehirn aus erregt werden („Isolierte Bewegungen"). Im allgemeinen sind die isolierten Bewegungen jede für sich eine Äußerung bewußten Willens. Im wechselnden Maße aber werden sie, bewußt oder unbewußt, nach Gefühlseindrücken verändert und berichtigt. Eine Grenze läßt sich zwischen den beiden Arten nicht scharf ziehen. Bei weitgehender Übung kann eine Bewegung, die ursprünglich nur als isolierte Bewegung ausgeführt wurde, in eine Prinzipalbewegung übergehen.

Man kann aus dem Vorhergehenden ermessen, daß die Nerventätigkeit, die zur Beherrschung der Hand dient, zum großen Teil auf den Leistungen der Sinnesorgane und der Nervenzellen beruht, die mit ihnen verbunden sind.

Die Sinnesorgane, die hierbei in Betracht kommen, sind verschiedener Art. Man wird mit Bezug auf die Verrichtungen der Hand vorzugsweise an die Organe des Gefühlssinnes in der Haut denken. Diese umfassen den Tastsinn, der das bloße Berührungsgefühl vermittelt, den Ortssinn, der dazu befähigt, mit der Tastempfindung zugleich die Lage der berührten Stelle zu erkennen, und den Drucksinn, der die Stärke der Berührung, genau genommen das „Druckgefälle" von der berührten zu der unberührten Haut, angibt. Ebenso wichtig für die Beherrschung der Hand ist das sog. „Muskelgefühl", das die Spannung der Muskeln abzuschätzen gestattet.

Diese Sinnesorgane, seit frühester Jugend durch mannigfache Erfahrungen geübt, sind imstande die Bewegungen der Hand aufs feinste allen Anforderungen anzupassen. Wie wertvoll ihre Leistung ist, spürt man, wenn man etwa in die Lage kommt, den Hausschlüssel aus der Tasche ziehen zu wollen, während die Haut durch Frost gefühllos geworden ist.

Ebenso wie sich die mechanische Tätigkeit des Armes hier vom Nervensystem abhängig zeigt, ist auch sein Stoffwechsel der Überwachung durch das Nervensystem unterworfen. Es läßt sich zeigen, daß mit jeder Muskeltätigkeit eine Erweiterung der Blutgefäße einhergeht, die für die erhöhte Arbeitsleistung erhöhte Zufuhr gewährt. Diese mit Sicherheit nachgewiesene Tatsache läßt Schlüsse zu auf die Vorgänge der Anpassung, vermöge deren sich durch Übung der Arm kräftigt.

Zusammenstellung von Angaben zur physiologischen Mechanik des Armes.

1. Clavicula:

   A. Länge: 145 mm   nach Martin, Anthropologie.
   153   „   „   Otto Fischer.
   150   „   „   Harleß.
   149   „   „   Zeising (zit. nach Fritsch und berechnet für einen Mann von 170 cm).

   B. Abstand der Sternalenden nach Fischer: 55 mm.

   C. Sternoklavikulargelenk: Doppelgelenk mit Zwischenknorpel. Sternalfläche zylindrisch-sagittale Achse hohl, Klavikularfläche gewölbt, oder Sternalfläche sattelförmig; Konvexitätsachse 450 mm von oben medial, nach unten lateral in frontaler Ebene, Konkavitätsachse sagittal.

D. Bewegungsform:

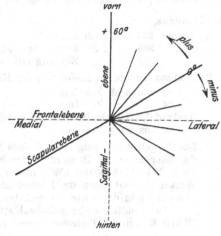

a) Hebung und Senkung des Akromialendes 80—90 mm nach Waldeyer.
100 „ „ Mollier.

b) Vorwärts- und Rückwärtsbewegung des Akromialendes
60—70 mm nach Waldeyer.
120 „ „ Mollier.

(Im allgemeinen 50—60° allerseits.)

c) Rotation: Zwangsmäßig 10—30°, im oberen Halbkreis pronatorisch, im unteren supinatorisch.

d) Zirkumduktion: Kreisförmig nach Albert, elliptisch mit vertikaler langer Achse nach Waldeyer, mit horizontaler nach Mollier.

E. Die Beweglichkeit im Sternoklavikulargelenk erweitert den Umfang der Armhebungen nach Braune und Fischer

Abb. 18.

am meisten in der Nähe der Frontalebene, nach R. Fick in der Ebene des Schulterblattes in folgenden Maßen:

Vertikale Ebenen hinter dem Schulterblatt			Vertikale Schulterblattebene [1]			Vertikale Ebenen vor dem Schulterblatt	
— 80°	— 60°	— 40°	— 20°	0°	+ 20°	+ 40°	+ 60°

Zuwachs der Armhebung durch Klavikulargelenkbewegung:

0°	4°	28°	32°50′	38°20′	36°30′	32°10′	16°

F. Die Bewegung des Sternoklavikulargelenks wird durch die Bewegungen der Schulter durch die am Schulterblatt und Oberarm angreifenden Muskeln hervorgebracht.

G. Akromialgelenk: Wackelgelenk oder Kugelgelenk, Klavikularfläche konvex nach lateral-dorsal-fußwärts gerichtet, oder Eigelenk mit annähernd sagittalgerichteter langer Achse der Akromialpfanne, deren Größe von 5:10 mm bis 10:20 mm schwankt. Oft Zwischenknorpel vorhanden.

H. Die Beweglichkeit des Akromialgelenks erweitert den Umfang der Armhebung nach Braune und Fischer am meisten in der Richtung nach vorn in folgenden Maßen:

Vertikale Ebenen hinter dem Schulterblatt				Vertikale Schulterblattebene		Vertikale Ebenen vor dem Schulterblatt		
— 100°	— 80°	— 60°	— 40°	— 20°	0°	+ 20°	+ 40°	+ 50°	+ 60°

Zuwachs der Armhebung durch Akromialgelenkbewegung.

14°20′	10°40′	6°10′	8°50′	11°30′	7°10′	7°30′	22°20′	50°40′	47°30′

[1] Die Schulterblattebene weicht von der Frontalebene um 30° ab, medialwärts nach hinten, lateralwärts nach vorn. Vgl. Abb. 18.

I. Die Bewegung wird durch die Bewegungen des Schulterblattes hervorgebracht. Obgleich allseitig, ist nach Albert die Beweglichkeit in sagittaler Ebene am freiesten, etwa 70⁰, in frontaler am geringsten, etwa 30⁰.

2. **Humerus.**

A. Länge: 333 mm nach Harleß.
   356 ,,   ,, Otto Fischer.
   303 ,,   ,, Zeising (zit. nach Fritsch).

B. Abstand des oberen Endes von der Körperoberfläche in vertikaler Richtung:
   45 mm nach Fischer.
   54 ,,   ,, Zeising.
   Abstand des Gelenkmittelpunktes von der Körperoberfläche in transversaler Richtung:
   40 mm nach Fischer.

C. Schultergelenk: Kugelgelenk, Radius 25 mm. Mittelpunkt 0,5—11 mm medial von der Längsachse des Humerus. Der Kugelflächenabschnitt umfaßt in der Frontalebene 114—174⁰ (Mittel 139⁰), in der Transversalebene 127—140⁰ und ist in einem Winkel von 50⁰ gegen die Horizontale nach medialwärts gerichtet. Der Knorpelüberzug ist in der Mitte am dicksten, bis 2,2 mm.

   Die Hohlfläche der Schulterblattpfanne umfaßt in der Frontalebene 64—100⁰ (Mittel 82⁰), in der Transversalebene 41⁰—67⁰ (Mittel 57⁰).

D. Umfang der Bewegungen des Humerus:
   1. Im Schultergelenk (bei feststehendem Schulterblatt):

Dorsalhebung . . . 60⁰	10⁰	
Lateralhebung . . 90⁰	104⁰	nach Braune und Fischer.
Ventralhebung . . 90⁰	60⁰	

   2. Mit Bewegung des Schultergürtels:

Dorsalhebung . . . 180⁰	24⁰	
Lateralhebung . . 180⁰	148⁰	nach Braune und Fischer.
Ventralhebung . . 100⁰	122⁰	

   3. Rotation, 90⁰ fast im ganzen Gebiete.

E. Für die Wirkung der Schultermuskeln gibt R. Fick nach älteren Messungen folgende Werte an:

Muskel	Verkürzung	Querschnitt
I. Vorwärtsbewegung.		
Subscapularis	11 mm	25,2 qcm
Supraspinatus.	31 ,,	7,7 ,,
Coracobrachialis	39 ,,	5,8 ,,
Infraspinatus + Teres minor	14 ,,	16,5 ,,
Biceps cap. br.	48 ,,	3,2 ,,
Biceps cap. long.	30 ,,	3,3 ,,
II. Rückwärtsbewegung.		
Teres major	101 mm	9,8 qcm
Triceps cap. long.	54 ,,	4,7 ,,
III. Adduktion.		
Teres major	66 mm	9,8 qcm
Coracobrachialis	52 ,,	5,8 ,,
Triceps cap. long.	41 ,,	4,7 ,,
Biceps cap. long.	19 ,,	3,2 ,,
IV. Abduktion.		
Supraspinatus.	33 mm	7,7 qcm
Infraspinatus	11 ,,	16,5 ,,
Subscapularis.	4 ,,	25,2 ,,
Biceps cap. long.	12 ,,	3,3 ,,

V. Pronatorische Drehung.

Subscapularis	47 mm	25,2 qcm
Teres major	23 „	9,8 „
Biceps cap. long.	21 „	3,3 „
Biceps cap. breve.	3 „	3,2 „

VI. Supinatorische Drehung.

Infraspinatus	42 mm	16,5 qcm
Coracobrachialis	3 „	5,8 „

In dieser Aufzählung fehlen Pectoralis major, Latissimus dorsi und Deltoideus, die bei allen 6 berücksichtigten Bewegungen sehr wesentlich mitarbeiten.

Aus dem Querschnitt der Muskeln ist die Kraft des Muskelzuges zu berechnen, wenn man annimmt, daß ein Quadratzentimeter rund 10 kg Zugkraft entwickelt. Aus der Verkürzungsgröße kann man erstens das Verhältnis der Drehungsmomente der Muskeln untereinander ersehen, zweitens aber auch die Arbeitsgröße berechnen, die jeder Muskel bei der betreffenden Bewegung leisten kann.

F. Gewicht des Oberarms (nach Otto Fischers Versuchsperson) 1980 g, der Schwerpunkt liegt auf der Verbindungslinie der Gelenkmittelpunkte und teilt sie im Verhältnis 4 : 5 ($^4/_9$ proximal, $^5/_9$ distal).

3. Unterarm:

A. Länge: 281 mm nach Harleß.
   260 „ „ Otto Fischer[1]).
   249 „ „ Zeising (zit. nach Fritsch).

B. Ellbogengelenk. Umfaßt Humeriulnar- und Humeriradialgelenk.

1. Die Rolle des Humeriulnargelenks umfaßt 280—320° des Kreisumfangs, ist etwa 22 mm breit, durch eine Hohlkehle in einen schmäleren radialen und breiteren ulnaren Streifen geteilt. Durchmesser der Rolle radial 11,3 mm, in der Kehle 8—9,8 mm, ulnar 14,1 mm.

2. Das Humerusköpfchen entspricht einer Kugelfläche mit 10—11 mm Radius, von dem in sagittaler Ebene 160° des Umfangs die Gelenkfläche ausmachen.

3. Die Hohlfläche der Ulna entspricht der Gestalt der Rolle, obgleich sie in keiner Stellung genau paßt. Sie umfaßt 180° des Rollenumfangs.

4. Die Grube des Radiusköpfchens ist hohlkugelförmig, umfaßt 70—80° des Köpfchenumfangs.

5. Ulna und Radius stoßen in einem Drehgelenk zusammen, in dem die Hohlfläche der Ulna aber 90° vom Umfang des Radiuskopfes aufnimmt.

6. Distales Radiiulnargelenk. Die Fläche der Ulna ist tonnenförmig, Krümmungshalbmesser 16—17,5 mm, in der Mitte 1 cm hoch. Die des Radius ist flacher, Krümmungshalbmesser 20—25 mm und umfaßt einen größeren Bogen (bis 120°).

C. 1. Der Gang der Unterarmbewegung wird bestimmt durch das Humeriulnargelenk, das als Walzengelenk oder Schraubengelenk (Schraube rechts rechtsgewunden, links linksgewunden), bezeichnet wird. Genau genommen ist die Bewegungsform des Unterarms überhaupt nicht auf die Form der Gelenkflächen zurückzuführen, sondern stellt infolge der Unregelmäßigkeit und Nachgiebigkeit des Knorpels eine Bewegung um instantane Achsen dar, die den lateralwärts offenen unregelmäßigen Mantel eines sehr spitzen Kegels (14°) beschreiben. Die Längsachse des Unterarmes beschreibt daher bei der Beugung den Mantel eines sehr flachen Kegels.

2. Bei gestrecktem Arm bildet die Längsachse des Unterarmes mit der des Humerus einen lateral offenen Winkel von durchschnittlich 173° (Kubitalwinkel).

---

[1]) Von Gelenkmittelpunkt zu Gelenkmittelpunkt gerechnet (Mitte der Fossa ulnae bis Mitte des Os capitatum).

3. Umfang der Beugung. Der Winkel zwischen Oberarm und Unterarm beträgt:

in stärkster Beugung   in stärkster Streckung

bei Mann 40⁰   175⁰

Weib 35⁰   180⁰

Mithin der Umfang der Flexion:

Mann 135⁰   Weib 145⁰.

D. Die Wirkung der Muskeln besteht in Streckung und Beugung, Pronation und Supination.

1. Über die Streckmuskeln des Ellbogengelenks macht R. Fick nach älteren Messungen folgende Angaben:

Muskel:	Verkürzung:	Querschnitt:
M. triceps cap. lat.	50 mm	6,78 qcm
„ „ „ med.	47 „	5,66 „
„ „ „ long.	51 „	4,75 „
„ anconaeus	26 „	3,18 „

Der Gesamtquerschnitt des Triceps beträgt demnach: 17,19 qcm, seine Zugkraft also 170 kg. Der Hebelarm des Olekranon bei rechtwinkliger Beugung kann zu 3 cm veranschlagt werden. So würde der Triceps am Ende des Unterarmes eine Hebelkraft von etwa 20 kg ausüben können, und dabei einen Druck von 190 kg auf die Gelenkfläche hervorbringen.

2. Über die Beugemuskeln gibt R. Fick nach Otto Fischer folgendes an: Das Verhältnis der Rotationsmomente (ausgedrückt durch das Gewicht in Kilogramm, das an einem Hebelarm von 1 mm dasselbe Moment ausübt, wie der Muskel bei einer Spannung von 1 kg) beträgt für die Beugemuskeln:

Bei dem Beugungswinkel	Pronat. teres	Ext. rad. long.	Brach.	Biceps cap. long.	Biceps cap. brev.	Brachiiradialis
Gestreckt	4,9	—5,7	11,0	11,5	12,2	9,7
30⁰	6,8	8,6	15,3	21,4	20,7	30,5
60⁰	9,3	19,5	23,0	37,4	36,9	56,4
90⁰	12,3	29,3	33,5	45,4	45,5	75,2
120⁰	11,8	31,9	33,4	39,2	41,0	79,9

Aus dieser Zahlenübersicht ergibt sich, daß die Drehungsmomente sich mit der Beugung nicht so stark ändern, wie aus der Veränderung der Zugrichtung mit der Beugung bei schematischer Auffassung des Zuges als in gerader Linie wirkend, anzunehmen wäre. Querschnitt der Beugemuskeln und ihre maximale Verkürzung beim Übergang von voller Streckung bis voller Beugung (Hand in Mittelstellung) wird von R. Fick nach älteren und eigenen Messungen wie folgt angegeben:

Muskel:	Verkürzung:	Querschnitt:
Brachialis	60 mm	6,40 qcm
Biceps cap. l.	70 „	3,33 „
„ „ br.	70 „	3,22 „
Brachiirad.	119 „	1,86 „
Ext. carpi rad. l.	47 „	3,14 „
Pronator. teres	43 „	3,24 „
Flexor carpi rad.	24 „	2,16 „
Ext. carpi rad. brev.	15 „	2,22 „
Palmaris long.	11 „	0,93 „

Die Wirkung von Ellbogenbeugern und -Streckern wird beim Lebenden durch Bewegungen des Oberarms mit Hilfe der Schultermuskulatur sehr wesentlich unterstützt, vergl. Abb. 7 S. 72.

3. Der Umfang der Pronation und Supination beträgt 120—140⁰. R. Fick gibt nach F. Grohmann über die Muskelwirkung folgendes an:

Supination. Ellbogen in rechtwinkliger Beugung.

Muskel:	Verkürzung:	Querschnitt:
Biceps cap. br.	19 mm	3,22 qcm
Biceps cap. longus	16 „	3,33 „
Supinator	15 „	2,20 „
Abd. poll. longus	4 „	1,84 „
Abd. poll. brach.	4 „	1,84 „
Brachiirad.[1])	2 „	1,86 „
Ext. poll. longus	3 „	0,56 „
Ext. indicis pr.	3 „	0,37 „

Pronation:

Pronator teres	19 „	3,60 qcm
Flexor carpi rad.	11 „	2,16 „
Brachiiradialis [1])	12 „	1,86 „
Pronator quadratus	8 „	2,22 „
Ext. carpi rad. longus	5 „	3,14 „
Palmaris longus	11 „	0,93 „

E. Gewicht des Unterarmes (Otto Fischers Versuchsperson) 1340 g, der Schwerpunkt liegt auf der Verbindungslinie der Gelenkmittelpunkte und teilt sie im Verhältnis 4:5 (⁴/₉ proximal, ⁵/₉ distal).

4. Hand.

A. Länge (bis zur Spitze des Mittelfingers gemessen): 19,5 mm nach Harleß.

19,5 „ „ Otto Fischer.

17,7 „ „ Zeising (zit. nach Fritsch).

B. Handgelenk. Ellipsoidgelenk.

1. Pfanne am Unterarm eiförmig: Lange Achse 40—50 mm, kurze 15—20 mm, Krümmungshalbmesser in der Längskrümmung 40 mm, Bogenwert 70⁰, in der Querkrümmung 20 mm und 65⁰. Knorpeldicke bis zu 5 mm (?).

2. Kopffläche im radialen und ulnaren Teil stärker gekrümmt als die Pfanne (Halbmesser 30 mm gegenüber 40), Bogenwert 110⁰. In dorsivolarer Richtung Kahnbein 130⁰, Mondbein 115⁰, dreieckiges Bein 108⁰, Halbmesser 12,12 und 10 mm.

3. Die Bewegungen der am zweiten Handgelenk von H. Virchow aufgefundenen Einzelmechanismen haben auf die Beweglichkeit der Hand wesentlichen Einfluß.

4. Bewegungsumfang des Handgelenks (nach Fischer). Die Längsachse des Os metacarpale des Mittelfingers macht

Ausschläge nach:	dorsal	radial	ventral	ulnar
bei Bewegung des ersten Gelenks allein	25⁰	10⁰	60⁰	20⁰
zweiten Gelenks allein	90⁰	25⁰	30⁰	15⁰
der beiden Gelenke	90⁰	30⁰	80⁰	30⁰

5. In beiden Gelenken ist die Hand passiv um die Längsachse drehbar, aktive Drehung ist aber nicht möglich.

Mit der Flexion um schräge Achsen ist zwangsmäßige Drehung um die Längsachse verbunden, so daß die Handfläche sich immer senkrecht zur Richtung der

---

[1]) Der Brachiiradialis ist nur während der ersten 20⁰ der Supination, also innerhalb 20⁰ von der äußersten Pronationsstellung des Supinators und entsprechend nur in der Nähe der äußersten Supinationsstellung als Pronator wirksam.

äquatorialen Drehungsachse einstellt. (Dies ist dasselbe Gesetz, das Listing für die Bewegung des Augapfels angegeben hat.)

C. Über die Muskeln des Handgelenks gibt R. Fick folgende Messungen an:

1. Volarflexion[1]):

Flexor dig. subl. . . . . 45 mm   10,7 qcm
„   dig. prof. . . . . 42 „   10,8 „
„   carpi uln. . . . . 39 „   5,0 „
„   poll. long. . . . . 41 „   2,9 „
„   carpi rad. . . . . 38 „   2,16 „
Abd. poll. long. . . . . 5 „   1,84 „

2. Dorsalflexion:

Extensor dig. comm. . . . . 40 mm   4,30 qcm
„   carpi uln. . . . . 21 „   5,30 „
„   carpi rad. longus . . . . 34 „   3,14 „
„   „   „   brev. . . . . . 40 „   2,22 „
„   indicis pr. . . . . 38 „   1,20 „
„   poll. long. . . . . 25 „   0,56 „

3. Ulnarflexion:

Extensor carpi ulnaris . . . . . . 20 mm   5,3 qcm
Flexor carpi ulnaris . . . . 14 „   5,0 „

4. Radialflexion:

Extensor carpi rad. long. . . . . . 36 mm   3,14 qcm
Abd. poll. long. . . . . 21 „   1,84 „
Extensor carpi rad. brev. . . . . . 14 „   2,22 „
„   indicis pr. . . . . 7 „   1,20 „
„   poll. long. . . . . 14 „   0,56 „
„   carpi rad. . . . . 3 „   2,16 „

(Die Beugung ist jedesmal im größten Umfange [z. B. von maximaler Radial-flexion zu maximaler Ulnarflexion] angenommen.)

D. Mittelhand.

1. Sattelgelenk des Daumens. Richtung der Achsen ungefähr 45⁰ gegen die Kardinalrichtungen. Fläche des Trapezbeins dorsivolar konvex mit 8 mm Radius radiiulnar konkav mit 18 mm Radius, Fläche des Metacarpale entsprechend in beiden Richtungen mit 12,5 mm Radius.

2. Bewegungsumfang: 35—40⁰ um die „dorsivolare" Achse. Zwangsmäßige Rotation 30⁰.

3. In den übrigen Handwurzelmittelhandgelenken keine oder nur sehr geringe Bewegung, insbesondere keine Spreizbewegung möglich.

E. Finger.

A. Metakarpophalangealgelenke.

1. Ginglymarthrodien. Fläche der Metacarpalia convex mit 7—9 mm Radius, der Phalangen hohl mit 26 mm Radius.

2. Umfang:

	Volar	Dorsal	Insgesamt:
I.	90⁰	28⁰	118⁰
II.	110⁰	22⁰	132⁰
III.	100⁰	15⁰	115⁰
IV.	115⁰	11⁰	126⁰

3. Rotation ist passiv bei gestreckter Stellung frei, bei gebeugter beschränkt (aktiv ausgeschlossen). Bei Beugung mit gleichzeitiger Spreizung findet zwangs-mäßig Rotation im Sinne des Listingschen Gesetzes statt, vergl. oben S. 76. Beim Daumen zwangsmäßige Rotation bis zu 30⁰.

---

[1]) Hier fehlt der Palmaris longus.

B. Scharniergelenke.

Über die Muskelwirkung auf die Finger macht R. Fick folgende Angaben nach L. v. Besser:

Streckung:

Extensor comm. . . . . 6,7 mm   4,28 qcm
     „   indicis pr. . . . . 7,1 „   1,17 „

Beugung:

Flexor comm. subl. . . . . 13,7 mm   10,69 qcm
    „   „   prof. . . . . 13,4 „   10,77 „

Am Endgelenk wirkt der Flexor profundus mit 5,6 mm Verkürzung.

F. Gewicht der Hand:

Nach Harleß: 384—540 g.

Nach Fischer: 470—645 g.

(Nach beiden rechts um 10 v. H. höher als links.)

Lage des Schwerpunktes, nach Fischer, bei halbflektierter Ruhestellung 50 bis 60 mm distal vom Mittelpunkt des Kapitatumköpfchens.

II. Das Bein.

A. Stehen.

Von den Verrichtungen des Beines sollen hier nur

Die Unterstützung des Körpers beim Stehen

und

Die Bewegung des Körpers beim Gehen

betrachtet werden. Die übrigen, als: Springen, Laufen, Steigen, Klettern u. a. m. müssen unberücksichtigt bleiben.

Von einer bestimmten Verrichtung der Beine beim Stehen kann nur unter der Voraussetzung die Rede sein, daß es eine im Bau des menschlichen Körpers begründete und deshalb bei allen Menschen in ihren Grundzügen gleiche Haltung beim Stehen gibt. Dies wird allgemein angenommen. Im folgenden soll, wo nicht ausdrücklich anderes bemerkt ist, nur von dieser sogenannten „natürlichen" oder „bequemen" Haltung im Stehen die Rede sein, für die außerdem noch die Annahme gemacht wird, daß sie symmetrisch sein soll. (Vgl. Abb. 19.)

Beim Stehen sind 5 einzeln gegeneinander bewegliche Körperteile übereinander aufgebaut: Füße, Unterschenkel, Oberschenkel, Rumpf nebst Armen, Kopf. Man muß diesen Aufbau, um ihn anschaulich darzustellen, in der Reihenfolge von oben nach unten betrachten, weil zu den Bedingungen, die für die Aufrechterhaltung eines der unteren Abschnitte gelten, die Belastung durch die höhergelegenen Abschnitte gehört. Mithin ist es auch unerläßlich, über die Körperteile, die von den Beinen getragen werden, einige Angaben zu machen.

In seiner Untersuchung über die Lage des Schwerpunktes des menschlichen Körpers hat Otto Fischer nach eigenen und fremden Messungen an geeigneten Kadavern folgende Gewichte und Maße gefunden:

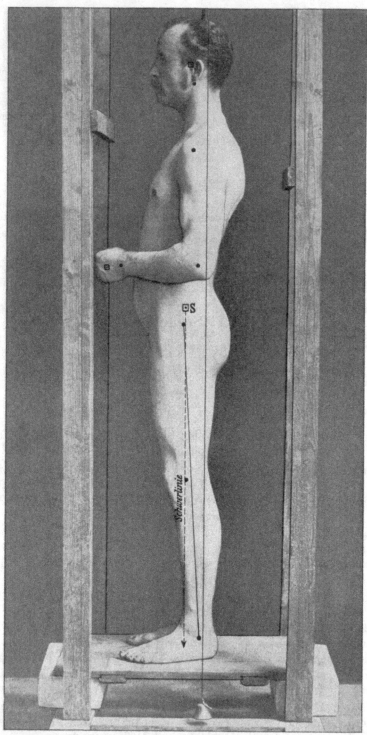

Abb. 19.   Stehen in bequemer Haltung nach O. Fischer.   *S* Gesamtschwerpunkt.
• Gelenkmittelpunkte.   Der linke Arm wird gebeugt gehalten, um die Lage des Schwerpunktes zum Hüftgelenk sichtbar zu machen.   Auf die Haltung im allgemeinen hat diese
Abweichung von der Grundstellung keinen merklichen Einfluß.   ¹/₁₀ der natürlichen Größe:
1 mm auf der Zeichnung = 1 cm in Natur.

Endpunkte der Abschnitte	Höhe über Boden in cm	Vor oder hinter Hüfte	Körperteil	Gewicht in g	Schwerpunkt	
					Höhe in cm	Vor oder hinter Hüfte
Atlanto-Okzipi-			Kopf	4140	154,5	— 1
talgelenk . .	150,5	— 1,5	Rumpf	25060	111,8	— 0,6
Hüftgelenk . .	87	0	Oberschenkel .	6800	69,4	— 0,4
Kniegelenk . .	47	— 1	Unterschenkel .	3090	28,8	— 2,7
Fußgelenk . . .	6	— 5	Fuß	1050	3	+ 1,3
Schultergelenk .	133	— 1	Oberarm . . .	1980	118,4	— 1,9
Ellbogen. . . .	102	— 3	Unterarm . . .	1340	90,9	— 1,3
Handgelenk . .	75,5	+ 1	Hand	490	70,5	0

Gesamthöhe des Körpers: 169 cm | Gesamtgewicht des Körpers: 58 700 g.

Die mechanischen Bedingungen, unter denen sich die beweglichen Abschnitte des Körpers beim Stehen befinden, sind derart, daß, obgleich sie sich scheinbar in ruhiger Gleichgewichtslage halten, in Wirklichkeit weder stabiles noch labiles Gleichgewicht besteht. Der Beweis hierfür liegt darin, daß der stehende Körper bei Störung der Muskeltätigkeit sogleich umfällt. Er ist also nur durch fortwährende Muskeltätigkeit aufrecht gehalten, und auch hierbei herrscht nicht etwa Gleichgewicht zwischen Muskelzug und Schwerkraft, sondern es findet nachweislich ein fortdauerndes Schwanken statt. Die einzelnen Körperteile sind also beim Stehen überhaupt nicht in Ruhe, sondern in Bewegung. Sieht man von diesen kleinen Bewegungen ab und setzt an Stelle des in Wirklichkeit schwankenden Muskelzuges eine stetige mittlere Spannung, so kann man die mechanischen Bedingungen des Stehens bezeichnen als stabiles Gleichgewicht der Muskelkräfte und der Schwerkraft an allen einzelnen Körperteilen.

Braune und Fischer haben allerdings nachgewiesen, daß eine Haltung möglich ist, die sie als „Normalhaltung" bezeichnen, in der sämtliche Körperabschnitte in labilem Gleichgewicht aufeinander in senkrechter Lage aufgebaut sind. Diese Haltung entspricht mit großer Annäherung der eines in Rückenlage auf ebener Unterlage ruhenden Körpers. Da in dieser Haltung der Körper schon bei der geringsten Verschiebung des Schwerpunktes nach hinten rückwärts überfallen muß, kann sie in Wirklichkeit nur versuchsweise auf kurze Zeit angenommen werden und hat keinerlei praktische Bedeutung.

Von beiden Beinen gleichmäßig unterstützt, kann der Körper seitlich nur sehr wenig schwanken, und damit er aufrecht stehen bleibe, kommt es daher im wesentlichen darauf an, daß er nicht nach vorn oder hinten falle.

Der Kopf ist im Atlasgelenk und außerdem durch Krümmung der Halswirbelsäule beweglich, so daß er beim Nachlassen der Nackenmuskeln nach vorn überkippt. Er muß also beim Stehen durch die Nackenmuskeln und die Muskeln der Halswirbelsäule in annähernd starrer Verbindung mit dem Rumpf gehalten werden.

Der Rumpf ist an sich biegsam, wird aber durch Muskelzug annähernd starr gehalten. Er stellt demnach mit dem Kopf zusammen ein starres System dar, das durch die beiden Hüftgelenke gegen seitliches Umfallen gesichert ist, gegen Umfallen nach vorn oder hinten aber nicht unterstützt ist.

Die Arme, die frei von der Schulter herabhängen, üben durch ihr Gewicht an den Schultern einen senkrechten Zug aus. Dies wirkt für die Gewichtsverteilung so, als sei die Masse der Arme in den Schultergelenkpunkten vereinigt.

Der gemeinsame Schwerpunkt von Kopf, Rumpf und Armen liegt nach Otto Fischers Bestimmung rund 30 cm über und einige Millimeter hinter dem Mittelpunkt der queren Hüftgelenkachse.

Den Beinen fällt nun die Aufgabe zu, den in dieser Weise auf den Hüftgelenken ruhenden Rumpf aufrechtzuhalten und zu tragen.

Da der Schwerpunkt der gesamten über den Hüftgelenken befindlichen Körpermasse hinter der Frontalebene der Hüftgelenke liegt, würde der Oberkörper nach hinten umfallen, wenn er nicht durch Muskelzug nach vorn im Gleichgewicht erhalten würde. An diesem Zuge beteiligen sich alle Muskeln, die zwischen Becken und Beinen vor der Frontalebene der Hüftgelenkmitten verlaufen, vornehmlich der Ileo-Psoas. So bildet der Rumpf mit Kopf, Armen und den beiden Oberschenkeln gewissermaßen wieder ein starres System, das auf den Kniegelenken ruht. (Abb. 20.)

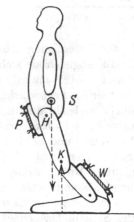

Abb. 20. Modell zur Veranschaulichung der Gleichgewichtserhaltung beim Stehen. Die Senkrechte vom Schwerpunkt S geht hinter dem Hüftgelenk H vorbei, dabei ist der Psoas P angespannt. Das Knie K wird auf Streckung beansprucht. Der Wadenmuskel W hält den Unterschenkel aufrecht.

Die Kniegelenkmittelpunkte befinden sich bei der „bequemen Haltung" um etwa 1 cm hinter der Frontalebene der Hüftgelenkmittelpunkte. Der gemeinsame Schwerpunkt der Oberschenkel liegt ebenso wie der des Rumpfes einige Millimeter hinter dieser Ebene. Mithin liegt der Schwerpunkt der gesamten über den Kniegelenken befindlichen Körpermasse weniger weit hinter den Hüftgelenken als die Knie, also vor der Frontalebene der Kniegelenkmittelpunkte. Daher würde der Körper von den Knien aufwärts nach vorn überfallen, wenn er nicht durch Muskelzug nach hinten im Gleichgewicht gehalten würde. An diesem Zuge beteiligen sich alle Muskeln, die zwischen Oberschenkeln und Unterschenkeln hinter der Frontalebene der Kniegelenkmittelpunkte verlaufen, also sowohl die hinteren Oberschenkelmuskeln als auch die Wadenmuskeln. So werden also die Oberschenkel mit dem übrigen oberen Teil des Körpers auf den beiden Unterschenkeln aufrecht gehalten. (Abb. 20.)

Die Unterschenkel, die die ganze Last tragen, werden im Fußgelenk von den Füßen unterstützt, das Fußgelenk liegt aber in der natürlichen Haltung volle 5 cm hinter der Frontalebene der Hüftgelenke, also 4 cm hinter der der Kniegelenkmittelpunkte. Die Längsachse der Unterschenkel ist also um 4 cm vorwärts geneigt, und die Unterschenkel würden unter der Last des Körpers auf den Fußgelenken nach vorwärts umfallen, wenn sie nicht durch Muskelzug nach hinten aufrecht erhalten würden. Diesen Muskelzug übt hauptsächlich der dreiköpfige Wadenmuskel aus. (Abb. 21 und 22.)

Die Füße stellen jeder für sich gewissermaßen eine Schwelle dar, auf der das Gerüst des Körpers errichtet ist. Man hat über die Anordnung der Fußknochen zum Tragen der Körperlast vieles geschrieben, was sich bei genauerer Betrachtung unhaltbar erweist. Die Vergleichung des Fußes mit einem Gewölbe

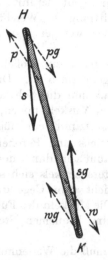

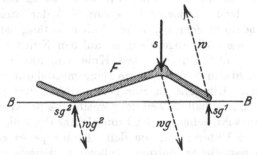

Abb. 21. Gleichgewicht der Kräfte am Oberschenkel. *H* Hüfte, *K* Knie. Die Schwere des Körpers wirkt in *H* mit einer Kraft *s*, die in *K* eine gleiche und entgegengesetzte Druckkraft *sg* hervorruft. Dies Kräftepaar strebt den Oberschenkel gegen den Uhrzeiger zu drehen. Der Zug des Psoas *p*, mit seiner Gegenkraft *pg* und des Wadenmuskels *w* mit der Gegenkraft *wg* bilden zwei Kräftepaare, die dem Kräftepaar *s sg* die Wage halten.

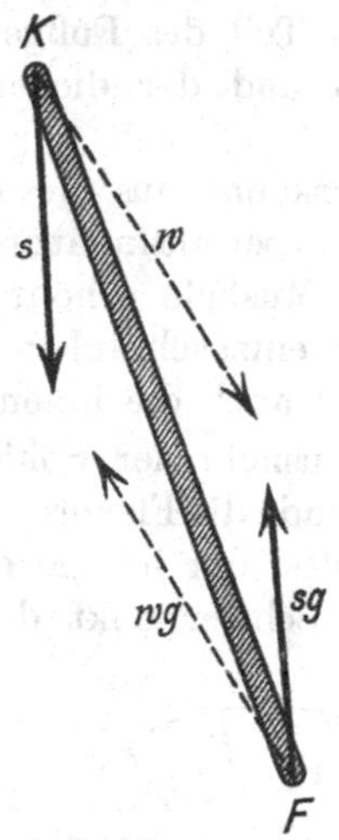

Abb. 22. Gleichgewicht der Kräfte am Unterschenkel. *K* Knie, *F* Fußgelenk. Die Schwere von Körper und Oberschenkeln wirkt in *K* mit einer Kraft *s*, die in *F* eine gleiche und entgegengesetzte Druckkraft *sg* hervorruft. Dies Kräftepaar strebt den Unterschenkel gegen den Uhrzeiger zu drehen. Ihm hält der Zug des Wadenmuskels *w* mit der dazu gehörigen Gegenkraft *wg* die Wage.

ist allein auf äußerliche Ähnlichkeit gegründet. Zutreffender ist der Vergleich mit einem untergurteten Sprengwerk, weil der Bau des Fußes durch die Bänder

Abb. 23. Die auf den Fuß wirkenden Kräfte. Die Schwere des Körpers (bis auf die Füße) wirkt als die Kraft *s* auf das Fußgelenk *F*. Das Fußgerüst verteilt diesen Druck auf Ferse, wo *sg¹*, und Ballen, wo *sg²* als Gegendruck des Bodens auftreten. Der Wadenmuskel zieht an der Ferse mit einer Kraft *w*, die im Fußgelenk eine Gegenkraft *wg* hervorruft. Dieses Kräftepaar bringt am Ballen einen Druck *wg²* hervor, der sich zu *sg²* hinzufügt, während *sg¹* entsprechend entlastet wird.

und Muskeln der Sohlenfläche in seiner wölbungsähnlichen Gestalt gehalten wird. (Vgl. Abb. 24.) Auch diese Auffassung setzt aber voraus, daß der Fuß nur auf einzelnen besonderen Stützpunkten ruhe, während dies in Wirklichkeit nur in beschränktem Maße gilt. Allerdings ist der mittlere mediale Teil der Sohle hohl, so daß er den Boden nicht oder nur leicht berührt, aber ein recht großer Teil des Fußgerüsts ruht durch Vermittlung der Weichteile, des Fettpolsters und der dicken Sohlenhaut mehr oder weniger fest auf dem Boden.

Man erkennt aus dieser Übersicht, daß beim Stehen ein großer Teil der gesamten Körpermuskulatur dauernd in Anspruch genommen ist. Die Menge der tätigen Muskeln erhöht sich noch dadurch, daß, um die Schwankungen des Körpers einzuschränken, nicht nur die genannten Muskelgruppen, sondern in der Regel auch die ihnen entgegenwirkenden angespannt sein müssen.

Die Muskeln der Sohle, nämlich Tibialis posticus und Peronei und in gewissem Grade die Flexoren der Zehen, müssen gespannt sein, damit der Vorderteil des Fußes, der infolge der Vorneigung des Unterschenkels sich senkrecht unter dem Schwerpunkt des Körpers befindet, nicht dem Gegendruck des Bodens nachgebe. Die Muskeln des Fußrückens dürften dagegen beim bequemen Stehen untätig sein.

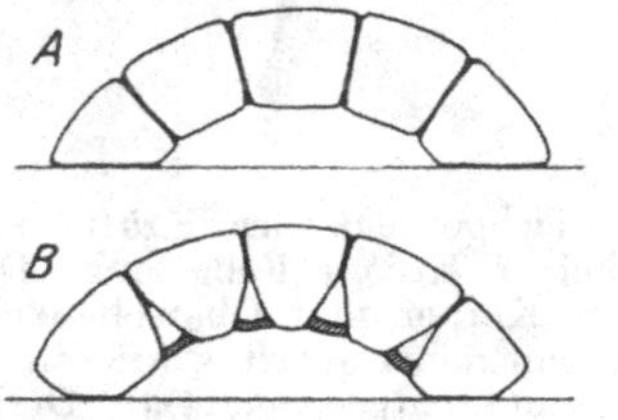

Abb. 24. Das Knochengerüst des Fußes ist nicht einem Gewölbe (A), sondern einem untergurteten Sprengwerk (B) zu vergleichen.

Am stärksten muß die Wadenmuskulatur arbeiten, um die Unterschenkel im Fußgelenk aufrecht zu halten. Auf den Knien strebt die Last des gesamten Körpers mit Ausnahme der Unterschenkel und Füße, also bei 58 kg Gesamtgewicht etwa 50 kg, durch senkrechten Druck, die Unterschenkel nach vorn zu neigen. Die Senkrechte vom Kniegelenkmittelpunkt geht 4 cm vor dem Fußgelenk vorbei. Dieser Einwirkung müssen die Wadenmuskeln durch schrägen Zug nach unten und hinten das Gleichgewicht halten. Ihre Zugrichtung geht etwa 3 cm hinter dem Fußgelenk vorbei. Ihre Spannung muß also zu der Last des Körpers im Verhältnis 4 zu 3 stehen, das heißt: für 50 kg 66 kg betragen.

Im Gegensatz dazu sei nochmals betont, daß der Strecker des Unterschenkels, der Quadriceps femoris, beim Stehen untätig ist. Oberschenkel und Rumpf stehen, wie oben angegeben, so auf den Knien, daß sie, wenn sie frei wären, vornüber fallen würden. Das Knie wird also nur auf Streckung beansprucht, und wird durch die gesamte Beugemuskulatur des Knies an der Streckung gehindert. Übrigens ist nur geringe Muskeltätigkeit erforderlich, um die Streckstellung zu erhalten, weil der gemeinsame Schwerpunkt der oberen Teile des Körpers nur sehr wenig vor der Frontalebene der Knie liegt. Immerhin genügt dieser geringe Unterschied, um den Quadriceps so zu entlasten, daß man bei jedem in natürlicher Haltung stehenden Menschen die Kniescheibe mit zwei Fingern hin- und herschieben kann.

Dabei ist das Knie keineswegs „durchgedrückt", im Gegenteil, es kann in beträchtlich weniger als 180° Streckung stehen. Darin liegt zugleich der Beweis, daß das Knie gegen die Neigung des Körpers vornüber zu fallen, durch die Beugemuskeln, nicht etwa durch die Gelenkbänder, gesteift wird. Das Knie kann nämlich aus der natürlichen Haltung heraus jederzeit noch mehr gestreckt werden. Dies würde unmöglich sein, wenn es schon in der natürlichen Haltung durch Bänder gehemmt wäre. Bei der Streckung, die man als „Durchdrücken" bezeichnet, ist der Quadriceps tätig.

Die übrigen Muskelgruppen, die den Rumpf auf den Oberschenkeln aufrechterhalten, haben nur wenig Arbeit zu leisten.

Da der Körper beim Stehen in der beschriebenen Haltung durch die Muskelkräfte annähernd starr gehalten wird, ist die Sicherheit im Stehen nach denselben Grundsätzen zu beurteilen, wie bei festen Körpern. Ein fester Körper beharrt nur so lange im Stehen, als das Lot vom Schwerpunkt innerhalb der Unterstützungsfläche fällt. Beim Stehen des Menschen bilden die beiden Sohlen mit ihren Außenrändern und ihren Verbindungslinien die Unterstützungsfläche, das sogenannte „Fußviereck". Genau genommen muß wegen der Nach-

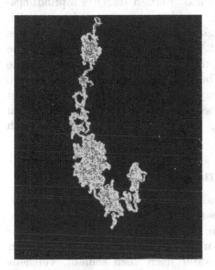 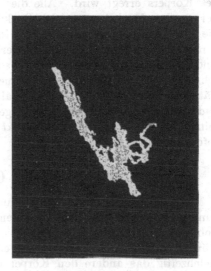

a   *b*

Abb. 25 u. 26. Die Abbildungen geben die Schwankungen der Helmspitze stehender Soldaten wieder; *a* in Grundstellung, *b* in Schieß-Stellung. Man sieht, daß die größten Schwankungen senkrecht zur Verbindungslinie der Füße gerichtet sind. Nach Leiterstorffer.

giebigkeit der Fußränder die Grenze der wirksamen Unterstützung 1,5—3 cm innerhalb der genannten Grenzen des Fußvierecks gerechnet werden.

Bei der natürlichen Haltung fällt das Lot vom Schwerpunkt etwa 4 cm vor die gemeinsame Achse der Fußgelenke, also etwa 13 cm hinter die vordere und 7 cm vor die hintere wahre Grenze des Fußvierecks. Der Körper kann weiter vornüber geneigt werden („Vorn reinlegen" der Exerziermeister) bis das Lot vom Schwerpunkt in die wahre vordere Grenze des Fußvierecks gelangt, oder rückwärts, bis es in die hintere Grenze fällt, bei weiterer Verschiebung des Schwerpunktes kommt der Körper ins Kippen.

Bei verschiedener Stellung der Füße ist auch die Form des Fußvierecks und demnach die Lage des Schwerpunkts relativ zur Unterstützungsfläche eine andere. Diese Veränderungen wirken merklich auf die Sicherheit des Stehens ein, weil die Schwankungen des Körpers stets in der Richtung am kleinsten sind, in der die Unterstützungsfläche die größte Ausdehnung hat. (Abb. 25 u. 26.)

Das fortwährende Schwanken beim Stehen, sowie die dauernde Anspannung zahlreicher Muskeln bedingt einen Energieaufwand gegenüber dem Zustand der Körperruhe, der mindestens 10—20 v. H., bei manchen Leuten noch
mehr, des Gesamtenergieverbrauchs beträgt.

Die Leistung der Muskeln wird durch unbewußte Tätigkeit des Nervensystems veranlaßt, die auf folgende Weise entsteht: Der Drucksinn der Haut
der Fußsohlen wird durch die wechselnde Belastung der Sohlenränder beim
Schwanken des Oberkörpers erregt, ebenso die Empfindungsorgane in den
Muskeln, Sehnen und Gelenken der Füße und Beine. Außerdem überwacht
fortwährend das Auge die Stellung des Körpers im Raum. Endlich wird angenommen, daß auch das statische Organ im Ohrlabyrinth durch die Bewegung
des Körpers erregt wird. Alle diese Eindrücke werden durch Empfindungsnerven den Muskelzentren im Rückenmark zugeleitet, und von hier werden
die Bewegungsnerven der Muskeln in Tätigkeit gesetzt in dem Maße, wie es
gerade die jeweilige Schwankung erfordert. Beim Stehen auf einem Beine
sind die Schwankungen in der Regel so groß, daß die erwähnten Sinneseindrücke
sehr deutlich zum Bewußtsein kommen. Übrigens ist die gesamte geschilderte
Tätigkeit der Sinne und des Zentralnervensystems beim Stehen überzeugend
dadurch zu erweisen, daß, wenn irgend eines der genannten Sinnesorgane in
seiner Leistungsfähigkeit beschränkt wird, die Sicherheit des Stehens sich
sofort merklich vermindert.

B. Gehen.

Da der Körper im Stehen nur durch Muskeltätigkeit aufrecht erhalten wird,
kann er in jedem Augenblick aus dem Stehen in die Gangbewegung eintreten.
Sobald nämlich die Wadenmuskeln ein klein wenig nachlassen, neigt sich der
Körper vornüber. Indem dann das eine Bein nach vorn gestellt wird, während
gleichzeitig das andere den Körper noch weiter nach vorn schiebt, vollzieht
sich der erste Schritt. Die weiteren folgen, indem die Last des Körpers auf das
vorn stehende Bein übertragen und alsdann das hintere Bein nach vorn gebracht
wird. Diese Tätigkeit der beiden Beine wiederholt sich dann in regelmäßig
abwechselnder Folge.

Die Bewegungen der beiden Beine mögen nun auf Grund der Ergebnisse
beschrieben werden, die Otto Fischer bei seiner Untersuchung über den Gang
des Menschen festgestellt hat.

Fischers Versuchsperson maß 169 cm und hatte eine Beinlänge von
78 cm. Der einfache Schritt maß in den beiden Aufnahmen 77,9 und 76,8 cm,
die Schrittdauer betrug 0,495 und 0,485 sec., woraus sich 122 Schritte in der
Minute bei einer mittleren Geschwindigkeit von 1,5 m (fast 6 km in der Stunde)
berechnen.

Die beiden Haupttätigkeiten des Stützens und des Vorschwingens sind
nicht scharf getrennt, sondern während das vordere Bein den Körper stützt,
steht auch das hintere anfänglich noch auf dem Boden und schiebt oder stemmt
den Körper vorwärts.

Man kann daher, sowohl nach der Art der Tätigkeit wie nach dem zeit-
lichen Verlauf bei jedem Doppelschritt drei Perioden unterscheiden: Die des
Stemmens, die des Vorschwingens, die des Stützens. Hiermit soll nicht gesagt

sein, daß während der so bezeichneten Perioden das Bein dauernd und ausschließlich die angegebenen Leistungen ausführt.

Die drei Tätigkeiten jedes Beines folgen einander in ununterbrochener Reihe, stehen zu denen des anderen Beines in Wechselbeziehung und gehen dadurch gewissermaßen ineinander über. Es ist mithin kein bestimmter Punkt gegeben, von dem aus man mit der näheren Beschreibung der Bewegungen beginnen kann, ohne auf die vorhergegangenen Verhältnisse Rücksicht zu nehmen. Am günstigsten ist hierfür vielleicht der Augenblick, in dem der eine Fuß den Boden verläßt. Es möge der Anschaulichkeit halber der bestimmte Fall des rechten Beines gewählt werden. In dem Augenblick also, wo das rechte Bein den Halt am Boden verläßt und frei zu schwingen beginnt, steht der linke Fuß, um eine Schrittlänge vorgesetzt, schon auf dem Boden. Die Hüftgelenke und der Oberkörper befinden sich etwas über die Mitte zwischen beiden Füßen hinaus vorgeschoben, das linke Bein ist also noch merklich nach rückwärts geneigt.

Da das Bein in dieser Stellung den Körper nicht eigentlich tragen kann, ist die Bezeichnung „Periode der Unterstützung", nicht wörtlich zu nehmen. Um die Bewegung des rechten Beines darzustellen, braucht vorläufig die Frage der Unterstützung durch das linke nicht erörtert zu werden.

Das Hüftgelenk bewegt sich, indem die Gangbewegung ihren Fortlauf nimmt, in einer flach konkav aufsteigenden Kurve, die alsbald in eine konvexe übergeht, bei ungefähr senkrechter Stellung des linken Beines ein Maximum erreicht und dann wieder absinkt. Das rechte Bein ist im Augenblick, wo es den Boden verläßt, im Knie leicht gebeugt (150^0) und diese Beugung nimmt zu, indem das Bein vorschwingt, bis der Oberschenkel die Senkrechte überschritten hat, dann tritt, während der Oberschenkel 25^0 nach vorn schwingt, völlige Streckung im Kniegelenk ein. Dies wird zwar von solchen Beobachtern, die die Gehbewegung nur mit dem Auge verfolgen, in Abrede gestellt, es kann aber, nach zahlreichen photogrammetrischen Aufnahmen kein Zweifel darüber sein, daß kurz vor dem Aufsetzen des Fußes das Knie vollständig gestreckt, und, wo die Möglichkeit vorliegt, sogar überstreckt wird. Mit dieser Kniestreckung hat es folgende Bewandtnis: Der Oberschenkel wird am Beginn der Schwingung nach vorn bewegt und zieht den Unterschenkel hinter sich her. Infolge seines Beharrungsvermögens strebt der Unterschenkel gegen den Oberschenkel zurückzubleiben, und dadurch nimmt die Beugung des Knies zu. Alsbald verlangsamt sich aber die Vorwärtsbewegung des Oberschenkels, und der Unterschenkel, der inzwischen die Geschwindigkeit des Oberschenkels angenommen hat, überholt diesen nun, so daß das Knie sich streckt. Kurz vor dem Aufsetzen des Fußes befindet sich also das Bein in völlig gestreckter Stellung.

Gleich nachher, noch vor dem Aufsetzen des Fußes, wird das Knie wieder leicht gebeugt.

Das Fußgelenk macht während des Schwingens eine Dorsalflexion von 10^0 und kehrt wieder fast zur Anfangsstellung zurück. Ehe das Bein auf dem Punkte ankommt, an dem es wieder auf den Boden gesetzt wird, findet schnell noch eine leichte Beugung des Knies und des Fußgelenkes statt.

Von dem Augenblicke, in dem das Bein den Boden berührt, beginnt die sogenannte Periode des Stützens, obschon, wie gesagt, das Bein zunächst durchaus noch nicht in einer Stellung ist, in der es den Körper wirklich tragen kann. Das ganze, im Knie nahezu gestreckte Bein bildet nämlich in diesem Augenblicke einen Winkel von etwa 25^0 mit der Senkrechten.

Der Fuß wird mit dem Hacken zuerst aufgesetzt, nicht wie es der Parademarsch und die Tanzmeister vorschreiben, mit dem Ballen, und schlägt dann mit der Sohle auf den Boden, auf dem er verharrt, bis das Bein etwas über die senkrechte Stellung hinaus vorgerückt ist. Nach Ausweis der Fischerschen Aufnahmen ruht die Sohle nicht absolut fest auf dem Boden, sondern die Bewegung des Hinunterklappens der Sohle setzt sich in Form einer ganz leisen Neigung des Fußes fort, die in ein ebenso geringfügiges Kippen nach vorn übergeht. Man erhält unmittelbar den Eindruck, daß die Körperlast auf dem nachgiebigen Polster der Fußsohle gleichsam hinüberschaukelt.

Schematisiert man das vorn aufgesetzte Bein als eine steife Stütze von unveränderlicher Länge, so ist klar, daß, wenn der untere Endpunkt auf dem Boden feststeht und der obere sich mit dem Körper vorwärts bewegt, dieser obere Punkt einen Kreisbogen um den unteren Endpunkt beschreiben und senkrecht über diesem seine höchste Stellung erreichen muß. Tatsächlich findet eine derartige Bewegung des Hüftgelenkes statt, die aber verschiedener Nebenumstände wegen von der reinen Kreisbewegung stark abweicht. Das Bein ist ja in Wirklichkeit keine starre Stütze, und es erfährt vom Augenblick des Aufsetzens des Fußes an bis zum Einnehmen der senkrechten Stellung eine zunehmende Streckung im Kniegelenk. Hieraus ergibt sich die oben schon erwähnte, erst konkav, dann konvex aufsteigende Bahn des Hüftgelenks während des ersten Teiles der Periode des Stützens. Der Anstieg ist hier erheblich steiler als die Kreiskurve sein würde, weil ja der Radius durch die Streckung des Knies vergrößert wird.

Die Periode des Stützens geht, noch während das andere Bein schwingt, in die des Schiebens oder Stemmens über, sobald das Bein die senkrechte Lage überschreitet. Schon als bloße Stütze würde von diesem Augenblicke an das Bein eine Vorwärtsbewegung des Rumpfes verursachen, indem die Last auf dem oben erwähnten Kreisbogen nach vornüber zu fallen streben würde. Diese vorwärtsschiebende Wirkung erhält dadurch Kraft und Nachdruck, daß das Bein erst vollends im Knie und alsdann auch im Fußgelenk gestreckt wird, wobei Fußballen und Fußspitze allein auf dem Boden bleiben. Durch diese Verlängerung des Beines erhält die Bahn des Hüftgelenkes eine flachere Krümmung, als dem Kreise von der Länge des senkrecht stützenden Beines entsprechen würde. Immerhin aber bewegt sich das Hüftgelenk und mit ihm der ganze Oberkörper in einer absteigenden Kurve. Wenn das Bein allmählich aus einer senkrechten Stellung um etwa 25^0 nach vorn geneigt ist und die Streckung des Fußgelenkes etwa halb vollendet ist, beginnt wieder Beugung des Knies. Dadurch und durch die für die Periode des Schwingens schon angegebene Streckung des Knies im linken schwingenden Beine kommt dessen Ferse zum Aufschlagen auf den Boden und es beginnt für das linke Bein die Periode des Stützens. Infolge der starken Streckung des rechten Fußgelenks und der beginnenden Streckung des linken Kniegelenks wird in diesem Augenblicke die absteigende Kurve der Hüftgelenksbahn in die aufsteigende übergeführt. Gleich darauf ist die Streckung des Fußgelenkes vollendet, es tritt Beugung im Fuß- und Kniegelenk ein und das dadurch verkürzte, durch die Streckung und Vorwärtsbewegung des Stützbeines angehobene Bein löst sich vom Boden und geht in die Periode des Schwingens über.

Um eine bessere Übersicht über die Wechselbeziehungen zwischen den beschriebenen Tätigkeiten der beiden Beine zu ermöglichen, sind hier die wichtigsten Punkte nach Raum und Zeit nochmals zusammengestellt.

Durch die beiden dicken Striche im oberen Teile der Abb. 27 soll die Bewegung der beiden Beine veranschaulicht werden. Der obere Strich drückt die Bewegung des rechten, der untere die des linken Beines aus. Die Länge der Striche von links nach rechts drückt die Zeit in 0,001 Sekunden aus.

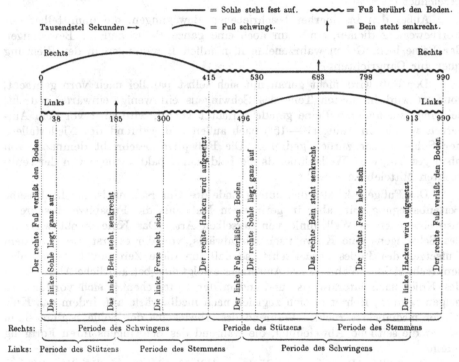

Abb. 27. Zeitliche Verhältnisse der Beintätigkeit während eines Doppelschrittes nach den Angaben von O. Fischer.

Der obere Strich beginnt mit einem Bogen, der bezeichnen soll, daß der Fuß während dieses Zeitraumes in der Luft nach vorn geführt wird. Der Bogen endet bei der Zeitangabe 415, d. h., die freie Schwingung des rechten Beines dauert 0,415 Sekunden. Dann folgt ein Stück Schlangenlinie, das den Zeitraum andeutet, während dessen zwar der Hacken den Boden berührt, die Sohle aber noch nicht auf dem Boden ruht. Vom Zeitpunkt 530—798 steht die Sohle voll auf. Der Augenblick, in dem das Bein senkrecht steht, ist durch einen Pfeil bezeichnet, der mit der Zeitangabe 683 zusammenfällt. Die Stelle, wo der gerade Strich wieder in eine Schlangenlinie übergeht, bezeichnet den Augenblick, in dem die Ferse sich vom Boden zu heben beginnt, im Zeitpunkt 798.

In genau derselben Weise gibt der untere Strich die Bewegung des linken Beines an.

Im unteren Teil des Bildes sind die Bedeutungen der einzelnen Zeitpunkte und Zeiträume mit Worten bezeichnet.

In Abb. 28 ind die Stellungen der Beinknochen für 20 gleiche Zeitabstände während eines Doppelschrittes dargestellt. Die Dauer des Doppelschrittes betrug 990 tausendstel Sekunden, auf den einzelnen Zeitraum entfallen demnach 0,0495 Sekunden. Bei der ungleichmäßigen Geschwindigkeit der Gangbewegung sind natürlich die Raumabstände der einzelnen Phasen voneinander verschieden. Die Stellungen, die den auf der vorhergehenden Abbildung vermerkten Zeitpunkten entsprechen, sind auch in Abb. 28 besonders bezeichnet.

Außer den bis hierher beschriebenen Bewegungen, die unmittelbar der Fortbewegung dienen, sind nun noch eine ganze Reihe anderer Bewegungen der Beine beim Gehen wahrzunehmen, nämlich Bewegungen in der Richtung quer zur Gangrichtung.

Der Fuß wird nicht genau mit sich selbst parallel nach vorn gebracht, sondern wird im ersten Teile des Schwingens ein wenig einwärts gedreht, schwingt am anderen Beine gerade gerichtet vorbei, wird aber vor dem Aufsetzen wieder ein wenig (10—15⁰) nach außen und während des Niederfallens der Sohle wieder zurück gedreht. Die Fußspitze beschreibt demnach, von oben gesehen, eine Wellenlinie, da sie bald mehr, bald weniger von der senkrechten Mittelebene aweicht.

Das Fußgelenk, also das untere Ende des Unterschenkels, macht dieselbe Seitenbewegung mit, aber in geringerem Maße als die Fußspitze, beschreibt also eine flachere Wellenlinie von derselben Art. Das Knie macht während des Schwingens eine Kurve nach lateralwärts, von der es erst kurz vor dem Aufsetzen des Fußes zurückkehrt, so daß um diese Zeit der Unterschenkel senkrecht steht. Während des Aufsetzens erfolgt eine beträchtliche Abweichung des Knies nach lateralwärts, und indem der Unterschenkel sich vorwärts zu neigen beginnt, richtet er sich zugleich nach medialwärts auf, indem das Knie wieder medialwärts rückt. Während des Abwickelns der Sohle beginnt dann wieder die seitliche Abweichung, die während des Schwingens ihren Fortgang nimmt.

Durch diese Bewegung des Knies und die der Hüfte werden die seitlichen Bewegungen des Oberschenkels bestimmt. Das Hüftgelenk beschreibt in der Seitenrichtung eine ziemlich regelmäßige, flache Wellenlinie, indem es während des Schwingens nach medialwärts, während des Auftretens nach lateralwärts bewegt wird. Daraus ergibt sich mit Rücksicht auf die gleichzeitigen Seitenbewegungen des Kniegelenkes, daß der Oberschenkel im ersten Teile der Schwingung vom Knie aus gerechnet medialwärts geneigt ist, vor dem Aufsetzen lateralwärts, während des Aufsetzens senkrecht steht und während des Stemmens erst eine Neigung lateralwärts macht, um durch die senkrechte Ebene wieder zur Neigung medialwärts überzugehen.

Für die Bedeutung des Beines als Stütze ist die Beziehung der Lagen des Hüftgelenkes zum Fußgelenk wichtiger als die Stellung von Oberschenkel und Unterschenkel für sich. In dieser Beziehung ergibt sich, daß während des Aufstehens eines Fußes das Hüftgelenk um mehr als 5 cm weiter lateralwärts steht als das Fußgelenk, dagegen während des Schwingens der Fuß senk-

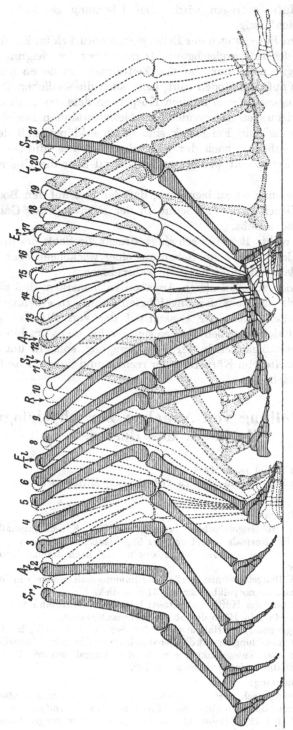

Abb. 28. Stellungen der Beine während eines Doppelschrittes (nach O. Fischer). Sr, Sl Beginn des Schwingens des rechten und linken Beines. Al, Ar, El, Er Anfang und Ende der Bewegung, während deren die linke und rechte Sohle auf dem Boden ruhen. R und L Stellungen, in denen der Fuß eben den Boden berührt.

recht unter der Hüfte getragen wird. Der Übergang geschieht allmählich und annähernd gleichförmig.

Diese seitlichen Bewegungen der Beine stehen natürlich im Zusammenhang mit der Erhaltung des Körpergleichgewichts gegenüber der Neigung zum Seitwärtsfallen. Dies gilt nicht nur von den Zeiträumen, in denen das Bein als Stütze des Körpers auf dem Boden ruht, denn auch die seitlichen Bewegungen während des Schwingens müssen an dem Körper, an dem das Bein hängt, entsprechende Gegenwirkungen hervorrufen. Die letzterwähnten Beziehungen der Lage des Hüftgelenkes zum Fußgelenk sind so zu erklären, daß der Körper, während ein Bein aufsteht, nach der Seite dieses Beines hinüber geschoben wird, damit der Schwerpunkt wenigstens annähernd über die Unterstützungsfläche komme.

In dieser Beziehung ist zu bemerken, daß der Fuß auf den Boden, außer dem senkrechten Druck und dem Schub in der Richtung des Ganges, auch seitliche Schubkräfte ausübt.

Während das rechte Bein frei schwingt, drückt die Sohle des linken Fußes nach links. Man kann dies beim Gehen auf einer wackeligen oder leicht verschieblichen Unterlage mitunter deutlich wahrnehmen.

Endlich ist noch zu allen diesen Angaben zu bemerken, daß sich rechtes und linkes Bein, wie auch aus den angeführten Zahlen zu erkennen ist, nicht genau gleich verhalten. Aus der Gesamtheit der von Fischer gemachten Beobachtungen läßt sich schließen, daß es sich hierbei nicht um bloße Zufälligkeiten oder Unregelmäßigkeiten in der Gangbewegung, sondern um konstante, auf die Verschiedenheiten im Körperbau der rechten und linken Seite begründete Erscheinungen handelt.

Zusammenstellung von Angaben zur physiologischen Mechanik des Beines.

I. Oberschenkel:

A. Länge: 436 mm Mittel nach Harleß.
417 mm (von Gelenkmitte zu Gelenkmitte) Mittel nach Fischer.

B. Hüftgelenk:

1. Form: Kugelgelenk.

a) Pfanne: Hohlkugelabschnitt von 170⁰—180⁰, Krümmungshalbmesser im Mittel 25 mm. Die Normale weicht von der Sagittalebene nach vorn um etwas über 45⁰ lateralwärts ab, von der Transversalebene um 45⁰ nach unten. Knorpelüberzug bis 0,9 mm dick.

b) Kopf: Vollkugelabschnitt von 240⁰ Krümmungshalbmesser beim Mann 26 mm, beim Weib 24 mm. Knorpelüberzug bis 37 mm dick.

c) Querabstand der Hüftgelenkmitten: 170 mm Querabstand von Außenfläche des Körpers, 80—90 mm Höhe des oberen Trochanterrandes.

d) Neigungswinkel des Halses gegen den Schaft: 115—140⁰, im Durchschnitt 125⁰. In der Grundstellung weicht die Schaftachse von der Verbindungslinie zwischen Hüftgelenkmitte und Kniegelenkmitte nach oben lateral um 5⁰—7⁰ ab, von der Vertikalen durch die Kniegelenkmitte um 12⁰.

2. Bewegungsumfang:

Die Bewegung nach vorn und hinten hat ihren maximalen Umfang von 140⁰ bei 15⁰ Abduktion, die Seitenbewegung ihren maximalen Umfang von 90⁰ (wovon 35⁰ nach medial) bei 35⁰ Vorhebung. Die Grenze des Bewegungsgebietes bildet ein ziemlich regelmäßiges Oval.

Rotation um die Längsachse: In der Grundstellung 40—90°, Durchschnitt 50°, bei Beugestellungen 90°. (Nach Straßer und Gaßmann.)

C. Gewicht des Oberschenkels: Nach Fischer: 6800 g.
„ Harleß: 6525 g.

Der Schwerpunkt liegt auf der Verbindungslinie der Gelenkmitten und teilt sie nach dem Verhältnis 4 zu 5. $^4/_9$ proximal.

3. Zur Wirkung der Hüftmuskeln gibt R. Fick folgendes an:

Muskel:	Verkürzung bei maximaler Flexion:	Querschnitt:
a) Vorwärtshebung:		
Rectus	60 mm	28,89 qcm
Tensor	154 „	8,40 „
Sartorius.	133 „	3,75 „
Gracilis	13 „	3,3 „
b) Rückwärtsbewegung:		
Semimembran.	74 mm	26,39 qcm
Glut. max. unterer Teil . . .	80 „	22,02 „
Biceps cap. longus	101 „	14,25 „
Add. magn. oberer Teil . . .	105 „	11,65 „
Add. magn. mittlerer Teil . .	101 „	11,65 „
Glut. max. mittlerer Teil . . .	52 „	22,02 „
Add. magn. unterer Teil . . .	69 „	11,65 „
Semi tendin.	74 „	7,65 „
Glut. max. oberer Teil	22 „	22,02 „
Gracilis	41 „	3,3 „
c) Abduktion:		
Rectus	11 mm	28,89 qcm
Tensor	28 „	8,40 „
Sartorius	15 „	3,75 „
d) Adduktion:		
Gracilis	49 mm	3,4 qcm
Biceps cap. longus	10 „	14,25 „
Semimembran.	3 „	14,55 „
Semitendin.	3 „	7,65 „

II. Unterschenkel.

A. Länge: 40,5 mm Mittel nach Harleß.
42,0 „ von Gelenkmitte zu Gelenkmitte nach Fischer.

B. Kniegelenk:

a) Form: Scharniergelenk (Spiralgelenk) dabei Doppelgelenk.
Beide Kondylen tangieren bei Grundstellung dieselbe Horizontalebene. Die Kniegelenkachse verläuft wagrecht, genau genommen weicht sie lateralwärts von der wagerechten nach unten um 3° ab. Die Tibia steht bei Grundstellung in der Verlängerung der Linie von Kniemitte nach Hüftgelenkmitte.

b) Die Bewegung setzt sich aus Rollen und Gleiten zusammen, ist nicht für beide Kondylen genau gleich, sondern bedingt, daß der Unterschenkel mit der Flexion zugleich gewisse Rotationen ausführt. Nach Braune und Fischer rotiert der Unterschenkel für jeden Grad Flexion:

In der Beugestellung		um
5°		25′
15°	im Sinne der	8′
20°	Pronation	0′
25°		5′
30°		7′
50°	im Sinne der	7′
80°	Supination	4′
105°		5′

Außerdem ist in Beugestellungen aktive Rotation möglich.

Die Kniescheibe bewegt sich bei Flexion um 5—7 mm. Ihr unterer Rand steht etwa 1 cm über der Gelenkfläche der Tibia.

C. **Umfang:** Streckung über 180⁰ ist abnorm, Beugung fast immer nur bis 50⁰ möglich.

Die willkürliche Rotation geht supinatorisch weiter als pronatorisch, ihr Umfang ist schon nahe der Streckstellung 10⁰, bei Beugestellungen 90⁰.

D. **Über das Arbeitsvermögen der Muskeln** gibt R. **Fick** folgende Zahlen:

Muskel:	Verkürzung bei max. Flexion:	Querschnitt:
Streckung:		
Vasti	80 mm	148,30 qcm
Rectus fem.	81 ,,	28,89 ,,
Tensor fasc. long.	10 ,,	7,56 ,,
Beugung [1]**:**		
Semimembran.	64 mm	26,38 qcm
Semitendin.	134 ,,	7,27 ,,
Biceps fem.	59 ,,	17,37 ,,
Gracilis	75 ,,	4,11 ,,
Sartorius	70 ,,	3,17 ,,

E. **Gewicht des Unterschenkels:** 2523 g Mittel nach **Harleß.** 3090 g nach **Fischer.** Der Schwerpunkt teilt die Verbindungslinie von Kniemitte zu Fußgelenkmitte im Verhältnis 4 : 5 ($^4/_9$ proximal).

III. Fuß.

A. **Länge:** 253 mm Mittel nach **Harleß.**

272 ,, nach **Fischer:** (Mittel).

Abstand Fußgelenkmitte zu Fußballen . . . . 150 mm

„   „   zu Fersenhaut nach hinten   50 „

nach **Fischer**   zu Tuber calcanei . . . .   40 „

B. **Fußgelenk.**

a) **Erstes Fußgelenk, oberes Sprunggelenk, Articulatio talicruralis.** Scharniergelenk.

1. Knöchelgabelfläche: Ausschnitt aus Zylinderhohlfläche vom Krümmungshalbmesser 20—22 mm von 70⁰—80⁰. Vorn 32—40 mm, hinten 28—35 mm breit.

2. Talusfläche: Genau entsprechende Krümmung, 120⁰ des Vollzylinders, vorn 32—40 mm, hinten 28—35 mm breit.

Die Talusfläche enthält eine rein sagittale Furche (bei Tieren, z. B. Pferd, ist sie zur Schraubenfurche ausgebildet).

3. Umfang: Plantar- und dorsalwärts annähernd gleich groß, im ganzen 30—40⁰.

b) **Zweites Fußgelenk, unteres Sprunggelenk, Articulatio talitarsalis.**

1. Zwischen Talus und Calcaneus Zylinderfläche von 18—25 mm Krümmungshalbmesser mit nach vorn um 30⁰ von der Fußlängsrichtung abweichender Achse, Talus hohl, Calcaneus gewölbt.

2. Zwischen Sprungbein und Naviculare Ellipsoidgelenk mit horizontaler langer Achse.

3. Zwischen Calcaneus und Cuboideum Sattelgelenk mit konvexer Krümmung der Calcaneusfläche um eine annähernd vertikale Achse.

4. Die Bewegung im unteren Fußgelenk setzt sich aus geringfügigen unbestimmten Verschiebungen der Einzelgelenke zusammen. Dadurch entsteht eine Bewegungsform in der Adduktion, Plantarflexion und Supination des Fußes sind vereinigt.

---

[1] Hierher gehörten auch die Gemelli des Gastrocnemius, für die keine Angabe vorliegt.

5. Der Umfang dieser Bewegungen beträgt nach Albert für Pronation und Supination 8—22⁰, für Abduktion und Adduktion 8—21⁰, für Dorsal- und Plantarflexion 1—10⁰. R. Fick berechnet aus den Messungen von Albert als Mittelzahlen für die Rotation 13⁰, für die Seitenbewegung 12,7⁰ und für die Flexion 5,8⁰.

C. Über die Muskelwirkung auf den Fuß macht R. Fick folgende Angaben:

a) Oberes Sprunggelenk:

Dorsalflexion:

Muskel:	max. Verkürzung:	Querschnitt:
Tibialis anterior	33 mm	7,7 qcm
Extensor dig. longus	33 ,,	2,5 ,,
Peronaeus III.	31 ,,	1,7 ,,
Extensor hall. long.	29 ,,	1,3 ,,

Plantarflexion:

Gastrocnemius	39 mm	23,0 qcm
Soleus	37 ,,	20,0 ,,
Flexor hallucis	19 ,,	4,5 ,,
Peronaeus longus	10 ,,	4,3 ,,
Tibialis post.	13 ,,	2,8 ,,
Peronaeus brev.	5 ,,	3,8 ,.

b) Unteres Sprunggelenk:

Supination:

Gastrocnemii	11 mm	23,0 qcm
Soleus	11 ,,	20,0 ,,
Tibialis post.	25 ,,	5,8 ,,
Flexor hallucis longus	15 ,,	4,5 ,,
Flexor dig. comm. longus . . .	20 ,,	2,8 ,,
Tibialis anterior	4 ,,	7,7 ,,

Pronation:

Peronaeus longus	24 mm	4,3 qcm
Peronaeus brev.	27 ,.	3,8 ,,
Extensor dig. longus	19 ,.	2,5 ,.
Peronaeus III.	22 ,,	1,7 ,,
Extensor hallucis longus . . .	9 ,,	1,3 ,,
Tibialis anterior	4 ,,	7,7 ,.

c) Chopartsches Gelenk:

Supination:

Tibialis anterior	90 mm	7,7 qcm
Tibialis posterior	6 ,,	5,8 ,,
Flexor dig. longus.	5 ,,	2,8 ,,
Flex. hall. long.	3 ,,	4,5 ,,
Extensor hallucis longus . . .	6 ,,	1,3 ,,

Pronation:

Peronaeus longus	14 mm	4,3 qcm
Peronaeus brev.	11 ,,	3,8 ,,
Externus dig. longus	10 ,,	2,5 ,,
Peronaeus III.	11 ,,	1,7 ,,

D. Die Fußwurzel-Mittelfußgelenke können vom mechanischen Standpunkt als unbewegliche Verbindungen gelten.

E. Die Mittelfußzehengelenke sind Scharniergelenke.

Umfang: bei aktiver Bewegung   bei passiver
        Dorsal 50—60⁰   90⁰
        Plantar 30—40⁰   45—50⁰

Die Zehen vermögen beim Stehen den Körper noch wirksam zu stützen, wenn die Schwerlinie bis auf 3 cm an die Spitze des Fußes also 4 cm über die gemeinsame Achse der Ballengelenke vorgeschoben ist.

Über die Leistung der Muskeln gibt R. Fick an:

Muskel:	Verkürzung bei max. Flexion:	Querschnitt:
Plantarflexion:		
Flexor hallucis longus	37 mm	4,5 qcm
Flexor dig. comm. longus . . .	30 ,,	2,8 ,,
Dorsalflexion:		
Extensor digit.	20 mm	2,5 qcm
Extensor hallucis longus . . .	28 ,,	1,3 ,,

Beinmessungen für die Massenfabrikation von Oberschenkel-Ersatzbeinen.

Von

Prof. Dr. Hermann Gocht, Berlin.

Mit 3 Abbildungen.

In den verflossenen Friedenszeiten war die Zahl der Oberschenkelamputierten eine verhältnismäßig geringe und damit die Aufgabe der orthopädischen Werkstätten, den Amputierten durch die Herstellung eines Ersatzbeines wieder steh- und gehfähig zu machen, leicht zu bewältigen. Das Studium der Ersatzglieder lehrt denn auch, daß es unter den Orthopädiemechanikern und Bandagisten, sowie unter den technisch und gehphysiologisch ausgebildeten und denkenden Ärzten schon immer Künstler auf diesem orthopädischen Spezialgebiet gegeben hat, die mit Hingebung und Verständnis an ihre schwierige Aufgabe herangegangen sind und dem Amputierten schnell und gut geholfen haben. Immer stand man also seinerzeit Einzelfällen gegenüber, man hatte Zeit und Muße, zu individualisieren. Aber nur wenige einzelne waren in der Lage, eigene große Erfahrungen zu sammeln, nur wenige fühlten sich veranlaßt, die in zerstreuten Veröffentlichungen anderer Konstrukteure niedergelegten Erfahrungen eingehend zu studieren und mitzuverwerten.

Da stellte uns der Krieg recht unvermittelt vor eine ungeheuer vergrößerte Aufgabe. Die Zahl der Amputierten wuchs und die ruhige Friedensarbeit von Fall zu Fall wurde abgelöst von der Notlage, hunderte und aberhunderte Amputierte gut und schnell versorgen zu müssen.

Denn vergessen wir nicht, daß unsere Amputierten nach Heilung ihrer Wunden und nach rechter Vorbereitung der Amputationsstümpfe ein Recht darauf haben, zugleich im Interesse ihrer sonstigen Gesundheit an Leib und Seele so schnell wie möglich von den Krücken und Stöcken loszukommen. Sprach hier einerseits das ethisch-hygienische Moment mit, den schwer Verstümmelten nicht länger warten zu lassen, ehe er sich wieder einigermaßen froh und frei auf seinen zwei Beinen fortbewegen konnte, so war daneben der außerordentlich wichtige praktische Gesichtspunkt maßgebend, daß die mit guten Ersatzgliedern ausgerüsteten Männer wieder ihrer Tätigkeit, ihrer Arbeit am Schreibtisch und

Zeichenbrett, an der Werkbank, an der Maschine und in der Landwirtschaft zugeführt werden im eigensten wirtschaftlichen Interesse und im Interesse unseres ganzen Vaterlandes.

Kurz alle diese Gründe waren von solch schwerwiegender Bedeutung, daß es geboten war, die Erfahrungen und die Kräfte aus der ärztlichen Kunst und aus der Technik zusammenzufassen, um so den Bau und die Durchkonstruktion der Ersatzglieder auf eine breitere Basis zu stellen und in gemeinsamer Arbeit der Ingenieur- und der orthopädischen Kunst schnell das Beste in genügend großer Anzahl zu schaffen. Es war notwendig, zu einer Massenfabrikation aller nur möglichen Teile der künstlichen Glieder, insbesondere auch der Oberschenkelersatzbeine überzugehen.

Zweierlei mußte für eine wirklich gedeihliche Massenfabrikation geleistet werden. Zum ersten galt es, die vorhandenen üblichen Rohstoffe, z. B. an Holz und Metall auf ihre Haltbarkeit, auf ihre Festigkeit in den verschiedenen Formen zu prüfen, also exakte Materialprüfungen vorzunehmen und für eine Reihe mangelnder Rohstoffe gut passende Ersatzstoffe ausfindig zu machen; ferner mußten geeignete Maschinen zur wirklich praktischen Bearbeitung der Materialien aus der Maschinentechnik herangezogen werden; nur so konnte zu teuere, unwirtschaftliche Arbeit vermieden werden. Damit ging Hand in Hand die Aufgabe, neben vielem anderen die Normalisierung einzelner Teile vorzunehmen usw.

Zum zweiten galt es, an einem größeren Menschenmaterial gewisse Durchschnittsgrößen zahlenmäßig zu gewinnen, um so verschiedene Teile der Oberschenkelbeine auf Vorrat arbeiten und dann für den Einzelfall, den Maßen des gesunden Beins entsprechend zusammenbauen und fertigstellen zu können.

Diese Durchschnittszahlen für die verschiedenen Körpergrößen hatten sich zu erstrecken vor allem auf die Längen der
1. Füße,
2. Unterschenkel,
3. Oberschenkel
und auf den Umfang der
4. Waden,
5. Kniegelenke.

Dieser Aufgabe habe ich mich unterzogen und mittels Bandmaßes, Zentimeterstabes und eines eigens zu diesem Zweck von mir konstruierten Apparates an mehr als 1300 Soldaten die notwendigen Längen- und Umfangsmessungen vornehmen lassen.

Um keinen Größentäuschungen zu verfallen, wurden diese Messungen mit besonderer Erlaubnis des Kgl. Preußischen Kriegsministeriums ausgeführt an 659 Mann vom Ersatzbataillon des 2. Garderegiments z. F. zu Berlin und an 659 Mann vom Ersatzbataillon des 36. Infanterieregiments zu Halle.

Mein Meßapparat (Abb. 1) ist so konstruiert, daß in der Mitte einer Holzbrettunterlage ein 58 cm hoher senkrechter viereckiger Mast fest steht. Dieser Mast ist hohl und seine Höhlung bildet die Führung für eine viereckige senkrecht nach oben ausziehbare Meßstange, die oben ein von vorn nach hinten verlaufendes Rundholz von 2 cm Durchmesser trägt. Die Meßstange trägt an ihrer vorderen dem Beschauer, dem Messenden zugewandten Seite eine Zentimeter-Einteilung. Ruht nun die Meßstange ganz in dem Mast, so beträgt ihre Höhe bis zur oberen runden Fläche des Holzbolzens 60 cm, ziehen wir die Meßstange nach oben heraus, so können wir an der Zentimetereinteilung jede Länge sofort ablesen von 63 cm an bis 100 cm.

Außerdem sind auf dem Grundbrett rechts und links 10 cm von der Mastmitte aus gerechnet zwei Winkelbretter angebracht. Diese Winkelbretter haben einen queren kürzeren und einen längeren von vorn nach hinten verlaufenden Schenkel. Beide Schenkel sind rechtwinkelig miteinander vereinigt in das Grundbrett eingelassen. Die Längsschenkel tragen von hinten anfangend auf ihrer oberen Fläche eine Zentimetereinteilung von 1—30.

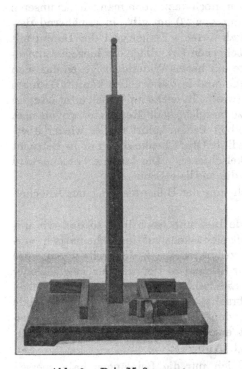
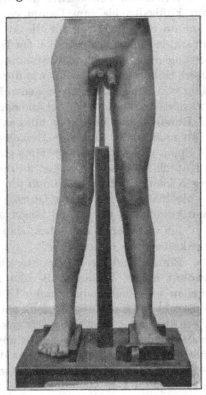

Abb. 1. Bein-Meßapparat.   Abb. 2. Meßapparat in Benutzung.

Auf dem einen Längsschenkel schleift rechtwinkelig ein von vorn nach hinten leicht verschiebliches Meßbrett.

Wie aus der Abb. 2 ohne weiteres ersichtlich, vollzieht sich nun die Messung derart, daß der Mann auf das Grundbrett tritt. Die hinteren Fersenteile werden an die kleinen Querschenkel der Fußbretter angelegt, die inneren Fußteile an die Längsschenkel; gleichzeitig drückt der Mann oder der Messende das verschiebbare quere Meßbrettchen bis zur festen Berührung an seine große Zehe.

Außerdem zieht der Mann an dem oberen Holzbolzen die senkrechte Meßstange aus dem Mast nach oben und hält sie fest angepreßt gegen den Damm.

Gleichzeitig liest der Messende die ganze Beinlänge und die Fußlänge an den Maßeinteilungen ab und gibt sie zu Protokoll.

Sogleich wird mit einem Zentimeterstab entsprechend der Kniegelenkslinie die Länge des Unterschenkels (also einschließlich Fußhöhe) und mit dem
Bandmaße der Umfang der Wadendicke und der Kniemitte (Mitte Kniescheibe)
gemessen.

So erhält der Messende sehr rasch diese 5 Maße.

Zu unseren Massenmessungen standen zwei solche Apparate direkt nebeneinander, so daß während der Messung des ersten schon wieder der zweite Mann
fertig zur Messung stand usw.

Wir haben wohlweislich für die Gesamtlänge des Beines die Entfernung
vom Fußboden bis zum Damm genommen, denn praktisch kommt diese sogenannte Schrittlänge für die künstlichen Beine allein in Betracht. Beim
aufrechten Stehen liegt nämlich der Damm, noch dazu wenn man wie bei unseren
Messungen den Beinen eine Spreizstellung von 20 cm gibt, in annähernd derselben Höhe vom Fußboden wie der Sitzknorren. Ferner gibt der Damm mit
seiner von Bandmassen überzogenen knöchernen Grundlage der hier zusammen-
stoßenden beiden unteren Schambeinäste ein hartes Widerlager, gegen das man
das Rundholz der Meßstange unzweideutig und fest andrücken kann. Dadurch
erhält man schnell und ohne Meßfehler (wie z. B. leicht am Trochanter oder an
der Spina anterior superior) stets gut zu vergleichende Resultate, wovon man
sich durch mehrere Messungen an derselben Person sofort immer wieder überzeugen kann. Außerdem kommt die mediale Oberschenkelseite nur in Betracht
für die Maße der seitlichen Oberschenkelschienen. Die laterale Schiene wird
dann gewöhnlich etwa 2 cm länger als die mediale Schiene.

Ich will noch hervorheben, daß ich von der Höhenmessung der Knöchel-
gelenksebene abgesehen habe.

Einmal sind die Höhenunterschiede hier unbeträchtlich, so daß wir uns
gewöhnt haben, bei der Fuß- und Fußgelenkskonstruktion schematisch vorzugehen und immer die gleiche Höhe zu nehmen. Andererseits legen viele
Konstrukteure das Knöchelgelenk ein für allemal so tief wie nur möglich oder
geben überhaupt kein Knöchelgelenk. Ein Sohlengelenk vor dem eigentlichen
Fersenteil des künstlichen Fußes angebracht, ersetzt bei vielen das fehlende
Knöchelgelenk ausgezeichnet. Für die, denen die Höhe der Knöchelgelenks-
ebene über dem Fußboden wissenswert erscheint, gebe ich auch diese Zahl:
sie beträgt im Durchschnitt 7,8 cm (vgl. Abb. 3).

Schließlich sei noch erwähnt, daß ich nur die Beinlängen habe messen
lassen, ohne jede Beziehung zur ganzen Größe der einzelnen Soldaten. So
wichtig dies für vergleichende Körpergrößenmessungen sein kann, so nebensächlich war es für unsere Aufgabe; außerdem hätte es die Messungen in jeder
Hinsicht kompliziert.

Indem ich dies alles vorausschicke, gebe ich nunmehr die Schlußtabelle
als Endergebnis unserer Messungen. Man muß sich wie in jede Statistik auch
in diese etwas hineinlesen, um die Durchschnittszahlen wirklich nutzbringend
der fabrikmäßigen Herstellung von Beinprothesen zugrunde legen zu können.

Zum leichteren Lesen der Tabelle erlaube ich mir noch die folgenden
Schlußausführungen:

In der ersten senkrechten Reihe ist jedesmal die Anzahl von Gardesoldaten,
in der zweiten senkrechten Reihe die Anzahl der Liniensoldaten und in der

dritten senkrechten Reihe die Summe dieser beiden gebracht im Hinblick auf die gewonnenen Durchschnittszahlen in der entsprechenden wagrechten Reihe.

Dies besagt

1. beim Lesen der ersten wagrechten Reihe: 5 Mann vom Ersatzbataillon des 36. Inf.-Rgts. zu Halle hatten eine Schrittlänge von 70 cm, eine durchschnittliche Unterschenkellänge von 38,8 cm, eine durchschnittliche Fußlänge von 25 cm usw.; ein Gardemann von 70 cm Schrittlänge war nicht vorhanden;

2. beim Lesen der untersten wagrechten Reihe: 2 Mann vom Ersatzbataillon des 2. Garderegiments zu Berlin hatten eine Schrittlänge von 98 cm, eine durchschnittliche Unterschenkellänge von 54,5 cm, eine durchschnittliche Fußlänge von 30,0 cm usw. Ein Linienmann von 98 cm Schrittlänge war nicht vorhanden;

3. unter den Gardesoldaten war am häufigsten vertreten eine Schrittlänge von 84 cm, nämlich bei 82 unter 659 Mann;

4. unter den Liniensoldaten war am häufigsten vertreten eine Schrittlänge von 79 cm, nämlich bei 76 unter 659 Mann;

5. unter den Garde- und Liniensoldaten insgesamt war am häufigsten vertreten eine Schrittlänge von 84 cm, nämlich bei 101 unter 1318 Mann.

6. die mittlere Unterschenkellänge schwankt bei der Garde zwischen 42,0 und 54,5 cm; man würde also bei der Arbeit auf Vorrat mit Längen von 43, 45, 47, 49, 51 und 53 cm, d. h. mit 6 Unterschenkellängen auskommen; denn

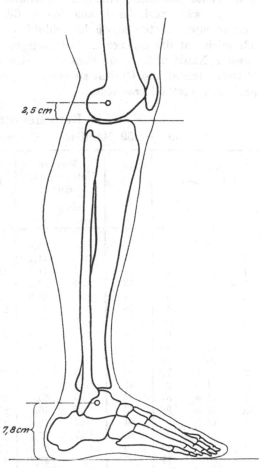

Abb. 3.   Knie- und Fuß-Gelenkachse.

die 2 Gardemänner mit Unterschenkellängen von durchschnittlich 54,5 cm bilden Ausnahmen. Zugleich ergibt ein Blick auf die Tabelle, daß die Unterschenkellängen von 51 und 53 cm nur seltener gebraucht, dementsprechend auch in geringerer Anzahl vorgearbeitet zu werden brauchen.

Der diese Zahlen Benutzende muß sich natürlich gegenwärtig halten, daß diese Durchschnittszahlen die ganze Unterschenkellänge von der Kniegelenkslinie bis zur Fußsohle darstellen; vgl. Abb. 3. Die Kniegelenkslinie ist aber nicht gleichwertig mit der Kniegelenksachse; denn diese, die quere Drehachse liegt etwa 2,5 cm oberhalb der Kniegelenkslinie, und die durchschnittliche Höhe des normalen Knöchelgelenks liegt 7,8 cm über der Auftrittsfläche des Fußes.

7. die mittlere Fußlänge schwankt bei Garde und Linie zwischen 24 und 31 cm. Wir brauchen aber nur im allgemeinen Fußgrößen von 25, 26, 27, 28 und 29 cm, die Maße 30 und 31 cm bilden Ausnahmen.

8. Der mittlere Knieumfang schwankt in der Hauptsache zwischen 34 und 37 cm. Wir kommen also mit einem einzigen Knieumfang von 36 cm gut aus und ebenso mit einem einzigen Wadenumfang von 35 cm.

Es wäre verlockend, aus den in der Tabelle enthaltenen Maßen noch weitere interessante statistische Schlußfolgerungen zu ziehen, doch beschränke ich mich auf die gegebenen Andeutungen, indem ich es dem kundigen Blick unserer Konstrukteure überlasse, für sich aus den großen Zahlen und ihren Mittelwerten all die Größen zu gewinnen, die ihnen für die Massenfabrikation praktisch wertvoll erscheinen.

Bein-Messungen
von je 659 Mann eines Garde- und Linienregiments.

Anzahl der Gemessenen			Schritt-länge	Mittlere Unterschenkel-länge:		Mittlere Fußlänge:		Mittlerer Knieumfang:		Mittlerer Waden-umfang:	
Garde	Linie	Sa.	cm	Garde cm	Linie cm	Garde cm	Linie cm	Garde cm	Linie cm	Garde cm	Linie cm
— +	5 =	5	70	—	38,8	—	25,0	—	32,0	—	33,8
2 +	13 =	15	71	42,5	41,4	25,2	25,6	34,0	34,7	36,5	33,3
1 +	19 =	20	72	42,5	41,3	25,0	26,0	35,0	33,5	36,0	34,0
1 +	22 =	23	73	42,0	42,4	24,0	25,6	36,0	33,4	35,0	33,1
2 +	33 =	35	74	43,0	42,6	25,5	25,8	35,5	34,4	35,5	35,2
8 +	40 =	48	75	43,5	42,7	25,7	26,1	34,4	33,6	34,6	33,7
3 +	63 =	66	76	43,3	43,3	25,7	26,3	35,0	35,1	35,0	34,5
11 +	57 =	68	77	43,5	43,3	26,2	26,4	35,1	34,1	34,6	34,2
14 +	71 =	85	78	44,7	44,1	25,3	26,6	34,2	34,2	34,2	34,4
16 +	76 =	92	79	45,3	44,2	25,9	26,9	35,1	34,5	34,3	34,6
22 +	57 =	79	80	45,3	44,8	26,2	26,9	35,3	34,4	34,5	34,2
41 +	54 =	95	81	45,4	44,7	26,7	27,0	35,7	34,5	35,2	35,0
50 +	37 =	87	82	45,6	45,3	26,6	27,3	35,7	34,9	34,9	34,8
59 +	37 =	96	83	45,9	46,1	26,9	27,5	35,7	35,5	35,1	35,1
82 +	19 =	101	84	46,3	46,6	27,2	27,6	35,6	35,5	34,6	34,4
77 +	17 =	94	85	46,7	47,1	27,0	27,6	36,0	35,2	34,7	35,1
72 +	12 =	84	86	47,2	47,4	27,2	27,7	35,9	36,1	34,8	35,0
67 +	10 =	77	87	47,6	47,7	27,7	28,4	36,2	35,3	34,8	35,0
52 +	6 =	58	88	48,6	48,6	27,7	28,3	36,4	35,7	35,0	36,3
26 +	6 =	32	89	49,0	49,0	27,5	28,5	36,5	36,0	34,8	35,7
23 +	4 =	27	90	50,0	48,5	27,7	28,5	36,4	35,5	33,9	34,5
13 +	1 =	14	91	51,0	52,0	28,1	31,0	37,1	36,0	34,9	37,0
8 +	— =	8	92	52,2	—	27,9	—	38,1	—	36,4	—
3 +	— =	3	93	54,0	—	28,0	—	38,0	—	36,0	—
4 +	— =	4	94	53,0	—	27,8	—	37,0	—	35,6	—
—	—	—	95	—	—	—	—	—	—	—	—
—	—	—	96	—	—	—	—	—	—	—	—
—	—	—	97	—	—	—	—	—	—	—	—
2 +	— =	2	98	54,5	—	30,0	—	36,0	—	34,5	—
659	659	1318									

Die Stumpfversorgung an der unteren Extremität.

Von

Geheimem Medizinalrat Professor **Dr. M. Borchardt**, leitender Arzt am Virchow-Krankenhaus Berlin.

Mit 40 Abbildungen.

Vor dem Krieg haben wir Ärzte uns um das Schicksal der Amputierten nicht immer genügend bekümmert. War die Wundheilung abgeschlossen, so wanderten die Patienten zum Bandagisten. Nur eine geringe Zahl von Ärzten hatte als Selbstkonstrukteure und Erbauer größere Erfahrung in der Herstellung von Ersatzgliedern. Nichtärztliche Bandagisten und Techniker erfreuten sich vielfach eines besonderen Rufes auf dem Gebiete des Kunstgliederbaues.

Das ist durch den Krieg mit einem Schlage anders geworden. Die übergroße Zahl von Schwerverletzten gab Veranlassung, daß hervorragende Chirurgen, Orthopäden und Ingenieure sich intensiver als früher mit dem Prothesenbau beschäftigen mußten. In kurzer Zeit sind durch gemeinsame emsige Tätigkeit im Bau der Ersatzglieder Fortschritte erzielt worden wie nie zuvor. Jeder Tag fast bringt uns Neues und Besseres.

Gute Prothesen, guter Wille, Selbstvertrauen und eine gewisse Geschicklichkeit des Verletzten sind Voraussetzungen für einen ästhetisch guten Gang, für Sicherheit und Ausdauer beim Gehen und bei der Arbeit. Aber der gute Wille, die Energie des Verletzten, seine Geschicklichkeit und das beste Ersatzglied, sie alle können den Amputierten die Beschwerden nicht nehmen, welche durch eine schlechte Beschaffenheit des Stumpfes hervorgerufen werden. Deshalb ist es unsere vornehmste ärztliche Pflicht, unsere ganze Kunst und Kraft daran zu setzen, den Verletzten einen guten brauchbaren Stumpf zu verschaffen.

Längst schienen die operativen Methoden und Regeln so ausgebildet, daß man im Frieden schlechte Stümpfe kaum mehr sah; um so überraschender waren die unbefriedigenden Resultate im Kriege.

Schon bald nach Beginn des Weltkrieges standen wir in der Heimat vor der betrübenden Tatsache, daß unter Tausenden von Amputations- und Exartikulationsstümpfen der unteren Extremität nur ein kleiner Prozentsatz

unseren Anforderungen entsprach. Die große Mehrzahl der Stümpfe mußte
verbessert werden; die Aufgaben, die uns dabei erstehen, sind vielfach neu
und nicht selten recht schwierig. Manche mühsame Operation hätte
uns, manch langes Krankenlager hätte dem Verletzten bei richtiger Technik und Nachbehandlung erspart werden können.

In der Mehrzahl der Fälle aber trägt die Art der Verletzung, die häufig
ungünstigen Transportverhältnisse u. a. m. die Hauptschuld an den schlechten
Stümpfen, und an diesen Imponderabilien des Krieges wird sich wohl auch in
Zukunft nicht viel ändern lassen.

Nach all den trüben Erfahrungen erscheint es nicht überflüssig, die
Forderungen zusammenzustellen, welche an die Amputations- resp. Exartikulationsstümpfe der unteren Extremität gestellt werden müssen. Das soll in
folgendem Kapitel in Kürze geschehen. Die Operationsmethoden selbst setzen
wir als bekannt voraus.

Wir werden uns bei unseren Ausführungen von den Erfahrungen leiten
lassen, die wir in mehr als 20jähriger Friedenspraxis und die wir neuerdings
im Kriege an Tausenden von Amputierten zu machen Gelegenheit hatten.
Ohne erschöpfend sein zu wollen, schreiben wir aus der Praxis für die Praxis.

Bedeutung der Stumpflänge.

Je länger ein Stumpf ist, je größer die Hebellänge, um so bedeutender
ist die Kraft, welche für die Bewegung der Prothese zur Verfügung steht.

Dieses allgemein bekannte Gesetz hat du Bois-Reymond zahlenmäßig
erläutert.

Das Verhältnis der Werte zweier Stümpfe ist gegeben durch das Verhältnis
ihrer Länge. Ist ein Stumpf 5 cm, ein anderer 10 cm lang, so wird der zweite,
um die gleiche Wirkung am Ende der Prothese auszuüben, nur halb so viel
Druck aufzuwenden brauchen, wie der erste; er wird den doppelten Wert haben.
Ist dagegen ein Stumpf 20 cm, ein anderer 25 cm lang, so wird, obgleich der
Unterschied der Länge derselbe ist wie oben, das Wertverhältnis einen viel
geringeren Unterschied darbieten: es stellt sich wie 20 zu 25 oder wie 4 zu 5.

Also nicht der Unterschied der Länge, sondern das Verhältnis
der Längen zweier Stümpfe ist für die Vergleichung ihres Wertes
maßgebend.

Bei allen Stumpfkorrekturen müssen wir in erster Linie darauf bedacht
sein, eine weitere Verkürzung zu verhindern. Zahlreiche plastische Methoden
stehen uns da zur Verfügung. Diese erfordern bei allen größeren Defekten,
selbst in der Hand erfahrenster Operateure, vielfach ein langes und unbequemes
Krankenlager. Nicht alle Patienten lassen sich zu einem solchen überreden.
Und es gibt auch sonst noch Gründe genug, aus denen heraus man gezwungen
sein kann, auf die plastische Deckung schlechter Stümpfe zu verzichten. Dann
bleibt nichts übrig, als eine Heilung durch Knochenverkürzung anzustreben.
Vor jeder derartigen Operation aber sollten wir uns durchaus klar sein, um
wieviel wir den Verletzten durch weitere Verkürzung des Amputationsstumpfes
schädigen.

Aus den folgenden Tabellen kann man sich darüber jederzeit sofort klar
werden.

Wir haben als Mittelzahl eine Unterschenkellänge von ca. 45 cm und eine Oberschenkellänge von 45 cm angenommen. Wir dürfen das tun, ohne allzugroße Fehler zu begehen.

Erfahrungsgemäß zeigt sich, daß in der Regel mehr Knochen fortgenommen wird, als man allgemein annimmt. Wer die abgesägten Knochenstücke genau mißt, wird sehen, daß Stücke von 3, ja selbst solche von 5 cm Höhe nicht selten sind. Deshalb haben wir 2 Tabellen aufgestellt. Aus der ersten läßt sich in Prozentzahlen ersehen, wieviel die Schädigung beträgt bei einer Verkürzung um 5 cm. Aus der zweiten Tabelle läßt sich die Schädigung bei nur 3 cm Verkürzung ablesen.

Tabelle I.

$45 : 40 = 11,11\%$		$25 : 20 = 20,— \%$	
$40 : 35 = 12,50$,,		$20 : 15 = 25,—$,,	
$35 : 30 = 14,29$,,		$15 : 10 = 33,33$,,	
$30 : 25 = 16,67$,,		$10 :\ 5 = 50,—$,,	

Tabelle II.

$45 : 42 =\ 6,67\%$		$24 : 21 = 12,50\%$	
$42 : 39 =\ 7,14$,,		$21 : 18 = 14,29$,,	
$39 : 36 =\ 7,69$,,		$18 : 15 = 16,67$,,	
$36 : 33 =\ 8,33$,,		$15 : 12 = 20,—$,,	
$33 : 30 =\ 9,09$,,		$12 :\ 9 = 25,—$,,	
$30 : 27 = 10,—$,,		$9 :\ 6 = 33,33$,,	
$27 : 24 = 11,11$,,		$6 :\ 3 = 50,—$,,	

Opfern wir also ein Stück von 3 cm Länge, so beträgt die Schädigung, die wir dem Verletzten zufügen, im unteren Drittel etwa 6—10 %, im mittleren Drittel bis zu 16%, im proximalen Drittel bis 33$\frac{1}{3}$%, wenn der Reststumpf 6 cm beträgt.

Wenn wir den physiologischen Grundsatz als richtig annehmen, daß eine Differenz von 10% von dem Träger kaum empfunden wird, so können wir im distalen Drittel ja noch etwas höher hinauf ruhig Verkürzungen von 3 cm vornehmen.

Wesentlich ungünstiger liegen die Verhältnisse, wenn man genötigt ist, mehr Knochen, z. B. bis zu 5 cm fortzunehmen; da beträgt schon im unteren Drittel die Schädigung bis zu 14%, im mittleren erhöht sie sich auf 25% und steigt im oberen bei einem Reststumpf von 5 cm auf 50%.

Nur bei ganz langen Stümpfen im unteren Drittel dürfen wir ohne wesentliche Beeinträchtigung eine Verkürzung von 5 cm vornehmen.

Es wird zweckmäßig sein, wenn man sich diese nackten Zahlen stets vor Augen hält, ehe man sich zu einer Reamputation entschließt.

Die zur Prothesenbewegung zur Verfügung stehende Kraft ist aber nicht allein von der Hebellänge abhängig, sondern sie ist auch abhängig von der dem Stumpf verbleibenden Muskulatur.

Sauerbruch und sein Mitarbeiter Ruge haben bekanntlich an der oberen Extremität den Begriff der Wertigkeitszonen eingeführt; sie verstehen unter Wertigkeit die gesamte Kraft, welche dem Reststumpf zur Verfügung steht; sie resultiert aus der Hebellänge und aus der Muskelkraft.

Solche Wertigkeitszonen lassen sich auch für die untere Extremität mit Vorteil konstruieren. Wir stützen uns dabei auf anatomische Untersuchungen und auf die Angaben Rudolf Ficks.

Die Muskelmomente, die nach Fick für die Bewegung des Ober- und des Unterschenkels zur Verfügung stehen, sind in Tab. III und IV zusammengestellt.

Tabelle III. Muskelmomente für den Unterschenkel:

Extension:

Vasti	118,640
Rektus	23,400
Tensor	0,756
	142,796

Flexion:

(Zahlen gekürzt.)

Semimembran.	16,8
Semitendin.	13,2
Bizeps	10,2
Grazilis	3,1
Sartorius	2,32
	45,62

Hier fehlen die Gastrocnemii, die mit etwa 25 anzusetzen sind (du Bois-Reymond). Für die Flexion würde demnach eine Gesamtsumme von 70,62 zur Verfügung stehen!

Tabelle IV. Muskelmomente, welche für die Bewegung des Oberschenkels zur Verfügung stehen.

Flexion (Vorwärtshebung des Oberschenkels):

nach Fick:

Iliopsoas	76,59
Rektus	46,18
Add. long.	33,70
Add. brev.	26,50
Obt. ext.	16,76
Tensor	12,49
Pektin	11,60
Sartorius	11,21
Glut. min.	7,85
Add. magn.	3,98
Grazilis	3,95
Quadratus fem.	0,34
	251,15

Extension (Rückwärtshebung):

Glut. max. 157,61
Add. magn. 42,72
Bizeps 32,69
Semit. 20,85
Semim. 20,76
Glut. med. 9,93
Pirif 3,33
Obt. int. 2,82
                            ————
                            290,71

Die Muskelmomente für die Abduktion und Adduktion interessieren uns hier nicht.

Lassen wir den Fuß, der eine gesonderte Besprechung verlangen würde, bei Seite und betrachten wir nur den Unterschenkel und den Oberschenkel, so können wir von der Peripherie zum Zentrum fortschreitend etwa folgende Zonen unterscheiden:

Die erste Zone würde reichen vom Fußgelenk bis hinauf zur Tuberositas tibiae.

Verkürzt man im Bereich dieser Strecke die Unterschenkelknochen, so ist der Muskelausfall an allen Stellen gleich groß. Die Strecker des Unterschenkels bleiben voll erhalten, von den Beugern fällt nur der Gastroknemius fort (du Bois-Reymond).

In dieser Zone würde also die Streckkraft des Stumpfes mit ca. 143 der normalen gleichkommen, während von der Flexionskraft, die in der Norm auf ca. 70 zu berechnen ist, die Gastroknemii mit 25 fortfallen und etwa 45 übrig bleiben. Dieser nicht unerhebliche Kraftverlust der Beuger aber hat für den Verletzten keine so große Bedeutung, da die Flexion des Unterschenkelstumpfes zum Teil durch die Eigenschwere und durch das Gewicht des Unterschenkelteiles der Prothese herbeigeführt wird.

Wenn man also am Unterschenkel in dieser Zone eine Verkürzung ausführt, dann wird die Schädigung, welche durch sie hervorgerufen wird, einfach nach dem Gesetz der Hebellänge, wie oben ausgeführt, zu berechnen sein.

Als zweite Zone bezeichnen wir die osteoplastischen Operationen in der Gegend des Kniegelenks, bei welchen die Tuberositas tibiae erhalten bleibt.

Die Strecker und die Beuger des Unterschenkels bleiben auch in dieser Zone im wesentlichen dem Stumpf zur Verfügung. Die Strecker des Unterschenkels werden mit Ausnahme der Vasti zu Vorwärtsbeugern des Oberschenkels, die Beuger des Unterschenkels zu Beugern des Unterschenkelstumpfes. Das läßt sich leicht beweisen. Der Tensor fasciae z. B. und der Rectus zeigen bei elektrischer Reizung deutlich ihre vorwärtshebende Wirkung, während Bizeps, Semitendinosus und Semimembranosus den Stumpf nach rückwärts ziehen.

An der normalen Kraft von 251 für die Flexion (Vorwärtshebung des Oberschenkels), und an der Zahl 290 für die Extension (Rückwärtshebung) wird sich nichts Wesentliches ändern.

Die dritte Zone würde die Exartikulation des Kniegelenks betreffen, die transkondyläre Amputation im unteren Drittel des Oberschenkels (Carden) und ihre Modifikationen.

Diese Operationen stehen in bezug auf Kraftentfaltung der vorhergehenden Gruppe gegenüber schlechter da, weil die Vasti, der Rektus, Sartorius und Grazilis für die Streckung, der Bizeps, Semitendinosus und Semimembranosus für die Beugung fortfallen; diese Muskeln sind ja durchschnitten; sie haben ihre normalen Ansatzpunkte und damit ihre normale Spannung verloren.

Die vierte Zone würde die Oberschenkelamputation oberhalb der Mitte betreffen; sie steht erheblich ungünstiger wie die Amputation im unteren Drittel. Für die Vorwärtsbeugung des Stumpfes fallen fort: Adductor magnus, Adductor longus, Rektus, Vasti, Tensor, Faszie, Sartorius und Grazilis, zusammen ca. 111,60.

Beträgt in der Norm die zur Beugung des Oberschenkels zur Verfügung stehende Muskelkraft 251, so bleibt für den Oberschenkelstumpf wenig mehr als die Hälfte, nämlich 140 zur Verfügung.

Auf diesen gewaltigen Kraftverlust muß beim Prothesenbau gebührende Rücksicht genommen werden; man kann unmöglich verlangen, daß ein in der Mitte des Oberschenkels Amputierter mit der noch zur Verfügung stehenden Muskelkraft eine schwere Maschine mit sich herumschleppt.

Der Kraftverlust für die Extension (Rückwärtshebung) des Oberschenkelstumpfes ist geringer; er fällt auch weniger ins Gewicht, da die Rückwärtsstreckung durch das Gewicht der Prothese unterstützt wird. Die Stumpfkraft für die Rückwärtsstreckung sinkt etwa von 290 — 117, d. h. auf 173 (es fallen fort: Adduct. magnus mit 42,7, Bizeps mit 32,7, Semitend. mit 21, Semimembran. mit 21).

Die fünfte Zone endlich wird charakterisiert durch die Amputation an der Grenze vom oberen zum mittleren Drittel; die Trochanteren mit ihren Muskelansätzen sind erhalten.

Für die Flexion (Vorwärtshebung des Oberschenkels) bleiben nur übrig der Iliopsoas mit 76,59, der Obturator mit 16,76, der Glutaeus minimus mit 7,85, der Quadratus mit 0,34, d. h. im ganzen 101,54 gegen 251 in der Norm. Für die Rückwärtsstreckung stehen zur Verfügung Glutaeus maximus, Glutaeus medius, Piriformis, Obturat. int. mit ca. 173. Diese Zahlen zeigen, wie schwer es für einen Mann mit einem kurzen Oberschenkelstumpf ist, ein Ersatzglied nach vorn zu bewegen und es zu beugen. Geht die Amputation noch über den Trochanter minor hinaus, so daß gar noch der Iliopsoas fortfällt (6. Zone), so wird die Vorwärtshebung des Stumpfes und des Ersatzgliedes fast zur Unmöglichkeit (6. Zone).

Den Fickschen Zahlen kommt eine absolute Bedeutung nicht zu. Sie gelten nur für die anatomische Grundstellung, für die Fick sie angegeben hat und es wäre lohnend, sie an Amputierten selbst nachzuprüfen.

Über die Grundgesetze der Stumpflängen und über die Wertigkeitszonen sollte jeder Arzt, der Amputationen und Reamputationen ausführt, stets im klaren sein[1][2]).

---

[1]) Kausch unterscheidet: wichtige, minderwichtige und unwichtige Zonen. Nach ihm ist der unterste Unterschenkelabschnitt recht wichtig, weil der Patient sich im Notfalle ohne Prothese fortbewegen könnte. Der folgende Abschnitt ist weniger wichtig, sehr wichtig wieder das obere Drittel, unwichtig das oberste Ende. „Sehr wichtig" wegen Fixation der Prothese seien die Femurkondylen, weniger wichtig der folgende Abschnitt,

Tragfähigkeit.

Soll der Stumpf der unteren Extremität tragfähig oder richtiger belastungsfähig sein? Das ist eine der wichtigsten Fragen, die wir zu beantworten haben.

Wir verstehen unter einem tragfähigen resp. belastungsfähigen Stumpf bekanntlich einen solchen, dessen unteres Ende als Stützfläche benutzt werden kann.

Unter den Chirurgen war im letzten Jahrzehnt über die Bedeutung der Tragfähigkeit, wie es schien, vollkommene Einigkeit erzielt. Aber gerade im Kriege sind über ihre Bedeutung wieder Zweifel entstanden; die Notwendigkeit, einen stützfähigen Stumpf zu schaffen, ist von namhaften erfahrenen Autoren direkt bestritten worden. Besonders scharf wurde diese Auffassung in der letzten Zeit von Köllicker und Rosenfeld vertreten. Eine gutsitzende Prothese, die den Stumpf gewissermaßen wie eine „Außenhaut" faßt, mache das Vorhandensein eines tragfähigen Stumpfendes überflüssig.

Gewiß ist es wünschenswert, daß die Prothesenhülle dem Stumpf wie angegossen sitzt — darin sind wir uns alle einig; aber dieses Ziel ist anfangs und vielfach auch später für lange Zeit hinaus nicht zu erreichen; denn Monate und Jahre hindurch ändert sich das Volumen des Stumpfes. Ich kenne Amputierte, bei denen noch jahrelang nach der Absetzung morgens und abends Umfang und Form des Stumpfes sich ändern. In allen solchen Fällen wird die Prothese nur für kurze Zeit dem Stumpf wirklich exakt anliegen; zwischen Stumpf und Hülse wird an dieser oder jener Stelle ein kleiner Spielraum vorhanden sein, und da bedeutet ein Stützpunkt, welcher durch ein tragfähiges Stumpfende geschaffen ist, einen erheblichen Vorteil für die Sicherheit und Ausdauer des Verletzten. Der Vorzug der Tragfähigkeit ist aber unseres Erachtens nach auch bei der bestsitzenden Prothese in die Augen springend.

Wir halten mit Bier, v. Eiselsberg, Bunge, Hirsch, Payr, Lexer, Wilms, Bähr, Blenke, Ludloff, Gocht und vielen andern den belastungsfähigen Stumpf für das allein erstrebenswerte Ziel. Ja wir sind mit W. Müller darin einig, daß wir gerade die Arbeiten der letzten Jahrzehnte, die sich mit Schaffung tragfähiger Stümpfe beschäftigen und die sich an die Namen Bier, Bunge, Wilms, Hirsch u. a. knüpfen, für den wesentlichsten Fortschritt auf dem Gebiete der Amputationstechnik halten.

Wohl ist es richtig, daß man auch ohne belastungsfähige Stümpfe bei gut angepaßten Prothesen vorzügliche funktionelle Resultate sieht. Einer der gewandtesten Oberschenkel-Amputierten, den ich kenne, ein Mann von fast jongleurartiger Geschicklichkeit, hat einen nicht belastungsfähigen Stumpf; er stützt sich auf das Tuber ischii; sein Stumpf sitzt in der Holzhülse seines Ersatzgliedes so lose, daß er gewissermaßen in ihr spielen und jederzeit den Stützpunkt

---

sehr wichtig die obere Hälfte des Femur; weniger wichtig ist das oberste Stück des Femur; es diene nur zum Anstützen der Prothese.

²) In neuester Zeit von uns angestellte elektrische Untersuchungen haben uns gezeigt, daß die durchschnittenen Muskeln ihrer Wirkung erhalten bleiben, nachdem sie neue Ansatzpunkte gefunden haben. Die Vorwärtsstrecker wirken weiter als Vorwärtsheber, die Extensoren weiter als Rückwärtsstrecker. Unsere 2. und 3. Zone könnte deshalb zu einer einzigen vereinigt werden.

um einige Millimeter verschieben kann, sobald er an einer Stelle stärkeren Druck verspürt. Aber das sind Ausnahmen von der Regel, die allein durch die besondere, angeborene Gewandtheit des Verletzten erklärt werden können.

Unseres Erachtens nach muß es ein Vorteil sein, wenn die Körperlast auf möglichst verschiedene Skeletteile verteilt werden kann, wenn für die Prothese möglichst zahlreiche und breite Angriffsflächen zur Verfügung stehen.

Sind mehrere Stützpunkte vorhanden, so wird jeder einzelne weniger beansprucht und gefährdet, als wäre er allein da. Wird ein Stützpunkt schmerzhaft, droht er, wund zu werden, so kann ein anderer vikariierend für den ersten eintreten. Kann sich der Amputierte auf einen tragfähigen Stumpf stützen, so wird den meist von der Natur zum Stützen wenig oder garnicht vorbereiteten Flächen, wie z. B. dem Tuber ischii, den Tibiakondylen, dem unteren Rand der Patella usw. von vornherein weniger zugemutet; sie werden sich allmählich und leichter an den abnormen Druck gewöhnen können, sie werden länger widerstandsfähig bleiben, als wenn sie plötzlich allein die ganze Körperlast tragen müssen.

Die Ausnutzung eines stützfähigen Stumpfes beschränkt ferner um ein erhebliches Maß das Rutschen der Prothese und damit das Hin- und Herschieben des Haut- oder Hautmuskelschlauches beim Heben und Senken. Bei Unterschenkelamputationen ist das besonders wichtig.

Ein belastungsfähiger Stumpf bietet endlich noch den großen Vorteil, daß er ein sichereres Bodengefühl vermittelt als der nicht belastungsfähige Stumpf.

Den genannten Vorteilen stehen Nachteile unserer Überzeugung nach überhaupt nicht gegenüber, seitdem die Methoden, auch tragfähige Diaphysenstümpfe zu schaffen, dank den Arbeiten von Bunge und Hirsch, so außerordentlich vereinfacht worden sind.

Für uns also ist die Frage im positiven Sinne entschieden, und wir nehmen keine Prothese ab, bei der nicht die eventuell vorhandene Belastungsfähigkeit des Stumpfes auch wirklich ausgenutzt ist.

Dabei braucht das belastungsfähige Ende durchaus nicht allein die ganze Körperlast zu tragen; das ist selbst bei den besten Stümpfen nur selten möglich; schon das Weichteilpolster entspricht so hohen Anforderungen in der Regel nicht. Das anatomische Wunderwerk der traggewohnten Fersenkappe kann ja nur in seltenen Fällen und nur bei Unterschenkelamputationen ausgenutzt werden; bei den meisten Absetzungen müssen wir uns mit einem minderen Polstermaterial abfinden. Aber es genügt auch vollkommen, wenn das Stumpfende nur zum Teil zur Stütze herangezogen werden kann. Ist das möglich, so ist ein erheblich besserer und sicherer Gang gewährleistet, die Gefahr des Wundwerdens verringert, kurz, die Leistungsfähigkeit des Verletzten bedeutend erhöht.

Leider können wir das erwünschte Resultat nicht immer erreichen.

Auf meiner Amputiertenabteilung liegen nur korrekturbedürftige, meistens besonders schlechte Stümpfe. Aus der großen Zahl habe ich gelegentlich 118 Beinamputierte zusammengestellt und dabei ergab sich folgendes Resultat:

Von 68 Diaphysenamputationen des Oberschenkels sind stützfähig geworden: $43 = 63\frac{1}{3}\%$.

Von 38 Diaphysenabsetzungen am Unterschenkel sind tragfähig geworden: $19 = 50\%$.

Die Gritti-, Pirogoff-, Sabanejeff-, Epiphysen- und Exartikulationsstümpfe sind alle stützfähig geworden.

Bei diesen Zahlen sind die nur teilweise belastungsfähigen Stümpfe nicht mitgerechnet.

Verhehlen dürfen wir uns allerdings nicht, daß sich im Laufe der Zeit die Zahlen etwas verschlechtern können, da mit der Möglichkeit noch später auftretender Komplikationen gerechnet werden muß; aber auf der andern Seite ist zu berücksichtigen, daß eine ganze Reihe von Patienten entlassen werden mußte, deren Stümpfe leicht durch eine neue Operation hätten tragfähig gemacht werden können, bei denen aber eine Korrektur nicht vorgenommen werden konnte, weil sie von den Verletzten abgelehnt wurde.

Wirklich belastungsfähig ist ein Stumpf nur dann, wenn das untere Knochenende allseitig auf Druck und Klopfen unempfindlich, und wenn es von einem guten Weichteilpolster bedeckt ist. Ob diese Vorbedingungen erfüllt sind, läßt sich leicht feststellen. Ob aber ein Stumpf dauernd stützfähig bleibt, und ob er gar allein imstande sein wird, die Körperlast zu tragen, darüber kann erst eine längere Beobachtungszeit Auskunft geben.

Die Tragfähigkeit hängt also von einer ganzen Reihe von Momenten ab.

In erster Linie muß der **Knochenstumpf** selbst unempfindlich sein.

Allen Anforderungen am besten entsprechen bekanntlich die Exartikulationsstümpfe; der normale Knorpelüberzug ist außerordentlich widerstandsfähig. Den Exartikulationsstümpfen am nächsten kommen die Epiphysenstümpfe. Allerdings sind über diese die Ansichten schon geteilt. Die Epiphysenamputationen, die ich selbst ausgeführt habe, sind alle stützfähig geworden; aber langdauernde Entzündungen und Eiterungen können die Tragfähigkeit des Epiphysenstumpfes in Frage stellen.

Von den Diaphysenstümpfen sind zum Stützen geeignet die osteoplastischen von Pirogoff, Gritti und Bier, ferner die nicht osteoplastischen aperiostalen, die nach Hirsch-Bunge operiert und nachbehandelt sind und vielleicht die tendinoplastischen nach Wilms.

Bei den Kriegsamputierten ist, wie schon mehrfach hervorgehoben wurde, das Ziel der Stützfähigkeit in einer großen Zahl von Fällen bedauerlicherweise nicht erreicht. Der Mißerfolg erklärt sich zum Teil durch die fehlerhafte Behandlung des Markes und des Periostgewebes bei der Absetzung des Gliedes in der Diaphyse; man hat sich da vielfach nicht genau an die von Bunge vorgeschriebene Technik gehalten; durch gewissenhaftes Einhalten seiner Vorschriften, die ich als bekannt voraussetze, hätte sich dieser Fehler leicht vermeiden lassen[1]).

Zum andern aber erklärt sich die große Zahl empfindlicher Knochenenden aus der Tatsache, daß die Amputationen im Kriege zumeist bei oder in infiziertem Gewebe ausgeführt werden mußten und daß eine langdauernde Eiterung vielfach empfindliche Knochennarben hinterläßt.

---

[1]) Ein rücksichtsloses Entfernen von Periost und Mark ist zu vermeiden, damit keine Nekrosen auftreten.

Die **Infektion** der Amputationsstümpfe ist überhaupt einer der wesentlichsten Gründe für die betrübende Tatsache, daß die Resultate der Absetzungen im Kriege so viel weniger befriedigend ausfallen als die des Friedens.

Die so häufige Infektion führt noch zu anderen unangenehmen Komplikationen.

Es bilden sich **Fisteln**, die monate- und jahrelang bestehen können, die hie und da zu heftigen Entzündungserscheinungen und auch zu Erysipel Veranlassung geben. Hat der Verletzte Glück, so kann nach Abstoßung eines kleinen Rand- oder eines größeren Ringsequesters schnell eine vollkommene Heilung

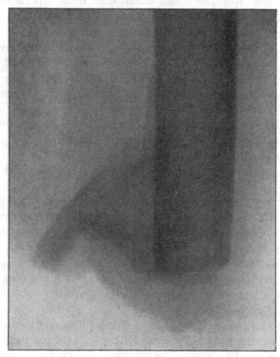

Abb. 1.   Einseitige Kalluswucherung am Oberschenkelstumpf.

eintreten. In anderen Fällen aber bleibt nichts übrig, als bei langem Bestehen oder bei rezidivierender Eiterung die Fisteln breit zu spalten und die in Bildung begriffenen oder schon ausgebildeten Sequester operativ zu entfernen.

Manchmal kommt es nicht zur Sequesterbildung, sondern zu einer schleichenden **Knochenmarksentzündung**, deren Heilung nur durch eine Reamputation gelingt.

So sah ich mehrere Kriegsverletzte, bei denen jahrelang alle paar Wochen Fisteln ausgekratzt oder aufgeschnitten waren, ohne daß es gelang, eine endgültige Heilung herbeizuführen. Erst eine im Gesunden von mir ausgeführte Reamputation befreite die Verletzten vollständig von ihren Beschwerden. Die mikroskopische Untersuchung des abgesägten Knochens zeigte die Zeichen der Knochenmarksentzündung.

Ferner findet man gelegentlich, weitab von dem eigentlichen Ende des Knochenstumpfes, in den Weichteilen versprengte eingeheilte Knochenstückchen, die ebenfalls durch ihre Empfindlichkeit die direkte Belastung verhindern.

Knochenfisteln, Knochensequester, empfindliche abgesprengte Knochenstückchen machen es unmöglich, das Stumpfende zur Belastung heranzuziehen. Im allgemeinen ist zu empfehlen, mit der operativen Beseitigung dieser Komplikationen nicht zu lange zu warten und sie gleich so gründlich wie möglich vorzunehmen, um eine endgültige Heilung herbeizuführen.

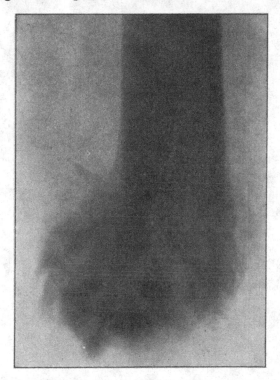

Abb. 2. Pilzförmige Verdickung eines Oberschenkelstumpfes durch Kallusmassen.

Als weitere Folge von Eiterung und Infektion sind die sogenannten Kalluswucherungen an den Knochenstümpfen anzusehen.

Wir kennen sie aus der Friedenspraxis kaum, während sie bei den Kriegsamputationen in einer großen Zahl von Fällen vorkommen und für sie gewissermaßen charakteristisch sind.

Häufig handelt es sich um kleine, spitze, stalaktiten- oder warzenartige Auswüchse und Vorsprünge; die Wucherungen können aber auch ungeheuren Umfang annehmen, sie können als dicke Wülste zirkulär den ganzen Knochenstumpf umgeben, so daß man die Prothese an ihnen aufhängen kann wie an den Femurkondylen bei der Exartikulation des Kniegelenks.

Die Abbildungen 1, 2 und 3 zeigen solche ausgedehnten Kalluswucherungen an Oberschenkelstümpfen.

Obschon die langdauernden Entzündungen und Eiterungen als wesentliche Ursachen für diese Kalluswucherungen anzusehen sind, so ist doch gewiß in manchen Fällen auch die Operationstechnik selbst schuld an ihrer Entwicklung; so können Sägesplitter, die in den Weichteilen liegen bleiben und vor

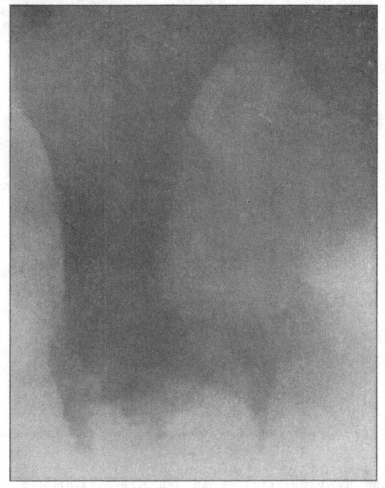

Abb. 3.   Ringförmiger Kalluswulst am Oberschenkelstumpf.

allem Periostreste, die nicht sorgsam genug entfernt wurden, zur Entstehung solcher pathologischen Knochenauswüchse Anlaß geben.

Aus v. Eiselsbergs Klinik hat Hofstätter darauf aufmerksam gemacht, daß besonders an der medialen Seite von Oberschenkelstümpfen häufig starke Kallusmassen beobachtet werden; er erklärt diesen Befund wohl mit Recht durch die Beobachtung, daß gerade an der Linea aspera besonders leicht knochenbildendes Periost zurückbleiben kann.

Diese Kalluswucherungen sind in der großen Mehrzahl der Fälle empfindlich; haben sie sich gerade am Stumpfende entwickelt, so hindern sie naturgemäß die Stützfähigkeit und müssen, wenn erhebliche Beschwerden vorhanden sind, operativ entfernt werden. Es gibt aber auch Fälle, in denen die Kallusmassen vollkommen unempfindlich sind und die Belastungsfähigkeit nicht hindern (Abb. 4).

Schließlich ist noch einer Komplikation am Knochen zu gedenken, die die Belastungsfähigkeit eines sonst richtig versorgten Knochenendes verhindern kann. Es sind das scharfe Knochenkanten.

Schon aus der Friedenschirurgie ist in dieser Beziehung die vordere scharfe Kante der Tibia bei Unterschenkelamputationen besonders gefürchtet, weil

Abb. 4. Oberschenkelstumpf tragfähig, trotz ausgedehnter Kallusmassen.

sich an ihr auch ein sonst gutes Weichteilpolster leicht durchreibt. Die Kriegsamputationen haben diese Erfahrung dutzendweise bestätigt.

Deshalb muß die Forderung erhoben werden, daß alle Knochenkanten sorgfältigst mit feiner Säge und Feile beseitigt und abgerundet werden[1]).

Von der Beschaffenheit des Knochens allein hängt aber die Belastungsfähigkeit des Stumpfes nicht ab. Auch die ihn deckenden Weichteile müssen in bestimmter Weise versorgt werden.

Sind die Weichteile aus irgendeinem Grunde auf Druck schmerzhaft oder sind sie andauernder Belastung nicht gewachsen, so kann das Stumpfende nicht als Stützfläche benutzt werden, auch wenn der Knochen allen Anforderungen entspricht.

---

[1]) Siehe später unter Kurzstümpfe, wo über eine Ausnahme von dieser Regel berichtet wird.

Wohl mit am häufigsten ist die Empfindlichkeit der Weichteile auf das Verhalten der durchtrennten Nervenstämme zurückzuführen. An ihnen bilden sich schmerzhafte Neurome, die als spindelförmige oder kolbige Endanschwellungen entweder unten am Stumpf oder einige Zentimeter höher mit den Weichteilen verwachsen sind.

Schon bei einfacher Berührung verursachen sie dem Verletzten Schmerzen; stärkerer Druck durch die Prothese kann die Schmerzen unerträglich machen.

Neurome entstehen an allen durchschnittenen Nerven. Je größer der Stamm, um so größer pflegt die Nervenendgeschwulst zu sein; je dünnkalibriger der Nerv, um so kleiner das Neurom.

Bei der Oberschenkelamputation sehen wir störende Neurome am häufigsten am durchschnittenen N. ischiadicus, bei der hohen Absetzung des Unterschenkels am N. peroneus. Der hinter dem Fibulaköpfchen gelegene Peroneus-Stumpf ist durch den Druck der Prothese besonders gefährdet.

Die dicken Neurome an den genannten Nervenstämmen werden auch bei oder flüchtiger Untersuchung kaum übersehen; anders ist es bei den kleinen Geschwülstchen, die sich an den feinen Endausbreitungen der Nervenbündel bilden. Den feinen Nervenstämmen, den motorischen und den sensiblen, wird bei der Gliedabsetzung häufig genug nicht die ausreichende Aufmerksamkeit geschenkt, sie werden nicht richtig versorgt, so daß die durchschnittenen Nervenenden im Bereiche der Stützfläche verwachsen; bei jeder Muskelbewegung, bei dem geringsten Druck der Prothese entstehen dann Schmerzen.

Bei den Absetzungen im Bereiche des Fußskelettes verwachsen die Neurome am N. dorsalis und den Nn. plantar. besonders gern in der Nähe des Stumpfendes und sind dort dem Drucke des Stiefels oder der Prothese preisgegeben; daß unter solchen Verhältnissen die Leistungsfähigkeit des Verletzten erheblich gehindert, ja, daß sie ganz in Frage gestellt werden kann, ist ohne weiteres klar.

Jeder schmerzhafte Amputations- oder Exartikulations-Stumpf ist deshalb auf das sorgfältigste auf Neurombildung zu untersuchen.

In manchen Fällen finden sich bei der Untersuchung empfindlicher Amputationsstümpfe kleine linsen- bis bohnengroße schmerzhafte Stellen in den Weichteilen, ohne daß, trotz sorgfältigen Abtastens, ein Neurom zu fühlen wäre. Auch beim Einschneiden auf solche Stellen habe ich die vermuteten Nervengeschwülste gelegentlich vermißt; trotzdem brachte die Anfrischung und die Lösung der Hautnarben von der mit ihr verwachsenen Unterlage Heilung. In solchen Fällen kann es sich wohl nur um Verwachsungen mit den feinsten, makroskopisch nicht erkennbaren Nervenästchen mit der Weichteilnarbe gehandelt haben, denn sonst wäre der Erfolg des einfachen operativen Angriffes kaum erklärlich.

Endlich beobachten wir schwere Neuralgien in Amputations- und Exartikulationsstümpfen, die mit eigentlichen Neuromen nichts zu tun haben. Am quälendsten sah ich sie bei einem willensstarken Offizier, dessen Arm im Schultergelenk exartikuliert war.

Diese Neuralgien sind außerordentlich schmerzhaft und hartnäckig; sie können sich über Jahre hinaus erstrecken und jeder Therapie trotzen. Mehrfach habe ich gesehen, daß in solchen Fällen von anderen Chirurgen der Versuch erneuter Freilegung und höherer Durchschneidung der Nervenstämme gemacht worden ist, aber stets ohne Erfolg. Ich kann daher bei den echten Stumpfneuralgien die erneute Operation nicht empfehlen. Wir müssen versuchen, durch hydrotherapeutische Maßnahmen und innere Medikation, durch anästhesierende Einspritzungen in die Nervenstämme die Schmerzen erträglich zu machen und wir müssen wissen, daß diese Neuralgien trotz aller Therapie jahrelang bestehen können, daß sie aber schließlich doch verschwinden.

Im äußersten Notfall nur könnte man für solche hartnäckigen Fälle die Durchschneidung der hinteren Wurzeln in Erwägung ziehen. Sie ist auch wohl schon einige Male ausgeführt worden, mit welchem Erfolg, ist mir unbekannt.

Als Ursache für diese schweren Neuralgien dürfen wir wohl neuritische Prozesse annehmen. In manchen Fällen mögen auch kleine eingespießte Fremdkörper, Knochen- oder Geschoßreste oder einschnürende Narben um die Nervenstämme herum zu solchen Dauerschmerzen Veranlassung geben. Diese letzteren Ursachen dürfen natürlich nicht übersehen werden, denn sie lassen sich ja leicht durch einen operativen Eingriff beseitigen, während die echten Neuralgien, in denen eine organische Schädigung fehlt, der chirurgischen Therapie trotzen.

In das Gebiet der Neuralgien gehört auch die Überempfindlichkeit der Haut, die sich im Ausbreitungsgebiet gewisser Hautnerven lokalisiert. Sie ist häufiger, als allgemein angenommen wird und könnte, wenn sie sehr lästig ist und den internen hydrotherapeutischen Behandlungsmethoden trotzt, durch Resektion des betreffenden Hautnerven beseitigt werden.

Alle die Störungen, welche durch den pathologischen Zustand der Nerven bedingt sind, müssen nach Möglichkeit behoben werden, wenn der Amputationsstumpf voll ausgenutzt und belastet werden soll.

Durch Prophylaxe, d. h. durch richtige Versorgung der Nerven bei der primären Amputation, ist hier schon viel zu erreichen. Die einfachste Methode, das weite Herausziehen der Stümpfe und das hohe Abschneiden derselben, scheint noch immer die besten Resultate zu ergeben. Die sich zurückziehenden Nervenstümpfe sollten in den Weichteilen so gelagert sein, daß sie vor Zug und Druck geschützt sind.

Über das Bardenheuersche Verfahren der Nervenversorgung, das von manchen Seiten gerühmt wird, stehen mir eigene Erfahrungen nicht zu Gebote. Über die Enderfolge der Nervenquetschung, die Krüger und Wilms angegeben, haben wir noch kein abschließendes Urteil. Beide Verfahren verdienen Nachahmung. Auch das Verfahren Biers, der die Nervenstümpfe zentralwärts umlegt und im Stamm einnäht, ist empfehlenswert. Finden wir aber in Amputationsstümpfen voll entwickelte, störende Neurome, so müssen dieselben aus ihrer Umgebung ausgelöst, frei präpariert und hoch oben von neuem nach den genannten Methoden versorgt werden. Wie wir uns bei den übrigen Nervenstörungen zu verhalten haben, ist bereits erwähnt.

Wenn Knochen und Nerven nach ganz bestimmten Regeln versorgt werden müssen, um eine Stumpfbelastung zu ermöglichen, so gilt das gleiche auch für die den Stumpf deckende Haut und für die Muskulatur.

Ein ungenügend langes Weichteilpolster, das sich bei den Stumpfbewegungen scharf über den Knochen anspannt, kann leicht zu Ulzerationen
Veranlassung geben. Bei Oberschenkelstümpfen wird das nicht selten übersehen. In Ruhelage, bei leichter Flexionsstellung des Stumpfes, kann ein Weichteilpolster als genügend angesehen werden, das bei Rückwärtsstreckung des
Stumpfes beim Gehen und Stehen tatsächlich zu kurz ist. So wenig ein solches
Weichteilpolster, auch wenn es aus intakter Haut besteht, den Ansprüchen
des Verletzten genügt, so wenig ist dünne, blaurote, mit dem Knochenstumpf
verwachsene Narbenhaut geeignet, irgendwelchen Druck auf die Dauer zu
ertragen. Sie macht einen Stumpf zum Stützen ungeeignet, auch wenn er
sonst gegen Klopfen und Druck unempfindlich ist.

Nicht ganz so schädlich wie ungenügende und narbige Weichteilbedeckung
ist ein Zuviel an Weichteilen.

Wir sehen manchmal große Hautmuskelwülste über die Knochenstümpfe
herabhängen; sie machen dem Prothesenbauer erhebliche Schwierigkeiten und
stellen für den Verletzten fast stets eine Belästigung dar. Durch Resektion
der überschüssigen Weichteilmassen läßt sich operativ in der Regel leicht eine
Korrektur herbeiführen; sie ist in allen Fällen zu empfehlen, da sie dem Verletzten keinen Schaden, sondern höchstens Nutzen bringen kann.

Gehen die Verletzten auf solche Verbesserung nicht ein, so sind in der
Regel umständliche Wickelungen der Weichteilwülste nötig, damit sie in der
Prothesenhülse Platz und richtigen Halt finden.

Welche Methoden der Weichteilversorgung sind nun anwendbar, um ein gutes tragfähiges Polster zu schaffen?

Im Kriege hat die sogenannte lineäre Amputation eine außerordentliche Verbreitung gefunden.

Wir verstehen unter lineärer Amputation bekanntlich das Durchschneiden
der Weichteile und des Knochens in einer zur Längsachse des Gliedes queren
Ebene.

Die Methode ist alt. Als Operation der Not wurde sie auch von uns seit
langem in Operationskursen gelehrt, aber im wesentlichen wegen ihrer vielen
Nachteile verworfen. In neuerer Zeit ist sie bekanntlich namentlich von Kausch
und von v. Öttingen warm empfohlen worden.

Wir haben uns in Übereinstimmung mit anderen Chirurgen stets ziemlich
ablehnend gegen die lineäre Amputation verhalten. Angesichts der wenig befriedigenden Endresultate hat sich auch im Kriege allmählich die Zahl der
Warner immer mehr vergrößert (Dollinger, Seefisch u. a. m.). Die Resultate sind, namentlich wenn die von Kausch geforderte sorgfältige Nachbehandlung mit Extensionsverbänden nicht ausgeführt werden konnte oder ihre
rechtzeitige Ausführung versäumt wurde, recht betrübende.

In vielen Fällen muß nachamputiert oder der Defekt durch eine große
plastische Operation gedeckt werden.

Die Vorteile der Operation sind außerdem unseres Erachtens nach gering. Man führt die Einfachheit des Verfahrens sowie die schnelle Ausführbarkeit und die glatten Wundverhältnisse für sie ins Feld.

Es soll nicht geleugnet werden, daß die Methode für den in der chirurgischen Technik und Wundbehandlung ganz Unerfahrenen gewisse Vorteile

hat, aber auch nur für diesen. Für den nur halbwegs geübten Chirurgen bedeutet das Umschneiden einer Hautmanschette, der glatte Zirkelschnitt durch die Muskulatur an ihrer Basis und das Durchsägen des Knochens in einer höheren Ebene keine Schwierigkeit und den Zeitverlust von höchstens einigen Sekunden. Ich kann auch nicht einsehen, daß bei diesem sogenannten zweizeitigen Zirkelschnitt die Wundverhältnisse schlechter werden. Auch er schafft bei richtiger Ausführung glatte Wundflächen und für die Wundbehandlung günstige Verhältnisse, wenn nur jede Naht der Weichteile in infektiösem Gewebe vermieden wird.

Wir lassen deshalb die lineäre Amputation nur als äußerste Notoperation gelten, die unter Ausnahmeverhältnissen dem Nichtgeübten hie und da erlaubt sein mag, die aber, wenn irgend möglich, vermieden werden muß.

Diesen Standpunkt nimmt jetzt der größte Teil der Chirurgen ein. Viele lehnen den Zirkelschnitt überhaupt ab, er sei die schlechteste Methode, gebe nie tragfähige Stümpfe. Diese Auffassung geht entschieden zu weit, namentlich wenn man sie für den Zirkelschnitt schlechtweg ausspricht.

Die lineäre Amputation darf aber nicht verwechselt werden mit dem zweizeitigen oder mehrzeitigen Zirkelschnitt. Auf die grundsätzliche Differenz dieser beiden Methoden wird bei der Bewertung des Zirkelschnittes vielfach keine Rücksicht genommen.

Der zweizeitige Zirkelschnitt, bei dem zunächst eine kurze Hautmanschette gebildet, die Muskulatur höher oben durchschnitten und der Knochen in der Tiefe abgesägt wird, dieser Zirkelschnitt ist eine sehr brauchbare Methode. Bei gleich guten Wundverhältnissen schafft sie eine bessere Bedeckung des Knochenstumpfes, sie ist äußerst sparsam, so daß man im allgemeinen mit dieser Methode dem Verletzten einen längeren Hebelarm erhalten kann als mit den Lappenschnitten. Der mehrzeitige Zirkelschnitt hat nur den Fehler, daß die Narbe auf den Knochenstumpf, d. h. auf die Stützfläche, zu liegen kommt. Dieser Fehler ist nicht so groß, wie vielfach angenommen wird. Wenn Knochen und Weichteile sonst gut versorgt, wenn die letzteren genügend lang und verschieblich sind, dann hat die Lage der Weichteilnarbe keine so große Bedeutung. Dutzende von Fällen haben uns bewiesen, daß trotzdem gute tragfähige Stümpfe erzielt werden können.

Wenn diese Stümpfe häufig nicht belastet werden können, so hat daran nicht die Methode schuld, sondern vielmehr die Tatsache, daß infolge der Infektion keine Primaheilung zu erzielen war und daß durch die langsame Granulationsheilung häufig dicke wulstige, mit der Unterlage verwachsene Narben entstehen, die man in manchen Fällen durch eine beizeiten ausgeführte Sekundärnaht oder durch richtige Verbandstechnik durch den namentlich von Kausch empfohlenen Streckverband hätte verhindern können. Selbst durch Granulation geheilte Amputationsstümpfe können aber gelegentlich tragfähig werden.

Um die lineäre Amputation nicht immer wieder mit dem mehrzeitigen Zirkelschnitt auf dieselbe Stufe zu stellen und beide miteinander zu verwechseln, dürfte es sich vielleicht empfehlen, den letzteren als Manschettenzirkelschnitt zu bezeichnen.

Daß die Lappenschnitte vorzügliche Resultate geben, daß sie für die Stumpfbedeckung, namentlich wenn sie gute Muskulatur enthalten, die beste Methode darstellen, darüber sind sich alle Autoren einig. Soll die Narbe nicht mit der Unterstützungsfläche zusammenfallen, so müssen ungleich große oder ein einziger ganz großer Lappen gebildet werden.

Die Lappenschnitte weisen kompliziertere Wundverhältnisse auf; sie sind technisch schwieriger auszuführen und sind bei allen septischen Prozessen entschieden zu widerraten.

Einzelne glücklich verlaufene Ausnahmen können an dieser allgemeinen Warnung nichts ändern.

Der mehrzeitige Zirkelschnitt, der gewissermaßen zwei gleich große Lappen darstellt — man braucht ja nur in der Hautmanschette zwei Seitenschnitte in der Längsrichtung anzubringen — ist, wie schon erwähnt, meist sparsamer als die Lappenmethoden.

Bei Absetzungen, die an sich schon kurze Stümpfe hinterlassen, muß man sich stets die Frage vorlegen, ob es nicht zweckmäßiger ist, mit Hilfe des Manschettenzirkelschnitts einen etwas weniger gut bedeckten, dafür aber längeren Stumpf zu erhalten, als zur besseren Weichteildeckung noch einige Zentimeter Knochen zu opfern. Man wird im allgemeinen das erstere vorziehen.

Natürlich kann in besonderen Fällen infolge Zerstörung der Weichteile gelegentlich auch der Lappenschnitt die sparsamste und empfehlenswerteste Methode sein.

Noch einige Bemerkungen über die Bedeutung **der Muskulatur.**

Vielfach hielt man es für die wichtigste Aufgabe, die gesamten Weichteile des Amputationsstumpfes, also auch die ihm anhaftende Muskulatur, so schnell wie möglich durch Wickelungen des Stumpfes zur Atrophie zu bringen, um ihm seine endgültige Form zu verschaffen.

Bedenkt man, daß die bei weitem größte Zahl der Kriegsamputierten monate-, ja jahrelang von Lazarett zu Lazarett gewandert ist, daß manche von ihnen $1/_2$ Dutzend, andere ein Dutzend Operationen über sich ergehen lassen mußten, bis der Stumpf endlich geheilt war, dann ist auch der Wunsch dieser Verletzten verständlich, so schnell wie möglich die endgültige Prothese zu besitzen. Dazu kommt die alltägliche Erfahrung, daß trotz aller mediko-mechanischen Maßnahmen, die darauf hinzielen, die Muskulatur des Amputationsstumpfes zu erhalten oder zu kräftigen, doch der erwünschte Erfolg meist ausbleibt. Der Armamputationsstumpf eines Arbeiters wird trotz kräftigster Benutzung doch mehr und mehr atrophisch, wenn die durchschnittenen Muskeln nicht aktiviert sind (Vanghetti-Sauerbruch). Dasselbe sehen wir bei den Beinstümpfen. Die durchschnittenen Muskeln, die ihren Ansatzpunkt verloren haben und mehr oder weniger zur Untätigkeit verdammt sind, schwinden mehr und mehr. Nur bei allgemeiner Körperzunahme tritt auch eine Volumenzunahme dieser Muskeln ein.

Aber die erhöhte Aufmerksamkeit, die man in letzter Zeit der Erhaltung und Kräftigung der Muskulatur schenkte, hat uns doch eine bessere Erkenntnis und einen bedeutenden Fortschritt gebracht.

Ein kräftiges Muskelpolster über dem Knochenstumpf bietet, auch wenn es großenteils schwindet, einen sichereren Schutz gegen das Wundlaufen als eine dünne, nicht traggewohnte Haut. Kräftige Muskeln am Stumpf erhöhen zudem die Leistungsfähigkeit desselben.

Wir müssen deshalb schon bei der primären Absetzung auf die Muskulatur und ihre Versorgung gebührende Rücksicht nehmen und zunächst möglichst viel von der Muskulatur erhalten.

Selbst beim mehrzeitigen Zirkelschnitt durchschneide ich die Muskulatur nicht an der Basis der Hautmanschette, sondern möglichst weit peripherwärts, um sie als Polster für den Knochenstumpf oder für andere Zwecke verwerten zu können.

Will man den durchschnittenen Muskeln einigermaßen ihre Funktion wiedergeben, so muß man für sie neue Insertionspunkte schaffen. Dazu dienen die seit langem bekannten und auch von uns seit Jahrzehnten bei allen aseptischen Operationen angewandten Neuberschen Muskelnähte. Durch das Vernähen der Antagonisten miteinander bleiben die Muskeln in einer gewissen Spannung.

Kocher, Ollier u. a. haben die subperiostale Amputation vorgeschlagen, ebenfalls, um den Muskeln Fixationspunkte zu erhalten.

Vielleicht wäre es auch zweckmäßig, den Muskeln, deren Funktion man besonders erhalten möchte, am Periost oder dem Knochen neue Ansatzpunkte zu schaffen.

Den größten Fortschritt aber sehen wir in den Bestrebungen Vanghettis und Sauerbruchs, welche bekanntlich dahin gehen, die durchschnittenen Muskelstümpfe wieder zu aktivieren und sie zur Bewegung der Prothese nutzbar zu machen.

Zu diesem Zweck müssen die Muskeln besonders geübt werden; es gelingt dann meist, isolierte Kontraktionen der Strecker und Beuger herbeizuführen. Werden die Muskeln nun nach Sauerbruch tunnelliert, so ist die Kraft und die Hubhöhe, welche mit den kräftigen Beinmuskeln erzielt werden können, eine sehr erhebliche. Der Vorteil für den Verletzten erscheint uns sehr groß, denn er ist dann imstande, gefühlsmäßig die Prothese aktiv zu beugen und zu strecken. Von der weiteren Ausbildung der Methode erwarten wir viel[1]).

Fassen wir noch einmal kurz unsere Betrachtungen über die Bedeutung der Muskulatur zusammen, so können wir Folgendes feststellen:

Bei der Amputation ist möglichst viel Muskelmasse zu erhalten, um sie später als Polster oder zur Bewegung des Stumpfes oder zur Aktivierung nutzbar zu machen.

Fleißige mediko-mechanische Maßnahmen sollen die durchschnittenen und die nichtdurchschnittenen Muskeln üben und kräftigen.

Das Wickeln der Stümpfe ist notwendig, um ihnen möglichst bald die endgültige Form zu geben; aber man muß sich dabei bewußt bleiben, daß das Wickeln des Stumpfes Schädigungen nach sich zieht, die nur durch sorgfältige mediko-mechanische Gegenmaßnahmen auf ein Mindestmaß beschränkt werden können.

Durch eine zweckmäßige mediko-mechanische Nachbehand-

---

[1]) Kürzlich ist von Ingenieur Haschke eine neue Beinkonstruktion angegeben worden, die dem Oberschenkelamputierten gestattet, durch Steuerung von der Schulter aus aktiv den Unterschenkel zu strecken und infolge einer sinnreichen Bandage das Einknicken des Knies verhindert.

lung können, wie Hirsch vor Jahren schon gezeigt hat, anfangs empfindliche Stümpfe allmählich schmerzlos und stützfähig gemacht werden. Es ist nur dringend zu raten, den Vorschriften Hirschs sorgfältig, sobald es die Wundverhältnisse irgend gestatten, zu folgen.

Durch Abreibungen mit spirituösen Lösungen, durch Bäder, vor allen Dingen durch täglich längeres und mehrmaliges Klopfen des Stumpfendes, durch Tretübungen gegen ein allmählich immer fester werdendes Polster, durch Benutzung der Gochtschen Gehkrücke, durch Massagen, welche, wie die Bäder darauf hinzielen, verwachsene Weichteile zu lösen, können in einer ganzen Reihe von Fällen noch recht erfreuliche und überraschende Resultate erzielt werden.

Je sorgfältiger diese Maßnahmen getroffen werden, um so größer wird der Erfolg sein.

Tragfähigkeit oder Verkürzung.

Wenn man, wie wir, die Bedeutung der Tragfähigkeit sehr hoch einschätzt, wir aber andererseits gerade im Kriege vor der Tatsache stehen, daß eine große Zahl der Stümpfe nicht belastungsfähig ist, so müssen wir uns oft die Frage vorlegen, sollen wir einen nicht tragfähigen Stumpf in einen tragfähigen umwandeln?

Wo diese Verbesserung durch eine einfache plastische Weichteiloperation erreicht werden kann, da ist ihre Ausführung unbedingt zu raten. Aber bedauerlicherweise sind die plastischen Methoden für die untere Extremität keineswegs so aus- und durchgebildet, daß sie, selbst in geübten Händen, stets sicheren Erfolg gewährleisten; meist sind mehrfache Operationen und ein langes Krankenlager bis zur völligen Heilung erforderlich; das kann nicht jedem zugemutet werden. Den Stumpf eines Tuberkulösen z. B., eines schwer Herz- oder eines Nierenkranken müssen wir auf einfachste und schnellste Weise zur Ausheilung bringen. In einer nicht unbeträchtlichen Zahl der Fälle ist deswegen die Tragfähigkeit nur durch Knochenverkürzung zu erkaufen.

Die Frage würde dann so lauten: Sollen wir auf Tragfähigkeit verzichten oder ist es zweckmäßiger, die Tragfähigkeit durch eine Verkürzung des Hebelarmes zu erreichen?

Schematisch ist diese Frage nicht zu beantworten. Sie muß von Fall zu Fall entschieden werden.

In erster Linie sind bis zu einem gewissen Grade die Wünsche der Verletzten selbst zu berücksichtigen; man kann es sehr wohl verstehen, daß gerade die Kriegsamputierten, die bereits Monate und Jahre in Lazaretten gelegen haben und froh sind, wenn endlich eine Benarbung des Stumpfes eingetreten ist, es ablehnen, eine Stumpfkorrektur vornehmen zu lassen, wenn ihnen der Stumpf keine Beschwerden macht. Auch vom ärztlichen Standpunkt ist gegen diese Abneigung der Verletzten nichts einzuwenden, wenn es gelingt, den Amputierten mit einem Ersatzgliede leistungs- und widerstandsfähig zu machen; denn nur dieses ist unser Ziel.

Im übrigen müssen wir jeden Stumpf vom Standpunkt seiner Wertigkeit aus betrachten. Handelt es sich um Stümpfe im peripheren Drittel, so wird man sich, trotz notwendiger Verkürzung, leichter zur Verbesserung entschließen; handelt es sich dagegen um sonst schmerzlose Stümpfe im proximalen Drittel, so wird man einer Korrektur, die mit Kürzung einhergeht, widerraten, wenn nicht besondere Komplikationen sie wünschenswert erscheinen lassen.

Bei den sogenannten Kurzstümpfen wird man sich erst recht nur im äußersten Notfall zu weiterer Knochenverkürzung entschließen dürfen. Es wäre ein verhängnisvoller Fehler, wollte man einen nicht belastungsfähigen Kurzstumpf noch weiter kürzen, nur um Tragfähigkeit zu erzielen.

Wir stehen also mit unserem Standpunkt in der Mitte von denen, die um jeden Preis einen tragfähigen Stumpf erzielen wollen und denen, welche einen belastungsfähigen Stumpf für überflüssig erklären. Der Satz: „Angesichts guter Tragfähigkeit kommt es nicht auf die Länge an", ist unseres Erachtens nach nicht richtig.

Es ist selbst für einen langen Diaphysenstumpf keineswegs gleichgültig, ob er um einige Zentimeter gekürzt wird oder nicht.

Bedeutung der freien Beweglichkeit.

In erschreckend großer Zahl kommen uns Fälle zu Gesicht, in denen eine mangelhafte Beweglichkeit des Stumpfes die Verletzten hindert, ihr Ersatzglied voll auszunützen und sie in dem Kampf ums Dasein ganz erheblich schwächt.

Wenn auch diesem Thema noch ein besonderes Kapitel gewidmet ist, so muß doch auch ich es mit wenigen Worten berühren.

Uns begegnen Kontrakturen, d. h. pathologische Gelenkstellungen mit verminderter Beweglichkeit, und ferner Ankylosen, d. h. pathologische Stellungen, bei denen die Beweglichkeit vollkommen aufgehoben ist.

Die Ursachen für die Kontrakturen und Ankylosen der Stümpfe sind an allen Gelenken die gleichen.

In der einen Reihe von Fällen entstehen sie infolge fehlerhafter Lagerung während der Nachbehandlung oder infolge zu langer Fixation der Stümpfe.

Diese Fehler und ihre verhängnisvollen Folgen lassen sich durch Sorgsamkeit des Arztes und des Pflegepersonals vermeiden.

Für eine andere Gruppe von Fällen sind artikuläre und periartikuläre Entzündungen oder Eiterungen verantwortlich zu machen. Ihnen gegenüber sind wir trotz allem chirurgischen Können häufig machtlos; halten sie längere Zeit an, so ist meist eine völlige Aufhebung der Gelenkbewegungen unvermeidlich.

Am Hüftgelenk sehen wir am häufigsten die Beuge- und die Abduktionskontraktur des Oberschenkelstumpfes. Diese pathologischen Stellungen haben ihre Ursache im Überwiegen der Beuge- resp. der Abduktionsmuskeln über ihre Antagonisten.

Adduktionsstellung des Oberschenkelstumpfes ist dagegen eine seltene Erscheinung. Sie kommt nach unseren Erfahrungen beinahe nur nach voraufgegangenen intra- oder paraartikulären Entzündungen zustande.

Welche Schädigung dem Verletzten aus jeder noch so geringen Bewegungsbeschränkung eines Oberschenkel-Amputationsstumpfes erwächst, ist ohne weiteres klar.

Jede Behinderung im Hüftgelenk setzt die Schrittlänge herab; der Ver-

9*

letzte muß infolgedessen viel mehr Kraft aufwenden, um eine bestimmte Strecke zurückzulegen, als ein Amputierter, dessen Hüftgelenk frei beweglich ist.

Ist die normale Beugefähigkeit im Hüftgelenk erheblich beschränkt, so ist der Verletzte am Sitzen stark behindert. Er kann häufig genug nur auf der gesunden Gesäßhälfte sitzen und muß bei längerer Arbeit einen besonders gebauten Schemel benutzen.

Besteht eine Beugekontraktur im Hüftgelenk, so kann der Amputierte mit einer Normalprothese nicht stehen. Das gleiche gilt für einen in Abduktion fixierten Stumpf. Und doch, wie viel solcher Fälle haben wir gesehen, bei denen dem so Verletzten gedankenlos normal gebaute Prothesen angehängt waren!

Spezielle, dem Einzelfall angepaßte Konstruktionen müssen ausgeführt werden, um den Schwergeschädigten das Gehen, Stehen und Sitzen zu ermöglichen. Vielfach können die Schäden überhaupt nicht ganz behoben werden!

Am Kniegelenk kommen ebenfalls nicht selten Kontrakturen und Ankylosen vor; auch sie bedeuten für den Verletzten stets eine erhebliche Schädigung.

Steht ein Unterschenkelstumpf in Beugekontraktur, kann er nicht vollkommen in die Strecklage gebracht werden, dann ist es auch für den Verletzten unmöglich, den Unterschenkelteil seiner Prothese vollkommen nach vorn zu bringen. Fehlen an der Streckstellung nur wenige Grade, so ist die Behinderung für den Verletzten nicht allzu groß. Je stärker aber die Beugekontraktur ist, um so häßlicher und mühseliger wird der Gang sein und in besonders hochgradigen Fällen sind die Beschädigten überhaupt nicht imstande, ohne besondere Konstruktion der Prothese, den Unterschenkelteil des Ersatzgliedes auf den Boden aufzusetzen.

Ein in Streckstellung versteifter Unterschenkelstumpf kann dem Verletzten nur noch als Stelze dienen.

Wer außerstande ist, seinen Unterschenkelstumpf bis zu einem rechten Winkel zu beugen, der ist am Knien und am Sitzen erheblich behindert.

Bei den Fußstümpfen sehen wir am häufigsten die Spitzfußkontraktur (Equinusstellung); sie ist entweder mit Varus- oder mit Valgusstellung kombiniert. In anderen Fällen findet sich vollkommene Ankylose des Fußgelenks in rechtwinkeliger oder häufiger in stumpfwinkeliger Stellung. Es kommen aber auch noch andere Kontraktur- und Ankylosenstellungen nach Erkrankungen des Fußgelenkes, nach paraartikulären Entzündungen oder durch fehlerhafte Belastung vor.

In all diesen Fällen ist die normale Abwickelung des Fußes erschwert oder unmöglich, in vielen entstehen zudem bei der Belastung erhebliche Schmerzen; in anderen tritt noch spät eine schmerzhafte Entzündung des Fußgelenkes auf (Arthritis deformans).

Die wenigen Beispiele mögen genügen, um auf die Wichtigkeit der freien Beweglichkeit der Stümpfe hinzuweisen. Ihre hohe Bedeutung wird häufig gerade in den Stadien verkannt, in denen die Prophylaxe das meiste zu leisten imstande ist.

Durch richtige Lagerung, durch zweckmäßige Anwendung und Dosierung der mediko-mechanischen Maßnahmen kann in vielen Fällen eine Kontraktur verhindert und selbst schon ausgebildete schwere Kontrakturen noch beseitigt werden.

Drohen pathologische Gelenkstellungen sich einzustellen oder sind sie bereits vorhanden, so empfiehlt sich dringend eine Art protrahierter Dauerbehandlung. Auf meiner Abteilung werden solche Stümpfe täglich erstens im Badehaus durch Bäder erweicht und in Zanderapparaten behandelt, dann werden sie auf der Abteilung selbst durch besonders eingeübtes Personal mobilisiert und massiert und schließlich müssen sie für Stunden, für den größten Teil des Tages oder während der Nacht Redressionsapparate, wie die von Schede, Löffler oder anderen tragen.

Ist aber einmal die Kontraktur fixiert, so sind wir vor die Frage gestellt, wie wir die durch sie gesetzte Schädigung am besten beheben können.

Von dem Grad der Kontraktur, von der Art der Gewebsveränderung, vom Beruf und von den Wünschen des Verletzten wird es abhängen, welche Maßnahmen wir zu ergreifen haben.

Bei ganz leichten Fällen kommen die Verletzten manchmal mit den sogenannten Normalprothesen aus. Bei stärkeren Kontrakturen dagegen sind in der Regel besonders sinnreiche Konstruktionen des Ersatzgliedes erforderlich, wie z. B. das Anbringen zweier Gelenke (Gocht u. a.). Durch sie können die Schäden in einer ganzen Reihe von Fällen beseitigt werden. Ist aber auch mit diesen komplizierten Prothesen nichts oder zu wenig zu erreichen, dann kommen die operativen Maßnahmen in Frage.

Dank den Arbeiten von Lexer, Payr u. a. sind die Methoden der Gelenkmobilisierung heute so ausgebildet, daß sie unter allen Umständen in den Fällen versucht werden sollten, in welchen die Behinderung groß und in denen sie durch die Kunst des Prothesenbauers nicht beseitigt werden kann.

Die blutige Mobilisierung der Stümpfe kommt bei den versteiften noch mehr in Frage als bei den kontrakturierten.

Welche enormen Vorteile hat es für den Verletzten, wenn es gelingt, einen langen, versteiften Unterschenkelstumpf, der nur als Stelze benutzt werden kann, ausgiebig zu mobilisieren; welcher Vorteil ist es, wenn man durch eine Operation einen kurzen, versteiften Unterschenkelstumpf beweglich machen kann! Nur, wenn diese Maßnahmen mißlungen sind, sollte man sich dazu entschließen, einen kurzen, versteiften Unterschenkelstumpf zu opfern.

Kurze Stümpfe.

Die Erkenntnis, welch hohe Bedeutung selbst ein ganz kurzer Stumpf für den Beinamputierten hat, ist auch im wesentlichen erst eine Errungenschaft des jetzigen Krieges; die große Zahl der sogenannten Kurzstümpfe, die wir jetzt zu sehen bekommen haben, hat unsere Erfahrung auf diesem Gebiete ganz erheblich erweitert.

War früher nach einer Amputation noch ein kurzer Unterschenkelstumpf erhalten, so ließ man den Verletzten gern auf dem rechtwinklig gebeugten Knie gehen, weil man mit einem solchen Stumpf dem Verletzten zweierlei Vorteile zu gewähren glaubte: er bekam eine sehr gute Stützfläche durch die Tuberositas tibiae, und die Befestigung des Ersatzgliedes am rechtwinkelig gebeugten Stumpf ließ sich unschwer und exakt ausführen. Man ließ deshalb mit voller Überlegung die kurzen Unterschenkelstümpfe prinzipiell im rechten Winkel ankylosieren.

An der vorzüglichen Widerstandsfähigkeit dieser Stümpfe ist niemals gezweifelt worden; im Gegenteil, sie haben sich als außerordentlich leistungsfähig erwiesen.

Jeder aber von uns kennt das häßliche Bild, welches solche Kniegänger darbieten. Die hinten wulstig ausgebuchtete Hose gibt ihnen weithin sichtbar das Gepräge.

Ganz verschwinden werden die Kniegänger auch in Zukunft nicht; denn gelegentlich vorkommende Erkrankungen des Kniegelenks oder seiner umgebenden Weichteile können doch hie und da zu Kontrakturstellungen führen, und dann ist es noch vorteilhafter für den Verletzten, ein rechtwinkelig ankylosiertes, als ein im stumpfen Winkel oder ein in Streckstellung ankylosiertes Kniegelenk zu haben. Aber wo artikuläre und periartikuläre Komplikationen fehlen und die Beuge- und Streckmuskulatur erhalten ist, da sollte die Fixation des Unterschenkelstumpfes in rechtwinkeliger Stellung mit allen Mitteln verhindert werden. Denn die großen Fortschritte des modernen Prothesenbaues ermöglichen es, auch den kürzesten Stumpf für die Bewegung des Ersatzgliedes auszunutzen, wenn nur überhaupt die Beschaffenheit der Weichteile und der Gelenke eine Bewegung des Stumpfes gestattet.

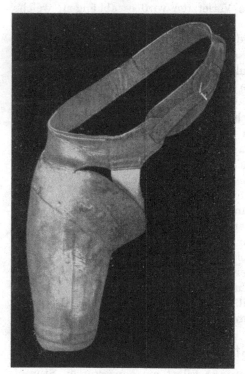

Abb. 5. Stumpfverlängerungshülse nach Leisten & Rehle.

Einen kurzen beweglichen Stumpf ohne zwingendste Gründe zu entfernen, ist immer ein Fehler.

Allerdings ist ein solcher Kurzstumpf, namentlich am Unterschenkel, für direkte Belastung selten zu benutzen; häufig genug ist gerade bei ihm das Weichteilpolster knapp, narbig und zu Ulzerationen disponiert.

Für die Mehrzahl dieser Fälle scheint es mir deshalb richtiger, diesen Verletzten neben der Unterschenkelhülse eine lange Oberschenkelhülse zu geben, die sich auf die Weichteile des Oberschenkels und vor allem gegen das Becken stützt; aber auch, wenn der Stumpf als Stützfläche ungeeignet ist, so ist er zur Führung der Prothese besser als der beste Ersatz; und genügt er zum Dirigieren des Ersatzgliedes allein nicht, so wird er immer das beste Unterstützungsmittel für den künstlichen Führungsmechanismus sein.

Was für den kurzen Unterschenkelstumpf gilt, gilt in ähnlicher Weise für den kurzen Oberschenkelstumpf. Auch der kürzeste Oberschenkelstumpf darf nicht geopfert werden, wenn er seine Beweglichkeit behalten oder wenn er wenig-

stens einen Teil derselben gerettet hat. Bei richtiger Konstruktion des Ersatzgliedes macht seine Ausnutzung jetzt
keine unüberwindlichen Schwierigkeiten mehr.

Stets muß man sich vor Augen halten, daß ein kurzer Oberschenkelstumpf infolge der geringen, ihm noch verbleibenden Muskelkraft und infolge
des kurzen Hebelarmes nur eine geringe Schrittlänge zustande bringt, und
daß es erheblicher Kraftanstrengung des Verletzten bedarf, um nur einigermaßen große Schritte zu machen. Deshalb ist beim kurzen Oberschenkel-

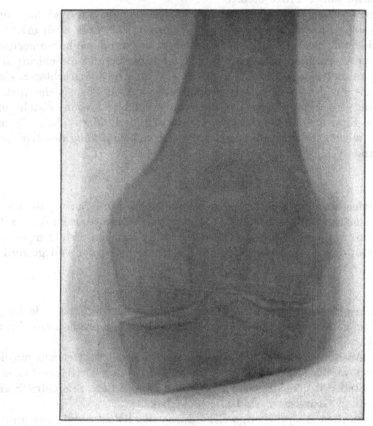

Abb. 6. Kurzer ankylotischer Unterschenkelstumpf, der wegen schlechter Weichteile und
Fisteln geopfert werden mußte.

stumpf besonders darauf zu achten, daß das Kunstglied leicht im Gewicht
sei. Es scheint mir außerdem gerade für diese Fälle zweckmäßig, wenn die
Prothese vom gesunden Bein oder von der Schulter mitgesteuert wird, etwa
nach der Konstruktion, wie sie Karsch bezw. Haschke angegeben haben.
Solche Anordnungen ergänzen die geringe Kraft des Kurzstumpfes von den
gesunden Körperteilen her, entlasten den Kurzstumpf und machen den Verletzten leistungsfähiger.

Die künstlichen Verlängerungen, wie sie an Beinprothesen z. B. von
Leisten & Rehle (Abb. 5) und ferner an dem Eisenbahnerbein aus Wien

angebracht werden, sind dankenswerte Versuche, die Frage der Stumpfverlängerung zu lösen, aber noch nicht als befriedigende Lösungen zu betrachten.

Erwähnt werden müssen hier noch die wichtigen Versuche von Payr,
welcher operativ durch Knocheneinpflanzung Stumpfverlängerungen
erzielen will. Auch Esser ist auf diesem Wege erfolgreich vorgegangen. Vom
weiteren Ausbau dieser chirurgischen Methode ist da noch vieles zu erhoffen;
denn jeder Zentimeter Verlängerung bedeutet für den Verletzten einen enormen
Vorteil; und daß eine plastische Stumpfverlängerung der prothetischen vorzuziehen ist, dürfte außer Frage stehen.

Daß kurze versteifte Stümpfe nicht ohne dringende Notwendigkeit entfernt werden sollen, haben wir schon hervorgehoben; es wurde auch erwähnt,
daß wir für sie zunächst den Versuch vorschlagen, die durch sie hervorgerufene
Behinderung prothetisch zu beheben. In zweiter Linie kommt die chirurgische
Mobilisierung in Betracht und erst, wenn diese Versuche fehlgeschlagen sind,
würden wir uns zur Enukleation des Stumpfrestes entschließen (siehe später).
Die Entfernung des Stumpfrestes ist auch zu empfehlen, wenn Fisteln und
paraartikuläre Eiterungen eine Gelenkmobilisierung verhindern (Abb. 6) und
wenn schwere allgemeine Erkrankungen zur raschen Beendigung des Kranken-
lagers zwingen.

Spezielles.

Wir werden uns im nachfolgenden Kapitel ganz kurz fassen, da wir ja
die Operationsmethoden als bekannt voraussetzen. Nur die Punkte sollen
berührt werden, von denen wir auf Grund von zahlreichen Erfahrungen annehmen müssen, daß sie in ihrer Bedeutung noch nicht immer voll gewürdigt
werden.

Absetzungen am Fuß.

Im allgemeinen kann man auch für den Fuß den Satz aufstellen, je länger
der Stumpf, um so besser die Funktion, um so leichter der prothetische Ersatz
des Verlustes.

Bei der Ausführung aller Absetzungen am Fuß soll so viel wie möglich
darauf geachtet werden, daß die Narben nicht auf die Auftrittfläche kommen
und nicht an Stellen liegen, die beim Gehen und Stehen dem Stiefeldruck ausgesetzt sind; diese Grundsätze sind allgemein bekannt.

Bei den starken Ansprüchen, welche durch die Belastung gerade an den
Fußstumpf gestellt werden, ist eine genügende Bedeckung mit Weichteilen, und
zwar mit möglichst intakten Weichteilen, beinahe noch notwendiger als
an anderen Körperstellen. Dünne blaurote, mit dem Knochen verwachsene,
bei jedem Tritt sich spannende Narbenhaut ulzeriert fast stets nach einem
gewissen Zeitpunkt. Da ist es richtig, lieber noch eine schmale Knochenscheibe
zu opfern oder besser eine plastische Deckung vom anderen Bein vorzunehmen,
um die Stümpfe mit einem widerstandsfähigen Polster bedecken zu können.

Eine Quelle für Schmerzen bei jedem Tritt bilden ferner gerade bei den
Absetzungen am Fußskelett die Neurome; sie finden sich an den Plantar- und
Dorsalnerven, sowohl am Fußrücken wie an der Fußsohle, und sind häufiger,
als im allgemeinen angenommen wird; im dicken Weichteilpolster der Fußsohle werden sie besonders leicht übersehen.

Wir haben schon an anderer Stelle hervorgehoben, daß man deshalb den Nerven gerade bei den Absetzungen am Fuß erhöhte Aufmerksamkeit schenken sollte.

Auch darauf wurde schon hingewiesen, daß mit allen Mitteln gegen die sich nur zu häufig einstellenden Kontrakturen, namentlich des Fußgelenkes, gearbeitet werden muß.

Richtige Versorgung der durchschnittenen Sehnen, ihre Vernähung miteinander oder besser noch ihre Fixierung an

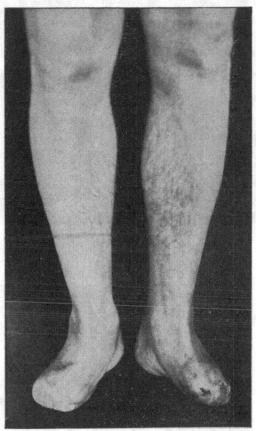

Abb. 7.   Quere Fußamputation nach Sharp.   Sehr gute Stümpfe.

geeigneten Stellen des Fußskeletts, zweckmäßige Lagerung und Verbände, rechtzeitige und richtig dosierte Mobilisierung, das sind die Mittel, die uns zur Verhütung der gefürchteten Kontrakturen zu Gebote stehen! Man mache nur von ihnen recht fleißig Gebrauch.

Jede fehlerhafte Stellung des Fußes, jede entzündliche Veränderung im Fußgelenk bedeutet für den Verletzten eine höchst unangenehme Komplikation.

Ein Fußamputierter mit einem erkrankten oder einem unvollkommen beweglichen Fußgelenk ist schlechter dran als ein Unterschenkelamputierter mit gutem Stumpf.

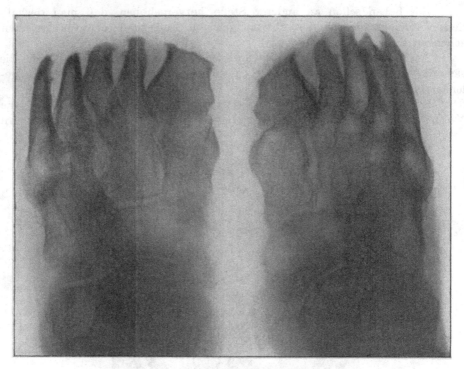

Abb. 8. Röntgenbild zu Abb. 7.

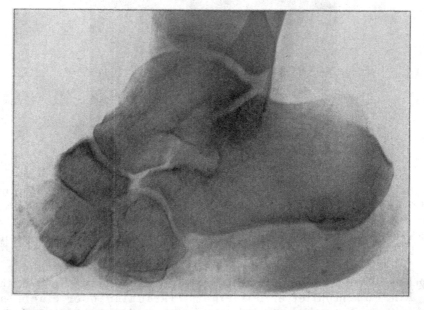

Abb. 9. Fußstumpf nach Lisfranc. Mußte wegen schlechter Weichteilbedeckung verkürzt werden. Mangelhafte Beweglichkeit im Fußgelenk.

Voll leistungsfähige Stümpfe können mit der Exartikulation sämtlicher Zehen erreicht werden; dabei sei daran erinnert, daß es sich im allgemeinen nicht lohnt, kurze, schlechtstehende Zehenstummel zu erhalten, sondern daß es richtiger ist, eine solche Zehe ganz zu exartikulieren.

Sehr gute Resultate gibt die quere Amputation des Fußes durch die Metatarsalknochen nach Sharp (Abb. 7 und 8). Das Resultat ist deswegen so gut, weil der Fußstumpf verhältnismäßig lang ist, und weil dem Stumpf ein großer Teil der Dorsal- und Plantarflektoren erhalten bleibt.

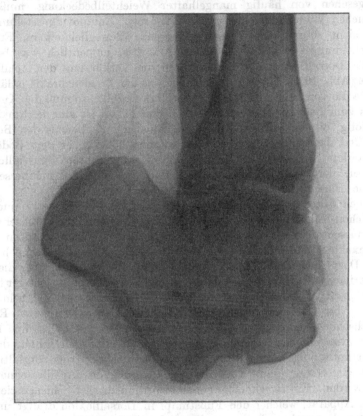

Abb. 10. Schlechter Chopart-Stumpf in starker Equinusstellung. Gute Leistungsfähigkeit wurde erzielt durch einen festen Ersatzapparat aus Holz ohne Knöchelgelenk mit vorderem Filzfuß (s. Abb. 20). Die Sohlenfläche mußte entsprechend der vorderen Kante des Kalkaneus ausgehöhlt werden.

Bei der queren Fußamputation durch die Metatarsalknochen werden die Zehenbeuger und -strecker durchtrennt, der Tibialis posticus, der Peroneus longus, der Tibialis anticus, der Peroneus brevis und tertius bleiben am Stumpf; seine gute Beweglichkeit ist daher gewährleistet.

Beim Lisfranc (Abb. 9) fällt schon der Ansatz des Peroneus III und des Tibialis anticus, der letztere wenigstens zum größten Teil, fort. Kann man die Basis metat. V erhalten, so ist das für die Bewegungen des Fußrestes von Vorteil.

Bei den Absetzungen zentral vom Os naviculare geht auch der Tibialis posticus verloren.

Am häufigsten unter den Fußamputationen wurde nach unseren Erfahrungen der Chopart ausgeführt. Seine Bevorzugung mag wohl hauptsächlich in der Einfachheit seiner Ausführung begründet sein. Er opfert vom Fuß viel, sowohl vom Skelett wie von den bewegenden Muskeln und Sehnen.

Das Ergebnis der Chopartschen Operation ist keineswegs immer befriedigend.

Abgesehen von häufig mangelhafter Weichteilbedeckung, mußten wir in zahlreichen Fällen die fehlerhafte Spitz- resp. Equinovalgusstellung beobachten, nicht selten auch eine ungenügende Beweglichkeit im Fußgelenk und Erscheinungen von deformierender Arthritis; namentlich war besonders häufig die Dorsalflexion des Fußes durch die Verkürzung der Achillessehne behindert (Abb. 10). Uns sind diese Dinge aus der Friedenspraxis ja längst bekannt. Da die vordere Hälfte des Fußgewölbes wegfällt, so muß die Kuppel des Gewölbes zum Stützen verwertet werden und hierzu ist eine leichte Plantarflexion nötig, bis das vordere Ende des Talus und Kalkaneus den Boden erreicht. Und da der Innenrand des Taluskopfes höher über dem Boden steht als das vordere Ende des Kalkaneus, so muß eine leichte Valgusstellung eintreten. Sie wird noch dadurch erhöht, daß die mächtige Achillessehne erhalten, die Dorsalflektoren aber durchschnitten sind.

Soll ein gutes Resultat erreicht werden, so muß gegen diese Equinovalgusstellung schon bei der Operation das Nötige getan werden. Die durchschnittenen Sehnen müssen an geeigneten Stellen periostal oder am Plantarlappen vernäht werden, exakte Verbände sollen die richtige Stellung bei der Nachbehandlung sichern. Dazu dienen z. B. Mastixstreifen, die von der Wade über die Hacke zur Vorderfläche des Unterschenkels ziehen und den Stumpf in richtiger Stellung halten. Sobald wie möglich einsetzende mediko-mechanische Nachbehandlung, Anbringen von Gummizügen oder Spiralfedern, sichern ein gutes Resultat. Die Durchschneidung oder besser die Verlängerung der Achillessehne kann in Frage kommen; manche Autoren führen sie prinzipiell aus. Ich halte das nicht immer für notwendig. Ist aber eine Spitzfußkontraktur trotz sorgfältiger Behandlung eingetreten, dann muß die Verlängerung der Achillessehne vorgenommen werden. Ein zweckmäßig gebauter orthopädischer Schienenstiefel oder besser ein Apparat, welcher den Fußstumpf in Dorsalflexion drängt und hält, muß weiter der pathologischen Stellung des Fußstumpfes entgegenarbeiten.

Wir haben im Kriege, wie eben schon erwähnt, bei den nach Chopart Operierten nicht allzu viel Freude gehabt; die vorher aufgezählten Komplikationen stellten das erwünschte Resultat häufig in Frage und vielfach waren die Verletzten mit ihren Chopartstümpfen schlechter daran als die nach Pirogoff Amputierten und als solche, die einen guten Unterschenkelstumpf besaßen.

Viele erfahrene Chirurgen haben aus diesen Gründen ihre prinzipielle Abneigung gegen den Chopart ausgesprochen. Bei der Wahl zwischen Chopart und Pirogoff geben sie der letzteren Operation den Vorzug. Ich selbst halte die Frage noch nicht für spruchreif; die Leistungsfähigkeit eines guten Chopartstumpfes hängt sehr wesentlich auch von der Güte des Ersatzapparates ab und nach dieser Hinsicht wird noch vielfach gefehlt. Die nächsten Jahre aber werden uns über die noch strittige Frage gewiß vollkommene Klarheit verschaffen.

Eine vorzügliche, bei uns viel zu wenig gewürdigte Operation ist die Exarticulatio subtalo (Abb. 11). Der mit einem guten Weichteilpolster bedeckte Talus gibt einen ausgezeichneten, sehr leistungsfähigen tragfähigen Fußstumpf.

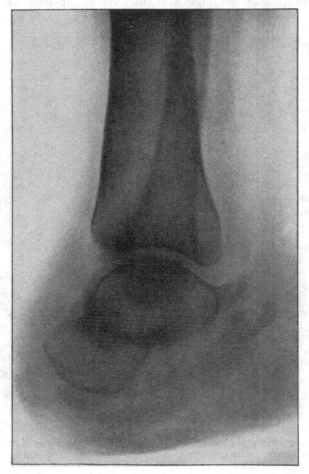

Abb. 11. Exarticulatio subtalo. Sehr guter Stumpf.

Mir erscheint die Erhaltung des normalen Fußgelenkes für so wichtig, daß ich die öftere Ausführung dieser in Frankreich viel geübten Operation empfehlen möchte.

Auch die Einheilung des intakten Kalkaneus in der Malleolengabel nach Auslösung des Talus gibt ein gutes funktionelles Resultat; ich habe ein solches bei einem Kollegen 10 Jahre hindurch beobachten können, dem ich wegen eines Sarkoms den Talus entfernt hatte. Seinem Gang sah man nichts an, seine Leistungsfähigkeit war fast unbegrenzt.

Eine vorzügliche Operation, das Vorbild für alle osteoplasti-schen tragfähigen Stümpfe, ist die Pirogoffsche Amputation. Der resultierende Stumpf wird um ein beträchtliches kürzer als das gesunde Bein, die Verkürzung kann bis zu 8 cm betragen.

Die Pirogoff-Stümpfe sind außerordentlich leistungsfähig, wenn für sie ein zweckmäßiger Ersatzapparat angefertigt ist; sie verdanken ihre Widerstandskraft dem Knochendeckel und dem guten Weichteilpolster (Abb. 12 und 13).

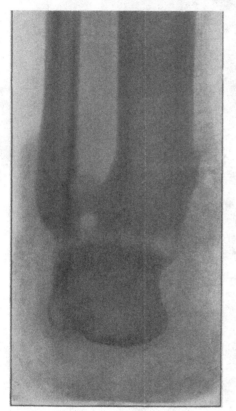 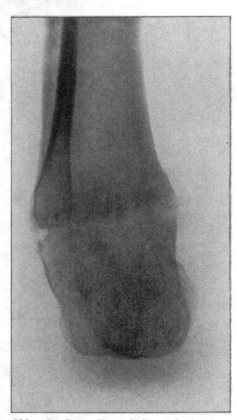

Abb. 12. Guter Pirogoff - Stumpf. Knöcherne Vereinigung. Alte geheilte Unterschenkelfraktur.

Abb. 13. Guter Pirogoff-Stumpf. Leichte O-Form.

Obwohl die Methode an sich eine vorzügliche ist, haben wir viel Un-erfreuliches gesehen, was bei richtiger Technik hätte vermieden werden können. Wir sahen Pirogoffs, in denen die Fersenkappe schief auf den Unterschenkel-stumpf aufgepfropft war, so daß z. B. die angeheilte Fersenkappe in Varus-stellung gegen den Unterschenkel stand; in anderen Fällen war der Fersen-beinstumpf mehr oder weniger weit nach hinten von dem Unterschenkel ab-gerutscht (Abb. 14 und 15). In einem Falle war er auch nach vorn hin abge-glitten. In einer ganzen Reihe von Fällen war eine feste knöcherne Verwachsung überhaupt ausgeblieben. Die Fersenkappe ließ sich unter Schmerzen des Ver-

letzten hin- und herschieben. Eine kleine Serie dieser pathologischen Pirogoff-
Stümpfe bilden wir ab.

Alle diese Fehler sind bei richtiger Technik fast immer zu vermeiden. Sie sind zurückzuführen auf fehlerhafte Durchsägung
der Knochen, auf ungenügendes Fixieren des Kalkaneusdeckels
auf der Unterschenkelsägefläche, auf schlechte Verbände und vorzeitige Belastung.

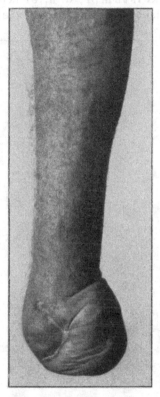
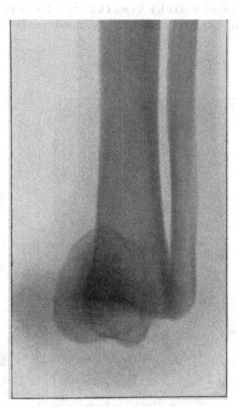

Abb. 14. Schlechter Pirogoff-Stumpf.
Kalkaneus ganz nach hinten abgerutscht.

Abb. 15. Röntgenbild zu Abb. 14.

Schon bei der Operation wie bei der Nachbehandlung hat man exakt
darauf zu achten, daß die Fersenkappe in gerader Richtung dem Unterschenkelstumpf aufsitzt und in richtiger Stellung mit ihm verwächst. Einige Periostnähte, das Einschlagen eines Nagels und gute Verbände garantieren den Erfolg,
der selbst bei Infektion nicht auszubleiben braucht.

Vorzeitige und fehlerhafte Belastung muß durchaus vermieden
werden, denn durch sie kann die knöcherne Verwachsung verhindert oder ein
Abrutschen der erst locker miteinander verbundenen Knochenwundflächen
herbeigeführt werden. Auch durch schlecht sitzende Apparate kann der erst
locker verklebte Kalkaneusdeckel in eine pathologische Stellung gedrängt
werden.

Schiefes Anwachsen, ungenügende Vereinigung des Kalkaneusstumpfes mit dem Unterschenkel sind Komplikationen, die dem Verletzten bei der Belastung mehr und mehr Beschwerden verursachen. In solchen Fällen hat die Operation ihren Zweck, einen tragfähigen, schmerzlosen, leistungsfähigen Stumpf herbeizuführen, verfehlt, ein solcher Pirogoff-Stumpf ist nicht stützfähig, er ist prothetisch zu behandeln, wie ein nicht tragfähiger Unterschenkelstumpf, d. h. er muß entlastet werden, er muß in der Prothese hängen. Und viel-

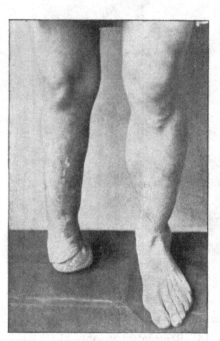

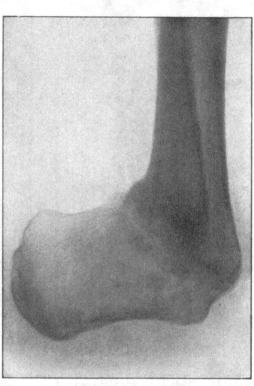

Abb. 16. Schlechter Pirogoff-Güntherstumpf. Fersenkappe in Varusstellung angeheilt.

Abb. 17. Röntgenbild zu Abb. 16. Unterschenkelknochen nach vorn außen vom Kalkaneus abgerutscht.

fach wäre es besser, durch eine erneute Keilresektion den Fehler auszugleichen und dem Patienten einen tragfähigen Stumpf zu verschaffen.

Neben der ursprünglichen Pirogoffschen Operation können alle Modifikationen desselben gute Resultate geben. Nur die schräge Durchsägung von Tibia und Kalkaneus nach der Güntherschen Modifikation, die ich mehrmals gesehen habe, scheint mir nicht so sehr empfehlenswert, weil die Gefahr, daß die abgeschrägte Tibiafläche auf dem Fersenbein abrutscht, ziemlich groß ist (Abb. 16 und 17). Am meisten zu empfehlen ist wohl noch das Vorgehen von

Le Fort, bei welchem das Fersenbein horizontal durchsägt und auf die Tibia aufgepflanzt wird. Diese Methode erhält die normale Auftrittsfläche des Kalkaneus und das normale gute Fersenpolster.

Die kurz beschriebenen Operationen sind die häufigsten am Fuß, die vorgenommen wurden. Aber es sind uns im Kriege auch alle andern Formen von Fußabsetzungen begegnet, z. B. die Amputatio intertarsea, ferner die Exarticulatio praenavicularis (Abb. 18 und 19) u. a. m.

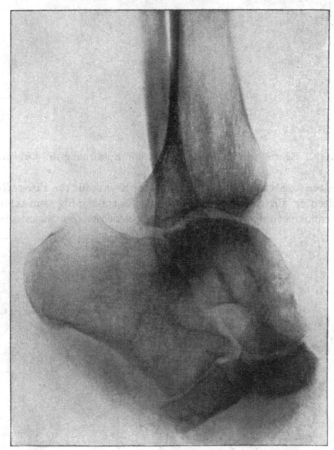

Abb. 18. Exarticulatio intertarsea vor dem Navikulare quer durchs Cuboid. Guter leistungsfähiger Stumpf.

Handelt es sich dabei um quere Absetzungen des Fußskeletts, so geben sie, in der Voraussetzung, daß sie mit gutem Weichteilpolster bedeckt sind, alle gute Resultate. Nur achte man, darauf sei noch einmal hingewiesen, möglichst auf die Erhaltung der Muskel-, Sehnen- und Gelenkfunktion.

Es ist nicht meine Aufgabe, mich über die Ersatzapparate bei Fuß-Amputationen und Exartikulationen ausführlich zu verbreiten — das Kapitel ist von Dollinger besonders bearbeitet —, aber ich möchte doch zu diesen Fragen, auf Grund meiner Erfahrungen, mit einigen Worten Stellung nehmen.

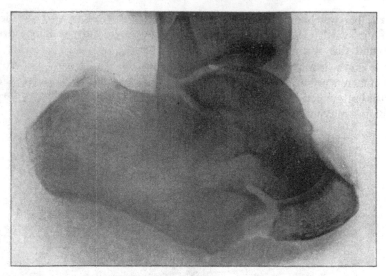

Abb. 19.　Exarticulatio praenavicularis mit Entfernung des Cuboid.

Am meisten umstritten ist noch immer der Ersatz für die Pirogoff-Stümpfe. Daß ein schlechter Pirogoff-Stumpf weniger leistungsfähig sein kann als ein guter Unterschenkelstumpf, daß ersterer infolgedessen ein Ersatzglied haben

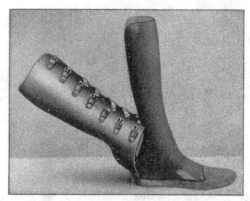

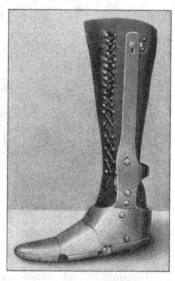

Abb. 20.　Apparat aus Leichtholz für Pirogoff-Stumpf und schlechte Chopart-Stümpfe. Filzsohle und Filzfuß.

Abb. 21.　Pirogoff-Apparat. Konstruktion Ingenieur Otto. Metallfuß, Lederhülse.

muß wie ein Verletzter, dem nicht nur der Fuß, sondern ein Teil seines Unterschenkels fehlt, darauf wurde schon hingewiesen.

Für gute Pirogoff-Stümpfe haben wir im Laufe der Zeit sehr viel unzweckmäßige Ersatzapparate gesehen. Alle Ersatzglieder, an denen sich ein

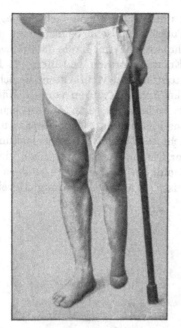 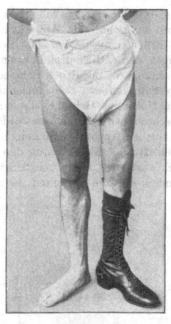

Abb. 22. Pirogoff-Stumpf.   Abb. 23. Stumpf mit Stiefelapparat nach Abb. 22.

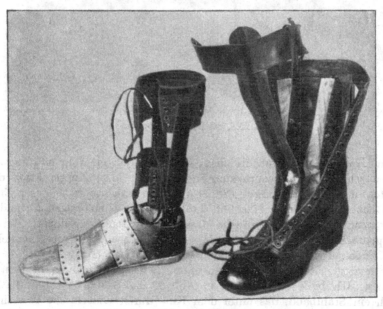

Abb. 24. Teile des Stiefelapparates.

Knöchelgelenk befindet, sind, unseres Erachtens, zu verwerfen. Statt des Knöchelgelenkes empfehlen wir einen Ersatz in Form zweier Sohlengelenke oder in Form eines elastischen Filz- oder Gummi-Fußes. Wählt man zwei Sohlen-

10*

gelenke, so muß das hintere möglichst nahe zu der Unterschenkelachse gelagert sein, damit es nicht beim Abwickeln des Fußes allzu sehr beansprucht und häufigen Brüchen ausgesetzt ist. Bei uns haben sich im Laufe langjähriger Erfahrungen namentlich drei Formen von Ersatzapparaten bewährt. 1. Ein Lederhülsenapparat mit durch Schienen versteiftem und verstärktem Knöchelteil und vor diesem zwei Sohlengelenke. 2. Ein Apparat, dessen vordere Hälfte aus einer Holzschale besteht, die mit einer Lederlasche dem Unterschenkel fest angeschnürt wird und dessen Vorderfuß aus Filz besteht. Ohne Reparaturen hält ein solcher Apparat jahrelang und macht die Verletzten sehr leistungsfähig (Abb. 20). 3. Ein Apparat, den sich der Chefingenieur Otto nach vielen trüben Erfahrungen selbst konstruiert hat und der der stabilste und selbst für besonders schwere Patienten geeignetste ist. Wie die Abbildung 21 zeigt,

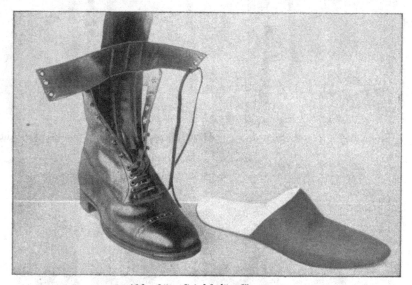

Abb. 25. Stiefel für Chopart.

ist es ein Lederhülsenapparat mit einem Metallfuß, der seit Jahr und Tag allen, auch den schwersten Beanspruchungen standhält. Die Konstruktion dieses Apparates ist von Schlesinger (S. 586) genauer beschrieben. Dieser Ersatzapparat hat nur den einen Nachteil, daß er schwer anzufertigen ist und daß er sich namentlich im Kriege für die Massenfabrikation nicht eignet. Bei allen Ersatzapparaten für Pirogoff-Stümpfe soll die Achse des Unterschenkels zu der des Fußes etwa in einem Winkel von 105° stehen (Bauer).

In letzter Zeit haben wir versucht, mit etwas einfacheren Stiefeln auszukommen. Ich bilde diese Stiefel in Abb. 23 und 24 ab. Vorn an die Tibia legt sich ein Stahlband, das unter dem Knie durch Lederlasche befestigt ist und über dem genauestens in den Stiefel eingearbeiteten Apparat zusammengeschnürt wird. Das Ganze hat ein sehr gefälliges Aussehen, ist aber noch verbesserungsbedürftig.

Ähnliche Apparate haben wir auch für Chopart-Stümpfe benutzt (Abb. 25). In der Regel bedürfen Chopart-Stümpfe und besonders schlecht stehende Chopart-Stümpfe eines großen Ersatzhülsenapparates, etwa wie wir einen unter 2 für Pirogoff beschrieben haben.

Für Lisfranc-Stümpfe und für Amputationen distal vom Lisfranc genügen einfache Stiefel mit Einlage und mit einer Verstärkung durch eine Stahlsohle.

Unterschenkelstümpfe.

Einen vorzüglichen tragfähigen Stumpf gibt die Exartikulation im Fußgelenk, namentlich wenn man in der Lage ist, zur Weichteilbedeckung die dicke Fersenhaut zu benutzen. Für die Widerstandsfähigkeit ist die vollkommen intakte Gelenkfläche am besten; die Absägung der Malleolen scheint nicht ganz so gute Resultate zu geben (Abb. 26 u. 27).

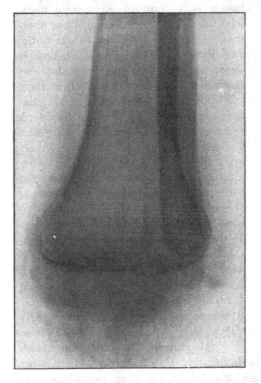

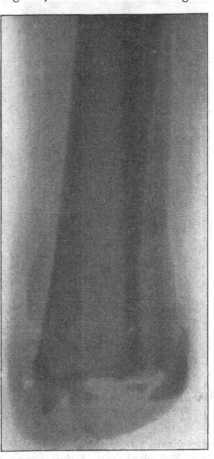

Abb. 26. Exartikulation des Fußes im Fußgelenk. Guter tragfähiger Stumpf. Malleolen entfernt.

Abb. 27. Exartikulation des Fußes im Fußgelenk. Empfindlicher Stumpf infolge von Knochenwucherungen und kleinen Sequestern.

Reichen die Weichteile zur Bedeckung des Exartikulationsstumpfes nicht aus, so empfiehlt sich die Absetzung in der Epiphyse, die nach unseren Erfahrungen ebenfalls bei guter Weichteilbedeckung einen sehr guten und stützfähigen Stumpf ergibt. Bei der epiphysären Amputation empfiehlt es sich, die Fibula etwas höher abzusetzen als die Tibia, weil sie allmählich etwas herunterrücken kann, ein Verfahren, das wir bei höheren Amputationen im Unterschenkel ja regelmäßig anwenden (Abb. 28).

Bei diesen tiefen Amputationen macht die Anbringung eines Fußgelenks an der Prothese einige Schwierigkeiten. Eine Reihe von erfahrenen Autoren (Blenke, Vulpius, Ludloff) ziehen infolgedessen die Amputation im unteren Drittel des Unterschenkels den beschriebenen tiefen Absetzungen vor. Wir selbst haben aber so gute Resultate von den tiefen Absetzungen gesehen, daß wir doch empfehlen möchten, sie anzuwenden, wenn genügende Weichteile zur Deckung der langen Knochenstümpfe vorhanden sind. Ihre Bedeckung mit den Weichteilen der Ferse gibt besonders widerstandsfähige Stümpfe. Die Schwierigkeiten für den Prothesenbau bei den langen Stümpfen lassen sich, unserer Erfahrung nach, leicht und auf verschiedene Weise überwinden. In der Regel ist es nur nötig, das Fußgelenk um einige Zentimeter tiefer zu legen als das normale; das läßt sich beispielsweise in Holzhülsen leicht machen. Ein anderer Weg ist der, daß man auf ein Knöchelgelenk verzichtet und die Abrollung des Fußes durch 2 Sohlengelenke (Hoeftman) ersetzt oder durch Anbringung eines Filzfußes. Ferner ist auch als Ersatz für Fuß und Knöchelgelenk der bekannte Marckssche Gummifuß empfehlenswert. Jedenfalls sind die Schwierigkeiten, die durch den langen Stumpf für den Prothesenbau entstehen, durchaus überwindbar. Man sollte deshalb den Exartikulationsstumpf und den vorzüglichen epiphysären Stumpf, unseres Erachtens nach, nicht über Bord werfen.

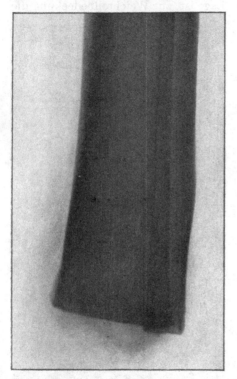

Abb. 28. Amputation in der unteren Epiphyse des Unterschenkels. Guter tragfähiger Stumpf. Die Fibula wäre besser etwas höher durchsägt worden.

Als supramalleoläre Amputatio osteoplastica bezeichnet Levy die Absetzung des Unterschenkels dicht über dem Fußgelenk mit Aufpflanzung eines Malleolus; sie mag ausnahmsweise einmal indiziert sein und gibt dann gewiß einen stützfähigen Stumpf.

Was die Amputationen in der Diaphyse des Unterschenkels anlangt, so sind sie, wie unsere Erfahrung zeigt, noch seltener tragfähig als die Oberschenkelstümpfe. Nach unserem Material sind ungefähr 50% stützfähig geworden (Pirogoff und Fußexartikulation nicht mitgerechnet).

Um belastungsfähige Unterschenkelstümpfe zu bekommen, ist die exakte Knochen- und Weichteilversorgung eine Grundbedingung. Knochen[1]), Haut,

---

[1]) In jüngster Zeit haben Wullstein und Spitzy entgegen den Bungeschen Vorschriften empfohlen, sorgfältig das Periost zu schonen und mit ihm die Markhöhle zu decken.

Muskulatur und Nerven müssen nach den früher beschriebenen Regeln versorgt werden; die Fibula soll stets höher durchsägt werden als die Tibia; am Tibiaknochenstumpf sind alle scharfen Kanten zu beseitigen. Auf eine Ausnahme von dieser Regel werden wir gleich noch zurückkommen.

Besonders gefährdet durch den Druck der Prothese ist in manchen Fällen das Fibulaköpfchen. Über ihm bildet sich ein entzündlicher, schmerzhafter Schleimbeutel, der manchmal vereitert und dann das Tragen der Prothese erschwert oder unmöglich macht. Man hilft sich in solchen Fällen zunächst damit, daß man in der Prothesenhülse die gefährdete Stelle freilegt. In Fällen, in denen der Schleimbeutel vereitert ist, muß er inzidiert werden. Bleiben aber trotzdem erhebliche Beschwerden bestehen, so läßt sich die Entfernung des Fibulaköpfchens nicht umgehen. Man hat dann den Vorteil, 1. den prominenten Knochenvorsprung beseitigt zu haben und 2. die Möglichkeit, die Ersatzhülse leichter an den Tibiaknorren anmodellieren zu können.

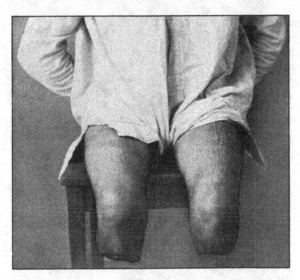

Abb. 29. Doppelseitiger Unterschenkel-Kurzstumpf mit zwei dazugehörigen Röntgenbildern. Gang sehr gut mit einfacher Schienenschränkung nach Erlacher.

Zur Entfernung des Fibulaköpfchens resp. eines kurzen Fibulastumpfes kann man sich auch veranlaßt sehen, wenn die Weichteildeckung der breiten Knochenflächen eines kurzen Unterschenkelstumpfes mangelhaft ist. Nach Entfernung des Fibularestes ist der noch zu bedeckende Knochenstumpf weniger umfangreich.

Die schon früher öfters ausgeführte Enukleation des Fibulaköpfchens oder des ganzen Fibularestes ist in neuester Zeit namentlich von Erlacher wieder warm empfohlen worden. So zweckmäßig sie im geeigneten Falle ist, so notwendig ist es, sie doch nur bei strenger Indikation auszuführen. Hofstätter hat mit Recht auf die Möglichkeit hingewiesen, daß durch die Eröffnung des Gelenkes das Kniegelenk infiziert werden könne, und es ist deshalb vor der Operation zu warnen, wenn Entzündungen oder Eiterungen in der Nähe des Gelenkes vorhanden sind. Es ist auch zu bedenken, daß durch die Desinsertion des Bizeps ein nicht unbeträchtlicher Kraftverlust entsteht (s. Kapitel über die Hebellänge und Wertigkeit der Stümpfe).

Zu Störungen gibt auch sehr häufig der dem Prothesendruck besonders ausgesetzte Nervus peroneus Veranlassung. Sind auf andere Weise die Schmerzen nicht zu beseitigen, so ist eine Freilegung des Nerven notwendig und eine Ver-

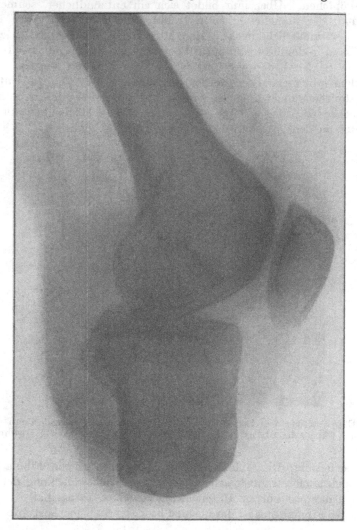

Abb. 30. Rechtsseitiger Stumpf, an dem die scharfe vordere Tibiakante erhalten ist. Die Unterschenkelhülse findet an ihr einen festen Halt. Röntgenbild zu Abb. 29.

sorgung, welche den Nervenstumpf ganz außerhalb des Druckes der Prothese verlegt.

Über die hohe Bedeutung der kurzen Unterschenkelstümpfe und die Notwendigkeit ihrer Erhaltung ist an anderer Stelle schon ausführlich gesprochen worden. Hier sei sie noch einmal ausdrücklich betont.

Einige Bemerkungen seien noch über die Wahl der Prothesenstützpunkte gestattet.

In neuerer Zeit hat namentlich·Dollinger darauf hingewiesen, daß man am zweckmäßigsten die Seitenflächen des Tibiaknaufs für sie benutzt.

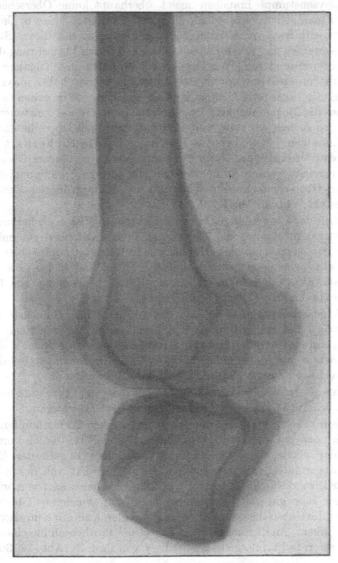

Abb. 31. Linksseitiger Stumpf mit abgerundeter Tibiakante. Die Unterschenkelhülse rutscht an ihr leichter ab. Allerdings ist dieser Stumpf kürzer als der andere. Röntgenbild zu Abb. 29.

Durch besonders exaktes Anmodellieren der Unterschenkelhülse lassen sich, wie Dollinger vorbildlich gezeigt hat, große Oberschenkelmanschetten namentlich bei längeren Unterschenkelstümpfen vermeiden. Das Prinzip ist zweifellos vorzüglich und nachahmenswert; je exakter die Unterschenkelhülse

gebaut ist, um so niedriger kann die Oberschenkelmanschette sein, um so weniger wird der Verletzte belästigt und um so besser erhält sich die Oberschenkelmuskulatur.

Kranke mit Exartikulationsstümpfen im Fußgelenk oder mit einem stützfähigen Epiphysenstumpf brauchen meist überhaupt keine Oberschenkelmanschette. Aber man soll an dem Prinzip nicht starrfesthalten. Es gibt Unterschenkelamputierte, die trotz verhältnismäßig langer Stümpfe mit diesen Stützpunkten nicht auskommen und deren Leistungsfähigkeit durch Vermehrung der Stützflächen erhöht werden kann. Wir benutzen dann neben den Tibiakondylen zur Entlastung die untere Umrandung der Kniescheibe; wir haben davon keinen Schaden, häufig aber erheblichen Nutzen gesehen. Wir gehen aber noch weiter; wenn die Bequemlichkeit des Verletzten und seine Leistungsfähigkeit es erfordern, so suchen wir noch weitere Stützpunkte am Oberschenkel und am Becken auszunutzen. **Uns ist die Hauptsache die Sicherheit und die Ausdauer der Verletzten;** kann diese nur durch eine längere Oberschenkelmanschette erreicht werden, so nehmen wir die geringe Schädigung, die in der Atrophie der Oberschenkelmuskulatur und in dem größeren Gewicht der Prothese besteht, mit in den Kauf.

Bezüglich der ganz kurzen Unterschenkelstümpfe ist noch hervorzuheben, daß die richtige Anbringung der Gelenke an dem Ersatzglied ein unbedingtes Erfordernis ist, wenn man das Herausrutschen des Stumpfes beim Beugen verhindern will. Das gelingt durch einfache Mittel, indem man die Schienen im Sinne Erlachers schränken läßt oder durch Anbringung von Gelenken, wie sie Braatz und Loth angegeben haben.

Die Schienenschränkung scheint uns bis jetzt das einfachste Mittel zu sein. Wir haben bei einem doppelseitig Amputierten auf der einen Seite die Schränkung, auf der anderen Seite ein Braatz-Gelenk angebracht und gesehen, daß der Verletzte mit dem Bein, an welchem die Schienenschränkung angebracht war, noch besser ging als mit dem Sektorengelenk.

Bei den kurzen Unterschenkelstümpfen hat der Prothesenbauer auch die häufig noch recht starke Valgusstellung zu berücksichtigen.

Der eben erwähnte Patient mit den beiderseitigen Kurzstümpfen, Fall 29, hat uns auch noch um eine weitere Erfahrung bereichert, die ich kurz streifen muß. An der einen Seite ist bei ihm nach allen Regeln der Kunst die Tibiakante abgerundet, an der anderen nicht. Er hat von der Abrundung keinen Vorteil, sondern einen Nachteil; er kann mit der scharf vorspringenden, übrigens aber sehr gut mit Weichteilen bedeckten vorderen Tibiakante des rechten Beins die Unterschenkelprothese besser regieren als mit dem abgerundeten Stumpf des linken. An diesem letzteren findet die Prothesenhülle einen schlechteren Halt, sie rutscht infolgedessen leichter von ihm ab (Abb. 29, 30 und 31).

Absetzungen in der Nähe des Kniegelenks und am Oberschenkel.

Die Exartikulation im Kniegelenk gibt, wenn es gelingt, für die breite Gelenkfläche ein gutes Weichteilpolster zu verschaffen, einen vorzüglichen langen und zur Stütze brauchbaren Stumpf. Die Knorpelfläche ist gegen

Druck unempfindlich und außerordentlich widerstandsfähig; das Ersatzglied kann an den vorspringenden Kondylen des Femur leicht und gut befestigt werden.

Ein mit gutem Weichteilpolster bedeckter Exartikulationsstumpf entspricht den höchsten Anforderungen, die billigerweise überhaupt an einen Stumpf gestellt werden können. Aber so gute Resultate, wie wir sie in der Friedenspraxis bei der Absetzung im Kniegelenk gesehen haben, kennen wir aus dem Kriege leider nicht; im Gegenteil, brauchbare Exartikulationsstümpfe haben wir nur selten gesehen. In weitaus der Mehrzahl der Fälle hatten sich die Weichteile an der Beuge- und Streckseite des Stumpfes

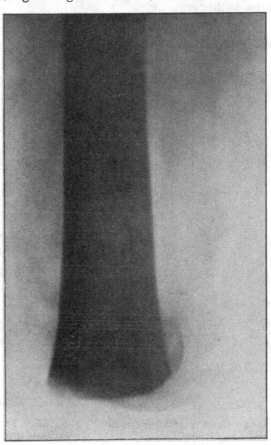

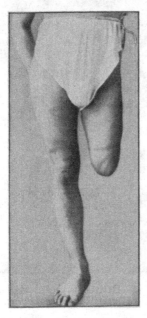

Abb. 32. Oberschenkelamputation nach Carden. Guter tragfähiger Stumpf.

Abb. 33. Röntgenbild dazu.

weithin zurückgezogen, die knorpelige Gelenkfläche lag breit zutage, der Austrocknung preisgegeben; an ihr entstanden Nekrosen und Usuren; langdauernde Eiterungen verursachten Fiebererscheinungen und schwere Störungen des Allgemeinbefindens. Erst eine Reamputation brachte hier eine Wandlung zum Bessern. In den meisten Fällen, die ich sah, war mit der Stumpfverbesserung viel zu lange gezögert worden; durch frühzeitigeren plastischen Verschluß oder durch Reamputation hätte dem Verletzten ein langes und schweres Krankenlager erspart werden können.

Das meist unbefriedigende Resultat der Exartikulation im Kniegelenk ist leicht verständlich. Auch erfahrene Operateure erleben ja selbst unter aseptischen Verhältnissen nicht selten eine mehr oder weniger ausgedehnte Nekrose eines oder beider Weichteillappen; aus diesem Grunde hat sich die Operation viele Feinde erworben. Die häufig auftretende Nekrose gab Veranlassung für zahlreiche Modifikationen, die darauf ausgingen, den breiten Exartikulationsstumpf zu verkleinern, um eine Bedeckung mit kleineren Weichteillappen ausführen zu können.

Alle die Methoden, die den Knochenstumpf verkleinern wollen, ohne seine Stützfähigkeit zu opfern, sind deshalb empfehlenswert. Dahin gehört

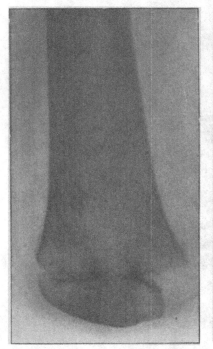
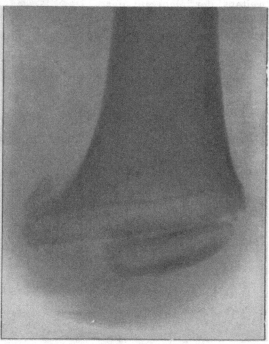

Abb. 34. Guter tragfähiger Gritti-Stumpf.

Abb. 35. Tragfähiger Gritti-Stumpf. Kalluswucherungen an der Hinterfläche des Femur.

in erster Linie die früher schon erwähnte transkondyläre Cardensche Amputation, die nach unserer Erfahrung bei glatter Heilung einen sehr guten stützfähigen Stumpf gibt (Abb. 32 und 33).

Weiter verdient Beachtung die von Wullstein und uns mehrfach ausgeführte Abmeißelung oder Absägung der Kondylen. Je nach den zur Verfügung stehenden Weichteilmengen kann man einen oder beide Kondylen absägen und muß dann eventuell auf die vorzüglichen Aufhängepunkte des Ersatzgliedes verzichten.

Größerer Beliebtheit als die Exartikulation des Kniegelenks erfreuen sich die osteoplastischen Amputationen.

Ist die Kniescheibe erhalten und ist sie annähernd gesund, so ist das einfachste und populärste Verfahren die Grittische Operation, bei der die wundgemachte Kniescheibe auf das durchsägte Femur aufgepflanzt wird. Dazu muß der Oberschenkelknochen meist über den Kondylen durchsägt werden, aber nicht immer.

Das Indikationsgebiet für die Absetzung nach Gritti ist gerade im Kriege erheblich erweitert worden. In Fällen, in denen sich eine primäre Vereinigung der Weichteile verbietet, kann man die Kniescheibe im vorderen Lappen liegen lassen und sie erst später nach Reinigung der Wunde an die richtige Stelle oder an

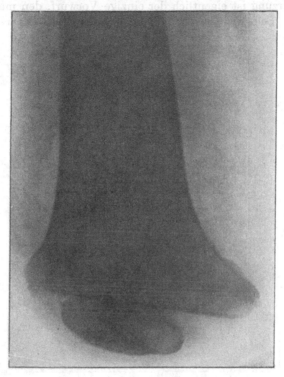

Abb. 36. Guter tragfähiger Gritti-Stumpf mit teilweiser Erhaltung der Kondylen.

höherer Stelle des Diaphysenstumpfes aufpflanzen (Öhlecker). Allerdings sind dann, namentlich wenn man lange Zeit warten mußte, die Weichteile meist erheblich geschrumpft, und es bedarf einer ausgiebigen Mobilisierung derselben durch Massage oder durch blutige Maßnahmen, wenn man es vermeiden will, daß zu viel vom Femur abgesägt und ein unnötig kurzer Stumpf geschaffen wird.

Riedel, bekanntlich selbst amputiert, hat die Vorzüge des Gritti-Stumpfes am eigenen Leibe erfahren und der Methode zu wiederholten Malen ein Loblied gesungen: „Er ist und bleibt die idealste Operationsmethode und gibt den besten Stumpf."

Ob der Gritti-Stumpf nun wirklich der beste Stumpf ist, darüber soll nicht diskutiert werden. Es gibt doch vielleicht noch bessere; aber gut und leistungsfähig ist er auf alle Fälle.

Als Nachteil ist anzusehen die Verkürzung, die der Stumpf durch den Gritti erfährt; wir haben Verletzte gesehen, bei denen der Gritti-Stumpf um 8 cm kürzer war als der gesunde Oberschenkel. Aber es gibt genug Fälle, in denen die Verkürzung viel geringer, ja unmeßbar klein war, weil es infolge der schlaffen Weichteile möglich wurde, die Durchsägung des Femur transkondylär vorzunehmen. Wilms hat sogar die prinzipielle Forderung erhoben, beim Gritti die Kondylen stets zu erhalten und er hat vorgeschlagen, in allen Fällen, in denen das nicht so ohne weiteres geht, zur Entspannung der Weichteile den Quadrizeps von innen nach außen zu durchschneiden.

Die Verkürzung ist eigentlich der einzige Vorwurf, den man dem Gritti machen konnte. Sehr ins Gewicht fällt er, unseres Erachtens nach, nicht. Die

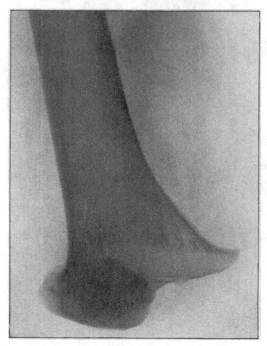

Abb. 37. Gritti-Stumpf tragfähig, obwohl die Kniescheibe stark verrutscht ist.

unerwünschten Resultate und Folgen, die man sonst beim Gritti sieht, können nicht der Methode als solcher zur Last gelegt werden. Sie sind entweder Folgen fehlerhafter Operation, mangelnder Sorgfalt oder sie sind auf die ungünstigen Wundverhältnisse zurückzuführen, an denen wir Ärzte schuldlos sind.

Beim gut ausgeführten, normal heilenden Gritti soll die Kniescheibe mitten auf den Femurknochen fest, d. h. zum mindesten teilweise, knöchern verwachsen.

Es ist aber zur Tragfähigkeit keineswegs notwendig, daß die Kniescheibe die ganze Fläche des Oberschenkelknochens deckt (Abb. 34 u. 35). Eins von den beigefügten Bildern zeigt einen Gritti-Stumpf, bei dem die Durchsägung transkondylär vorgenommen wurde und bei dem die Kniescheibe nur einen Teil des breiten Femurstumpfes deckt (Abb. 36). An Leistungsfähigkeit läßt dieser Stumpf nichts zu wünschen übrig. Andere Bilder zeigen, wie die Kniescheibe zum größeren oder kleineren Teil vom Femur abgerutscht ist, wie beide Knochen manchmal gar nicht, in anderen Fällen nur durch eine schmale Knochenbrücke, miteinander verbunden sind. Manche von diesen schlechten Gritti-Stümpfen sind trotzdem stützfähig geworden, andere nicht; sie bedurften einer Korrektur (Abb. 37, 38, 39).

Soll die Kniescheibe an richtiger Stelle mit dem Oberschenkelknochen verwachsen, so muß sie bei der Operation entweder durch einen Nagel oder

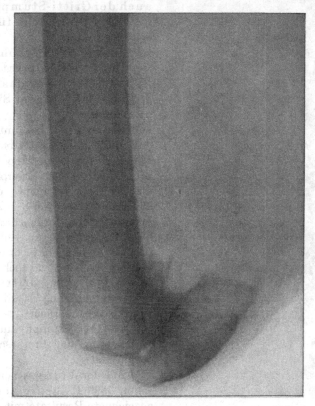

Abb. 38. Schlechter Gritti-Stumpf. Kniescheibe nach vorn und lateral verrutscht. Korrekturbedürftig.

besser durch Periostnähte fixiert werden und schon beim ersten Verband muß man darauf achten, daß die Kniescheibe in möglichst breiter Fläche dem Femurstumpf aufliegt.

Nach Entfernung des Nagels, der zweckmäßig schon nach wenigen Tagen fortgenommen wird (bleibt der Nagel zu lange liegen, so kann eine lästige Knochenfistel entstehen), darf man sich in den ersten Wochen keineswegs darauf verlassen, daß die Verbindung eine feste, unlösbare sei. Man muß bei der weiteren Nachbehandlung aufs sorgfältigste durch Mastix- oder Pflasterstreifen dafür sorgen, daß die Kniescheibe an richtiger Stelle liegen bleibt.

Es darf auch keine vorzeitige, vor allen Dingen keine fehlerhafte Belastung vorgenommen werden, weil dadurch eine noch ungenügend fixierte

Kniescheibe wieder gelockert und in falsche Stellung gebracht werden kann. Also 6—8 Wochen nach der Operation ist noch eine sorgfältige ärztliche Kontrolle nötig.

Wenn auch die Weichteile des Gritti-Stumpfes nicht druckgewohnt sind, so haben sie ihre Widerstandsfähigkeit und ihre Brauchbarkeit doch in unzähligen Fällen bewiesen.

Die vielfachen Angriffe, die auch der Gritti-Stumpf erfahren hat, kann ich nicht für berechtigt anerkennen.

In fast noch erhöhtem Maße verdient die Operation nach Sabanejeff (Abb. 40) das Lob, einen guten stützfähigen Stumpf zu erzielen.

Sie besteht bekanntlich darin, daß die Tuberositas tibiae auf den angefrischten Femurknochen aufgepflanzt wird. Der Stumpf ist länger als der Gritti-Stumpf, die vordere Tibiakante eignet sich besonders gut als Stützfläche, der mächtige Extensor quadriceps bleibt an seinem natürlichen Ansatzpunkt erhalten, der vordere Lappen ist noch besser ernährt als beim Gritti und die Femurdurchsägung wird transkondylär vorgenommen, so daß der Sabanejeff-Stumpf auch für die Aufhängung der Prothese sehr vorteilhaft ist.

Aus der Wölflerschen Klinik hat schon 1899 Hilgenreiner über ausgezeichnete Resultate mit dieser Operation berichtet. Ich selbst kann diese Erfahrungen nur vollauf bestätigen. Im Frieden und auch im Kriege ist auf meiner Abteilung diese Operation

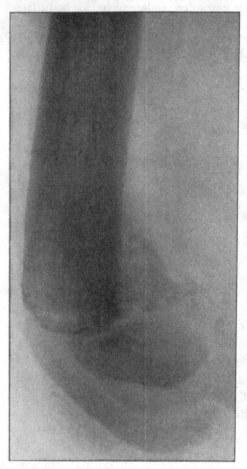

Abb. 39. Schlechter Gritti-Stumpf. Starke Kalluswucherungen an der Rückfläche des Femur. Kniescheibe nach hinten abgerutscht. Stumpf nicht tragfähig. Korrekturbedürftig.

wiederholt und stets mit bestem Erfolge ausgeführt worden. Wir haben nur geringe Randnekrosen an den Lappen gesehen.

Wegen der etwas komplizierteren Technik hat wohl die Operation nicht die verdiente Verbreitung gefunden.

Für den Prothesenbau bietet der Sabanejeff geringe Schwierigkeiten. Infolge des langen Stumpfes steht beim Sitzen das Kniestück des Ersatzgliedes etwas weiter vor als das normale Knie, aber der Schönheitsfehler ist gering.

Ist die Operation nach Sabanejeff etwa wegen Erkrankung der Weichteile oder der Knochen an der Vorderseite nicht ausführbar, so kann nach dem

Vorgang von Abrashanoff eine Knochenscheibe aus dem hinteren Umfang der Tibia ausgesägt und im Zusammenhang mit einem hinteren Weichteillappen auf den angefrischten Oberschenkelstumpf aufgepflanzt werden. Ähnlich lassen sich auch Knochenplatten aus den seitlichen Tibiaflächen gewinnen; alle diese Modifikationen geben bei ihrem Gelingen gute tragfähige Stümpfe, das gleiche gilt auch für die Aufpflanzung eines Kondylus auf den durchsägten Oberschenkelknochen (Krukenberg).

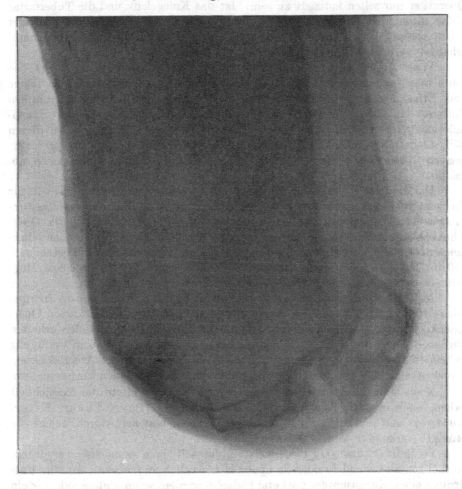

Abb. 40. Amputationsstumpf nach Sabanejeff.

Erwähnen muß ich noch die osteoplastische epiphysäre Amputatio sub genu von Franke. Bei dieser Operation soll die Tuberositas tibiae auf die Epiphysenplatte der Tibia aufgepflanzt und der normale Kniegelenkspalt erhalten werden. Der vordere Weichteillappen muß 3—4 cm unter die Tuberositas tibiae hinabreichen und ebenso der hintere Lappen. Die Tuberositas tibiae bleibt im vorderen Lappen, während die Epiphysenplatte von hinten nach vorn, dicht unter der Gelenklinie, durchsägt wird.

Franke rühmt dem Verfahren neben anderen Vorteilen den nach, daß es ein mehr oder weniger normales Kniegelenk erhält und deshalb den denkbar besten Stumpf liefert.

Die von Franke vorgeschlagene Operation setzt ein normales Kniegelenk voraus, kommt also nur für die entsprechenden Fälle in Frage, während die anderen osteoplastischen Methoden auch bei Erkrankungen des Kniegelenks oder seiner Umgebung angewandt werden können. Im ganzen scheint mir die Operation nur selten indiziert zu sein. Ist das Kniegelenk und die Tuberositas tibiae intakt, so wird man sich in erster Linie immer Rechenschaft darüber geben müssen, ob nicht ein, wenn auch noch so kurzer Unterschenkelstumpf erhalten werden kann.

Was die Diaphysenstümpfe des Oberschenkels anlangt, so sollte man bei ihnen vor allem auf gute Tragfähigkeit, möglichst große Länge und Erhaltung der Muskulatur sehen. Von unseren Oberschenkelstümpfen sind nur ca. $63^0/_0$ schließlich tragfähig herausgegangen (Gritti und Exartikulationen im Knie, die schließlich alle stützfähig geworden, sind bei diesen $63^0/_0$ nicht mitgerechnet). Allerdings hätten sich noch manche operativ verbessern lassen, aber die Verletzten haben vielfach weitere Operationen abgelehnt.

Die isolierte Übung der Beuge- und Streckmuskulatur halten wir für ein sehr wichtiges Erfordernis, da wir überzeugt sind, daß mit den Sauerbruchschen Tunnellierungen ein bedeutender Nutzen gerade für die Oberschenkelamputierten erzielt werden kann. Große Erfahrungen stehen allerdings noch nicht zu Gebote. Die Prothesen sind jedenfalls so zu konstruieren, daß im Momente der Gefahr, also beim Sturz mit großer Gewalt, keine Möglichkeit besteht, daß der Kanal lädiert wird oder gar einreißt.

Auf die Bedeutung der Kurzstümpfe ist früher schon hingewiesen worden. Alles dort Gesagte gilt ganz besonders für den kurzen Oberschenkelstumpf. Ist er beweglich, so muß er unter allen Umständen erhalten werden. Wegen des kurzen Hebelarms und der geringen noch zur Verfügung stehenden Kraft sind nur leichte Prothesen zu bauen und die Arbeitsleistung der kranken Seite eventuell unter Zuhilfenahme der gesunden zu erleichtern.

Noch einmal sei an dieser Stelle betont, daß wir heute die Möglichkeit haben, auch operativ solche Stümpfe zu verlängern (Payr, Laxer, Esser, Küttner) und daß auch Prothesenkonstruktionen bestehen, durch welche die Stümpfe verlängert werden können.

Versteifte kurze Oberschenkelstümpfe soll man zunächst versuchen, prothetisch zu behandeln oder sie operativ beweglich zu machen. An eine Entfernung eines Kurzstumpfes darf erst gedacht werden, wenn andauernde Fisteln zu Entzündungen dazu zwingen oder wenn die Hindernisse und Unbequemlichkeiten, die sie beim Gehen und Sitzen verursachen, weder chirurgisch noch prothetisch zu beheben sind.

Literatur.

Dollinger, Die Behandlung der Amputationsstümpfe der Invaliden. Deutsche med. Wochenschrift 1916. Nr. 42.

Ewald, Amputation und Tragfähigkeit des Stumpfes. Münch. med. Wochenschr. 1916. Nr. 21.

Erlacher, Operative Entfernung des Fibulaköpfchens und Resektion des N. peron. bei der hohen Unterschenkelamputation. Die Technik für die Kriegsinvaliden 1916. Heft 5.

Franke, Die osteoplastische epiphysäre Amputatio tibiae sub genu. Deutsche Zeitschr. f. Chir. 1916. Bd. 138. Heft 1 und 2.

Harf, Zur partiellen Fußamputation nach Sharp. Münch. med. Wochenschr. 1915. Nr. 38.

Hofstätter, Beiträge zur Amputations- und Prothesenfrage für die untere Extremität. Arch. f. klin. Chir. 1916. Bd. 108. Heft 2.

Derselbe, Über die Ausschälung des Fibulaköpfchens bei der hohen Unterschenkelamputation. Wien. klin. Wochenschr. 1916. Nr. 35.

Janssen, Was muß der Lazarettarzt von der Prothese wissen? Münch. med. Wochenschr. 1917. Nr. 12.

Kölliker und Rosenfeld, Der tragfähige Stumpf. Zentralbl. f. Chir. 1916. Nr. 42.

Levy, Die Ausführung der osteoplastischen Amputatio supramalleolaris im Kriege. Zentralblatt f. Chir. 1914. Nr. 41.

Derselbe, Zur osteoplastischen Amputation des Unterschenkels dicht oberhalb der Knöchel. Zentralblatt f. Chir. 1916. Nr. 30.

Lexer, Über die Wahl der Operationsmethoden bei Amputationen im Felde. Marinelazarett Hamburg, Sitzung vom 18. Dez. 1914.

Öhlecker, Die Verwendung des Fersenbeines und der Kniescheibe zur sekundären Stumpfbedeckung nach Amputationen wegen Eiterung. Zentralbl. f. Chir. 1915. Nr. 27.

Payr, Absetzung von Arm und Bein in Rücksicht auf die Folgen. Münch. med. Wochenschrift 1916. Nr. 24.

Riedel, Welche Gesichtspunkte sind bei der Amputation und Exartikulation in bezug auf die spätere Prothese zu berücksichtigen? Kriegsärztliche Abende, Sitzung vom 8. Juni 1915.

Seefisch, Grundsätzliches zur Frage der Amputationen im Felde und der Nachbehandlung Amputierter. Deutsche med. Wochenschr. 1916. Nr. 15.

Stracker, Amputationsverfahren in Hinsicht auf die Stumpfbildung und Prothesenreife des Stumpfes. Die Technik für die Kriegsinvaliden 1917. Heft 6.

Wilms, Verbesserung des Grittischen Amputationsstumpfes. Deutsche Med. 1915. Nr. 43.

Derselbe, Verhinderung der Nervenschmerzen nach Amputationen. Zeitschr. f. Chir. 1918. Nr. 13.

Wolff, Eine Modifikation der Wilmsschen Operation bei Ablatio cruris. Münch. med. Wochenschrift 1916. Nr. 38.

Zondek, Die lineare Amputation und Nachbehandlung. Berl. klin. Wochenschr. 1917. Nr. 8.

II. Kriegschirurgen-Tagung. Payr, Ludloff, Sauerbruch, Kausch, Seefisch, Pochhammer, Hartung, v. Burk, Ranzi, Drüner, Noeseke. Bruns Beitr. z. klin. Chir. 1916. Bd. 101. Heft 2.

Bericht der außerordentlichen Tagung der Deutschen orthopädischen Gesellschaft. Gocht, Ewald, Hofstätter, Meyburg, Leidler. Zeitschr. f. orthop. Chir. 1916. Bd. 34. Heft 2—3.

Handbuch der praktischen Chirurgie. Bruns-Garré-Küttner. 4. Auflage. W. Müller in Bier, Braun und Kümmels Operationslehre.

Über Nachoperationen an Amputationsstümpfen.

Von

Geh. Medizinalrat Prof. Dr. **E. Payr**, Generalarzt à l. s., Leipzig.

Mit 19 Abbildungen.

I.

In meiner Leipziger Antrittsvorlesung über die physiologisch-biologische Richtung der modernen Chirurgie habe ich vor 7 Jahren bei der Aufstellung eines Programms der vor uns stehenden Aufgaben u. a. folgendes ausgeführt:

„Der durch einen operativen Eingriff bedingte, unvermeidliche Schaden muß durch möglichst frühzeitiges Einsetzen der Funktion, durch gewolltes Herbeiziehen der Reservekräfte des Organismus noch weiter verkleinert werden; Verlust an Gestalt und Funktion, die nicht mehr direkt durch Anpassung und Regeneration einen Ersatz finden können, sollen durch ein aktives Vorgehen unsererseits, sei es in der Form, vor allem aber auch in der Funktion (durch plastische Eingriffe) direkt ersetzt werden."

Auf den Amputationsstumpf angewandt heißt das, daß Patient und Arzt sich nicht zufrieden geben dürfen, wenn die am Stumpf vorhandenen Mängel beseitigt sind; beide haben die Verpflichtung, in gemeinsamer Arbeit aus ihm das herauszuholen, was an Gestalt und Funktion aus ihm zu gewinnen, an ihm neu zu schaffen ist!

Der Krieg mit seinem gewaltigen Amputationsmaterial hat, wie auf so vielen, auch auf diesem Gebiete unsere Bestrebungen in bis dahin neue oder doch nur ganz vereinzelt beschrittene Wege gelenkt.

Schon die voraussehende Vorsorge für die Erhaltung von Material für spätere Stumpfplastiken ist ein Kapitel für sich. Viel, sehr viel wird sich in Zukunft auf diesem Gebiete vorbeugend bei der Ausführung der Absetzung der Gliedmaße erreichen lassen! Heute stehen wir meist vor einer vollendeten Tatsache. Die Not des Krieges mit seinen furchtbaren Verletzungen und den sich an sie anschließenden lebensbedrohenden Infektionen hat dem Feldarzt das Messer in die Hand gedrückt und er muß froh sein, seinem Verletzten das Leben erhalten zu haben. Wer die Verhältnisse der Feldchirurgie selbst kennen gelernt hat, wird beim Anblick der oft gar sehr verbesserungsbedürftigen Amputationsstümpfe im Heimatsgebiete herbe Kritik zurücktreten lassen.

Man setze vielmehr alles daran, gutzumachen, zu verbessern, was zu bessern ist! Es ist da für unsere wackeren Krieger noch eine Menge nützlicher Arbeit zu leisten. Die Chirurgie ist ein Land unbegrenzter Möglichkeiten. Nüchterne Einschätzung des bisher Erreichten, kühnste, unersättlichste, beharrlichste Leidenschaft nach noch in weiter Ferne schwebenden, wenngleich fast unerreichbar scheinenden Zielen bedeuten Weg und Triebfeder für den Fortschritt.

Wenn man den Kriegen früher, nicht ganz mit Unrecht, vorgeworfen hat, daß sie die Chirurgie durch ihre freiere Indikationsstellung, ihre radikaleren Methoden „verrohen" lassen, so können wir jetzt durch die zielbewußte Verbesserung der Amputationsstümpfe dies harte Wort durch ein „veredeln" entkräften!

II. Der pathologische Stumpf.

In den drei Schlagworten, Schmerzlosigkeit, Prothesenreife oder -Bereitschaft und Tragfähigkeit (für die untere Gliedmaße) spielte sich das „Normale" des Amputationsstumpfes bis vor kurzem ab, in den Abweichungen von ihnen lag das Pathologische. Ein Mensch mit abgesetzter Gliedmaße wurde eben bis vor kurzer Zeit von der Mehrzahl der Ärzte als eine „verlorene Schlacht" gewertet; erst ganz allmählich kann und wird sich die Erkenntnis Bahn brechen, daß auf dem Schlachtfelde sehr viel wertvolles Material zurückgeblieben ist, das geborgen, verwertet und gewinnbringend verarbeitet werden kann.

Zum „normalen" Stumpf gehört aber doch noch etwas mehr, als gerade vorhin angedeutet worden ist. Die Beweglichkeit in allen der Gliedmaße verbliebenen Gelenken muß zum mindesten zur Norm gebracht werden. Wenn die Gebrauchsfähigkeit eines Gliedes durch eine Gelenkversteifung vermindert ist, so sucht der Organismus durch allmählich sich vermehrende, von uns „vikariierend" [1]) genannte Beweglichkeit der Nachbargelenke den erlittenen Schaden auszugleichen. Auch für den Amputationsstumpf bedeutet der Gewinn erhöhter Kraft und Gelenkbeweglichkeit, Geschicklichkeit und Ausdauer der übrig gebliebenen Stumpfanteile einschließlich ihrer Gelenkverbindungen mit dem Rumpfe — wenn auch nur teilweise Kompensation des erlittenen Verlustes.

Der Stumpf ist soweit als irgend möglich beschwerdefrei zu machen, damit das Erinnerungsbild der erlittenen Verstümmelung zurücktritt und keine psychische Hemmung für die Gebrauchsfähigkeit darstellt. Nur wenn dies erreicht ist, kann man auf eine auch von dem Patienten gewollte, volle Ausnützung der dem Organismus verbliebenen Reservekräfte rechnen.

Der Stumpf muß so gestaltet sein oder werden, daß er dem Ersatzglied, der Prothese, die günstigsten Verhältnisse des Anpassens, Festhaltens, der Sicherheit der Bewegung bietet. Stumpf und Prothese müssen gleichsam ein Schutz- und Trutzbündnis für Lebensdauer eingehen, in dem weder von dem einen, noch vom anderen Teil Unbilliges gefordert wird.

Der Begriff des pathologischen Stumpfes erfährt zur Zeit eine tiefgreifende Umwertung. Er ist deshalb im Augenblick nicht ganz leicht mit der notwendigen Schärfe zu umgrenzen.

Erscheinungen, die früher als pathologische angesehen wurden, sind jetzt ein erstrebenswertes Ziel unserer Behandlung und umgekehrt. Wir wollen nur ein Beispiel herausgreifen! Bis vor kurzem war man bestrebt, durch Wicklung mit elastischen Binden die Muskeln des Amputationsstumpfes so rasch als möglich in einen Zustand bleibender Atrophie überzuführen, um für die Prothese ein sich an Umfang nicht mehr änderndes Anpassungsfeld zu schaffen. Heute wollen wir zum mindesten aus dem Stumpf der oberen Gliedmaße alles was an Muskelkraft erhalten geblieben ist, was in ihr schlummert und zum großen Teil unbenutzt liegt, in irgend einer Weise herausholen.

Wir reizen, wir erziehen den Muskel durch Übungen, Massage, elektrische Ströme, kurz wir wollen ihn zu einem Höchstmaße von Volumen und Leistung bringen.

Ein schwer atrophischer Stumpf, der früher unser Ideal war, ist heute für viele von uns „pathologisch" in des Wortes vollster Bedeutung.

Abnorme Stellungen des Stumpfes im ganzen, Kontrakturen oder Ankylosen seiner Gelenke, hat man früher als eine wohl unangenehm empfundene Beigabe, aber als unabänderliche Tatsache hingenommen, während diese Veränderungen heute zu den wichtigsten Kapiteln der Stumpfpathologie gehören und in der Therapie eine wesentliche Rolle spielen.

Aber auch abgesehen von jenen Fehlern des Stumpfes, deren Beseitigung durch operative Eingriffe außerhalb des Bereiches der Möglichkeit lag, sind die Anforderungen an einen „guten" Stumpf ganz erheblich höher geworden. Dadurch hat sich die Zahl der Stumpfmängel gemehrt.

Die Grenzen zwischen dem, was Behebung eines Fehlers und was Arbeitsverbesserung, Kraftgewinn, erhöhte Anpassungsmöglichkeit bedeutet, sind nicht scharf gezogen. Wir werden sie im Laufe unserer Ausführungen wiederholt bewußt für kurze Augenblicke überschreiten müssen.

Pathologisch-anatomische Einteilung der Stumpfschäden.

Der Stumpf zeigt krankhafte Erscheinungen: 1. An der Haut und am Unterhautzellgewebe; schlechte, fixierte, tief eingezogene und vielgestaltige als Schmutzfänger anzusehende Narben (s. Abb. 1). Die an Muskeln, Faszien, Sehnen, an Knochen und Gelenken des Stumpfes fest verwachsenen Narben können Zwangsstellungen im ganzen oder einzelner seiner Gelenke, dadurch verminderte Gebrauchsfähigkeit derselben bedingen, auch die dem Stumpf verbliebenen Muskelkräfte können dadurch in ihrer Entfaltung gehemmt sein.

Narbenkontrakturen; die Haut des Stumpfes kann im ganzen eine schlechte Beschaffenheit haben (Glanzhaut), durch Atrophie, schlechte Blutversorgung (Verbrennung, Erfrierung, Nervenlähmungen) zu rezidivierenden Stumpfgeschwüren, zu Prothesendekubitus neigen.

Andererseits können chronische Ödeme des Stumpfendes, einzelne ödematöse Hautfalten, zu lang gelassene Haut- und Fettwülste mit elephantiastischen Bildungen guten Prothesensitz erschweren und gleichfalls zu Ekzemen, Exulzerationen und Druckgeschwür Veranlassung geben (s. Abb. 2). Schleimbeutel, die sich nicht selten zwischen Knochenstumpfende und deckenden Weichteilen unter dem Einfluß der Gewebsverschiebung bilden, verursachen bei akuten und chronischen, oft auch rezidivierenden Entzün-

dungen nicht selten ganz erhebliche Beschwerden. Meist sitzen diese Schleimbeutel unter einer sehr stark schwielig verdickten Haut. Umschriebene starke
Verhornungen der Haut sind gleichfalls zuweilen auch bei älteren Stümpfen
eine Quelle von Beschwerden. Es handelt sich also häufig um ein „zuviel",
öfter noch um ein „zu wenig" an brauchbarer Hautbedeckung des Stumpfes.

2. An Muskeln und Sehnen; sie bedingen abnorme Stellungen, Kontrakturen des Stumpfes als Ganzes oder einzelner seiner Gelenke. Die Verwachsung von Muskeln und Sehnen mit tief eingezogenen, spannenden, ihre
Bewegung hemmenden oder aufhebenden Narben oder dem Knochen ist immer
noch günstiger, als ischämische Muskelkontraktur (Schienendruck, Muskel-

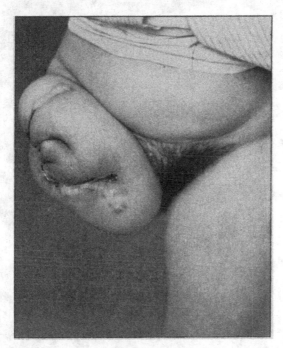

Abb. 1. Stumpf mit tief eingezogenen Narben.

nekrose nach Infekt, Hauptgefäßunterbindung an der Gliedmaße) oder zu
Muskelrigidität führende allgemeine Muskelatrophie des ganzen Ampu-
tationsstumpfes. (Sehr langes Krankenlager, schwere Sepsis, Thrombosen,
Erfrierung der Gliedmaßen usw.)

Umschriebene oder ausgedehntere Kalkablagerungen in den Muskeln,
Muskelverknöcherung, ausgedehnte Schwielenbildung im Muskel und im inter-
stitiellen Gewebe stellen seltenere, aber gleichfalls schwere Beeinträchtigungen
der Leistungsfähigkeit bedeutende Stumpfmängel dar.

3. An den Nerven; a) Amputations-Neurome und (ev. durch Narben-
umhüllung und Verwachsung des Nerven bedingte) Neuralgien, b) zentral
oder peripher bedingte Nervenlähmungen (aller oder einzelner Nervenstämme
mit durch sie bedingter mangelhafter oder fehlender Gebrauchsfähigkeit der

Gliedmaße, oder durch sie verursachter fehlerhafter Stellung (Kontrakturen, Schlottergelenke). Eine große Seltenheit sind Reizzustände motorischer Art im Nerven (tonische und klonische Krämpfe) bei Narbenfixierung an scharfen Knochenzacken, Knochensplittern oder anderen Fremdkörpern am und im Nervenstamme. c) Trophische und vasomotorische Störungen an den Stumpf-weichteilen infolge von Nervenverletzungen.

4. An den Blut- und Lymphgefäßen; a) wahre und falsche Aneu-rysmen der Stumpfarterien als Folge von Trauma, chronischer perivaskulärer Eiterung, Osteophytendruck oder Anspießung, Prothesenschädigung.

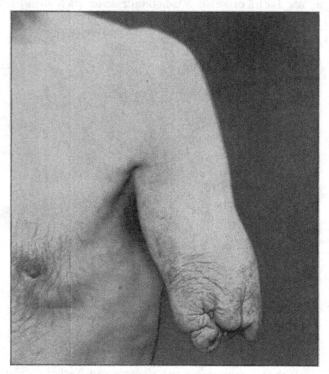

Abb. 2. Elephantiastische Hautwülste am Stumpfende.

Es liegen sehr interessante Beobachtungen von Neugebauer und Dreyer vor, die sehr zu denken geben. Ich glaube, daß diese Aneurysmen einer mecha-nischen Schädigung der Gefäße durch spitze Osteophyten, Kallusmassen oder auch frei im Gewebe zur Entwicklung gekommenen Kalk- und Knochen-massen ihren Ursprung verdanken. Den Prothesendruck möchte ich nur im Zusammenhang mit jenen Gebilden beschuldigen. Ich vermute, daß man bei weiteren derartigen Fällen durch sehr exakte Röntgenaufnahmen wahr-scheinlich Beziehungen zwischen Knochenschatten und Läsionsstelle des Gefäßes wird feststellen können. Die chronische Eiterung bedingt ja, wie wir noch hören werden, sehr reichliche Osteophytenbildung; sie kann natürlich auch an sich die Gefäßwand ausgedehnt oder umschrieben schädigen.

b) Thrombosen (rezidivierende) an den oberflächlichen oder tiefen Venen des Stumpfes. Chronische Ödeme können als Folge von Gefäßverschlüssen bestehen.

c) Elephantiasis am ganzen Stumpfe oder an Anteilen desselben, bedingt durch chronische Lymphstauung (Drüsenvereiterung, wiederholte Erysipele usw.).

5. An den Knochen. a) Chronische Entzündung. Stumpfsequester (zentrale) Osteomyelitis chronica mit Nekrosen, jedoch ohne Fistelbildung; Auftreibung des Knochenstumpfes (Schmerzhaftigkeit, Unfähigkeit der Belastung);

b) pathologische Beschaffenheit des knöchernen Stumpfendes. Prominenz, scharf zugespitzte Form (konzentrische Atrophie), Osteophyten (Exostosen), Kallusmassen, oft weit verzweigt bis in die Muskulatur, Brückenkallus an 2 knochiger Gliedmaße; als Folge von alledem mangelnde Tragfähigkeit und Bewegungseinbuße.

c) Schlecht, mit gewaltiger Kallusbildung oder deform geheilte Frakturen an den Knochen des Amputationsstumpfes; durch sie können abnorme Stellungen des Stumpfes bedingt sein, osteogene Kontraktur (Payr), Refraktur am Stumpfe.

d) Pseudarthrosen am Stumpfe. Am diaphysären Anteile nach Frakturen, Pseudoarthrose der verschiedenen Knochendeckel nach osteoplastischen Methoden zum Verschluß der Markhöhle (Pirogoff, Gritti und deren zahlreiche Modifikationen) zum Teil mit ganz erheblicher Dislokation der betreffenden Knochenstücke durch Muskelzug.

6. An den Gelenken; fibröse, ossale, einfache, mehrfache Ankylosen der Gelenke in brauchbarer, in unbrauchbarer Stellung. Versteifung sämtlicher Gelenke eines Amputationsstumpfes.

Ergüsse, chronische Entzündungen, Deformitäten aller Art an den Gelenken des Stumpfes; Schlottergelenke.

Diese pathologisch-anatomische Übersicht der Stumpfschäden ist für die Bedürfnisse des Praktikers in eine klinische, mit Hervorhebung der geläufigsten Befunde umzuarbeiten. Aber die Kenntnis der pathologisch-anatomischen Grundlagen der krankhaften Veränderungen am Stumpfe zeigt uns, daß ein anscheinend einheitliches klinisches Bild, sagen wir die „Kontraktur" ihr Bestehen sehr verschiedenen Ursachen verdanken kann.

Stumpf-Fehler (klinische Übersicht).

A. Der Form; der konische Stumpf, der keulenförmige, das deformierte Stumpfende.

B. Der Länge; Unfähigkeit der Ausnützung eines dem Stumpfe verbliebenen Gelenkes.

C. Der Stellung; schlechte Stellung des Stumpfes im ganzen oder Kontrakturen seiner Gelenke.

D. Der aktiven und passiven Beweglichkeit; Ankylosen einzelner Gelenke, Totalversteifung, der gelähmte Stumpf, Schlottergelenke, Pseudarthrosen.

E. Tragfähigkeit.

F. Schmerzhaftigkeit, z. B. Neurome.

G. Der Hautbedeckung; zu wenig, zu viel.

H. Fremdkörper im Stumpfe.

III. Allgemeines zur Anzeigestellung und Technik von Nachoperationen an Amputationsstümpfen.

Primäre Wundheilung ist bei Nachoperationen im Wundgebiet an Kriegsverletzten überhaupt schwer zu erzielen; der Amputationsstumpf stellt für derartige Eingriffe unseres Erachtens vielleicht das allerungünstigste Feld dar, weil es sich doch in einem recht großen Bruchteil der Fälle um ganz schwere septische Infektionen gehandelt hat, welche zur Absetzung der Gliedmaße zwangen.

Die Klagen über sehr stürmische lokale und allgemeine Reaktion auch nach ganz unbedeutenden Eingriffen sind ungemein häufig; Melchior [2]), Most [3]), Matti [4]), Borchers [5]); Hermann [6]), v Baracz [7]), Loeser [8]) u. v. a. Schmerzhaftigkeit und starke Rötung der Haut, Eiterung der Operationswunde und ihrer Umgebung, gelegentlich auch schwere Phlegmonen und Abszesse, Erysipele und hohes Fieber folgen oft so unmittelbar auf den Eingriff, daß man nicht im Zweifel sein kann, daß die wohlbekannten „latenten Keime" (Jul. Schnitzler) [9]) durch den neuerlichen Eingriff wieder mobilisiert worden sind. Während des Weltkrieges haben besonders Melchior und Most in verdienstvoller Weise auf die große praktische Bedeutung dieser „ruhenden Infektion" hingewiesen und wertvolles Material zur Bekräftigung beigebracht. Glücklicherweise verlaufen diese anfänglich durchaus nicht immer harmlos aussehenden Infektionen bei geeignetem Verhalten wenigstens an Amputationsstümpfen meist gutartig.

An anderen Körpergegenden sind auch letale Ausgänge nach verhältnismäßig geringfügigen Eingriffen beobachtet worden.

Manchmal kann man bei Amputationsstümpfen, worauf ich schon 1916 aufmerksam gemacht habe, trotz völliger Verheilung der Weichteilwunden, dem Fehlen von Fisteln durch Feststellen einer höheren Hauttemperatur über dem Stumpfende mit dem bloßen Gefühl der aufgelegten Hand einen in der Tiefe vorhandenen Infektionsherd erkennen [10]).

Wir verfolgten die Sache etwas genauer und fanden, daß das Hautthermometer da, wie überhaupt bei „noch nicht zur Ruhe gekommenen Infektionen" nicht nur nach Kriegsverletzungen, sondern auch nach beispielsweise pyogenen Erkrankungen der Gelenke, höhere Werte zeigt. Die Unterschiede betragen nicht selten 2—1° C. Sie warnen uns vor dem zu frühzeitigen neuerlichen Eingriff. Nicht selten erfährt man dann, daß noch von Zeit zu Zeit sich eine kleine Fistel öffnet. gelegentlich ein kleines Knochenstückchen sich abstößt oder ein Faden zum Vorschein kommt.

Neben der Feststellung von erhöhter Hauttemperatur verdient der Ratschlag Melchiors volle Beachtung, einige Tage vor dem geplanten Eingriff medikomechanische Übungen vornehmen zu lassen. Für den Amputationsstumpf käme kräftige Massage in Betracht. Man beobachtet ja sehr häufig, daß auf mechanische Reize Gebiete, in denen latente Keime noch reichlich vorhanden sind, lokal entzündlich reagieren.

Eine weitere diagnostische Maßnahme ist in den Versuchen Loesers zu erblicken, durch die Bestimmung der Agglutinationswerte des Blutserums sich ein Bild über die Biologie der ruhenden Keime zu verschaffen. Loeser

fand sowohl bei Staphylo- als Streptokokkeninfektion hohe Agglutinationswerte.

Wir sehen also, daß wir doch eine Anzahl von Anhaltspunkten finden,
welche uns vor Nachoperationen beim Vorhandensein noch sehr virulenter
Keime im ehemaligen Wund- oder Operationsgebiet warnen können.

Daraus ergibt sich die Frage: auf welche Weise können wir den Gefahren
einer neuerlichen Infektion durch Mobilisierung latenter Keime bei Nachoperationen an Amputationsstümpfen begegnen?

1. Durch Zuwarten; die Zeit, die alles heilt, läßt die natürlichen Schutzkräfte des Körpers gegen die in den Geweben abgekapselten Mikroorganismen
zur Wirkung gelangen. Allerdings darf man sich nicht auf eine völlige Beseitigung der Gefahr verlassen, denn es ist längst bekannt, daß latente Keime
durch viele Jahre in unseren Geweben lebensfähig erhalten bleiben können.

Je länger man mit Nachoperationen wartet, um so geringer fällt die
Reaktion aus; wohl gibt es Ausnahmen. Ein halbes Jahr ist nach unseren Er-
fahrungen ein Durchschnittswert, an den man sich immerhin halten kann.
Aber man kann nicht immer solange warten, besonders wenn es sich um kleinere
Eingriffe handelt. Die sozialen Nachteile, der späte Eintritt der Gehfähigkeit
sprechen da oft ein gewichtiges Wort! Wir müssen also trachten, Mittel und
Wege zu finden, trotz Operation den Gefahren einer neuerlichen Wundinfektion
zu begegnen.

2. Das Naheliegendste sind eine künstliche Steigerung der natürlichen Schutzkräfte des Organismus, sowie Maßnahmen zur Ab-
tötung der latenten Keime!

Jedenfalls halten wir Versuche mit Bierscher Stauung, lang ausgedehnte
heiße Bäder, Heißluftbehandlung im Sinne einer mächtigen Resorptions-
anregung für aussichtsreich.

Hackenbruch [11]) hat empfohlen, vor Nachoperationen durch längere
Zeit (1 bis mehrere Wochen) Chinin in nicht ganz kleinen Dosen (0,5) zu geben;
wurde es schlecht vertragen, wurde es durch Aspirin ersetzt. Ich habe das
Chinin oftmals versucht, vermag aber über seine Wirksamkeit kein abschließendes Urteil zu geben. Vielleicht ließe sich durch Infiltration des Operations-
gebietes mit Morgenrothschen Chininderivaten, Eukupin, Vuzin (Klapp),
eine wirksame Vorbeuge gegen Infektion schaffen?

Sehr erwägenswert erscheint mir der Vorschlag Loesers, zur Vermeidung
einer Infektion eine Staphylo- oder Streptokokkenimpfkur prophylaktisch
zu versuchen. Bei Verletzten, die nach ihrer Aussage wiederholt Erysipele
durchgemacht hatten, haben wir schon seit Jahren, vor dem Kriege, vor Eingriffen Anti-Streptokokkenserum in großen Dosen injiziert. Zu ganz sicheren
Ergebnissen wird keine dieser vorbeugenden Maßnahmen führen.

3. Man denke bei jeder Nachoperation daran, daß man in „wahrscheinlich infiziertem Gewebe" operiert und handle danach!

Die Hauptsache ist und bleibt bei allen Nachoperationen an Amputationsstümpfen, ob es sich um Reamputation oder Lappenplastik, um Neuromexzision
(diese ist wohl am ungefährlichsten), Sequesterentfernung, Narbenverbesserung
oder Stumpfkontraktur handelt, die Operationswunden nicht exakt durch
die Naht zu schließen! Es darf keine Wundhöhle mit der Möglichkeit
sich steigernden Sekretdruckes geschaffen werden. Wunden, welche wenn auch

nur 48 Stunden freie Abflußmöglichkeit besitzen, sind vor ernsterer Infektion mit großer Wahrscheinlichkeit geschützt. Zur Vermeidung von Hämatomen, die sehr leicht vereitern, empfiehlt es sich, auf Esmarchsche Blutleere zu verzichten.

Stößt man auf Granulationsherde, infizierte Fadennester, Gewebssequester, kleine Fremdkörper aller Art, so schneide man das ganze verdächtige Gebiet gründlich aus, jodiere mehrmals und überlege sich gut, ob man den Eingriff fortsetzen oder abbrechen und auf eine spätere Zeit verschieben soll. Bei großen Eingriffen (sagen wir Gelenkkontrakturen) wird sich letzteres empfehlen.

Das Auskratzen mit dem scharfen Löffel halten wir nicht für das zweckmäßige Verfahren bei den obengenannten Herden der latenten Infektion. Reinhardts [12]) bakteriologische Untersuchungen der bei solchen Operationen gewonnenen Objekte, besonders Geschosse, Kleidungsstückreste, ergaben in nahezu 50 % der Fälle positives Ergebnis. Nur feste Narben erwiesen sich durchgängig als steril.

Der Wunsch nach möglichst rascher, glatter aseptischer Wundheilung muß gegenüber der Sicherheit zurücktreten! Unter günstigen Verhältnissen legen wir für 48 Stunden ein Glasdrain ein; sonst lassen wir die Wunden offen, legen einige die Lage der Teile bestimmende Fäden (wir benutzen dazu am liebsten feinen Silberdraht), knüpfen aber erst nach 24 oder 48 Stunden bei reaktionslosem Verlaufe.

Ein Ausfüllen der Wunden mit Gaze in Form lockerer Tamponade haben wir meist vermieden; das Offenhalten läßt sich ohne diesen doch stark reizenden Fremdkörper erzielen.

Mit dem oben beschriebenen Vorgehen sind wir immer gut gefahren. Bei sehr großen Eingriffen, Gelenkmobilisierungen, Kniekontrakturoperation, Sehnen- und Muskelüberpflanzungen halten wir nach wie vor daran fest, daß seit dem Schluß der letzten Wunde $1/2$, für die erstgenannten Fälle wenn möglich ein Jahr vorübergegangen sei. Freie Gewebsüberpflanzungen, sei es Fett oder Faszie, Knochen oder Knorpel, möchten wir in Gebieten, die ruhender Infektion verdächtig sind, überhaupt gänzlich widerraten. In solchen Fällen haben wir das ganze Narbengebiet exzidiert und zunächst durch Hautlappenplastik aus geeigneter Gegend eine ganz solide Hautbedeckung geschaffen, bevor wir an die Transplantation herangingen.

Zum Schluß sei noch die Bemerkung angefügt, daß nicht nur das Operationstrauma, sondern jede andere Stumpfverletzung, jede Infektion, sogar ein starker Schnupfen, eine Influenza latente Keime mobilisieren können.

Beim Vorhandensein von Nebenhöhleneiterungen der Nase, Zahneiterungen, infektiosen Ohrerkrankungen, vermeiden wir Nachoperationen, bis diese Erkrankungen behoben.

IV. Die Behandlung der Stumpfmängel.

A. Es handelt sich hier nicht nur um Eingriffe, um eine dem Prothesengebrauche ungünstige Form des Stumpfes zu verbessern, sondern auch gelegentlich um solche, welche an Stelle indirekter Prothesenbelastung direkte setzen.

Es muß sich nicht immer um Eingriffe am Knochen handeln. In einem Falle von konischem Stumpf am Unterschenkel mit äußerst verdünnter Hautbedeckung haben wir völlige Schmerzlosigkeit und Tragfähigkeit durch Überpflanzung eines mit Fett unterfütterten Lappens aus der Wade des anderen Beines erzielt.

Jedenfalls sei mit Nachdruck darauf verwiesen, daß bei an sich kurzen Unterschenkelstümpfen, die gerade noch die Ausnützung des Kniegelenkes gestatten, die Reamputation, wenn irgend möglich, durch Plastik ersetzt werden soll.

Zwei Beispiele mögen die Aufgaben zeigen, vor denen wir stehen. Ein konischer Unterschenkelstumpf, nicht tragfähig, wird durch eine möglichst sparsame Reamputation nach Bunge mit Nachbehandlung nach Hirschs Grundsätzen tragfähig gemacht; bei genügender Weichteilbedeckung ist eine Verkürzung der Knochenenden manchmal gar nicht notwendig; es kann genügen, die atrophische, am Knochen festsitzende Narbenhaut zu exzidieren und gesunde, fettunterpolsterte aus der Nachbarschaft zur Stumpfdeckung herbeizuholen.

Ob die von Schmerz [13]) in einem Falle mit gutem Erfolg ausgeführte Steigbügelplastik mit Einfalzen der halbierten Fibula in eine Kerbe der Tibia mehr leistet, als ein guter Bunge-Unterschenkelstumpf, möchte ich dahingestellt sein lassen. Jedenfalls ist das Verfahren wesentlich komplizierter und rechnet mit einem Fehlen einer „ruhenden Infektion".

Diesen Fällen stelle ich nun gegenüber einen gut tragfähigen Unterschenkelstumpf, bei dem jedoch die Gegend des Fibulaköpfchens häufig durch Prothesendruck schmerzhaft wird.

Da ist von zwei Autoren, Hofstätter [14]) und v. Baeyer [15]), warm die Resektion bzw. die Ausschälung des Fibulaköpfchens empfohlen worden. Bei kurzen Stümpfen wird der N. peroneus exzidiert, bei langen belassen. Das obere Ende des Unterschenkelstumpfes wird dadurch für den Prothesengebrauch viel unempfindlicher; die Prothese findet am oberen Tibiaende auch auf der Außenseite eine nützliche Belastungsfläche. Bei genügender Knochenentfernung wirkt der Eingriff als Gesamtlageverschiebung der Fibula auf das periphere Stumpfende günstig, indem das die Narbenhaut zuweilen stark vordrängende stumpfe Ende des Wadenbeins etwas in die Höhe rückt. v. Baeyer hat den Eingriff 25 mal ausgeführt und ist mit seinen Erfolgen sehr zufrieden.

An dieser Stelle sei daran erinnert, daß bei Unterschenkelamputationen Jugendlicher häufig nachträglich Kürzungen des unteren Fibulaendes wegen Stumpfbeschwerden vorgenommen werden müssen, so daß erfahrene Operateure in solchen Fällen stets von vornherein die Fibula ein gutes Stück höher absägen, als die Tibia. Aber auch bei unseren Kriegsverletzten kommt dies noch in Frage; es scheint wenigstens nicht allgemein bekannt zu sein, daß die obere Fibulaepiphyse erst im 25. Lebensjahr verknöchert (J. Bromann) [16]), also ein ganz ungewöhnlich langdauerndes Längenwachstum dieses Knochens bedingt.

Die Formfehler eines Stumpfes können natürlich sehr mannigfaltig sein; wir haben winkelige Verbiegungen und Verkrümmungen infolge schlecht geheilter Schußfrakturen gesehen; auch Wachstumsstörungen infolge Entfernung eines Knochens an einem zweiknochigen Skelettabschnitt haben wir beobachtet.

Ich erinnere mich dabei an einen ganz eigentümlichen, an die Klumphand-
stellung erinnernden Vorderarm, bei dem nur der Radius vorhanden war und
die zerschossene Ulna in der Kontinuität reseziert worden war. Operative
Eingriffe kommen da natürlich nur dann in Frage, wenn der Prothesengebrauch
in Frage gestellt ist, oder die Leistungsfähigkeit der Gliedmaße wesentlich
herabgesetzt ist.

B. Stumpffehlern der Länge werden wir nur unter bestimmten Verhältnissen therapeutisch zu begegnen trachten. Wir werden am Schluß dieser
Arbeit bei der Differenzierungsplastik des Stumpfes von Stumpfverlängerungen hören.

Hier seien nur einige Bemerkungen über die Möglichkeit von besserer
Ausnützung eines Stumpfes durch eine Verlängerung oder durch Schaffung
einer knöchernen Grundlage gemacht. Es handelt sich da um die Gewinnung
von Hebelarmen, die durch die Amputation verloren gegangen sind. Ravaton[17]),
Larghi [18]) und Ollier [19]) haben schon empfohlen, bei der Exartikulation von
Oberschenkel und Oberarm den Knochenstumpf subperiostal auszuschälen,
damit sich aus dem erhaltenen Periostmantel derbe knöcherne, für aktive Beweglichkeit geeignete Skelettspangen im Weichteilstumpfe bilden.

Diese Bestrebungen können weiter ausgebaut werden. Ich habe vor
Jahren den von gutem Erfolg begleiteten Versuch gemacht, in einem Falle
von Exartikulation des Schultergelenkes mit völliger Erhaltung des ganzen
Deltamuskels und reichlicher Weichteilbedeckung, die in ihrer ganzen Längen-
ausdehnung vom Schulterblatt abgemeißelte Spina scapulae im Akromio-Klavi-
kulargelenk um mehr als 90⁰ nach außen zu drehen und in die hinten gespaltene
Deltamuskelmasse einzulegen. Es wurde solcherart ein brauchbarer Hebelarm
für den Gebrauch einer Armprothese geschaffen. Voraussetzung für diese Eingriffe sind wohl jene Fälle von Schulterauslösung, die nach vorausgeschickter
hoher Oberarmamputation gemacht sind. Erhaltene Deltamuskelwirkung (N.
axillaris) ist gleichfalls vorausgesetzt.

Auch bei der hohen Vorderarmamputation kann man durch Verlängerung des Ulnastumpfes eine aktive Prothesenbewegung im Sinne der
sonst fehlenden Beugung erreichen. Es kann dies sowohl durch Einpflanzung
eines Knochenspans aus der Tibia, als durch Abspaltung einer Lamelle aus dem
Radius oder der Ulna selbst erfolgen. Voraussetzung für diese Art des Vorgehens ist natürlich genügende Weichteilbedeckung des Stumpfes. Aber auch
im Falle des Fehlens derselben ist dieselbe durch Autoplastik aus der Brusthaut
ohne besondere Schwierigkeiten zu schaffen. Wir halten es sogar für durchaus
möglich, zur Verlängerung von Vorderarmstümpfen bei dieser Gelegenheit
eine Rippe mit dem Weichteillappen zu gewinnen. Wenn erst der Gedanke,
dem Stumpf plastisches Material zuzuführen, allgemeiner Wurzel gefaßt
hat, dann ergeben sich sicherlich schöne, bisher vielleicht kaum geahnte Probleme.

C. und D. Mängel der Stellung und der Beweglichkeit des Stumpfes
werden am besten im Zusammenhang besprochen. Sie beziehen sich auf den
Stumpf als Ganzes, als auch auf einzelne Teile. Die Störung ist um so schwerer,
je ausgedehnter sie ist. Schlechte Stellung des ganzen Stumpfes beispielsweise
wiegt schwerer, als jene in einem seiner peripheren Gelenke; Versteifung seiner
sämtlichen Gelenke kann ihn zu einem nahezu wertlosen Anhängsel stempeln,
ja in dem Träger wegen der Belästigung den Wunsch nach seiner Entfernung

wachrufen. Ankylose eines einzelnen Stumpfgelenkes ist ein schwerer, aber immerhin erträglicher Mangel. Man kann je nach Sitz und Schwere der Störung von einer Herabminderung des Gesamtwertes des Stumpfes „in Verhältniszahlen ausdrückbar" sprechen.

Diese Wertung richtet sich nicht nach dem Vergleichsobjekt der anderen gesund gebliebenen Gliedmaße, sondern zählt in Rücksicht auf die schon vorliegende Verstümmelung viel mehr!

Ein sonst gesunder Mensch mit einem versteiften Ellbogen findet sich mit der durch sie bedingten Verringerung seiner Arbeits- und Leistungsfähigkeit oft ab, aber jemand, der eine Hand verloren und an diesem Arm noch dazu einen steifen Ellbogen behalten hat, empfindet diesen Mangel doppelt schwer — Grund genug, um alles, was uns die Fortschritte unseres Faches in den letzten Jahren an Neuschaffung von Gelenkbeweglichkeit, an Kraftausnützung und Kraftgewinn an unseren Gliedmaßen, an Formverbesserungsmöglichkeiten gelehrt haben, gerade am Amputationsstumpf mit tiefem sittlichen Ernste und der Begeisterung wahrer Hilfsbereitschaft auszunützen und zu verwerten!

Beginnen wir mit der **Stumpfkontraktur!** Sie verursacht eine fehlerhafte Stellung der der Gliedmaße erhaltenen Gelenke und verhindert deren normale Ausnützung. An der oberen Gliedmaße beobachtet man sie angesichts der früher einsetzenden Arbeitsübernahme mit ihrer wunderbaren Heilwirkung seltener (Hartwich [20]), Stutzin [21])) als an der unteren. Eine Ausnahme macht leider das Schultergelenk.

Die Nachteile der Stumpfkontraktur liegen auf der Hand. 1. Verminderte Ausnützung des betreffenden Gelenkes; dies bedingt Fortfall eines Teils der unter normalen Verhältnissen vom Stumpf zu übernehmenden Arbeitsleistung. Die ungünstige Stumpfstellung kann die an sich gute Stumpfleistung schwer schädigen. 2. Sie verursacht in vielen Fällen Erschwerung des Prothesengebrauchs, schlechten Sitz derselben; unter Umständen muß auf eine günstiger arbeitende verzichtet werden, da die Kontraktur deren Wahl beschränkt. 3. Die Haltung des Stumpfes kann unnatürlich erscheinen und kosmetisch ungünstig wirken. Der Stumpf soll eben nicht nur die Prothese tragen, sondern sie auch bewegen, „beleben," wie Witzel [22]) treffend sagt. Er soll ihr Kraftspender sein.

Die Ursachen der Stumpfkontrakturen sind: Verlust einer oder mehrerer bewegender Muskelgruppen durch den Eingriff selbst mit Störung des Gleichgewichts durch die erhaltenen Antagonisten, Narbenzug und Schrumpfung aller Schichten der Stumpfweichteile, fixierende Verbände in fehlerhafter Stellung, willkürliche Einnahme einer solchen durch den Kranken selbst zur Entlastung entzündeter oder schmerzender Teile, Ausfall einer Muskelgruppe durch Nervenlähmung, ungünstiger Ausgang von Gelenkerkrankungen.

Ein Teil der Kontrakturen läßt sich vorbeugend bei der Ausführung der Absetzung (Tenotomie), ein großer durch sofort eingeleitete Gegenmaßnahmen während der Nachbehandlung (Lagerung, Schienenverband, frühzeitige Muskelübungen usw.) vermeiden. Ein anderer Teil ist durch mediko-mechanische Maßnahmen auch noch in späterer Zeit durch Streckverbände, regelmäßige Belastung, Redressement, narbenlösende Einspritzungen, Hyperämie usw., sowie besonders durch von Fall zu Fall gearbeitete Apparate zu beheben. Das ist eine Lehre für sich (gehört in das ureigenste Gebiet der Apparat-Orthopädie), die nicht in den Rahmen meines Themas fällt.

Der übrig bleibende Teil bedarf operativer Behandlung. Dieser wendet sich mein Hauptinteresse zu. Auch hier muß ich wieder den Satz an die Spitze stellen, daß wir angesichts der Verstümmelung keine weiteren Opfer bringen sollen, sondern alles auf **reinen Gewinn** anlegen müssen!

In diesem Sinne möchten wir die bloße Muskel- und Sehnendurchschneidung zur Stellungsverbesserung soviel als möglich eingeschränkt wissen und an ihre Stelle die plastische Verlängerung der verkürzten Gebilde mit voller Erhaltung der innewohnenden aktiven Muskelkraft treten sehen. Dort wo unvermeidliche Opfer gebracht werden müssen, soll durch Muskel- oder Sehnenüberpflanzung sofort Ersatz geschafft werden. Wir dürfen nichts an vordem vorhandener Beweglichkeit einbüßen, um eine Stellungsverbesserung zu erzielen. Das sind die allgemeinen Gesichtspunkte für die operative Behandlung der Stumpfkontrakturen.

Wir greifen nun aus dem großen Material von Stumpfkontrakturen einige Beispiele heraus, die uns die praktische Bedeutung der Frage darzulegen gestatten.

1. Die Adduktionskontraktur der Schulter. Wie wenig durchgearbeitet ein so oft gesehenes Krankheitsbild ist, zeigen drei in ihren Anschauungen weit voneinander abweichende Bearbeitungen des Themas von Riedel[23], A. Müller[24] und Klapp[25].

Ersterer beschuldigt die Verklebung der bei herabhängendem Arm mit ihren Wänden sich berührenden, völlig entspannten Axillartasche der Gelenkkapsel; Pectoralis major und latissimus dorsi geraten durch Schrumpfung des Muskelbindegewebes in Kontraktur. In mehrfach wiederholter Narkose müssen die Adhäsionen der Gelenkkapsel gelöst, die Muskeln allmählich gedehnt werden. Nach dem Eingriff wird der Arm in Steillage auf einer Schiene befestigt.

Es ist richtig, daß die Axillartasche des Schultergelenkes geräumiger ist, als man gewöhnlich annimmt. Ich pflege dies meinen Schülern durch den Verweis auf einen von mir gemachten Leichenversuch vor Augen zu führen, in dem es gelingt, den im anatomischen Halse resezierten Humeruskopf der einen Seite in die Axillartasche der anderen einzuschieben. Bei Blutung und Exsudat erfolgt nach meinen Erfahrungen allerdings durch Organisation sehr rasch eine plastische Verklebung dieser Kapseltasche, und dann ist sie ein auf unblutigem Wege meist nicht mehr zu beseitigendes Hindernis für das Erheben des Armes.

Doch bezweifle ich, daß bei bloßer Ruhigstellung des Armes sich rasch Adhäsionen in dem sonst ganz gesunden Gelenk bilden. Meine Erfahrungen an anderen Gelenken und auch am Schultergelenk sprechen dagegen. So habe ich beispielsweise nach vielen Wochen das Schultergelenk von hinten her durch Einstichsinjektion mit Novokain-Suprarenin-Lösung zur Vorbereitung unblutiger Mobilisierung gefüllt und dabei die Vorwölbung der Axillartasche von der Achselhöhle aus getastet.

A. Müller lehnt die Kapselverklebung ganz ab; er hält die Schulter-Kontraktur für eine hypertonische Muskelerkrankung, sowohl der Adduktoren, als auch der Rotatoren. Die armhebenden Muskeln atrophieren. Die Anteilnahme der verschiedenen Muskelgruppen wechselt.

Von der Achselhöhle aus kann man Verkürzung, Spannung, Härte und Schmerzhaftigkeit der einzelnen Muskelgruppen nachweisen. Ich kann diese Beobachtungen vollinhaltlich bestätigen. Durch bestimmte Massagegriffe, die von Müller[26] in trefflicher

Weise ausgearbeitet worden sind, kann man in nicht zu vorgeschrittenen Fällen die Kontraktur beheben. Heißluftbehandlung und Diathermie unterstützen die genannten mechanischen Maßnahmen.

Klapp (l.c.) endlich hält Kapselschrumpfung und Schwielenbildung für die Hauptursache des Übels. Im Gelenk findet man radiologisch nichts Krankhaftes, wohl gelegentlich den Kopf hoch unter das Akromion gezogen. Diesen Befund habe ich auch

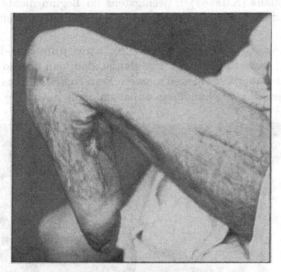

Abb. 3. Tendogene Kontraktur vor der Operation.

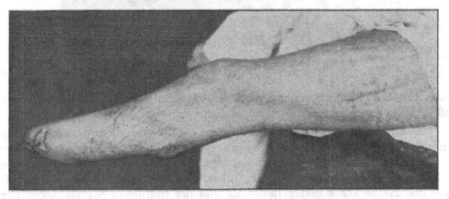

Abb. 4. Tendogene Kontraktur nach der Operation.

wiederholt erheben können. Das Gelenk wird nach seinem Vorschlag von einem vorderen Schrägschnitt aus freigelegt, die oft sehr verdickte Kapsel am vorderen Umfang des Gelenkes von oben nach unten gespalten und nun der Arm abduziert. Der Kapselschlitz bleibt ungenäht. Die früher aus ihrem Lager gehobene Bizepssehne wird mit einem Muskellappen aus dem Delta unterfüttert. Ein entsprechender Verband sorgt für seitliche Hyperabduktion.

Ich glaube, daß ganz ähnliche Verhältnisse vorliegen, wie ich sie eingehend für die Kniesteife nach langer Ruhigstellung beschrieben habe. Es gibt sicher ein Stadium, in dem es sich im wesentlichen um reine Muskelkontraktur handelt. Allmählich gesellen sich

hierzu Schwielenbildungen im lockeren periartikulären Gewebe mit nachfolgender Kapselschrumpfung. Eine Erkrankung des Gelenkes (Adhäsionen, Knorpelveränderungen) dürfte
erst nach sehr langer Dauer sich zugesellen.

Diese für den Oberarm- und Vorderarm-Amputationsstumpf so wichtige
Schulterkontraktur hat mit den viel besprochenen Schleimbeutelerkrankungen
in der Umgebung des Schultergelenks, Periarthritis humero-scapularis (Duplay).
Bursitis subacromialis (Küster)[27]) wenigstens im Beginn nichts zu tun. Daß
bei langer Ruhigstellung des Gelenkes die Schleimbeutel veröden, ist natürlich
anzunehmen.

Wir können also 3 Phasen in der Therapie unterscheiden. Massage,
Narkosendehnung, Kapselspaltung. Ich glaube, daß man ebenso wie am Kniegelenk je nach der Dauer verschieden schwere Formen des Leidens unterscheiden
und diesen die jeweilige Behandlung anpassen muß. Auf die Prophylaxe

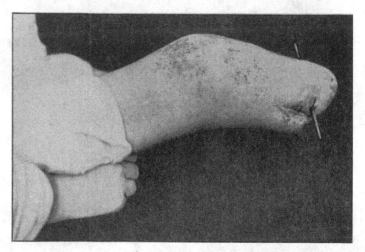

Abb. 5. Stumpfextension mit Steinmanns Nagel.

dieses Zustandes ist so oft und von so vielen Seiten aufmerksam gemacht worden,
daß sich ein erneuter Hinweis wohl beinahe erübrigt.

2. Ein zweites Beispiel! Die Beuge- und Streckkontraktur des
Kniegelenkes. Eine klassische Form von Stumpfkontraktur ist die des
Kniegelenkes in ungefähr rechtwinkliger Beugestellung bei mittlerer und hoher
Unterschenkelamputation. Sie war früher wegen Ausschaltung von Stumpf-
ende und Narbe von direkter Belastung und der trefflichen Stützfähigkeit der
Tuberositas tibiae beliebt und wurde absichtlich durch den Verband herbei-
geführt.

Heute ist man selbstverständlich bestrebt, den vorhandenen Unterschenkel-
stumpfrest für die aktive Prothesenbewegung beim Gehakt auszunützen.

Nach den oben gegebenen Grundsätzen kommt für uns nur die offene,
plastische Sehnenverlängerung in Betracht, wenn diese Kontraktur sich gebildet hat.

Wir haben vor Jahren und neuerdings wieder empfohlen (Schläpfer)[28])
durch einen Schrägschnitt über die Kniekehle von oben innen nach unten

außen gegen das Fibulaköpfchen verlaufend, sowohl die lateralen als medialen Beugesehnen freizulegen und nach Z-förmiger Durchschneidung, Streckung des Gelenkes wieder sorgfältig zu vereinigen (s. Abb. 3 u. 4). Der schräge Verlauf des Hautschnittes — der von uns sog. Spiralschnitt — gestattet nach erfolgter Streckung die Hautvereinigung ohne bedrohliche Spannung. Als ein ausgezeichnetes Verfahren zur Streckung von durch Gewebsschrumpfung, Narbenbildung usw. bedingten Kontrakturen kann ich die meines Wissens für diesen Zweck von uns zuerst benützte Verwendung des Steinmannschen Nagels nahe am Stumpfende empfehlen (s. Abb. 5 u. 6). Gerade bei kurzem Hebelarm gestattet dieses Verfahren die Anwendung ganz erheblicher Kraft. Der Zug wurde wie gewöhnlich mittels Klaviersaitendraht ausgeübt. Das Ergebnis in einem ätiologisch allerdings ganz eigenartigen Falle war ein ganz vorzügliches. Die Befürchtung, daß durch den quer durch den Knochen gesteckten Nagel Osteophytenbildung am Stumpfende angeregt würde, hat sich durch Röntgenkontrolle als grundlos erwiesen.

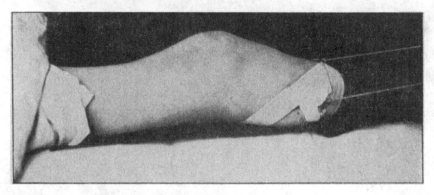

Abb. 6. Nagelextension bei Stumpfkontraktur.

Es sei hier die Bemerkung eingeschaltet, daß es „osteogene Kontrakturen" des Amputationsstumpfes gibt. Zur Erklärung dieses anscheinend etwas sonderbaren Begriffes sei bemerkt, daß sich in einem Falle von Beugekontraktur des Kniegelenkes bei Unterschenkelamputation im oberen Drittel als Ursache im Röntgenbilde eine mit sehr starker Difformität geheilte Fraktur im unteren Drittel des Femur fand (s. Abb. 7). Die Fraktur lag etwa 3 querfingerbreit oberhalb der Femurkondylen; das distale Bruchstück war im Sinne einer starken Hyperextension verlagert. Dadurch kam es zu starker Überspannung der Kniekehlenweichteile und schwerer Kontraktur. Das äußere Aussehen des Stumpfes verrät nichts von der Dislokation im Bereich des Femur (s. Abb. 8). Die Osteotomie des Femur an der Bruchstelle hätte die Beugekontraktur vorerst noch verstärkt. Sehnenverlängerung und Steinmannscher Nagel haben uns in diesem Falle den gewünschten Erfolg gebracht. Er zeigt, daß auch bei Stumpfkontrakturen ein Röntgenbild, das wohl für gewöhnlich als überflüssig angesehen werden dürfte, interessante und wertvolle Aufklärungen geben kann.

Bei langen Unterschenkelstümpfen gibt es aber auch die typische Streckkontraktur — Quadrizepskontraktur — die wir nach langdauernder Ruhig-

stellung des Kniegelenkes in Streckstellung nach allen Arten von Verband-
methoden leider so oft sehen [29]. Komplizierte Oberschenkelfrakturen sind die
weitaus häufigste Ursache dieser in der Mehrzahl der Fälle extraartikulären
„Kniesteife" mit Erhaltung eines gewissen Restes von Bewegungsfreiheit
(15—25⁰).

Die anatomischen Grundlagen sind: mit fibröser Degeneration ein-
hergehende schwere Kontraktur der Vasti, schwielige Umhüllung, Einengung
und allmähliche Obliteration des Recessus suprapatellaris, Schrumpfungs-

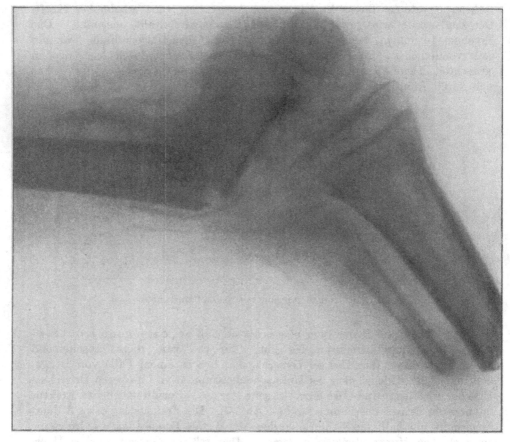

Abb. 7.　„Osteogene" Stumpfkontraktur.

vorgänge und Schwielenbildung am Tractus ileo-tibialis und in den Retinaculis
patellae.

In leichteren Fällen genügt die übersichtliche Freilegung des muskulären Streckapparates (scharfe Trennung des Vastus lateralis von der Rektussehne), Exzision der besonders unter demselben gebildeten Schwielen, Durchschneidung einzelner sich beim Beuge-
versuch besonders stark spannender Faserzüge der Retinakula und allmähliche Dehnung
des Quadrizeps durch direkten Zug.

Bei schweren Fällen mit Adhäsionen der Patella auf ihrer Unterlage müssen diese
erst gelöst werden; die Vasti werden von der gemeinsamen Strecksehne scharf gelöst und

erhält man dadurch volle Übersicht über das Verhalten des Vastus intermedius (Schwielenbildung und schwere Kontraktur), sowie die Schwielenbildungen und Hindernisse im Bereich des gesamten Streckapparates.   Die Intermediusinsertion muß öfters durchtrennt werden. Der Rezessus ist in eine derbe, schwielige Masse verwandelt und muß gleichfalls zum großen Teil exzidiert werden.

Nur bei allerschwersten Fällen ist man genötigt, die plastische Verlängerung der Quadrizepssehne zu machen; am besten fügt man ihr sofort die Sartoriusüberpflanzung an, die uns ganz ausgezeichnete Erfolge ergeben hat.

Sie ersetzt die für längere Zeit geschädigte Streckwirkung vortrefflich und ist ein guter Ersatz bis zur völligen Wiedererholung des verlängerten Quadrizeps.

3. Ein weiteres Beispiel zur Kontrakturlehre der Amputationsstümpfe bietet die Spitzfußstellung des Lisfranc-, des Chopartstumpfes.   Infolge Kontraktur des Triceps surae verliert der erhaltene Fußwurzelrest besonders

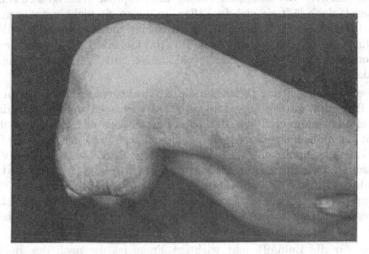

Abb. 8.   Äußeres Ansehen der osteogenen Stumpfkontraktur.

bei der Exartikulation im Chopartschen Gelenk durch Wegfall des Ansatzes des Tibialis anterior die Fähigkeit der Dorsalflexion; die Zehenstrecker ziehen sich in ihre Scheiden zurück.   Die Wadenmuskeln ziehen machtvoll am Kalkaneus und bringen das Stumpfende dadurch in eine für die Belastung ungünstige Plantarflexion (Spitzfußstellung).   Die Bewegung im Talokruralgelenk ist eingeschränkt oder aufgehoben.

Vernähen wir aber die Gesamtmasse der Strecksehnen mit den Fußsohlenmuskeln und Beugersehnen, so bleibt dem Stumpfe sein Gelenkspiel erhalten. Die Achillotenotomie ist kein vollwertiger Ersatz! Es wäre also in solchen Fällen der Versuch zu machen, die Sehne des Tibialis anterior sekundär nach plastischer Verlängerung der Achillessehne und gelungener Stellungskorrektur mit dem Periost des Talus oder mit Resten der Fußsohlenmuskeln zu vereinigen.

Es ist ein großes und bisher wohl nicht genügend gewürdigtes Verdienst Neubers [30]), dem Kocher [31]) u. v. a. — jedoch ohne allgemeineren Anhang zu finden — gefolgt sind, die Etagennaht der Muskeln und Sehnen über dem Knochen — oder Gelenkstumpfende grundsätzlich empfohlen zu haben,

nicht etwa nur in Hinsicht einer günstigen Polsterung des Stumpfes, sondern
vor allem zur Erhaltung von Muskelkraft, Muskelspannung und Gewinnung von
wertvollen Hebelarmen.

Durch die oben beschriebene Kontraktur sind die Chopart-Stümpfe,
zum Teil sogar die nach Lisfranc entwertet und deshalb in Mißkredit gekommen.
Sie haben meiner Überzeugung nach oftmals die Wagschale für die Entscheidung
zum Pirogoff belastet.

Damit sind nur einige besonders wichtige Beispiele von Stumpfkontrakturen besprochen. Die unblutig nicht zu behebende Beugekontraktur des
hohen Oberschenkelstumpfes erfordert die Tenotomie des Sartorius und Tensor
fasciae latae, in schweren Fällen die stets offen auszuführende Durchschneidung
des Rectus femoris. Die Durchschneidung des Ileopsoas erübrigt sich zum Glück
in der Regel; doch läßt sie sich in Fällen, in denen sie nicht umgangen werden
kann, viel einfacher, als bisher üblich, von einem den N. femoralis freilegenden
Bogenschnitt annähernd parallel zum Poupartschen Band durchführen. Bei
Adduktionskontraktur langt man wohl meist mit der subkutanen Tenotomie aus.

Besondere Beachtung verdienen die Kontrakturen an der oberen Gliedmaße. Hier muß nur im allgemeinen darauf verwiesen werden, daß die wohl-
ausgearbeiteten mannigfaltigen Methoden der Muskel- und Sehnendurchschneidung mit nachfolgender Verlängerung, die Muskel- und Sehnenüberpflanzung
zur Verwendung kommen. Kein brauchbarer Muskel darf außer Funktion
gesetzt werden; wir dürfen nur Fehlendes ersetzen, Schwaches stärken,
in falscher Richtung Arbeitendes in die richtige bringen! Von der
Bedeutung der Exzision tief eingezogener Narben mit nachfolgender Deckung
durch gestielte Hautlappen für die Besserung von Kontrakturen (besonders
an Hand und Fingern) hören wir noch in einem späteren Abschnitt.

Eine für die Zukunft sehr wichtige Frage ist die nach der Behandlung
von **Ankylosen** an **Amputationsstümpfen**.

Die scharfe Scheidung zwischen kapsulärer, fibröser und ossaler
Form unter Zuhilfenahme des Röntgenverfahrens und der genauen klinischen Untersuchung ist auch hier, wie sonst selbstverständlich. Die Unter-
scheidung der ersteren von Kontrakturen, die durch schwere, narbige Prozesse in unmittelbarer Nähe von Gelenken bedingt sind, ist nicht immer ganz
einfach.

Für den Entschluß zur Behandlung ist die brauchbare oder unbrauchbare Stellung des versteiften Gelenkes von allergrößter Bedeutung.

Die unblutigen Methoden haben mit zwei Schwierigkeiten zu kämpfen:
Verkürzung des Hebelarmes bei der Übungstherapie und Erschwerung des
Kraftangriffes durch den Verlust des Gliedmaßenendes. Man wird in den
Fällen, in denen eine unblutige Behandlung überhaupt aussichtsreich ist, durch
eine gut passende Prothese mit besonders festem Sitz den fehlenden Hebelarm
zu ersetzen suchen. Bei leichteren Fällen leistet die von uns seit vielen
Jahren geübte, wiederholte Füllung der Gelenke mit $1/2$ %-iger Novokain-
Adrenalinlösung Gutes. Demselben Gedanken der Blutleere der Gelenkweichteile entspricht Langes [32]) beachtenswerter Vorschlag, die forcierte Gelenkbewegung unter Blutleere auszuführen.

Für manche noch nicht abgeschlossene Fälle sind Hackenbruchs[33]) Distraktionsklammern, Steinmannscher Nagel und Klapps[34]) Drahtschlingen-verfahren recht brauchbare Behelfe für die Durchführung einer kräftigen Ex-tension. Jedenfalls muß man aber damit rechnen, daß die gesamte sonst übliche, medikomechanische Behandlung durch den Verlust wertvoller Hebel-armlänge außerordentlich erschwert ist.

Hinsichtlich der blutigen Mobilisierung müssen die obere und untere Gliedmaße wegen der wesentlich anderen Verhältnisse gesondert betrachtet werden. Die beiden großen Gelenke, an denen Arthroplastiken am Ampu-tationsstumpfe in Zukunft am ehesten ausgeführt werden dürften, sind das Ellbogen- und Handgelenk. Da handelt es sich tatsächlich um Eingriffe, die den Wert des Stumpfes wesentlich erhöhen können. Wenn der Eingriff von technisch geübter und auf diesem Gebiet zugleich erfahrener Hand ausgeführt wird, verspricht er in der Mehrzahl der Fälle einen glänzenden Er-folg. Wir haben in letzter Zeit auch wiederholt Eingriffe ausgeführt, bloß um die fehlende Pro- und Supination wieder zu gewinnen. Die Gebrauchs-fähigkeit eines langen Vorderarmstumpfes mit beweglichem Ellbogengelenk ist doch eine ganz andere, als beim Bestehen von Ankylose.

Eine schwer verstümmelte Hand mit Daumen und einigen Fingerresten kann unter Umständen durch die gleichfalls sehr aussichtsreiche Mobilisierung des steifen Handgelenks erheblich gewinnen. Diese Anzeige wird sich natürlich schon viel seltener ergeben.

Das Schultergelenk wird man wesentlich seltener blutig zu mobilisieren geneigt sein, als das Ellbogengelenk, da durch die vermehrte Beweglichkeit des ganzen Schultergürtels doch oft ein gut Teil des Schadens ausgeglichen wird. Allerdings nur ein Teil! Es gibt gewisse kapsuläre Ankylosen, die ein dankbares Feld für den blutigen Eingriff darstellen (s. o. die von Klapp empfohlene Ope-ration).

Bezüglich einzelner versteifter Fingergelenke stehe ich auf dem Stand-punkt, daß Arthroplastiken zu sehr schönen Ergebnissen führen, wenn der aktive Bewegungsapparat ungeschädigt ist. Daumen- und Metacarpophalan-gealgelenk versprechen den größten funktionellen Gewinn. Gegen die gleich-zeitige Mobilisierung mehrerer Gelenke — jedoch nicht am selben Finger — ist nichts einzuwenden, wenn nicht dadurch Schwierigkeiten für die Nach-behandlung entstehen.

An der unteren Gliedmaße wird man sich zur Zeit im allgemeinen viel schwerer zu einer Arthroplastik entschließen — vielleicht mit Unrecht! Man wird sich die Frage vorlegen: sollen wir an einer Gliedmaße, die durch den Verlust ihres fein differenzierten Endes schwer geschädigt ist, einen Ein-griff wagen, dessen Gelingen nie ganz sicher vorausgesagt werden kann, der einer langen oft mühevollen Nachbehandlung bedarf, dessen Vorteile zu den möglichen Nachteilen nicht in starkem Übergewicht stehen?

Wählen wir ein praktisches Beispiel aus der Wirklichkeit! Ein Mann mit einem gut gebildeten, tragfähigen supramalleolären Stumpf hat durch Vereiterung ein knöchern versteiftes Kniegelenk, jedoch mit beweglich ge-bliebener Kniescheibe und gut arbeitendem Streckmuskel bekommen. Der Hebelarm ist lang, die Aussichten für die Erzielung eines gut beweglichen Knie-gelenks sind günstig. Das Risiko, das dieser Mann eingeht, ist nicht allzugroß.

An Stelle seiner direkt belasteten Prothese trägt er $\frac{1}{2}$ oder 1 Jahr eine entlastende mit Tuberstütze und Beckenring.

Man bedenke, daß die Prothese jederzeit, wenn nötig, einen entlastenden Schienenhülsenapparat darstellt. Allerdings kann die Prothese für einen langen Unterschenkelstumpf unter Umständen viel einfacher und im Tragen angenehmer sein, als der entlastende Apparat. Für einen apparatfreien Gebrauch des Beines, den wir ja sonst bei allen unseren Gelenkmobilisierungen an der unteren Gliedmaße anstreben und auch fast immer erreichen, fehlen ja die Vorbedingungen. Es kommt in diesem Falle hauptsächlich auf Erzielung genügender Beuge- und Streckfähigkeit an.

Es fragt sich, ob sich bei der Gelenkplastik an Amputationsstümpfen größere technische Schwierigkeiten für die Nachbehandlung ergeben als sonst. Man könnte denken, daß es sich vielleicht nicht so sehr wie sonst bis auf den Millimeter Knochensubstanz abzuwägen handelt zwischen „zuviel" und „zu wenig," um zwar genügende Beweglichkeit in der physiologischen Hauptgelenkachse, aber keine störende seitliche zu erhalten. Wir möchten demgegenüber aber doch bemerken, daß wir auf die Festigkeit des neugeschaffenen Gelenks in Hinsicht der Sicherheit des Gebrauchs das größte Gewicht legen würden. Die Ausführung der Kniemobilisierung mit dem von uns angegebenen medialen S-Schnitt ohne Durchtrennung des Streckapparates verspricht auch in dieser Hinsicht das bisher best Erreichbare [1]).

Die Ankylosenoperation am Knie kann also bei sehr langem Unterschenkelstumpf wohl als gewinnbringend in Betracht gezogen werden, doch wird der Entschluß zu dem Eingriff immer erst nach sehr reiflicher Überlegung aller in Betracht kommenden Verhältnisse gefaßt werden können. Wir halten es bedenklich, die durch den gekürzten Hebelarm gegebene Erschwerung der Nachbehandlung durch größere Breite des Gelenkspaltes ausgleichen zu wollen. Im übrigen wird die Technik ganz dieselbe sein wie sonst.

Ein paar Worte noch über das Hüft- und das Talokruralgelenk. Nach unseren Erfahrungen ist die blutige Mobilisierung des Hüftgelenkes sehr aussichtsreich. Bei langem Beinstumpf und sonst durchweg günstigen Verhältnissen glaube ich, würde ich den Eingriff, um meine Meinung befragt, mit aller gebotenen Vorsicht empfehlen. Für gewöhnlich machen wir die eigentliche Arthroplastik, d. h. wir bilden aus der Synostose mit einer Technik, die wir nächstens an anderer Stelle beschreiben werden, ein möglichst kopfähnliches Gebilde, eine genügend große Pfanne, überkleiden beide mit (ev. gestielter) Faszie und legen einen Streckverband an.

In besonders schwierigen Fällen, wenn ungeheure Kallusmassen eine völlig undifferenzierbare Knochenmasse aus dem oberen Femurende gemacht haben, legen wir eine etwas schräg von innen und unten nach oben und außen verlaufende Osteotomie unmittelbar unterhalb des Gelenkes an und trachten durch entsprechende Zurichtung ihrer Flächen eine Pseudoarthrose zu erhalten. Auch dieses Verfahren ist, wie uns schöne Erfolge gelehrt haben, aussichtsreich. Es gelang uns, bei einem Patienten eine Kniesteife nach

---

[1]) Bei 8 Kniemobilisierungen ossaler Ankylosen seit 6. 7. 1917 leistete diese Schnittführung ganz hervorragendes! Die Gelenkübungen können sofort nach Heilung der Hautwunde ohne jede Rücksichtnahme auf den bei anderen Methoden irgendwie durchtrennten Streckapparat aufgenommen werden.

mehrjähriger Dauer und knöcherne Hüftankylose der eben angedeuteten Art an demselben Bein mit trefflichem Erfolge zu beheben!

Eine Mobilisierung am Talokruralgelenk käme nur bei Verlusten im Bereich des Vorderfußes in Betracht. Die Anzeige wird sich also sehr selten ergeben. Im übrigen sind die Erfolge, die Ernst Müller [35]) mit der Plastik des oberen Sprunggelenks mitgeteilt hat, recht beachtenswert. Ich glaube, daß gerade dieses Gelenk bisher verhältnismäßig am wenigsten mobilisiert worden ist — wahrscheinlich mit Unrecht.

Da wir nun schon soviel von Störungen der Beweglichkeit am Stumpfe gesprochen haben, von Eingriffen, welche gegen ein „zu wenig" an solcher veranlaßt sind, müssen wir auch noch ganz kurz bei dem „zuviel" verweilen. Wir meinen damit die **Pseudoarthrosen** am Amputationsstumpfe. Sie müssen den von uns vertretenen Grundsätzen entsprechend genau so behandelt werden, wie sonst, da sie den Gebrauchswert des Stumpfes ganz erheblich schmälern.

Eine Absetzung der Gliedmaße an höherer Stelle, weil sie durch Pseudoarthrose wertlos geworden, wie sie früher wohl nicht selten ausgeführt worden sein mag, müssen wir als unberechtigt ablehnen, da in der großen Mehrzahl der Fälle bei entsprechendem Vorgehen ein befriedigender Erfolg zu erzielen ist.

Ein interessantes Kapitel ist die Pseudoarthrose der nach osteoplastischer Methode gebildeten Markhöhlendeckung —, die Lockerung, die Verschiebung, ja schließlich das völlige Abgleiten des Kalkaneusdeckels beim Pirogoff, die „Wanderung" der Kniescheibe durch den Quadrizepszug beim Gritti. Dasselbe Vorkommnis kann sich natürlich bei allen dem Prinzipe nach gleich aufgebauten Operationsmethoden ereignen.

Da gibt es nur zwei Lösungen: Anfrischung und Neubefestigung durch Knochennaht oder völlige Entfernung des Knochendeckels; letzteren Weg wird man wählen müssen, wenn die Muskel- oder Sehnenbrücke, an der er hängt, sich so sehr verkürzt hat, daß man sie einschneiden müßte, um die gewünschte Stellungsänderung zu erreichen.

Aber auch sonst sieht man gelegentlich Pseudoarthrosen am Amputationsstumpfe. Infizierte Schußfrakturen sind die häufigste Entstehungsursache, Die Beseitigung dieser „falschen Gelenke" muß mit allen Mitteln moderner chirurgischer Technik angestrebt werden. Die vormals in solchen Fällen ausgeführte Absetzung an der abnorm beweglichen Stelle, durch welche der Gliedmaßenrest auch trotz Tragens eines fixierenden Apparates fast wertlos wurde, werden wir heute wohl mit ganz seltenen Ausnahmen (Lähmungen) ablehnen.

Man unterscheidet Pseudoarthrosen ohne und mit Knochendefekt.

Die heute geltenden Grundsätze für die Behandlung der Fälle ohne Knochendefekt lauten: möglichst vollständige Exzision nicht nur des narbigen schlecht ernährten Gewebes zwischen den Knochenenden, sondern auch jenes in der nächsten Umgebung der Pseudoarthrose, reichliche Anfrischung der „osteoplastisch erschöpften" Stumpfenden (Brun) [36]), Schonung des als Knochenbildner wertvollen Knochenmarkes, möglichst erste Vereinigung der durch Verfalzung oder Verzahnung entsprechend zugerichteten Knochenenden. Gerade die Bedeutung der Erhaltung des Knochenmarkes spricht gegen die soviel geübte „Bolzung", deren Ergebnisse jedoch keineswegs besonders befriedigend sind, und von der sehr viele einst warme Anhänger zurückgekommen sind. Die praktisch ungemein wichtige Arbeit Pommers [37]) zeigt uns, daß auch schon geringfügige Bewegungen an der Berührungsstelle der angefrischten Knochenenden die Bildung eines falschen Gelenkes begünstigen, während man sie früher für einen nützlichen Anreiz für Kallusbildung angesehen hatte. Man wird also nach Verfahren suchen müssen, die Knochenenden so fest als möglich gegeneinander zu fixieren. Fremdkörper sind tunlichst zu vermeiden.

Der Vorschlag Hülsmanns[38]) mittels zweier durch die Bruchenden durchgezogener Steinmannscher Nägel einen andauernden und gleichmäßigen Druck auf diese auszuüben, verdient alle Beachtung. Es fragt sich nur, ob dieses „Zusammenpressen der Knochenenden" sich nicht auf einfachere Weise erzielen läßt. Darüber werde ich mich an anderer Stelle äußern.

Eine besonders schwierige Aufgabe für die Therapie stellt die Pseudoarthrose mit Knochendefekt. Reichel[39]) benutzt an zweiknochigen Extremitätenabschnitten möglichst breit gestielte Haut-Periost-Knochenlappen aus der nächsten Nachbarschaft des Defektes. Sie werden, wenn möglich, in Form eines zungenförmig gestalteten Lappens gebildet, mit welchem ein in entgegengesetzter Richtung ausgeschnittener Hautlappen aus dem Narben- und Defektgebiet ausgewechselt wird. Das von uns für ganz vortrefflich gehaltene Verfahren hat sich besonders für den Vorderarm bewährt.

Für die einknochigen Gliedmaßenabschnitte stehen manche (Sudeck)[40]) auf dem Standpunkte, lieber eine — wenn auch erhebliche — Verkürzung in Kauf zu nehmen, als mehrere vergebliche und die Aussichten der Konsolidierung durch Schädigung des osteoplastischen Vermögens des Knochens und erneute Narbenbildung stufenweise verschlechternde Operationen zu machen.

Die Knochentransplantation hat zweifellos schöne Erfolge aufzuweisen, aber es müssen große, mit Periost bekleidete Knochenstücke bei ausgedehnter genauer flächenhafter Berührung mit gesundem Empfängerboden gewählt werden. (Brun l. c.) Jede kleinliche Arbeit auf diesem Gebiete rächt sich durch Mißerfolge. Funktionelle Belastung des Transplantates an den Berührungsstellen im Sinne von Druck ist Voraussetzung für das Gelingen. Die überpflanzten Knochenstücke werden also in einem Zustande der „Klemmung" an ihrem Bestimmungsort befestigt. Das hierfür von Brun angegebene Verfalzungsverfahren halten wir für sehr zweckmäßig. Eine Vernähung des reichlich mit überpflanzten Periostes an solches der angefrischten Knochenenden der Pseudoarthrose empfiehlt sich sehr. Völlig gesunde Hautbedeckung (ev. vorherige Autoplastik) ist unerläßlich.

Wundinfektion und narbige Beschaffenheit des ungenügend vorbereiteten Empfängerbodens für das Transplantat vereiteln gar manchen Erfolg. P. Bergel[41]) hat durch subperiostale Fibrininjektionen wiederholt die fehlende Kallusbildung mit Erfolg angeregt.

E. Für die untere Gliedmaße, vor allem für den Unterschenkel, aber auch den Oberschenkel bleibt der „tragfähige," direkter Prothesenbelastung zugängliche Stumpf vorläufig das ideale, erstrebenswerte Ziel! (Bier, v. Eiselsberg, Payr[42]) u. v. a.)

Ich habe schon vor fast zwei Jahren in einem Referat über Amputationen gesagt, daß wir Chirurgen auf Tragfähigkeit der Amputationsstümpfe der unteren Gliedmaße nicht verzichten können und wollen; es hieße dies, sich selbst eines wichtigen Fortschritts berauben. Ist die Prothesentechnik auch durch die moderne Apparat-Orthopädie so gefördert worden, daß sie vielfach auf die direkte Belastung des Stumpfendes verzichten kann, so bleibt das höhere Ziel doch immer die direkte Stumpfbelastung. Daß man bei guter Prothesenarbeit auf jede Belastung des Stumpfendes verzichten kann, wird niemand bestreiten. Selbst jene, welche die Bedeutung des tragfähigen oder „stützfähigen" Stumpfes niedriger einschätzen, z. B. Kölliker[43]) und Rosenfeld u. v. a., geben zu, daß bei Fehlern im Ersatzglied die Stützfähigkeit wertvoll wird.

Fast alle Urteile stimmen darin überein, daß die völlige Schmerzlosigkeit und „Tragfähigkeit des Stumpfes" — ich glaube nicht, daß dieser Ausdruck, auch wenn er unglücklich gewählt sein sollte, je wieder aus unserem

Sprachgebrauch verschwinden wird — am raschesten und sichersten durch die Technik nach Bunge und die abhärtende Übungsnachbehandlung nach Hirsch erreicht wird. Mit besonderem Nachdruck verweisen auf die Bedeutung dieser Nachbehandlung Janssen [44]), Nieny [45]), Ranzi [46]), Ewald [47]), Ballner [48]), Hofstätter [49]) u. a. Die Schule v. Eiselsbergs, die seit Jahren die Vorkämpferin für den tragfähigen Stumpf gewesen ist, hat auch jetzt während des Weltkrieges wieder die Führung übernommen.

Eine bedeutungsvolle Arbeit eines Schülers v. Eiselsbergs, Hofstätter (l. c.), hat sehr wichtige und interessante Aufklärungen über das Verhältnis zwischen Tragfähigkeit und Kallus-Exostosen-Bildung am Stumpfende und in den umgebenden Muskeln ergeben. Ihre Grundlage sind genaue klinische und radiologische Untersuchungen an einer großen Zahl von Amputierten und Reamputierten.

Infolge langdauernder Eiterung der Wunde kommt es an den meisten aperiostal operierten Stümpfen zu mehr oder weniger· ausgedehnter Kallus- und Exostosenbildung. Bei früh einsetzender Nachbehandlung nach Hirsch wird trotz Anwesenheit ganz gewaltiger, nicht selten hirschgeweihähnlicher Kallusmassen, die sich allerdings mehr zentripetal am Stumpfe ausdehnen, die Tragfähigkeit meist nicht ungünstig beeinflußt. Man beobachtet im Gegenteil, daß diese Kallusmassen, welche bestimmte Lokalisationstypen, die in Beziehung zum Muskelansatz stehen, aufweisen, späterhin allmählich resorbiert werden. Dasselbe Schicksal erleiden manchmal kleine Sägerand-Sequester, wenn sie nicht, was doch wohl das gewöhnlichere ist, sich abstoßen.

Auch bei Reamputationen lassen sich diese Kallusbildungen, die am Oberschenkel stets umfangreicher sind, als am Unterschenkel, nicht vermeiden. Sie sind allerdings weniger ausgedehnt. Die Hauptsache ist und bleibt also die frühzeitig und zielbewußt eingeleitete Nachbehandlung nach Hirsch. In diese Nachbehandlung fügt sich als außerordentlich wichtiges Glied nach fast übereinstimmenden Erfahrungen aller Chirurgen der frühzeitige Gebrauch einer einfachen, aber zweckmäßig angefertigten Immediatprothese! Sie trägt zum raschen Wiedererwerb von Kraft, Geschicklichkeit, Geh- und damit Lebensfreudigkeit am meisten bei!

Die Lage und Beschaffenheit der Weichteilnarbe scheint tatsächlich, wie Bier schon vor Jahren gemeint hatte, keine allzu große Rolle für die Frage der Tragfähigkeit zu spielen. Die Tragfähigkeit scheint demnach kein von bestimmten anatomischen Voraussetzungen am Knochen oder den Stumpfweichteilen abhängiger Zustand zu sein, sondern ist lediglich einer günstigen Wechselbeziehung zwischen Weichteilnarbe und knöchernem Stumpfende zu danken!

Darüber wird die Zukunft vielleicht noch manche interessante Aufklärungen bringen.

Man kann unter Umständen gezwungen sein, die fehlende Tragfähigkeit sekundär durch operative Eingriffe zu schaffen. Es gilt Reizzustände unterhaltende Sequester zu entfernen, besonders große, vielgestaltige Kallusmassen, die gegen das Stumpfende vorragen, abzutragen, schmerzhafte, fixierte Weichteilnarben zu exzidieren, Schleimbeutel zu exstirpieren u. a. m.

Die Reamputation wird natürlich soviel als möglich eingeschränkt! wird sie ausgeführt, so empfiehlt sich natürlich wieder das Vorgehen nach Bunge-Hirsch. Am ehesten ist sie zulässig bei ziemlich langen Unterschenkelstümpfen, bei denen kleine Längenverluste der Gliedmaße am Hebelarm den Kraftgebrauch des benachbarten Gelenkes kaum schädigen. Das Bestreben, nicht tragfähige Amputationsstümpfe im Sinne von Operationsverfahren mit osteoplastischer Deckung der Markhöhle umzubilden, denen seit altersher der Ruf idealer Tragfähigkeit innewohnt (Pirogoff, Gritti, Ssabanejew, Abrashanow usw. und deren modernen Umgestaltungen), muß auf die wenigen Fälle, in denen solches tatsächlich großen Gewinn bringt, beschränkt bleiben!

So verlockend die Umwandlung eines Unterschenkelstumpfes mit mannigfaltigen Nachteilen in einen Gritti oder Ssabanejew sein mag, so darf man doch nie vergessen, daß man dabei ein wertvolles Gliedmaßengelenk opfert! Eine Mahnung zu größter Zurückhaltung ist da wohl nicht überflüssig! Außerdem bedenke man, daß der Erfolg von Nachoperationen wenigstens bei unserem Kriegsmaterial keineswegs ganz sicher ist! Es kann wieder eine Eiterung geben, es kann das neue Stumpfende wieder schmerzhaft werden. Bevor die Übungsbehandlung und Abhärtung des Stumpfes nach Hirsch nicht mit allen ihren technischen Feinheiten und in ihrer Vollkommenheit angewendet, soll eine Nachoperation wegen schmerzhaften Stumpfes nicht ins Auge gefaßt werden.

Vom Ergebnis des Röntgenbildes allein darf man die Anzeige zur Vornahme eines Eingriffes wegen fehlender Tragfähigkeit nicht abhängen lassen!

F. Die Behandlung der Stumpfneuralgien (Amputationsneurome).

Ist bei einer Amputation die ausgiebige Kürzung der großen Nervenstämme versäumt worden, so findet man an dem prothesenreif zu machenden Stumpf die bekannten, sehr druckschmerzhaften Anschwellungen der durchtrennten Nervenstämme; dann ist der Eingriff der Nervenexzision selbstverständlich nachzuholen und ohne besondere Schwierigkeiten auszuführen.

Ganz anders, wenn sich bei Amputationsstümpfen mit ordnungsgemäß ausgeführter Nervenexzision die glücklicherweise seltenen, jedoch qualvollen Stumpfneuralgien entwickeln, gegen die sich in der Regel auch die neuerliche Exzision der Durchtrennungsneurome als unwirksam erweist.

Ein Teil der über Stumpfneuralgien andauernd Klagenden sind zweifellos Morphinisten, für deren Morphiumhunger das sich auch nach Abtragung wiederbildende Neurom des Nervenstammes den Rettungsanker darstellt.

Mit einer planmäßig durchgeführten Entziehungskur ist gar manche Stumpfneuralgie zu heilen!

Die Abhärtung und Übung des Stumpfes nach Hirsch, die nicht nur für die gesamte Weichteilbedeckung des Stumpfes und den Knochen so Hervorragendes leistet, schafft auch in der Verminderung der Empfindlichkeit des Stumpfes beim Amputationsneurom Gutes.

Bei leichteren Fällen sind vor allem die Injektionen von Kochsalzlösung in die empfindlichen Nervenstämme nach J. Lange zu versuchen, deren Heilwirkung wohl in einer Art Neurolyse beruht. Ebenso gut kann man sich auch schwächerer anästhesierender Lösungen ($^1/_2$ %-ige Novokain-Adrenalin-lösung) bedienen. Von Alkohol-Injektionen haben wir nicht viel Gutes gesehen. Den Entschluß zu großen Eingriffen fasse man nicht zu leicht! Vor allem kommt die Reamputation als Heilverfahren gegen Stumpfneuralgie nicht in Betracht, sie müßte denn sonst durch einen schweren, in anderer Weise nicht behebbaren Stumpffehler angezeigt sein!

Die zentrale, hohe Ausscheidung wichtiger, gemischter Nervenstämme schädigt Gebrauchsfähigkeit, Geschicklichkeit und Kraft des Stumpfes und ist in ihrer Wirkung unsicher (Witzel). Dagegen hat die Nervendehnung (Nußbaum-Billroth) wiederholt recht gute Resultate ergeben. Die Aus-reißung des empfindlichen Nerven (Thiersch) kann aus den oben angeführten Gründen nur für Hautnerven in Betracht kommen.

Wir haben seit unseren letzten Ausführungen über das Amputations-thema im Frühjahr 1916 in einigen Fällen neuerdings mit gutem Erfolge die Anastomosenbildung benachbarter Nervenstämme, sowie die Bar-denheuersche Nervenversorgung mit Schlingenbildung ausgeführt. Die Nervenstammdurchquetschung nach Krüger, Wilms ist sicher eines Ver-suches wert.

Der erstere Eingriff wurde stets bei Amputationsneuromen am Ober-arme ausgeführt; nach Abtragung der Knoten wurde der Querschnitt des N. medianus mit jenem des N. ulnaris durch sorgfältige Nervennaht vereinigt. Am N. radialis wurde nach Bardenheuer das Ende des Nerven nach oben umgeschlagen, in einen Schlitz der Nervenscheide eingeführt und daselbst durch Nähte befestigt. Die Nahtstellen werden, wenn irgend möglich, mit Muskel umkleidet oder in Muskelsubstanz gelagert. Nur für die allerschwersten Fälle kommt die Resektion der hinteren Wurzeln (Bennet, Horsley, Schede) in Betracht.

Die Untersuchungen Stoffels[50]) über die endoneurale Nerventopo-graphie haben uns gelehrt, daß auch die Exzision der sensiblen Elemente im zentral freigelegten Nervenstamm für solche Fälle aussichtsreich sein kann. Das Verfahren hätte vor der Nervenwurzelresektion den großen Vorzug, viel weniger eingreifend zu sein!

Mein letztes Wort zu dieser Sache: Wenn regelmäßiger Morphium-gebrauch vorliegt, kein Entschluß zu größerer Operation, bevor dieses nicht entzogen!

G. Der ungünstige Hautverhältnisse darbietende Stumpf leidet entweder an einem „zu wenig" oder einem „zu viel" — häufiger an ersterem. Die oben gekennzeichneten Narben werden exzidiert, die Wundränder wenn irgendmöglich ohne kompliziertere Plastiken spannungslos durch einige Situ-ationsnähte vereinigt. Löst man die Narbe vor der Exzision ausgiebig genug von Faszie, Muskel und Knochen, so lassen sich nicht ganz unerhebliche Defekte in der Regel ohne Heranziehung von Material zur Deckung aus der Nachbar-schaft ohne größere Spannung schließen. Ist solches doch notwendig geworden, dann überlege man sorgfältig den Ort der Anleihe. Die zwar bequeme Ent-nahme einfacher oder doppelt gestielter Lappen (Visierlappen) aus der nächsten Umgebung des Stumpfendes würde spätere „Stumpfplastiken", ob dem Kraftgewinn oder der Formverbesserung geltend, erschweren. Das gilt natürlich fast ausschließlich für die obere Gliedmaße. Für diese haben wir für den Oberarm, Ellbogengelenkgegend und Vorderarm reichlich Hautmaterial an der seitlichen und vorderen Brustwand, das dementsprechend zu benützen ist (s. Abb. 9, 10). Die sog. „Muffplastik," bei der der Stumpf nach Ausscheidung seiner unbrauchbaren Narbe unter einem Brückenlappen der Brusthaut durchgesteckt wird, empfiehlt sich hierfür besonders.

Ist eine für die Exzision bestimmte Narbe mit dem Knochen verwachsen, so gehe man an ihre Ausschneidung nicht ohne vorherige Röntgenphotographie des Knochens heran; sonst übersieht man Exostosen, Kallusmassen, Osteophyten, die als gleichzeitig vorhandene Stumpfschäden bei demselben kleinen Eingriff zu beseitigen sind. — Die Erfolge dieser Eingriffe sind gut. Einige Beispiele solcher Fernlappenplastiken sind nachstehend abgebildet (s. Abb. 9, 10).

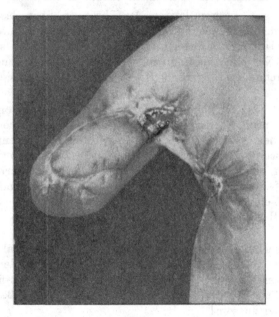

Abb. 9. Hautplastik aus der Brust.

An der unteren Gliedmaße verwendet man nach Nieny [51] für Oberschenkelstümpfe die Bauchhaut, sonst muß bei großen Defekten die andere Gliedmaße das Material spenden.

Die zahlreichen plastischen Methoden, die für die Deckung des noch offenen Amputationsstumpfendes empfohlen sind, kommen natürlich auch für den Ersatz unbrauchbarer Narbenhaut in Betracht und verweisen wir auf unsere Ausführungen auf der II. Kriegschirurgentagung in Berlin.

Ich möchte an dieser Stelle darauf hinweisen, daß der von uns seit vielen Jahren benützte, erst kürzlich von Schläpfer (l. c.) genauer mitgeteilte Spiralschnitt mit spiralig die Gliedmaße umlaufender Längsachse des auszuschneidenden Defektes die beste lineare, also direkte Vereinigungsmöglichkeit desselben ergibt, da bei ihm die Längen- und Querverschieblichkeit der Haut auf ihrer Unterlage gleichmäßig ausgenützt wird.

Von anderen Körpergegenden, besonders der Brust- oder Rückenhaut entnommene, gestielte Lappen sollen stets ihr Subkutanfett, erstere auch die gefäßführende Muskelfaszie enthalten. Man vergesse nicht, daß diese Lappen nicht nur wertvolles Polsterungs- und Hautmaterial für den Defekt enthalten, sondern daß in ihnen, wie Nehrkorn [52]) sehr richtig sagt, auch noch ein „tieferer" Sinn steckt, indem sie neue Gefäße und damit neues Leben in ein durch Narben- und Schwielenbildung torpid gemachtes Muskel- und Sehnengebiet schaffen. Wir haben wiederholt bei solchen Lappenverpflanzungen auf die Hohlhand, den Vorderarm, wie Nehrkorn sehr erhebliche Verbesserung der Gebrauchsfähigkeit der Gliedmaße eintreten sehen.

Dort wo elephantiastische Hautwülste, ödematöse Hautfalten zu exzidieren sind, vergesse man nicht, daß diese Hautveränderungen nicht selten

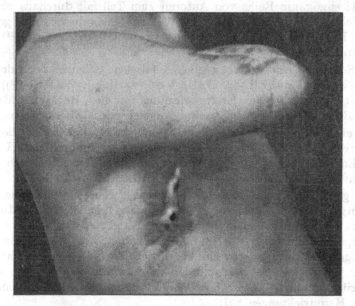

Abb. 10. Hautdefekt am Oberarmstumpf aus der Brustgegend gedeckt.

die Folge eines chronischen „plastischen Reizes" sind (abgekapselte Sequester, Fremdkörper).

H.   Über Fremdkörper in Amputationsstümpfen ist nur weng zu sagen. Das Wichtigste scheint mir, daß Fremdkörper in den Muskeln chronisch-entzündliche Veränderungen hervorrufen, durch welche hartnäckige Kontrakturen bedingt sein können.

Die Entfernung des Fremdkörpers heilt innerhalb weniger Wochen die vordem äußerst widerspenstige Kontraktur.   Bevor man sich zu größeren Operationen wegen Kontrakturen entschließt, sollte man sich überzeugen, daß in den betreffenden Muskeln nichts Fremdes enthalten ist.   Kleiderfetzen und Wäschestücke sind in dieser Hinsicht schlimmer als Metallsplitter.

Aneurysmen an Amputationsstümpfen werden wohl am besten nach Unterbindung des zu- und abführenden Gefäßstammes exstirpiert.

V. Formgewinn- und Ersatzplastik (Differenzierungs- plastik) an Amputationsstümpfen.

Über den Kraftgewinn aus der dem Stumpf erhalten gebliebenen Muskulatur zur aktiven oder Willensimpulsbewegung einer Prothese, die Esser als „direkt steuerbare Hand" bezeichnet wissen möchte im Sinne der grundlegenden Untersuchungen und Vorarbeiten Vanghettis[53]) und ihrer Umsetzung in die Tat durch Sauerbruchs[54]) ebenso wertvolle, als energische Inangriffnahme und technisch treffliche Ausarbeitung, handelt ein eigener Abschnitt dieses Werkes. Ich berühre diese Frage nur insoweit, als sie Berührungspunkte mit den von mir als „Differenzierungsplastik" bezeichneten Bestrebungen zeigt. Ich möchte hier nur die Bemerkung einflechten, daß außer Vanghetti eine ganze Reihe von Autoren zum Teil mit durchaus beachtenswerten Erfolgen schon vor Ausbruch des Weltkrieges an dieser Frage gearbeitet haben (de Francesco[55]), Ceci[56]), von Wreden[57]), Alessandri[58]), Codivilla[59]), Dalla Vedova[60]), Slavinski[61]) u. a.).

Die Schaffung eines gut beweglichen falschen Gelenkes nahe dem Ende des Stumpfes (Slavinski [l. c.], Dalla Vedova [l. c.], Walcher[62])) ist das Grenzgebiet zwischen bloßer Kraftgewinnung für die „Belebung der Prothese" und der bloße Formverbesserung erstrebenden Differenzierungsplastik.

Der eigentliche Endzweck jeder Differenzierungsplastik ist die Eröffnung neuer Arbeitsmöglichkeiten durch zweckentsprechende Umgestaltung des Endes des Amputationsstumpfes; daß die in ihm erhaltenen Muskeln dabei nach Möglichkeit ausgenützt werden, ist selbstverständlich.

Der grundsätzliche Unterschied zwischen Kineplastik und Differenzierungsplastik besteht darin, daß erstere nur in Verbindung mit einer entsprechend gebauten Prothese in Tätigkeit tritt, während letztere dem Stumpfende direkte Arbeitsbetätigung schaffen will. Naturgemäß ist das Anwendungsgebiet der letzteren ein wesentlich beschränkteres, indem sie das Gebiet der verstümmelten Hand und des Vorderarmes bis zur Mitte oder zum oberen Drittel umfaßt. Diese letzteren Plastiken weisen drei voneinander scheidbare Hauptrichtungen auf:

1. Stumpfverlängerung zur Ausnützung sonst wertloser, am Stumpf vorhandener Gelenke und Hebelarme;
2. Differenzierung der Form des Stumpfendes im Sinne der Bildung lebender, mechanisch einfach wirkender Werkzeuge und
3. plastischer Ersatz für verloren gegangene Teile der Hand, Daumen, einzelner Finger, Mittelhandknochen, mehrere Finger zugleich u. a. m.

1. Stumpfverlängerung. Wie wir schon gehört haben, haben mehrere Autoren bei der Exartikulation von Schulter und Hüfte Knochenhaut und Gelenkkapsel erhalten, um einen durch die erhaltenen Muskeln, wenn auch kurzen, beweglichen Stumpf zu schaffen.

Wir haben dort über unser Verfahren der Verwendung der Spina scapulae als Ersatz für einen kurzen Oberarmstumpf bei der Auslösung der Schulter berichtet, haben über Verlängerungsmöglichkeiten und Pläne an dem zu kurz geratenen Vorderarmstumpf gesprochen. Auch Kausch[63]) hat sich in letzter Zeit mit dieser Frage beschäftigt und zieht die treppenförmige Durchtrennung der Knochen zur Erzielung der gewünschten Verlängerung des Stumpfes, wenn nötig, mit Hautgewinnung aus der Brustgegend in Erwägung.

Bei kurzem Vorderarmstumpf (5—7 cm) mit fehlender Pro- und Supination kann man so vorgehen, daß man den Radius in der Weise zur Verlängerung benützt, daß man ihn unterhalb des Köpfchens und Ringbandes durchtrennt, ihn zum Teil von seinen Muskelursprüngen befreit und den als Chorda obliqua (Strasser[64]) bezeichneten Teil des Lig. interosseum durchschneidet; dann läßt er sich bei kräftiger Extension angesichts des hierfür günstigen Faserverlaufes des Zwischenknochenbandes zentrifugalwärts verlagern und gleichsam an einer Binde hängend auf die Ulna überdrehen. Es genügt eine Knochennaht zum Festhalten der breit angefrischten Knochen. Genügende Weichteilbedeckung ist natürlich auch da selbstverständliche Voraussetzung; fehlt sie, muß sie erst durch Autoplastik geschaffen werden.

2. Plastische Bildung „lebender Werkzeuge am Stumpfende". In einer Zeit, in der auf dem Gebiete der Plastik soviel gearbeitet und geleistet wird, darf es uns nicht wundernehmen, wenn der Gedanke, aus dem verbliebenen Vorderarmstumpfende ein brauchbares Greifwerkzeug, eine lebende Zange, Schlinge oder ähnliches zu schaffen, auftauchen mußte (Schmidt[65]). Aber die Art, in der Krukenberg[66]) ihn in die Tat umsetzte, ist als durchaus originell zu bezeichnen und verdient unsere höchste Anerkennung! Der erste, der die plastische Bildung einer Greifvorrichtung ins Auge faßte, war Pochhammer[67]). Er betont mit Recht die große Bedeutung der Mitwirkung der Tastempfindung beim Gebrauch einer Prothese für die obere Gliedmaße und bemängelt das Fehlen derselben bei den Sauerbruchschen Kraftwülsten[1]). Tastempfindung ist ebenso notwendig für den Gebrauch einer künstlichen Hand wie die Kraft zur Bewegung. Es ist bekannt, daß handlose Armstumpf-Künstler häufig auf jede Prothese und vor allem eine die Tastempfindung beschränkende künstliche Hand verzichten. Es ist ja oft ganz erstaunlich, zu welch hohen Leistungen an Geschicklichkeit und Kraft derartige handlose, von früher Jugend an ihren Stumpf übende Menschen befähigt sind!

Pochhammer will durch Kreuzung der Muskel- und Sehnenanteile der Beuger und Strecker jederseits am Stumpfende zwei bewegliche Tast- oder Greifwülste, die sich infolge der Sehnenkreuzung wie die Branchen einer Zange nähern können, schaffen. Die zwischen diesen Wülsten entstehende „Greifrinne" soll den gefaßten Gegenstand festhalten und solcherart Arbeit leisten können. Pochhammer hatte leider keine Gelegenheit, die von ihm gefaßte schöne Idee praktisch zu erproben.

Krukenberg hat dann einen kühnen Griff in die Praxis getan, indem er aus dem erhaltenen Vorderarmrest durch eine Längsspaltung in einen radialen und ulnaren Strahl und Hautüberkleidung der Wundflächen des Spaltes eine „Zange" bildete.

Nach Trennung von Radius und Ulna und des Zwischenknochenbandes durch Längsspaltung soll ersterer zu einem selbständigen Bewegungsorgan werden, zum beweglichen Teil der Hummerschere, während die Ulna als ihr fester Teil das Widerlager von dem von ihm ausgeübten Druck abgeben soll.

Der Radius kann dank seiner erhaltenen Muskeln von der Ulna abgespreizt und wieder an sie angelegt werden; er soll dieselben Bewegungsimpulse erhalten, wie sie der Daumen gegenüber der Mittelhand besitzt. Je länger der Vorderarmstumpf, um so besser lassen sich die in ihm erhaltenen Muskeln für diese Plastik verwerten.

---

[1]) Vielleicht nicht ganz mit Recht. Der Muskelsinn im Kraftwulste ist wahrscheinlich von ihm unterschätzt worden.

Supinator brevis, brachioradialis, die beiden Extensores carpi radialis sind Abduktoren des Radius, also Zangenöffner, Pronator teres, Flexor carpi radialis Adduktoren, also Zangenschließer. Besonders wichtig ist natürlich die Bekleidung der Greifflächen der Zange mit gesunder Haut. Wenn nötig, benutzt man dazu die Brust- oder
Bauchhaut (s. Abb. 11 u. 12). Auf die hochinteressante Technik dieser Operation kann
ich hier nicht näher eingehen.

Die Leistungen der Besitzer dieser „Hummerschere" sind geradezu
erstaunlich! Verschiedenste, bald größere, bald kleinere Gegenstände konnten

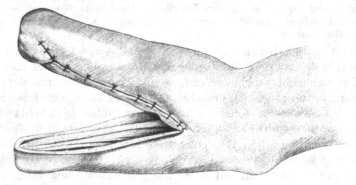

Abb. 11. Krukenbergs „Hummerschere".

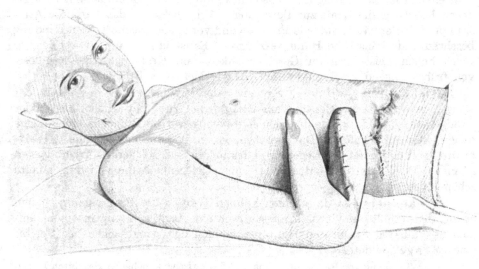

Abb. 12. Hautbekleidung durch Plastik von der seitlichen Bauchgegend.

festgehalten und benützt werden, das Schreiben wurde bald erlernt, der Gebrauch des Eßbestecks usw. Die Erfolge waren schon bei Krukenbergs ersten
Versuchen geradezu glänzend und werden sicher noch mit weiterer Erfahrung
besser werden (s. Abb. 13 u. 14).

Anscheinend hat das Verfahren Krukenbergs auch schon Nachahmung
gefunden (Ottmann[68]), Rothmann[69])).

Allzu kurze Vorderarmstümpfe eignen sich für das Verfahren nicht. In einem Falle hat Krukenberg durch Einpflanzung von Rippenstücken eine Stumpfverlängerung zu erzielen gesucht; er empfiehlt mit vollem Rechte bei Stümpfen unter 10 cm Länge von einem Versuch mit seiner Plastik abzusehen.

Der Eingriff soll nicht zu früh ausgeführt werden (latente Infektion). Bei der primären Amputation bedarf er keiner auf ihn Rücksicht nehmenden Vorarbeit.

Für den Oberarm halte ich die Ausdehnung der Krukenbergschen Greiforganplastik nicht für sehr aussichtsreich. Da kommt es hauptsächlich auf Kraftgewinn an und wird der Sauerbruchsche Muskelwulst nützlicher sein.

Für den Vorderarm ist bei genügendem Material die Bildung lebender Greiforgane voll am Platze. Ich würde sie da dem Muskelwulst vor-

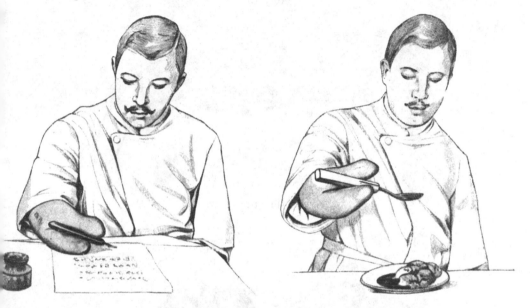

Abb. 13 u. 14. Krukenbergs Stumpfplastik im Gebrauch.

ziehen. Für das Ansehen im täglichen Leben ist die durch Muskelwulst und Kraftübertragung betriebene künstliche Hand selbstredend als ästhetisch günstiger wirkend zu bezeichnen. Die „Hummerschere" oder das „Alligatormaul" Krukenbergs wird manches empfindsame Gemüt in Schrecken setzen, aber damit müssen sich die Menschen der jetzigen Generation eben abfinden. Was der Krieg an Verstümmelungen unserer Tapferen gebracht hat, braucht nicht ganz dem Auge der zart besaiteten Mitwelt entzogen zu sein! Die Erinnerung ist vielleicht sehr nützlich. Eine Dame der feinen Kreise wird sich also schon daran gewöhnen müssen, einen Herrn, der mit Krukenbergs „Riesenfingern" speist, als Tischnachbar zu bekommen.

Schmidt (l. c.) hat wohl schon vor Krukenberg das Ziel vor Augen gehabt, daß der Verletzte ohne Prothese etwas leisten könne und hat bei einem nahe dem Handgelenk Amputierten sowohl eine große hautgedeckte Muskelschlinge am Vorderarm zum Durchstecken und Halten von Werkzeugen als „Ring", als auch eine „Klaue" am Stumpf-

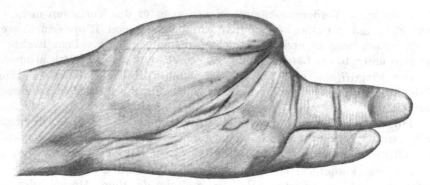

Abb. 15.

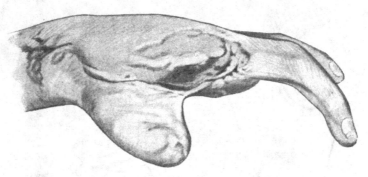

Abb. 16.

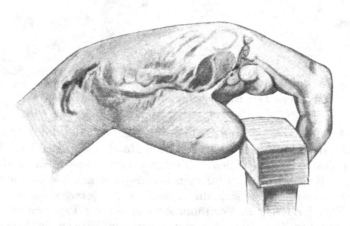

Abb. 17. Mittelhandfinger.

ende durch Spaltung gebildet. Der schöne Gedanke der Stumpfspaltung ist also von Schmidt zuerst gefaßt worden!

Fast selbstverständlich mag es erscheinen, wenn ich bemerke, daß alle diese Plastiken nur bei völlig normaler Sensibilität der Haut ausgeführt werden sollen, denn das Tastgefühl ist die Grundlage für solche Eingriffe.

Zur Differenzierungsplastik gehört noch der sogenannte Mittelhand-finger (Klapp[70]), Burkard[71]), Hohmann[72])). Klapp hat 1912 dem ersten Mittelhandknochen bei Daumenverlust durch Einkerbung der Weichteile zwischen ihm und seinem Nachbar und Hautbekleidung der Wundflächen die durch die erhaltene Daumenballenmuskulatur gegebene selbständige Beweglichkeit wiedergegeben.

Durch eine Zehenüberpflanzung nach Nicoladoni (s. u.) wäre natürlich in einem so gelegenen Falle noch mehr zu erreichen. Hohmanns ähnlich liegender Fall ist noch befriedigender ausgefallen. Burkard hat aus einem fingerlosen Handteller durch tiefe Einschnitte in die Spatia interossea und nachfolgende Hautumkleidung der Mittelhandknochen drei zum Greifen gegen den erhaltenen und gleichfalls durch Einkerbung der Schwimmhaut mobiler gemachten Daumenballen geeignete „Mittelhandfinger" gebildet (s. Abb. 15, 16 u. 17). Allerdings waren die Reste der Grundphalangen des 4. und 5. Fingers mit ihren Hohlhandmuskelansätzen erhalten geblieben. — Der schöne Erfolg fordert zu weiterem Ausbau dieser Bestrebungen auf.

3. Plastischer Ersatz. Das Ideal für unsere Amputierten wäre natürlich, ihnen ein neues, lebendes, durch eigene Muskelkraft willkürlich bewegtes Ersatzglied zu schaffen!

Auch da sind sehr bedeutungsvolle Anfänge schon gemacht, während des Krieges erfolgversprechend weiter ausgebaut worden! Alles, was in dieser Hinsicht bisher geleistet, basiert auf der vor 20 Jahren (!) in die Tat umgesetzten genialen Idee meines Lehrers Nicoladoni[73]), einen verlorenen Daumen, den schon die Griechen als „Anticheir", die Halbhand, bezeichnet hatten, zu ersetzen.

Seine grundlegenden Arbeiten sind so vielfach vollständig übersehen oder unrichtig angeführt worden, daß es meine Pflicht ist, kurz auf sie einzugehen, um ungerechtfertigten Ansprüchen einiger Autoren zu begegnen.

Nicoladoni hat im Jahre 1897 seine I. Methode der Daumenplastik angegeben; aus der Brusthaut wird eine Hautwalze gebildet, an den Daumenstumpf angenäht und sekundär ein Tibiaspan als knöchernes Gerüst in sie eingefügt.

Alle später empfohlenen Methoden sind nur unwesentliche Modifikationen dieses Gedankens (Noesske[74]), Neuhäuser[75])).

Im Jahre 1900 wurde die II. Methode des Daumenersatzes durch Zehenüberpflanzung mitgeteilt.

Nicoladoni gelang es im Jahre 1898 einem 5jährigen Knaben die 2. Zehe auf den Daumenstumpf mit funktionell hervorragendem Erfolge zu überpflanzen. Der Eingriff besteht darin, daß am Fußrücken entsprechend der 2. Zehe ein großer, trapezförmiger Hautlappen das Metatarsophalangealgelenk nach Durchtrennung der dorsalen Sehnen breit eröffnet; die freigelegten Beugesehnen werden ebenfalls durchschnitten. Die daumenlose Hand liegt am Fußrücken des zehenspendenden Fußes. Der Daumenstumpf ist in entsprechender Form angefrischt, und es erfolgt die Vernähung der Beugesehnen von Daumen und Zehe, sodann Knochennaht, dorsale Sehnennaht und solide Nahtbefestigung des Hautlappens vom Zehenrücken am Daumenstumpf. Nach 16—20 Tagen wird die ernährende Hautbrücke durchtrennt. Die überpflanzte Zehe zeigte bei Röntgenkontrolle sehr gute Anteilnahme am Längenwachstum. Der Daumen konnte opponiert werden, die Hand jeden Gegenstand kräftig fassen, das Kind lernte mit dieser Hand schreiben, obwohl Beweglichkeit im Interphalangealgelenk nicht erzielt werden konnte.

Dieser Eingriff ist späterhin wiederholt von seinen Schülern Payr, Luksch, dann von F. Krause, v. Eiselsberg, Hörhammer u. a. mit bestem Erfolge ausgeführt worden. F. Krause, Payr und Hörhammer benützten mehrmals die große Zehe zur Daumenplastik. Man bildet dann einen medialen zungenförmigen Hautlappen. An der Leipziger chirurgischen Klinik wird diese

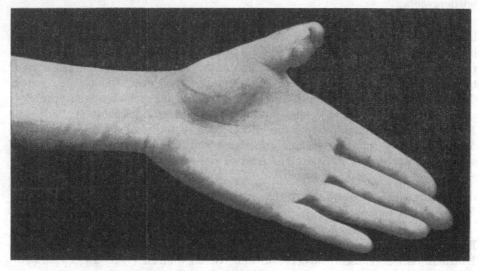

Abb. 18.

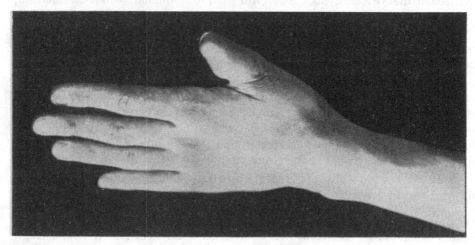

Abb. 19. Nicoladonis Daumenplastik.

Daumenplastik bei jedem Falle von Daumenverlust geübt und haben wir schon eine ganze Anzahl ungemein befriedigender Erfolge zu verzeichnen (s. Abb. 18 u. 19). Es ist mir kürzlich gelungen, in einem Falle von Verlust des Daumens samt zugehörigem Metakarpus diesen durch Verlagerung des II. Mittelhandknochens zu ersetzen. Aus diesen grundlegenden Ideen Nicoladonis entwickelt sich naturgemäß ein weiterer Ausbau dieser Frage. Luksch[76]) ersetzte einen verlorenen Daumen durch den versteiften, seines Endgliedes beraubten Zeigefinger durch den Vorgang der „Fingerverlagerung" mit gutem Erfolge.

Esser[77]) erweiterte das Nicoladonische Verfahren während des Krieges in der Weise, daß er die verloren gegangene Mittelhand durch ein entsprechendes Stück Mittelfuß samt den vier zugehörigen Zehen bei erhaltenem Daumen ersetzte. Trotz mancher unangenehmer Zwischenfälle war das Ergebnis ein sehr beachtenswertes.

Wir sind fest überzeugt, daß sich auf diesem Wege noch mancher schöne, vielleicht heute noch gar nicht einmal geahnte Erfolg erzielen lassen wird.

Literatur-Verzeichnis.

1. Payr, Weitere Erfahrungen über die operative Mobilisierung ankylosierter Gelenke mit Berücksichtigung des späteren Schicksals der Arthroplastik. Deutsche Zeitschr. f. Chir. Bd. 129, 1914.
2. Melchior, Klinische Beiträge zur Kenntnis der ruhenden Infektion. Beitr. z. klin. Chir. Bd. 103, H. 2, 1916 und Berl. klin. Wochenschr. 1915, Nr. 5.
3. Most, Zur Frage der rezidivierenden und „ruhenden" Infektion bei Kriegsverletzungen. Münch. med. Wochenschr. 1915, Nr. 34.
4. Matti, Ergebnisse der bisherigen kriegschirurgischen Erfahrungen. Deutsche med. Wochenschrift 1915, Nr. 49 und 50.
5. Borchers, Verhandlungen der mittelrheinischen Chirurgentagung in Heidelberg 1916. Amputationen, Besprechung. Beitr. z. klin. Chir. Bd. 98, H. 5.
6. Hermann, Über rezidivierende Infektionen. Przgl. lek. 1916, Nr. 13. Ref. Zentralbl. f. Chir. 1917, Nr. 35.
7. v. Baracz, Zur Technik der Oberschenkelamputation in der Kriegschirurgie. Zentralbl. f. Chir. 1917, Nr. 22.
8. Loeser, Latente Infektion bei Kriegsverletzungen. Deutsche med. Wochenschr. 1917, Nr. 20.
9. Schnitzler, Über atypische Entzündungsprozesse. Klin.-therap. Wochenschr. 1913, Nr. 38.
10. Payr, Absetzung und Auslösung von Arm und Bein mit Rücksicht auf die Folgen. Beitr. z. klin. Chir. Bd. 101, H. 2.
11. Hackenbruch, Zur Behandlung veralteter, difform unverkürzt geheilter Frakturen. Deutsche Zeitschr. f. Chir. Bd. 136, H. 6, 1916.
12. Reinhardt, Über Latenz von Bakterien bei Kriegsverwundungen. Münch. med. Wochenschr. 1916, S. 1304.
13. Schmerz, Zur operativen Behandlung konischer Unterschenkelstümpfe. Zentralbl. f. Chir. 1916, Nr. 46.
14. Hofstätter, Über die Ausschälung des Fibulaköpfchens bei der hohen Unterschenkelamputation. Wien. klin. Wochenschr. 1916, Nr. 35.
15. v. Baeyer, Exstirpation des Fibulaköpfchens bei Unterschenkel-Amputierten. Münch. med. Wochenschr. 1917, Nr. 24.
16. J. Bromann, Normale und abnorme Entwickelung des Menschen. Wiesbaden, Bergmann, 1911.
17. Ravaton, Zit. bei Petersen-Gocht. Amputationen und Exartikulationen. Deutsche Chirurgie, Lieferung 29a, F. Enke, 1907, S. 139.
18. Larghi, Estrazione subperiostea e riproduzione delle ossa. Giorn. delle science med. 1847.
19. Ollier, Désartic. sousperiostée de la hanche. Lyon méd. 1894, 9 u. a. a. O.
20. Hartwich, Über Stumpfkontrakturen. Med. Klin. 1916, Nr. 8.
21. Stutzin, Über Indikationen zur Amputation usw. Med. Klin. 1916, Nr. 17.
22. Witzel, Die Amputation. IV. Kongreß der internationalen chirurgischen Gesellschaft in New-York 1914.
23. Riedel, Die Versteifung des Schultergelenks durch Hängenlassen des Armes. Münch. med. Wochenschr. 1916, Nr. 39.

24. Müller, A., Die Schulterkontraktur, ihr Wesen und ihre Behandlung. Münch. med. Wochenschrift 1916, Nr. 31.
25. Klapp, Die operative Erweiterung der Schultergelenkskapsel. Eine Methode zur blutigen Mobilisierung von Schultersteifigkeiten. Zentralbl. f. Chir. 1916, Nr. 7.
26. Müller, A., Lehrbuch der Massage. Bonn 1915. Marcus & Weber.
27. Küster, Bursitis subacromialis. Arch. f. klin. Chir. Bd. 67.
28. Schläpfer, Der Spiralschnitt. Zentralbl. f. Chir. 1917, Nr. 36.
29. Payr, a) Über Wesen und Ursachen der Versteifung des Kniegelenkes nach langdauernder Ruhigstellung und neue Wege zu ihrer Behandlung. Münch. med. Wochenschr. 1917, Nr. 21 und 22. — b) Zur operativen Behandlung der Kniegelenksteife nach langdauernder Ruhigstellung. Zentralbl. f. Chir. 1917, Nr. 36.
30. Neuber, Eine neue Amputationsmethode. Mitteilungen aus der chirurgischen Klinik zu Kiel 1883.
31. Kocher, Chirurgische Operationslehre. 5. Aufl. G. Fischer, 1907, S. 496.
32. F. Lange, Was leistet die operative Behandlung der Kontrakturen und Ankylosen bei unseren Verwundeten? Beitr. z. klin. Chir. Bd. 101, H. 4.
33. Hackenbruch, Die ambulante Behandlung von Knochenbrüchen mit Gipsverbänden und Distraktionsklammern. Deutsche Zeitschr. f. Chir. Bd. 122.
34. Klapp, Besondere Formen der Extension. Zentralbl. f. Chir. 1914, Nr. 29.
35. Müller, Ernst, Über Plastik des Fußgelenkes. Beitr. z. klin. Chir. Bd. 103, H. 2.
36. Brun, Die chirurgische Behandlung der Pseudoarthrosen. Zentralbl. f. Chir. 1917, Nr. 44.
37. Pommer, Zur Kenntnis der mikroskopischen Befunde bei Pseudoarthrose. Wien. klin. Wochenschr. 1917, Nr. 11.
38. Hülsmann, Ein einfaches Verfahren bei Pseudoarthrose des Oberarmes. Med. Klin. 1917, Nr. 25.
39. Reichel, Die Behandlung von Pseudoarthrosen infolge Knochendefekts durch Verpflanzung von Haut-, Periost-, Knochenlappen, insbesondere bei Brüchen des Unterkiefers. Deutsche Zeitschr. f. Chir. Bd. 138, H. 5 und 6, 1917.
40. Sudeck, Über die chirurgische Behandlung der Pseudoarthrosen. Deutsche med. Wochenschrift 1917, Nr. 6.
41. Bergel, P., Die Behandlung der verzögerten Kallusbildung und der Pseudoarthrosen mit Fibrininjektionen. Berl. klin. Wochenschr. 1916, Nr. 2.
42. l. c.
43. Kölliker und Rosenfeld, Der tragfähige Stumpf. Zentralbl. f. Chir. 1916, Nr. 42.
44. Jansen, Kriegschirurgisches über den Amputationsstumpf. Münch. med. Wochenschrift 1915, Nr. 44.
45. Nieny, Über Amputationsstümpfe und Immediatprothesen. Münch. med. Wochenschrift 1915, Nr. 43.
46. Ranzi, Aussprache zu Payr-Ludloff, Absetzung und Auslösung von Arm und Bein usw. 2. kriegschirurgische Tagung Berlin 1916. Beitr. z. klin. Chir. Bd. 101, H. 2.
47. Ewald, Amputation und Tragfähigkeit des Stumpfes. Münch. med. Wochenschr. 1916, Nr. 21.
48. Ballner, Über die Tragfähigkeit des Amputationsstumpfes. Wien. klin. Wochenschrift 1915, Nr. 11.
49. Hofstätter, Beiträge zur Amputations- und Prothesenfrage für die untere Extremität. Arch. f. klin. Chir. Bd. 108, H. 2.
50. Stoffel, Orthopädische Operationslehre Stoffel-Vulpius. Stuttgart, F. Enke, 1913.
51. Nieny, l. c. Die Behandlung und Ausrüstung der Amputierten im Marine-Lazarett Hamburg. Zeitschr. f. orthop. Chir. Bd. 37. 1917. F. Enke.
52. Nehrkorn, Über Verpflanzung gestielter Hautlappen nach Kriegsverletzungen. Deutsche Zeitschr. f. Chir. Bd. 137. 1916, H. 5 und 6.
53. Vanghetti, a) Plastica e protesi cinematiche. Nuova Teoria sulla Amputazione e sulla protesi. Empoli 1906. — b) Vitalizzazione delle membra artificiali Hoepli. Mailand 1916.
54. Sauerbruch, Die willkürlich bewegbare künstliche Hand. Berlin, J. Springer 1916.
55. De Francesco, Verwertung eines alten Amputationsstumpfes mittels plastischer Resektion nach Vanghetti. Arch. f. klin. Chir. Bd. 87, H. 3. — b) Commun. al VI. Congr. della Soc. Ital. di Ortopedia. Rom, April 1911.

56. Ceci, Neue Operationsmethoden für Amputationen an den oberen Gliedmaßen. Congrès français de chirurgie XIX. Tagung Paris 1906.
57. von Wreden, Eine Handprothese mit aktiven Bewegungen in den Fingern. Russki Wratsch 1908, Nr. 7.
58. Alessandri, zit. bei Vanghetti b) S. 188.
59. Codivilla, zit. bei Vanghetti b) S. 199 ff.
60. Dalla Vedova, Rivista Ospitaliera (Sez. scient.) 1913, Nr. 8.
61. Slavinski, Zur Technik des beweglichen Stumpfes bei Amputationen. Zentralbl. f. Chir. 1913, Nr. 13, S. 459.
62. Walcher, Lebendiger Handersatz durch Schaffung eines neuen Gelenkes. Deutsche med. Wochenschr. 1916, Nr. 44.
63. Kausch, Über konservatives Amputieren. Beitr. z. klin. Chir. Bd. 107, 3.
64. Strasser, Lehrbuch der Muskel- und Gelenkmechanik. IV. Band. Spezieller Teil. Die obere Extremität. Berlin, Springer 1917.
65. Schmidt, J. E., Eine Unterarmstumpfmodifikation. Zentralbl. f. Chir. 1917, Nr. 5.
66. Krukenberg, Über plastische Umwertung von Amputationsstümpfen. F. Enke, Stuttgart 1917.
67. Pochhammer, Ein Vorschlag zur Lösung des Problemes der „willkürlich beweglichen, künstlichen Hand". Deutsche med. Wochenschr. 1916, Nr. 18 und 19.
68. Ottmann, Zwei Fälle von Amputation nach Krukenberg. Ref. Deutsche med. Wochenschrift 1917, 28, S. 893.
69. Rothmann, Über neuartige Amputationsstümpfe. Zeitschr. f. ärztl. Fortbild. 1917, Nr. 15.
70. Klapp, Über einige kleinere plastische Operationen an Fingern und Hand. Deutsche Zeitschr. f. Chir. Bd. 118, S. 479.
71. Burkhard, Mittelhandfinger. Münch. med. Wochenschr. 1916, Nr. 39.
72. Hohmann, Operative Verbesserung der Gebrauchsfähigkeit der Stümpfe. Zeitschr. f. orthop. Chir. Bd. 37. 1917.
73. Nicoladoni, a) Daumenplastik. Wien. klin. Wochenschr. 1897, Nr. 28. — b) Daumenplastik und organischer Ersatz der Fingerspitze (Anticheiroplastik und Daktyloplastik). Arch. f. klin. Chir. Bd. 61, H. 3.
74. Noesske, Aussprache zu Absetzung und Auslösung von Arm und Bein. Beitr. z. klin. Chir. Bd. 101, H. 2. Verhandl. d. 2. Kriegschir. Tagung. Berlin 1916.
75. Neuhäuser, Ein neues Operationsverfahren zum Ersatz von Fingerverlusten. Berl. klin. Wochenschr. 1916, Nr. 48.
76. Luksch, a) Über eine neue Methode zum Ersatz des verlorenen Daumens. Verhandl. d. Deutsch. Gesellsch. f. Chir. 1903. I. Teil. S. 221. — b) Plastische Operationen an der Hand. Münch. med. Wochenschr. 1916, Nr. 24.
77. Esser, a) Operativer Ersatz der Mittelhand nebst 4 Fingern. Beitr. z. klin. Chir. Bd. 108, H. 2, 46. kriegschir. Heft. — b) Muskelplastik bei Amputationsstümpfen zwecks Steuerung und Fixierung der Prothese. Deutsche med. Wochenschr. 1917, Nr. 47.

Erfahrungen über die Anpassung von Prothesen der oberen Extremität mit besonderer Berücksichtigung der pathologischen Veränderungen des Stumpfes und seiner Bewegungen.

Von

Professor Dr. **Hans Spitzy**, Wien.

Mit 50 Abbildungen.

Der Ersatz der fehlenden oberen Extremität stößt trotz der vervollkomm-
neten Technik immer noch auf erhebliche Schwierigkeiten. Der Grund ist eigentlich sehr naheliegend. Die große Vielseitigkeit der Inanspruchnahme und der
Möglichkeiten, die wir in den Bewegungen des Armes, der Hand und der Finger
brauchen und haben, das Ineinandergreifen und Sich-Ergänzen aller Ausschlags-
möglichkeiten in den einzelnen Gelenken begründen die Schwierigkeit, ein
vollwertiges Ersatzmittel zu finden. Bewegungen, die ganz einfach scheinen,
kommen erst durch das Zusammenspiel von mehreren Gelenken zustande.
Ein einfaches praktisches und häufig zur Frage kommendes Beispiel kann dies
veranschaulichen.

Bei Oberarmamputierten genügt es durchschnittlich nicht, an der künstlichen Extremität nur ein dem natürlichen entsprechendes Scharniergelenk
am Ellbogen anzubringen. Stellt man dieses mit der Achse in die Frontalebene
oder nahe der Frontalebene ein, so steht die Hand des Kunstarmes bei rechtwinkeliger Ellbogenbeugung von der Brust ab. Bei einem normalen Arm vollzieht sich die Innendrehung des Armes im Schultergelenk bis zu jenem Winkel,
der notwendig ist, um bei gebeugtem Ellbogen die Hand an die Brust anzulegen (vgl. Abb. 1a). Um den gesunden Arm wieder zu strecken, vollführen
wir zuerst eine leichte Drehbewegung nach außen, strecken dann den Arm
und haben außerdem zur Anlegung der flachen Hand an den Oberschenkel
oder zur Rückdrehung der Handfläche nach rückwärts (vgl. Abb. 1b) noch in
der Pronationsfähigkeit des Vorderarmes eine weitere Hilfe. Der Kunstarm
mit frontaler Achse, der bei Beugung rechtwinkelig absteht, kann bei einigermaßen kurzem Oberarmstumpf fast nie im Schultergelenk soweit nach innen
gedreht werden, daß die Hand an den Rumpf angelegt werden kann. Denn
obwohl die Muskeln, die die Innendrehung bewirken, hoch oben körperwärts

am Knochen ansetzen, sind sie doch gewöhnlich durch Untätigkeit brach gelegt und nicht selten durch Kontrakturen der Gegenmuskeln in ihrer Wirkungsweise herabgesetzt, so daß die Prothesenbauer gezwungen sind, um aus diesem

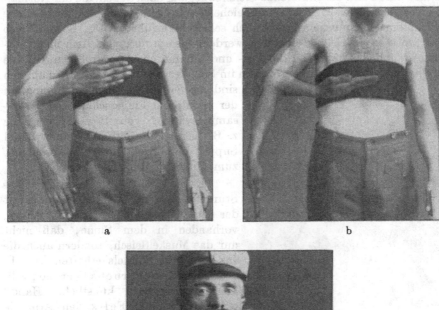

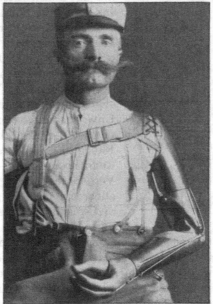

Abb. 1a, b und c. Gewöhnlicher Maskenarm mit nahezu frontal gestellter Ellbogenachse, Daumenzug. Im unteren Drittel des Oberarmes ist der untere Teil der Oberarmhülse gegen den oberen drehbar.

Zwiespalt herauszukommen, über dem Scharniergelenk ein Drehgelenk (Abb. 1c) anzubringen oder aber, wie dies bei den Kugelgelenkskonstruktionen der Fall ist, auch im Ellbogen ein Kugelgelenk einzuführen, das dann die allseitige Bewegung des Unterarmes gestattet.

Einen Kunstarm so einzustellen, daß die Ellbogenachse in der Sagittalebene verläuft, ist nicht angängig, weil bei etwa notwendiger Beugung der
nun dem Körper anliegende Unterarm durch die Kleider an der Bewegung
behindert würde und die einleitende Sichelbewegung nach außen, die der Normal-
arm, um diese Schwierigkeit auszugleichen, vollführt, durch die Verhältnisse
der Schultergelenksmuskeln gewöhnlich schlecht ausführbar ist. So muß also
an der Prothese ein Gelenk eingefügt werden, das am normalen Arm nicht vorhanden ist und das zum Teil die Pro- und Supination, zum größeren Teil die
mangelhafte Innen- und Außenrotation im Schultergelenk ersetzt. Ganz ähnlich

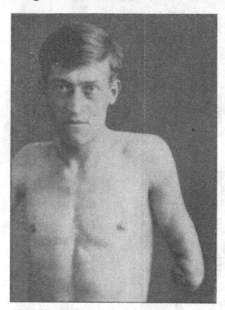

sind die Schwierigkeiten bei Supination
der Hand und Fingerschluß, jenem Zusammenwirken von Bewegungen, die
z. B. notwendig sind, um einen Löffel
Suppe, ohne den Löffel umzukehren,
zum Mund zu bringen.

Es ist klar, daß die Wertigkeit des
Stumpfes von der Zahl und der Kraft
der noch vorhandenen Muskeln abhängt,
vorhanden in dem Sinne, daß nicht
nur das Muskelfleisch, sondern auch die
Insertion des Muskels erhalten ist. In
der Arbeit Sauerbruchs über die „willkürlich bewegbare künstliche Hand"
teilen Ruge und Felix den Arm, je
nach den vorhandenen Muskelinsertionen
in Wertzonen ein, Verhältnisse, die im
allgemeinen stimmen. Wenn bei einer
Unterarmamputation noch alle Ansatzflächen der Muskeln da sind, die die
Ellbogengelenksbewegungen ermöglichen,
wenn noch die Pro- und Supination des
Vorderarmstumpfes intakt ist, wenn
außerdem noch die ganzen Muskelwülste
und proximalen Insertionen der Hand-
und Fingermuskeln da sind, um sie

Abb. 2a. Außerordentlich kurzer Vorderarmstumpf, das Ellbogengelenk ist erhalten, die Ansätze des M. biceps sowie
des M. triceps sind unverletzt, doch ist
wegen der Kürze des Stumpfes die
Anbringung einer Vorderarmhülse unmöglich.

vielleicht für eine spätere Schlingenbildung zu verwenden, so ist die Wertigkeit des Stumpfes natürlich eine sehr große. Sie wird kleiner, je mehr
von diesen ausnützbaren Resten fehlen. Rückt die Amputationsebene immer
höher hinauf, fehlt bereits die Pro- und Supinationsmöglichkeit, so sinkt die
Ausnützbarkeit, ja, sie kann trotz Erhaltenseins des Bizepsansatzes, die ganz
nahe dem Ellbogengelenk liegt, was die Ellbogenbewegungen anlangt, gleich
Null werden, weil dieser ganz kurze übrig gebliebene Rest das Anbringen einer
Prothese nicht mehr gestattet, wenn man nicht zu einem operativen Hilfsmittel Zuflucht nimmt (Abb 2a, b, c) (siehe Kurzstumpfprothese). Die früher
erwähnten Autoren unterscheiden am Unterarm sechs Wertzonen, die sich
nach dem Erhaltensein der Insertionen und Muskelbäuche voneinander ab-
grenzen. Ganz ähnlich sind die Verhältnisse am Oberarm. Hier spielt die wesentliche Rolle für die nichtoperative Prothesentechnik das Vorhandensein des

Deltamuskels, da dieser einerseits die Hauptquelle der für den Stumpf und die Prothese notwendigen Bewegungen bildet, andererseits schon normal unter so schlechten Angriffverhältnissen steht, daß er den Kampf gegen die übermächtigen Antagonisten schwer aufzunehmen imstande ist. Ist also der Delta-

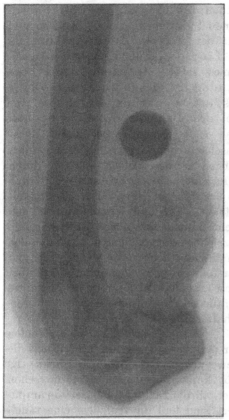 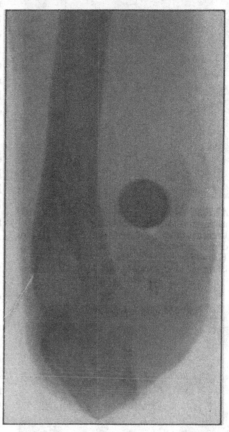

Abb. 2b. Bei Beugung verschwindet der Stumpf in der Hautoberfläche des Vorderarmes, so daß die Fassung des Unterarmstumpfes zur Ausnützung des noch vorhandenen Ellbogens unmöglich ist, wenn nicht durch eine Operation (Muskelunterfütterung) die Bewegung und Kraft des M. biceps ausgewertet würde. Der kreisförmige Schatten ist die Projektion eines Elfenbeinstiftes, der in den unter dem M. biceps gebildeten weiten Hautkanal zur Sichtbarmachung desselben auf dem Bilde eingeführt ist.

Abb. 2c zeigt die Lage des Knochens und des Stiftes in Streckstellung des Ellbogengelenkes.

muskel bzw. seine Insertion noch intakt, so ist die Wertigkeit des Stumpfes für die Prothese eine ungleich höhere.

Zieht man operative Beihilfe zu, so kommen noch andere Muskelwerte in Wettbewerb. Der Bizepsbauch, der Coracobrachialis, der Brachialis int. können zu Kraftwülsten und Kraftquellen umgebaut werden und im Verein mit dem Techniker kann es gelingen, diesen sonst brachliegenden Kräften ein neues Tätigkeitsfeld zu eröffnen.

An der Hand dieser Beispiele mag man ersehen, wie die Anbringung der Prothese, ihre Ausnützungsmöglichkeit, von der Art des Stumpfes abhängt,

ganz abgesehen von der Entwicklung der Technik in bezug auf die kunstvolle
Ausführung der Bewegungsmechanismen, Fragen, die dem Ingenieur näher
liegen als dem Arzt. In erster Linie ist
die Länge des Stumpfes maßgebend,
nicht nur, weil mit der Länge des
Stumpfes auch die Zahl der vorhandenen Insertionen wächst, sondern weil
mit der größeren Länge des Stumpfes
die Länge des notwendigen toten Hebelarmes sinkt. Je mehr noch vorhanden ist, desto weniger braucht
ersetzt zu werden, ein Satz, der
weiterer Begründung nicht bedarf.

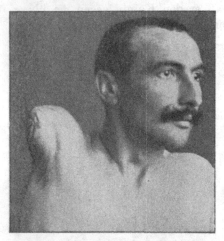

Abb. 3. Ganz kurzer Oberarmstumpf; die
normale Insertion des Deltamuskels fehlt
bereits, doch ist der Muskel selbst durch
die Amputationsnarbe so fest an den
Knochen geheftet, daß der Muskel den
Stumpf ausreichend und mit Kraft bewegen kann.

Diese scheinbar so klaren Wert-
einschätzungen, die wir früher angeführt
haben, werden jedoch vielfach durch
krankhafte Veränderungen des
Stumpfes in ihrer Durchsichtigkeit
getrübt. Da diese Veränderungen nun
nicht einmal als außerordentlich selten
bezeichnet werden können, sondern einen
durchschnittlich vorhandenen Zustand
darstellen, ist es notwendig, sich über
diese krankhaften, den Wert des Stumpfes
verändernden Einflüsse Klarheit zu verschaffen.

Nicht immer fallen beim Fehlen
der peripheren Insertion des Muskels die
Bewegungen des Stumpfes aus. Es
gibt kurze Oberarmstümpfe, die schon
oberhalb der Deltamuskelinsertion amputiert sind und die trotzdem eine tadellose Elevationsfähigkeit des Stumpfes
haben oder bei welchen sich eine solche
durch fortgesetzte Übungen erreichen
läßt. Es hat in solchen Fällen eine
narbige Anheftung des Muskelrestes,
dessen zentrale Insertion und Innervation

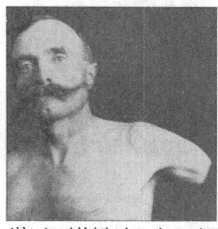

Abb. 4. Adduktionskontraktur eines
Oberarmstumpfes. Der Deltamuskel,
dessen Ansatz und Muskelfleisch in diesem
Fall nicht geschädigt ist, ist nicht imstande, gegen die Kontraktur des M. pectoralis, dessen Anspannung auf dem Bilde
deutlich sichtbar ist, aufzukommen. Der
Arm kann nicht bis zur Horizontalen
gehoben werden.

unberührt ist, an den Stumpf stattgefunden und tritt diese stellvertretend
als Insertion ein (Abb. 3).

Leider ist diese Wendung zum
Besseren nur in Ausnahmsfällen da   Gewöhnlich kommt es nach Lahmlegung
der Arbeitsmöglichkeit des Deltamuskels
sofort zu einer Kontraktur seiner Anta-
gonisten, die im starken M. pectoralis und M. latissimus dorsi und sub-
scapularis, vereint mit der Wirkung der Schwere und der durch den

Verband hervorgerufenen Fixation in Adduktion, ein vernichtendes Zusammenwirken darstellen. Wenn es auch später, nach Zurückziehung des Muskelfleisches nach der Amputation zur Anheftung an den Knochen oder an die Narbe kommt, und sich so eine sekundäre Insertion bildet, so ist der Muskel doch nicht mehr imstande, die Kontraktur zu überwinden, besonders wenn entzündliche Prozesse in der Wunde oder um diese Versteifungen und Verwachsungen der Kapselfalten hervorgebracht haben (Abb. 4). Die Überwindung dieser Schultergelenkskontraktur ist eine außerordentlich schwere Arbeit, verlangt Ausdauer und unermüdliche Beharrlichkeit, ist aber auf jeden Fall notwendig, weil auch die beste Prothese, der Elevation beraubt, einen ganz besonders verminderten Funktionswert besitzt. Eine Steigerung erfahren diese Schwierigkeiten durch die so häufig die Amputation be-

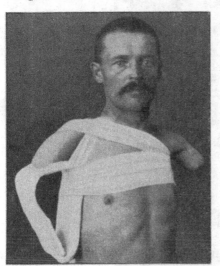

Abb. 5a. In der Achselhöhle wird ein Pappdeckeltriangel langsam immer tiefer eingeschoben und dadurch die Hebung des Stumpfes erzielt und vermehrt.

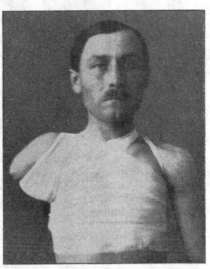

Abb. 5b. Ein in die Achselhöhle eingeschobenes Kissen genügt bei ganz kurzen Stümpfen.

gleitenden oder sie verursachenden phlegmonösen Eiterungen. Schnitt und Narbe, durch die Erkrankung notwendig gemacht, behindern die Beweglichkeit von Muskel und Sehne und tragen nun wesentlich zur Feststellung der Kontraktur bei. Sie können der Behandlung unüberwindliche Schranken entgegenstellen, die bei ausgedehnten Narben auch auf operativem Wege nicht zu beseitigen sind.

Als Prophylaxe ist unbedingt anzuraten, lange Oberarmstümpfe schon wenige Tage nach der Amputation aus dem Brustverband frei zu lassen, so rasch als möglich Elevationsübungen als Freiübungen einzuschalten und bei ganz langen Oberarmstümpfen die vorhandene noch innervierte Muskulatur durch beabsichtigtes, vorgeschriebenes Intentionsturnen zu üben und vor der Inaktivitätsatrophie zu schützen. Wenn mehrmals im Tage die Muskulatur kontrahiert wird und der Patient angehalten wird, diese Fähigkeit nicht untergehen zu lassen, ist für die Anbringung einer Prothese oder für eine spätere plastische Operation viel gewonnen. Auf keinen Fall aber soll geduldet werden, daß die Leute solche Stümpfe unterhalb des Rockes tragen bzw. den Rock darüber zuknöpfen und den Ärmel leer heraushängen lassen, dadurch wird die Kontraktur geradezu gezüchtet und bildet diese dann eine würdige Fortsetzung zu den Brust und Schulter umfassenden, in Adduktion feststellenden und überflüssig lange liegen gelassenen Verbänden.

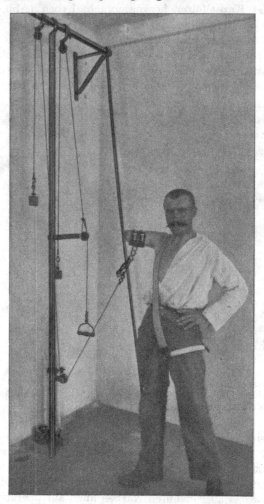

Abb. 6. Die Hebekraft des M. deltoideus wird geübt, die Mitbewegung der Schulter ist durch einen Riemen, der an einem um das gegenständige Bein gelegten Holzring befestigt ist, gehemmt.

Bei kurzen Oberarmstümpfen verbinde man überhaupt nicht in Adduktionsstellung, sondern suche sofort den kurzen Stumpf in horizontaler Elevation zu verbinden (Abb. 5a, b). Eine Gefahr der Elevationskontraktur besteht nicht. Sie ist auch außerordentlich leicht, wenn sie vorhanden wäre, zu beseitigen, doch habe ich sie unter nahezu 1000 Fällen noch niemals gesehen. Je kürzer der Stumpf, desto leichter ist diese Forderung zu erfüllen. Sie unterstützt noch die Möglichkeit, daß der Deltamuskelrest mit der Narbe des Knochens fest verwächst und dort sich eine Ersatzinsertion herstellt. Ist die Amputation voraussichtlich glatt, so wäre noch der Rat beizufügen, den Muskelrest sofort durch mehrere Seidenschlingen an das Periost zu nähen.

Die Therapie ist in erster Linie eine Übungstherapie: Massage, Elevationsübungen an Gewichts- und Zugapparaten (Abb. 6), Pendelapparaten zu Schulterbewegungen, umgeändert für Stumpfübungen; Schulterhebeapparate, den Schedeapparaten gleich oder ähnlich können als Dauerapparate der Kontraktur entgegenarbeiten (vgl. auch Radikes Gipsbehelfsprothesen zum Stabturnen). Ist ein Erfolg in mehrwöchiger Behandlung nicht erzielbar, muß der Ansatz des Pektoralis und Lat. dors. durchtrennt werden.

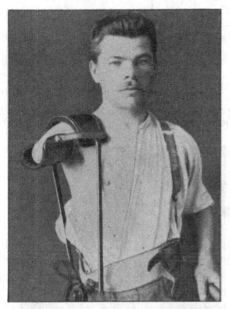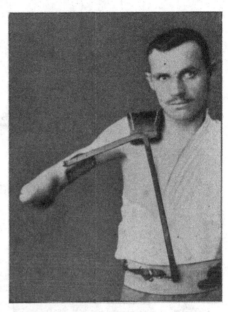

Abb. 7a und b. Einfache Winkelhebelapparate, den Schedeapparaten ähnlich, werden zur Hebung des Stumpfes und Behebung der Kontraktur verwendet (Erlacher).

Ähnliche Vorschriften sind bei Amputation des Vorderarmes notwendig. Mag der Vorderarmstumpf auch noch so kurz sein, auf jeden Fall sind Beugung und Streckung des Stumpfes zu üben und zwar wird die Streckung schwerer in vollkommenem Maße erreichbar sein als die Beugung, um so mehr ist sie also zu üben und eine Beugekontraktur zu vermeiden.

Ebenso wichtig ist, daß die Pro- und Supinationsfähigkeit erhalten bleibt, da wir damit eine Quelle der Bewegungen für Hand und Finger mehr besitzen („Dreharm"). Besonders beachtenswert ist dieser Rat in jenen Fällen, wo eine etwaige Eiterung die Amputation begleitete oder es zu einer knöchernen Verwachsung zwischen den beiden Vorderarmknochen kommen kann, die die Pronationsmöglichkeit aufhebt. Aus diesem Grunde würde ich auch das Zurückschieben der Zwischenknochengewebe mit dem Zwischenknochenmesser und Raspatorium zu unterlassen raten, weil gerade der zwischenliegende Gewebspolster diese gefürchtete Knochenverwachsung verhindert und außerdem die dem Knochen

14

aufliegende Muskulatur es ist, die die Drehung bewirkt und die möglichst wenig gestört werden soll.

Für den größeren oder geringeren Funktionswert der Prothese ist aber nicht nur die Länge des Stumpfes, sondern auch seine sonstige Beschaffenheit maßgebend. Nicht nur die Beweglichkeit in den Gelenken, sondern die Mög-

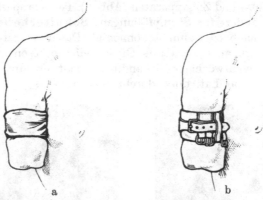

Abb. 8a und b. Erzielung bzw. Vertiefung der am Deltamuskelansatz bestehenden Verjüngung des Oberarmes.

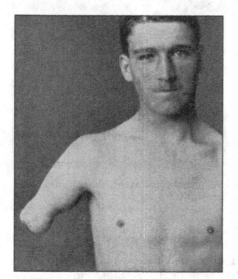
Abb. 8c. Bereits ausgebildete Einsattelung.

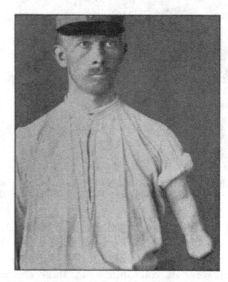
Abb. 8d. Einsattelung der Epikondylen bei sehr langem Stumpfe.

lichkeit, die Prothese am Stumpf zu befestigen, spielt eine wichtige Rolle. Die Befestigungsart ist verschieden je nach den vorhandenen Resten und wird bei den einzelnen Stumpfgattungen besonders besprochen. Aber auch im allgemeinen ist für die Möglichkeit der guten Befestigung die Art der Narbe, die Art der Nervenversorgung am Stumpfende, die Art der Hautdecke maßgebend. Je nach der beanspruchten Leistungsfähigkeit wird sich die notwendige Befestigung richten. Im allgemeinen aber ist zu sagen, je unverrückbarer und fester die Verbindung zwischen Stumpf und Prothese ist, je weniger die Prothese am Stumpf wackelt, je kleiner der technische Fehler, der sich im toten Gang des Stumpfes in der Prothese äußert, desto größer wird die Leistungsfähigkeit in bezug auf Bewegungsmöglichkeit und Kraftausübung sein. Der Ausschlag wird um so geringer, je mehr von dem Weg im toten Gang verloren ist. Es hat sich, um dies auszuschalten, sowohl an Prothesen der unteren wie der oberen Extremität, bei uns die Bindung mittels Schnürfurche und Innenriemen sehr gut bewährt. An bestimmten, von der Natur schon angedeuteten Stellen, am Ober-

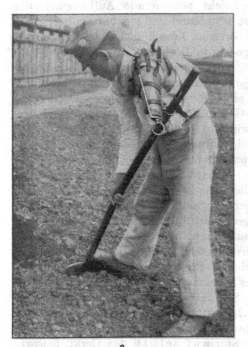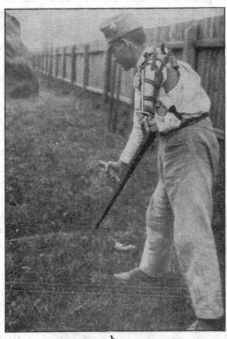

a   b

Abb. 9 a und b. Landwirtschaftliche einfache Hülsen, die mittels zweier Riemen fest an den Stumpf gepreßt sind. Die Riemen entsprechen den Verjüngungsstellen, sie laufen über den Lederkappen, um jede Reibung bei der Arbeit zu vermeiden, jedoch unter den Längsschienen, um im Sinne des Schnürfurchenriemens einzubeißen und der Prothese einen festen Halt am Stumpf zu geben.

arm z. B. an der natürlichen Verjüngung unterhalb des Deltaansatzes, wird mittels ständig getragener und immer etwas fester angezogener Bindenturen eine Schnürfurche erzeugt, ähnlich jener, die durch das Tragen von Metallringen an diesen Stellen oder durch das Einschnüren der Riemen von orthopädischen Apparaten entstehen (Abb. 8a, b, c, d). In dieser Furche läuft über dem Hemdärmel ein Riemen, der rückwärts oder seitwärts durch einen Schlitz in der Prothese herausgeht, die Prothese noch einmal umfaßt und dadurch eine feste Verbindung zwischen Hülse und Stumpf herstellt. Besonders bei Prothesen für kurze Stümpfe des Unterarmes hat sich dieser Furchenriemen sehr gut bewährt, ebenso für jene Hülsen, die einer großen Beanspruchung an Kraft ausgesetzt sind, wie z. B. landwirtschaftliche Prothesen, bei welchen der

14*

Riemen, wenn es sich um zweilappige, nicht gewalkte Hülsen handelt,
außen um die Hülse, aber immer **unter** den Schienen läuft (Pokorny)
(Abb. 9a, b).

Sonst soll die Befestigung selbstverständlich immer auf die Konstitution,
auf die Hautdecke und ihre Unterpolsterung Rücksicht nehmen, magere Menschen
mit atrophischer Stumpfhaut brauchen weichere Fütterung. Es soll bei ihnen
die Aufhängevorrichtung lieber eine größere Fläche einnehmen, als zu großen
Druck ausüben, Forderungen, die sich bei leicht schwitzenden und schwer
arbeitenden Leuten in das Gegenteil verkehren. Hier handelt es sich um eine
möglichst luftige, Arbeit und Atmung nicht behindernde Aufhängung, die
Haut ist gesund und gut unterpolstert und
hält örtliche Einschnürung besser aus als
ausgedehnte Deckung.

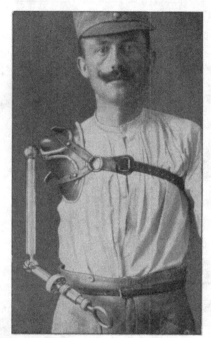

Abb. 10. Ein nach dem System
„Wienerarm" auch im Schultergelenk
in jeder Stellung feststellbarer Arbeitsarm, von dem jedoch wegen des langen
toten Hebelarmes wohl nur leichte
Mithilfe erwartet werden kann.

Noch einem Umstand ist Rechnung zu
tragen. Schanz erwähnt mit Recht, daß
bei einer Prothese der unteren Extremität
das Gefühl der Verbindung mit dem Boden
schwindet, je weiter der Prothesenträger
mit dem Stumpf oder besser, bei beidseitig
Amputierten, mit den Stümpfen vom Boden
sich entfernt. Die Schwierigkeiten sind
ähnlich wie beim Gehen auf höheren oder
niedrigen Stelzen. Bei der Armprothese
steigern sich die Schwierigkeiten in der
Handhabung irgend eines Gerätes oder
Instrumentes je länger der tote Hebelarm
ist, den die Prothese als zwischengeschaltetes
totes Stück zwischen Instrument und lebenden Stumpf darstellt. Schwere Arbeiten,
z. B. landwirtschaftliche Arbeiten, werden am
leichtesten und kräftigsten ausgeführt, wenn
der Stumpf selbst das Gerät bewegt,
wenn die Sense, die Hacke, durch eine vernünftige Bindung mit dem Stumpf in unmittelbare Beziehung gebracht wird. Der
Verlust an Bewegungsradius wird durch die
größere Kraft und Sicherheit in der Führung
ausgeglichen. Man soll sich nicht durch die
Möglichkeit täuschen lassen, daß man auch mit anderen Prothesen, die ebenso
lang sind wie der natürliche Arm, arbeiten kann. Auch Enukleierte können
mit einem langen Arbeitsarm scheinbar die Hacke führen, in Wirklichkeit aber
führt der gesunde Arm die Hacke, und die Prothese stellt dann höchstens
einen Widerhalt, aber keine Energiehilfe dar; nur wenn der Arm im Schultergelenk fix in halber Abduktion eingestellt ist, kann er mit dem Schulterblatt
oder durch die Rumpfbewegungen mitbewegt werden (Abb. 10).

Da sich die Verhältnisse von Gelenk zu Gelenk, ja fast mit jedem Zentimeter ändern, ist es notwendig, sowohl Befestigungsart, wie die beste Aus-
nützungsart der vorhandenen Kräfte gesondert darzustellen.

a) **Fehlen des Schultergelenkes.** Bei Exartikulation im Schultergelenk kommen zwei Fragen in Konkurrenz. Vom Sonntagsarm, der nicht arbeitet und nur als Maske dient, sei hier nur soweit gesprochen, daß selbstverständlich die Schulterwölbung nachgebildet und die ganze Kappe an der Brust möglichst einfach fixiert sein soll. Für den Arbeitsarm aber ist die Lösung zwiespältig. Bei Lähmungen im Schultergelenk hilft man sich damit, daß man das Schultergelenk in halber Elevationsstellung versteift und jetzt die mangelnde Bewegung des Schultergelenkes auf das breite flächenhafte Gelenk zwischen Schulterblatt und Thorax überträgt. Es hebt nun der Kukullaris den Arm unter Mithilfe des Serratus und des Rhomboideus. Die Abzieher des Schulterblattes und die Schwere-

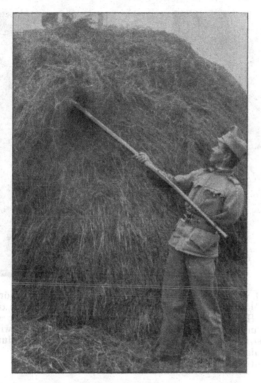

Abb. 11. Bauerngürtel mit Ring (Pokorny), der für den Stiel einen beweglichen Widerhalt schafft.

senken das ganze, im Schultergelenk starre System. Mit derartigen Versteifungen können ganz schwere Arbeiten verrichtet werden (ein Operierter wurde Schmiedegehilfe). Analog müssen wir bei schwer Arbeitenden, wenn die Prothese wirklich eine Ar beitshilfe sein soll, die Prothese im Schultergelenk in halber Abduktionsstellung vollständig feststellen können. Jetzt können wir die Rumpfbewegungen, auch die Schulterbewegungen, wenn die Aufhängung des Armes eine gute ist, wenigstens zum Teil auf die Prothese übertragen. Der im Schultergelenk schlenkernde Arm wird niemals eine Arbeit verrichten können, sondern nur vom Instrument mitgezogen werden. Für unsere Bauern verwenden wir entweder einen im Schultergelenk festgestellten Arm (Wienerarm, Abb. 10) oder wir verzichten auf die Mithilfe und schaffen für das Gerät durch einen am Gürtel angebrachten Ring einen Widerhalt, die Bewegungen werden nun aber von der Resthand allein ausgeführt (Abb. 11). Auch für Berufe, bei welchen der Arm gewissermaßen nur als Stativ benützt zu werden braucht, zum Halten der Palette für Schriftenmaler oder Anstreicher, ist diese erstere Art der Befestigung nötig.

Sind noch Reste vom Deltoideus vorhanden, die gut innerviert sind, so können durch eine Tunnellierung mittels eines Hautkanales nach Sauerbruch seine Energiequellen ausgenützt werden. Ebenso kann der Latissimus dorsi, ferner der M. pectoralis, wenn bei einer vollständigen Auslösung im Schulter-

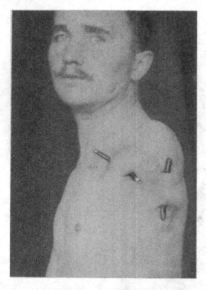

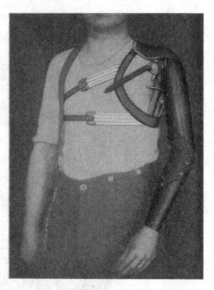

Abb. 12a. Durch den M. pectoralis (Sauerbruch) und unter den M. lat. dors. (Muskelunterfütterung) sind Hautröhren gelegt, die durch den Zug und die Kraft der Muskeln bewegt werden können. Der Kanal durch den M. pectoralis liegt nicht genau senkrecht auf den Faserverlauf.

Abb. 12b. Hierzu gehöriger Sonntagsarm, der im Ellbogen durch den M. latiss. dorsi gebeugt und zugleich im Schultergelenk eleviert und abduziert wird. Der M. pector. ist zum Faustschluß verwendet.

gelenk keinerlei Deltamuskelmasse mehr da ist, mit Erfolg als Kraftspender benützt werden. Das Durchlegen der Kanäle muß bei diesen flächenhaften Muskeln mit besonderer Sorgfalt geschehen, um der technischen Lösung der Frage des Prothesenanschlusses nicht allzu große Schwierigkeiten zu bereiten. Ob wir den Kanal ähnlich, wie Sauerbruch es vorgeschlagen hat, durch die Muskelsubstanz selbst legen oder ob wir nach unserer Methode den Muskel mittels Hautschlauches unterfüttern, den Muskel gleichsam darüber schlagen und so in dem Hautkanal befestigen, immer wird man darauf sehen müssen, daß die Faserung des Muskels auf den Hautkanal genau senkrecht steht, weil sonst durch den schiefen Zug der Muskulatur bei ungleicher Wegzurücklegung der beiden Kanalöffnungen ein Verlust an Muskelarbeit entstehen kann. Am größten ist die Gefahr, wenn die Kanäle lang sind, die durchgeschobenen Stifte auf der einen Seite mittels langer Fasern, auf der anderen Seite vielleicht nur durch kurze Muskelfasern bewegt werden und dadurch eine ungleichartige Bewegung entsteht. Bei der Verbindung dieser Muskelquellen zur Bewegung der Prothese muß eine andere als die gewöhnlich übliche Aufhängung angewendet werden. Die Prothese muß an einem Brustteil angebracht werden, der mit dem Brustkorb unverrückbar fest so verbunden ist, daß die in Betracht kommenden Muskelzüge frei liegen, was bei gewöhnlichen Schulterkappen natürlich nicht der Fall ist (Abb. 12a, b).

b) **Kurzer Oberarmstumpf.** Bei der günstigsten Form und Erhaltensein des Deltaansatzes eignet sich am besten eine Kurzstumpfprothese, entweder in der Form, wie sie bei den Siemens-Schuckert-Armen (Abb 13a) in Verwendung ist oder in jener, wie sie mit dem Schnürriemen bei uns gemacht wird (Abb. 13b). Die Aufhängung und Bewegung erfolgt in einem **kardanischen Gelenk**, einem Ring, der sich an der Schulterwölbung anlegt, die Aufhängung ruht vollständig auf der Schulter, da der Stumpf selbst hierzu nicht geeignet ist. Es bleiben schon Schwierigkeiten genug, um bei ganz kurzen Stümpfen Halt für die Prothese selbst zu finden. Der Halt wird am besten geboten durch die oben erwähnte Riemenführung, da eine Hülse zu schwer den an Volumen infolge der Muskelbewegungen wechselnden Stumpf genau umfassen kann (Abbildung 13c). Umfaßt sie ihn flächenhaft, so wird der Bewegungsausschlag vermindert, besonders wenn sie zu hoch in die Achselhöhle geht, ruft sie Störungen hervor. Bei dem geringsten toten Gang leidet die Gebrauchsfähigkeit. Reicht der Stumpf bis zum Deltamuskelansatz, so daß eine Hülse bereits Halt findet, ohne daß der Stumpf im Achselhöhlenausschnitt aus der Hülse herausschlüpft, geschieht die Aufhängung am einfachsten mittels einer gut sitzenden Schulterkappe, an welche die Hülse mit 2—3 Riemen

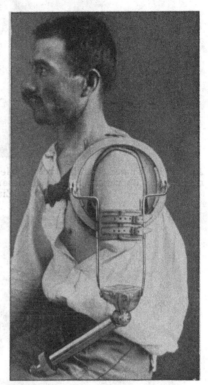

Abb. 13a. Kombination des Siemens-Schuckertarmes mit dem Wienerarm für kurze Oberarmstümpfe.

befestigt ist oder aber nach Münchener Muster durch eine Schnürung. Die Schulterkappe selbst sitzt mittels eines um den Rumpf laufenden Gürtels am Körper fest. Je schwerer die Prothese und je schwerere Arbeit sie verrichten soll, desto fester muß sie sitzen und desto sicherer die Aufhängung sein, da sonst der Energieverlust zu groß wird.

c) **Längere Oberarmstümpfe.** Längere Oberarmstümpfe können bereits Hülsen mit Innenriemen tragen. Sie sitzen an der Verjüngung zwischen Deltamuskel und Bizepsbauch fest; ist dies nicht genügend, so ist noch eine einfache Schulterkappe zuzufügen. Die Ellbogenbeugung bei einem Kunstarm läßt sich durch Schnürzug infolge der Wegverlängerung beim Heben des Stumpfes im Schulter-

gelenk leicht bewirken und ist auch bei den verschiedenen Ausführungsarten die
Frage auf diese Art gelöst. Wesentlich ist immer die Scheidung zwischen Schwer-

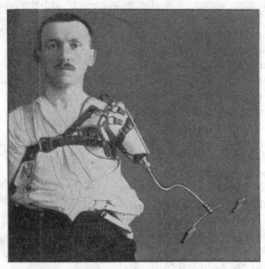

Abb. 13b. Kurzer Oberarmstumpf. Die Zweilappenhülse wird mittels des Schnürfurchenriemens, der über den Lappen und unter den Schienen läuft, angepreßt. Ansatz für einen
Zimmermaler.

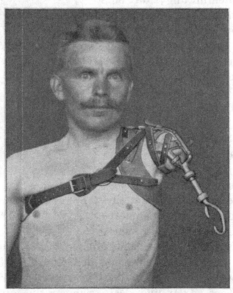

Abb. 13c. Ganz kurzer Oberarmstumpf mit metallischer Fassung und Anpressung derselben mittels eines zweiköpfigen Riemens. Auf der Schulterhöhe eine Gleitschiene in
Führung. (Bauer).

arbeit und Leichtarbeit und die genaue Anpassung an die sozialen Anforderungen.
Ein Schema ist in diesem Falle nicht zu geben. Der landwirtschaftliche Arm
hat wesentlich andere Ansprüche zu erfüllen als der Schlosserarm, bei dem die

Bewegungsmöglichkeiten nach allen Seiten entweder durch die eingangs erwähnte Lösung des Ellbogengelenkes durch zwei übereinander stehende Gelenke zur Drehung und Beugung gewährleistet ist oder bei welchen ein eingeschaltetes Kugelgelenk, wie bei dem Wienerarm mit einer eingefügten Zwinge eine all-

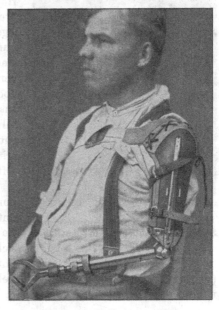

seitige Beweglichkeit ermöglicht, ohne daß eine zu geringe Berührungsfläche eine zu schnelle Lösung der Einstellung fürchten läßt, wie dies bei allen jenen Armen der Fall ist, bei welchen die Fassung mit einer in die Kugel eindringenden Schraube geschieht (Abb. 14). Das automatische Ellbogengelenk, sei es daß es durch Schnurzug, sei es, daß es durch einen zwangsläufigen Mechanismus vom Schultergelenk ausgelöst wird, muß bei jedem Arbeitsarm in jeder Stellung sperrbar sein, muß jedoch auch schließlich für manche Tätigkeit frei und schlenkernd sein, ja es ist sogar oft notwendig, daß dabei eine gewisse Reibung vorhanden ist, um doch eine Führung mit dem Stumpf, der im Schultergelenk mit Kraft bewegbar ist, möglich zu machen. Noch vorhandene Muskelwülste können operativ zur Bewegung der Prothesen ausgewertet werden (näheres siehe S. 221).

Abb. 14. Wienerarm mit Klaue.

d) **Kurzstümpfe des Unterarmes.** Ist das Ellbogengelenk noch vorhanden und wie in merkwürdig häufigen Fällen nur ein ganz kleiner Rest des Vorderarmes noch übrig, stehen wir vor der Aufgabe, auf jede irgendwie mögliche

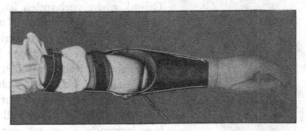

Abb. 15a. Die Fassung eines ganz kurzen Vorderarmstumpfes mit einem Schnürfurchenriemen, der in einer durch vorbereitende Riemeneinschnürung gebildeten Furche läuft und imstande ist, den kurzen Stumpf mit der Unterarmprothese zu binden und die Bewegung zu vermitteln.

Weise dieses vorhandene Gelenk auszunützen. Es hat ja noch beide bewegenden Muskeln, Strecker und Beuger; Bizeps und Trizepsinsertionen sind knapp am Ellbogengelenk. Ist der Stumpf auch nur wenige Zentimeter lang, so ist es mittels der früher erwähnten Riemenmethode möglich, ihn zu fassen, was mit Hülsen ganz ausgeschlossen ist. Ist der Stumpf so kurz, daß das Knochenende

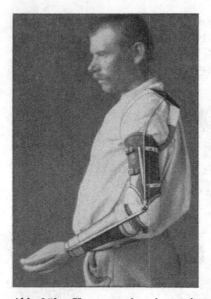

Abb. 15b. Kurzstumpfprothese mit Schnürfurchenriemen in seitlicher Ansicht.

bei der Beugung gewissermaßen in der Haut verschwindet, so ist die Lösung nur auf operativem Wege auf diese Weise möglich, daß die Muskelinsertion des Bizeps mittels Hautlappen unterfangen wird, so daß ein breiter Kanal, durch den man die Finger legen kann, entsteht, durch welchen man nun entweder die Riemenschlinge legt, oder einen Bolzen steckt, der die Kraftübertragung vermittelt. Die ganze Kraft des Bizeps ist ja noch vorhanden und der Weg, den seine Insertion am Radius bei der Beugung ausführt, kann zur Arbeit verwendet werden, entweder zur Beugung des Gelenkes oder mittels Übertragung zum Schließen bzw. Öffnen der Finger.

Diese Operation bildet den Ausgangspunkt der jetzt von uns geübten Muskelunterfütterung, die, gleichzeitig mit der Sauerbruch-Methode in Angriff genommen, sich ursprünglich von dieser grundlegend unterschied, da Sauerbruch zu jener Zeit (Februar 1916) noch primäre Muskelwülste bildete, die erst später zur Aufnahme des Hautkanales durchbohrt wurden, während bei unserer Operationsmethode gleich ursprünglich die Sehnen bzw. der Muskelrest unterfüttert wurde (vgl. Abb. 2a, b, c).

Auf dem Wege der Kurzstumpfprothese gelangte ich zur Ausnützung vorhandener Muskelreste, auch wenn kein Gelenk mehr vorhanden ist. Haben wir einen Oberarmstumpf vor uns, bei dem noch die Hälfte der natürlichen Länge vorhanden ist, so ist der Muskelbauch des Bizeps durchschnittlich noch funktionstüchtig. Er läßt sich willkürlich anspannen, zeigt meist gute Verschieblichkeit, außer in jenen Fällen, wo durch langdauernde Eiterung der Muskel mit der Umgebung durch starre Narben verbunden ist. Ebenso wie sich bei den Kurzstümpfen des Unterarms der Muskel mittels breiter, eingeschobener Lappen von der Unterlage trennen läßt und die durch die Lappen gebildete Schlaufe einem Elfenbeinstift Aufnahme gibt, können wir auch hier durch zwei Schnitte außen und innen am unteren Drittel des

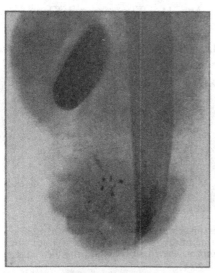

Abb. 16a. Unter dem Muskelbauch des Bizepsrestes ist durch Unterfütterung ein weiter Hautschlauch gelegt, der einem Elfenbeinklotz Aufnahme gibt. Dieser Keil ist von eiförmigem Querschnitt, seine breitere Ausladung sieht peripherwärts, so daß sich der Druck des anziehenden Muskels auf eine breitere Fläche verteilt.

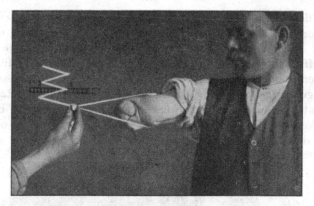

Abb. 16 b. Derselbe Fall bei Messung der Wegverkürzung, in 6 Monaten wurden 7 cm erreicht.

Stumpfes den Muskelbauch freilegen, ihn unterminieren, unterfüttern und so ähnliche Verhältnisse schaffen wie für die oben erwähnte Kurzstumpf-

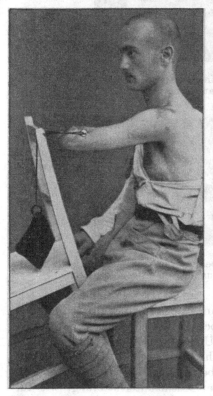

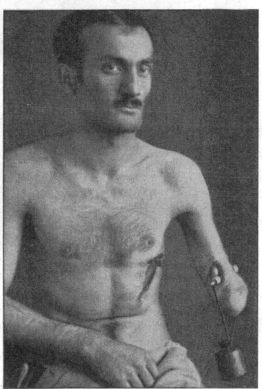

Abb. 17 a. Einfache Form der Übung.   Abb. 17 b. Übung mit Gewichten.

prothese. Der Hautlappen bildet gleichsam eine Öse, eine breite Schlaufe, die rückwärts am Muskelbauch anliegt, mit diesem verwächst und mit diesem sich bewegt. Ich ziehe durchwegs diese Art des Prothesenanschlusses an den Muskel den engen Kanälen vor, weil er leichter zugänglich ist, leichter gereingt werden kann, weil der breite, von der Brust entnommene Lappen nicht leicht nekrotisch wird und weil der breite Keil die mechanisch bessere Angriffsfläche hat als der dünne Stift, der durch den dünnen Kanal durchgeschoben werden kann (Abb. 16a). Von den bisher operierten Muskelunterfütterungen zeigen alle gute Resultate, sehr selten kleine Randnekrosen, fast immer glatte Heilung — Wegverkürzungsmöglichkeit bis zu 7 cm mit einer Kraft von 50 kg beim Bizeps —, so daß der Anschluß einer Prothese ohne weiteres gelingt. Für den Fall, daß das untere Ende des Bizepsstumpfes am Knochen

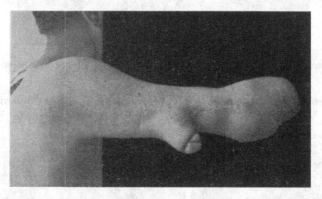

Abb. 18a. Abtrennung von $^3/_4$ des M. triceps vor seiner Insertion, Umkleidung der Muskelzunge mit Haut (Brustbauchlappen).

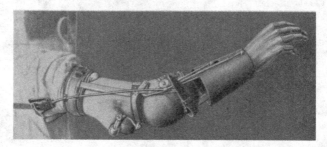

Abb. 18b. Anschlußprothese; die Trizepszunge besorgt den Fingerschluß. Der übriggebliebene Rest des Trizeps ($^1/_4$) genügt zur aktiven Ellbogenstreckung.

oder an der Narbe festsitzen sollte, könnte immer noch in einer zweiten Sitzung unter Lokalanästhesie die Lösung erfolgen, doch ist dies beim Bizeps in seltenen Fällen nötig, da durch die vorgenommenen Übungen die Verkürzungsmöglichkeit rasch zunimmt (Abb. 16b). Diese Methode ist ebenso beim Trizeps wie am Unterarm anwendbar, nur müssen z. B. beim Trizeps ganz bestimmte Vorsichtsmaßregeln, sowohl für die Methode der Muskelunterfütterung, wie für die Methode Sauerbruchs in Betracht gezogen werden. Der Trizeps besteht nicht aus gleichartigen und gleichgerichteten Fasern wie der Bizeps, der fast ausschließlich aus parallellaufenden langen Fasern besteht. Die oben für den Pectoralis und Lat. dorsi bestehende Gefahr des schiefen Zuges der angelegten Kanäle liegt hier in erhöhtem Maße vor. Ja, während es sich dort nur um eine mehr oder weniger große Kraft des Zuges handelt, haben wir es hier mit verschieden gerichteten Zügen zu tun. Liegt die eine Öffnung des Muskelkanales z. B, in dem langen Faserzug, der sich von dem langen Kopf des Trizeps bis in die periphere Sehne am Olekranon zieht, während die andere Öffnung des Kanales in den medialen Fasern zu liegen kommt, die schräg zum Muskel liegen und aus kurzen Fasern bestehen, so ergibt sich eine vollständig verschiedene Zugwirkung. Diese Züge addieren sich nicht, sondern interferieren sich, es stört geradezu die eine Zugwirkung die andere. Der prothesenbauende Techniker hat dann an beiden Enden der durch den Kanal laufenden starren Achse nicht nur einen verschieden großen Zug, sondern auch in vielen Fällen eine ganz verschiedene Be-wegungsrichtung und ist vor eine nur unter großem Energieverlust zu lösende Frage ge-stellt. Eine zweite Schwierigkeit ergibt sich dadurch, daß der Trizeps von einer starren Faszie überdeckt ist, die bei langen Unter-armstümpfen immer mit der Narbe des Stumpfendes verwachsen ist. Um nun den vorhandenen Bizeps und Trizepsrest wirk-lich auszunützen, sind wir auf Grund von über 100 operativen Eingriffen, darunter 60% Muskelunterfütterungen und 40% Sauer-bruch-Operationen, zu folgenden Ergebnissen gekommen. 1. Zur Ausnützung des Bizeps eignet sich am besten die von uns geübte Methode der Muskelunterfütterung, weil der Bizeps infolge seines gleichartigen Zuges und großen Querschnittes sowie durch die leicht und voll auszunützende Kraft des Restes sich für größere Beanspruchung sehr gut eignet. Wird nur ein dünner Kanal durch das Muskelfleisch selbst gelegt, so verteilt sich der Druck bei der starken Zug-wirkung auf eine zu geringe Fläche, während bei der Methode der Muskelunterfütterung dieser Druck auf den großen, eingeschobenen

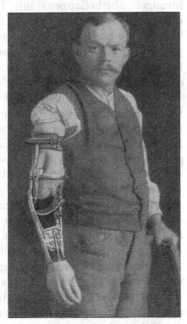

Abb. 19. „Bizepsprothese". Durch die Unterfütterung des Bizeps (vgl. die Bilder desselben Falles 16a und b) wird mittels Umschaltung sowohl die Ellbogenbeugung wie der Fingerschluß ausgeführt.

Elfenbeinkeil verteilt wird. Die Kraft des Muskels wird dadurch, besonders bei länger dauernder Arbeit, besser ausgenützt werden können, während sich bei dem Zug an der dünnen Achse im engen Sauerbruchkanal bei schwererer Arbeit Schmerzen und bei Überwindung derselben Verletzungen oder Abschürfungen ein-stellen können, die außerdem in dem engen Kanal schwerer überwacht und be-handelt werden können, während es in der breiten Hautröhre der Muskelunter-fütterung leicht und mühelos geschehen kann. Eine Lösung des Muskels am Stumpf-ende kommt nur dann in Betracht, wenn eine starre, von einer Eiterung herrührende Narbe dort vorliegt. 2. Am Trizeps ist sowohl die Methode nach Sauerbruch wie die Methode der Muskelunterfütterung gleich gut anwendbar, doch dürfen dazu nur die langen, vom Caput longum herrührenden Fasern genommen werden. Der Kanal ist möglichst peripher anzulegen und die derbe Faszie muß hierbei fast in allen Fällen von der Narbe gelöst werden, nur bei ganz kurzen Stümpfen ist der Muskelrest häufiger frei, so daß hier eine Lösung, ähnlich wie beim Bizeps, unnötig ist. Da wir den Trizepsrest gewöhnlich für Funktionen verwenden, die eine geringere Kraftentfaltung brauchen, z. B. Pronation, Fingerstreckung, so benützen wir hier häufig die Methode Sauerbruchs, zumal da wir dann beide Plastiken in einer Sitzung vornehmen können, was bei doppelter Muskelunterfütterung nicht möglich wäre. Unter Beobachtung dieser Vorsichtsmaßregeln ergeben auch die Trizepsplastiken gute Erfolge. Am Trizeps kommt schließlich auch die Auslösung eines Teiles des Muskels und Umkleidung dieses zungenförmigen Muskellappens mit Haut in Betracht, ähnlich wie es Vanghetti ursprünglich vorgeschlagen. Das Ende dieses Muskellappens hatten wir anfänglich kolbig aufgetrieben, um einen Ring anlegen zu können, was sich jedoch bei größerer Arbeit wegen auftretender Schmerzen und Unzukömmlichkeiten nicht bewährt hat. Erst die Durchlochung dieser Muskelzunge mittels eines Hautkanals machte die Muskelzunge voll arbeitsfähig.

Ist nur ein Muskelkanal, z. B. durch den Bizeps, angelegt, so muß die vorhandene Muskelquelle für verschiedene Bewegungen ausreichen. Die Prothese ist dann so gebaut, daß mittels des Bizeps der Ellbogen gebeugt, mittels Federkraft und unter gleichzeitiger Nachlassung des Bizeps gestreckt wird, so daß auch die Streckung gewissermaßen ein willkürlicher Akt wird. Mittels einer Umschaltung kann nun die Bewegung des Bizeps auch zum Fingerschluß verwendet werden, so daß in gleicher Weise durch die Kraft des Bizeps der Faustschluß und durch Federkraft automatisch die Öffnung der Finger erfolgt, wobei wieder durch teilweises Einschalten oder Nachlassen des Bizeps auch bei der Streckung die Mitarbeit des Willens bis zu einem gewissen Grad gewahrt bleibt. Die Umschaltung erfolgt durch einen knopfartigen Hebel, der an der Innenseite des Prothesenellbogens angebracht ist und durch Anpressen der Prothese an die Körperseite verschoben werden kann (Abb. 19). Sind zwei Muskelquellen vorhanden, so benützen wir den Bizeps zum Faustschluß und zur Ellbogenbeugung, den Trizeps zur Pronation der Hand oder wir lassen die Ellbogenbeugung, ähnlich wie beim Carnesarm, durch die Hebung des Armes im Schultergelenk oder Vor- oder Rückbewegen der Schulter auslösen und benützen die Bizepskraft zum Faustschluß und die Trizepskraft zur Pronation. Diese Bewegungseinzelheiten müssen immer nach sozialen Gesichtspunkten eingestellt werden, da verschiedene Berufe, verschiedene Menschen verschiedengeartete Bewegungen notwendig haben. Für eine landwirtschaftliche Prothese mit direktem Muskelschluß erweist es sich als zweckmäßig, wenn die Kraft des Bizeps unter Beibehaltung der physiologischen Bewegungsart zum Beugen des Ellbogens der Prothese benützt wird. Es wird dadurch der früher Oberarmamputierte gewissermaßen zu einem Unterarmamputierten umgewandelt und ist nun imstande, seiner Arbeit mit entsprechenden Ansätzen leichter nachzukommen. In anderen Fällen wird es sich wieder als besser zeigen, wenn eine bewegliche Klaue, ähnlich wie die Kellerklaue, sich mit der Bizepskraft schließt und fallsweise mit der Trizepskraft öffnet, wenn man es nicht vorzieht, eine Sperrung einzuschalten, eine Frage, die noch nicht vollständig gelöst erscheint.

e) **Längere Vorderarmstümpfe.** Bei längeren Vorderarmstümpfen beginnt bereits die Pro- und Supination eine Rolle zu spielen. Ist sie vorhanden, so muß sie geübt werden und soll es auf keinen Fall versäumt werden, sie bis zum höchsten Ausmaß zu steigern. Die Drehfähigkeit ist mittels einer einfachen Vorrichtung in eine zangenförmige Bewegung der künstlichen Finger zu übertragen. Eine Ausschaltungsvorrichtung, die durch Andrücken eines Knopfes an den Körper ausgelöst wird, kann die Zangenbewegung in die Drehbewegung umsetzen, so daß jeder Gegenstand gefaßt und durch diese kombinierte Bewegung gedreht werden kann und die eingangs erwähnte Zuführung eines gefüllten Löffels zum Munde ohne weiteres möglich ist. Das Fassen dieses Stumpfes bietet keine weiteren Schwierigkeiten. Der Ober-

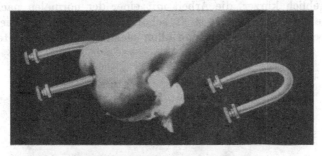

Abb. 20a. Bildung von mit Haut überdeckten Schlingen der Sehnen, der Hand- und Fingerstrecker einerseits und der Hand- und Fingerbeuger andererseits. In diese Ösen werden die hufeisenförmigen Bügel aus Elfenbein eingefügt, an welche sich dann die technischen Elemente der Kunsthand anschließen.

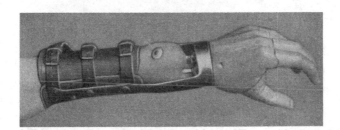

Abb. 20b. Vanghettischlingen mit angefügter kinetischer Prothese. Die Bewegung der Hand erfolgt in physiologischem Sinn: die Öffnung der Finger durch die Strecker, der Faustschluß durch die Beuger; die Pro- und Supination ist ohnehin frei, weil das Ellbogengelenk vollständig beweglich ist.

armstumpf soll seiner sagittalelliptischen Form entsprechend gefaßt werden, der Vorderarmstumpf seiner frontalelliptischen Form entsprechend. Natürlich müssen dabei immer die Knochenkonturen, die Ausladung der Kondylen berücksichtigt werden, so daß die Prothese am Oberarm im Sinne von Dollinger suspendiert erscheint.

Bei Kurzstumpfprothesen ist die Schienenführung unbedingt notwendig und das Ellbogengelenk in der Schiene zu wiederholen; bei längeren Unterarmstümpfen genügt eine Aufhängung mit Riemen, wie die Hoeftmanschen Prothesen zeigen, immer jedoch muß die Hülse oder die Manschette dem Oberarm gut anmodelliert, der schon früher erwähnten Ausladung der Kondylen des peripheren Humerusendes entsprechend gebaut sein, nur bei ganz kurzen Unterarmstümpfen wird die Hülse weiter hinaufreichen müssen und in diesem

Falle eine Aufhängung mittels des oben erwähnten Schnürriemens ein will-
kommenes Mehr an Befestigungsmöglichkeit bieten. Zur Arbeit benützen wir
„sensible" Prothesen, einfache, dünnwandige Lederüberzüge, durch welche der
Beschädigte die Sensibilität der Haut noch mitbenützen kann, die ihm auch
die beste Prothese nicht zu ersetzen imstande ist. Verschiedene, dem Berufe
angepaßte Riemenführung erleichtert die Arbeit, die Ausführung muß natürlich
der Schwer- oder Leichtarbeit entsprechend sein.

Bei Vorderarmstümpfen ist die Anpassung der Prothese eine wesentlich
leichtere. Der tote Hebelarm, der nur bei dem Maskenarm eingeschaltet ist,
ist schon erheblich kürzer, die Arbeit mit einer der normalen nachgebildeten
Hand, wie sie der Carnesarm vorstellt, schon viel eher möglich. Die Schwierigkeiten sind bedeutend verringert und allen plastischen Möglichkeiten Tür und

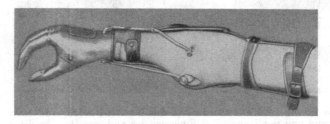

Abb. 21a. Beuger unterfüttert (weiter Kanal), zum Fingerschluß verwendet. Strecker
tunelliert, zum Öffnen der Finger verwendet.

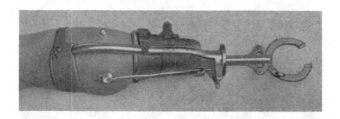

Abb. 21b. Arbeitsringklaue. Die kräftigen unterfütterten Beuger schließen die Klaue,
deren Ende zum Greifen eingerichtet ist, zum Ring.

Tor geöffnet. Die vorhandenen Muskelreste können mittels ihrer sehnigen
Ansätze zu Schlingenbildung verwertet werden, mittels welchen dann Zug-
wirkungen ausgeübt werden. Sie können schließlich auch am Ende zu knopf-
förmigen Auftreibungen künstlich verdickt, mit Haut umkleidet und nun an
dieser dem Knopf folgenden verjüngten Stelle mittels eines herumgelegten
Riemens mit der Prothese in Verbindung gebracht werden (Vanghetti). Am
Vorderarm verdient sowohl die Tunnelierung nach Sauerbruch wie die Muskelunterfütterung weite Verbreitung. Während die oben erwähnte Schlingenbildung von Sehnen eigentlich nur bei ganz langen Unterarmstümpfen, an deren
peripherem Ende die Sehnen schon frei sind, Anwendung finden kann, können
Tunnelierung und Muskelunterfütterung auch bei kürzeren Vorderarmstümpfen
erschöpfende Ausnützung der Muskelreste hervorbringen. Bei der Schlingenbildung nach Vanghetti muß reichlich Haut vorhanden sein und ist dies
eigentlich nur dann möglich, wenn wir selbst die Amputation durchführen

oder eine Reamputation sich als notwendig erweist. Die Umkleidung der Sehnenschlingen auf fernplastischem Wege von der Brust- oder Bauchhaut ist schon schwieriger durchzuführen, und wäre in diesem Falle der Methode der Muskelwulstbildung nach Sauerbruch der Vorzug zu geben. Wir verwenden Muskelunterfütterung und Sauerbruchtunnelierung in gemischter Weise, und zwar wieder in der Form, daß wir die kräftigeren Beuger unterfüttern, um sie für größere Kraftleistung durch die günstigen Druckverhältnisse im breiten Kanal ausnützen zu können, während wir die Strecker, von denen wir geringere Beanspruchung verlangen, in derselben Sitzung nach Sauerbruch tunnelieren. Die Schwierigkeit, die wir oben bei der Trizepsoperation erwähnten, treffen wir bei den Unterarmmuskeln in erhöhtem Maße. Die Beugemuskulatur des Vorderarmes besteht aus einer großen Anzahl von Muskeln, die verschiedene Verkürzungsgrößen und verschiedene Zugrichtung haben (Pronator teres, Flexor digitorum, Flexor sublimis). Die gleichen Schwierigkeiten sind bei den Streckern, die noch durch die derbe, die Strecker überkleidende Faszie erhöht werden Als wichtig sind folgende Punkte zu beobachten: 1 Der Kanal ist möglichst peripher anzulegen, um die ganze noch vorhandene kontraktile Substanz des Muskels voll auszunützen. 2. Es ist streng anatomisch vorzugehen, ob man Tunnelierung oder Muskelunterfütterung macht. Es darf nicht die Muskelmasse als solche im ganzen genommen werden, sondern nur bestimmte Muskeln mit bestimmten Querschnitten, mit bestimmter Zugrichtung und bestimmter Verkürzungsgröße, weil sich sonst, wie oben gesagt, sich alle diese Größen nicht summieren, sondern eher einander störend beeinflussen. Seit wir diese Gesichtspunkte beobachten, sind diesbezügliche Mißerfolge, die andererseits von Tunnelierungen berichtet werden, nicht mehr vorgekommen. Die Muskelanschlußprothesen sind hier schon leichter anzubringen, da schon viel mehr Kraftquellen zur Verfügung stehen. Bei entsprechender Bauart kann die noch vorhandene Pro- und Supination ungehindert bleiben, die Muskelquellen selbst bleiben für die Finger- und Handbewegungen frei, so daß bei Vorhandensein eines Beuger- und eines Streckerkanales die Prothese Pro- und Supination, Faustschluß und Handbeugung völlig beherrschen kann.

Bestehende Störungen sind meist in der aufgehobenen Pro- und Supination zu suchen, entstanden durch knöcherne oder narbige Verwachsungen beider Vorderarmknochen, die unbedingt operativ gelöst werden sollen, da sonst eine Kraftquelle dadurch verloren geht.

f) Fehlen von Hand und Finger. Dem Unterarm folgt ein äußerst kompliziertes Gelenk, das gewissermaßen als elastischer Puffer zwischen der schwer arbeitenden Hand und den Vorderarmknochen eingeschaltet ist, Stöße abschwächt, allseitige Beweglichkeit zuläßt, einerseits wie ein eingeschalteter Kautschukpuffer wirkt, andererseits wieder im Verein mit dem Fingergelenk und dem Pro- und Supinationsgelenk des Vorderarmes, die feinen, komplizierten, ausgreifenden Bewegungen der Hand erstehen läßt. Die künstliche Hand wird dieser Beweglichkeit vielfach entraten müssen, jedenfalls ist eine Hand zur Arbeit unbrauchbar, bei der die allseitige Beweglichkeit zugleich eine allseitige Ausweichmöglichkeit darstellt. Es fehlen eben alle jene Vorrichtungen, die jederzeit eine Feststellung hervorrufen können. Wir können nur fest zufassen, die Faust nur fest schließen, wenn das Handgelenk gestreckt ist oder dorsalflektiert, wenn die Strecker das Handgelenk festhalten. Bei erzwungener Beugung gehen die Finger von selbst auf, ein Kunstgriff, den schon alle Schuljungen kennen. Kunsthände, die diese allseitige Beweglichkeit in ihr Programm aufnehmen, müssen auch eine Feststellbarkeit in den Hauptstellungen besitzen (Carnesarm). Bei Lähmung der Strecker des Handgelenkes ist die Hebung im Handgelenk zum Faustschluß unbedingt nötig (siehe Radialisschiene). Ist nur eine geringe Beugefähigkeit da (z. B. nur der Medianus erhalten), so ist eine knöcherne Versteifung des Handgelenkes in Streckstellung ein großer Vorzug, da die Feststellung der Schlotterigkeit im Gelenk vorzuziehen ist. Mehrere von den bekannten Arbeitsarmen verzichten deshalb auf die Beweglichkeit des Handwurzelgelenkes, besonders jene, bei welchen durch Schnurzug Fingerschluß und Fingerstreckung hervorgerufen wird, müssen zuerst durch Feststellung im Handgelenk gegen Beugung und Streckung sich vor Ausweichen des Gelenkes bei Anziehen des Schnurzuges schützen. Es ist beim Carnesarm wohl die Supination mit der Ellbogenbeugung zwangsläufig verbunden, das Handgelenk jedoch gewöhnlich festgestellt und kann nur durch einen besonderen Mechanismus frei gemacht und wieder in einer beliebigen Stellung eingestellt und festgestellt werden. Die Verhältnisse liegen annähernd ähnlich wie im Sprunggelenk, auch dort verzichtet man lieber auf die seitliche Beweglichkeit und begnügt sich mit der Dorsal- und Plantarflexion, wenngleich die bessere Anpassung an den Fußboden nur durch die Ausgleichfähigkeit infolge seitlicher Beweglichkeit im Sprunggelenk möglich ist. Doch ist hier ein Zuwenig besser, als ein Zuviel, wie wir ja auch bei Lähmungen ein durch künstliche Ankylose fixiertes Sprunggelenk dem zu einem paralytischen Klumpoder Plattfuß sich umgestaltenden Schlottergelenk vorziehen.

Der komplizierte Mechanismus der Fingerbeugung und Streckung wird an den Prothesenbauer deshalb die Aufgabe stellen, zum Zwecke der Auslösung dieser Funktion das Puffergelenk der Handwurzel festzustellen und höchstens die Pro- und Supination frei zu lassen. Für die seitlichen Bewegungen (radial- und ulnarwärts) gilt so ziemlich dasselbe: entweder ein Arbeitsarm, der tatsächlich zur Arbeit, zum Festfassen verwendet wird, und in einer beliebigen Stellung festgestellt ist, oder ein Maskenarm, bei dem die Einstellung ohnehin keine besondere Rolle spielt. Zu große Komplizierungen werden auf jeden Fall vermieden werden müssen und wird man eben auf jene Beweglichkeit, für die auch zugleich die Feststellungsmöglichkeit durch den Muskel fehlt, verzichten müssen.

Auch wenn Muskelquellen, wie vordem geschildert, vorhanden sind, wird man sich mit gewissen Typen bescheiden, die jedoch wieder der Arbeit angepaßt sein müssen (vgl. Sauerbruchs Spitzgreifhand und Breitgreifhand). Die Arbeitshand wird auch, wenn sie sich der kosmetischen Hand nähert, anders aussehen wie der Kunstarm eines geistigen Arbeiters, dem der Arm schließlich nur ein Behelf für die gewöhnlichen Verrichtungen des täglichen Lebens ist. Je näher wir bei den Bewegungen der Prothese in Verbindung mit den Muskelanschlüssen den physiologischen Bewegungen kommen, desto natürlicher werden die Bewegungen werden, obgleich diese Frage nicht übertrieben werden darf. Wir dürfen hierbei nicht übersehen, daß in ganz kurzer Zeit sich neue Bahnen ausschleifen und daß der Mann, der früher mit dem Trizeps den Ellbogen streckte, in ganz kurzer Zeit die Hand tadellos mit demselben Muskel pro- und supinieren lernt sowie er mit dem Bizeps den Fingerschluß bis zu einem Maße abstufen lernt, daß er, ohne darauf zu sehen, auf Millimeter genau die Finger-spitzen voneinander entfernt einstellen kann. Die Übung und insbesondere die Not ist hier der beste Lehrmeister und deshalb lernen doppelseitig Arm-amputierte außerordentlich rasch und sicher sich mit den Muskelanschluß-

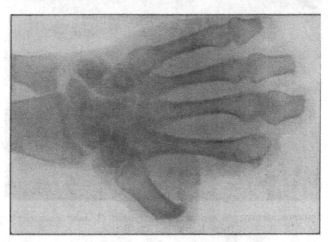

Abb. 22a. Röntgenbild einer verstümmelten Hand, vom Daumen und Zeigefinger ist nur der Metakarpus vorhanden.

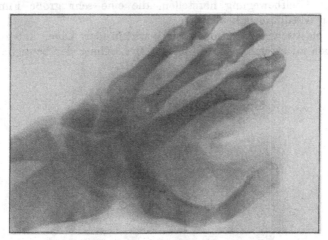

Abb. 22b. Der Zeigefingermetakarpus wurde etwa in der Mitte quer durchtrennt, der zentrale Teil entfernt, der periphere mit dem Daumenmetakarpus zur Verheilung gebracht, darauf Durchtrennung der Haut- und Weichteile zwischen II. und III. Finger und Aus-kleidung der Spaltstelle mit einem Brusthautlappen. Der neue große „Zeigefingerdaumen" läßt sich sehr gut als Daumen bewegen und gebrauchen.

prothesen behelfen, mit einer Anpassungsentwickelung des Muskelgefühles, die erstaunlich ist.

In der Frage der Fingerbewegungen der Ersatzstücke werden wir selbst-verständlich vor allem durch die übriggebliebenen Reste geleitet werden, Aus-nützung vorhandener Beweglichkeit, wenn z. B. der Daumen allein da ist, oder, wie auch häufig, die zwei letzten Finger. Durch plastische Operationen läßt sich die Kraft in der Beugung, insbesonders durch Anschluß an noch vorhandene brachliegende Beugesehnen, außerordentlich steigern, durch Anpressen der

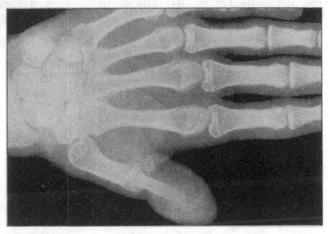

Abb. 23.   Im Daumenmetakarpus steckt fest angeheilt (1 Jahr nach der Operation) das freie Ende der 12. Rippe.

vorhandenen Finger an das gegenüberstehende Ersatzstück, läßt sich eine zangenförmige Greifbewegung herstellen, die eine sehr große Funktionsverbesserung der Gliedmaßen bedeutet.

Durch plastische Operationen sind wir in der Lage, außerordentliche Verbesserungen zu erreichen, so durch die Herstellung der beweglichen Zange

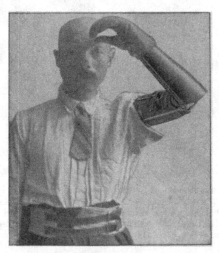

Abb. 24. An einen Kunstarm ist ein mit Filz ausgestopfter, bereits getragener Handschuh angeschlossen, der im Daumen und Zeigefinger eine Zange trägt, die durch Schnurzug zu schließen ist. Der Handschuh hat eine sehr natürliche Form, sieht besser aus als eine starre, aus Holz oder Metall gefertigte Hand.

nach Krukenberg, durch die künstliche Gelenkbildung nach Walcher, schließlich durch Hand- und Fingeroperationen, die neue, sich bewegende

Teile schaffen. Wir können bei völligem Fehlen der Finger und noch vorhandenen Mittelhandknochen, durch Spaltung des Handtellers, Mittelhandfinger herstellen. Durch Verbindung eines Mittelhandknochens mit dem anderen, z. B. des peripheren Teiles des Zeigefingermittelhandknochens mit dem zentralen Teil des Daumenmittelhandknochens und späterer Trennung gelingt es, einen langen und allen den Daumen eigentümlichen Bewegungsmechanismen entsprechenden Daumen herzustellen. Bei Fehlen des Daumens können wir nach dem Vorschlag Nikoladonis auf den vorhandenen Daumenmittelhandknochen eine Zehe aufpflanzen, die allerdings immer die Formeigentümlichkeit der Zehe zeigen wird. Ich ziehe es vor, in diesem Falle zuerst eine Hautröhre aus der Brusthaut einheilen zu lassen und in diese dann das Ende der zwölften Rippe als Stützgerüst einzuschieben und in den Mittelhandknochen einheilen zu lassen.

Alle diese Operationen lassen eine Menge von Abänderungen und Spielarten zu, die wieder jedem einzelnen Fall und seiner Arbeitsbeanspruchung angepaßt werden müssen. So mußte einem Geiger ein vollständig versteifter Finger durch Knochennaht in entsprechender Krümmung eingestellt werden, damit er wieder sein Instrument bedienen kann. In einem anderen Fall erreicht man wieder durch Gegenüberstellung von Fingern eine zangenförmig greifende Klaue, die die Arbeitsmöglichkeit bedeutend erhöht. Ist dies auf operativem Wege nicht möglich, so können wir durch eine Widerhaltprothese (Gegengreifer, Bauer, Backay, Perthes) die Möglichkeit des Zugreifens herstellen und das Anfassen und Festhalten von Gegenständen damit erreichen, was auch bei der künstlichen Gelenkbildung nach Walcher der Fall sein muß.

Die Anpassung von einzelnen Fingerprothesen ist mehr oder weniger ein kosmetisches Problem, ob die Finger nur mit einem Handschuh verbunden oder ob sie fingerhutartig auf die Stummeln aufgesetzt oder ähnlich wie Zahnbrücken an gesunde Finger durch Ringe befestigt werden, ist mehr die Sache eines geschickten Mechanikers als des Arztes. Zur Arbeit haben sie, wie früher gesagt, nur dann einen Zweck, wenn sie als Widerhalt zu einem zangengleich wirkenden Mechanismus dienen. Die einfachste kosmetische Prothese ist der ausgestopfte Handschuh und besonders ein gebrauchter Handschuh, der die Form der lebenden Hand nachahmt. Angehefteter Draht, der mit einem Streifen Band übernäht wird, hält die ursprünglich angegebene Form aufrecht.

Beigegebene Bilder erläutern obige Erfahrungen.

Abformverfahren.

Am einfachsten ist es, mit gut vorgerichteten Gipsbinden einen dünnen Gipsverband anzulegen. Vorbedingung hierzu ist tadelloser, rasch trocknender Gips, gut hergestellte Binden, in denen überall eine gleichförmig dicke Schicht Gips aufgestreut ist. Wir verwenden nicht Blaubinden, sondern Mullbinden, weil diese schneller trocknen. Vor dem Auftragen der Gipsbinden wird die Haut entweder eingefettet oder mit Streupulver (Talc. venet.) bestreut, hierauf ein Band auf die leichtest zugängliche Stelle gelegt und nun der Gipsverband vorsichtig so angelegt, daß die Binden nirgends fest angezogen, sondern nur gleichmäßig über den Stumpf und den angrenzenden Körperteil gewickelt werden. Bei jedem festeren Anziehen entstehen Furchen, die sich später am Positiv unangenehm zeigen, die Form des Stumpfes nicht wahrheitsgetreu wieder-

geben und durch die Notwendigkeit der späteren Korrektur des Positivs den
Fehler immer vergrößern.

Ist der Gipsverband angelegt, so soll sofort jener Teil herausmodelliert
werden, der bei der Herstellung der Hülse besonders berücksichtigt werden muß,
sei es, daß hier ein tief einbeißender Riemen laufen soll oder eine hart an der
Oberfläche liegende Knochenkante weich und hohl zu überbrücken wäre.

Zweckmäßig ist es, dem Stumpf beim Abformen eine Mittelstellung zu
geben, so daß die über dem Positiv angelegte Hülse dann besser für die Extrem-
stellungen paßt.

So wird man das Ellbogengelenk in halber Beugung abmodellieren, so
daß die Schienenhülse sowohl bei extremer Streckung wie bei extremer Beugung

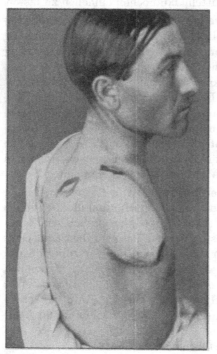 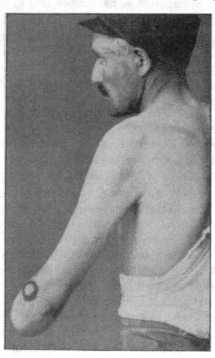

Abb. 25a. Ganz kurzer Oberarmstumpf;   Abb. 25b. Die empfindlichen Epikondylen
das Akromion, die Schulterblattgräte, das   sind markiert.
empfindliche Knochenende des Stumpfes
            sind markiert.

noch paßt. Die einzelnen Vorschriften trennen sich je nach der anatomischen
Lage der Amputation.

Bei Exartikulation im Schultergelenk und kurzem Oberarmstumpf bezeichnet man vorher etwa vorspringende Knochenkanten am Stumpfende mit
einem Tintenstift oder Blaukreide, ebenso zweckentsprechend schmerzhafte
Punkte, Neurome, druckempfindliche Narben, ferner auch jedenfalls das Akromion, den Verlauf des Schlüsselbeines, bei mageren Leuten auch die Spina scap.
Abgeformt wird der Thorax bis zur Mamillarlinie, bis zum Halsansatz und rückwärts bis zur halben Skapula, um eine möglichst breite Anheftung für den

Kunstarm zu gewinnen. Die Thoraxschale muß um so größer sein, je kürzer der Stumpf ist, je mehr der Mann mit dem Arm leisten soll, doch vermeiden wir es, ihn am Thorax mit starken Aufhängevorrichtungen zu umfassen und ziehen hierzu Gürtel und Riemen vor.

Bei längeren Oberarmstümpfen genügen kleinere Haftflächen, insbesonders können diese ganz wegfallen, wenn eine Schnürfurchenbildung am

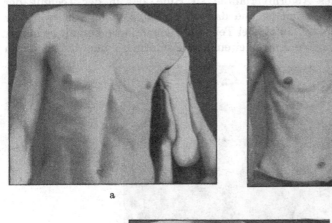
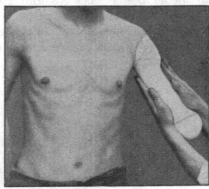

a   b

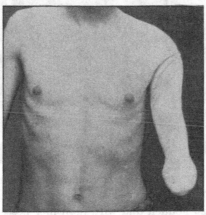

c

Abb. 26 a, b und c. Herausmodellieren der Epikondylen und der sagittalellyptischen Oberarmform.

Deltamuskelansatz möglich ist. Dafür muß dann dieser Teil besser herausgearbeitet sein.

Am Ellbogengelenk ist das Herausmodellieren der Epikondylen wichtig und betone man insbesondere am Modell die sagittalelliptische Form des Oberarms, durch seitliches Zusammendrücken des Modells läßt sich dies noch besser unterstreichen.

Beim Vorderarmstumpf ist wieder die frontalelliptische Form herauszumodellieren, um so der Hülse Halt zu geben. Hat man es mit ganz kurzen Stümpfen zu tun, so achte man besonders auf die genaue Herausmodellierung jener Schnürfurche, in der der Ring für die Kurzstumpfprothese läuft, die seitlich auch am besten vorher mit einem Stift bezeichnet wird, ebenso wie die vorspringenden Punkte der Epikondylen, das Olekranon und die Ulnakante.

Längere Vorderarmstümpfe brauchen genaue Modellierung zum Anbringen einer Pro- und Supinationsprothese, obgleich man hier besser am lebenden Modell als am Gipsmodell wird arbeiten können.

Bei der Abmodellierung eines weiter peripher liegenden Stumpfes nimmt man wieder besser jenes Abformverfahren zu Hilfe, das in der Technik der Gipsgießer schon lange bekannt ist und das auf die Herstellung von zwei oder mehreren Schablonen hinaus läuft. Bei Teilen der Handfläche kommt es immer darauf an, möglichst genaue Einzelheiten herauszuformen, um danach dann

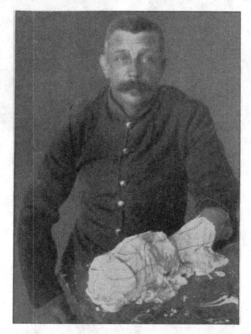

Abb. 27. Abformverfahren nach Schablonen.

das Fehlende ergänzen zu können und wird man hier besser mit Schablonen als mit dem Gipsverband weiterkommen, der sich bei den unregelmäßigen Formen des Stumpfes schwer wird herablösen lassen, besonders wenn sich einzelne Teile zentralwärts verjüngen. Auch wird man zur Anfertigung der Prothese die Abformung der anderen Hand brauchen, wenn es sich um die Herstellung genauer und feiner Einzelheiten handelt. Für gewöhnlich genügt aber die Angabe der Handschuhnummer, um die Größe der Kunsthand und Finger zu ermitteln.

Literatur.

v. Bakay, Gegengreifer.
Bauer, F., Münch. med. Wochenschr. Nr. 45, 1917.
Burckhard, Münch. med. Wochenschr. Nr. 39, 1916.
Hoffa, Lehrbuch der orthopädischen Chirurgie, 1902.
Karpinsky, Studien über künstliche Glieder, 1881.
Krukenberg, Über plastische Umwertung von Armamputationsstümpfen, 1917.

Perthes-Jüngling, Münch. med. Wochenschr. Nr. 37, 1917.
Pokorny-Bindermann, Arbeitsbehelfe für Einarmige. Zeitschr. f. orthop. Chir. 37. Bd.
Radike, Behelfsprothesen für Armamputierte. Med. Klin. 1916.
Sauerbruch, Die willkürlich bewegbare künstliche Hand, 1916.
Schanz, Die Leistungsfähigkeit künstlicher Glieder, 1915.
Silberstein-Maier u. a., Ergebnisse der Kriegsinvalidenfürsorge im kgl. orthopädischen
    Reservelazarett Nürnberg, 1916.
Spitzy, Münch. med. Wochenschr. Nr. 34, 1915.
Derselbe, Münch. med. Wochenschr. Nr. 50, 1916.
Derselbe, Münch. med. Wochenschr. Nr. 1, 1917.
Walcher, Deutsche med. Wochenschr. Nr. 44, 1916.

Die plastische Umwandlung der Amputationsstümpfe für willkürlich bewegbare Ersatzglieder [1]).

Von
Professor Dr. Sauerbruch, Zürich-Singen.

Mit 26 Abbildungen.

Die erste willkürlich bewegbare künstliche Hand wurde von dem deutschen Zahnarzt Ballif im Jahre 1835 hergestellt. Der Grundgedanke seiner Konstruktion war die geschickte Ausnutzung der Schulter und Rumpfbewegung für den Betrieb einer künstlichen Hand. An einem Brustgurt waren Riemen und Saiten befestigt und liefen von dort über die Schulter zu dem Ersatzglied. Jede Veränderung der Haltung des Oberkörpers oder der Stellung der Schulter äußerte sich als Zugkraft an dem Riemen. Sie wurde zu entsprechender Arbeit ausgenutzt. So beugte Vor- und Rückwärtsbewegung der Schulter oder Kopfneigung den Ellbogen bei Oberarmamputierten, Vor- und Seitwärtsheben des Rumpfes streckte die Finger einer künstlichen Hand, die für gewöhnlich durch eine Feder in der Beugestellung gehalten wurde. Alle Konstruktionen willkürlich bewegbarer Hände späterer Zeit stützten sich auf den Vorschlag Ballifs. Sie stellen einen eigentlichen Fortschritt nicht dar. Auch der Carnes - a r m arbeitet nach demselben Prinzip. Nur zeichnet sich seine Maschine durch eine besondere Steuerung und eine Sperrvorrichtung aus.

Für Unterarmamputierte wurde von Charrière und Dalisch ein anderer Vorschlag gemacht. Beuge- und Streckbewegung des Stumpfes werden zur Beugung der Finger einer künstlichen Hand ausgenutzt. Aus dieser Anordnung folgt, daß ein Öffnen der Hand in Beugestellung des Unterarmes ausgeschlossen ist. An Stelle der Beuge- und Streckbewegung kann auch die Pro - und Supi - nationsbewegung eines langen Unterarmstumpfes als Kraftantrieb benutzt werden.

Diese beiden letzten Methoden stellen den ersten Versuch dar, unab - hängig von Rumpf und Schulter, nur durch die eigenen Kräfte des Ampu-

---

[1]) Die Arbeit wurde im Mai 1917 abgeschlossen. Ihr Inhalt gibt die inzwischen erzielten Fortschritte nur andeutungsweise wieder.

tationsstumpfes eine künstliche Hand zu betätigen. Andere, ja zweckmäßigere Kräfte bleiben dabei allerdings unbenutzt. Die Stumpfmuskulatur, die an sich zur Arbeitsleistung sehr gut befähigt ist, ist ausgeschaltet und geht darum allmählich zugrunde.

Der Gedanke, auch die Muskeln eines Amputationsstumpfes als Triebkräfte zu verwenden, gewann in letzter Zeit praktische Bedeutung. Schon ein Zeitgenosse Larreys erwog die Möglichkeit, die Muskulatur eines Amputationsstumpfes zu physiologischer Arbeit heranzuziehen, ohne sie indes praktisch zu erproben. Erst durch die Arbeiten Vanghettis entstanden die Grundlagen für eine erfolgreiche Gestaltung dieser bestechenden Idee. Vanghetti zeigte, wie man die Sehnen eines Amputationsstumpfes an ihrem Ende plastisch zu Schlingen oder Keulen umformen und mit Haut allseitig bekleiden kann.

Bei der willkürlichen physiologischen Verkürzung des Muskels äußern diese umgestalteten Sehnen eine Zugkraft. Durch Ringe oder Knöpfe kann diese lebende Kraftquelle mit Hebeln und Zügen in Verbindung gebracht werden und zum Betriebe einer künstlichen Hand dienen. Es ist überraschend, daß diese so aussichtsvolle Überlegung Vanghettis eine praktische Bedeutung bisher nicht erlangen konnte. Operationen, die Ceci in Pisa nach dem Vorschlage Vanghettis beim Menschen vornahm, hatten nur einen bescheidenen Erfolg und verhalfen der Methode nicht zur Anerkennung. Auch vereinzelte Versuche, die an anderen Orten in Rußland, Deutschland (Witzel und Payr) vorgenommen wurden, waren nicht ermutigend. Das chirurgische Vorgehen war umständlich und unzuverlässig. Die Leistungen der gebildeten Kraftquellen waren gering. Außerdem fehlten die notwendigen technischen Voraussetzungen für den Bau geeigneter Prothesen bisher vollständig. Vanghetti hat alle ihm bekannt gewordenen Versuche, seine Methode praktisch zu verwerten, in einer 1916 erschienenen Arbeit veröffentlicht. Er berichtet über 19 Fälle, bei denen die plastische Umgestaltung des Amputationsstumpfes in seinem Sinne versucht wurde. Das Gesamtergebnis dieser Operationen ist gering. Mehrere Amputierte wurden erfolglos operiert. Es entstanden Nekrosen, Entzündungen im Operationsgebiet, die eine Ausheilung ausschlossen. Bei anderen Invaliden war die Kraft der umgebildeten Sehnen für den beabsichtigten Zweck viel zu gering.

Es liegt auf der Hand, daß eine Kraft von 1—3 kg bei einer Hubhöhe von 2—4 cm für eine nennenswerte Arbeitsleistung nicht ausreicht. Die größte Kraft, die überhaupt erzielt wurde, war 5,6 kg.

Mehrfach scheiterte der Erfolg auch an den Schwierigkeiten der Herstellung geeigneter Prothesen.

Unabhängig von Vanghetti kam im Jahre 1909 Elgart zu ähnlichen Überlegungen. Er schlug vor, bei langen Vorderarmstümpfen die zurückgebliebenen Sehnen zu Schlingen umzubilden oder zu durchbohren, um sie auf diese Weise für eine mechanische Kraftleistung brauchbar zu machen. Elgart hat sein Verfahren selbst bei einem Invaliden versucht, allerdings ohne Erfolg.

Zu erwähnen ist auch eine Arbeit von Nagy, die den Vorschlag enthält, beim Verlust einzelner Finger die entsprechenden Sehnen durch Umhüllung mit Haut zu einer lebenden Kraftquelle umzugestalten.

Alle diese Arbeiten stellen Versuche dar, denen praktische Bedeutung bisher versagt blieb. Der Krieg mit seinen großen Notwendigkeiten gab erneut den Anstoß, das Problem der willkürlich beweglichen Hand in Angriff zu nehmen.

Im Reserve-Lazarett zu Singen bemüht man sich seit nunmehr 2 Jahren in systematischer Arbeit, unter Benutzung willkürlich bewegbarer, lebender Kraftquellen eine brauchbare, willkürlich bewegbare Hand zu schaffen.

Den Anstoß zu der notwendigen chirurgischen Vorarbeit gab Herr Professor Stodola in Zürich gelegentlich einer zufälligen Begegnung. Ohne Kenntnis der Vanghettischen Arbeiten stellte er an mich die Frage, ob es wohl möglich sei, die Sehnen und Muskeln eines Amputationsstumpfes zu Schlingen oder Wülsten umzubilden, um sie als Kraftquellen methodisch zu verwerten. Auch mir waren damals die Vanghettischen Arbeiten unbekannt. Der Vorschlag Stodolas bestach mich. Einige Tierversuche zeigten die Möglichkeit erfolgreichen chirurgischen Vorgehens. Auch

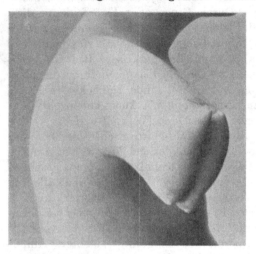 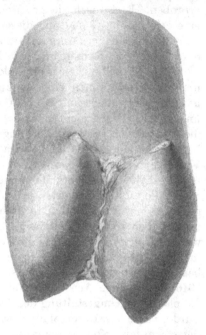

Abb. 1. Kraftwülste eines Oberarmstumpfes.   Abb. 2. Kraftwülste eines Unterarmstumpfes.

fand sich bald Gelegenheit, bei einem Kriegsinvaliden, dessen Oberarm amputiert war, eine entsprechende Operation vorzunehmen. Die Bildung einer starken, lebenden Kraftquelle gelang. Nach einigen anderen erfolgreichen Vorversuchen begann ich gemeinsam mit Herrn Dr. Stadler die systematische Bearbeitung der chirurgischen Aufgabe im Reserve-Lazarett zu Singen, wo das Kgl. Preuß. Kriegsministerium und das Sanitätsamt des XIV. A.-K. sowie der badische Heimatdank uns weitgehende Möglichkeiten für unsere Aufgabe schufen.

Lebende Kraftquellen, die eine willkürlich bewegbare Hand betätigen sollen, müssen zu ausreichender mechanischer Arbeitsleistung befähigt sein. Arbeit ist das Produkt aus Kraft und Weg. Auf dieses physikalische Gesetz muß auch unsere chirurgische Aufgabe Bezug nehmen. Größte Verkürzung des Muskels und größte Kraft geben zusammen größte Arbeitsleistung. Je kleiner der Hub, desto größer wird die Kraft und je kleiner die Kraft, desto größer wird der Hub des Muskels sein müssen. Je nach Form und Länge des Amputationsstumpfes wird die Erledigung der chirurgischen Aufgabe verschieden sein.

In gemeinsamer Arbeit mit den Anatomen Ruge und Felix konnten wir bestimmte Gesichtspunkte gewinnen, die im Einzelfalle den Weg für den Chirurgen vorzeichnen. Anatomische und physiologische Vorstudien und chirurgische Methodik sind im Zusammenhang in einer ausführlichen Arbeit „Die willkürlich bewegbare künstliche Hand" niedergelegt. Ein demnächst erscheinendes II. Heft enthält auch die mechanisch-technischen Grundlagen des Verfahrens.

Die plastische Umgestaltung der Stumpfmuskulatur verfolgt einen doppelten Zweck: freie Beweglichkeit und große Hubhöhe des Muskels und zweck-

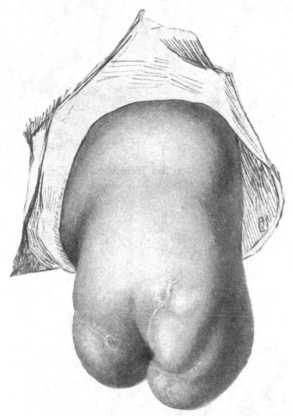

Abb. 3. Kraftwülste eines Oberarmstumpfes.

mäßige Herrichtung der Kraftquelle für eine leichte mechanische Verbindung mit der Maschine der künstlichen Hand. Gerade an den Schwierigkeiten dieser zweiten Forderung sind die früheren Bestrebungen gescheitert.

Die erste Aufgabe fällt fort in den Fällen, wo die Stumpfmuskulatur von vornherein noch im Besitze der natürlichen Beweglichkeit und Verschieblichkeit ist. Das ist fast immer der Fall kurze Zeit nach der Absetzung des Gliedes, jedenfalls am Oberarm. Bei Unterarmstümpfen sind die Verhältnisse weniger günstig, hier empfiehlt sich zunächst eine Lösung der Muskulatur. Hat die Stumpfmuskulatur durch lange Untätigkeit Kraft und ausreichende Verkürzung eingebüßt, so wird eine Vorbehandlung des Stumpfes notwendig.

Abb. 4—7. Die Bildung des Muskelkanals.

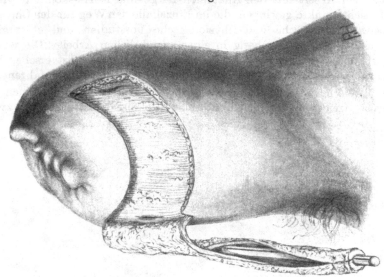

Abb. 4. Bildung des Hautschlauches.

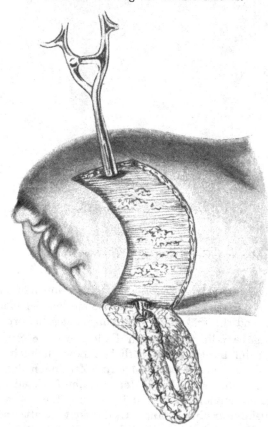

Abb. 5. Durchziehen des Hautschlauches durch den Muskelkanal.

Aktive und passive Übungen kräftigen die atrophische Muskulatur, deren Masse allmählich zunimmt. Bei dieser Vorbehandlung erkennt man auch Narben und Verwachsungen des Muskels mit dem Knochen, die seine Verkürzung hindern. In solchen Fällen ist die operative Befreiung des Muskels angezeigt. Beuger und Strecker werden auf einige Zentimeter vom Knochen gelöst und allseitig

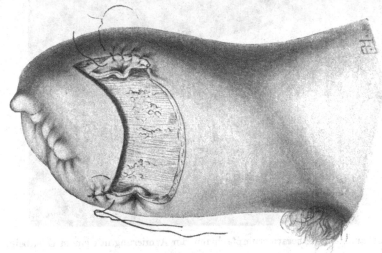

Abb. 6. Einnähen des Hautschlauches.

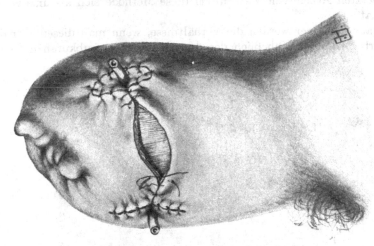

Abb. 7. Schließung des Hautdefektes.

plastisch mit Haut umkleidet. Es entstehen so der Kraftwulst oder die Kraftwülste (Abb. 1, 2, 3). Ein solcher Kraftwulst muß nun genau so, wie die von Haus aus gut verschiebliche Muskulatur eines Amputationsstumpfes durch einen geeigneten Eingriff für eine leichte Verbindung mit der Maschine der künstlichen Hand hergerichtet werden. Von den theoretischen Möglichkeiten, die uns zur Verfügung stehen, hat sich nur die Kanalisation der Muskulatur als praktisch zuverlässig erwiesen. Schon Vanghetti hat den Vorschlag gemacht, die

Muskulatur senkrecht zu ihrer Längsachse zu durchbohren und diesen Kanal von außen nach innen allmählich epithelisieren zu lassen. Ein solcher, mit dünnem Epithel überkleideter Kanal kann den Anforderungen dauernder, starker Belastung nicht genügen. Es ist darum auch nicht überraschend, daß

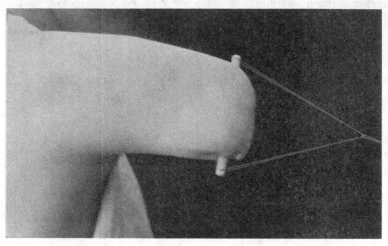

Abb. 8. Kraftkanal eines Oberarmstumpfes nach der Armierung mit einem Elfenbeinstift.

nach der letzten Arbeit von Vanghetti diese Methode sich als unzuverlässig erwiesen hat.

    Weitaus günstiger werden die Verhältnisse, wenn man diesen Kanal mit gut genährter Haut einschließlich des dazu gehörenden subkutanen Gewebes

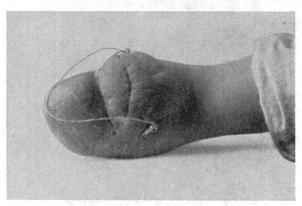

Abb. 9. Kraftkanal eines Unterarmstumpfes nach der Armierung mit einem Elfenbeinstift.

auskleidet. Auf sehr einfache Weise läßt sich dieses Ziel erreichen. Wie aus den vorseitigen Zeichnungen (Abb. 4—7) hervorgeht, schneidet man senkrecht zur Richtung der Längsachse des Muskels an der Stelle, wo der Muskel die größte Hubhöhe besitzt, einen an der Außen- oder Innenseite des Stumpfes gestielten, ca. 4 cm breiten, viereckigen Lappen. In derselben Richtung wird die Muskulatur in ihrer Mitte stumpf durchbohrt. Der zu einem beiderseitig geöffneten Schlauch umgeformte Hautlappen wird dann durch diesen Muskelkanal hindurchgezogen. Der Hautdefekt wird durch einige Nähte oder Transplantation verschlossen. Nach Einheilung dieses Hautschlauches ist der Kraftwulst oder der Muskel mit einem allseitig von Haut ausgekleideten Kanal durchsetzt. Die Auskleidung des Kanals mit gut ernährter, gepolsterter Haut ermöglicht später eine starke Belastung ohne ungünstige Nebenwirkung.

Mit der Herstellung solcher Kraftquellen ist die chirurgische Arbeit noch nicht beendet. Es beginnt jetzt die Einübung und Einschulung der Muskulatur für die neue Aufgabe. Es ist notwendig, die Kraftquelle dem Willen des Invaliden gefügig zu machen. Er muß lernen, den Kraftwulst schnell und langsam, stark und schwach zusammenzuziehen. Diese Einübung erfolgt am ersten unter Benützung eines von Bethe angegebenen Apparates. Diese Bewegungen müssen in jeder Stellung und Haltung des Stumpfes möglich sein. Die Armierung des Kraftwulstes mit einem Elfenbeinstift (Abb. 8 und 9)

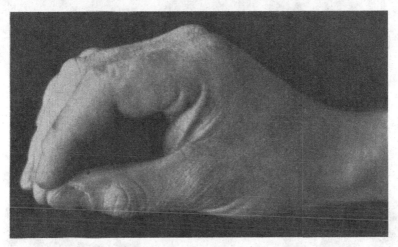

Abb. 10. Die lebende Hand in Spitzgreifstellung.

erleichtert dem Arzt die Ausbildung der Muskulatur wesentlich. An diesem Stifte werden Bügel oder Fäden angebracht, die belastet werden können. 4—5 Wochen nach Fertigstellung des Kanals beginnen einfache Übungen. Durch Anziehen der Seidenfäden mit der anderen Hand läßt man den Kraftwulst einen Widerstand überwinden, der allmählich verstärkt wird. Nach etwa 5—6 Wochen belastet man den Elfenbeinstift mit leichteren Gewichten von 2—5 kg. Diese Gewichte läßt man durch den Hub des Muskels ziehen. Es ist überraschend, wie schnell die Entwickelung der Muskulatur einsetzt. Durch allmähliche Steigerung der Aufgabe nehmen die Leistungen des Kraftwulstes zu, so daß schon nach kurzer Zeit Hubhöhen des Muskels von 2—4 cm beobachtet werden. Durchschnittlich beträgt nach $1/4$ Jahr die Arbeitsleistung der Oberarmmuskulatur 60—100, bei Unterarmstümpfen 20—60 kg cm.

Dem Amputationsstumpf stehen nach Abschluß der chirurgischen Behandlung eine oder besser zwei Kraftquellen zur Verfügung. Beim Unterarm sind zwei Kraftquellen wünschenswert, beim Oberarm geradezu notwendig.

Der Unterarmamputierte hat dann bei freier Beugung seines Unterarmstumpfes und freier Pro- und Supination die Möglichkeit aktiver Beugung
und Streckung der Finger. Der Oberarmamputierte bedarf zur vollen Ausnutzung seiner bewegbaren Greifhand eine freie und ausgiebige, kraftvolle Pro-
und Supination. Sie wird durch die zweite Kraftquelle ermöglicht.

Weitaus größere Schwierigkeiten als die Herstellung der lebenden Kraftquellen hat die Beschaffung brauchbarer Prothesen gemacht. Das mangelnde
Verständnis der Bandagisten von Zunft hat viele Fehlarbeiten bedingt. Selbst
ausgebildete Techniker konnten sich der physiologischen Eigenart der neuen
Forderung nur schwer anpassen. Die künstlichen Hände, die uns zur Ver-

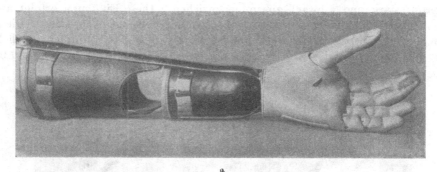

a

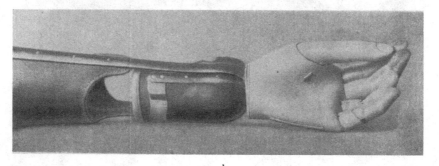

b

Abb. 11 a u. b.   Die Spitzgreifhand geöffnet und geschlossen.

fügung gestellt wurden, waren lediglich nach technischen Gesichtspunkten
erbaut. Sie vernachlässigten anatomische und funktionelle Besonderheiten der
lebenden Hand und verstießen oft geradezu gegen grundlegende Voraussetzungen.
So kam es, daß keines der bisherigen Handmodelle genügte. Ohne Kenntnis
von Bau und Funktion der lebenden Hand kann auch ein geschickter Techniker
ein brauchbares Handmodell nicht herstellen. Darum haben wir in unserer
ausführlichen Arbeit die Anatomie und Physiologie der Hand eingehend berücksichtigt.

Die Funktion der willkürlich beweglichen Hand muß Bezug nehmen auf
die Leistungen der lebenden. Von vornherein muß es dabei als ausgeschlossen
gelten, daß die vielseitigen Bewegungen, die die lebende Hand zu den verschiedenen Zwecken ausführt, eine künstliche Hand vollzieht. Das Zusammenspiel

der zahlreichen Muskelkräfte, die den Fingern der lebenden Hand zur Verfügung stehen, fällt fort. Wir haben bestenfalls nur eine Beuger- und eine Strecker- kraft für die Betätigung der künstlichen Hand zur Verfügung. Darum können nur die Bewegungen der lebenden Hand herausgegriffen werden, die am häufigsten vorkommen und für die Arbeit am wichtigsten sind. Es erhellt, daß hierbei erhebliche Unterschiede der einzelnen Berufsklassen bestehen. Die Hand des Kopfarbeiters wird nur zum Erfassen leichterer Gegenstände, wie es das tägliche Leben mit sich bringt, benutzt. Erfahrungsgemäß werden solche Verrichtungen in der Hauptsache durch das Zufassen mit den Spitzen der Finger und des Daumens erreicht. Dabei bleiben die Finger in den mittleren Gelenken gewöhnlich in mäßiger Beugestellung und werden nur im Grund- gelenk bewegt (Abb. 10). Diese Funktion der lebenden Hand kann von einer

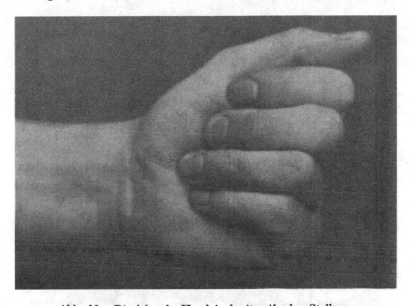

Abb. 12. Die lebende Hand in breitgreifender Stellung.

entsprechend gebauten künstlichen Hand ziemlich leicht nachgeahmt werden. Abbildung 11 a u. b zeigt eine Hand, die entsprechend gebaut ist. Zeigefinger und Daumen befinden sich in leichter Beugestellung und sind nur im Grundgelenk beweglich. Durch eine einfache Hebelübertragung können diese Finger zangen- förmig einander genähert und wieder entfernt werden. Eine solche Hand dient zum Fassen und Halten leichter Gegenstände. Sie ist geeignet für die einfachen Verrichtungen des täglichen Lebens. Eine solche Hand wird nach unseren Erfahrungen vollständig genügen für die Kopfarbeiter. Andererseits ist es ausgeschlossen, mit der „Spitzgreifhand" Verrichtungen auszuüben, bei denen längere Zeit oder mit größerer Kraft ein Gegenstand umfaßt und gehalten werden muß, wie z. B. beim Erfassen und Halten eines Meißels oder Hammers. Die lebende Hand bedient sich in einem solchen Falle einer kräftigen Beugebewegung sämtlicher Finger in allen Gelenken. Die Schluß- stellung dieser Bewegung entspricht der Faust (Abb. 12). Der Daumen wirkt dabei als verstärkende Druckkraft, die den Schluß der zur Faust gebeugten Finger noch verstärkt. Beim einfachen Tragen von schweren Lasten werden die 4 Finger im Grundgelenk und Mittelgelenk gebeugt, so daß eine Art Haken entsteht, an dem die Last angehängt werden kann. Beispiel: Koffertragen.

Eine künstliche Hand, die solche Verrichtungen der lebenden nachahmen will, muß ganz anders gebaut sein als das Modell, das wir oben beschrieben. Auch an der künstlichen Hand muß das Einwärtsbeugen der Finger zur Faust durch entsprechenden Bau der Finger und zweckmäßige Kraftübertragung mög-

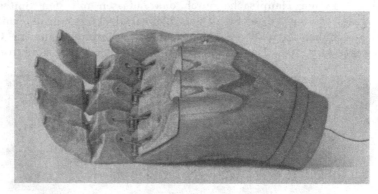

a

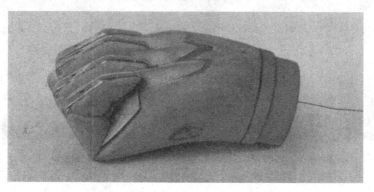

b

Abb. 13a u. b.   Die Breitgreifhand geöffnet und geschlossen.

lich sein.   Schwieriger ist die Nachahmung der Daumenbewegung der lebenden Hand.   Die weitere Erfahrung wird zeigen, ob es zweckmäßig ist, für eine solche Arbeitshand die Form der lebenden nachzuahmen oder auf die anatomische Form der lebenden Hand zu verzichten.   Wir sind im Besitze mehrerer Modelle (Abb. 13a u. b), die die Aufgabe zu lösen versuchten.   Keines hat bisher unserer Anforderungen entsprochen.   Da es sich bei der Benutzung einer solchen Hand meist um einfache aber länger dauernde und kräftige Bewegungen handelt, kommt für dieses Handmodell eine Sperrvorrichtung in Frage.   Sie kann auf sehr verschiedene Weise gebaut sein.   Notwendig oder wenigstens wünschenswert ist es, daß die Sperre von den zur Verfügung stehenden Kraftquellen selbst bedient werden kann und die Auslösung mit der anderen Hand nicht erfordert. Ein befriedigendes Modell der Arbeitshand ist bisher nicht erreicht [1]).

Ein weiteres Ziel könnte die Kombination der beiden genannten Handmodelle zu einer sogen. Doppelgreifhand sein. Sie würde beiden Arten der Verrichtungen der lebenden Hand genügen können. Vorläufig wird man auf die Erfüllung dieser Möglichkeit verzichten müssen.

Je einfacher die Handmodelle sind, desto leichter und besser wird ihre Funktion sein. Nach unserer Überzeugung wird die praktische Erfahrung uns dazu drängen, zwei, vielleicht mehrere Modelle für die verschiedenen Berufe zu schaffen. So wird für die Landarbeiter eine Art Arbeitszange, die die Form des Daumens und des 2. und 3. Fingers nachahmt und auf den 4. und 5. Finger verzichtet, besonders zweckmäßig sein. Diese Arbeitsklaue wird sich anlehnen an die Kellerhand, vor ihr sich aber durch die willkürliche Bewegbarkeit auszeichnen. Die Spitzgreifhand könnte dann als Sonntagshand für alle Berufe neben der Arbeitshand allgemein eingeführt werden [2]).

Für die Betätigung dieser willkürlich bewegbaren Hand ist eine gutsitzende und zweckmäßig gebaute Prothese unbedingte Voraussetzung. Je nach Form und Länge des Stumpfes wird sie verschieden gebaut sein müssen. Die Prothese muß leicht, dabei aber dauerhaft und stark sein. Die Befestigung an dem Amputationsstumpf darf die Bewegungen der Muskulatur, des Stumpfes und der Nachbargelenke nicht einschränken.

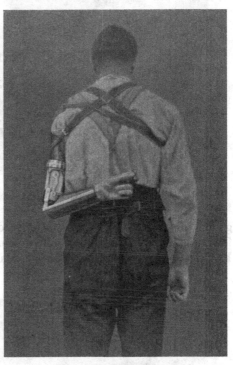

Abb. 14. Freie Bindung einer Oberarmprothese.

Auf der anderen Seite ist ein fester Sitz der Prothese unerläßlich. Ohne genügenden Fixpunkt kann die Maschine durch die lebende Kraftquelle nicht angetrieben werden.

Am einfachsten ist die Prothese bei langen und mittleren Unterarmstümpfen. Hier genügt eine Lederhülse, die durch einfache Bindung oberhalb des Ellbogengelenkes befestigt wird. Eine Lederkappe, die den Stumpf umschließt, überträgt die Pro- und Supinationsbewegungen des Unterarmstumpfes auf die künstliche Hand, die durch ein Kugelgelenk mit dem künstlichen Unterarm

---

[1]) Anmerkung: Inzwischen wurde eine brauchbare willkürlich sperrbare Arbeitsklaue in der Werkstatt zu Singen konstruiert.

[2]) Einzelheiten über den Bau dieser künstlichen Hände sind in dem II. Band der willkürlich bewegbaren Hand nachzulesen.

verbunden ist. Bei langen Oberarmstümpfen kann die Bindung am Schultergürtel sehr leicht sein, wie Abbildung 14 zeigt. Bei kurzen Oberarmstümpfen

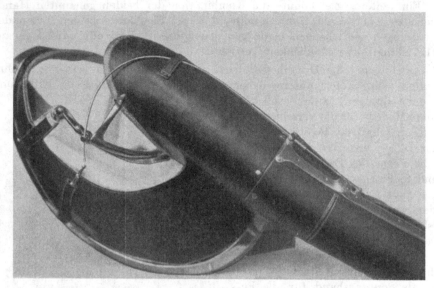

Abb. 15. Brustring für Prothesen bei kurzen Oberarmstümpfen.

genügt diese Bindung nicht. Hier bedarf die Prothese zur genügenden Befestigung einer Verbindung mit einem festen Schultergürtel. Eine solche
Prothese soll näher beschrieben werden.

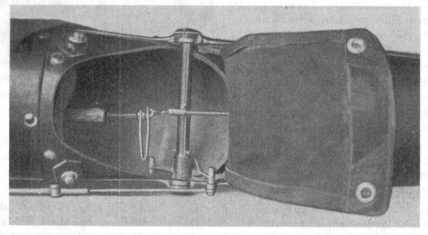

Abb. 16. Vorrichtung für die Kraftübertragung in der Prothese.

Sie besteht aus drei Teilen: einem Schulterring, der Oberarmhülse und
dem künstlichen Unterarm mit der Hand. Der Schultergürtel ist nach Art
eines Kummet ringförmig gearbeitet und legt sich anatomisch genau an Schulterblatt, Brust und Schulterhöhe an. Dieser Lederring wird in seiner Lage durch

mehrere Gurte, die auf die andere Seite hinüberlaufen, festgehalten. Die Oberarmhülse besteht aus gewalktem Leder, das der Form des Stumpfes genau angepaßt ist. Auf der lateralen und medialen Seite dieser Hülse verläuft je ein Metallbügel, der in einem Scharniergelenk beweglich, den Unterarm trägt. Der Unterarm besteht ebenfalls aus Leder und ist, wie die Oberarmhülse, hohl. Am Vorderarm des künstlichen Unterarmes ist die Hand mit einem Fortsatz eingelassen und steht in mittlerer Greif-

stellung. Die Oberarmhülse ist durch einen Hebel, der in einem Gelenk endet, beweglich mit dem Schultergürtel verbunden. Es ist auf diese Weise möglich, daß der Stumpf im Schultergelenk seine normalen Bewegungen der Prothese mitteilt. Von dem hinteren Teil des Schultergürtels läuft über der Außenseite der Oberarmhülse an das obere Drittel des Unterarmes ein sogenannter Bowdenzug. Durch ihn kann eine Kraft von dem Schultergürtel auf den Unterarm übertragen werden. Eine solche Wirkung entsteht, wenn der Oberarmstumpf in Abduktions- oder Erhebungsstellung erhoben wird. Die Folge dieser Anordnung ist, daß bei dieser Bewegung eine Verkürzung des Drahtzuges eintritt und der Unterarm in Beugestellung sich einstellen muß. Diese Beugebewegung des Unterarmes kann man in ebenso einfacher Weise durch Heben der Schulter ohne Abduktionsbewegung des Stumpfes erreichen oder auch durch ein Erheben des Stumpfes nach vorn. Von dem mit dem Kraftbügel armierten Muskelwulst geht durch das Innere der ganzen Prothese eine Schnur oder ein Draht zu der künstlichen Hand. Die Schnur läuft auf Rollen und trägt an ihrem oberen Ende eine Einstellungsfeder, die eine

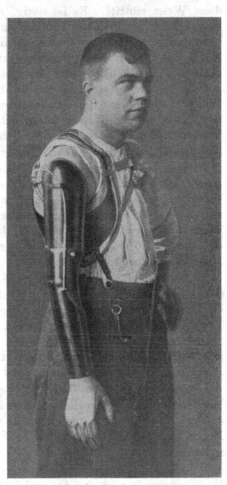

Abb. 17. Die Oberarmprothese bei einem kurzen Oberarmstumpf angelegt.

Verkürzung oder Verlängerung derselben ermöglicht (Abb. 15, 16, 17). Auf diese Weise kann man der Übertragungsschnur die richtige Spannung geben, so daß schon die kleinste Verkürzung des Muskelwulstes sich vollwertig auf die Maschine der Hand überträgt. Jeder Zug des Kraftwulstes wird eine Beugebewegung der Finger der künstlichen Hand zur Folge haben. Eine kräftige Verkürzung derselben führt zum Handschluß. Werden Gegenstände gefaßt, so können sie gehalten und gehoben werden. In Verbindung mit der Beugung des Unterarmes läßt sich auf diese Weise eine Bewegung ausführen, die den am meisten vorkommenden Leistungen des lebenden Armes und der lebenden Hand entspricht.

Bei längeren Oberarmstümpfen, namentlich nach Exartikulation im Ellbogengelenk kann durch entsprechende Einrichtung die Rotation des Stumpfes im Schultergelenk zweckmäßig auf die Prothese übertragen werden, so daß ein gewisser Ersatz für die Pro- und Supinationsbewegungen der Hand auf diese Weise eintritt. Es ist nötig, dann die Oberarmhülse in der Mitte zu unterbrechen und durch ein Kugelgelenk das obere und untere Ende miteinander zu verbinden. Durch die natürliche breite Verdickung des unteren Endes des Oberarmes bei der Exartikulation oder durch die breiten Elfenbeinstifte der Kraftkanäle kann die Rotation des Oberarmes im Schultergelenk auf den unteren Abschnitt der Prothese übertragen werden. Stets wird bei Oberarmamputierten die Unterarmbeugung durch Stumpfbewegung, nie durch Muskelzug ermöglicht. So kann sich bei Hebung des Oberarmes nach vorn oder nach der Seite ein an dem Schultergurt befestigter Riemen anspannen und dadurch den Unterarm in Beugestellung ziehen.

Von der Zahl und der Stärke der im Einzelfalle zur Verfügung stehenden Kraftquellen wird ihre zweckmäßige Verwendung abhängen. Eine Kraftquelle bei einem Unterarmstumpf dient lediglich zur Bewegung der Finger und zwar zur Beugung. Die Streckung wird durch eine entgegengesetzt wirkende Feder erreicht. Bei zwei Kraftquellen werden Beugung und Streckung der Finger auf physiologischem Wege durch entsprechende Ausnutzung der Muskelkraft erzielt.

Bei Oberarmstümpfen mit einer Kraftquelle wird durch sie die Beugung der Finger besorgt. Die zweite Kraftquelle, die immer notwendig ist, wird erfolgreich zur Pro- und Supinationsbewegung der Hand herangezogen. Selbstverständlich läßt sich mit der zweiten Kraftquelle an Stelle der Pro- und Supinationsbewegung auch die Beugung und Streckung der Hand ermöglichen. Die Erfahrung zeigt aber, daß die Drehbewegungen für die Betätigung der Hand wichtiger als die Beugung und Streckung sind.

Die Verbindung der Kraftquelle mit der Maschine der künstlichen Hand ist in allen Fällen einfach. Der Elfenbeinstift wird mit einem Metallbügel armiert, an dessen Scheidepunkt eine Gliederkette sich anfügt. Sie führt über Rollen zu einem Hebewerk, das die Finger der Hand bzw. diese selbst in Bewegung setzt.

Die Leistungen der Prothesen mit einer willkürlich bewegbaren Hand müssen je nach der Art und Länge des Stumpfes und der Zahl und Ausbildung der Kraftquellen verschieden bewertet werden. Das Optimum der Leistungen wird bei mittlerem oder längerem Unterarmstumpf mit zwei Kraftquellen erreicht. Hier verfügt der Invalide über die normale Bewegung im Schulter- und Ellbogengelenk und kann in einer, den physiologischen Verhältnissen sehr ähnlichen Weise die künstliche Hand betätigen. Da er außerdem pro- und supinieren kann, gewinnen die Verrichtungen seiner künstlichen Hand etwas Gefälliges und Natürliches.

In der Tat kann ein solcher Invalide alle nennenswerten mechanischen Leistungen der lebenden Hand nachahmen. Ja in einzelnen Fällen wird sogar mehr als ein mechanisches Greifen und Halten erreicht. Durch die wieder

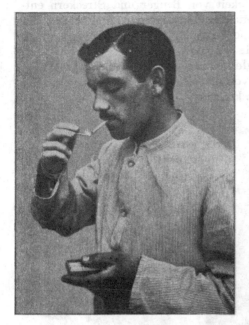

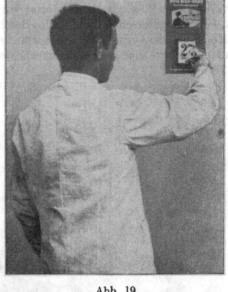

Abb. 18.   Abb. 19.

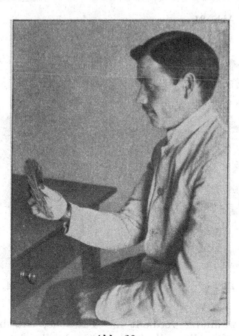

Abb. 20.

Abb. 18—21 zeigen die Verrichtungen eines Unterarmamputierten mit der künstlichen
Hand bei einer Kraftquelle.

möglich gewordene antagonistische Tätigkeit von Beuger und Streckern entsteht nämlich ein feines Gefühl für den Muskelwiderstand, das im Laufe der Zeit
von dem Invaliden für die Erkennung und Beur-
teilung der Gegenstände verwertet wird. Es ist
überraschend zu sehen, daß einzelne Invaliden, ohne
Kontrolle der Augen dicke Gegenstände von dünnen und harte von weichen unterscheiden können.

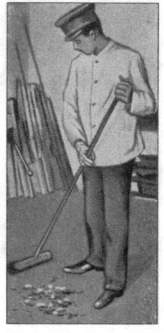

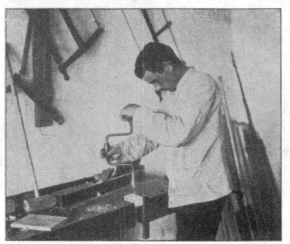

Abb. 21.   Abb. 23.

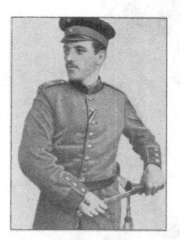   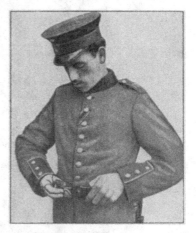

Abb. 22.   Abb. 24.

Besondere Erwähnung verdient die Tatsache, daß bei Unterarmamputierten mit zwei Kraftquellen, die in der eben beschriebenen Weise verwertet
sind, das Gefühl der Ermüdung bei der Benutzung der künstlichen Hand sehr
viel später und in viel schwächerer Weise auftritt als bei nur einer Kraftquelle.

Hier beansprucht die Überwindung der Gegenfeder eine gewisse Kraft, die der Gesamtleistung der Hand verloren geht.

Immerhin sind auch die Leistungen eines Unterarmstumpfes mit nur einer Kraftquelle beachtenswert (Abb. 18—21). Die Leistungen der Oberarmamputierten sind naturgemäß geringer. Festes Fassen und Halten von Gegenständen in jeder Stellung des Unterarmes wird aber auch hier immer erreicht (Abb. 22—24).

Die Vorteile der Singener Methode gegenüber allen anderen bisher bekannt gewordenen Prothesen liegen in der Verwendung der Stumpfmuskulatur zu physiologischer Tätigkeit. Unsere Arbeit ist keineswegs abgeschlossen. Eine Reihe wichtiger Veränderungen und Verbesserungen steht zu erwarten und ist zum Teil schon in Ausarbeitung. Sicher ist, daß die auf physiologischen Vorstellungen beruhende Grundidee Aussicht hat, praktisch reiche Erfolge zu tragen.

Es kann nicht überraschen, daß eine neue Methode starker Kritik ausgesetzt ist und sogar bekämpft wird. Einige Einwände sollen kurz entkräftigt werden.

Es wird bezweifelt, daß die Kraft der umgewandelten Stumpfmuskulatur für den gedachten Zweck ausreicht. Die Erfahrung hat gezeigt, daß Arbeitsleistungen von 30—60 kgcm im Durchschnitt erzielt werden und solche von 100 kgcm häufig sind. Solche Werte müssen bei richtiger Ausnutzung für den gewollten Zweck genügen.

Weiter ist bezweifelt worden, daß der durch die Muskulatur gelegte Kanal widerstandsfähig bleibt. Man hat vermutet, daß in dem Hautschlauch Ekzem und Entzündungen auftreten und Druckstellen sich bilden können. Eine solche Störung haben wir nur einmal erlebt. Bei einem Oberarmamputierten trat $^3/_4$ Jahr nach Heilung und täglichem Gebrauch der Kraftwülste ein nässendes Ekzem auf. Hier war durch Verwendung schlechten Benzins bei der Reinigung des Kanals eine Reizung der Haut eingetreten. In 10 Tagen erfolgte spontane Heilung. Zuzugeben ist dagegen, daß es nicht immer gelingt, den ganzen Hautschlauch zur glatten Einheilung zu bringen. Im Anfang unserer Arbeiten trat mehrfach durch ungenügende Durchbohrung des Muskels und infolge unzureichender Breite und mangelhafter Gefäßversorgung eine Nekrose des Hautschlauches an seinem Endabschnitt ein. Heute haben wir die Fehler unseres chirurgischen Vorgehens zu vermeiden gelernt. Ein solcher Mißerfolg ist seltene Ausnahme geworden. Herr Dr. Stadler hat die Störungen bei Ein- und Ausheilung der Kraftwülste und Kanäle in einer Arbeit zusammenfassend geschildert.

Machtlos stehen wir den Störungen der Wundheilung gegenüber, die durch die Eigenart der Amputationsstümpfe bedingt sind. Alte Entzündungen können aufflackern und zu phlegmonösen Prozessen und Fistelbildungen Veranlassung geben. Solche Veränderungen sind am besten dadurch zu vermeiden, daß man die plastische Umwandlung des Amputationsstumpfes nicht vor völliger Ausheilung des Stumpfes ausführt.

Schließlich hat man von einer zu langwierigen, schwierigen und umständlichen Vorbereitung des Amputierten gesprochen. Ohne Zweifel ist die erneute operative Behandlung des Invaliden ein großer Nachteil des Verfahrens. Aber der Erfolg dieser Behandlung übertrifft dafür auch alle anderen Möglichkeiten; das muß bei objektiver Bewertung des Verfahrens zugestanden werden. Wir besitzen keine Prothese, die ähnliche Leistungen ermöglicht. Auch der Carnesarm steht hinter der Singener Methode weit zurück. Hinzu kommt, daß bei einer größeren Anzahl unserer Amputierten von vornherein eine Reamputation wegen schlechter Beschaffenheit des Stumpfes in Frage kommt. An Stelle der gewöhnlichen Art der Reamputation wird die plastische Umwandlung des Stumpfes vorgenommen.

Die Leistungen der Singener Methode konnten im Rahmen dieser Arbeit nur kurz angedeutet werden. Es ist bedauerlich, daß trotz mangelhafter Kenntnis des Verfahrens vielfach scharfe Kritik laut wurde.

Für Kopfarbeiter ist ein praktisch brauchbares Ergebnis erreicht. Während der Drucklegung dieses Buches sind erhebliche Fortschritte in der Herstellung der Prothesen eingetreten. Insbesondere ist eine sehr zweckmäßige willkürlich bewegbare und sperrbare Arbeitsklaue entstanden. Ihre Benutzung in der praktischen Arbeit zeigt, daß durch die Heranziehung lebender Kraftquellen für die Arbeitsprothesen beachtenswerte Vorteile entstehen.

Bei der Bewertung der Verrichtungen jeder künstlichen Hand ist ein Vergleich mit der lebenden unangebracht. Selbst die Leistungen einer idealen künstlichen Hand müssen hinter den Möglichkeiten der normalen weit zurückbleiben. Alle die feinen Wechselbeziehungen zwischen der lebenden Hand und dem Gesamtorganismus, die das periphere und zentrale Nervensystem besorgen, fallen fort. Kein Ersatzglied kann dem Invaliden das Fühlen, Tasten vermitteln. Das für die Bewegungen der Hand so wichtige Lagegefühl, der Muskelsinn und alles das, was wir unter dem Namen der Koordination zusammenfassen, wird dem Invaliden immer fehlen. Ja selbst die rein mechanischen Leistungen können nur mit Einschränkung nachgeahmt werden. Die lebende Hand besitzt für das Spiel ihrer Bewegungen eine Unzahl von Kräften, die für sich und in geschickter Verbindung wirken und zusammengesetzte Bewegungen hervorrufen können. Der künstlichen Hand stehen nur eine, zwei, höchstens drei Kraftquellen zur Verfügung. Unsere Aufgabe ist es, mit ihrer Hilfe die wichtigsten und häufigsten Bewegungen zu ermöglichen. Unsere Erwartungen in Bezug auf die Leistungen der willkürlich bewegbaren künstlichen Hand müssen sich darum in engen Grenzen bewegen. Es war notwendig, im Anfang nur die einfachsten mechanischen Leistungen der lebenden Hand durch die künstliche nachzuahmen. Dieses Ziel ist erreicht. Es bleibt zu hoffen, daß wir durch weiteren Ausbau der chirurgischen und maschinellen Technik auch schwierigere Aufgaben ermöglichen. Der Fortschritt gegenüber unseren bisherigen Ersatzgliedern kann heute kaum noch bezweifelt werden.

Knochenplastik.

Von

Sanitätsrat Dr. **Krukenberg**, Elberfeld.

Mit 5 Abbildungen.

Walcher (Stuttgart) hat, um bei Vorderarmamputationen eine willkürliche Bewegung in dem Stumpfe zu erzielen, ein neues künstliches Gelenk etwa 5 cm proximal vom Stumpfende geschaffen und dadurch in Verbindung mit einer einfachen Prothese willkürliches Zugreifen mit dem Vorderarm ermöglicht. Das periphere Ende der Ulna wird dabei entfernt, das Radiusende bleibt allein stehen und ruht in dem neuen „Walchergelenk" wie in einer Pfanne.

Die Ausführung der Operation geschieht folgendermaßen:

Durch einen ca. 9 cm langen Hautschnitt über der außen durchzufühlenden Kante der Ulna wird die Ulna bloßgelegt und aus den Weichteilen ausgeschält, wobei die Sehne des Flexor carpi ulnaris isoliert abgetrennt werden muß. Zirka 7 cm proximal des Ulnaendes wird dieselbe mit der Säge unter Schutz der Weichteile durchtrennt, die Enden mit der Luerschen Zange abgerundet. Nun wird auf der Radialseite, auf der Höhe des jetzigen Ulnaendes durch 3—4 cm langen Schnitt auf den Radius eingeschnitten, die dort liegenden Sehnen zur Seite geschoben und nun mit stumpfem Elevatorium

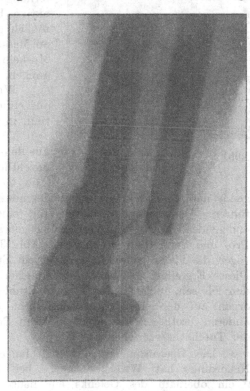

Abb. 1. Röntgenbild der Knochengestaltung des Walchergelenks.

die Weichteile unter Schonung des Periosts von beiden Seiten her vom Radius
auf die Länge von ca. 3 cm abgehoben. Dabei muß in der Regel die A. interossea unterbunden werden, da sie beim Abheben der Weichteile einreißt.
Nun wird über dem teilweise freigelegten Radius ein glatter Spatel durchgeschoben, unter dem Radius ein rinnenförmiger, eine in einen Uhrmacher-
sägebogen eingespannte Laubsäge mittelst Kornzange über dem Radius durchgeführt und eingespannt. Nun folgt die Durchsägung des Radius in einem
distal konvexen Bogen. Nach der Durchsägung werden durch seitliche Bewegungen die Sägeflächen in der Wunde sichtbar gemacht und auf 2—3 mm
sorgfältig von Periost befreit und die scharfen Kanten auf beiden Seiten abgerundet. Nach Rückführung der neuen Gelenkenden in die alte Lage wird
die Beweglichkeit probiert und gründliche Blutstillung besorgt. Darauf wird
ein etwa $3^1/_2$ cm breites und 7 cm langes Stück der Oberschenkelfaszie exzidiert, gedoppelt gelegt, zwischen beiden
Enden des Radius durchgezogen und am
proximalen und distalen Teil sorgfältig befestigt. Schließlich werden die tiefen Weichteile zu beiden Seiten des Gelenks durch je
einen starken Katgutfaden vereinigt und
die Wunde vernäht. — Nach 5 Tagen Entfernung der Nähte und erste vorsichtige
aktive Bewegungsversuche, die von da an
täglich gemacht werden. Von der 3. Woche
an Massage der über dem Gelenk gelegenen
Muskeln und aktive und passive Bewegungen, die immer mehr gesteigert werden.
Walcher hat die Operation 11 mal
ausgeführt, 1 mal primär bei der Amputation, in den übrigen Fällen sekundär.

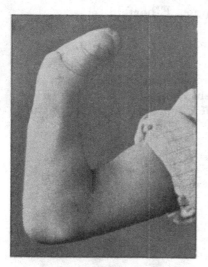

Abb. 2.   Armstumpf mit Walchergelenk.

Die definitive Knochengestaltung ist
aus dem beistehenden Röntgenbilde (Abb. 1)
ersichtlich. Die Form des Stumpfes zeigt
Abb. 2. Die Patienten können damit beu-
gende und streckende sowie abduzierende und adduzierende Bewegungen ausführen. Der Stumpf wird nun mit einer in einem plattenförmigen Teile
endigenden Prothese in Verbindung gebracht, welch letztere im Sinne der
Pro- und Supination drehbar ist (Abb. 3). Dadurch, daß das Stumpfende
gegen die Platte gedrückt wird, ist ein Ergreifen von Gegenständen möglich.
Dieses Ergreifen geschieht mit ziemlicher Kraft; so war es einem Patienten,
den ich sah, möglich, damit einen Stuhl hochzuheben. Da das neue Greiforgan auf der einen Seite Sensibilität besitzt, ist es in vieler Beziehung
anderen Prothesen überlegen, so kann Patient damit einen Gegenstand aus
der Tasche hervorziehen.

Die Operation ist nur bei langen Vorderarmstümpfen ausführbar.
Neuerdings hat Walcher auch bei Exartikulation im Ellbogengelenk
9 cm oberhalb des Gelenks ein neues künstliches Gelenk angelegt und
dadurch Verhältnisse ähnlich denen bei kurzem Vorderarmstumpf geschaffen.

Einen anderen Weg hat Krukenberg (Elberfeld) beschritten, um bei Vorderarmamputation den Stumpf zu einem Greiforgan umzuwandeln[1]:

Er spaltet die Haut des Vorderarmstumpfes über der Beuge- und Streckseite durch einen U-förmigen Schnitt in der Längsrichtung auf und durchtrennt in gleicher Richtung die Muskulatur und das Lig. interosseum, bis der Radius gegen die Ulna beweglich wird, wie der Daumen gegen die Hohlhand. Die Deckung des entstandenen Weichteildefektes wurde anfänglich durch Transplantation nach Thiersch, später durch Lappenplatik vom Rumpfe her erzielt. Es entsteht dadurch ein neues, zangenförmiges Greiforgan, in welchem außer den abduzierenden und adduzierenden (Öffnungs- und Schließungs-) Bewegungen auch Pro- und Supination, sowie Rotation des radialen Stumpfes um seine Längsachse möglich ist. Die Form des Stumpfes geht aus den Abb. 4 und 5 hervor. Da keine Verlagerungen von Muskeln vorgenommen werden,

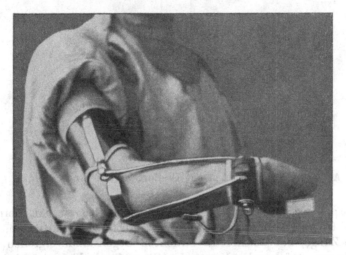

Abb. 3. Prothese für das Walchergelonk.

so sind die Patienten ohne weiteres imstande, die Stümpfe zum Zugreifen zu gebrauchen. Von besonderem Vorteil ist die Erhaltung des Gefühls. Die Patienten vermögen mit dem Stumpfe ohne Prothese die meisten Verrichtungen des täglichen Lebens auszuführen; auch feinere Verrichtungen sind ohne Prothese möglich, z. B. Anstecken eines Schwefelholzes, Handhabung der Spielkarten, der Gabel, des Löffels, Geigenspiel, Nähen unter Führung der Nadel mit dem Stumpfe. Auch die erzielten Kraftäußerungen sind bedeutend, die Verletzten sind imstande, mit dem Stumpfe schwere Gewichte (bis zu 30 Pfund) zu heben. Auch schwerere Arbeiten, als Schlosser etc., können verrichtet werden.

Die Operation eignet sich gleichfalls nur für längere Vorderarmstümpfe. Bei kurzen Vorderarmstümpfen hat Krukenberg die Operation noch dadurch ermöglicht, daß er ein Stück Rippenknorpel in die Stümpfe des Radius und der Ulna implantierte und dadurch das Knochengerüst der Stümpfe verlängerte.

---

[1] Dr. H. Krukenberg, Über plastische Umwertung von Armamputationsstümpfen Ferd. Enke. 1917.

Krukenberg hat in einem Falle auch versucht, an dem Stumpf ein künstliches Gelenk ähnlich wie Walcher anzubringen, bisher ohne Erfolg.

Auch bei Oberarmstümpfen hat Krukenberg eine Längsaufteilung vorgenommen. Hier wird zunächst ähnlich wie bei Vanghetti-Sauerbruch ein Stück Humerus reseziert, dann die Muskulatur in zwei Teile geteilt: Biceps einerseits, Triceps andererseits. Der Brachialis int. wird mit seiner einen Portion auf den Biceps, mit der anderen auf den Triceps verteilt. Den so entstandenen beiden Muskelwülsten wird eine feste Grundlage gegeben durch je ein Stück

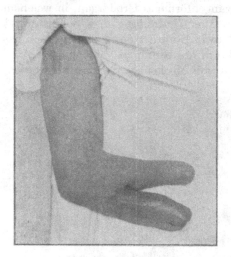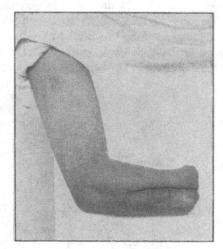

Abb. 4 u. 5. Armstumpf mit Greiforgan nach Krukenberg.

Rippenknorpel, welches sorgfältig in die Muskulatur versenkt, vernäht und gegen den Humerusstumpf gestützt wird. Auch so entsteht eine sensible, bewegliche Zange, mit welcher die Patienten Gegenstände ergreifen und festhalten können. Infolge der Kürze des Stumpfes bedürfen sie jedoch einer Prothese nach Krukenbergs Angabe. Die Konstruktion einer Prothese für seine Vorderarmplastik war Krukenberg wegen äußerer Hindernisse erst sehr spät möglich, jedoch ist es ihm neuerdings gelungen, eine praktisch brauchbare Prothese herzustellen, welche sich durch die Vielseitigkeit ihrer Bewegungen besonders im Daumen vorteilhaft von anderen Prothesen unterscheidet und einen außerordentlich natürlichen kosmetisch günstigen Eindruck macht.

Die Ersatzglieder der unteren Gliedmaßen.

Von

Generalstabsarzt Professor **Julius Dollinger**, Budapest.

Mit 54 Abbildungen.

A. Allgemeiner Teil.

1. Die Herstellung der Ersatzbeine.

Die große Entwicklung, welche die Chirurgie während den letzten 25 Jahre durchmachte, lenkte die Aufmerksamkeit der Chirurgen von dem Kapitel der Ersatzglieder ab. Es erschienen zwar in der deutschen Literatur zwei vorzügliche Sammelwerke, jenes von Karpinszky[1]) und das neuere von Gocht[2]), die in übersichtlicher Weise und mit Illustrationen versehen alles zusammenstellten, was auf diesem Gebiete bisher erfunden wurde, sonst aber beschäftigten sich fast ausschließlich Bandagisten mit der Vervollkommnung der Ersatzglieder. Ich habe während der letzten zwei Dezennien der Prothesenfrage besondere Aufmerksamkeit gewidmet und meine diesbezüglichen Erfahrungen 1913 am Deutschen Chirurgenkongresse vorgetragen[3]), ohne daß es mir gelungen wäre, dadurch größeres Interesse für den Gegenstand zu erwecken.

Und jetzt kam der Krieg. Er stellte uns vor ganz neue Aufgaben. Die erste ist die große Menge der notwendigen Ersatzglieder. Die zweite, daß die meisten Amputierten der arbeitenden Bevölkerung angehören und die dritte, daß die Lehren Biers und Bunges, die uns gute tragfähige Stümpfe lieferten, bei den Kriegsverletzten nur selten befolgt werden konnten.

Diesen Erfordernissen entsprechend mußten wir so einfache Ersatzglieder konstruieren, die sich zur Massenproduktion eignen, die so stark sind, daß sie den Strapazen der Arbeit widerstehen und die das Stumpfende entlasten. Diese Gesichtspunkte sollen auch bei den kosmetischen Ersatzgliedern maß-

---

[1]) Karpinszky, Studien über künstliche Glieder. Berlin, Mittler u. Sohn 1881.
[2]) Gocht, H., Künstliche Glieder. Deutsche Chirurgie. P. Bruns Lieferung 29a. Verlag Enke Stuttgart 1907.
[3]) Dollinger, J., Stützflächen und Suspensionen künstlicher Glieder. Deutsche Zeitschr. f. Chir. Bd. 128.

gebend sein, aber in den Vordergrund des Interesses trat jetzt die Arbeitsprothese. Der Feldarbeiter, der Maurer, der Zimmermann kann bei seiner schweren Arbeit das kosmetische Ersatzbein schon darum nicht benützen, weil seine feinen Bestandteile, Schuhwerk usw. sich für diese Strapazen nicht eignen und ihr fortwährender Ersatz mit viel zu großen Kosten verbunden wäre. Wir mußten daher für einfacher konstruierte, starke Ersatzbeine sorgen, die aber dem Träger mindestens ebenso bequem, ebenso lieb sein müssen wie die Sonntagsprothese und ihn bei der Arbeit nicht im mindesten behindern, denn mit der Arbeitsprothese verdient er sich das tägliche Brot. Nur durch solche Arbeitsersatzbeine können wir es erreichen, daß der Amputierte den Mut faßt, trotz der Beschwerden des Anfangs sich wieder seinem vorherigen schweren Berufe zuzuwenden und sich sein Brot mit gemeinnütziger Arbeit zu verdienen.

Das waren die leitenden Gesichtspunkte, von denen ich ausging, als ich mich im März 1915 an die Arbeit machte.

Die Privatindustrie mit ihren derzeit lückenhaften Arbeitsplätzen eignete sich weder für meine bevorstehenden Versuche, weder für die einheitliche Ausführung meiner Konstruktionen, noch für die rasche Lieferung des großen und dringenden Bedarfes.

Seine Exzellenz Ministerpräsident Graf Stefan von Tisza als Präsident des Königl. ungarischen Invalidenamtes verordnete auf Unterbreitung des Geschäftsführenden Präsidenten Grafen Kuno Klebelsberg auf meinen Vorschlag die Gründung der ersten Prothesenfabrik des Königl. ungarischen Invalidenamtes. Die ärztliche Leitung wurde unter meine Direktion, die technische und geschäftliche unter die des Direktors der Königl. ungarischen höheren Gewerbeschule, Ingenieur Paul von Dömötör, gestellt, in deren Werkstätten die Fabrik provisorisch untergebracht wurde. Es wurden vom Militär einige geübte Vorarbeiter und Werkführer und eine Anzahl größtenteils invalider Arbeiter aus der Metall- und Lederbranche der Fabrik zukommandiert und verfügte diese zur Zeit ihrer Abtrennung von der Gewerbeschule über 230 Arbeiter. Mittlerweile wurde für die Fabrik Budapest, VIII, Màtyástèr 6 ein eigenes Gebäude gemietet und adaptiert. Sie untersteht derzeit dem Königl. ung. Handelsministerium. Leitender technischer Direktor ist Prof. Ladislaus von Karlovitz. Ihre Arbeiterzahl beträgt 265. Insgesamt mit der früheren Fabrik unter der Leitung von Dömötörs lieferte sie bis zum 30. November 1917 5590 Stück Arbeitsersatzbeine und 1657 Stück kosmetische Ersatzbeine samt Schuhwerk. Die Fabrik liefert nicht nur Ersatzstücke, sondern für die Institute des Invalidenfürsorgeamtes auch alle nötigen orthopädischen Apparate. Von diesen wurden bisher 3389 Stück abgeliefert. Kleine Werkstätten für Ersatzstücke haben wir als Zweigablegungen bereits in Pozsony, Arad, Debreczen, Kolozsvár Sátoraljaújhely und Kassa gegründet.

Der Arbeitsgang ist folgender: Sämtliche vom Militär dem Budapester Nachbehandlungsinstitute des Invalidenamtes überwiesene Amputierte werden in das unter der ärztlichen Leitung des Universitätsdozenten Béla-Dollinger stehende, 600 Betten zählende Spital der Amputierten — Budapest IX. Timótgasse — aufgenommen. Hier werden sie zuerst daraufhin untersucht, ob der Heilungsprozeß beendet und der Stumpf zum Tragen des Ersatzbeines geeignet ist.

Ist das nicht der Fall, so werden etwa vorhandene Granulationsflächen in Behandlung genommen, Fisteln erweitert, Sequester entfernt, eventuell wird eine Reamputation vorgenommen.

Eignet sich der Stumpf zum Tragen des Ersatzbeines, so wird sofort das Gipsmodell angefertigt. Ohne Modell machen wir keine Prothese. Würde es ein Dentist versuchen, ohne Modell ein Gebiß zu verfertigen? Der Versuch wäre jedenfalls fruchtlos. Eine Anzahl Bandagisten verfertigt zwar auch heute noch Ersatzbeine nach Maß und nach Abdrücken, die mit Bleibändern und Bleiplatten genommen werden, wer es aber einmal versuchte, das Ersatzbein auf dem Gipsmodell nach unserer Methode zu erzeugen, der wird zur alten Methode sicher nicht mehr zurückkehren. Es ist damit viel Zeit und Mühe erspart. Steht zur Abformung kein ärztliches Personal zur Verfügung, so kann sich der Arzt dazu intelligente Laien einüben.

Der Vorteil des Gipsmodelles ist, daß sich der Bandagist seiner ganz nach, Belieben bedient, daß es ihm immer zur Verfügung steht und daß der Amputierte nicht Stunden in dem Probierraum zuzubringen hat, sondern seine Zeit nützlicher verwenden kann.

In einer Werkstätte, die nur einige Ersatzbeine zu erzeugen hat, wäre die alte Methode mit vieler Mühe noch durchführbar, für unseren Großbetrieb eignet sie sich nicht. Befolgt der Bandagist genau die Konstruktionsregeln, paßt er die Prothese dem Gipsmodelle genau an, so paßt sie auch dem Amputierten und es sind daran keine weiteren Änderungen notwendig.

Das negative Modell wird mit dem Namen des Amputierten und der laufenden Nummer versehen der Prothesenfabrik übermittelt. Dort wird es ausgegossen, mit der Konstruktionszeichnung versehen und dann dem Werkführer behufs Ausführung übergeben.

Der Amputierte bleibt mittlerweile im Spital, dort wird der Stumpf massiert, gymnastisiert und zum Tragen der Prothese vorbereitet.

Aus bereits vorher angeführten Gründen erhält jeder an der unteren Extremität Amputierte ein Arbeitsbein und ein kosmetisches. Zuerst bekommt ein jeder das Arbeitsbein. Die kosmetischen werden später geliefert. Ihre Anfertigung erheischt größere Geschicklichkeit und darum beschäftigen wir damit derzeit nur eine kleinere Anzahl von Arbeitern. Auch der Bureauarbeiter bekommt sein Arbeitsbein. Wenn sonst nicht, so trägt er es, wenn das kosmetische Bein einer Reparatur bedarf. Mit einem kosmetischen Fußteil versehen (siehe S. 273, Abb. 18 u. 19) leistet es auch bei diesen gute Dienste.

Jede Woche einmal werden die Ersatzstücke abgeliefert. Zuerst werden mir sämtliche Stücke auf den Gipsmodellen von den Werkführern einzeln vorgestellt. Die nicht vollkommen entsprechenden leite ich sofort an die Werkstätte zurück, die übrigen werden den Amputierten angelegt und ich besichtige nun ein jedes Stück auch an seinem Mann.

Wir arbeiten derzeit 30. XI. 1917 an dem siebenten Tausend. Trotzdem halte ich die ärztliche Leitung und Revision eines jeden Stückes noch immer für notwendig und sie wird es auch immer bleiben. Wo sie mangelt, da schleichen sich sehr bald Fehler ein, es werden einzelne Gesichtspunkte außer acht gelassen, das Wesen bröckelt allmählich ab, der Schein tritt an seine Stelle und nach einer geraumen Zeit ist von den leitenden Prinzipien keine Spur mehr zu entdecken. Die ärztliche Leitung muß auf die Befolgung ihrer Vorschriften ebenso strenge

17*

achten wie der Ingenieur. Die erste Besichtigung genügt aber nicht. Mancher
Amputierte, der bisher mit Krücken ging, ist wie das Kind mit den neuen Schuhen.
Er freut sich, daß er wieder auf den eigenen Beinen steht und geht und merkt
die kleineren Unannehmlichkeiten nicht. Diese werden erst in einigen Tagen
bemerkbar, und müssen dann behoben werden.

Aber auch damit ist unsere Aufgabe noch nicht beendet. Der Amputierte
ist gewöhnlich nach einem langen Krankenlager bisher mit Hilfe seiner Krücken
gegangen. Wenn auch einigermaßen wieder gekräftigt, so hat die beim Gehen
in Anspruch genommene Muskulatur noch bei weitem nicht ihre ausdauernde
Kraft, und die Innervation ihre vorherige Raschheit und Geschmeidigkeit wieder
erlangt. Der Amputierte verlernte die Geschicklichkeiten des selbständigen
aufrechten Ganges und das Überwinden der verschiedenen Hindernisse, die
wir sonst täglich auszuführen haben. Deshalb behalten wir ihn noch 3—4 Wochen
lang in der Gehschule[1]), wo ihm Gelegenheit geboten wird, alles Verlernte wieder
in kürzester Zeit anzulernen. Währenddessen steht auch seine Prothese unter
Beobachtung und wird, wenn nötig, den gerechten Wünschen entsprechend
ausgebessert oder umgeändert.

Die zeitweise Revision der in der Gehschule untergebrachten Amputierten
und jener, die in der Invalidengewerbeschule die Ersatzbeine während der Arbeit
schon seit längerer Zeit tragen, führt immer wieder zu neuen Erfahrungen und
bringt neue Anregungen, welche in der Prothesenfabrik ausgeführt, demnächst
an Amputierten schon praktisch erprobt werden. Dadurch unterliegt die Konstruktion der Ersatzbeine zahlreichen Abänderungen und dadurch erklärt sich
auch der Fortschritt, den unsere Ersatzbeine seit ihrer Beschreibung in der
Nr. 43, 1915, der Deutschen medizinischen Wochenschrift, aufweisen. Die
vielen Einzelheiten, die dabei in Betracht kommen, und die großen Ansprüche,
die heutzutage an ein Ersatzbein gestellt werden, erheischen noch sehr viele
Beobachtungen und Versuche, und das Ersatzbein wird noch lange ein dankbares Feld der eingehenden Studien ärztlichen und technischen Wissens bleiben.

2. Die Entlastung des Amputationsstumpfes.

Der Amputationsstumpf soll bei Anwendung der von Bier, Bunge usw.
festgestellten Prinzipien tragfähig sein. Dies ist er aber bei den Kriegsamputierten nur ausnahmsweise. Die Hauptursache liegt jedenfalls in der schweren
akuten Infektion, mit der die meisten Verwundeten zur Zeit der Amputation
behaftet sind und in der daraus folgenden Unmöglichkeit die Amputations-
wunde zu schließen und eine Heilung p. p. zu erziehen.

Ist der Stumpf tragfähig, so soll er zum Tragen der Körperlast verwendet
werden und das Ersatzbein soll dazu die Möglichkeit bieten.

Zwischen dem tragfähigen und zum Tragen der Körperlast unfähigen
Stumpf liegt aber eine ganze Reihe jener Übergangsformen, die bis zu einer
gewissen Grenze tragfähig sind, bei etwas höhergestellten Ansprüchen aber ihre
Tragfähigkeit zeitweise einbüßen. Ein solcher Stumpf wird dann empfindlich, das
belastete Ende schwillt auch etwas an, das Auftreten ist schmerzhaft und ist

---

[1]) Bela Dollinger, Die Behandlung der Amputationsstümpfe der Invaliden.
Deutsche med. Wochenschr. 1916. Nr. 42.

bei der Konstruktion des Ersatzbeines für diese Möglichkeit nicht vorgesehen, so ist der Amputierte genötigt, es abzulegen und für eine Zeit wieder zur Krücke zu greifen. Solche Rückfälle wirken auf die Psyche sehr deprimierend, sie erschüttern das Vertrauen des Amputierten in sein Ersatzbein, außerdem aber hängt es noch von seiner Beschäftigung ab, ob er dadurch nicht immer wieder, wenn auch nur provisorisch, arbeitsunfähig und hiermit auch materiell geschädigt wird.

Es läßt sich durch Druck mit dem Handteller auf das Stumpfende nicht immer mit Sicherheit bestimmen ob ein Stumpf zum Tragen der Körperlast definitiv geeignet ist, und es auch dann bleiben wird, wenn er entweder durch größere Kraftanstrengung oder durch Zunehmen des Körpergewichtes stärker in Anspruch genommen wird.

Um diesen störenden Möglichkeiten vorzubeugen, erscheint es daher zweckdienlich, mit Ausnahme einiger Fälle, bei den übrigen Amputationsstümpfen, selbst wenn sie bei der ersten Untersuchung als tragfähig erscheinen, neben der Inanspruchnahme der Tragfähigkeit dafür zu sorgen, daß im Notfalle die Entlastung ohne zeitraubende Umänderung sofort in Anspruch genommen werden könne.

Der Gehakt wird selbst beim tragfähigen Stumpf dadurch, daß außer dem Stumpfende zum Tragen des Körpergewichtes auch noch höher gelegene Skeletteile herbeigezogen werden, erfahrungsweise nicht schadhaft, sondern entgegengesetzt nur vorteilhaft beeinflußt. Es ist also gar kein Grund dazu vorhanden, daß dem Stumpfe diese Hilfe entzogen werde, oder daß dafür nicht vorgesorgt werde, daß im Falle er ungenügend wird, seine Entlastung sofort möglich sei.

Es entstehen dadurch weder bedeutende Kosten noch wird das Tragen des Ersatzbeines durch diese Einrichtung unangenehm. Jene Einrichtungen, welche diesen Anforderungen entsprechen, werden bei den einzelnen Konstruktionen beschrieben. Außer diesen gibt es noch eine Anzahl von Fällen, bei denen die Infektion eine Osteomyelitis des Stumpfendes zur Folge hatte, welche manchmal selbst über ein Jahr lang sich dahinzieht. Weder das Ausschaben, noch die Reamputation bringen manchmal die Fisteln zur vollkommenen Ausheilung. Mit entsprechender Entlastung können diese Amputierten mit dem Ersatzbein gehen, während sie sonst auf die Krücken angewiesen sind.

Die Stützflächen. Zur Entlastung des Stumpfes verwenden wir höher gelegene Skeletteile. Weichteile eignen sich dazu nicht.

Es kamen mir Konstruktionen zu Gesicht, wo bei tiefen Unterschenkelamputationen die Wadenmuskulatur, hauptsächlich aber bei Oberschenkelamputationen die ganze Muskulatur des Stumpfes mittels gefütterter Ringe zur Entlastung des Stumpfendes herbeigezogen wurde. Die Folge ähnlicher Entlastung ist, daß die Weichteile nachgeben und der Amputierte, dessen Ersatzbein am Körper keinen festen Stützpunkt findet, bei einem jeden Schritt während der Belastung des Ersatzbeines wie ein Kranker nach Hüftgelenksresektion oder wie ein mit einseitiger Hüftgelenksverrenkung behafteter, nach der amputierten Seite sinkt.

Außerdem muß in Betracht gezogen werden, daß die Weichteile, hauptsächlich die Muskeln des Stumpfes, atrophieren. Ein mittelmäßig kräftiger Unterschenkelstumpf verlor innerhalb 10 Monaten 10 cm seines Umfanges. Beim

Oberschenkelstumpf kann der Unterschied je nach der Höhe, in der gemessen wird, das Doppelte ausmachen. Diese der Verfettung und der Resorption verfallenen Gewebe eignen sich nicht zum Tragen des Körpergewichtes.

Eine weitere Folge des Übertragens des Körpergewichtes auf die Weichteile ist, daß der ganze Hauttrichter des Stumpfes bei einem jeden Tritt aufwärtsgezogen und über den Knochenstumpf ausgespannt wird, was recht bald einen Dekubitus der Haut oder der Narbe des Stumpfendes zur Folge hat.

Wird zur Entlastung das Skelett herangezogen, so sind diese Übelstände beseitigt. Es werden dazu nicht Stützpunkte, sondern breite Stützflächen des Skelettes verwendet. Die von uns verwendeten haben wir seit vielen Jahren bei der ambulanten Behandlung der Frakturen der unteren Extremitäten [1]) und bei der konservativen Behandlung tuberkuloser Knochen und Gelenke [2]) angewendet und verläßlich gefunden. Sie leisten uns bei den Ersatzgliedern der unteren Gliedmaßen dieselben guten Dienste. Die Haut, die diese Skelettteile bedeckt, ist an das Tragen der Körperlast nicht gewöhnt, adaptiert sich aber allmählich. Anfangs rötet sie sich ein wenig, sie wird auch nach stärkeren Strapazen etwas ödematös, später verdickt sich das Unterhautzellgewebe, sowie auch der Epithelüberzug, dann bräunt sie sich an der ganzen stärker beanspruchten Fläche und in diesem Stadium ist sie bereits gut tragfähig.

3. Die Befestigung des Ersatzbeines.

Ebenso wichtig wie die Entlastung des Stumpfes ist auch die Befestigung des Ersatzbeines.

Ich habe darauf schon in meiner oben zitierten Arbeit über diesen Gegenstand hingewiesen. Sie ist eine wesentliche Bedingung des guten Gebrauches des Ersatzbeines. Es soll dadurch weder in den Weichteilen durch Schnürung, Stauung verursacht werden, noch sollen andere Körperteile überflüssigerweise belastet oder in ihren freien Bewegungen gehemmt werden. Die Frage der Befestigung war bisher ungenügend gelöst.

Die einzige befriedigende Lösung ist, daß die Befestigung des Ersatzbeines am Skelette stattfinde. Wird diese Aufgabe richtig gelöst und die Suspension mit der Entlastung am Skelette richtig kombiniert, wird das Gelenk der Prothese den anatomischen Verhältnissen entsprechend am richtigen Orte angebracht, so sitzt das Ersatzbein beim Gebrauche unbeweglich fest und es verleiht dem Amputierten beim Gehen und bei der Arbeit jene Sicherheit, daß er es als eine natürliche Fortsetzung des Amputationsstumpfes, fast als seinen eignen Körperteil fühlt. Solange der Amputierte dieses Gefühl nicht hat, so lange hat er sich an den Gebrauch des Ersatzbeines entweder noch nicht gewöhnt oder es liegt der Fehler in der Konstruktion.

---

[1]) Dollinger, J., Ein einfacher Gipsverband zu ambulanter Behandlung der Unterschenkelfrakturen. Zentralbl. f. Chir. 1893. — Ein einfacher Gipsverband zur ambulanten Behandlung Oberschenkelbrüche. Zentralbl. f. Chirurgie 1894. — Ein Schienenstiefel für ambulante Behandlung der Unterschenkelfrakturen. Zentralbl. f. Chir. 1894. — Internat. Gesellschaft f. Chir. Brüssel 1911.

[2]) Dollinger, J., Behandlung tuberkuloser Knochen und Gelenke. Internat. med. Kongr. London 1913. Wien. med. Wochenschr. 1916. 1—5.

4. Das Material.

Als Material verwenden wir Stahl und Leder. Sie eignen sich für den Groß-betrieb am besten. Die Schienenteile sind aus Klingenstahl. Die Stahlpelotten sind Platten von 1 mm Dicke. Sie dienen zur Verstärkung der Lederhülse an jenen Stellen, die zur Suspension oder zur Entlastung dienen, werden genau nach dem Gipsmodelle geformt und dann an die betreffenden Stellen zwischen das genau geformte Leder und den befestigenden Stahlschienen an diese letzteren angenietet, wie das auf den Abbildungen ersichtlich ist. Als Leder verwenden wir rohgegerbtes Ochsenleder, welches auch unter dem Namen Walkleder in dem Handel vorkommt. Schweineleder eignet sich ebenfalls.

Anfangs haben wir die Arbeitsprothesen nur aus Stahlschienen bereitet. Diese haben wir an den Stellen, wo sie dem Körper anliegen, gefüttert und mit weichem Leder überzogen. Das war aber einesteils nicht genug dauerhaft, andern-teils war die Herstellung viel umständlicher als die der Lederhülsen, so daß wir jetzt sämtliche Ersatzbeine, die Arbeitsbeine ebenso wie die kosmetischen mit Lederhülsen herstellen. Das Leder wird, ohne gewalkt zu werden, in dem Zustande, wie wir es aus dem Handel bekommen, nach Bedarf zugeschnitten, in kaltem Wasser erweicht, auf die Gipsform gespannt darauf genagelt, auf der Form bei Zimmertemperatur getrocknet, geglättet, die Ränder überall von der Innenseite her abgeschrägt und ein wenig auswärts gebogen, mit den nötigen Riemen und Schnallen versehen und an die Stahlschienen genietet. Das er-weichte Leder nimmt die Form des Modells genau an und behält sie in getrock-netem Zustande. Es schmiegt sich auch jenen Konturen des Skelettes genau an, die als Stütz- und als Suspensionsflächen dienen. An diesen Stellen dient es zugleich den Stahlpelotten als Unterlage.

Wollte man diese Flächen, die die Last des Körpers bezüglich jene des Ersatzbeines zu tragen haben, aus Holz nachbilden, so gebe das selbst Holz-arbeitern vom Fach ziemlich Mühe und kostete viel Zeit, während die Technik mit dem erweichten Leder, die ich bei meinen sämtlichen orthopädischen Pro-thesen seit 30 Jahren anwende, von einem jeden intelligenten Arbeiter selbst erlernt werden kann und die wenigste Zeit erfordert.

5. Die Fütterung.

Ich habe schon vor vielen Jahren die Erfahrung gemacht, daß es sich nicht bewähre, Ersatzglieder beständig zu füttern. Gewöhnlich wird dazu irgend ein weicher Stoff und als Überzug dünnes Hirschleder oder Handschuhleder verwendet.

Diese mit der Prothese verbundene Fütterung hindert die nötige Transpi-ration, saugt den Schweiß an, bekommt bald Schimmelgeruch und hebt auch das Gewicht des Ersatzbeines bedeutend.

Wir verwenden darum als Fütterung gewöhnlich Trikots. Manche Ampu-tierte ziehen ihre Unterhosen auch diesem vor. Wird diese Fütterung fleißig ge-wechselt, so entspricht sie den hygienischen Anforderungen am besten. Einzelne Stellen, die mit druckempfindlichen Teilen in Berührung kommen, werden in der gewohnten Weise ein wenig gepolstert.

6. Der Fuß des Ersatzbeines.

Nur bei gewissen Beschäftigungen eignet sich der Sonntagsfuß auch für die Arbeit, während andere so große Ansprüche an das Schuhzeug stellen, daß es zweckmäßiger erscheint, dasselbe am Ersatzbein ganz wegzulassen. Der Sonntagsfuß ist mit einem kosmetischen Fußteil und Schuh versehen. Der Fußteil hat an der Stelle des Sprunggelenkes an den beiden Seitenschienen Scharniere. Ich habe verschiedene Sprunggelenkkonstruktionen gesehen, halte aber diese einfache für die beste. Auch ein Sprunggelenk mit Kugelgelenk habe ich beobachtet. Auf glattem Boden ging es an, auf unebenem klagte der Träger über vollkommene Unsicherheit.

Bei dem Arbeitsbein sind wir von der Hoeftmanschen Stahlsohle ausgegangen und wir verwenden diese notwendigerweise bei einzelnen Unterschenkelersatzbeinen für lange Amputationsstümpfe auch jetzt noch. Der Fußteil des Ersatzbeines ist kürzer und schmäler als der normale Fuß. Schon seine Kürze erleichtert die Abwicklung vom Boden beim Gehen und da seine Sohle außerdem auch noch nach unten zu konvex gebogen ist, benötigt er kein Sprunggelenk und ist mit dem Unterschenkelteil unbeweglich verbunden.

Was immer für einen Fußteil man anwendet, darauf muß geachtet werden, daß seine Längsachse mit der des Ersatzbeines einen dem normalen Fuß entsprechenden Winkel bildet. Es ist ein großer Fehler, wenn sich der Fuß beim Gehen mit der Spitze einwärts wendet und auch der mit der Spitze gerade nach vorne gerichtete Ersatzfuß erschwert das Gehen. Richtig ist der Fußteil eingestellt, wenn er mit der Sagitalachse des Körpers einen nach außen offenen Winkel von 15—20° bildet.

Die unrichtige Einstellung hängt aber nicht allein von der Befestigung des Fußteiles am Unterschenkel ab, sondern sie kann ihren Grund darin haben, daß das ganze Ersatzbein unrichtigerweise um seine Längsachse gedreht ist. Die Ursache dieser Drehung kann wieder in der fehlerhaften Abformung liegen. Da diese fehlerhafte Einwärtsdrehung des Fußteiles namentlich bei dem Oberschenkelersatzbein zur Beobachtung kommt, werde ich auf diesen Punkt bei der Abformung des Oberschenkelstumpfes und bei der Suspension des Oberschenkelersatzbeines näher eingehen.

Es kommt vor, daß der Amputierte beim Gehen mehr auf den äußeren oder auf den inneren Rand des Ersatzfußes auftritt. Diesem Übelstand kann dadurch leicht abgeholfen werden, daß die eine Seitenschiene, die den Fuß mit dem Unterschenkel verbindet, etwas verlängert oder verkürzt wird. Auf unseren Ersatzbeinen, sind die Seitenschienen dazu eingerichtet. Es ist das schon darum zweckmäßig, um dadurch auch die Länge des ganzen Ersatzbeines dem individuellen Bedürfnis des Amputierten anpassen zu können.

Die Beschäftigung oder die soziale Stellung mancher Amputierten erheischt auch auf dem Arbeitsbein einen kosmetischen Fußteil, auf dem ein gewöhnlicher Schuh getragen werden kann. Mittels einiger in den Seitenschienen höher angebrachten Löcher kann der Fußteil der Arbeitsprothese mit dem der kosmetischen ausgetauscht werden, wie das Abb. 18 und 19 zeigt. Die Seitenschienen werden nur dann länger als für den kosmetischen Fuß nötig belassen, wenn ab und zu der Arbeitsfuß angeschraubt werden soll. Eine Fußkonstruktion eignet sich nicht für sämtliche Ersatzbeine. Namentlich beeinflußt die Länge des Unterschenkelstumpfes die Wahl. Siehe darüber näheres in den betreffenden Kapiteln über lange Unterschenkelstümpfe. Seite 277.

Die derzeit von uns gebrauchten Fußersatzstücke sind folgende:

1. Die Hoeftmansche Sohlenplatte: Sie ist vorn und rückwärts zum leichten Abwickeln des Fußes aufgebogen (Abb. 1).

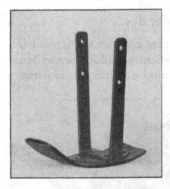

Abb. 1. Hoeftmansche
Sohlenplatte.

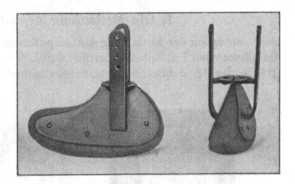

Abb. 2 und 3. Keilförmiger Holzfuß für das Arbeitsbein, von vorn und von der Seite gesehen.

2. Der keilförmige Klotzfuß von vorne und von der Seite geschen (Abb. 2 und 3). Der Klotz ist auf der Gehfläche mit eingeschlagenen Stahlbändern verstärkt.

3. Der mit Sohle und Absatz versehene Stahlarbeitsfuß. Er kann an der Sohlenfläche entweder einfach gerifft hergestellt werden oder es wird an die Sohle noch eine Ledersohle genietet (Abb. 4 und 5).

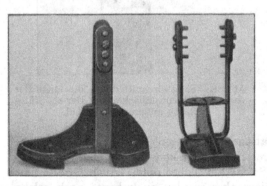

Abb. 4 und 5. Stahlarbeitsfuß von der Seite
und von vorn gesehen.

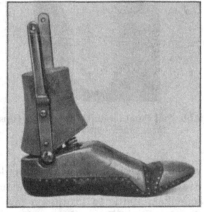

Abb. 6. Der kosmetische Ersatzfuß.

4. Der kosmetische Fuß (Abb. 6). Dieser Ersatzfuß ist wohl allgemein verbreitet und bewährte sich im Gebrauche recht gut. Herr Direktor Paul v. Dömötör, technischer Leiter der Prothesenfabrik, beschreibt technisch in einem folgenden Kapitel die 2. und 3. Form der Ersatzfüße samt den dazu nötigen Werkzeichnungen.

B. Spezieller Teil.

I. Das Ersatzbein für Unterschenkelamputierte.

1. Die Entlastung des Stumpfendes.

Bezüglich der Entlastung des Amputationsstumpfes gilt hier alles, was ich im allgemeinen Teil Seite 260 darüber sagte. Gocht berichtet, daß in der zweiten Hälfte des 18. Jahrhunderts französische und italienische Chirurgen bestrebt

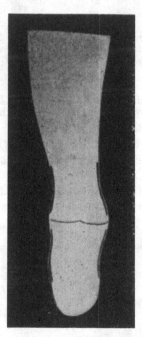

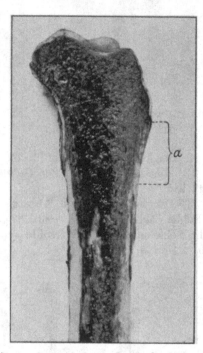

Abb. 7. Frontalschnitt durch die Gipsform eines Unterschenkels.

Abb. 8. Sagittalschnitt durch die Mitte des
vorderen Schienbeinhöckers. a Der als Stützfläche auszunützende Teil.

waren, nach Unterschenkelamputationen Prothesen anzuwenden, die ihre Stützflächen unter dem Knie hatten. Erst später konstruierte man für Unterschenkelamputierte Prothesen mit Stütze am Tuber ischii. Auch Gocht hält das für eine Übertreibung. Trotzdem aber werden auch heute noch solche Prothesen angefertigt und die Kranken damit überflüssigerweise belästigt. Ich habe bei meinen Prothesen für Unterschenkelamputierte früher nur den inneren Schienbeinknorren und das Wadenbeinköpfchen verwendet. Diese Stützflächen haben mir bei meinen Gehverbänden bei Unterschenkelknochenbrüchen gute Dienste geleistet.

Abb. 7 zeigt einen Frontalschnitt durch die Gipsform eines Unterschenkels. Es erklärt die anatomisch-mechanische Möglichkeit dieser Art der

Entlastung. Bis April 1916 habe ich mich mit diesen zwei seitlichen Entlastungsflächen begnügt. Seither verwendete ich dazu auch noch die untere Fläche des von der Ansatzsehne des Musculus quadriceps bedeckten vorderen Schienbeinhöckers (Protuberantia tibiae).

Abb. 8 zeigt an einem Sagitaldurchschnitt des oberen Schienbeinendes den gut hervorstehenden vorderen Schienbeinhöcker. Die auf der Abb. zwischen den Klammern eingefaßte untere Fläche wird zur Entlastung verwendet. Beim Abformen erheischt der vordere Scheinbeinhöcker kaum einer besonderen Beachtung, es muß nur der Arbeiter, der die positive Gipsform herstellt und glättet, darauf aufmerksam gemacht werden, daß er den Höcker von der rohen Form nicht wegschabt. Wird auch noch der vordere Schienhöcker zur Entlastung herbeigezogen, so verteilt sich die Körperlast am oberen Ende des Unterschenkels auf 3 Vierteile seines Umfanges.

In einem Vortrage über Ersatzbeine wird von Professor Riedl selbst die Möglichkeit der Entlastung des Unterschenkelstumpfes in der von mir angewendeten Weise bestritten und behauptet, es kann eine Entlastung des Unterschenkelstumpfendes nur am Becken erfolgen. Die Folge davon wäre, daß sämtliche Ersatzstücke für Unterschenkelamputierte bis zum Becken hinauf zu reichen hätten. Diese Behauptung stimmt nicht mit der Erfahrung. Würden wir sie befolgen, so würden wir die vielen Tausende von Unterschenkelamputierten mit überflüssig hochhinaufreichenden Ersatzbeinen belasten und diese überflüssigerweise verteuern.

Wir haben bisher an Unterschenkelamputierte nahezu 4000 Ersatzbeine unserer Konstruktion abgegeben. Bei sämtlichen wurde die Entlastung am oberen Schienbeinende gut ertragen. Es befindet sich darunter eine ziemliche Anzahl Doppelamputierter und eine Reihe solcher, deren Stumpfende noch wund ist. Viele von diesen benützen ihre Ersatzbeine seit zwei Jahren, sie wurden seither öfter untersucht und ausgefragt, ohne daß gegen die Art der Entlastung eine Klage eingelaufen wäre. Das sind doch genügend sichere Beweise für die Verwendbarkeit unserer Entlastung. Übrigens üben in unserer Gehschule für Amputierte fortwährend mehr als 100 Amputierte. Eine andere Serie arbeitet seit längerer Zeit in den Invalidenschulen. Jedermann ist hier gerne als Gast gesehen und kann sich persönlich von der vorzüglichen Brauchbarkeit dieser Entlastung überzeugen.

2. Die Befestigung des Ersatzbeines Unterschenkelamputierter.

Die bisherigen Prothesen für Unterschenkelamputierte wurden entweder an einem Beckengurt aufgehängt oder über dem Knie mittels zirkulärer Schnürung befestigt. Eine Ausnahme bildet Faarups (siehe Gocht) Befestigung. Die Prothese reicht nur bis an das obere Ende des Unterschenkels. Hier ist an der Hülse ein zirkulärer Gummischlauch angebracht, welcher aufgeblasen, das künstliche Bein in seiner Lage erhält. Das Aufhängen der Prothese an einem Beckengurt belästigt den Kranken überflüssigerweise und ist außerdem bei Fettleibigen kaum durchführbar. Bei diesen müßte es folglich sogar auf die Schulter gehängt werden. Die einfache zirkuläre Umschnürung über dem Knie behindert die freie Bewegung dieses Gelenkes und verursacht, um fest

und sicher zu halten, Stauung im Stumpfe. Unbeweglich befestigt weder die
eine noch die andere Art das Ersatzbein. Es verläßt bei einem jeden Schritt,
während der Körper auf dem anderen Bein ruht, infolge seiner Schwere den
Stumpf und sinkt darauf während der Belastung wieder zurück. Die Be-
lastungs- und Befestigungsflächen des Stumpfes sind folglich fortwährenden
Stößen und Reibungen ausgesetzt, die bei stärkerer Beanspruchung zu Entzündungen führen. Die Faarupsche Befestigung ist, abgesehen davon, daß
sie Stauung verursacht, auch noch unsicher. Der Gummischlauch kann
plötzlich undicht werden, und dann verliert der Kranke mitten im Gehen sein
Ersatzbein.

Abweichend von diesen bisher angewandten Befestigungen hänge ich das
Ersatzbein für Unterschenkelamputierte auf die beiden Knieknorren. Werden
die Weichteile beim Abformen dieser gut eingedrückt, so springen die Knochen,
wie es auf Abb. 9, 10 und 11 sichtbar ist, stark hervor, und wird hier die
Lederhülse mit Stahlpelotten verstärkt, so kann man das angelegte Ersatzbein selbst mit Gewalt nicht vom Bein herunterziehen. Dabei besteht der
Vorteil, daß Muskeln und Sehnen sowie Gefäße und Nerven über dem Knie
vom Druck ganz verschont bleiben.

Amputierte, die früher Ersatzbeine mit anderen Befestigungen trugen,
loben an den unseren, daß sich bei diesen die Befestigung auf die zwei unteren
Dritteile des Oberschenkels beschränkt und Beckenbefestigung, sowie Schultergurt, durch die der Amputierte sonst belästigt und in seinen freien Bewegungen
gehemmt wird, überflüssig sind.

3. Die Abformung für das Ersatzbein Unterschenkelamputierter.

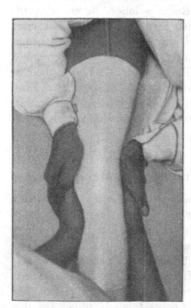

Der Amputierte liegt auf dem Rücken auf
einer gepolsterten hohen Bank. Das Becken
berührt dessen vordere Kante. Den Fuß des
gesunden Beines stützt er auf einen Stuhl.
Stumpf und Oberschenkel des amputierten Beines
wird eingefettet oder mit Federweiß eingestäubt.
In die Mittellinie der hinteren Fläche der im
Knie gestreckten amputierten Extremität wird
der ganzen Länge nach ein daumendicker Strick
gelegt. Darauf wird nachher das Negativ des
Modelles aufgeschnitten.

Der Amputationsstumpf, das Knie und der
Oberschenkel etwa bis über das obere Drittel
des letzteren werden mit eingeweichten Gipsbinden umwickelt. Gipsbrei darf nicht aufgetragen werden. Etwa 8—10 Schichten genügen.
Ist das geschehen, so umfaßt der eine Assistent
von oben her mit beiden Handtellern den Oberschenkel unmittelbar über den Knieknorren,
drückt hier die Weichteile fest an den Knochen
und preßt diese den Knieknorren entsprechend
genau an die harten Konturen und etwas nach

Abb. 9. Die Abformung für das
Ersatzbein Unterschenkelamputierter.

rückwärts. Der andere Assistent steht oder sitzt diesem gegenüber, umfaßt das obere Ende des Schienbeines und des Wadenbeines, drückt mit beiden Handtellern unter dem Schienbeinknorren und unter dem Wadenbein-köpfchen die Weichteile fest an den Knochen, streicht sie einigemal fest an den vorderen Schienbeinknorren und drängt sie nach rückwärts. Das ist notwendig, damit die Prothese rückwärts die Weichteile nicht drücke und die Zirkulation nicht hemme (Abb. 9). Beide Assistenten pressen das Modell so lange an diese Teile, bis es erstarrt, dann wird es bei hoch erhobenem Bein rückwärts in der Mittellinie auf dem eingelegten Strick aufgeschnitten, aufgeklappt abgenommen und genau geschlossen.

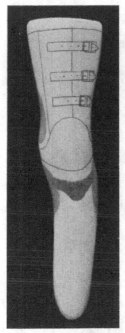
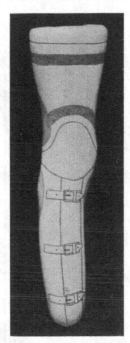
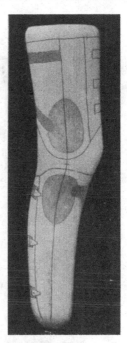

Abb. 10. Gipsform für das Unterschenkelersatzbein von vorn gesehen.

Abb. 11. Dieselbe von rück-wärts.

Abb. 12. Dieselbe von der inneren Seite.

Von dem gesunden Bein werden folgende Maße genommen:

1. Entfernung des Kniespaltes von der Mitte des inneren Knöchels.

2. Entfernung der Mitte des Knöchels von der Sohle des Absatzes.

3. Der größte Umfang der Dicke des Unterschenkels in der Höhe unter dem Amputationsstumpf.

4. Der Umfang des Unterschenkels über den Knöcheln.

5. Schustermaße von dem gesunden Fuß.

Die Maße werden in ein Schema geschrieben, welches mit dem Namen und der laufenden Nummer des Amputierten versehen an die negative Form befestigt, samt dieser der Prothesenwerkstätte übergeben wird. Dort wird die Form ausgegossen, geglättet mit der Vorzeichnung versehen und um nicht zu schmutzen mit einer dünnen Schellacklösung bestrichen. Abb. 10, 11 und 12

zeigt diese Form samt Vorzeichnung von vorne rückwärts und von der inneren
Seite her gesehen.

4. Das Ersatzbein für Unterschenkelamputierte.

Es wird nach den auf Seite 257 beschriebenen allgemeinen Regeln aus Leder
und Stahl angefertigt und sollen dabei außerdem folgende spezielle Vorschriften
befolgt werden.

a) Der suspendierende Oberschenkelteil. Er dient nur zur Befestigung des
Ersatzbeines und braucht deshalb nur bis etwa an die Mitte des Oberschenkels

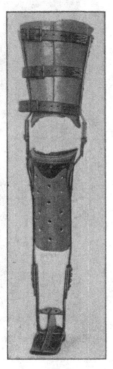 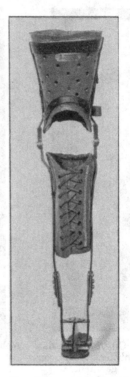

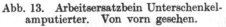

Abb. 13.   Arbeitsersatzbein Unterschenkel-   Abb. 13a. Dasselbe, von rückwärts gesehen.
amputierter.   Von vorn gesehen.

zu reichen. Die Lederhülse soll die beiden Knieknorren decken und an beiden
Seiten erst 2 cm über dem Kniespalte enden. Sie umfaßt in dieser Weise die
Knieknorren vollkommen. Ebenso tief müssen die Stahlplatten herunter-
reichen, welche die Lederhülse den Knieknorren entsprechend verstärken.
Sie sind an die Seitenschienen des Erstzbeines genietet. Da sich diese in
der Höhe des Kniegelenkes von dem Knochen entfernen, die Stahlpelotten
hingegen mit den entsprechenden Abschnitten der Lederhülse den Knieknorren
knapp anliegen müssen, verlassen die Stahlplatten, die zwischen den Schienen
und dem Leder angebracht sind, mit ihren distalen Enden die Seitenschienen
und ragen, an ihrer Innenseite mit Leder bedeckt und ein wenig gefüttert frei

nach unten vor. Sie sollen stark genug sein, um sich nicht zu verbiegen. Siehe Abb. 13—15 und die Werkzeichnung auf Abb. 16 und 17.

Da man nicht nur auf dem Sitzknorren, sondern auch auf einem großen Teil der rückwärtigen Fläche des Oberschenkels sitzt, wird der zylindrische harte Oberschenkelteil des Ersatzbeines bei hartem Sitz gewöhnlich insofern unbequem, als darauf das Ersatzbein nach außen oder nach innen herumrollt. Er wird folglich in dem Gebrauche gewöhnlich abgeflacht. Auf Grund dieser Erfahrung machen wir den Oberschenkelteil dieses Ersatzbeines an seiner hinteren Fläche nicht zylindrisch, sondern etwas flach. Dementsprechend wird entweder

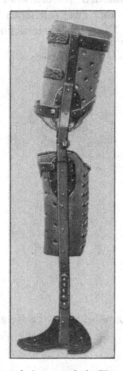
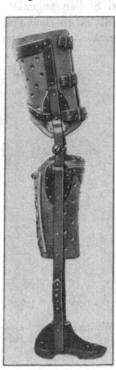

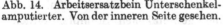

Abb. 14. Arbeitsersatzbein Unterschenkel-amputierter. Von der inneren Seite gesehen.

Abb. 15. Dasselbe, von der äußeren Seite gesehen.

die positive Gipsform an der rückwärtigen Seite des Oberschenkelteiles ein wenig abgeschabt, oder man kann auch schon während des Abformens darauf achten und die hintere Fläche der negativen Gipsform noch im weichen Zustande am Körper etwas flachdrücken.

Dem Knie entsprechend soll der Oberschenkelteil vorn und rückwärts hoch hinauf reichende Ausschnitte erhalten, damit beim Gehen vorn die Kniescheibe, rückwärts die Sehnen freien Spielraum haben. Der rückwärtige Ausschnitt soll auch noch aus dem Grunde höher hinauf reichen, als es zum Einbiegen des Ersatzbeines selbst unbedingt nötig ist, damit sich hier beim Niedersetzen, wenn der Unterschenkel bis zum rechten Winkel gebeugt wird, namentlich bei etwas beleibteren Individuen, die Weichteile der Kniekehle frei hervordrängen können und nicht zwischen dem Ober- und dem Unterschenkelteil des Ersatzbeines eingezwängt werden.

b) Der tragende Unterschenkelteil. Er trägt an seinem oberen Ende die drei Flächen, welche die Last des Körpers tragen. Die Lederhülse reicht vorn und an beiden Seiten knapp bis zum Kniespalt und erhält auf der Gipsform genau die Form der beschriebenen Tragflächen. Um diese Lederteile zu verstärken, sind hier ebenfalls Stahlplatten angebracht, von denen die äußere der unteren Fläche des Wadenbeinköpfchens, die innere der des Schienbeines, die vordere jener des vorderen Schienbeinhöckers nachgeformt und an die betreffenden Stellen angenietet ist. Ihre Form ist auf den Bildern ersichtlich.

Da die Körperlast von dem vorderen und von den zwei seitlichen Teilen des Unterschenkels getragen wird, lassen wir den Unterschenkelteil vorn ge-

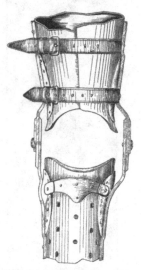
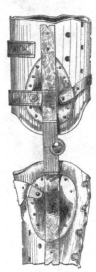
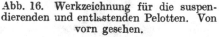

Abb. 16. Werkzeichnung für die suspendierenden und entlastenden Pelotten. Von vorn gesehen.

Abb. 17. Dieselbe, von der Seite gesehen.

schlossen und öffnen ihn von rückwärts, während der Oberschenkelteil vorn zum Öffnen ist. Die Amputierten mit den gewöhnlichen Stümpfen öffnen den Unterschenkelteil beim Ablegen des Ersatzbeines gewöhnlich nicht, sondern ziehen den Stumpf einfach nach oben heraus. Ist also dieser Teil einmal dem Stumpfe angepaßt, so bleibt er beständig geschlossen. Folglich ist das Zuschnüren an der hinteren Seite mit keinen, sich alltäglich wiederholenden Unbequemlichkeiten verbunden. Nur bei jenen langen Stümpfen, bei denen die Knöcheln erhalten sind, ist das anders. Darüber werde ich später in einem eigenen Kapitel sprechen.

c) Das Kniescharnier. Außer der richtigen Ausnützung der suspendierenden und der entlastenden Flächen hängt die unbewegliche Befestigung und gute Funktion des Ersatzbeines noch davon ab, daß das Kniescharnier des Unterschenkelersatzbeines genau dem Kniespalte entsprechend in der Querachse des Kniegelenkes angebracht werde. Ich verweise diesbezüglich auf den anatomischen

Teil dieses Werkes und bemerke hier nur, daß, wenn das Kniescharnier höher, tiefer, zu weit vorn oder hinter der Gelenkachse angebracht wird, das Ersatzbein sich beim Gehen, beim Niedersetzen, sowie beim Auftreten fortwährend verschiebt und die dadurch entstehende Reibung früher oder später böse Folgen hat. Bei kurzen Amputationsstümpfen haben diese Verschiebungen zur Folge, daß der Stumpf nicht festgehalten werden kann, sondern aus der Unterschenkelhülse fortwährend herausschlüpft. Das sicherste Zeichen, daß die suspendieren-

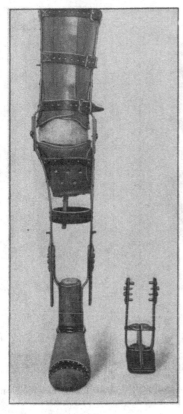

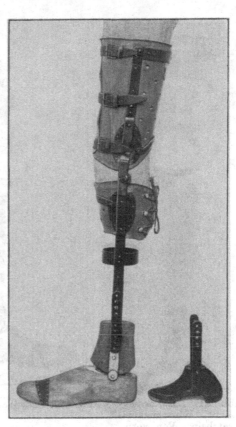

Abb. 18. Arbeitsersatzbein, an dem der Arbeitsfuß mit dem kosmetischen umgetauscht werden kann. Von vorn gesehen.

Abb. 19. Dasselbe, von der Seite gesehen.

den und die entlastenden Pelotten, sowie auch das Kniescharnier genau am richtigen Orte angebracht sind, ist die vollkommene Unbeweglichkeit des Ersatzbeines während des Gebrauchs.

    d) Das Arbeitsersatzbein Unterschenkelamputierter. Nachdem, was ich im allgemeinen Teile und in diesem Kapitel von den einzelnen Teilen dieses Ersatzbeines sagte, bleibt hier zur Erklärung der Abb. 12—17, welche ein solches Ersatzbein neuester Konstruktion darstellen, nicht mehr viel zu sagen übrig.

    Die Seitenschienen sind aus 20 mm breiten, 4 mm dicken Stahlstäben geformt. Ihre Kanten werden nicht abgerundet, die Flächen nicht geglättet, sondern mit schwarzer Lackfarbe bestrichen. Das Leder ist rohgegerbt und wird braun gefärbt. Als Arbeitsfuß wird gewöhnlich der in Abb. 4—5 wiedergegebene mit Sohle und Absatz versehene Stahlfuß angewendet. Bringt uns der Amputierte einen kosmetischen Fuß, so sorgen wir dafür, daß dieser mit dem Stahlfuß. so wie das auf Seite 264 beschrieben ist, ausgetauscht werden kann. Abb. 18 und 19 stellen uns ein solches Arbeitsbein vor. In diesem Fall besteht dann der Unterschied zwischen dem Arbeitsersatzbein und dem kosmetischen nur

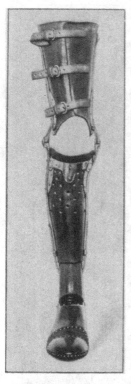

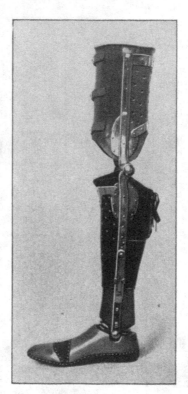

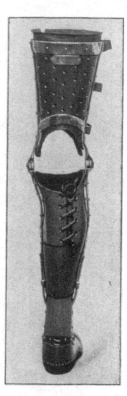

Abb. 20. Das kosmetische Unterschenkelersatzbein. Von vorn gesehen.

Abb. 21. Dasselbe von der Seite.

Abb. 22. Dasselbe von rückwärts.

in der feineren Ausführung des letzteren. Die Dauerhaftigkeit beider ist gleich.

e) **Das kosmetische Ersatzbein Unterschenkelamputierter.** Abb. 20, 21 und 22 zeigen dessen neueste Konstruktion. Sie unterscheiden sich von dem Arbeitsersatzbeine dadurch, daß die Stahlschienen geglättet, ihre äußeren Kanten abgerundet, sämtliche Stahlteile vernickelt, das Leder sorgfältigst geglättet, mit Schellack eingelassen und poliert ist. Außerdem ist es mit einem kosmetischen Fuß versehen. Der Amputierte bekommt dazu einmal ein Paar Trikot und ein Paar Schuhe. Beide hat er sich später selbst zu besorgen.

5. Beeinflussung der Unterschenkelprothese von der Art des Stumpfes.

Bisher habe ich die Normalform des Unterschenkelersatzbeines besprochen. Es gehören hierher die Fälle mit mittellangem, im Knie frei beweglichem Amputationsstumpf. Für diese eignen sich die beschriebenen Ersatzbeine ohne weiteres.

Von dieser Norm gibt es mancherlei Abweichungen, die bisher meines Wissens vom Standpunkte der Ersatzbeine noch nicht berücksichtigt wurden. Der sehr kurze, der sehr lange, der im Knie ankylotische, der Syme-, Pyrogoff- und der Chopart-Stumpf erheischen besondere Berücksichtigung und werden daher in den folgenden Kapiteln jeder besonders besprochen.

a) **Der kurze bewegliche Unterschenkelstumpf.** Es ist für den Gang von unschätzbarem Vorteil, wenn der Amputierte den Unterschenkel des Ersatzbeines mit seinem Unterschenkelstumpf aktiv bewegt. Darin liegt der Hauptunterschied im Gange des Unterschenkelamputierten von dem Oberschenkelamputierten. Dem letzteren ist der im Knie Enukleierte und jener Amputierte gleichgestellt, dessen Unterschenkelstumpf gebeugt in dem Ersatzbein kniet (Knielauf).

Alle drei entbehren die aktive Streckung des Unterschenkels und werden damit eines großen Vorteiles verlustig. Wir haben daher darauf zu achten, daß wir die aktive Beweglichkeit des Kniegelenkes womöglich konservieren. Meine diesbezüglichen Beobachtungen ergaben, daß Amputierte mit Unterschenkelstümpfen von 10, 11, 12 cm Länge bei Entlastung und Suspension nach meinem Systeme mit aktiv bewegtem Knie gut gehen. Es ist nicht gleichgültig, welcher Konstruktion das erste Ersatzbein ist, welches diese Amputierten bekommen. Gehen sie längere Zeit hindurch mit gebeugtem Unterschenkel, so wie das bei Stelzfüßen gebräuchlich ist, so können Kontrakturen entstehen, deren Mobilisierung wegen der Kürze des Stumpfes nicht immer gelingen dürfte.

Darum sollen für diese Amputierten sofort Ersatzglieder bestellt werden, bei denen sie den Unterschenkelstumpf aktiv bewegen. Es gibt zwar Ausnahmefälle. Einer unserer Amputierten mit einem 12 cm langen Unterschenkelstumpf trug ein Jahr lang einen Stelzfuß, auf welchem er kniete. Trotzdem entstand keine Kontraktur und er konnte mit unserem Behelfsbein sofort mit aktiv bewegtem Knie gut gehen. Auf Grund dieser Erfahrungen verwenden wir bei Unterschenkelamputationsstümpfen von mehr als 10 cm Länge Ersatzbeine mit freiem beweglichem Kniegelenk. Es werden bei diesen die Stützflächen am oberen Ende des Unterschenkels wie bei den normalen Fällen hergestellt und es ist nicht notwendig, daß man bei diesen Amputierten zur Entlastung an den Sitzknorren apelliere. Hauptsächlich bei diesen Stümpfen ist es vorteilhaft, zur Entlastung am Unterschenkel nicht nur die zwei seitlichen Stützflächen, sondern auch den vorderen Schienbeinknorren auszunützen. Die Leistungsfähigkeit dieser kurzen Stumpfe wird dann durch zweckentsprechende Behandlung noch gehoben. Besonderes Gewicht muß auf die gute Befestigung des Stumpfendes gelegt werden. Die Lederhülse am Unterschenkelteil des Ersatzbeines, muß auch rückwärts bis an das obere Ende des Stumpfes so hoch hinaufreichen, als es das Einbiegen des Knies überhaupt zuläßt. Damit nun dieses nicht behindert sei und die Weichteile der Kniekehle Platz finden, soll der Oberschenkelteil

in der Kniekehle höher hinauf ausgeschnitten werden als es sonst gebräuchlich ist.

Erreicht der Stumpf nicht die Länge von 10 cm, so läßt man ihn im rechten
Winkel beugen und dann gelten teilweise die Regeln des nächsten Kapitels.

b) Der kurze unbewegliche Stumpf. Der Verlust der freien Beweglichkeit
des Unterschenkelstumpfes hat mehrere Ursachen. Die eine ist, daß nach der
Amputation nicht speziell dafür gesorgt wurde, daß die freie Beweglichkeit

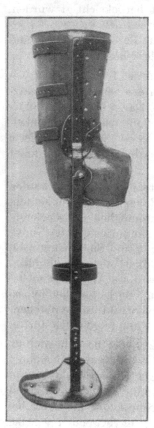

bewahrt bleibe, die Hauptrolle aber spielt die Phlegmone, die in solchen Fällen die Indikation für die
Amputation abgab, und sich über die Amputations-
linie hinaus auf das Kniegelenk oder darüber hinweg entlang der Sehnenscheiden, der Nerven und
der Gefäße höher hinauf erstreckt. Je nach der
anatomischen Lokalisation und der Intensität der
Entzündung ist die Folge eine vollkommene Steifheit des Kniegelenkes oder nur eine Beschränkung
in der freien Beweglichkeit des Stumpfes. Beschränken sich die Veränderungen auf die Umgebung
des Gelenkes, wie es meistens der Fall ist, handelt
es sich um die Folgen einer minder hochgradigen
Sehnenscheidenentzündung, um weniger tiefgehende
Veränderungen in der Gelenkkapsel oder in den
Verstärkungsbändern und ist der Stumpf so lang,
daß er für die mechanische Behandlung eine genügende Angriffsfläche bietet, so soll nach der Amputation die Behandlung so bald als möglich in
Angriff genommen werden. Der Erfolg der angewandten Massage usw. möglichenfalls auch der Gips-
behandlung ist bei diesen leichteren Fällen gewöhnlich ein vollkommener. Haben wir es hingegen mit
tiefergehenden Veränderungen zu tun, oder ist der
Stumpf sehr kurz, so kann die orthopädische Behandlung erfolglos bleiben. Das Mißliche ist, daß diese
Ankylosen und Kontrakturen meistens bei kurzen
Stumpfen vorkommen, da bei diesen der Prozeß,

Abb. 23. Arbeitsersatzbein
bei kurzem oder aktiv nicht
beweglichem — ankyloti-
schem Unterschenkelstumpf.

welcher die Indikation zur hohen Unterschenkelamputation abgab, in der Nähe des Gelenkes ablief.

Ist die mechanische Behandlung ohne Erfolg,
so bestehen für unser weiteres Vorgehen noch ver-
schiedene Möglichkeiten. Ist der Stumpf kurz und ist er in Beugestellung
in einem Winkel von 90⁰ oder in einem, der diesem nahekommt, ankylotisch,
so belassen wir ihn darin und bestellen ein Ersatzbein wie bei Exartikulation des Kniegelenkes. In diesen Fällen bleibt der rückwärtige Ausschnitt über der Kniekehle weg, und die Lederhülse wird an der hinteren
Fläche über die Kniekehle herunter auf die jetzt nach oben gewandte hintere
Fläche des Unterschenkelstumpfes weitergeführt wie das auf der Abb. 23
ersichtlich ist. Die Oberschenkelhülse ist vorn offen. Der Stumpf wird von
vorn in seine Hülse hineingesteckt.

Erfolgte die Ankylose in einem stumpfen Winkel — ich habe Fälle gesehen, in denen dieser Winkel 120—130⁰ betrug, — so müssen wir die Schale, auf die sich der Stumpf stützt, mit der Längsachse des Schenkelteiles in einen Winkel stellen, welcher der Kontraktur des ankylotischen Stumpfes entspricht. Lassen wir dann die Lederhülse des Oberschenkels über die Kniekehle herunterziehen, so wird dadurch das Abgleiten des Stumpfendes von der schiefstehenden Schale verhindert. Sollte diese Stütze nicht genügen, so appellieren wir an die Stütze am Sitzknorren. Die Abformung dazu geschieht wie für die Oberschenkelprothese (Seite 287), mit dem Unterschiede, daß nach der Abnahme des Negatives der das Becken umfassende Teil weggeschnitten und nur der untere Teil bis hinauf über die Sitzfläche am Sitzknorren ausgegossen wird.

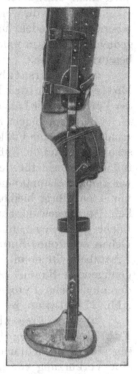

Dieselbe Konstruktion wende ich auch dann an, wenn der gebeugt ankylotische Stumpf mit dem Oberschenkel zwar einen rechten Winkel bildet, aber wegen Narben usw. nicht tragfähig ist. Bei mehreren dieser Stumpfarten würde eine Operation, etwa die Enukleation im Kniegelenk usw., die Verhältnisse für das Ersatzbein vereinfachen, aber dazu ist von manchen Amputierten die Einwilligung nicht zu erlangen, wir müssen daher trachten, diese Amputierten mit einem geeigneten Ersatzbein ohne Reamputation erwerbsfähig zu machen.

Eine neue Form konstruierte ich für jene Stümpfe, welche etwa 15 Zentimeter lang entweder in einem Winkel von etwa 160⁰ ankylotisch sind, oder zwar beweglich sind, aber nur bis zu diesem Grad gestreckt werden können. Der Stumpf wird in der größtmöglichen Streckung modelliert, die Stützpunkte bleiben dieselben, die Hülse für den Stumpf steht mit dem suspendierenden Oberschenkelteil des Ersatzbeines unter dem durch die Konstruktur bestimmten Winkel, aber die Seitenschienen des Unterschenkelteiles ziehen in gerader Fortsetzung der Oberschenkelschienen weiter bis zum Fußteil, so daß dadurch bei einer Streckstellung des Stumpfes von nur 160⁰ der Unterschenkelteil des Ersatzbeines mit dem Oberschenkel doch in eine gerade Linie gerät, wodurch die Kontraktur verdeckt wird. Siehe Abb. 24.

Abb. 24. Arbeitsprothese für Unterschenkelstümpfe, die in Winkelstellung ankylotisch sind oder nicht vollkommen gestreckt werden können.

c) **Die langen Stumpfformen.** Nicht nur eine zu große Kürze, auch eine zu große Länge des Unterschenkelstumpfes beeinflußt die Konstruktion des Ersatzbeines. Es handelt sich hier hauptsächlich darum, daß wir die Fußkonstruktion des Ersatzbeines und gelegentlich bei empfindsamem Stumpf auch den Entlastungsraum in jener Distanz unterbringen, welchen dafür der Längenunterschied zwischen dem Amputationsstumpf und dem gesunden Bein übrig läßt. Liegt ein Fall von beiderseitiger Unterschenkelamputation mit langen Stümpfen vor, so haben wir freie Hand. Um eine gute Fußkonstruktion unterzubringen, können wir beide Ersatzbeine beliebig verlängern. Der Amputierte nimmt es nicht übel, wenn er dadurch etwas größer wird. Hingegen bei einseitiger Amputation müssen wir uns für die Fußkonstruktion mit dem Raum begnügen, welchen uns der Längenunterschied zwischen den Stumpf und dem gesunden Bein vorschreibt, sonst müßte der Amputierte lebenslang am Schuh des gesunden Beines eine entsprechend dickere Sohle und einen höheren Absatz tragen, was nicht nur dem Schönheitssinn widerstrebt, sondern auch das Gehen noch mehr erschwert.

Ich werde die verschiedenen Stumpfformen, die hier in Betracht kommen, besonders behandeln und verweise vor allem auf Kapitel 6 Seite 264 des allgemeinen Teiles, in welchem ich die bei unseren Ersatzbeinen angewandten Füße beschrieben habe.

a) Das Ersatzbein nach Exartikulation im Sprunggelenk mit Entfernung beider Knöcheln (Syme). Bei mittelgroßen Personen beträgt der Verlust an der Länge des Beines bei der Exartikulation nach Syme etwa 6 cm.

Bei tragfähigem Stumpf steht der ganze Raum für die gepolsterte Stützschale und für die Fußkonstruktion zur Verfügung, davon entfallen auf die Tragschale 1 cm, auf die Fußkonstruktion 5 cm. Dieser Raum genügt für den Arbeitsfuß ebenso wie für den kosmetischen. Bei empfindsamem Stumpf brauchen wir zur Entlastung einen Hohlraum von 2 cm, so daß für die Fußkonstruktion nur 4 cm übrig bleiben. Bei dem Arbeitsbein verwenden wir in diesem Fall kein Sprunggelenkscharnier, da der Fußteil ohnedies kurz und die Sohlenfläche gebogen ist, infolgedessen die Abwicklung des Fußes vom Boden beim Gehen auch ohne Sprunggelenkscharniere gut möglich ist. Beim kosmetischen Ersatzbein findet in diesem niederen Raum eine Fußform nach Abb., 6 nicht genügenden Raum. Wir wenden daher in diesen Fällen jenen Ersatzfuß an, der auch beim Pyrogoffstumpfe verwendet wird, dort beschrieben und unter Abb. 27 illustriert ist.

b) Das Ersatzbein nach osteoplastischer Exartikulation des Fußes nach Pirogoff. Durch Entfernung des Fußes im Sprunggelenk, Absägen der Knöcheln und einer dünnen Knochenscheibe vom Stumpfende entsteht eine Verkürzung von 8 cm. Der an das Stumpfende angebrachte Hackenfortsatz ersetzt davon etwa 5 cm. Bleibt ein Längenunterschied zwischen beiden Beinen von etwa 3 cm. Diese Höhe steht für die Fußkonstruktion zur Verfügung.

Ist der Pirogoffstumpf tragfähig, so stehen verschiedene Möglichkeiten zur Verfügung. Die eine ist als Arbeitsfußersatz eine gepolsterte Lederkapsel aus dickem Sohlenleder, welche über dem Stumpfende festgeschnürt wird. Einer unserer Amputierten hat sich eine solche Kapsel konstruiert und war damit zufrieden. Ein jeder ist es nicht. Als kosmetischer Ersatz genügt ein ausgestopfter Schuh darum nicht, weil er sich beim Gehen umdreht und keinen richtigen Halt hat.

Aber auch der Pirogoffstumpf ist sehr oft nicht tragfähig. Seine Empfindsamkeit kann verschiedene Ursachen haben. Vorerst muß in Betracht gezogen werden, daß der Amputierte damit nicht auf jenen Teil der Ferse auftritt, welcher an das Tragen der Körperlast gewöhnt ist, sondern im besten Fall auf dessen hinteren Rand, der jetzt durch die Drehung, die der Hackenfortsatz erleidet, nach unten zu liegen kommt. Es hängt von dem Winkel ab, welchen die Sägefläche des Hackenfortsatzes zu seiner Längsachse bildet, welcher

Teil nach der Anheilung belastet wird. Diese Teile sind nicht alle gleichmäßig tragfähig.

Dann gibt es Fälle, bei denen die Anheilung nicht ungestört vor sich ging. Es trat Eiterung ein. Es entsteht anstatt einer Narbenlinie eine Narbenfläche, die bis zum Knochen reicht, gegen jeden Druck empfindlich ist und leicht zur Geschwürsbildung führt. In einem anderen Fall heilte der Hackenfortsatz überhaupt nicht an. Es kam zu einer Pseudoarthrose. Oder er heilte an die Unterschenkelknochen an, diese Anheilung erfolgte aber unter einem stumpfen Winkel,

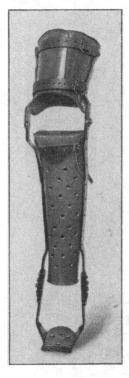 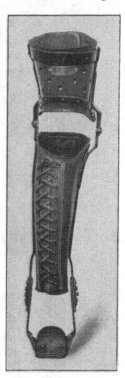

Abb. 25. Arbeitsbein nach osteoplastischer Exartikulation nach Pirogoff mit schmerzhaftem Stumpf. Von vorn gesehen.

Abb. 26. Dasselbe von rückwärts.

entweder weil die Tenotomie der Achillessehne versäumt wurde oder weil Eiterung eintrat. Solche Fälle kommen ab und zu auch während der Friedenszeit vor, nur werden sie nicht beschrieben. Jetzt aber sehen wir diese Fälle ziemlich oft. Mancher von ihnen willigt zur Reamputation ein. Viele aber verweigern sie. Sie geben an, schon zu viel gelitten zu haben, und wir haben doch für ihre Gehfähigkeit zu sorgen. Hier muß also entlastet werden.

Bei doppelseitigem Pirogoffstumpf haben wir freie Hand. Der Amputierte kann in diesen Fällen solche Ersatzbeine bekommen, wie wir sie für die im unteren Drittel oder nach Syme amputierten anwenden. Er wird damit einige Zentimeter höher sein als er vorher war. Bei einseitiger Amputation aber

stehen uns für die Fußkonstruktion samt Entlastungsraum nur 3 cm zur
Verfügung.

Als Arbeitsbein verwenden wir dazu das Ersatzbein, welches Abb. 25
und 26 darstellt. Es ist dabei für die Entlastung wie bei einem empfindsamen
Unterschenkelstumpf gesorgt. Bei dem kosmetischen Ersatzbein kann die
gewöhnlich angewendete Fußform (Abb. 6) hier nicht verwendet werden. Wir
haben zur Entlastung und für die Fußkonstruktion nur 3 cm. Wir haben für diese

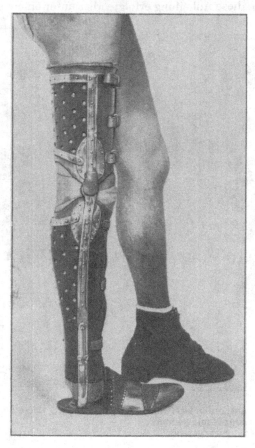

Abb. 27. Kosmetisches Ersatzbein bei empfindsamem Pirogoffstumpf. Anstatt des Sprunggelenkes ein Scharnier vor dem Stumpf.

Fälle zweierlei Fußkonstruktionen hergestellt, bei der einen, welche die Abb. 27
darstellt, ziehen die Seitenschienen zur Stahlsohle und sind mit dieser fest verbunden. Anstatt des Sprunggelenkes haben wir am Fußteil, vor dem Amputationsstumpf, ein Scharnier angebracht. Der Fußteil des Ersatzbeines soll so
tief gestellt werden, daß zwischen dem Stumpfe und dem Sohlenteil des
künstlichen Fußes ein Hohlraum von etwa 2 Zentimetern zur Suspension leer
bleibt. Auf der Abbildung ist dieser Hohlraum nicht gut sichtbar. Bei der
zweiten Konstruktion sind die Scharniere des Sprunggelenkes an die unteren
Enden der Seitenschienen unmittelbar über die Stahlsohle verlegt. Der vorhin

erwähnte Hohlraum muß auch hier beibehalten werden. Beide Konstruktionen haben sich in der Praxis bewährt, die erstere aber ist nach unseren bisherigen Erfahrungen vorzuziehen.

c) Der Ersatzfuß bei Exartikulation nach Chopart. Wurde die Exartikulation regelrecht ausgeführt, ging die Heilung ohne Eiterung von statten, so ist der Stumpf aktiv beweglich und vorzüglich tragfähig. Da der ganze Vorderfuß fehlt, besteht zwar die Neigung dazu, daß sich der Schuh hin- und herdrehe, trägt aber der Amputierte einen Schnürschuh, der am Unterschenkel etwas höher als gewöhnlich über die Knöchel hinaufreicht, so läßt sich dieser Übelstand durch eine etwas stärkere Schnürung beseitigen. Der Vorderteil des Schuhes wird mit irgendeinem weichen Materiale ausgestopft.

Verlief die Heilung mit Eiterung, die sich auf das Stumpfende beschränkte, ist die vordere Stumpffläche mit Narbe bedeckt, die mit dem Knochen verwachsen ist und verträgt diese selbst den geringen Druck nicht, welchen die weiche Ausstopfung beim Gehen auf sie ausübt, so haben wir bei Amputierten, die die Reamputation verweigerten, in die Schuhsohle eine etwas aufwärts gebogene Stahlplatte eingearbeitet.

Entstand während der Heilung bei übrigens günstigen Verhältnissen eine Spitzfußstellung ohne Gelenksteifheit, so kommt Tenotomie oder die Verlängerung der Achillessehne in Betracht. Man muß aber bezüglich des Redressements auf Schwierigkeiten gefaßt sein, die von der Kürze des Stumpfes bedingt sind, und die mit starken Heftpflasterstreifen überwunden werden dürften. Selbst habe ich darüber keine Erfahrung.

Griff die Phlegmone auf die Gelenke über, entstand ein steifer Spitzfuß mit schmerzhaftem Stumpfende, so ist die Reamputation angezeigt. Verweigert sie der Kranke, so muß ein entlastendes Ersatzbein getragen werden. Bei einseitigem Leiden wird dann das gesunde Bein mittels höherem Absatz verlängert, während bei doppelseitigem der Amputierte sowie bei manchen Fällen beiderseitiger Exartikulation nach Syme durch Verlängerung beider Ersatzbeine, die die Entlastung gestatten, um einige Zentimeter größer wird.

d) Der Ersatzfuß nach Lisfrank Exartikulierter. Ist der Stumpf mit glatter Liniennarbe geheilt, so braucht nur das vordere Ende des Schuhes ausgestopft zu werden. Ist hingegen das Stumpfende namentlich an der Sohlenseite narbig, so muß reamputiert werden. Wird dieser Antrag zurückgewiesen, so könnte man mit einer ausgepolsterten Sohle einen Versuch machen. Aber selbst in einem solchen Schuhwerke verträgt die Narbe sehr oft den Druck der Körperlast nicht. Mancher dieser Amputierten kann nur mit vollkommen entlastetem Fuß gehen. Da sich dieser entlastende Schuh, den ich seit vielen Jahren bei Tuberkulose der Fußwurzelknochen zur ambulanten Behandlung der Unterschenkelfrakturen, sowie der Pseudarthrosen mit bestem Erfolge anwendete, namentlich in seiner neuesten Form auch für anderswie deformierte, narbige, schmerzhafte Füße eignet, will ich ihn im folgenden beschreiben:

Es wird nach den in einem früheren Kapitel beschriebenen Regeln von dem Fuß und von dem Unterschenkel bis hinauf zum Knie ein Gipsmodell angefertigt. Das obere Unterschenkelende wird wie für ein Unterschenkelersatzbein mit sorgfältiger Herausbildung des seitlichen und des vorderen Schienbeinhöckers sowie des Wadenbeinköpfchens modelliert. Unter die ganze Sohlenfläche des positiven Modells wird eine 15 mm hohe Sohlenerhöhung aus Gips angebracht.

Diese 15 mm bleiben folglich in dem Schuh, welcher nach dem Modelle gearbeitet wird, als Entlastungsraum frei. Der Unterschenkelteil des Apparates besteht aus zwei seitlichen in der Höhe des Sprunggelenkes mit Scharnieren versehenen Längsschienen, die mittels Zahnschiene und Schlüssel verlängert werden können. Sie stehen mit einer Lederkapsel in Verbindung, die in der Höhe der Zahnschiene in einen oberen und einen unteren Teil getrennt ist. (Abb. 28, 29 und 30.)

Er kann beim Anlegen mittels zwei Scharnieren, die unter dem Sprunggelenk an den Seitenschienen angebracht sind, der Seite nach geöffnet werden. Der Schuh wird nach dem Gipsmodell gearbeitet, folglich um 1,5 cm tiefer angefertigt, so daß, wenn der Apparat angelegt ist, zwischen der Innenfläche der

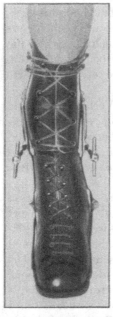 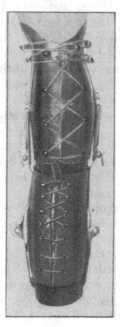 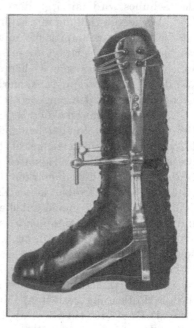

Abb. 28. Entlastungs-
apparat und Schuh
bei narbiger empfind-
samer Sohle. Von
vorn gesehen.

Abb. 29. Dasselbe von
rückwärts.

Abb. 30. Dasselbe von der Seite.

Schuhsohle und der schmerzhaften Sohle des Fußes ein Hohlraum von 1,5 cm besteht, welcher durch Verlängerung der Seitenschienen mit den Schlüsseln auch noch vergrößert werden kann. Die Seitenschienen können auch in einfacher Weise mittels Verschiebung und Schrauben verlängert werden.

e) Die an beiden Unterschenkeln Amputierten. Die an beiden Unterschenkeln Amputierten gehen mit unseren Ersatzbeinen nach gehöriger Übung vollkommen gut.

Sie erlernen zwar das Gehen gewöhnlich schwerer als die an einer Extremität Amputierten, aber allmählich legen sie die Krücken weg, begnügen sich mit zwei Stöcken und bald auch mit einem. Einzelne sind unermüdlich und sieht man sie gehen, so würde man nicht glauben, daß sie an beiden Beinen Ersatzbeine tragen.

II. Das Ersatzbein im Knie Exartikulierter.

Beim tragfähigen Stumpf stützt sich der Enukleierte mit den beiden Knieknorren auf eine gut gepolsterte Schale, welche an die suspendierenden Stahlpelotten befestigt ist. Die Suspension des Ersatzbeines erfolgt, wie bei dem Ersatzbein Unterschenkelamputierter, an den Oberschenkelhöckern. Der Oberschenkelteil reicht bis zur Mitte des Oberschenkels. Die Abformung geschieht wie für Unterschenkelamputierte. Die Abbildung 31 und 32 zeigt das angewandte Arbeitsbein.

An dem Kniescharnier ist eine Sperrvorrichtung angebracht, welche die Steifstellung und das Freigeben des Kniescharniers ermöglicht. Anfangs gehen

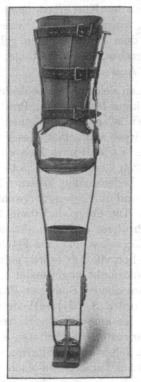

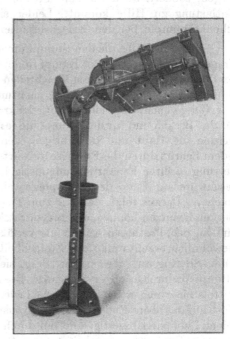

Abb. 31. Arbeitsersatzbein im Kniegelenke   Abb. 32.   Dasselbe, von der Seite gebeugt
    Exartikulierter. Von vorn gesehen.   gesehen.

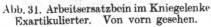

die Exartikulierten nur mit steifgestelltem Knie, später erlernen sie das Gehen mit beweglichem Scharnier, versteifen es aber auf unebenen Wegen oder beim raschen Gehen.

Bei schmerzhaftem Stumpfende erfolgt die Entlastung am Sitzknorren, die Suspension aber nicht am Becken, sondern an den Knieknorren. Die Abformung geschieht daher, um einen Abdruck des Sitzknorrens zu bekommen, wie bei einem Oberschenkelamputierten, nur werden die Knieknorren so wie bei dem Unterschenkelamputierten herausgeformt und wird nach Beendung der Abformung der Beckenteil der negativen Form entfernt.

III. Das Ersatzbein Oberschenkelamputierter.

1. Die Entlastung des Stumpfendes Oberschenkelamputierter.

1. Die Entlastung des Stumpfendes. Alles, was ich im allgemeinen Teil von dem tragfähigen Stumpf sagte, gilt von dem Oberschenkelstumpf noch in höherem Maße als von dem Unterschenkelstumpf.

Erfolgte die Amputation in der Diaphyse, so konzentriert sich die ganze Körperlast auf den kleinen Querschnitt des Oberschenkelknochens und auf die ihn bedeckenden Weichteile. Nicht nur während der Zeit der Angewöhnung, sondern auch später, wenn der regelrechte Stumpf bereits unempfindlich und tragfähig geworden, ist ihm eine Hilfe im Tragen der Körperlast erwünscht. Wir haben daher nicht nur für einen tragfähigen, unempfindlichen Stumpf zu sorgen, sondern auch für eine Prothese, welche dem Stumpf durch gehörige Entlastung zu Hilfe kommt. Leider sind regelrechte, gut tragfähige Oberschenkelstümpfe bei den Kriegsamputierten eine Ausnahme.

Die Weichteile, die den Stumpf umgeben, eignen sich nur sehr schlecht zum Tragen der Körperlast. Der Rumpf findet an ihnen keine feste Stütze. Prothesen, bei denen die Körperlast den Weichteilen übertragen ist, geben im Momente, wo sie beim Gehen belastet werden, nach und der Körper sinkt nach dieser Seite. Der Gang gleicht dem eines Hüftgelenkresezierten. Es fehlt auch hier wie dort für das Becken und für den Rumpf die feste Stütze am Oberschenkel. Außerdem werden die Haut und die übrigen, den Stumpf bedeckenden Weichteile bei jedem Schritt durch die Prothese aufwärts gezogen und durch diese fortwährende Zerrung in ihrer Ernährung ungünstig beeinflußt. Die Folge sind dann Hautgeschwüre am Ende des Stumpfes, welche die Prothese endlich unbrauchbar machen. Daraus folgt, daß wir zum Tragen der Körperlast nur eine Fläche am Becken benutzen können, die in dem Sitzknorren schon vor 200 Jahren gefunden und an den Prothesen seither als verläßlicher Stützpunkt angewendet wurde. Gewöhnlich brachte man der Einfachheit halber am oberen Ende der Prothese einen Sitzring an. Hermann (Prag, siehe bei Gocht, S. 527) entlastete den Stumpf dadurch, daß er die ganze Beckenhälfte der amputierten Extremität mittels einer eng angepaßten, aus Leder und Linnenstoff gearbeiteten kurzen Hose auf das Ende der Prothese suspendierte. Ich habe den Sitzring wegen seiner Plumpheit beseitigt und ihn durch eine Sitzfläche ersetzt, die nach einem genauen Gipsmodell gearbeitet, dem Sitzknorren eine bequeme breite Stützfläche bietet.

2. Die Befestigung des Ersatzbeines Oberschenkelamputierter.

Das Ideal, welches ich anstrebe, ist eine Befestigung am Becken, die unbeweglich sitzt, den Achselgurt überflüssig macht und mit dem Ersatzbein in solcher Verbindung steht, daß die Stützfläche beim Gehen unter dem Sitzknorren möglichst ruhig bleibt. Bei den Unterschenkelersatzgliedern können wir diese Aufgabe leichter erfüllen, denn liegt das Kniescharnier in der Achse des Kniegelenkes, so bleiben die suspendierenden Pelotten, ebenso wie die entlastenden, während der Bewegungen des Knies beim Gehen und selbst beim

Niedersetzen, wobei das Knie auf einen Winkel von 90⁰ eingebeugt wird, ruhig an ihrer Stelle.

Anders steht es mit dem Hüftgelenk. Hier liegt der Sitzknorren, der als Entlastungsfläche dient, von der Achse des Gelenkes exzentrisch, folglich muß sich hier die Sitzpelotte, die weit hinter dem Hüftgelenkscharnier am oberen Ende des Oberschenkelteiles angebracht ist, bei den Beuge- und Streckbewegungen, die beim Gehen hauptsächlich in Betracht kommen, fortwährend verschieben. Am größten ist diese Verschiebung beim Niedersetzen, d. i. beim Beugen bis zu 90⁰.

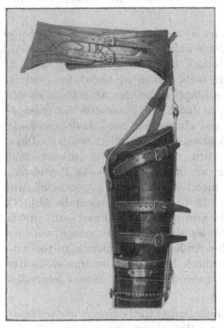

Abb. 33. Die Befestigung des Ersatzbeines Oberschenkelamputierter. Zur Hebung des inneren Teiles der Prothese dienen die schräg auf- und auswärts ziehenden Bänder.

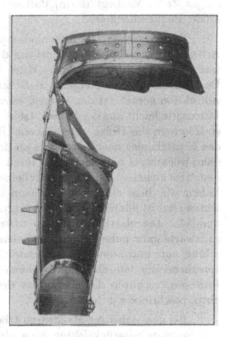

Abb. 34. Dasselbe von rückwärts.

Diese Verschiebungen aber erfolgen, während der Sitzknorren nicht belastet ist, und in diesem Zustande ist die kleine Reibung, die zwischen der Sitzpelotte und zwischen der an Druck gewöhnten Haut des Sitzknorrens stattfindet, belanglos. Die Belastung erfolgt in gestreckter Stellung. Wir haben daher für eine Suspension zu sorgen, welche im gestreckten Zustande des Oberschenkels die Sitzpelotte unter dem Sitzknorren hält. Wir haben bisher die Ersatzbeine Oberschenkelamputierter in zweierlei Weise befestigt.

Die Befestigung des kosmetischen Ersatzbeines ist auf den Abb. 33 u. 34 zu sehen. Es dient dazu ein Beckengürtel, dessen vordere Hälfte aus einem weichen breiten Ledergurt, dessen hintere aus einer mit Stahlgerüst versteiften harten Lederhülse besteht, welche, um das Herabgleiten zu verhindern, über dem Hüftkamm, der Taille entsprechend eingezogen ist, die hintere Hälfte des Beckens umgibt, beiderseits nach unten bis in die Nähe des Trochanters herunterzieht und sich etwa 3—4 querfingerbreit über die Taille erstreckt. Mit diesem Beckenteil steht an der Außenseite das Ersatzbein mittels eines starken Stahlstabes in Verbindung, welcher in der Höhe der Trochanterspitze mit einem Scharnier versehen, sich nach unten in die äußere Schiene des Ersatzbeines, nach oben auf das Stahlgerüst der Lederhülse fortsetzt und durch Verschiebung verlängert werden kann.

Amputierte, die nicht außerordentlich beleibt sind, mit Stümpfen von 18 cm Länge aufwärts, benützen diese Befestigung ohne Schultertragriemen schon seit langer Zeit. Es liegt darin, daß der Schultertragriemen überflüssig ist, eine große Bequemlichkeit.

Das Ersatzbein Oberschenkelamputierter ist mit der Beckenhülse, oder beim Arbeitsbein mit dem Beckengurt nur durch eine äußere Seitenschiene verbunden, während die innere Seite mit dem Becktenteil keinerlei Verbindung besitzt. Deshalb besteht die Neigung, daß das Bein beim Gehen in Abduktion oder in Adduktion gerät. Ist der Stumpf kurz, so schlüpft er bei der Abduktion an der Innenseite leicht aus der Hülse. Ist er lang, so drückt die Innenseite des Stumpfendes gegen die Hülse. Um diesem Übelstand abzuhelfen, muß das obere Ende des Ersatzbeines noch besonders an dem Becktenteil suspendiert werden. Dazu dient rückwärts ein elastisches Band und vorn zwei, die schief aufwärts und auswärts ziehen. Auf den Ersatzbeinen, die wir in den Abb. 39—44 illustrieren, haben wir diese elastischen Riemen noch nicht in der Weise angewendet, wie wir es jetzt in letzter Zeit für richtig halten. Diese neuere Art zeigen die Abb. 33 und 34. Die elastischen Gurte fassen die Oberschenkelprothese vorn, sowie rückwärts ganz nahe an dem medialen Teile des oberen Randes, ziehen von hier schräg auf- und auswärts und enden an der Außenseite des Beckengurtes entsprechend der lateralen Seitenschiene. Dadurch heben wir die Innenseite der Prothese, verhüten die Abduktion des Ersatzbeines und die daraus folgenden oben beschriebenen Nachteile.

Bei den **Arbeitsersatzgliedern** Oberschenkelamputierter haben wir teilweise aus Sparsamkeitsrücksichten eine einfachere Befestigung verwendet. Sie ist in Abb. 39—41 dargestellt und besteht aus einem drei querfingerbreiten Ledergürtel, in dessen der Seite des Ersatzbeines entsprechenden Hälfte eine nach der Gipsform gebogene zwei querfingerbreite Stahlschiene eingearbeitet ist. Mit dieser ist an ihrer Außenseite die zum Verlängern eingerichtete Stahlschiene verbunden, welche das Ersatzbein trägt und die in der Höhe des Hüftgelenkes mit einem Scharnier versehen ist.

Um dem Arbeiter eine freiere Bewegung zu ermöglichen, haben wir die Verbindung dieser äußeren Stahlschiene mit dem Beckengurt ebenfalls mittels eines Scharniers bewerkstelligt. Wir sind aber auch noch weiter gegangen. Es stellte sich uns die Frage, ob es nicht zweckmäßiger wäre, das Arbeitsbein mit dem Beckengurt beweglicher zu verbinden. Wir wendeten anstatt der äußeren Schiene eine Fahrradkette, eine einfache Kette, einen Riemen an. Ein Arbeiter unserer Prothesenfabrik bewegt sich mit diesem Ersatzbein bei der Arbeit leichter als mit dem vorher beschriebenen. Wir setzen unsere Versuche auch über diesen Punkt noch fort. Neben dem einfachen Beckengürtel benützen die Arbeiter bei diesen Ersatzbeinen auch noch den Schulterriemen.

3. Die Abformung für das Oberschenkelersatzbein.

Patient steht auf seinem gesunden Bein unter der Glissonschen Schwebe. Der Kopf ist zwar in der Schlinge, wird aber mit dem Flaschenzug nur so weit gehoben, daß der Kranke darin eine Erleichterung während des Stehens auf einem Bein findet. Außerdem hält er sich noch mit beiden Händen an den Griffen der Querstange. Sinkt die Beckenhälfte der amputierten Seite in dieser Stellung tief herunter, so soll sie mittels einer Kalikobinde, welche sie unter dem Sitzknorren umschlingt, dadurch gehoben werden, daß die beiden Enden der Binde an das äußere Ende der Querstange der betreffenden Seite geknüpft werden. Es wird von dem Becken, von dem Rumpfe etwa bis zu den Brustwarzen und von dem Stumpf durch Umrollen mit nassen Gipsbinden ein Gipsabguß gemacht. Unmittelbar über den Darmbeinen werden die Windungen fester angezogen, um eine ausgesprochene Taille zu bekommen, an welche die Prothese suspendiert wird. Auf der amputierten Seite wird die ganze Glutäalgegend mit Gipsbindenwindungen bedeckt. Dann wird eine Gipsbinde einmal fest um die Taille geführt, hierauf zu einem Strange zusammengefaßt von rückwärts, außen und oben anfangs über dem Hüftbeinkamme nach vorn und dann über die Inguinalgegend nach unten zwischen den Beinen um das Perineum herum, unter den Sitzknorren der amputierten Seite weggeführt und hier fest in horizontaler Richtung nach außen angespannt, um die Weichteile unter der Tuberositas ischii stark an den Oberschenkelstumpf zu pressen. Wiederholt man diese Touren einige Male, so bekommt man einen guten Abdruck von der unteren Fläche des Sitzknorrens, wie das auf Abb. 35 ersichtlich ist.

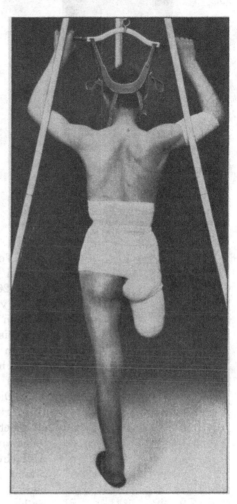

Abb. 35. Abformung Oberschenkelamputierter.

Die Abformung des Sitzknorrens kann um so genauer geschehen, da die von ihm nach unten ziehenden Beugemuskeln gewöhnlich bereits atrophiert sind. Während des Abformens soll das Bein in Flexion und Abduktion von etwa 10—15° stehen. Es stellt sich dann die Sitzfläche bei gestrecktem Bein besser unter den Sitzknorren. Ein stärkerer Abduktions- oder Flexionswinkel ist nicht ratsam.

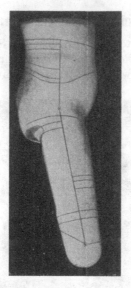

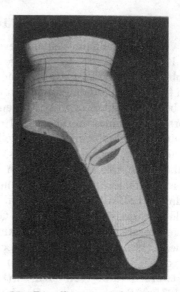

Abb. 36. Die positive Form für das Ersatzbein Oberschenkelamputierter mit der Vorzeichnung. Von der Seite gesehen.

Abb. 37. Dieselbe, von rückwärts gesehen.

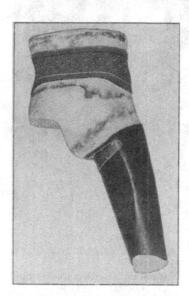

Abb. 38.   Dieselbe.   Das für
ein kosmetisches Ersatzbein bestimmte Leder bereits angeformt,
die Stahlpelotte angenietet. Die
hintere Abflachung der Lederhülse
gut sichtbar.

Von dem gesunden Bein wird außer den
für ein Unterschenkelersatzbein nötigen Maßen
(Seite 269) noch die Entfernung der Trochanterspitze von dem Kniegelenkspalt gemessen und
in dem Schema notiert. Das positive Modell
wird bis zu dieser Länge verlängert, damit die
für den Oberschenkelteil der kosmetischen Prothese bestimmte Lederhülse darauf geformt
werden kann.

Die Abb. 36 und 37 zeigen die positiven
Gipsformen mit der Vorzeichnung. Auf Abb. 38
ist ersichtlich, daß die obere Hälfte des Schenkelteiles an der Hinterfläche abgeflacht ist. Diese
Abflachung ist am Ersatzbein zum bequemen
Sitzen notwendig und es muß daher dafür
bereits an der Gipsform vorgesorgt werden.
Es kann das entweder dadurch geschehen, daß
man an die hintere Fläche der negativen Form
noch im weichen Zustande ein kleines Brett
anpreßt, oder man beläßt der negativen Form
die zylindrische Gestalt und schabt die positive
Form hier flach, was leichter geschieht so lange
sie nicht vollkommen erhärtet ist.

4. Das Arbeitsersatzbein Oberschenkelamputierter.

Es besteht aus dem suspendierenden Beckenteil mit dem Hüftscharnier,
aus dem Oberschenkelteil mit der entlastenden Sitzfläche und der Hülse

für den Stumpf, aus dem Kniestück, aus dem Unterschenkelstück und aus dem Fuß.

Das Arbeitsbein Oberschenkelamputierter hat seit meiner ersten Veröffentlichung in der Deutschen medizinischen Wochenschrift die meisten Veränderungen durchgemacht. Ich werde die einzelnen Teile besonders beschreiben.

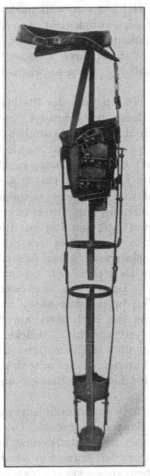 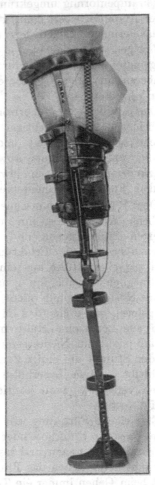

Abb. 39. Arbeitsersatzbein Oberschenkel-amputierter. Von vorn gesehen.

Abb. 40. Dasselbe, von der Seite gesehen. Der elastische Gurt zwischen Oberschenkel und Beckenteil wird jetzt von innen unten nach außen oben schief gestellt.

a) **Der suspendierende Beckengurt** samt dem Verbindungsstück wurde schon im vorausgehenden Kapitel über Suspension eingehend beschrieben. In der Höhe des Hüftgelenkes wenden wir ein Scharnier an, welches Flexion und Extension gestattet. Selbst bei Stümpfen von 20 cm Länge lassen wir dieses Scharnier noch frei. Nur bei kürzeren Stümpfen wird es während des Gehens steifgestellt, beim Niedersetzen hingegen geöffnet. Es dient dazu entweder ein einfacher Hülsenverschluß, wie er auf Abb. 40 sichtbar ist, oder ein anderer,

welcher Hüft- und Kniescharnier auf einmal schließt und öffnet. Diese siehe in
dem Kapitel Dömötörs.

b) **Der Oberschenkelteil** besteht aus der entlastenden Sitzfläche und aus
der Hülse, welche den Stumpf umfaßt. Die Sitzfläche ist aus einer 1 mm dicken,
etwa 14 cm langen und 5 cm breiten Stahlplatte nach der Gipsform gearbeitet.
Sie ist krämpenförmig umgekrümmt, wie das Abb. 38 zeigt. Auf der Krämpe
sitzt der Amputierte mit dem Sitzknorren. Sie darf nicht zu weit nach vorne,
unter das Perineum reichen, denn hier verträgt man den Druck nicht. Die Abb. 36
und 37 zeigen vorgezeichnet, wie die Sitzplatte außerdem, daß sie an die Lederhülse genietet wird, noch dadurch befestigt ist, daß an ihrer Außenseite von
der äußeren zur inneren Seitenschiene eine zirkuläre Schiene hinwegläuft und
mit ihr vernietet ist.

Die Sitzfläche muß horizontal verlaufen. Das ist für die Stellung des
Ersatzbeines ein sehr wichtiger Punkt. Wird dieser nicht befolgt, wird die
Sitzfläche schief angebracht, und zwar, wie wir das früher irrtümlich taten,
von außen oben nach innen abwärts abfallend, so hat das den Nachteil, daß
der Sitzknorren darauf nach einwärts heruntergleitet, und das ganze Ersatzbein
samt dem Fuß sich dementsprechend um seine Längsachse einwärts dreht.

Der Hülsenteil umschließt den Stumpf und verbindet mit ihm das
Ersatzbein. Wir ersetzten ihn anfangs an der hinteren Seite mittels zirkulären,
gefütterten Stahlschienen und an der vorderen mit gefütterten Riemen,
machten aber bald die Erfahrung, daß eine gute Befestigung des Stumpfes
nur mittels einer Hülse aus einem biegsamen Materiale, wenn möglich aus
Leder, möglich ist, die ihn genau umschließt. Es stellte sich heraus, daß
auch die Kosten dadurch nicht erhöht werden. Demzufolge wird jetzt auf
der Gipsform, sowie ich das im allgemeinen Teil beschrieben habe, für den
Stumpf aus Leder eine Hülse modelliert, welche ihn nach oben soweit umgibt, daß sie beim Niedersetzen in der Schenkelbeuge nicht drücke, nach
unten den Stumpf um einige Zentimeter überragt und an ihrem unteren Ende
offen bleibt. Diese Lederhülse ist an ihrer hinteren Seite mit zirkulären
Schienen verstärkt, vorn ist sie offen und wird hier mit Riemen an dem
Stumpf befestigt.

Eine eigene Fütterung wird aus hygienischen Gründen nicht angewendet.
Es dient dazu die Unterhose oder ein Trikot aus Baumwolle gewirkt. Die Hülse
muß dem Stumpf genau und fest anliegen. Durch ihre Vermittelung bewegt
der Stumpf beim Gehen das Ersatzbein. Schlottert der Stumpf in der Hülse,
so geht beim Gehen immer ein Teil der Stumpfbewegung verloren, der Stumpf
wird bei einem jeden Schritt mit der Vorderfläche des Endstückes gegen die
Hülse gedrückt, was Schmerz, Entzündung und Dekubitus verursacht. Um
zwischen dem Stumpf und dem Ersatzbein eine innigere Verbindung zu erzielen,
muß die Lederhülse den Stumpf in recht großer Ausdehnung umgeben. Sie muß
vorn so hoch hinaufreichen, als es die Beugung des Schenkels nur gestattet,
rückwärts muß sie ebenfalls hoch hinaufreichen und an der äußeren Seite soll
sie namentlich bei kurzem Stumpf knapp unter dem Hüftscharnier enden.

Bei einem langen Stumpf kann dieser Aufgabe leicht entsprochen werden.
Beim kurzen habe ich außer den gewöhnlichen Riemen an dem oberen Teil des
inneren Lappens noch einen Riemen angebracht, welcher schief aufwärts und auswärts zieht, entweder an der äußeren Seitenschiene unter dem Hüftscharnier,

oder am äußeren Teil des Beckengurtes endet. Ich habe dieses Ersatzbein noch bei 15 cm langem Stumpf angewendet. Für ganz kurze Stümpfe verwende ich dasselbe Ersatzbein, welches ich für im Hüftgelenk Exartikulierte konstruierte.

c) **Der Knieteil.** Er besteht aus den zwei starken tragenden Seitenschienen, die mit einer Ringschiene über dem Knie untereinander verbunden sind und aus einer dünnen Längsschiene, welche rückwärts in der Mittellinie vom Oberschenkel herunterzieht, unter dem Kniescharnier den Kondylen entsprechend sich nach vorn biegt und hier in der Mitte der zirkulären Schiene ober dem Knie endet. Ihr Zweck ist, das Einsinken des Beinkleides vorne und rückwärts zu verhindern. Der Bogen entspricht genau der Länge der Kondylen.

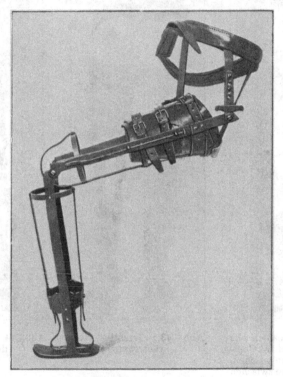

Abb. 41. Arbeitsersatzbein Oberschenkelamputierter, im Knie und in der Hüfte gebeugt.

Auch das Kniescharnier muß genau in der Höhe der Gelenklinie des gesunden Beines angebracht werden, sonst tritt das Knie des Ersatzbeines im gebeugtem Zustande beim Sitzen entweder auffallend hervor oder es bleibt zurück. Das Gelenk ist ein Scharnier, dessen Konstruktion samt der Verschlußvorrichtung, die zum Versteifen dient, in einem folgenden Kapitel Direktor Dömötör beschreibt. Bei der Arbeit, beim Gehen auf unebenem Boden, oder bei sehr raschem Gehen haben die Amputierten ihr Kniescharnier lieber versteift. Die Abb. 39—41 zeigen die letzte Form des Ersatzbeines, wie wir es jetzt in unserer Prothesenfabrik verfertigen.

d) **Der Unterschenkelteil** besteht aus zwei Längsschienen. Jede besteht aus einem oberen Teil, welcher mit der Oberschenkelschiene das Kniescharnier

bildet, und aus einem unteren, welcher den Fuß trägt. Beide Teile sind unter-
einander mittels Schrauben so verbunden, daß durch ihre Verschiebung der
Unterschenkel etwas verlängert oder verkürzt werden kann. Die Seitenschienen
sind untereinander durch zwei Ringschienen, an ihrem unteren Ende durch die
Fußkonstruktion verbunden. Vorn und rückwärts ist in der Mittellinie der
Form halber eine dünne Längsschiene angebracht.

e) **Der Fuß** beim Arbeitsbein wird wie die auf Seite 264 beschriebene und
unter Nummer 2—5 abgebildete Fußkonstruktion ausgeführt. Die Fußkon-

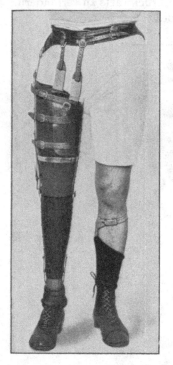 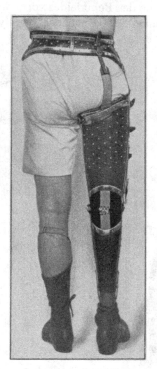 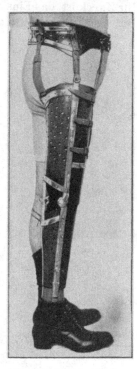

Abb. 42.   Das kosmetische   Abb. 43.   Dasselbe von   Abb. 44. Dasselbe von
Ersatzbein   Oberschenkelam-   rückwärts.   der Seite.
putierter. Von vorn gesehen.
Die elastischen Gurte zwischen
Oberschenkel und Beckenteil
werden jetzt schief gestellt.

struktion Abb. 39 und 40 ist veraltet und wird derzeit nicht mehr angewendet.
Arbeiter, die keine schwere Arbeit verrichten, können sich anstatt des Arbeits-
fußes einen kosmetischen mit Schuh anbringen lassen (siehe Abb. 18). Die
Werkstätte macht diesen Umtausch, aber die Holzteile des Fußes, sowie den
Schuh dazu, muß sich dann der Amputierte auf eigene Kosten besorgen.

5. Das kosmetische Ersatzbein Oberschenkelamputierter.

Die Abb. 42—44 zeigen diese Konstruktion. Daran änderten wir in
letzter Zeit die Suspension des inneren Oberschenkelteiles an den Beckengurt.
Siehe diesbezüglich die Abb. 33 und 34 auf Seite 285.

Den suspendierenden Beckenteil habe ich bereits im Kapitel über Befestigung des Ersatzbeines Oberschenkelamputierter Seite 284 und das Hüftscharnier auf Seite 286 und 289 beschrieben. Das Kniescharnier ist dasselbe, welches beim Arbeitsbein zur Anwendung kommt. Im übrigen unterscheidet sich das kosmetische Ersatzbein Oberschenkelamputierter von dem Arbeitsbein dadurch, daß die Stahlschienen überall glatt gearbeitet, sämtliche Stahlteile poliert, auf elektrischen Wege zuerst verkupfert und dann vernickelt sind. Das Leder ist etwas stärker als jenes, welches beim Arbeitsbein verwendet wird. Die Lederhülse des Oberschenkelteiles formt das gesunde Bein nach.

Da man nicht nur auf dem Sitzknorren, sondern auch auf der hinteren Fläche des Oberschenkels sitzt, flachen sich hier die Weichteile infolge der Belastung ab. Dadurch gerät beim bequemen Sitzen, wenn der Unterschenkel etwas gestreckt gehalten wird, auch das Knieende des Oberschenkels etwas tiefer. Wird der Oberschenkelteil des Ersatzbeines an seiner hinteren Fläche nicht abgeflacht, so rollt es auf dem zylindrischen Kegel gewöhnlich auswärts und auch das Knie steht höher als jenes der gesunden Seite. Auch aus diesen Gründen soll die hintere Fläche des kosmetischen Oberschenkelersatzbeines abgeflacht werden. Geschieht das nicht, so ist das Sitzen unbequem. Ist die Lederhülse nachgiebig, so wird sie an dieser Stelle beim Gebrauch eingedrückt und eben auf Grund dieser Erfahrungen bin ich zu obigen Schlüssen gekommen.

Während bei dem Arbeitsbein die Lederhülse des Stumpfes diesen abwärts nur um einige Zentimeter überragt, ersetzt die des kosmetischen Ersatzbeines den ganzen Oberschenkel und ahmt auch das Knie nach. Es erhält daher der Oberschenkelteil einer jeden Gipsform, nachdem das Arbeitsersatzbein darauf fertig gemacht wurde, eine dem gesunden Bein entsprechende Verlängerung, damit der Bandagist darauf das Leder formen könne.

Auch der Unterschenkel ist aus Leder geformt. Diese Lederunterschenkelteile werden von der Fabrik auf Holzmodellen hergestellt, in drei Größen bereitgehalten und dann den notwendigen Maßen angepaßt. Der Fuß ist derselbe, den wir bei dem kosmetischen Unterschenkelbein anwenden. (Siehe die Beschreibung auf Seite 264 und Abb. 6.) Er soll angefügt werden, während das Ersatzbein noch auf der Gipsform ist, damit er mit seiner Längsachse von der Sagittallinie des Körpers um 15° auswärts gestellt werde.

Auch der Beckengurt soll noch auf der Form mit dem Ersatzbein in Verbindung gebracht werden, sonst wird er falsch eingestellt und dreht dann das ganze Bein je nachdem einwärts oder auswärts, oder er wird von dem Bein gedreht und paßt sich dann dem Becken nicht an.

Einer speziellen Beachtung bedarf das Kniescharnier. Körperlich geschickte Amputierte lernen mit beweglichem Kniegelenk gehen. Je länger der Oberschenkelstumpf, je genauer seine Verbindung mit der Oberschenkelhülse, um so besser ist der Gang. Mit 25—30 cm langem Stumpf gehen Amputierte mit offenem Kniescharnier ohne alle weitere Einrichtung gut. Ich habe mehrere solche Amputierte beobachtet, die seit mehr als einem Jahre mit freiem Kniescharnier gehen, ohne daß sie gefallen wären.

Der Amputierte erlernt es, wenn er sich aufrichtet, den Unterschenkel des Ersatzbeines soweit vorwärts zu schleudern, daß er in Streckstellung oder um einige Winkelgrade darüber gelangt. Jetzt steht das Kniescharnier fest und trägt die Körperlast so lange, bis das gesunde Bein vorwärts tritt und die Last auf dieses übertragen wird. Hat der Amputierte das erlernt und soweit eingeübt, daß diese Bewegungen einander korrekt und automatisch folgen, so geht er mit freiem Kniescharnier ohne eine weitere Vorrichtung. Einige gehen tadellos. Es gibt eben auch im Gebrauch der Ersatzbeine Virtuosen.

Wird der Unterschenkel in dieser Weise vorwärts geschleudert, so schlagen am Ende dieses Aktes die Hemmungen des Kniescharnieres aufeinander. Dieses unangenehme Geräusch kann auf verschiedene Weise verhindert werden. Eine

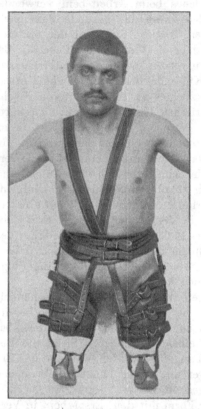 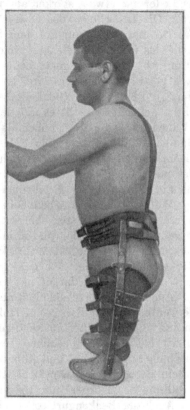

Abb. 45. Doppelseitig Amputierter mit vorläufig kurz gehaltenen provisorischen Ersatzbeinen.

Abb. 46. Derselbe, von der Seite gesehen.

Art besteht darin, daß zwischen den Ober- und Unterschenkelteil in der Kniekehle ein Riemen angebracht wird, welcher so eingestellt wird, daß er das Aufeinanderschlagen der Stahlflächen verhindert, wie das auf Abb. 43 ersichtlich ist. Einzelne Oberschenkelamputierte tragen mit Vorliebe an der vorderen Seite des Ersatzbeines einen elastischen Gurt, der am Unterschenkel beginnt, am Oberschenkel endet und bis zu einem gewissen Grade angespannt, ihm in der Bewegung des Kniescharniers behilflich ist. Dasselbe Ziel kann mittels Spiralfedern erreicht werden, die von verschiedenen Konstruktoren zu beiden Seiten des Kniescharnieres oder innerhalb der Hülse usw. angebracht werden.

Ich gebe solchen Wünschen nach, ermutige die Amputierten über dergleichen Erleichterungen nachzusinnen und rege ihren Erfindungsgeist an. Manchmal kommt etwas Wertvolles heraus, ein andermal hat die Änderung nur suggestiven Wert. Er gewinnt das Ersatzbein lieb, wenn er etwas daran nach seinem Geschmack geändert hat.

6. Ersatzbeine für an beiden Oberschenkeln Amputierte.

Bei beiderseitiger Oberschenkelamputation ist das Gehen außerordentlich schwer. Die Amputierten erlernen es nur allmählich. Es ist zweckmäßig, für

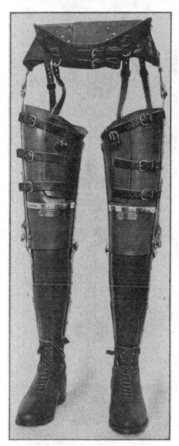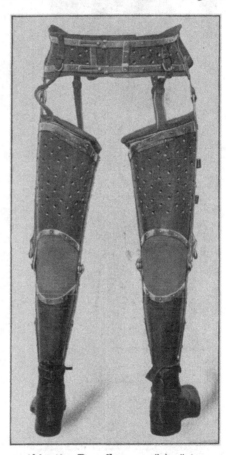

Abb. 47. Kosmetische Ersatzbeine eines an beiden Oberschenkeln Amputierten.

Abb. 48. Dasselbe von rückwärts.

die ersten Gehübungen ganz kurze provisorische Ersatzbeine anzufertigen, wie ich das bei Spitzy gesehen habe. Später mit zunehmender Geschicklichkeit und Sicherheit beim Gehen läßt man die Ersatzbeine verlängern. Abb. 45 und 46 zeigt einen solchen Amputierten, mit den niederen Ersatzbeinen, Abb. 47 und 48 die für einen Doppeltamputierten verfertigten kosmetischen Ersatzbeine. Sie sind an einem gemeinsamen Beckengurt befestigt.

IV. Das Ersatzbein für Oberschenkelamputierte mit sehr kurzem Stumpf und für Hüftgelenk Exartikulierte.

Die Lage des Hüftgelenkes und das notwendigerweise in dieser Höhe angebrachte Hüftscharnier bedingt es, daß wir uns bei dem Ersatzbein Ober-

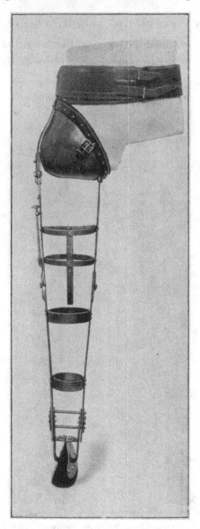 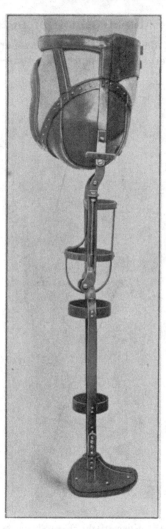

Abb. 49. Arbeitsersatzbein für Amputierte mit sehr kurzem Stumpf oder in der Hüfte Exartikulierte.

Abb. 50. Dasselbe, von der Außenseite gesehen.

schenkelamputierter mit langem Stumpf zwischen dem Beckenteil und dem Ersatzbein mit einer äußeren Verbindungsschiene begnügen müssen. Dem Oberschenkelstumpf fällt nicht nur die Aufgabe zu, das Ersatzbein zu heben und in dem Hüftscharnier zu beugen, sondern er hat auch zu verhüten, daß es beim Gehen von der Sagitallinie mehr als nötig auswärts oder einwärts abweiche.

Ist der Stumpf sehr kurz oder fehlt er ganz, wie bei den in der Hüfte Exartikulierten, so müßte diese Rolle durch eine hoch hinaufreichende äußere Schiene und daran sich anschließende Befestigung um den Brustkorb auf den Rumpf übertragen werden, was sehr unbequem wäre.

Ich habe verschiedene von anderen Bandagisten verfertigte Konstruktionen zu Gesicht bekommen, welche bestrebt waren, diesem Übelstande abzuhelfen. Eine praktische Lösung hat keine von diesen gebracht, denn immer wieder drückte das Ersatzglied auf das Perineum, was Schmerz verursachte und das Gehen nachteilig beeinträchtigte. Ich stellte daher den Versuch an, diesem Übel dadurch abzuhelfen, daß ich zwischen dem Beckenteil und dem Ersatzbein anstatt nur einer äußeren, eine äußere und eine innere Verbindung herstellte. Auch diese innere Verbindung mußte durch ein Scharnier vermittelt werden und dieser Umstand hatte außer anderen Abänderungen zur Folge, daß auch das äußere Scharnier von der Höhe des Hüftgelenkes in die des Perineums herunter gebracht werden mußte. Ich befürchtete, daß diese Ungleichheit in der Höhe des normalen Hüftgelenkes und der am Ersatzbein diesem entsprechenden Scharnier die Bewegung beeinträchtigen dürfte, die Überlegung aber, daß dieses Scharnier ohnedies nicht zum Gehen verwendet wird, sondern nur beim Niedersetzen funktioniert, ermutigte mich zur Ausführung und die Praxis bestätigte die Richtigkeit meiner Auffassung.

Es gestaltete sich nun dieser Teil des Ersatzbeines folgendermaßen. Dadurch, daß die Verbindung des Ersatzbeines mit dem Beckenteil nicht nur durch eine äußere Seitenschiene, sondern durch diese und durch eine innere vermittelt und die Körperlast auf beide gleichmäßig übertragen wird, erreichte ich, daß ein Abweichen des Ersatzgliedes auswärts oder einwärts ausgeschlossen ist.

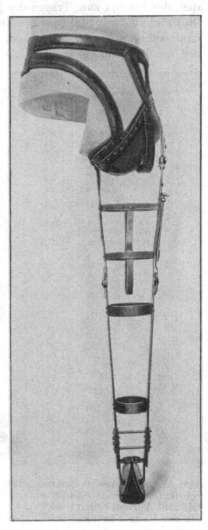

Abb. 51. Arbeitsersatzbein für Amputierte mit sehr kurzem Stumpf oder in der Hüfte Exartikulierte. Von rückwärts gesehen.

Eine weitere Folge dieser Konstruktion war, daß die tragende Fläche nicht mehr wie bisher mit dem Oberschenkelteil des Ersatzbeines in Verbindung bleiben konnte, sondern auf den Beckenteil übertragen werden mußte. Das hatte zur Folge, daß die entlastende Fläche des Ersatzbeines mit der tragenden des Rumpfes unbeweglich verbunden ist. Die Form des Beckenteiles ändert sich auch noch danach, ob das Ersatzbein für einen Amputierten mit kurzem Stumpf oder für einen bestimmt ist, der in der Hüfte exartikuliert wurde.

Bei dem ersteren wird je nachdem, ob das Ende des kurzen Stumpfes empfindlich ist oder nicht, der Sitzknorren allein oder mit diesem zugleich auch der Stumpf zum Tragen der Körperlast herbeigezogen und dazu nach der Gipsform eine mit Stahlspangen verstärkte Hülse angefertigt, während bei dem Exartikulierten eine tellerförmige, nach dem Modell geformte gepolsterte Platte sich an die Enukleationsfläche, sowie an den Sitzknorren schmiegt. Ist ein

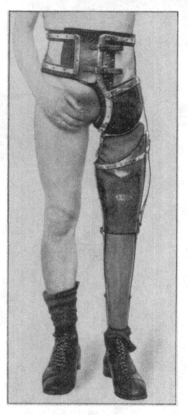 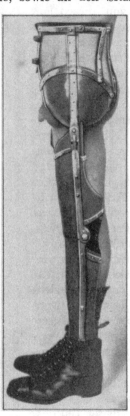 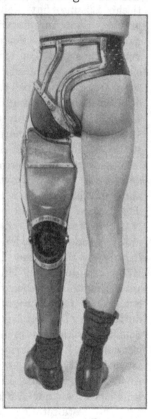

Abb. 52. Kosmetisches Ersatzbein für Oberschenkelamputierte mit sehr kurzem Stumpf oder in der Hüfte Exartikulierte.

Abb. 53. Dasselbe, von der Seite gesehen.

Abb. 54. Dasselbe, von rückwärts gesehen.

kurzer Stumpf vorhanden und ist er beweglich, so soll er in einem Flexionswinkel von mindestens 30° modelliert werden, damit die ihn umgebende Lederhülse beim Sitzen nicht belästige. Bei den Exartikulierten finden sich manchmal Stümpfe von 15 cm Länge, die keinen Knochen enthalten. Auch diese weichen Stümpfe sollen aus demselben Grunde in Flexionsstellung gedrängt werden. An dem äußeren Hüftscharnier, sowie am Knie sind die üblichen Sperrvorrichtungen angebracht. Die Abb. 49—51 zeigen ein für einen Oberschenkelamputierten mit kurzem Stumpf bestimmtes Arbeitsersatzbein, die Abb. 52—54 ein kosmetisches. Bei diesem letzteren ist die rückwärtige Abflachung überflüssigerweise etwas zu stark ausgeprägt.

Die Verhütung von Stumpfkontrakturen und Ankylosen an der unteren Extremität und ihre Versorgung mit Ersatzgliedern.

(Anhang: Versorgung von Beinverkürzungen.)

Von

Prof. Dr. Hermann Gocht, Berlin,

Direktor des Kgl. Univ.-Instituts für Orthopädie zu Berlin.

Mit 27 Abbildungen.

Allgemeiner Teil.

Die Brauchbarkeit eines Körpergliedes wird bei sonstiger Unversehrtheit nach der mehr oder minder erhaltenen natürlichen Bewegungsfähigkeit und Bewegungskraft eingeschätzt. Diese beiden Eigenschaften sind auch für den Amputationsstumpf neben ausreichender Länge, guter Vernarbung und möglicher Tragfähigkeit von größter Bedeutung.

Die Bewegungsfähigkeit wird zunächst durch die Güte der knöchernen und knorpeligen Teile des zum Stumpf gehörigen Gelenkes gesichert, ferner durch die Intaktheit der betreffenden Gelenkkapsel, der Gelenkbänder und der sonstigen periartikulären Gewebe, schließlich dadurch, daß die das Stumpfgelenk bewegenden Muskeln im richtigen gegenseitigen Längen- und Spannungszustand erhalten sind.

Die Bewegungskraft ist außerdem davon abhängig, daß die Ansatzflächen der das Gelenk beherrschenden Muskeln am Amputationsstumpf erhalten sind, ferner von der Güte und Kraft dieser Muskeln und letzten Endes von ihrer ungestörten nervösen Versorgung.

Aus der mehr oder weniger großen Schädigung dieser einzelnen Beweglickeitskomponenten entspringen die verschiedenen Gelenkstörungen, die wir unter Außerachtlassung der vollkommen gelähmten Gelenke (Schlottergelenk) in die beiden Hauptgruppen zusammenfassen: Kontrakturen und Ankylosen.

Diese in ihren Folgen für das Tragen von Ersatzgliedern so unliebsamen Stumpfgelenkschädigungen wird der am ehesten verhüten und am besten meistern können, der über ihre Entstehung unterrichtet ist. Wir wollen uns deshalb zunächst die krankhaften Zustände und Vorgänge vergegenwärtigen, welche zu Kontrakturen und Ankylosen führen.

I. Kontrakturen.

Der pathologische Zustand der Stumpfkontraktur ist dadurch gekennzeichnet, daß das Stumpfgelenk durch eine Schrumpfung von Weichteilen in irgend einer Stellung so weit fixiert ist, daß nur gewisse, wesentlich beschränkte passive und aktive Stumpfbewegungen möglich sind.

Entsprechend der ursächlichen Momente unterscheiden wir 1. dermatogene, 2. desmogene, 3. myogene, 4. neurogene und 5. arthrogene Kontrakturen.

1. Dermatogene Kontrakturen.

Die Ursache dieser Kontrakturen liegt in einer Schädigung der Haut durch größere entzündliche und ulzerative Prozesse oder durch eine Verletzung, in Gestalt einer Verbrennung, Erfrierung oder einer anderen chemischen oder mechanischen Gewalteinwirkung. Die Hautschädigung führt zu einem Substanzverlust; die Schrumpfung des den Substanzverlust ersetzenden Narbengewebes überwindet große Widerstände und vermag nicht nur die sämtlichen unterliegenden Weichteile, sondern auch die Gelenke ihrem Zuge anzupassen und in Kontrakturstellungen zu zwingen.

2. Desmogene Kontrakturen.

Hierher gehören die Kontrakturen, die durch Schrumpfung der hauptsächlich aus Bindegewebe bestehenden Elemente, besonders des subkutanen Zellgewebes, der Faszien und Sehnen entstehen.

Die Schrumpfung kann zunächst wieder durch eine Zerstörung veranlaßt sein (Verletzung, Vereiterung, gangränöser Zerfall); dann haben wir es mit einer reinen desmogenen Narbenkontraktur zu tun. Oder die Schrumpfung wird in ähnlicher Weise, wie bei den Muskelschrumpfungen, dadurch veranlaßt, daß der Amputationsstumpf dauernd in einer bestimmten Gelenkstellung festgehalten wird, z. B. durch einen immobilisierenden Verband.

3. Myogene Kontrakturen.

Hierunter verstehen wir zunächst solche, die durch Schrumpfung von Muskeln nach Muskelverletzungen (Zerrungen, Quetschungen, Zerreißungen), nach Muskelentzündungen und Eiterungen entstehen.

Hierher gehören ferner die Kontrakturen, die dadurch eingeleitet werden, daß einzelne Muskeln oder Muskelgruppen noch mit ihren sehnigen oder sonstigen Anhaftungen am Stumpf angreifen, während ihre Antagonisten durch den Amputationsakt ihre Angriffsfläche am Stumpf eingebüßt haben.

So verhält es sich z. B. beim kurzen Oberschenkelstumpf; die Abduktionsmuskeln (Glutaeus medius und minimus) wirken kraft ihres Ansatzes am Trochanter major weiter, während die Adduktoren ihre Angriffsfläche am Femurknochen, soweit er bei der Amputation gefallen ist, verloren haben. Dementsprechend wird der kurze Stumpf unter Umständen dauernd in eine Abduktionsstellung gezogen, so daß sich nach und nach die Gelenkweichteile und die Abduktiorsmuskeln den veränderten Verhältnissen anpassen, bis die Abduktionskontraktur da ist.

Ein weiteres klassisches Beispiel dieser Art ist die kontrakte Spitzfußstellung nach der Exartikulation in der Fußwurzel nach Chopart. Die äußerst kräftige Wadenmuskulatur hat ihren Ansatz am Fersenbein behalten, während die knöchernen Teile des Fußes mit den sehnigen Ansätzen der Fuß- und Zehenstrecker abgetrennt sind. Neben anderen Momenten wird schon hierdurch, wenn nicht durch den Fußverband in starker Dorsalflexion und durch die oft gebotene Verlängerung der Achillessehne richtig entgegengearbeitet wird, ein dauerndes Herabsinken der im Fußstumpf verbliebenen beiden Fußwurzelknochen eingeleitet, die Wadenmuskulatur schrumpft und die Spitzfußkontraktur wird permanent.

Daß mit den Muskelschrumpfungen, wie bei allen Kontrakturen, Schrumpfungen an der Gelenkkapsel und den zugehörigen Weichteilen Hand in Hand gehen, sei noch der Vollständigkeit wegen hier besonders betont.

4. Neurogene Kontrakturen.

Die neurogenen Kontrakturen werden durch krankhafte Zustände des Nervensystems ausgelöst. Letzten Endes entstehen aber auch diese wieder durch die Schrumpfung von Weichteilen und besonders von Muskeln.

Wir haben bei diesen Stumpfkontrakturen reflektorische und paralytische zu unterscheiden.

Die reflektorischen werden durch das Bestreben des Amputierten veranlaßt, bestehende Schmerzen durch Kontraktion der das schmerzhafte Gebiet entlastenden Muskeln möglichst zu mindern. — Hierhinein spielen auch jene Kontrakturen, die sich im Anschluß an entzündliche Stumpfgelenkaffektionen entwickeln. Denn wir nehmen noch heute (neben anderen bekannten Ursachen) an, daß bei Gelenkentzündungen die Kontraktur auch reflektorisch eingeleitet wird, durch den Reiz von der gereizten Synovialis aus, so daß der Amputierte das entzündlich gereizte Stumpfgelenk unbewußt in eine Stellung überführt, in der es die geringste innere Belastung und Schmerzhaftigkeit erfährt. Beide Momente, das willkürliche und das unwillkürliche wirken natürlich im gleichen Sinne.

Paralytische Kontrakturen gehören am Amputationsstumpf zu den größten Seltenheiten. Sie entstehen dann, wenn es z. B. bei der primären Gliedverletzung zugleich zu einer Läsion im zugehörigen peripheren Nervengebiet gekommen ist, und zwar entweder durch eine Verletzung eines Nerven oder durch eine Nervenentzündung (Neuritis).

5. Arthrogene Kontrakturen.

Unter arthrogenen Kontrakturen verstehen wir solche, welche ihre Entstehungsursache nur in krankhaften Vorgängen im Gelenk selbst haben.

Alle Entzündungsprozesse im Bereich der Gelenke (Synovialis, Kapsel, Gelenkbänder), z. B. auch im Anschluß an subkutane und offene Verletzungen oder im Gefolge von Eiterungen am Amputationsstumpf können naturgemäß reine arthrogene Kontrakturen veranlassen.

II. Ankylosen.

Den pathologischen Zustand der Stumpfankylose haben wir vor uns, wenn die intraartikulären knorpeligen und knöchernen Teile der Gelenkenden in irgend einer Stellung durch zwischen- oder übergelagertes Gewebe fest und unverschieblich miteinander verwachsen sind, so daß also jegliche passive und aktive Bewegungsfähigkeit des Stumpfes aufgehoben ist.

Aus dieser Definition ist ohne weiteres klar, daß Kontrakturen zu Ankylosen werden können, dadurch daß sie bei längerem Bestehen ein Erkranken und Verwachsen der Gelenkenden herbeiführen.

Das zwischen die Gelenkenden gelagerte Gewebe ist zunächst immer Bindegewebe; daher in diesem ersten Stadium der Name: fibröse Ankylose. Solange das Bindegewebe noch weich und nachgiebig ist, haben wir nur eine unvollständige Ankylose vor uns.

Je länger nun das Gelenk festgestellt ist, um so mehr geht der nicht funktionierende Knorpel eine bindegewebige Veränderung ein; er verschwindet unter beständiger Auffaserung mehr und mehr (Ankylosis fibrosa intercartilaginea).

Geht der Knorpel nach und nach ganz verloren, dann verwachsen die Knochenenden direkt miteinander durch die bindegewebigen Massen (Ankylosis fibrosa interossea).

Schließlich wird das Bindegewebe zwischen den Gelenkenden durch neugebildetes Knochengewebe ersetzt; oder es werden durch die Entzündung im Gelenk die Knorpelbeläge zerstört, und es setzt eine Knochenneuproduktion vom Knochenmark und vom angrenzenden Periost aus ein, so daß sich überbrückende Knochenspangen in unregelmäßiger Weise entwickeln (Ankylosis ossea). Meist haben wir es mit gemischten Ankylosenformen zu tun, bei denen die Verschmelzung der Gelenkenden durch Bindegewebe, Knorpel und Knochen hergestellt wird.

———————

Bei den Stumpfankylosen ist demgemäß die Bewegungskraft im Hinblick auf das eigentliche Stumpfgelenk nebensächlich, dagegen ist sie bei Kontrakturen äußerst wichtig und wertvoll.

So gliedert sich die ärztliche Aufgabe zur Erhaltung eines in unserem umgrenzten Sinne brauchbaren Stumpfes in 3 Teile, nämlich:

1. die Entstehung von Kontrakturen und Ankylosen zu verhindern, oder, wenn sie unvermeidlich sind, dem Stumpfgelenk eine solche Stellung zu sichern, die ihn zum Stehen, Gehen und Sitzen mit dem Ersatzbein noch möglichst brauchbar macht;

2. Kontrakturen nicht zu Ankylosen werden zu lassen;

3. die den Stumpf bewegende Muskulatur in dem bestmöglichen, kräftigen Zustand zu erhalten.

Ganz allgemein für die Gelenke der unteren Extremität will ich folgendes vorausschicken.

Handelt es sich um reizlose Gelenke, so werden wir ihnen schon durch die Verbandstechnik und die Lagerung von vornherein eine solche Stellung aufzwingen, daß die erhaltenen Muskeln, besonders wenn die Antagonisten durch die Amputation ihre Ansatzflächen verloren haben, sich nicht schädlich kontrahieren und schrumpfen können und damit zugleich einseitige Schrumpfungen von Sehnen, Bändern und Kapselteilen herbeiführen.

Haben wir dagegen empfindliche Reizungen im Stumpfgelenk zu fürchten, so werden wir als durchgreifendstes Mittel die Immobilisation dieses Gelenkes, besonders durch den Streckverband anwenden.

Das gleiche tun wir, wenn sich im Stumpfgelenk zur Zeit der Amputation bereits ein Entzündungszustand eingestellt hat.

Müssen wir mit einer Kontraktur oder Ankylose unbedingt rechnen, so geben wir dem Stumpfgelenk schon bald eine solche Stellung, die uns als die günstigste für das vorteilhafte Tragen der Prothese geläufig ist. Diese Stellungen werden wir im besonderen Teil für die einzelnen Beingelenke kennen lernen.

Sobald es schließlich die Wundverhältnisse und die gegebenenfalls vorhandene Gelenkreizung gestatten, beginnen wir methodische Stumpfbewegungen (passiv) und Stumpfübungen (aktiv) und Widerstandsbewegungen (aktiv-passiv). Warme und kühle Teilbäder, Übergießungen und Duschen, Heißluftbäder unterstützen diese Maßnahmen. Sehr empfehlenswert sind auch die Stumpfübungen im Vollbad und besonders in den bekannten, heißen Jutefließverbänden nach Langemack.

Ferner verwenden wir die Bier sche Stauung, die Bier schen Saugapparate, Pendelapparate und die sonstigen aus der Behandlung der Kontrakturen bekannten Gelenkstreck- und -beugeapparate.

Mitunter müssen wir den künstlichen Rausch (Äther, Äthylchlorid) und die Narkose zur Einleitung der Beweglichkeit zu Hilfe nehmen. Eine kunstgeübte, ärztliche Hand wird durch solche zielbewußte Bewegungen bei ganz erschlaffter Muskulatur, durch Muskel-, Kapsel- und sonstige Weichteildehnungen und Zerreißen strangartiger Verwachsungen oft Wunder wirken und aus kontrakten Stumpfgelenken in unter Umständen wiederholten Einschläferungen voll bewegliche machen.

Allerdings gehört dazu Erfahrung und Vorsicht, aber ein Brisement forcé am richtigen Platze und mit richtiger Dosierung schafft uns oft noch frei bewegliche Gelenke, wo alle sonstigen mechanischen und thermischen Maßnahmen im Stich lassen. Wenn von einigen Seiten vor dem gewaltsamen Bewegen in Narkose gewarnt, ja das Brisement ganz verworfen wird, so schießen diese über das Ziel hinaus und begeben sich eines der am schnellsten und sichersten zum Ziele führenden Mittel.

Außerdem müssen wir zur Übung und Kräftigung der Stumpfmuskulatur die sehr wirksame Massage und den elektrischen Strom anwenden.

Von den Injektionsmitteln zur Lockerung und Lösung von Schrumpfungen habe ich früher keine befriedigenden Resultate gesehen, über die Wirksamkeit der neueren diesbezüglichen Mittel fehlen mir eigene Erfahrungen.

Spezieller Teil.

Unter Berücksichtigung der vorhergehenden Ausführungen wollen wir
uns nunmehr mit den einzelnen Gelenken der unteren Extremität befassen, und
zwar bei der Oberschenkelamputation, bei
der Unterschenkelamputation und bei der
Exartikulation in der Fußwurzel nach
Chopart.

Wir müssen nun zunächst unterscheiden, ob wir einen kurzen, einen mittellangen oder einen langen Amputationsstumpf vor uns haben. Dabei verstehen
wir unter einem **kurzen Stumpf** einen
solchen, der weniger als $^1/_3$ der ursprünglichen Gliedlänge mißt; unter einem
mittellangen einen solchen, der weniger als $^2/_3$ und unter einem langen, der
$^2/_3$ oder mehr mißt.

Als Unterschenkellänge rechnen wir,
wenn nichts Besonderes bemerkt wird,
die ganze Länge von der Kniegelenkslinie
bis zum Fußboden; als Oberschenkellänge
dagegen nicht die ganze Länge vom Femurkopf bis zur Kniegelenkslinie, sondern
nur die Femurlänge von der Dammhöhe
und vom unteren Sitzbeinast (Tuber ischii)
aus, da nur dieser Oberschenkelteil zum
Umfassen mit einer selbständigen, wirksamen Oberschenkelhülse für unsere Pro-
thesenzwecke praktisch in Frage kommt.

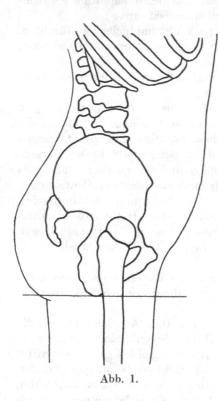

Abb. 1.

Überragt das Femurende nämlich diese Linie (Dammhöhe) nicht, so resultiert
nur ein Polsterstumpf, der mehr einem Weichteilstumpf nach der Hüftexartiku-
lation gleich kommt (Abb. 1).

Die Oberschenkelstumpf-Kontraktur und Ankylose.

Die Bewegungen im Hüftgelenk lassen sich in 3 Hauptbewegungsarten
auflösen, nämlich in

1. Beugung und Streckung,
2. Adduktion und Abduktion,
3. Einwärts- und Auswärtskreiselung.

Die Bewegungen unter 1. und 2. haben durch die Amputation im Bereich
des Femur eine mehr oder weniger große einseitige Einbuße erlitten, während
die Drehmuskeln in der Hauptsache wegen ihres Ansatzes nahe dem Hüftgelenk vorn und hinten in der Rollhügelgegend durch die Amputation nicht
betroffen sind.

Die Beugemuskeln setzen sich zusammen einerseits aus dem Iliopsoas,
andererseits aus den von der Spina anterior superior und inferior entspringenden

tensor fasciae latae, sartorius und rectus femoris. Die letzten beiden haben ihre Kraftwirkung auf den Oberschenkelstumpf zum größten Teil verloren, weil ihre Insertionsstellen durch die Amputation gefallen sind, während der Iliopsoas durch seinen Ansatz am kleinen Rollhügel und der Tensor an der Fascia lata angreifend keine Einbuße erlitten haben.

Die Streckmuskeln bestehen aus dem Glutaeus maximus und den Kniebeugemuskeln (Biceps, Semitendinosus und Semimembranosus), die durch ihren Ursprung am Tuber ischiadicum des Beckens zugleich kräftige Hüftstrecker sind.

Der Glutaeus maximus bleibt in dauernder kräftiger Wirksamkeit auch bei den kurzen reellen Stümpfen dank seines Ansatzes am hinteren oberen Femurschaft; aber die weiteren Hüftstrecker haben ihren Ansatz unterhalb des Kniegelenks eingebüßt und damit auch im allgemeinen die Möglichkeit ihrer Funktion.

Wir sehen daraus, daß sich für die Beugung und Streckung die erhaltenen Muskeln etwa das Gleichgewicht halten; immerhin dürfen wir nicht vergessen, daß die Streckstellung im Hüftgelenk eine extreme Haltung darstellt, gebremst zum Schluß durch das Ligamentum iliofemorale anterius, Bandmassen, die unter gewissen Umständen zum Schrumpfen neigen. Doch bei den Oberschenkelstümpfen, die nur bis zur Höhe des Trochanter minor reichen, ist der Ansatz des Glutaeus maximus mitgefallen; es wirken also auf solchen ganz kurzen Stumpf nur noch der Iliopsoas beugend und wie wir gleich sehen werden, der Glutaeus medius und minimus abduzierend, während die Adduktionsmuskeln ebenfalls unwirksam geworden sind. Deshalb stellen sich diese Stümpfe meist in Beuge- und Abduktionsstellung, sie sind aber dadurch als eine Art Polsterstumpf ganz gut geeignet, die Körperlast zu tragen.

Die Abduktionsmuskeln des Oberschenkels werden dargestellt durch den Glutaeus medius und minimus, die dank ihrer Anheftung am Trochanter major durch die Amputation auch bei kürzestem Stumpf nicht leiden.

Dagegen verlieren von den medial angreifenden Adduktionsmuskeln immer mehr Teile ihre Wirksamkeit, je kürzer der Stumpf wird.

Hieraus erklärt sich schon hauptsächlich, daß wir nach Oberschenkelamputationen so gut wie nie Adduktionsstellungen sehen, dagegen häufiger Abduktions- und Beugekontrakturen. Begünstigend für die Abduktionsstellung wirken außer den muskulären Ursachen noch folgende Momente: Streckverbände am Oberschenkelstumpf, voluminöse Wundverbände, das Bestreben des Patienten, den empfindlichen Oberschenkelstumpf vom Körper abzuspreizen, und später noch die Schwere der nicht unterstützten Becken-Stumpfseite beim Krückengehen.

Haben wir nun einen langen oder mittellangen Oberschenkelstumpf vor uns, bei dem wir die Entwicklung eines Hüftkontraktur oder Ankylose fürchten, so erhalten wir ihm möglichst die Streckstellung (Streckverband, vordere und seitliche Schiene, die von der unteren Thoraxgegend bis zum Stumpfende reichen). Ist es trotz aller Vorsicht zu einer Beugekontraktur über 160° gekommen, so ist eine subtrochantere Osteotomie des Femurstumpfes geboten.

Als Mittelstellung zwischen Adduktion und Abduktion dürfen wir für den langen Femurstumpf das senkrechte Herabhängen des Femur ansehen, während ja normalerweise das Femur bei geschlossener Knie- und Fußstellung eine physiologische Adduktionsstellung aufweist (Abb. 2). Ungünstig wird erst die Abduktionsstellung des Femurstumpfes, wenn seine Richtung bei einer Hüftkontraktur oder Ankylose mehr als 10° die oben definierte Mittelstellung nach außen überschreitet.

Auch hier wirkt eine Osteotomie mit Verkleinerung des Abduktionswinkels außerordentlich vorteilhaft für das Gehen und Stehen mit der Prothese.

Bei den kurzen Oberschenkelstümpfen, die zur Beugung und Abduktionskontraktur neigen, versuche man die Beugekontraktur einen Winkel von 160° nicht wesentlich überschreiten zu lassen und die mittlere Abduktionsstellung zu erhalten. Bei guter Beugefähigkeit haben wir dann noch immer brauchbare Verhältnisse für die Prothese. Ist der Beugewinkel aber wesentlich

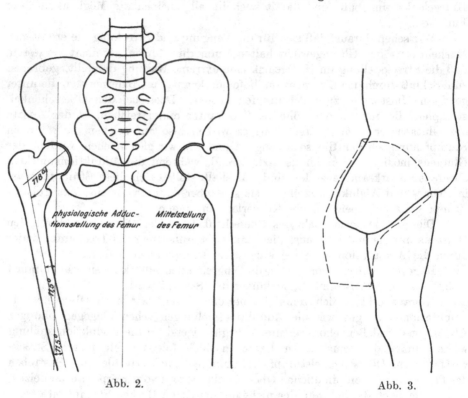

physiologische Adduc-tionsstellung des Femur

Mittelstellung des Femur

Abb. 2.

Abb. 3.

kleiner als 160°, so rate ich ebenfalls zur Stumpfosteotomie, oder man muß die Schienenrichtung und die den kurzen Stumpf noch weiter überragenden Oberschenkelhülse winklig nach hinten abbiegen, damit eine möglichst senkrechte Unterstützung mit dem Ersatzbein resultiert (Abb. 3).

Haben wir schließlich im Stumpfinnern die physiologische leicht adduzierte Femurreststellung, so empfiehlt es sich dem künstlichen Bein im Kniegelenk eine ganz leichte Valgität (X-Beinstellung) zu geben; und umgekehrt, wenn der Femurstumpf stärker abduziert steht, das Ersatzbein in leichter O-Beinstellung aufzubauen.

All das hier Gesagte gilt auch für die Hüftankylose bei kurzem Stumpf.

Wie schon oben auseinandergesetzt, neigen die ganz kurzen Oberschenkelstümpfe, die das Niveau des Sitzknorrens nicht überragen, zur Beuge- und Abduktionskontraktur. Wir werden aber hier mit jeder Stellung fertig. Der Amputierte reitet auf solchem kontrakten oder ankylotischen Stumpf gut. Zwei Beispiele werden uns dies später zeigen.

Die Unterschenkelstumpf-Kontraktur und Ankylose.

Von den Bewegungen im Kniegelenk interessieren uns hier nur die Beugung und Streckung.

Die Beugung wird bewirkt durch das Ineinanderarbeiten von Sartorius, Bizeps, Semitendinosus und Semimembranosus, die Streckung durch den Quadrizeps.

Auch bei ganz kurzem Unterschenkelstumpf bleiben die Ansätze der Beuger und Strecker erhalten und halten sich eigentlich das Gleichgewicht. Doch müssen wir im Auge behalten, daß bei allen Schädigungen des Kniegelenks der Quadrizeps vorwiegend zur Atrophie neigt, so daß also die Beuger das Übergewicht erhalten; daß ferner das Kniegelenk bei Reizzuständen zur Beugestellung hinneigt, genau wie das Hüftgelenk.

Bei den langen und mittellangen Stümpfen ist eine Kontraktur leicht zu vermeiden. Wir lagern nämlich nach einer unkomplizierten Unterschenkelamputation das Bein derart in einen Schienenverband, daß das Kniegelenk in eben gestreckter Stellung festliegt. Sobald es die Wundverhältnisse gestatten, lassen wir in üblicher Weise mit der Gelenkpflege beginnen.

Haben wir einen kurzen normalen Unterschenkelstumpf vor uns, so ist es ratsam, neben der exakten Schienenlagerung noch einen Streckverband anzulegen. Die Extensionsstreifen sollen dann mindestens 10 cm oberhalb des Kniegelenks beginnen, um die Fixation des Kniegelenks während der Wundheilung zu sichern.

Besteht dagegen irgendwie die Gefahr einer entzündlichen Reizung im Kniegelenk, so ist es bei Stümpfen jeder Länge geboten, einen Streckverband der exakten Schienenlagerung zuzufügen, um so durch die bestmögliche Immobilisation das Gelenk unter die günstigsten Bedingungen zur Verhütung der Entzündung oder ihres Fortschreitens zu bringen. Die Gelenkstellung sei auch hier im allgemeinen eine ebengestreckte, keinesfalls eine überstreckte.

Läßt sich der Entzündungsprozeß im Kniegelenk nicht vermeiden, müssen wir vielmehr mit einer Kontraktur und Beweglichkeitsbeschränkung rechnen, so ist es wichtig, sich von vornherein die späteren Folgen für den Gebrauch der Prothese vor Augen zu halten.

Handelt es sich um einen mittellangen oder langen Unterschenkelstumpf, so suchen wir das Kniegelenk in gestreckter Stellung zu erhalten. Eine geringfügige Beugestellung des langen Unterschenkelstumpfes gestattet noch einen verhältnismäßig guten Gehakt und einen sicheren festen Stand. Das Sitzen mit vorgestrecktem Bein muß mit in den Kauf genommen werden.

Beim kurzen kontrakten Unterschenkelstumpf ziehe ich die Kniebeugekontraktur bis zu einem Winkel von 45⁰ mit erhaltener Beugebewegung der Streckkontraktur mit nur geringer Beugebewegung aus folgenden praktischen Gründen vor.

20*

Der kurze Unterschenkelstumpf in leichter Beugekontraktur läßt
sich, wie wir an mehreren Beispielen sehen werden, mit einer kleinen gesonderten
Hülse fest umfassen; seine vordere Fläche mit der Gegend der Tuberositas tibiae
ist schon in halber Beugestellung gut tragfähig. Der kurze Stumpf wird dann
benützt, dem eigentlichen Unterschenkelteil der Prothese die Streck- und Beugebewegung beim Gehen zu erteilen. Beim Stehen trägt der Stumpf die Körperlast und beim Sitzen ist ein bequemes Zurückbiegen des ganzen Unterschenkels
möglich. Auf solche Weise sind kontrakte Unterschenkelstümpfe bis zu einer
Kürze von 10 cm aufs beste auszunützen.

Noch kürzere Unterschenkelstümpfe, bei denen eine Kontraktur nicht zu
verhindern ist, eignen sich am besten zum Stehen, Gehen und Sitzen, bei vollkommener wenigstens rechtwinkliger Beugestellung, so daß die Belastung von
Kniescheibe und der Tuberositas tibiae wie beim gewöhnlichen Knien aufgenommen wird.

Im Gegensatz hierzu ist der Kunstbeinträger mit Streckkontraktur des
kurzen Unterschenkelstumpfes allseitig schwer behindert. Er hat nur eine geringe Beugefähigkeit, kann also nur mit vorgestrecktem Bein sitzen, und die
Tragfähigkeit der gewöhnlichen unteren Stumpffläche ist auch eine schlechtere
als die Vorderfläche des Stumpfes in halb oder ganz gebeugter Stellung.

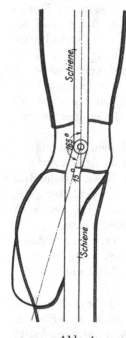

Abb. 4.

Ähnlich verhält es sich mit den Ankylosen im
Kniegelenk.

Der lange Stumpf eignet sich eigentlich nur in
Streckstellung zum gedeihlichen Tragen des Ersatzgliedes.

Bei den Kniebeugeankylosen müssen wir unterscheiden zwischen solchen mit einer Winkelstellung bis
160⁰ und solchen von 160⁰ und weniger.

Ganz allgemein rate ich bei allen beträchtlicheren
Beugegraden durch eine Nachoperation in Gestalt der
Osteotomie, das ankylotische Kniegelenk gerade zu
stellen.

Da das Kniegelenk in fast allen solchen Fällen
einen infektiösen Entzündungsprozeß durchgemacht hat
und es im Interesse des Amputierten liegt, so schnell
als möglich auf die Beine zu kommen, ist von Knochen-
operationen im Bereich des Kniegelenks selbst abzusehen. Die Gefahr wäre zu groß, durch Eingehen in die
noch nicht lange zur Ruhe gekommene Gelenkgegend
den Entzündungsprozeß wieder aufflackern zu lassen.
Deshalb kommt nur eine Osteotomie in Frage. Ich selbst
bevorzuge für solche Fälle die quere suprakondyläre
Osteotomie des Femur. Die Operationsstelle liegt dann
weit entfernt von der Amputationsstelle, der Hebelarm
zur Graderichtung ist länger und die Osteotomie des
Femur, das meist eine beträchtliche Knochenatrophie aufweist, ist einfacher
als die Osteotomie von Tibia und Fibula.

Bei Knieankylosen unter 160⁰ ist die Osteotomie also immer geboten, bei
solchen von 160⁰ und mehr können wir zur Not mit einer Unterschenkelhülse
auskommen, die den Unterschenkelstumpf entsprechend seiner Beugestellung

aus der Hülse hinten hervortreten läßt. Die vordere obere Tibiafläche ruht dann innerhalb der Hülse auf einer schräg von vorn oben nach hinten unten verlaufenden gepolsterten Ebene und übernimmt außer dem Sitzring einen Teil der Körperlast beim Gehen und Stehen (Abb. 4).

Der kurze Unterschenkelstumpf von mehr als 10 cm Länge soll in einer Kniebeugestellung von etwa 45⁰ ankylotisch sein. Neben der guten Tragfähigkeit können wir nämlich dem Kniegelenk der Prothese durch geeignete konstruktive Maßnahmen eine weitere Beugefähigkeit geben, so daß der Amputierte noch leidlich gut und wenig auffällig sitzen kann.

Der ganz kurze Unterschenkelstumpf, von weniger als 10 cm Länge, ist am günstigsten zu verwerten, wenn die Ankylose im Kniegelenk eine rechtwinkelige oder sogar spitzwinkelige ist.

Die Knöchelgelenks-Kontraktur und Ankylose.

Von den Exartikulationen im Bereich der Fußwurzel interessiert uns hier eigentlich nur die Exartikulation nach Chopart. Wir haben dies schon im allgemeinen Teil bei den myogenen Kontrakturen hervorgehoben. Ist eine Kontraktur oder Ankylose nicht zu vermeiden, so darf unter keinen Umständen ein Spitzfuß höheren Grades entstehen, aber auch kein Hackenfuß infolge der etwaigen Verlängerung der Achillessehne. Am günstigsten ist eine ganz leichte Senkung des Kalkaneus, so daß im Sprunggelenk ein Winkel von 96 — 96,5 ⁰ resultiert. Diese Beugestellung gleicht ein Absatz von 2 nötigenfalls von 3 cm Höhe grade gut aus.

Im Hinblick auf diese Ausführungen will ich noch einmal zur besseren Übersicht die bestverwertbaren Stumpfgelenkstellungen bei Kontrakturen und Ankylosen für das Tragen von Ersatzgliedern nach meinen eigenen Erfahrungen präzisieren.

I. Hüftgelenk.

1. Bei langem, mittellangem und kurzem Oberschenkelstumpf:
Kontraktur oder Ankylose:

    a) in Streckstellung brauchbar,

    b) in Beugestellung bis 160⁰ brauchbar,

    c) in Beugestellung von weniger als 160⁰ unbrauchbar (Osteotomie).

Kontraktur oder Ankylose:

    a) in Mittelstellung zwischen Adduktion und Abduktion brauchbar,

    b) in zunehmender Abduktionsstellung bis 160⁰ brauchbar,

    c) in Abduktionsstellung von weniger als 160⁰ unbrauchbar (Osteotomie).

2. Bei ganz kurzem Oberschenkelstumpf:
Kontraktur oder Ankylose in jeder Stellung brauchbar.

II. Kniegelenk.

1. Bei langem und mittellangem Unterschenkelstumpf:

Kontraktur oder Ankylose:

    a) in Streckstellung brauchbar,

    b) in Beugestellung bis 160⁰ brauchbar; besser Osteotomie,

    c) in Beugestellung von weniger als 160⁰ unbrauchbar (Osteotomie).

2. Bei kurzem Unterschenkelstumpf (von etwa 10 cm Länge):

Kontraktur oder Ankylose:

    a) in Streckstellung schlecht brauchbar,

    b) in Beugestellung bis zum $\measuredangle$ 45⁰ gut brauchbar.

3. Bei ganz kurzem Unterschenkelstumpf (von weniger als 10 cm Länge):

Kontraktur oder Ankylose:

    a) in Streckstellung schlecht brauchbar,

    b) in Beugestellung von $\measuredangle$ R und weniger sehr gut brauchbar.

III. Fußgelenk (Chopart).

Kontraktur oder Ankylose in Spitzfußstellung:

    a) bis zum $\measuredangle$ 96⁰—96,5⁰ gut brauchbar,

    b) mit einem größeren Winkel schlecht brauchbar (Achillotenotomie, Osteotomie, Redression).

Kontraktur oder Ankylose in Hackenfußstellung schlecht brauchbar (Redression).

Beispiele:

Der erste Fall betrifft den 30 jähr. O. E. mit kurzem Oberschenkelstumpf, der bei mittlerer Rotationsstellung und Beugestellung im Hüftgelenk ankylotisch ist.

Das ganze Becken samt ankylotischem Stumpf ist mit einem vorn in der Mittellinie schnürbaren, nach Gipsabguß gearbeiteten Lederkorb umgeben; außerdem hat der Kranke zunächst eine hosenträgerartige Tragvorrichtung erhalten, die, wie üblich, medial und lateral am Oberschenkelteil des Ersatzbeines durch Ringe läuft, um einen Teil der Beinschwere nachgebend mit den Schultern tragen zu helfen (Abb. 5).

Das eigentliche Ersatzbein beginnt erst unterhalb der Stumpfhülse, es ist ganz entsprechend der auf S. 639 gegebenen Beschreibung aus Holz aufgebaut, mit Zehengelenk, Knöchelgelenk und Kniegelenk.

An Stelle des Hüftgelenks haben wir ein direkt unter der Stumpfhülse durch einen Querbolzen gesichertes medial und lateral gelagertes Scharniergelenk, das sich beim Stehen in der Streckstellung automatisch durch eine beiderseitige Einschnappvorrichtung feststellt.

Die Schienen am ankylotischen Stumpf-Hüftteil verlaufen nicht in der seitlichen Mittellinie des ankylotischen Stumpf-Hüftteiles herab, sondern sie sind peripher etwas nach hinten gelagert, so daß beim Stehen und Gehen eine

Unterstützung mehr in der Senkrechten gewährleistet wird und der Stumpfhülsenteil distal die seitlichen Schienen nach vorn überragt.

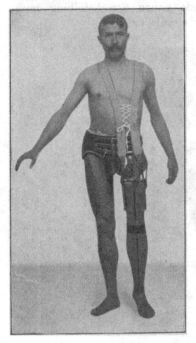

Abb. 5.

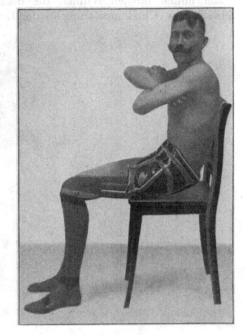

Abb. 6.

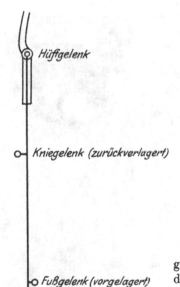

Abb. 7.

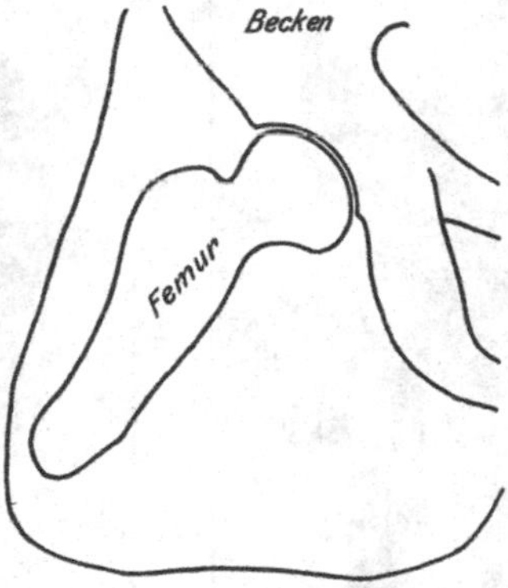

Becken

Femur

Abb. 8.

Um das Sitzen einigermaßen bequem zu gestatten, öffnet der Amputierte durch Zug an dem mit der Feststellvorrichtung vorn verankerten Stahldrahtbogen das hohe Schenkelscharnier. Er sitzt dann linksseitig auf der Hülse seines ankylotischen Hüftgelenks; eine entsprechende Lendenkyphose tritt vikariierend für die fehlende Hüftbeugung ein (Abb. 6).

Beim Stehen bilden die Hüft-Stumpfschiene und die eigentliche Oberschenkelschiene im Drehpunkt des hohen Schenkelscharniers einen geringen
nach hinten offenen Winkel; die noch fehlende ganze Streckstellung muß
eine leichte Überlordosierung in die Lendenwirbelsäule ersetzen.

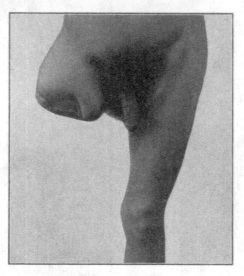

Abb. 9.

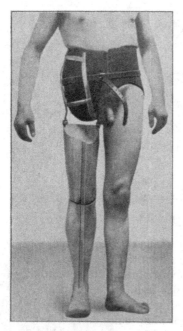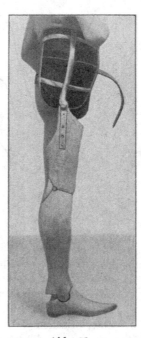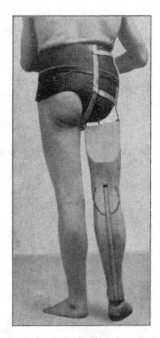

Abb. 10.   Abb. 11.   Abb. 12.

Das Kniegelenk ist beim Gehen beweglich, beim Stehen und Gehen auf abschüssigem Terrain kann es durch eine einfache Schnappvorrichtung festgestellt werden.

Die sagittalen Lagen von Hüft-, Knie- und Knöchelgelenk sind derart, daß das Hüftgelenk etwas mehr vorn als normal, das Fußgelenk noch weiter vorn liegt, während das Kniegelenk etwa 4 cm hinter der Verbindungslinie zwischen Hüft- und Knochengelenk liegt. Daraus resultiert praktisch betrachtet eine geringe rekurvierte Stellung im Kniegelenk und eine nach hinten offene Winkelstellung im Knöchelgelenk. So ist das Stehen und Gehen mit beweglichem Knie und Fußgelenk möglichst einfach und doch gesichert (Abb. 7).

Ich darf betonen, daß der Amputierte mit diesem Ersatzglied vom ersten Augenblick an gut gehen, sicher stehen und einigermaßen bequem sitzen konnte.

Im zweiten Fall handelt es sich um den 32jähr. Landsturmmann B. M. mit einem ganz kurzen Oberschenkelstumpf. Der Femurrest steht, wie aus Abb. 8 nach dem Röntgenbild ersichtlich, in Abduktions- und Beugestellung; er ist im Hüftgelenk fest ankylotisch. Der Stumpf kommt nur als Polsterstumpf in Frage; seine Stellung ist aus der Abb. 9 ersichtlich.

Auch hier ist, wie im vorigen Falle, das ganze Becken und der Stumpf in einem durch Stahlschienen verstärkten Beckenkorb gefaßt (Abb. 10—12).

Das eigentliche Bein, ganz aus Pappelholz gestaltet, ist wieder durch ein Doppel-Unterhüftscharnier mit Feststellvorrichtung angelenkt. Der Oberschenkel ist hohl. Aus Abb. 10 und 11 ist ersichtlich, daß vom Holzschenkel oben vorn ein unregelmäßiger Teil abgetragen ist, um beim Sitzen die rechtwinkelige Hüftbeugung zu gestatten. Die Abb. 11 und 12 zeigen die Wegnahme eines großen sich nach unten zu verjüngenden Holzstückes hinten oben, so daß sich beim Sitzen eine ebene Querfläche der Stuhlfläche anlegt.

In der seitlichen Ansicht (Abb. 11) ist deutlich zu erkennen, daß die Querachse des Kniegelenkes etwa 4 cm hinter der Verbindungslinie zwischen Hüft- und Knöchelgelenksachse liegt.

Auch dieser Amputierte konnte von der Stelle weg zufriedenstellend gehen; Stehen und Sitzen ohne Beschwerden. Das Sitzen war natürlich noch viel bequemer als im Fall 1, weil der ankylotische Oberschenkelstumpf wesentlich kürzer, praktisch = 0 war.

Ich würde nicht anstehen, nach meinen guten Erfahrungen mit den ganz kurzen ankylotischen Oberschenkelstümpfen, im Falle eines längeren das Sitzen sehr störenden, aber den Geh- und Stehakt nicht fördernden ankylotischen Oberschenkelstumpfes dem Amputierten dringend eine operative Verkürzung des Stumpfes anzuraten.

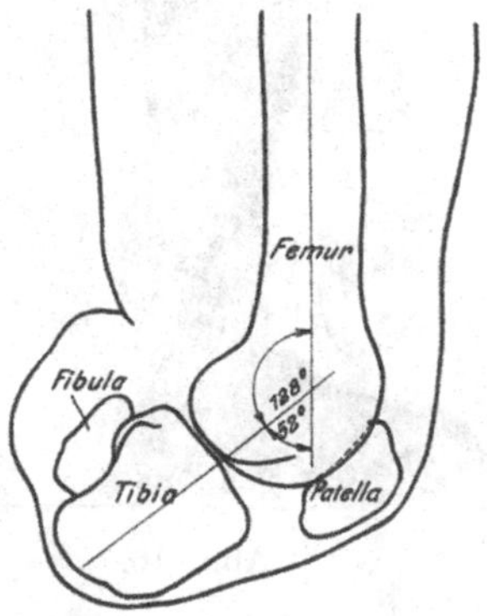

Der dritte Fall betrifft den 37 Jahre alten Landsturmmann J. G. mit einem 12 cm langen kontrakten Unterschenkelstumpf. Das Kniegelenk kann nicht ganz gestreckt und nur bis zu einem Winkel von 155° gebeugt werden (Abb. 13).

Abb. 13.

Das Ersatzbein besteht aus drei Hauptteilen, nämlich der Oberschenkelhülse, der Stumpfhülse und dem eigentlichen Unterschenkel mit Fuß.

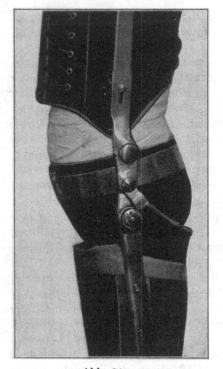

Abb. 14.

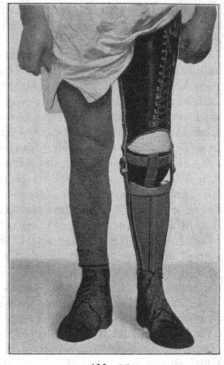

Abb. 15.

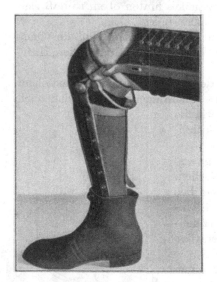

Abb. 16.

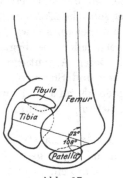

Abb. 17.

Die Oberschenkel - Lederhülse ist schnürbar und mit einem Sitzring armiert.

Die Stumpfhülse ist geschlossen und zur Sicherung mit einem Stahlband umfaßt.

Die seitlichen Stahlschienen sind in der Oberschenkelhülse, wie üblich, mittels Muttern und Schrauben befestigt, die ganz kurzen seitlichen Stumpfschienen sind an dem genannten umfassenden Stahlband derart verankert, daß die Stumpfhülse entsprechend der Beugekontraktur nach hinten übersteht.

Zwischen beiden Hülsen, bzw. zwischen ihren seitlichen Schienen medial und lateral liegt je ein Scharniergelenk in der richtigen anatomischen Lage des Kniegelenks (Abb. 14).

Der Kranke geht somit wie jeder im Unterschenkel Amputierte mit beweglichem Kniegelenk; der kurze Stumpf ist ganz fest gefaßt und vermittelt aktiv die abwechselnde Beuge- und Streckbewegung des künstlichen Unterschenkels. Der Stumpf wird an seiner vorderen oberen Tibiafläche unterstützt, wo er gut belastungs- und tragfähig ist. Er steht und geht dadurch ganz ausgezeichnet.

Da nun aber bei der vorliegenden beschränkten Beugefähigkeit des kurzen Unterschenkelstumpfes das Sitzen nur mit schräg vorstehendem Unterschenkel

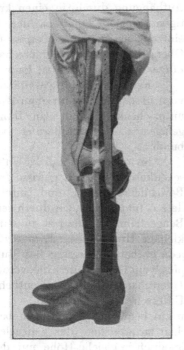 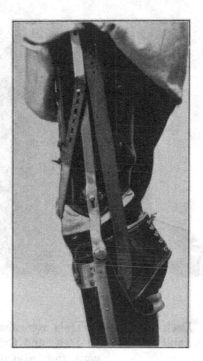

Abb. 18.   Abb. 19.

möglich wäre, ist der eigentliche hölzerne Unterschenkel von der Stumpfhülse getrennt und mit dieser medial und lateral durch ein zweites Scharniergelenk (Abb. 14—16) verbunden, das mit einer in Streckstellung sich automatisch feststellenden Bügeleinschnappvorrichtung armiert ist. Will sich also der Amputierte setzen, so öffnet er diese Feststellvorrichtung durch Zug am Bügel nach oben, so daß eine Kniebeugebewegung über dem rechten Winkel ermöglicht ist (Abb. 16). Aus Abb. 16 sehen wir ohne weiteres, wie die beträchtliche Beugung aus dem gleichartigen Zusammenwirken der beiden übereinander gelagerten Kniescharniere resultiert.

Im vierten Fall haben wir den 23jähr. Landsturmmann J. B. mit einer Unterschenkelamputation. Der 9 cm lange Stumpf kann nur bis zu einem

Winkel von 150⁰ gestreckt, aber bis zu einem Winkel von 100⁰ gebeugt werden (Abb. 17).

Auch hier besteht das künstliche Bein wieder aus den drei Hauptteilen: Oberschenkelhülse, Stumpfhülse und Unterschenkel.

Die Oberschenkelhülse mit oberem Sitzring wird vorn geschnürt; die Stumpfhülse ist unten offen und hinten zum Schnüren (Abb. 18 und 19).

Auch hier wird als untere Aufstützfläche die tragfähige vordere obere Tibiafläche mit ihrer Tuberositas benutzt, aber trotz dieser Ähnlichkeiten ist die Konstruktion eine ganz andere als beim vorher beschriebenen Ersatzbein.

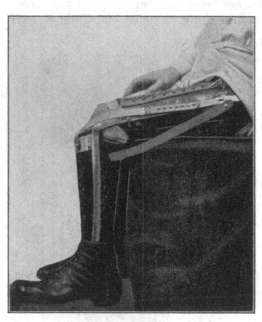

Abb. 20.

Die Unterschenkelhülse hat zunächst, um jedes Rutschen zu verhindern, eine jederseitige feste Aufhängung durch je einen kräftigen Riemen erhalten, der bei eintretender Dehnung oben an der Oberschenkelhülse entsprechend kürzer geschnallt werden kann.

Ferner ist die Stumpfhülse vorn in der Mitte mit dem Holzunterschenkel durch ein frontal gelagertes Haspenscharnier verbunden.

So ist erreicht, daß der Unterschenkelstumpf eine gewisse freie Beweglichkeit hat und infolgedessen (natürlich auch durch seine Beugestellung) ganz fest in seiner kleinen Hülse sitzt. Ferner wird jede gröbere Bewegung des Stumpfes beim Gehen durch das vordere Querscharnier auf den eigentlichen Unterschenkel übertragen.

Doch erwies es sich als vorteilhaft, um ein bequemes Kniebeugen beim Sitzen und eine größere Steh- und Gehsicherheit zu erreichen, das Kniegelenk ganz tief, also unphysiologisch in gleiche Höhe mit dem vorderen Haspenscharnier zu legen und gleichzeitig etwas mehr nach vorn. So kommt auch ein besseres Zusammenarbeiten der beiden Gelenkverbindungen zustande.

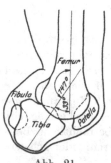

Abb. 21.

Bei extremer Beugung verschwindet der Stumpf in der hinteren Aussparung des oberen Unterschenkelteils. Die hier infolgedessen resultierende Schwächung des oberen Unterschenkelschaftes ist durch ein vorderes breites Stahlblechband gesichert (Abb. 20).

Elastische Gummizüge zwischen den seitlichen Oberschenkelschienen und der Mitte dieses Stahlbandes ausgespannt fördern außerdem das Vorschwingen, das Strecken des Unterschenkels.

Ich darf noch betonen, daß nicht nur die Amputierten mit kontraktem Unterschenkelstumpf bei einer solchen Versorgung aufs beste stehen und gehen, sondern, was eigentlich selbstverständlich ist, überhaupt alle mit ganz frei beweglichem kurzem Stumpf. Nach meinen Erfahrungen sollte von der Fassung und Führung des kurzen Unterschenkelstumpfes bei leicht gebeugter Kniehaltung weitgehendster Gebrauch gemacht werden; jede Unsicherheit im Gehen schwindet und das lästige Hinauf- und Herunterrutschen mit seinen Stumpfbeschwerden ist ein für allemal beseitigt. Es lassen sich natürlich auch noch andere Konstruktionslösungen finden und dem suchenden Erfindergeist stehen hier die verschiedensten Möglichkeiten bezüglich der Gelenkanordnungen offen.

Als fünften Fall zeige ich hier einen Amputierten, S. M., 30 Jahre alt, mit kurzem beweglichem Unterschenkelstumpf im Bilde. Die Pause nach dem Röntgenbild gibt die knöchernen Verhältnisse (Abb. 21).

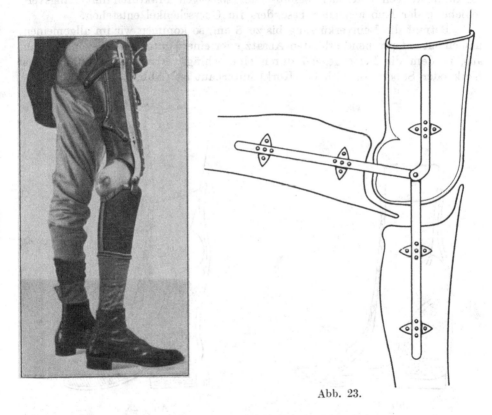

Abb. 23.

Aus äußeren Gründen hat der Amputierte ein ganz einfaches Bein erhalten, bestehend aus der schnürbaren Oberschenkelhülse und dem leichten Holzunterschenkel; zwischen beiden liegt in richtiger Höhe das Kniescharnier (Abb. 22).

Der Amputierte kniet, wie üblich, direkt auf der gepolsterten oberen Fläche des Unterschenkels und dirigiert ihn mit dem Stumpf. Er kann vor allem eine kräftige Streckbewegung ausführen. Dadurch daß der Stumpf schräg nach hinten gesenkt aufliegt, bleibt auch eine einigermaßen genügende Beugemöglichkeit beim Sitzen.

Entsprechend den beiden vorhergehenden Fällen kann aber auch dieser nur 6 cm lange Stumpf noch gut mit einer Hülse armiert werden und damit ganz bedeutend leistungsfähiger in jeder Hinsicht gemacht werden.

Ich würde eine solche Ausnutzung auch des kürzesten, beweglichen Stumpfes der in Abb. 23 schematisch dargestellten, noch vielfach üblichen Konstruktion vorziehen, weil hier die aktive Streckfähigkeit nicht ausgenützt wird.

Beinverkürzungen.

Nun noch zum Schluß ein paar Worte zum Ausgleich der Beinverkürzung, die durch Gelenkresektionen, durch Gelenkkontrakturen, durch große Knochenzertrümmerungen und nach Schuß- oder sonstigen Frakturen mit Längsverschiebung der Knochenenden besonders im Oberschenkel entstehen.

Beträgt die Beinverkürzung bis zu 8 cm, so kommen wir im allgemeinen mit einem entsprechend erhöhten Absatz oder einem guten hohen Schnürschuh aus, in dem die Fersengegend durch eine schräg verlaufende Erhöhung aus Kork oder Suberit (künstlicher Kork) unterbaut ist (Abb. 24).

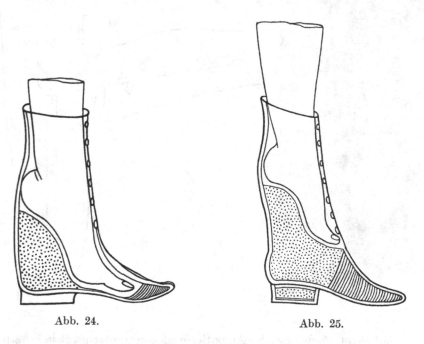

Abb. 24.   Abb. 25.

Als allgemeine Regel gilt, die Verkürzung nicht ganz auszugleichen, sondern ohne Schaden 2 cm am Höhenausgleich fehlen zu lassen.

Bei Verkürzungen über 8 cm kommen wir mit einer einfachen Unterbauung der Fersengegend nicht mehr aus, auch wird dann der Schuh durch die übergroße Verkürzung des Fußes in Spitzfußstellung zu kurz und zu wenig schön.

Wir unterbauen dann den ganzen Fuß mit Kork und geben entsprechend der anderen Fußgröße der Korkmasse wieder Fußform. Um ein Einbrechen des

Korkes zu verhindern, kommt in die Sohle des Schuhes, in welche das Kork-stück eingefügt wird, eine federnde Stahlzunge (Abb. 25).

Naturgemäß kommen bei solchem höheren Ausgleich das Knöchelgelenk und die Fußwurzelgelenke sehr hoch zu liegen, so daß einzelne die be-trächtliche Unsicherheit beim Gehen nicht ganz überwinden können. Da-neben stellen sich des öfteren Schmerzen im Bereich des Fußgelenkes ein.

In solchen Fällen und bei ganz hochgradigen Verkürzungen von 15—25 cm ist es geboten, mit Hilfe von seitlichen Schienen oder von einem Schienhülsen-apparat dem spitzgestellten Fuß am Unterschenkel einen festen Halt zu geben.

Wir fertigen uns bei allen bedeutenden Beinverkürzungen zunächst einen Gipsabguß vom Fuß. Dabei soll der Fuß so gehalten werden, daß das Fußge-lenk bei seitlicher Mittelstellung ganz volarflektiert steht, während die Zehen

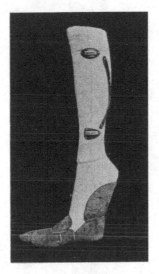 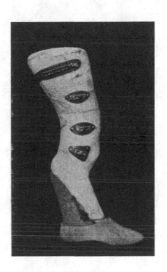

Abb. 26   Abb. 27.

etwas dorsalflektiert gehalten werden; also in einer Stellung, die wir einnehmen, wenn wir uns auf den Fußspitzen aufrichten. Muß der Unterschenkel mit-gefaßt werden, nehmen wir ihn gleichzeitig in den Abguß mit hinein.

Diese Andeutungen mögen genügen. Aus den Abbildungen 26 u. 27 wird unser Vorgehen ohne weiteres klar.

Sollte indessen der seltene Fall vorkommen, daß ein Mann die extreme Spitzfußstellung absolut nicht verträgt, so müssen wir uns entweder mit einem Schuh helfen, dessen Sohle und Absatz außen mit einer entsprechenden un-schönen Erhöhung armiert sind oder wir setzen unter den rechtwinkelig oder ganz leichtspitzwinkelig gestellten Fuß einen künstlichen Fuß mit Schnür-schuh. Derartige und ähnliche Konstruktionen sind ja Allgemeingut schon der älteren Orthopädietechnik.

III.

Der mechanische Aufbau der künstlichen Glieder.

Von

Prof. Dr.-Ing. G. Schlesinger, Charlottenburg.

Mit 536 Abbildungen.

I. Der Ersatzarm.

a. Einleitung.

Der Ausspruch Kants: „Die Hand macht den Menschen, das vernünftige Tier, geschickt für die Handhabung aller Dinge; sie ist sein äußeres Gehirn!" enthält kurz und knapp die beiden wichtigen Kennzeichen: Handhabung = Mechanik, Gehirn = Geist, deren Vereinigung für den Konstrukteur der Kunsthand wohl für alle Zeiten ein unerreichbares Ideal vorstellt.

Die Hand bewehrt sich, um ihrer mechanischen Aufgabe gerecht zu werden, mit Hammer und Zange, Gabel und Messer, Meißel und Feile, Schere und Nadel, sie übernimmt mit Hilfe dieser Werkzeuge, weit über die rohe Tätigkeit des Gebisses oder Schnabels, des Hornes oder Hauers der Tiere hinaus, die sinnvolle Führung eines Werkzeuges, um menschliche Gedanken zu verwirklichen. Betrachten wir die Bewegungsmöglichkeiten der Menschenhand in ihrer Vielseitigkeit, so wird allerdings klar, daß es nicht die Finger der Hand allein sind, die durch ihr Greifen, Festhalten und Loslassen jene wundervolle Tätigkeit entfalten, sondern daß sie erst im Zusammenhang mit dem Menschenarm, mit den Gelenken in Schulter, Ellbogen und Handwurzel, denen die Führung obliegt, die verwickelten Bewegungen erzielen, die wir unaufhörlich und unwillkürlich üben, ohne uns meistens bewußt zu sein, wie sie zustande kommen, und wie sie sich den wechselnden Bedürfnissen von Leben und Beruf einzigartig angepaßt haben. Das Kennzeichen der Menschenhand ist ihre Universalität und ihre Neutralität. Sie ist unbeschwert durch Sonderwünsche und daher anpaßbar an alle Sonderwünsche. Sie ist das Werkzeug der Werkzeuge, ohne selbst ein Werkzeug zu sein. Sie lenkt das Pferd, hält die Flöte, baut das Haus, schreibt das Buch, spannt die Büchse, greift zum Schwert; sie kennt keinen Vorzug für den einen oder anderen Beruf, sie erst erwarb im Verein mit der Vernunft dem Menschen die Herrschaft in der lebenden Welt.

Dazu kommt die Vergeistigung dieses Werkzeuges. Aus dem gestaltenden Organ wurde das Tastorgan. Die Hand fühlt auch im Dunkeln, wo das Auge versagt; wir sehen gewissermaßen mit der Hand! Wer sich überlegt, welche Vielheit von Bewegungen die Finger beim Greifen auszuüben haben, und sich gleichzeitig darüber klar ist, daß die Hand auch im Dunkeln, auf Grund der Erfahrung des Gefühlsinns, die ergriffenen Körper voneinander zu scheiden weiß, der versteht, daß man die Hand das Auge des Blinden nennt. Eine Art Gesicht für Entfernung, Größe, Gewicht, Form, Formwerte, Rauheit, Glätte liegt in den Spitzen der Finger.

Die Hand des Menschen ist durch ihre Vielseitigkeit außerordentlich verletzlich; sie braucht daher für die Ausübung der meisten Berufe eine Bewaffnung. Diese Bewaffnung liegt in der Vielheit der Werkzeuge, mit denen sie durch die Umspannung des Werkzeuges ein Ganzes bildet.

Das Werkzeug wechselt je nach Art und Schwere des Berufes. Entbehrlich ist es nur für leichte Arbeitstätigkeiten des täglichen Lebens und für viele Verrichtungen des vorwiegend geistig arbeitenden Menschen.

Damit ändert sich die Aufgabe bei der Herstellung eines zweckmäßigen Hand- und Armersatzes von Grund aus. Je stärker die Berufsarbeit des Handwerkers, Industriearbeiters, Landwirtes, ja auch des Technikers und Arztes auf die Tätigkeit der Hand angewiesen ist, um so mehr ist es notwendig, für diese Männer künstliche Arbeitsarme zu schaffen, die je nach der Bestimmung handähnlich oder handunähnlich ausfallen werden.

Universelle Tätigkeit verlangt Universalwerkzeuge; je stärker die Arbeit aber unterteilt ist und je mehr zu ihrer Ausführung die Maschine benutzt wird, um so einfacher werden die Sonderwerkzeuge und ihr Halter, das Armgerät, ausfallen können.

So können wir schon hier den Hauptunterschied machen zwischen:

1. Armersatz, d. i. ein mechanisches Gerät zur Ausführung von Bewegungen des verbliebenen Stumpfes ohne Anspruch auf physiologische Leistung, und

2. Ersatzarm, d. i. ein Kunstarm, der nach Form und physiologischer Leistung dem natürlichen Arm nahezukommen sucht.

Jeder Mensch pflegt nach getaner Arbeit angemessene Erholung durch einen Tätigkeitswechsel, sei es durch Beschäftigung im Haus und Garten, sei es durch Sport und Spiel, sei es durch Lesen und Schreiben ohne körperliche Tätigkeit.

So benutzt er stets seine natürliche und künstliche Hand im Berufe und im täglichen Leben, und daher braucht der Verletzte außer dem Arbeitsarm für den Beruf auch einen Gebrauchsarm für das tägliche Leben (künftig kurz Gebrauchsarm genannt).

Es wird Fälle geben, in denen beide Arten des Armersatzes in einen verschmolzen werden können, z. B. bei vorwiegend geistiger Tätigkeit; es wird andere Fälle geben, bei denen das tägliche Leben Anforderungen stellt, die von denen des Berufes grundverschieden sind, wie z. B. bei schwerer körperlicher Arbeit in Landwirtschaft und Industrie.

Den vorwiegend geistig tätigen Berufsarbeiter wird nur ein Gebrauchsarm befriedigen, der äußerlich schon, d. h. natürlich gleichzeitig die leichten Hantierungen im Berufe und die durchaus nicht immer leichten Bedürfnisse des täglichen Lebens auszuführen gestattet.

Für den vorwiegend körperlich tätigen Berufsarbeiter wird diese Vereinigung in einem einzigen Ersatzgerät nicht leicht unterzubringen sein. Man wird daher vielleicht einen nur zweckmäßigen Arbeitsarm mit einem äußerlich befriedigenden Gebrauchsarm verbinden müssen, um auch dieser Menschengruppe einen vollen Ersatz für ihren schweren Verlust zu schaffen.

Die beifolgende Übersicht soll die wechselnden Bedürfnisse klären:

Verwendungsgebiet	Art des Armes	Art der Arbeit	Verrichtung	Griffarten	Aussehen
A. Haus, Gesellschaft, Straße für alle Menschen gleichwichtig	Gebrauchsarm	leicht und mittelschwer	vielseitig	vielseitig	gut
B. Beruf:					
1. vorwiegend geistig: Arzt, Aufseher, Beamter, Ingenieur, Jurist, Kaufmann, Lehrer, Offizier, Pfarrer, Revisor, Schauspieler, Werkmeister usw.	Gebrauchsarm	leicht	vielseitig	vielseitig	gut
2. vorwiegend handtätig:					
a) Feinhandwerker: Mechaniker, Uhrmacher, Schneider, Sattler, Maler, Dekorateur usw.	Arbeitsarm leicht, fest, vielseitig einstellbar	leicht	vielseitig	vielseitig	gleichgültig
b) Schwerhandwerker: Schlosser, Schmied, Tischler, Zimmerer, Schuhmacher, Maurer, Schlächter, Lackierer, usw.	Arbeitsarm kräftig, fest, mäßig einstellbar	mittelschwer und schwer	vielseitig	wenig vielseitig	gleichgültig
c) Maschinenarbeiter: Bedienung von Fräs-, Bohr-, Schleifmaschinen, Automaten, Revolverbänken, Stanzen, Pressen; Arbeit in Waffen- und Munitionsfabriken, in Kartonagen-, Nahrungsmittel-, elektrotechn. Fabriken usw.	Arbeitsarm kräftig, fest, einfach	leicht und mittelschwer	einfach	einfach	gleichgültig
d) Landwirt:	Arbeitsarm sehr kräftig, fest, einfach	schwer	vielseitig	einfach	gleichgültig

Hiernach kommt nur die Gruppe B. 1. mit einem Gebrauchsarm (A) aus, vielleicht noch ein Teil der Gruppe B. 2. Alle anderen brauchen außer dem allgemeinen Gebrauchsarm für Haus, Gesellschaft und Straße (A) noch ein Arbeitsgerät, das der Schwere und Vielseitigkeit der Berufsarbeit (B. 2a—d) angepaßt ist.

Demgemäß erstreckt sich die Entwicklung des Baues künstlicher Arme auf:
1. Gebrauchsarm für vorwiegend geistige Berufsarbeiten und für das tägliche Leben,
2. Arbeitsarm nur für die Ausübung von beruflichen Handtätigkeiten,
3. Vereinigung von Arbeitsarm und Gebrauchsarm für den Wechsel zwischen beruflicher und gesellschaftlicher Tätigkeit.

Die Betätigung jedes Kunstarmes hängt von dem Vorhandensein guter Energiequellen ab, die der Stumpf, der Schultergürtel und gegebenenfalls durch operativen Eingriff nutzbar gemachte Muskelreste geben können.

Die physiologische Leistung eines Ersatzgliedes wird weiter bedingt sein durch die vorhandenen und nutzbaren Energiequellen und die technische Ausführungsmöglichkeit der im höchsten Falle zu stellenden Anforderungen.

b. Die konstruktiven Einzelheiten.

Die konstruktiven Elemente eines jeden Ersatzarmes, mag er als Gebrauchsarm oder als Arbeitsarm dienen, sind:
1. die Bandage,
2. das Armgerüst mit den Gelenken,
3. die künstliche Hand bzw. das Ansatzstück.

1. Die Bauart der Bandagen [1]):

Voraussetzung für die Brauchbarkeit eines jeden Kunstarmes ist der gute Sitz einer dem besonderen Fall angepaßten, möglichst zweckmäßigen Bandage, deren Ausführungsformen nunmehr besprochen werden sollen.

Die Bandage eines jeden Ersatzarmes ist in erster Linie von der Stumpfform, ferner von der Beweglichkeit des Stumpfes und der sonstigen Körperbeschaffenheit des Verletzten, endlich von der Wahl des eigentlichen Arbeitsgerätes, d. h. also unmittelbar von dem Beruf abhängig. Obschon jede Bandage, mit Rücksicht auf die stark wechselnde Stumpfform, nur von Fall zu Fall dem Beschädigten angepaßt werden kann, lassen sich doch für die meist vorkommenden typischen Verletzungen so grundsätzlich wichtige Bauarten festlegen, daß man, abgesehen von obiger Einschränkung wohl von bestimmten Typen der Bandagen reden darf. Entsprechend der Befestigung am Körper lassen sich 3 Hauptgruppen unterscheiden:
A. Unterarmbandagen.
B. Oberarmbandagen.
C. Bandagen für im Schultergelenk Exartikulierte.

Es sei von vornherein darauf hingewiesen, daß der Sitz der Bandage trotz der sorgfältigsten Beschreibung derart von der Eigenart des Falles abhängt, daß in allen Fällen die Geschicklichkeit und das Verständnis des ausführenden Arztes und Bandagisten den Erfolg bedingt, falls die Anfertigung der Stumpfhülse nicht durch besondere mechanische Nachbildungsverfahren (vgl. S. 652) ausgeführt wird.

---

[1]) Vgl. Merkblatt Nr. 4 der Prüfstelle: Unterarmbandagen von M. Borchardt, Radike, Schlesinger. — Merkblatt Nr. 16: Oberarmbandagen von M. Borchardt, Gocht, Radike, Schlesinger.

A. Die Unterarmbandage.

Ihre Bauart hängt ab von:
- a) der Stumpflänge,
- b) der Stumpfform,
- c) der Beweglichkeit des Stumpfes,
- d) den Berufsanforderungen.

Zu a) Stumpflänge. Es kommen vor:
1. Exartikulation im Handgelenk (Abb. 1),
2. Amputation im unteren Drittel (Abb. 2),

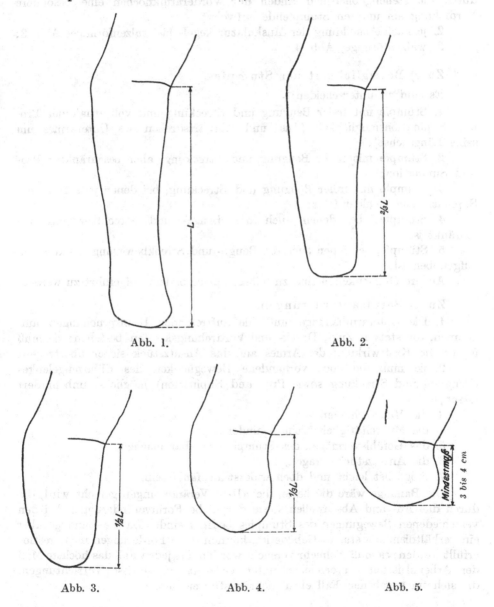

Abb. 1.　　　　　　　　　　Abb. 2.

Abb. 3.　　　　　　Abb. 4.　　　　　　Abb. 5.

3. Amputation in der Mitte (Abb. 3),
4.   „   im oberen Drittel (Abb. 4),
5. ganz kurze Stümpfe von nur wenigen Zentimetern Länge (3—4 cm unter
   dem Ellbogen) (Abb. 5).

Zu b) Stumpfform.|

Abgesehen von den durch besondere Umstände bedingten außergewöhn-
lichen Stumpfformen lassen sich grundsätzlich folgende Typen unterscheiden:
   1. annähernd kegelförmige, Abb. 1 und 2, wobei der Stumpf nach Abb. 1
durch die stehengebliebenen Enden der Vorderarmknochen eine besondere
Verdickung am unteren Stumpfende aufweist;
   2. je nach Ausbildung der Muskulatur kegel- bis walzenförmige, Abb. 3;
   3. walzenförmige, Abb. 4.

Zu c) Beweglichkeit des Stumpfes.

Es sind zu unterscheiden:
   1. Stümpfe mit freier Beugung und Streckung und voll erhaltener Pro-
und Supinationsmöglichkeit (Aus- und Einwärtsdrehen des Unterarmes um
seine Längsachse);
   2. Stümpfe mit freier Beugung und Streckung, aber beschränkter Pro-
und Supination;
   3. Stümpfe mit freier Beugung und Streckung, bei denen jede Pro- und
Supinationsmöglichkeit fehlt;
   4. Stümpfe, bei denen auch die Beuge- und Streckbewegung beschränkt ist;
   5. Stümpfe, bei denen auch die Beuge- und Streckbewegung vollkommen
aufgehoben ist.
   Andere Möglichkeiten sind zu selten, um besonders aufgeführt zu werden.

Zu d) Berufsanforderungen.

   1. Die Unterarmbandage muß alle auftretenden Beanspruchungen aufnehmen, die stets in Zug-, Druck- und Verdrehungskräften bestehen; sie muß
ferner die Kraftwirkung des Armes auf das Ansatzstück sicher übertragen;
   2. sie muß die noch vorhandene Beweglichkeit des Ellbogengelenkes
(Beugung und Streckung sowie Pro- und Supination) möglichst unbehindert
lassen,
   3. die Haut schützen,
   4. die Muskeltätigkeit nicht behindern,
   5. das Gefühlsvermögen des Stumpfes nutzbar machen,
   6. die Ansatzstücke tragen,
   7. möglichst leicht und doch widerstandsfähig sein.
   Die Bandage wäre die beste, die allen Veränderungen gerecht wird, die
durch das An- und Abschwellen sowie durch die Formveränderungen bei den
verschiedenen Bewegungen des Stumpfes bedingt sind. Da die Bandage aber
ein verhältnismäßig starres Gebilde ist, können diese Forderungen nicht restlos
erfüllt werden; es muß vielmehr versucht werden, für jeden Fall das höchste Maß
der Arbeitsleistung zu erreichen unter Verzicht auf gewisse Verrichtungen,
die sich im gegebenen Fall eben nicht ausführen lassen.

Im allgemeinen ist zu bemerken, daß, je länger der Stumpf, desto einfacher die Befestigung ist, je kürzer, desto schwieriger. Je spitzer die Kegelform ist, um so leichter löst sich die Bandage bei den am meisten auftretenden Zug-beanspruchungen vom Stumpf.

Der Stumpf selbst wirkt als Hebelarm mit dem Ellbogengelenk als Dreh-punkt. Es ist also ohne weiteres klar, daß jeder Zentimeter Hebelarmlänge einen erheblichen Kraftgewinn bedeutet, und daß mit der Stumpflänge die Arbeitsfähigkeit des Stumpfrestes schnell abnimmt.

Die ungünstige kegelförmige Form der meisten Unterarmstümpfe aber, Abb. 2 und 3, die sich vom Ellbogen nach dem Stumpfende hin verjürgt, ver-hindert, die Saugfähigkeit des Holzes, Leders oder anderer Stoffe an der Haut auszunutzen. Nur wenn man mit der Hülse über den Ellbogen hinausgeht, Abb. 10—13, kann man das Verklemmen im Ellbogen durch eine leichte Krüm-mung des Gelenkes benutzen, um die einfach aufgestülpte Stumpfhülse ohne weitere Zutaten festzuhalten, so daß man auch schwere, allerdings nicht langan-dauernde Arbeitsverrichtungen mit Zugbeanspruchung mittelst solcher Schlupf-hülse ausführen kann, Abb. 12. In allen anderen Fällen muß man einen Ansatz zur Befestigung der kegelförmigen Unterarmstumpfhülse suchen, und dieser natürliche Ansatz ist oberhalb des Ellbogens an den Oberarmknorren (Epikon-dylen am Oberarm) gegeben. Hier ist eine Einschnürung in ähnlicher Weise vorhanden wie unmittelbar hinter dem Handgelenk.

Die beiden Grenzfälle sind: die Exartikulation im Handgelenk, Abb. 1 und die Unterarmamputation dicht unter dem Ellbogengelenk, Abb. 5.

Bei Exartikulation im Handgelenk ist die Befestigung der Bandage un-mittelbar hinter den seitlich vorspringenden unteren Enden der Vorderarm-knochen leicht ausführbar, Abb. 6—9.

Bei der ganz kurzen Amputation unterhalb des Ellbogengelenkes hingegen ist die Aufgabe der Befestigung besonders schwierig, wenn die Beweglichkeit des Ellbogengelenkes noch ausgenutzt werden soll, Abb. 56—60 (vgl. Spitzy S. 217 u. 218).

Die Bauart der Bandage.

In sämtlichen Abbildungen, 6—74, sind gleiche Bezeichnungen für einander entsprechende Teile eingefügt worden, und zwar heißt

der Unterarm selbst U,

der Oberarm O,

die Unterarmhülse a,

die Befestigung am Oberarm b,

die Schnürung am Unterarm c,

die Verstärkungsschienen des Unterarmes d,

die Verstärkungsschienen des Oberarmes e,

das Scharnier zwischen Unter- und Oberarmschiene f,

die Aufnahmevorrichtung der Ansatzstücke g,

die Teilung der Bandage auf dem Unterarm h,

die Gewichtentlastung bei sehr kurzen Stümpfen i.

Bei besonderer Ausführungsform sind noch weitere Buchstaben für nur ein-mal vorkommende Bandagenteile gewählt worden. Die verschiedenen Zusatzstücke an den einzelnen Hauptteilen sind durch Zeiger an dem Buchstaben unterschieden. Unter jeder Abbildung ist eine für den Fachmann ausreichende

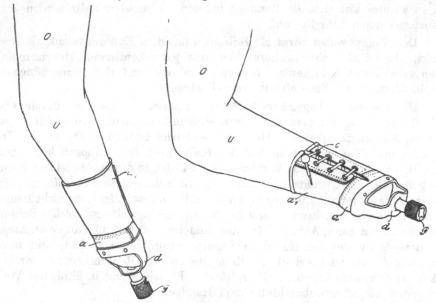

Abb. 6 u. 7. Kurze Stumpfkappe *a* aus hartem Walkleder mit Weichlederverlängerung a_1 zum Schnüren mittels Schnur *c*. Ringförmige Stahlarmierung *d*, an der Spitze der Kappe angenietet, mit Aufnahmefutter *g* zur Befestigung der Ansatzstücke ohne Zwischengelenk. Vorteile: Allseitiger Schutz der Haut, gute Anpassungsmöglichkeit an die Stumpfform, sehr leicht, volle Ausnutzung aller vorhandenen Bewegungen. Nachteile: Unsicherer Sitz bei Stumpfveränderung, nur für leichte Arbeiten brauchbar, keine Einstellbarkeit der Ansatzstücke, Einstellbewegungen müssen daher ins Gerät verlegt werden. Anwendbar: Bei Amputation im Handgelenk.

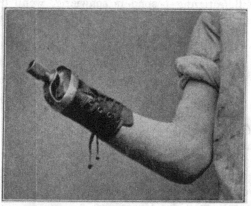

Abb. 8.

Beschreibung und eine Kennzeichnung der Vor- und Nachteile der Bauart gegeben.

Solange der Stumpf sich noch stark ändert, sind schnürbare Armhülsen von Vorteil. Für diese Ausführung dürfte Leder unersetzlich sein. Die Erhaltung der Hülsenform muß dann aber durch Stahlschienen gesichert werden.

Bei Verwendung von Holz[1]) oder erhärtender Streichmasse[2]) besitzt die Hülse in sich eine solche Starrheit, daß die Schienen erheblich kürzer und leichter (Streichmasse) oder ganz fortfallen (Holz) können.

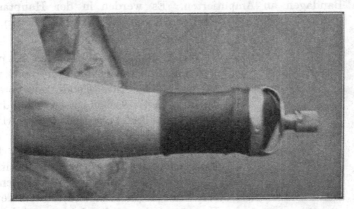

Abb. 9.

Als Material für die Verstärkungsschienen wird am besten Siemens-Martin-stahl von 70—80 kg Festigkeit und 15 v. H. Dehnung verwendet.

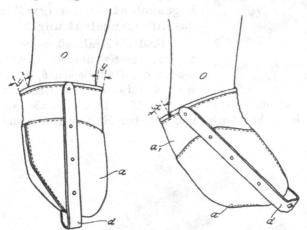

Abb. 10 u. 11. Kurze Stumpfkappe a aus Walkleder mit Weichlederverlängerung a_1 über das Ellbogengelenk (Schlupfhülse). Angenieteter Stahlbügel d zur Anbringung des Unterarmgerätes. Die Schlupfhülse wird durch Verklemmen im Ellbogen gehalten, durch Muskelentspannung freigegeben und ist dann abstreifbar. Spielräume x und y gestatten dem Ellbogen freies Spiel. Vorteile: Allseitiger Schutz der Haut, leicht, Ellbogengelenk vollständig unbehindert, daher gute Ausnutzung aller vorhandenen Bewegungen. Nachteile: Unsicherer Sitz bei Stumpfveränderung, dauernd für nur leichte Arbeiten brauchbar. Festhalten von Lasten nur bei einer gewissen dauernden Zwangslage (Verklemmung) des Ellbogens möglich. Anwendbar: Nur für muskelkräftige wulstige Stümpfe.

Die Riemen werden durch Schnallen, Schnüre oder Druckknöpfe befestigt je nach der Schnelligkeit, mit der man die Bandage anlegen und lösen will,

---

[1]) Herstellung von Holzhülsen S. 650.
[2]) Herstellung von Streichmasse-Hülsen S. 653.

und durch Nieten oder Drehgelenkverbindungen, je nach der Beweglichkeit, die man von ihr verlangt.

Die den Strichzeichnungen beigegebenen Photographien zeigen die betreffenden Bandagen an Amputierten. Es werden in der Hauptache fünf Gruppen von Unterarmbandagen unterschieden:

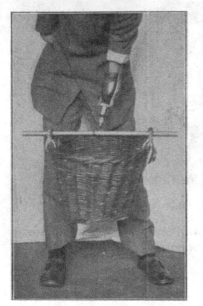

Gruppe I. Stumpfenden-Kappen.

Solche Kappen sind nur dann verwendbar, wenn das Stumpfende mit vorspringenden Knochen versehen ist, an denen die Kappe einen Halt findet; so bei der Exartikulation im Handgelenk (Abb. 6—9) und bei sehr muskulösen Ellbogen-Stümpfen, bei denen ein Festsaugen der Kappe und gleichzeitig durch Anspannen der Muskeln ein Festklemmen an den Stumpf (Abb. 10—13) stattfindet. Diese Kappen sind nur für leichtere Arbeiten verwendbar, falls es sich um dauernde Anstrengungen handelt.

Gruppe II. Einfach oberhalb des Ellbogengelenkes befestigte Bandagen, die das Ellbogengelenk ungehindert lassen.

Abb. 12. Anheben eines Korbes mit 30 kg Inhalt.

Sind die Kraftäußerungen, die der Bandage zugemutet werden, nicht zu groß, so genügt ein Halteriemen b_1 zur Übertragung der Zugkräfte und ein Rückenriemen b_2 zur Verhütung des Abrutschens (Abb. 14 u. 15). In dem Maße, wie die Kräfte wachsen, muß eine sichere Verbindung zwischen Halteriemen b_1 und Sicherungs-

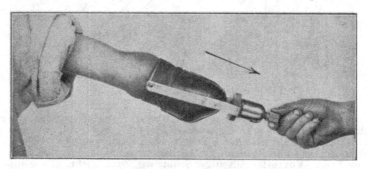

Abb. 13. Leichtes Abstreifen der Schlupfhülse.

riemen b_2 eintreten, um ein Abrutschen des letzteren zu verhüten, und das führt dann dazu, beide Riemen miteinander zu verbinden (Abb. 16—19).

Gruppe III. Doppelt oberhalb des Ellbogengelenkes gebundene Bandagen, die das Ellbogengelenk ungehindert lassen.

Bei stärkeren Kräften muß man, um ein Abrutschen der Bandagen zu verhindern, statt der einfachen Bindung eine doppelte (Abb. 20—23) anwenden,

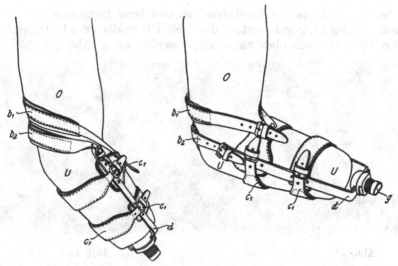

Abb. 14 u. 15. Zweiteiliger durch Verschraubung g zusammengehaltener Stahlbügel d zur Anbringung des Unterarmgerätes, an dem zwei breite Schnallenriemen c_1, die um den Unterarm greifen, befestigt sind. Befestigung am Oberarm durch zwei voneinander unabhängige Riemen b_1, b_2, von denen der obere am oberen Unterarmriemen, der untere am Eisenbügel befestigt ist. Vorteile: Ellbogengelenk bleibt unbehindert, daher gute Ausnutzung der vorhandenen Bewegungen. Gewicht gering, Zutritt der Luft zum Unterarm nicht behindert. Nachteile: Nur für leichte Arbeiten brauchbar, sonst Abgleiten der Riemen vom Oberarm und Abrutschen der ganzen Bandage. Im ganzen ungenügender Halt, kein genügender Schutz gegen den Stumpf in Betrieben mit scharfen Werkzeugen. Anwendbar: Für Stümpfe von mindestens $1/2$ der Unterarmlänge und bei leichter Arbeit.

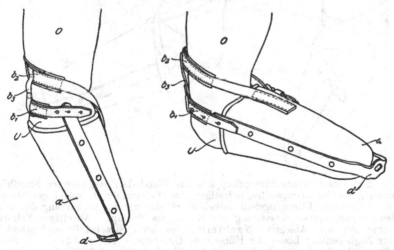

Abb. 16 u. 17. Geschlossene Stumpfkappe a aus Walkleder. Angenieteter Stahlbügel d zur Unterbringung des Unterarmgerätes. Befestigung am Oberarm durch zwei voneinander unabhängige Riemen b_1, b_2, von denen der eine an der Kappe festgeschnallt, der andere am Stahlbügel befestigt wird. Beide Riemen an der Rückseite des Oberarmes durch Längsriemen b_3 miteinander verbunden. Vorteile: Ellbogengelenk bleibt ungehindert, daher gute Ausnutzung der vorhandenen Bewegungen. Starke Ansaugung der Kappe an den Stumpf. Der untere Riemen kann sich der Beugung entsprechend einstellen. Allseitiger Schutz der Haut, leichtes An- und Ablegen. Nachteile: Unsicherer Sitz bei Stumpfveränderung, bei zu schweren Arbeiten Ausreißen der Lederösen des unteren Riemens. Anwendbar: Bei Stümpfen von mindestens $1/3$ der Unterarmlänge bei mittelschwerer Arbeit.

wobei der Gegenhalt in der Landwirtschaft und beim Hämmern in der Werkstatt usw. wichtig ist, gegebenenfalls durch ein Überwalken der Unterarmhülse a
über den Ellbogen nach oben hin erhalten werden kann (Abb. 24—27).

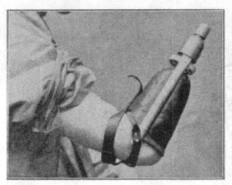

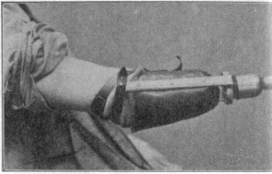

Abb. 18.   Abb. 19.

Es leuchtet ein, daß bei dauernder, schwerer Beanspruchung und Benutzung durch starke Menschen der Riemen sich infolge seiner Elastizität
und dauernden Dehnbarkeit mit der Zeit dehnt und nachläßt, und daß diese

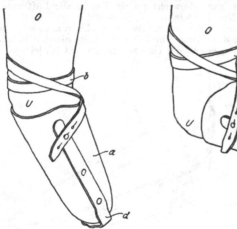

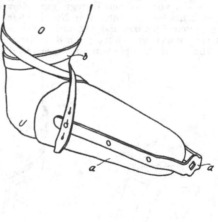

Abb. 20 u. 21. Geschlossene Stumpfkappe a aus Walkleder, angenieteter Stahlbügel d
zur Anbringung des Unterarmgerätes, Befestigung am Oberarm durch doppelt geschlungenen
Riemen b. Vorteile: Ellbogengelenk unbehindert, daher gute Ausnutzung der vorhandenen Bewegungen, starke Ansaugung der Kappe am Stumpf. Allseitiger Schutz der
Haut, leichtes An- und Ablegen. Nachteile: Unsicherer Sitz bei Stumpfveränderung.
Bei starker Zugbelastung Lösen der Hülse vom Unterarm. Anwendbar: Für Stümpfe
von mindestens $1/3$ der Unterarmlänge und bei mittelschwerer Arbeit. Um bessere Anpassungsmöglichkeit zu haben, kann der Oberteil der Kappe gemäß Abb. 22 u. 23 zum
Schnüren eingerichtet werden.

bleibenden Riemendehnungen, auch wenn man sie durch Nachstellbarkeit
mittelst Schnallen (Abb. 26—29) oder durch Druckknöpfe (Abb. 24 u. 25) aus-
gleichbar macht, störend wirken können, so daß man dann zu einer vollkommen
starren Verbindung der Oberarmhülse mit dem Oberarm greifen muß, die zunächst nur noch die Beugung und Streckung freiläßt.

Gruppe IV. Scharnierbandagen, die das Ellbogengelenk auf Beugung und Streckung beschränken.

Gekennzeichnet sind alle diese Ausführungen durch die Einfügung von Stahlstangen, die durch zwei Drehgelenke *f* (Abb. 40—74) innen und außen

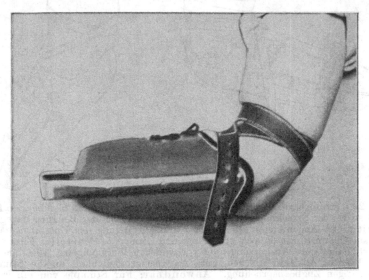

Abb. 22.

neben dem vorhandenen natürlichen Ellbogen befestigt sind. Es ist klar, daß die Einfügung dieser Scharniere die Bewegung des vorhandenen Ellbogengelenkes auf die Beuge- und Streckbewegung allein beschränkt und daher gegen die

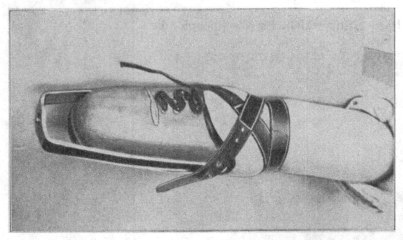

Abb. 23.

Hauptforderung, daß die Bandage die Beweglichkeit des Ellbogengelenkes nicht hindern darf, verstößt. Man erkauft die größere Kraftübertragung durch eine Verringerung der Beweglichkeit, man legt gewissermaßen das Ellbogen-

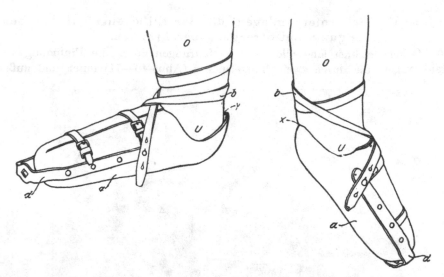

Abb. 24 u. 25. Schnürbare Stumpfkappe *a* aus Walkleder, die hinten bis über den Ellbogen reicht und so bei der Streckung als Widerhalt bei *x* dient, bei der Beugung dagegen bei *y* Spielfreiheit gibt. Angenieteter Stahlbügel *d* zur Anbringung des Unterarmgerätes, Befestigung am Oberarm mit doppelt geschlungenem Riemen *b*. Vorteile: Ellbogengelenk unbehindert, daher gute Ausnutzung aller vorhandenen Bewegungen. Allseitiger Schutz der Haut, leichtes An- und Ablegen, gute Anpassungsmöglichkeit an die Stumpfform. Guter Halt gegen Zugbeanspruchung. Anwendbar: Für Stümpfe von mindestens $^1/_3$ der Unterarmlänge und bei schwerer Arbeit.

gelenk in einen Schraubstock. Diesen Mangel haben alle Unterarmbandagen, die allein durch metallene Scharniere mit dem Oberarm befestigt sind.

Diese Kritik entfällt für alle Stümpfe, die

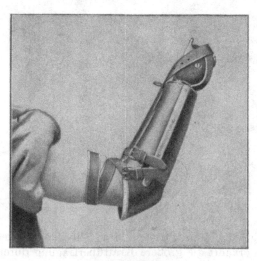

Abb. 26.

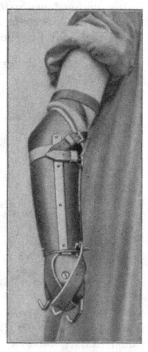

Abb. 27.

eine natürliche Aus- und Einwärtsdrehung nicht mehr zulassen, so daß sie
also durch die Festlegung auf Beugen und Strecken in ihrer Bewegungsmög-

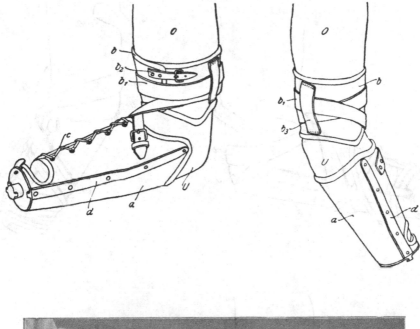

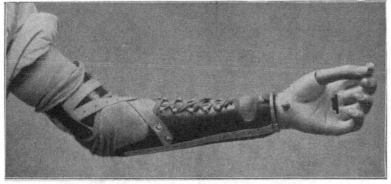

Abb. 28—30. Mit Riemen *c* schnürbare oben an der Beugeseite offene Stumpfkappe *a* aus
Walkleder, angenieteter Stahlbügel *d* zur Anbringung des Unterarmgerätes. Durch Riemen
b_2 festschnallbare Oberarmhülse *b* aus Weichleder mit seitlichen Schlaufen b_3, durch die
ein doppelt geschlungener, an der Stumpfkappe befestigter Riemen b_1 hindurchgeht. Vorteile: Ellbogengelenk bleibt unbehindert, gute Anpassungsmöglichkeit an die Stumpfform, Schutz des Oberarmes. Nachteile: Die an der Beugeseite offene Unterarmhülse
läßt Stumpfbeschädigungen zu. Anwendbar: Für Stümpfe von mindestens $1/3$ der Unterarmlänge für mittelschwere Arbeiten.

lichkeit kaum noch beeinträchtigt werden. Trotzdem muß man sich aber darüber klar sein, daß es noch ein Unterschied ist, ob jede Drehmöglichkeit wirklich ausgeschlossen ist, oder aber, ob doch noch eine kleine Bewegungsfreiheit

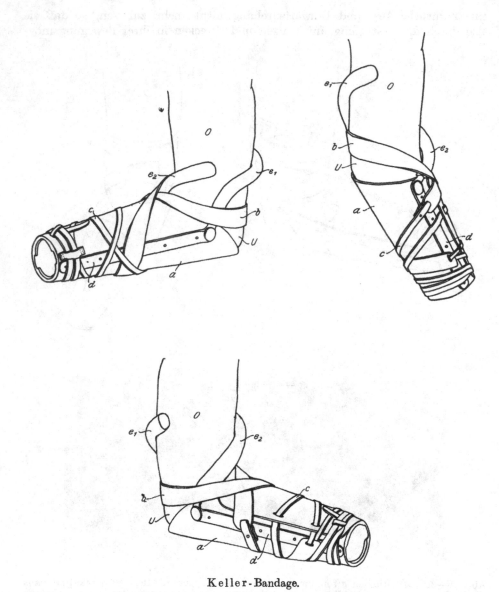

Keller-Bandage.

Abb. 31—33. Schnürbare unten offene Stumpfhülse *a* aus Walkleder durch Riemen *c* zusammengehalten. Seitliche an der Stumpfhülse angenietete Stahlschienen *d*, die unten in einen Ring zum Einfügen des Handersatzes endigen und oben mit zwei scharnierartig befestigten, der Armform angepaßten Schienen e_1, e_2 verbunden sind. Befestigung am Oberarm durch einen einfachen Binderiemen *b*. Vorteile: Gute Anpassungsmöglichkeit an die Stumpfform, freies Ellbogengelenk, sehr fester Sitz auch bei schwersten Arbeiten. Nachteile: Mühsame Anlegung, ziemlich hohes Gewicht. Anwendbar: Bei mittellangen Unterarmstümpfen, aber nur wenn die Muskulatur des Oberarmes die Eisenschienen verträgt. (Schnürfurche.)

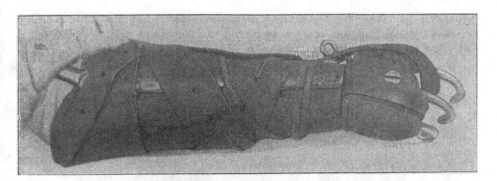

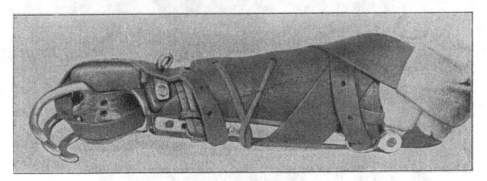

Abb. 34 u. 35. Kellerhand.

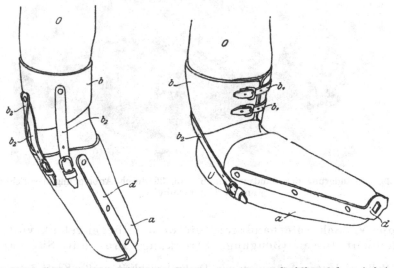

Abb. 36 u. 37. Stumpfkappe *a* aus Walkleder mit angenietetem Stahlbügel *d* zur Anbringung des Unterarmgerätes. Mit Riemen b_1 festschnallbare Oberarmhülse *b* aus Walkleder. Verbindung von Hülse und Kappe durch drei Riemen b_2, die an der Kappe *a* festgeschnallt werden. Vorteile: Ansaugen der Kappe an den Stumpf, allseitiger Schutz der Haut, sicherer Sitz bei leichter Arbeit. Nachteile: Unsicherer Sitz bei Stumpfveränderung. Bei Beanspruchung auf Zug Lösen der Kappe vom Stumpf. Anwendbar: Für Stümpfe mittlerer Länge und für mittelschwere Arbeit. Um bessere Anpassungsmöglichkeit zu erreichen, kann die Stumpfkappe gemäß Abb. 38 u. 39 zum Schnüren eingerichtet werden.

vorhanden ist. Die Bandagenträger empfinden sehr wohl den Unterschied zwischen einer Befestigung mit Eisenschienen und Scharnier nach Abb. 40—60 und einer solchen mit Binderiemen nach Abb. 22—35 u. 61—65.

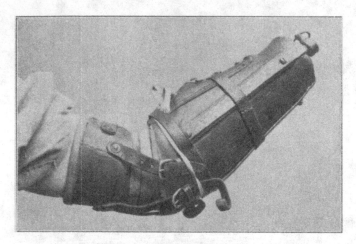

Abb. 38. Hoeftman-Bandage.

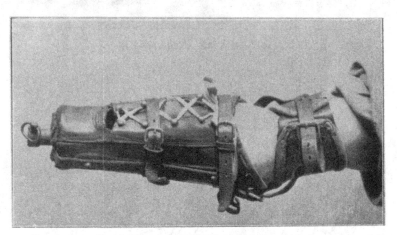

Abb. 39. Abänderung der Bandage gemäß Abb. 36 durch Anbringung der Schnürung an der Unterarmhülse.

Gruppe V. Scharnierbandagen, die dem Ellbogengelenk volle Beweglichkeit lassen (Beugung, Streckung, Pro- und Supination).

Soll bei langen Stümpfen mit Drehmöglichkeit große Kraft übertragen werden, werden also Stahlschienen notwendig, dann muß man dazu übergehen, durch Teilung der Unterarmhülse in zwei Teile a_1 und a_2, (Abb. 61—70), die volle Bewegungsfreiheit wieder herzustellen, und zwar in der Weise, daß man die starre Verbindung vom Unterarm zum Oberarm, d. i. zwischen a_2 und b, mittelst Stahlscharniere herstellt, die Verdrehung der Stumpfspitze a_1 aber durch Einschaltung des Drehgelenkes h ermöglicht. Dieses Drehgelenk ist so gestaltet, daß es jede axiale Zug- und Druckbewegung starr, jede Verdrehung,

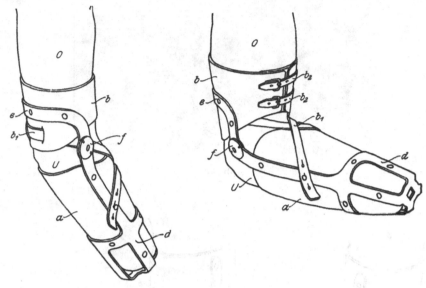

Abb. 40 u. 41. Stumpfkappe a aus Walkleder, seitliche angenietete Schienen d mit korbförmiger Stahlarmierung für die Spitze der Kappe, die gleichzeitig zur Anbringung des Unterarmgerätes dient. Mittels Riemen b_1, b_2 festschnallbare Oberarmhülse b aus Weichleder, an die ein ein die Rückseite des Oberarmes umfassender Stahlbügel e angenietet ist. Stahlbügel der Oberarm- und Seitenschienen der Unterarmhülse sind durch Scharniergelenke f im Ellbogen verbunden. Eine weitere Verbindung von Oberarm- und Unterarmhülse wird durch einen Riemen b_1 hergestellt, der durch Ösen in der Oberarmhülse hindurchgesteckt und an den Seitenschienen der Unterarmkappe befestigt ist. Vorteile: Ansaugung der Kappe an den Stumpf, allseitiger Schutz der Haut, völlig sicherer Sitz und guter Gegenhalt auch bei schwersten Arbeiten, gute Versteifung durch den Stahlkorb. Nachteile: Unsicherer Sitz bei Stumpfveränderung, großes Gewicht, Ausschluß der etwa noch vorhandenen Pro- und Supinationsbewegungen. Anwendbar: Bei Unterarmstümpfen mittlerer Länge für schwerste Arbeit.

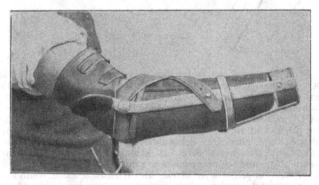

Abb. 42.

die von innen heraus erfolgt, aber nachgiebig aufnimmt, also dem Unterarmstumpf gestattet, sich gewissermaßen kraftschlüssig (Ansaugen vom Arm an

der Hülse) mit dem Gehäuse zu bewegen. Die Konstruktion, bei der statt des
stählernen Drehgelenkes h Längsriemen h_1, h_2 vorhanden sind, Abb. 61—65, ist

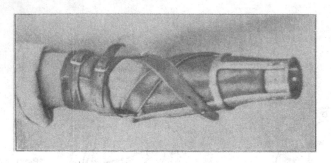

Abb. 43.

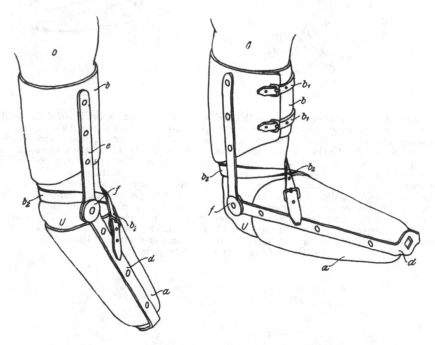

Abb. 44 u. 45. Stumpfkappe a aus Walkleder, angenieteter Stahlbügel d zur Anbringung
des Armgerätes. Mit Riemen b_1 festschnallbare Oberarmhülse b aus Walkleder, an die
seitlich Schienen e angenietet sind. Stahlschienen e an der Oberarm- und Stahlbügel d
an der Unterarmhülse sind durch Scharniergelenk f im Ellbogen verbunden. Eine weitere
Verbindung von Ober- und Unterarmhülse wird durch einen Riemen b_2 hergestellt, der
um den Oberarm gelegt und an der Stumpfkappe festgeschnallt ist. Vorteile: Ansaugen
der Kappe an den Stumpf, allseitiger Schutz der Haut. Sicherer Sitz auch bei schweren
Arbeiten. Nachteile: Unsicherer Sitz bei Stumpfveränderung, Ausschluß der etwa
noch vorhandenen Pro- und Supinationsbewegungen. Anwendbar: Für Unterarmstümpfe mittlerer Länge für schwere Arbeiten. Der Riemen b_2 kann, wenn nicht zu schwere
Arbeiten verrichtet werden sollen, fortgelassen werden (Abb. 46 u. 47).

nicht als einwandfreie Lösung anzusprechen, da die Verbindungsriemen, vollkommen verdreht, schräg zur Armachse liegen und infolgedessen in der Streck-

lage eine Verlängerung des unteren Teiles der Stumpfhülse *a* gestatten. Die Stumpfhülse ist daher gegen Zugbeanspruchungen nicht als festsitzend anzu-

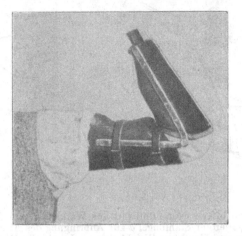

Abb. 46.

sehen, sondern sie wird vom Stumpf nach unten abrutschen. Ihr Vorteil gegenüber der in Abb. 66—70 dargestellten Drehgelenkhülse ist nur die größere

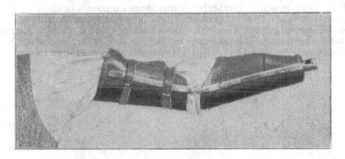

Abb. 47.

Leichtigkeit. Die Ausführung des Drehgelenkes geschieht zweckmäßig als Kugellager statt des in Abb. 66 dargestellten Zapfenlagers.

Gruppe VI. Bandagen mit Gewichtsentlastung des Stumpfes.

Eine Entlastung des Stumpfes vom Gewichte der Bandage sowie der wechselnden Arbeitsgeräte, kann nur erzielt werden, durch Aufhängung des ganzen Kunstgliedes auf der Schulter der beschädigten Seite und dem Nacken, sowie durch eine unverrückbare Befestigung in der Achselhöhle der gesunden Schulter. Da die Bandagengurte die Brust ganz freilassen (Abb. 71—74), so tritt keine Behinderung der Atmung ein, und der Armstumpf wird hauptsächlich zur Kraftausübung bei der Arbeit und zum Steuern der Geräte benutzt.

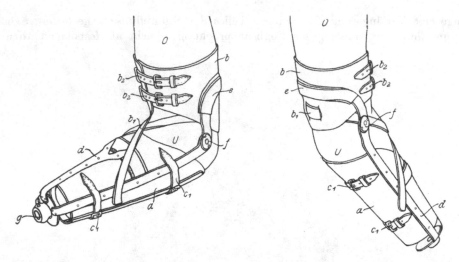

Abb. 48 u. 49. Unten offene Stumpfhülse *a* aus Walkleder zum Nachschnüren mittels zweier Riemen c_1, angenieteter Stahlbügel *d* zur Anbringung des Armgerätes. Mit Riemen b_2 festschnallbare Oberarmhülse *b* aus Weichleder, an der ein die Rückseite des Oberarmes umfassender Stahlbügel *e* befestigt ist. Stahlbügel *e* der Oberarm- und Seitenschienen *d* der Unterarmhülse sind durch Scharniergelenke *f* im Ellbogen verbunden. Eine weitere Verbindung von Oberarm- und Unterarmhülse wird durch einen Riemen b_1 hergestellt, der durch Ösen an der Oberarmhülse hindurchgesteckt und an den Seitenschienen der Unterarmhülse befestigt ist. Bei der praktischen Anwendung hat sich der Riemen b_1 als nicht stets erforderlich gezeigt, deshalb wird er, wie Abb. 36 u. 37 zeigen, von den Bandagenträgern vielfach weggelassen. Vorteile: Gute Anpassungsmöglichkeit an die Stumpfform, völlig sicherer Sitz, guter Gegenhalt auch bei schwersten Arbeiten. Nachteile: Umständliches Anlegen, großes Gewicht, Ausschluß der etwa noch vorhandenen Pro- und Supinationsbewegungen, kein genügender Schutz des Stumpfendes im Betriebe mit scharfen Werkzeugen. Anwendbar: Bei Unterarmstümpfen mittlerer Länge für schwerste Arbeit.

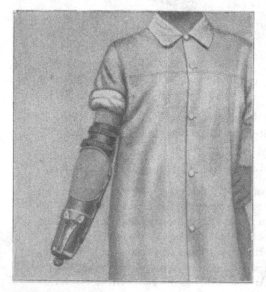

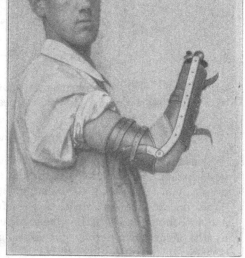

Abb. 50. Abb. 51.

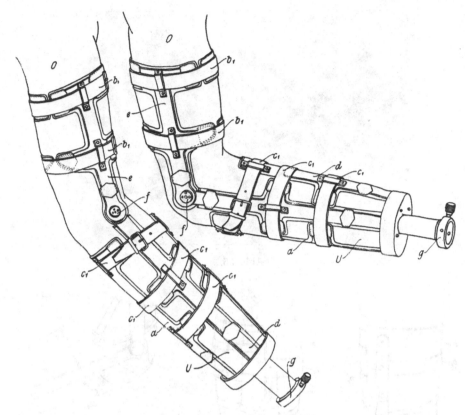

Abb. 52 u. 53. Mit Filz belegte federnde Stahllamellen a und e für den Unterarm und Oberarm, die durch drei Riemen c_1 am Unterarm und zwei Riemen b_1 am Oberarm gegen den Arm festgezogen werden, seitliche Stahlschienenverbindung d bzw. e der Lamellen untereinander, die Stahlschienen haben im Ellbogen ein Scharniergelenk f und am Stumpfende einen Verstärkungsring zur Anbringung des Unterarmgerätes g. Vorteile: Leichte Anpassung an die verschiedenen Stumpfformen, luftig. Nachteile: Für schwere Arbeiten nicht widerstandsfähig genug, biegt sich bei stärkerer Beanspruchung vom Stumpf ab, nicht einfach, Ausschluß der Pro- und Supinationsbewegungen. Anwendbar: Für lange Stümpfe und leichte Arbeiten.

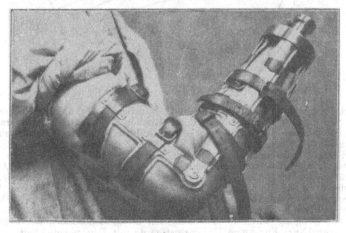

Abb. 54.

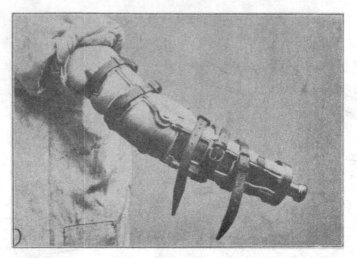

Abb. 55.

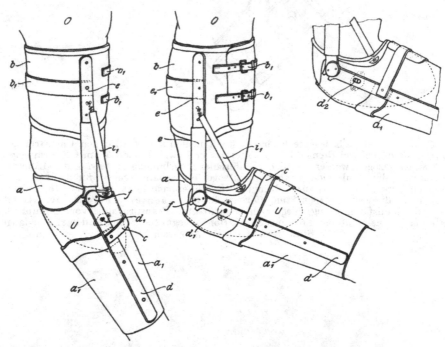

Abb. 56—58. Kurze Zwischenstumpfhülse a aus weichem Leder, die den Unterarmstumpf eng umfaßt und durch Federn i_1 an eine durch Riemen b_1 festschnallbare Oberarmhülse b aus Weichleder gezogen wird.   Über der Stumpfhülse eine zweite trichterförmige Hülse a_1 aus Walkleder mit Verstärkungsriemen c, in die die Zwischenstumpfhülse mittels Stift d_1 einfaßt.   Seitliche Stahlschienen d, e an Unter- und Oberarmhülse durch Scharniergelenk f drehbar miteinander verbunden, Stahlschienen d an der Unterarmhülse zur Anbringung des Armgerätes geeignet.   Macht man die Zwischenstumpfhülse aus Walkleder, so muß ihre Verbindung mit der Hülse a_1 mittels Stift und Schlitz d_2 erfolgen, Abb. 58.   Vorteile: Allseitiger Schutz der Haut, volle Ausnutzung der vorhandenen Beuge- und Streckbewegung im Ellbogen auch bei kleinsten Unterarmstümpfen ohne Gefahr des Herausrutschens, Erleichterung der Beugung durch Gewichtsausgleich infolge Anordnung der Federn.   Anwendbar: Für kurze Unterarmstümpfe mit Beugemöglichkeit.

Die Anschmiegung der Hülse an den Stumpf, der seine Form häufig und dauernd verändert, wird in allen den Fällen einige Schwierigkeiten verursachen, in denen der Stumpf nach Form, Abb. 2 und 3, ausgebildet ist, d. h. in denen durch die kegelförmige Verjüngung von unten nach oben die entsprechend

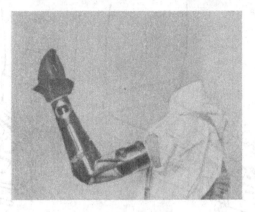

Abb. 59.

aufgepaßte geschlossene und nicht durch Schnüren nachstellbare Stumpfhülse auf dem magerer gewordenen Stumpf lose wird. Es ist unter solchen Verhältnissen mit einem guten Festsitzen der Bandage auf die Dauer nicht zu rechnen, und man wird einige Zeit nach Anlegung der ersten Stumpfhülse

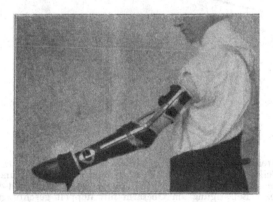

Abb. 60.

oft gezwungen sein, die Walklederhülse zu erneuern. Verletzte, bei denen sich der Stumpf sehr erheblich verändert, müssen daher von vornherein schnürfähige Stumpfhülsen benutzen, Abb. 14 u. 15, 24 u. 25, 28 u. 29, 48—55, 61—63, wenn auch bei manchen, z. B. Abb. 48 und 49, die untere Öffnung der Lederhülse zu bemängeln ist, weil beim Hineinstoßen von spitzen Gegenständen (Feilenheft, Ahle) Beschädigungen des Stumpfendes eintreten können.

Zusammenfassung.

Wo Pro- und Supinationsbeweglichkeit nur in beschränktem Maße noch vorhanden ist, oder wo auf diese Beweglichkeit verzichtet wird, haben sich die Bandagen (Abb. 16—19, 24 u. 25, 31—35, 40—43) bewährt, die sich nach der

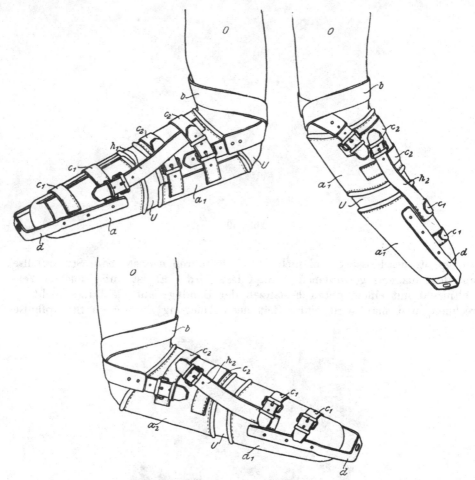

Abb. 61—63. Zweiteilige durch Riemen c_1 bzw. c_2 schnürbare Unterarmkappe a_1, a_2 aus Walkleder; beide Teile durch Riemen h_1, h_2 miteinander verbunden und um die Längsachse des Vorderarmes gegeneinander drehbar. Angenieteter Stahlbügel d zur Anbringung des Unterarmgerätes. Befestigung am Oberarm mit doppelt geschlungenem Riemen b. Vorteile: Gute Anpassungsmöglichkeit an die Stumpfform, allseitiger Schutz der Haut. Ellbogengelenk bleibt unbehindert, gute Ausnutzungsmöglichkeit der etwa noch vorhandenen Pro- und Supination durch Unterarmdrehbarkeit. Nachteile: Bei Beanspruchung auf Zug Lösen der vorderen Kappe vom Stumpf, infolgedessen unsichere Handhabung. Anwendbar: Nur für gut bewegliche lange Unterarmstümpfe und für leichte Beanspruchung.

Schwere der Arbeit abstufen. Für ganz leichte Arbeit genügt Abb. 6—9, jedoch nur für Exartikulation bei Erhaltung der Enden der Vorderarmknochen.

Für ausnahmsweise muskulöse und bewegliche Unterarmstümpfe und bei Berufen, die ein schnelles und einfaches Ab- und Anlegen der Bandage erfordern, hat sich die Schlupfhülse Abb. 10—13 bewährt.

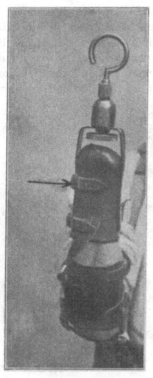
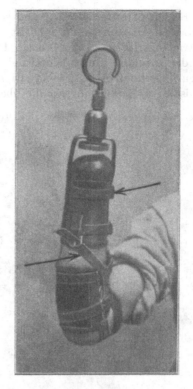

Abb. 64.   Abb. 65.

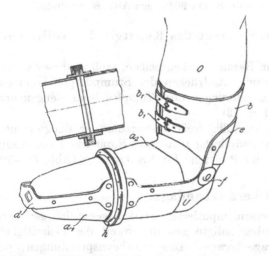
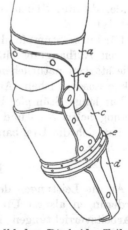

Abb. 66—68. Zweiteilige Unterarmstumpfkappe a_1, a_2 aus Walkleder. Die beiden Teile sind um die Längsachse des Vorderarmes gegeneinander mittels Drehgelenk h (Kugellager) drehbar. Angenieteter Stahlbügel d zur Anbringung des Unterarmgerätes. Durch Riemen b_1 festschnallbare Oberarmhülse b aus weichem Leder, die mit einem die Rückseite des Oberarmes umfassenden Stahlbügel e versehen ist. Stahlbügel der Oberarm- und Unterarmhülse sind durch Scharniergelenke f im Ellbogen verbunden. Vorteile: Starke Ansaugung der Kappe an den Stumpf, allseitiger Schutz der Haut, völlig sicherer Sitz, guter Gegenhalt auch bei schwersten Arbeiten, gute Ausnutzungsmöglichkeit der etwa noch vorhandenen Pro- und Supination durch Unterarmdrehbarkeit. Nachteile: Unsicherer Sitz bei Stumpfveränderung, großes Gewicht. Anwendbar: Für gut bewegliche lange Unterarmstümpfe, sowohl für leichte als für schwerste Arbeiten.

Bei allen mittelschweren und schweren Arbeiten, wie dauerndes Tragen von Lasten, Hämmern u. dgl., ist die Unverschieblichkeit der Bandage in der Armlängsrichtung unerläßlich. Daher muß in solchen Fällen die Befestigung der Armhülse durch Gurtbandage über den Nacken hinweg an der gesunden Schulter, Abb. 71—74 erfolgen. Meiner persönlichen Überzeugung nach ist diese Befestigungsart die überhaupt zweckmäßigste und am wenigsten

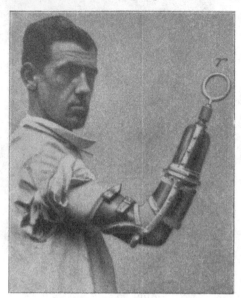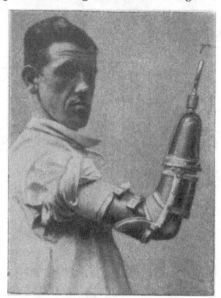

Abb. 69 u. 70.   Ring *r* ist in Abb. 70 um 90° gegen Abb. 69 verdreht.

störende, da der Stumpf vom Gewicht des Kunstgliedes völlig entlastet ist.

Für kurze Stümpfe, die zum Herausrutschen neigen, muß zu dieser unverrückbaren Aufhängung ein federndes Andrücken der Stumpfkappe kommen, um die starken natürlichen Formänderungen des Stumpfes beim Beugen und Strecken auszugleichen (Abb. 71 u. 72).

Für lange Stümpfe, bei denen völlig freie Ausnutzung der Beugung und Streckung nebst Aus- und Einwärtsdrehung (Pro- und Supination) notwendig wird, hat sich die Drehbandage der Prüfstelle für Ersatzglieder (Abb. 66—70) gut bewährt.

Die Oberarmbandage.

An die Leistungen des Oberarmamputierten werden wesentlich geringere Anforderungen als an Unterarmbeschädigte gestellt, soweit die Vielseitigkeit der Arbeitsverrichtungen in Frage kommt. Die Kraftbeanspruchungen, die in der Hauptsache Zugbeanspruchungen sind, sind aber keine kleineren. Im allgemeinen genügt daher die Aufhängung an der Schulter, während der Armstumpf hauptsächlich zur Steuerung des mit der Bandage verbundenen Armgerätes dient.

Während bei den Unterarmbandagen das Ellbogengelenk mit den stark hervorspringenden Knorren den gegebenen und recht sicheren Halt der Hülsen-

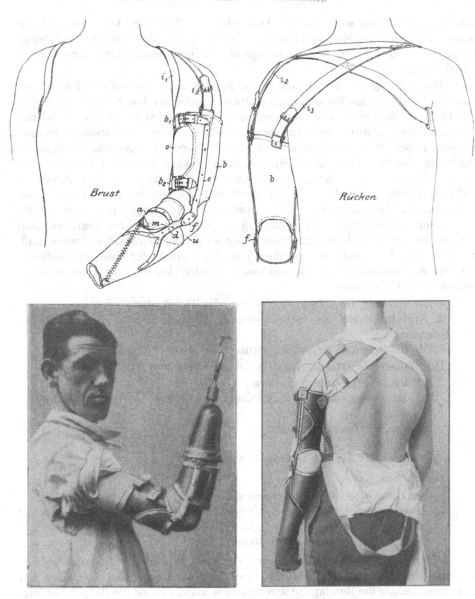

Abb. 71—74. Unterarmbandage mit Gewichtsentlastung.

Unterarmkappe *a* aus Walkleder nur den oberen Teil des kurzen Unterarmstumpfes umfassend, drehbar bei *m* in den Unterarmschienen *d* gelagert, und durch eine Spiralfeder dauernd angedrückt.

Befestigung am Oberarm mittels schnürbarer Walklederhülse *b* und aufgenieteter Stahlschienen *e*, die bei *f* mit den Unterarmschienen *d* drehbar verbunden sind. Zur Entlastung des Oberarmes vom Gewicht der Bandage ist dieselbe mittels Gurten i_1—i_3 (Carnesbandage) auf Nacken und Schulter aufgehängt. Drehgelenk *f* als Bratzsches Gelenk ausführbar.

Vorteile: Bequemer Sitz der Bandage am Oberarm, gute Ausnutzung der Beugebewegung des sehr kurzen Unterarmstumpfes.

Anwendbar: Für sehr kurze Unterarmstümpfe mit guter Beugebewegung für leichte Arbeiten.

befestigung auf dem sonst glatten Arm bildet, muß bei den Oberarmbandagen in der überwiegenden Mehrzahl der Fälle der Rumpf zur Befestigung der Bandage herangezogen werden, da sichere Stützpunkte an dem beschädigten Armstumpfe allein fehlen.

Die Befestigung der Bandage am Körper muß die vollständig sichere, allseitig unverrückbare Verbindung der Oberarmhülse mit dem Stumpf verbürgen. Die Oberarmhülse muß, wenn dauernd und ohne Wundwerden des vorhandenen Stumpfes Berufsarbeiten verrichtet werden sollen, mit dem vorhandenen Stumpf gewissermaßen fest verwachsen sein, d. h. gegen Längsverschiebungen in Richtung der Armachse (Zugbeanspruchung), gegen Kippen quer zur Armachse (Druckbeanspruchung) und gegen Verdrehung um die Armachse völlig gesichert sein. Der Stumpf muß daher innen so gut in die Hülse hineinpassen, daß diese schon in unbelasteter Hängelage mit dem an ihr befestigten Arbeitsgerät jeder Bewegung des Oberarmstumpfes folgt, während bei angespannten Muskeln volle Ansaugung an der Hülsenwand auftreten muß, so daß jede Verschiebung zwischen der Haut und der Hülseninnenfläche bei der Arbeitsausführung ausgeschlossen werden kann. Nur dann erreicht man mit dem Ersatzarm:

1. Ausnutzung des Hautgefühles für alle Tätigkeiten,
2. Ausführbarkeit der Sichelbewegung (Rotation oder Kreiselung) um die Oberarmachse.
3. Verhinderung der Verkümmerung der Oberarmmuskeln.

Die Bauart der Oberarmbandage ist abhängig von

a) der Stumpflänge und Form,
b) der Beweglichkeit des Schultergelenkes bzw. des ganzen Schultergürtels,
c) den Berufsanforderungen

Zu a): Stumpflänge und Form.

Es kommen vor:

1. Exartikulation im Ellbogengelenk.
2. Absetzungen bis zu $1/3$ des Oberarmes (Stumpfrest mindestens 10 bis 12 cm).
3. Ganz kurze Stümpfe unter 10 cm Länge.

Für die Amputationsgrade 1 und 3 müssen besondere Bandagen gebaut werden. Für die Absetzung im Ellbogen (Ausführungen nach Abb. 75 u. 76) kann zweckmäßig die Bandage so konstruiert werden, daß sie die Beugebewegung des unmittelbar daran befestigten Ersatzgerätes gestattet, ohne daß es der Einschaltung eines eigentlichen Beugegelenkes in das Ersatzgerät selbst bedarf. Es soll dadurch vermieden werden, daß der Ersatzarm länger wird als der gesunde.

Bei den Amputationsgraden zu 3. bietet es besondere Schwierigkeiten, den Stumpf so zu fassen, daß er auch bei starker Bewegung und großer Beanspruchung nicht aus der Stumpfhülse herausgleitet. Geeignet für derartige Stümpfe sind Bandagen Abb. 115—122.

Für alle anderen Stumpflängen ist an sich jede Bandage geeignet, die die Berufsanforderungen erfüllt (vgl. Ausführungen zu c).

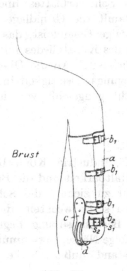

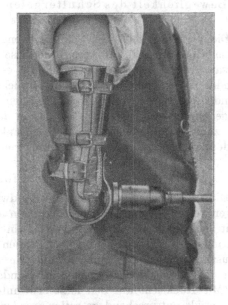

Abb. 75.　　　　　　　　　　　　　　　Abb. 76.

Abb. 75 u. 76. Unten geschlossene Stumpfkappe a aus Walkleder mittels Schnallen-riemen b_1 am Stumpf befestigt. Zur Sicherung des guten Haltes ist ein Riemen b_2 vor-gesehen, der durch Schlitze s_1, s_2 der Hülse tritt und unmittelbar auf dem Stumpf ober-halb der Kondylen angezogen wird. Angenieteter Stahlbügel c zur Anbringung eines Armgerätes. Schlitz d im Stahlbügel gestattet Feststellung des Armgerätes in jeder Beugeebene, wodurch das künstliche Ellbogengelenk am Armgerät entbehrlich wird. Sichelbewegung vollführt der Stumpf.

Vorteile: Schultergelenk gänzlich unbehindert, daher gute Ausnutzung der vor-handenen Bewegungen, gute Anpassungsmöglichkeit an die Stumpfform, geringes Gewicht.

Nachteile: Belastung des Stumpfes, Einschnürung des Stumpfes durch Riemen b_2.

Anwendbar: Nur für leichte Arbeiten.

Abb. 77 u. 78. Stumpfhülse aus einem Geflecht sich kreuzender Lederriemen b gebildet, deren Enden an zwei Stahlringen m_1, m_2 angenietet sind. Stahlschienen c sind an dem Ring m_2 vernietet, während sich der Ring m_1 an den Stahlschienen entlang verschieben läßt. Die Ringe m_1 und m_2 können durch Kniehebel $p_1 p_2$, die in dem mittleren Gelenk einen Knopf o tragen, aus-einandergespreizt werden, wodurch das vorher lose Ge-flecht eng an den Stumpf angezogen werden kann. Durch Ziehen an den Knöpfen o wird die Bandage wieder gelöst. Die Abbildungen zeigen die Bandage in der gelösten und angelegten Lage.

Vorteile: Schultergelenk gänzlich unbehindert, daher gute Ausnutzung der vorhandenen Bewegungen, geringes Gewicht.

Nachteile: Nachpassen bei Stumpfveränderung nur innerhalb kleiner Grenzen möglich, Belastung des Stumpfes, Einschnürungsmöglichkeit der Weichteile.

Anwendbar: Nur für muskulöse und nicht zu kurze Stümpfe und für sehr leichte Arbeiten.

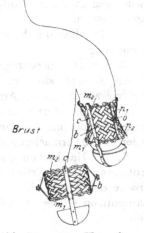

Abb. 77 u. 78. Hexenfinger.

Zu b) Beweglichkeit des Schultergelenkes bzw. des ganzen Schultergürtels.

Die Beweglichkeit des Schultergelenkes, des Schulterblattes und des
Schlüsselbeines sind die Haupterfordernisse und damit die Grundlage jedes
Armersatzes für Oberarmamputierte. Da es das einzige Gelenk ist, das noch
vorhanden ist, so steht und fällt die Brauchbarkeit des Kunstgliedes mit dem
Vorhandensein seiner vollen und allseitigen Beweglichkeit. An die Oberarm-
bandage werden mit Rücksicht auf das in der Bewegungsvielseitigkeit im Ver-
gleich zum Schultergelenk weit beschränktere Ellbogengelenk viel höhere
Anforderungen gestellt als an die Unterarmbandagen.

Zu c) Berufsanforderungen.

Die verschiedenen Berufsarten (Landwirtschaft, Industrie, Kopfarbeiter)
bedingen verschieden starke Anforderungen an die Haltbarkeit und die Beweglichkeit der Bandagen; insbesondere ist in Betracht zu ziehen: die Schwere
des Armgerätes, die bei den verschiedenen Berufen stark wechselt, die Art
der auszuführenden Bewegungen und die in der Berufsausübung liegenden
leicht eintretenden Beschädigungen der Bandagen infolge Nässe, Verschmutzung
usw. Mit Rücksicht auf den letzt erwähnten Umstand muß auch die Wahl
des Materials entsprechend getroffen werden.

Aus den drei Hauptbedingungen lassen sich nunmehr folgende Forderungen ableiten (vgl. oben Unterarmbandagen):

1. Der Stumpf muß mit angelegter Bandage nach allen Richtungen
frei beweglich sein. Die Bandage darf die noch erhaltene Beweglichkeit in keiner
Weise beeinträchtigen.

2. Die Bandage soll den Körper möglichst wenig einengen.

3. Die Bandage muß mit Sicherheit die Bewegungen und Kraftwirkungen
des Oberarmstumpfes auf das an ihr befestigte Armgerät übertragen können.

4. Ein auf das Armgerät wirkender Zug muß bei allen Lagen des Stumpfes
von der Bandage sicher aufgenommen und auf gesunde Teile des Körpers übertragen werden.

Es ist dies die häufigste, stärkste und daher wichtigste Art der Beanspruchung.

5. Die Druckbeanspruchungen müssen entweder von der Stumpfhülse
auf den Stumpf oder durch geeignete Teile (Schulterkappen, Kummete) unmittelbar auf Schulter, Arm und Oberkörper übertragen werden.

6. Die Drehungsbeanspruchungen müssen durch die Stumpfhülse aufgenommen und unmittelbar auf den Stumpf bzw. die Muskelwülste übertragen
werden (Nutzbarmachung des Hautgefühles).

7. Die Haltbarkeit und Beweglichkeit der Bandage muß den verschiedenen
Berufsarten (Landwirtschaft, Industrie, Kopfarbeiter) entsprechen, da die
Schwere des Armes, die Art der auszuführenden Bewegungen und die Berufs-
schädigungen (Nässe, Verschmutzung) für die Wahl der Bandage ins Gewicht
fallen.

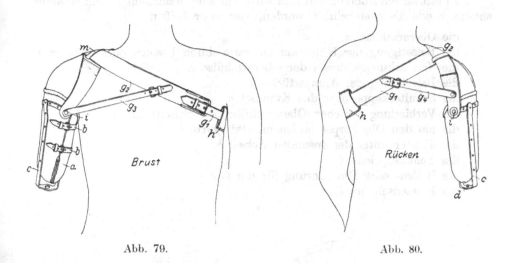

Abb. 79.   Abb. 80.

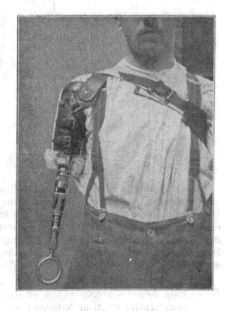

Stumpfkappe a aus Walkleder, entweder mittels Schnallenriemen b an dem Stumpf festschnürbar (Abb. 79—81) oder als geschlossene Kappe aus Walkleder ausgebildet. Die Kappe kann unten geschlossen (Abb. 79 u. 80) oder offen luftig (Abb. 81) ausgeführt werden. Befestigung am Oberkörper durch zwei auf der Schulter sich unter einer Schlaufe m kreuzende Gurte g_1, g_2 unter Umständen mit Gummizwischengurt, von denen je einer schräg über den Rücken und über die Brust geht. Der eine Gurt g_1 ist unter der Achselhöhle des gesunden Armes hindurchgeführt und durch eine Schnalle mit dem zweiten Riemen vereinigt. In der Achselhöhle des gesunden Armes ist ein Polster h vorgesehen. Die Befestigung der Traggurte g_1, g_2 an der Stumpfkappe erfolgt mittels Drehnieten i. Zur Verhinderung des Abgleitens der Gurte g_1, g_2 kann entweder nur auf dem Rücken ein Gurt g_4 oder auf der Brust und auf dem Rücken je ein Gurt g_4 bzw g_3 angeordnet werden. Die Gurte sind an der Stumpfkappe oder an den vor dem Kreuzungspunkte liegenden Teilen der Gurte g_1, g_2 mittels Drehnieten befestigt, und auf der anderen Seite in der Nähe der Achselhöhle des gesunden Armes an den Gurten g_1 bzw. g_2 angenäht oder mit ihnen durch Schnallen verbunden.

Vorteile: Gute Beweglichkeit des Schultergelenkes, bei schnürbarer Hülse gute Anpassungsmöglichkeit an den Stumpf.

Nachteile: Geringe Beengung der Brust durch den über die Brust geführten Gurt. Rotation des Stumpfes durch die Gurte g_3 und g_4 behindert, die daher auch unter Umständen wegbleiben.

Anwendbar: Für alle Berufsanforderungen.

In sämtlichen Abbildungen sind wieder gleiche Bezeichnungen für einander entsprechende Teile eingeführt worden, und zwar heißen:

die Oberarmhülse *a*,
die Befestigung der Hülse am Oberarm durch Riemen oder Schnüre *b*,
die Verstärkungsschienen der Oberarmhülse *c*,
die Befestigung der Ansatzstücke *d*,
die Schulterkappe oder das Kummet *e*,
die Verbindung zwischen Oberarmhülse und Schulterkappe *f*,
die um den Oberkörper laufenden Haltegurte *g*,
das Polster unter der gesunden Achsel *h*,
das Schultergelenk *i*,
die Rollen- oder Ringführung für die Gurte *k*,
die Riemenschnüre *l*.

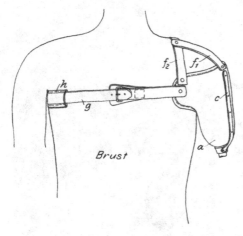 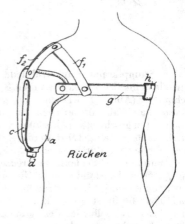

Abb. 82.   Abb. 83.

Geschlossene oder offene, an die Stumpfform angewalkte oder schnürbare Kappe *a* aus Walkleder, angenietete Schienen *c* zur Anbringung des Armgerätes. Befestigung am Oberkörper durch zwei Riemen f_1, f_2, die auf der Schulter gelenkig durch Drehnieten miteinander verbunden und T-förmig angeordnet sind. Die nach unten ragenden Enden der Riemen sind gelenkig an die Stumpfkappe *a* bzw. an den Befestigungsgurt *g* der Stumpfhülse angeschlossen. In der Achselhöhle des gesunden Armes trägt der Gurt *g* ein Polster *h*.

Vorteile: Gute Kraftübertragung bei genügender Beweglichkeit; bei schnürbarer Hülse gute Anpassungsmöglichkeit an den Stumpf.

Nachteile: Seitliche Erhebung und Rotation etwas behindert, geringe Unbequemlichkeit durch den Brustgurt.

Anwendbar: Für alle Berufsanforderungen.

Die Oberarmbandagen können in folgende Gruppen eingeteilt werden:

Gruppe I. Bandagen mit Befestigung nur am Stumpf ohne Schulterbefestigung (Abb. 75—78).

Bei diesen Bandagen wird der Stumpf selbst zum Tragen herangezogen. Sie sind nur verwendbar, wenn das Stumpfende unten vorspringende Knochen

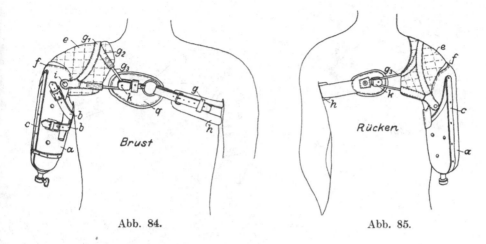

Abb. 84.   Abb. 85.

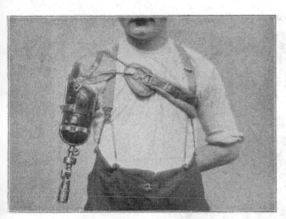

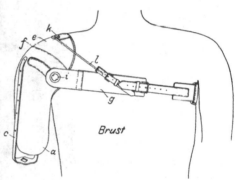

Abb. 86.   Abb. 87.

Den Übergang zu den Bandagen mit fester Schulterkappe (Gruppe III) bilden die Bandagen Abb. 84—87. Sie besitzen eine geschlossene oder offene, an die Stumpfform angewalkte oder schnürbare Kappe a aus Walkleder, angenietete Schienen c zur Anbringung des Armgerätes. Befestigung am Oberkörper bei Abb. 84—86 durch zwei sich über der Schulter kreuzende Gurte g_1, g_2, von denen je ein Ende mittels Drehnieten i an der Stumpfkappe befestigt ist, während das freie Ende eine schnurartige Verlängerung g_3 trägt, die über Rollen k an den Befestigungsteilen hinübergeführt ist und in einen Riemen endigt, der mittels Drehniete i an der Stumpfkappe befestigt ist. Die Rollen k liegen auf Schutzplatten q, die auf dem Rücken zweckmäßig unter Einschaltung eines Gummibandes an einem unter der gesunden Achsel hindurchgeführten Traggurt g befestigt sind. Unter die sich kreuzenden Riemen g_1, g_2 ist eine Schulterkappe e aus weichem Material untergenäht. Man kann bei Verwendung dieser Kappe die über der Schulter gekreuzten Gurte auch fortlassen, so daß die Ausführung gemäß Abb. 87 entsteht, wobei zum Halten des Gurtes g noch eine Zugschnur l vorgesehen ist, die über eine Rolle k an der Schulterkappe geht. In der Achselhöhle des gesunden Armes trägt der Gurt g ein Polster h.

Vorteile: Sehr gute Kraftübertragung bei genügender Beweglichkeit; bei schnürbarer Hülse gute Anpassungsmöglichkeit an den Stumpf.

Nachteile: Seitliche Erhebung und Rotation etwas behindert, geringe Unbequemlichkeit durch den Brustgurt.

Anwendbar: Für alle Berufsanforderungen.

23*

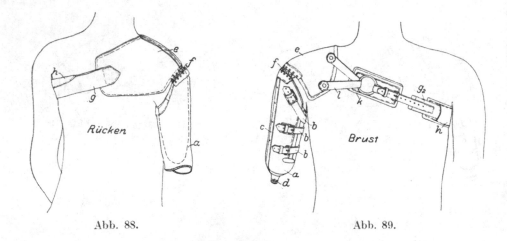

Abb. 88.   Abb. 89.

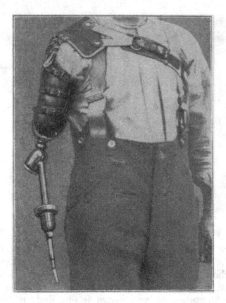

Abb. 90.

Armhülse *a* aus Walkleder, geschlossene Kappe oder zum Schnüren mit Riemen *b* eingerichtet (Abb. 88 und 89). Schulterkappe *e* aus Weichleder, die mit der Hülse durch Verschnürung *f* verbunden ist. Die Schulterkappe selbst wird durch einen Gurt *g* am Körper gehalten (Abb. 88). Der Gurt trägt in der Achselhöhle des gesunden Armes ein Polster *h*. Das Schließen der Gurte findet durch eine Schnalle g_2 statt. An Stelle des einfachen Gurtes *g* kann der Anschluß an die Schulterkappe auch durch einen Doppelgurt *l* auf der Brust und auf dem Rücken erfolgen (Abb. 89 u. 90). Am Rücken werden die Doppelgurte vernäht, auf der Brust durch einen Ring geführt, um größere Beweglichkeit zu erhalten.

Vorteile: Gute Aufnahme der Zugbeanspruchung durch die Schulterkappe.

Nachteile: Geringe Haltbarkeit der Schnürungsverbindung, die außerdem nachgiebig und weich sein muß, um genügende Bewegung zu ermöglichen.

Anwendbar: Für leichte Arbeiten, die keine große Beweglichkeit erfordern.

oder dicke Muskelwülste aufweist, an welchen die Kappe einen Halt findet, z. B. bei Exartikulation im Ellbogengelenk, Abb. 75—76, oder bei musku- lösen Stümpfen des Absetzungsgrades 2, bei denen ein festes Anpressen der Stumpfkappe an die Muskulatur zulässig erscheint, Abb. 77—78. Diese Stumpf- kappen sind nur für leichte Arbeiten verwendbar.

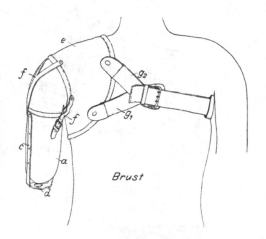

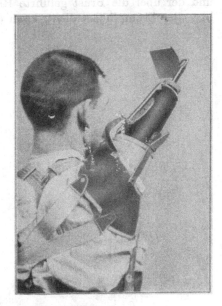

Abb. 91.

Abb. 92.

Geschlossene Walklederhülse a, die durch drei Schnallenriemen f mit dem Kummet e aus Weichleder verbunden ist. Verstärkungsschienen c zur Anbringung des Armgerätes. Die Schulterkappe wird durch einen über Brust und Rücken, durch die Achselhöhle des gesunden Armes hindurchgehenden Gurt gehalten, der an einer Stelle oder unter Einschaltung zweier kurzer Gurte g_1, g_2 durch Drehnieten am Kummet befestigt ist. In der Achselhöhle des gesunden Armes ist ein Polster vorgesehen.

Vorteile: Die lockere Verbindung zwischen Schulterkappe und Hülse gestattet außer der Vorwärts-Rückwärts- und Seitenbewegung auch eine geringe Rotation des Armes. Gute Aufnahme der Zugbeanspruchungen durch die Schulter.

Nachteile: Verschleiß der Riemen f_1, f_2, f_3; geringe Unbequemlichkeit durch den Brustgurt. Verschieben der Hülse in der Längsrichtung möglich.

Anwendbar: Für mittelschwere, vielseitige Arbeiten.

Gruppe II. Bandagen mit Gurten, die sich auf der Schulter kreuzen (Abb. 79—83).

Bei diesen Bandagen wird der Stumpf von Zugbeanspruchungen, die von dem Gurtkreuz auf der Schulter selbst aufgenommen werden, entlastet. In allen Fällen ist ein über die Brust gehender Riemen vorhanden, der unter Um- ständen die Brust beengen kann. Die Bandage eignet sich für alle, auch schwere Arbeiten.

Gruppe III. Bandagen mit fester Schulterkappe (Abb. 84—90).

Durch die Anordnung einer Schulterkappe wird mit Sicherheit jede Zug- beanspruchung auf die Schulter übertragen. Da sich eine ausreichend feste Verbindung zwischen Stumpfhülse und Schulterkappe schaffen läßt, sind auch diese Bandagen zur Aufnahme größerer Kräfte geeignet. Eine dem besonderen Fall nicht genau angepaßte Verbindung der Hülse mit der Schulterkappe kann die volle Ausnutzung der Beweglichkeit des Stumpfes hindern, und der über die Brust geführte Riemen, der zum Halten der Schulterkappe bzw. der Stumpfhülse dient, kann den Oberkörper beengen.

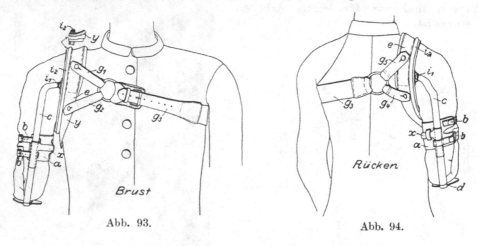

Abb. 93.   Abb. 94.

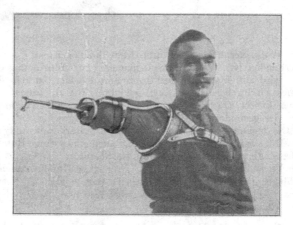

Abb. 95. Siemens Schuckert-Bandage.

Gruppe IV. Bandagen mit einem Kummet, das über die Schulter des amputierten Armes gelegt und mit der Oberarmhülse durch Gurte, Weichleder oder Schnüre verbunden ist (Abb. 91 und 92).

Das fest am Körper sitzende Kummet gestattet eine starke Belastung der Bandage, so daß derartige Bandagen besonders für schwere Arbeiten verwendet werden. Der über die Brust gehende Traggurt wird weniger störend als bei Gruppe III empfunden, da das Kummet bei der Stumpfbewegung still steht. Eine große Schwierigkeit besteht bei dieser Konstruktion darin, die Bandage an dem Kummet so zu befestigen, daß die volle Beweglichkeit und Kraft des Stumpfes ausgenutzt werden kann.

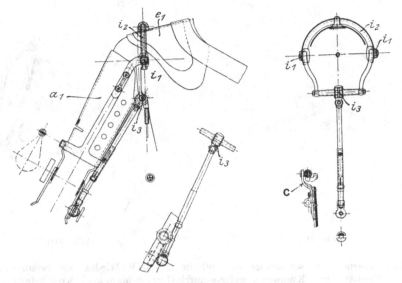

Abb. 96—98.

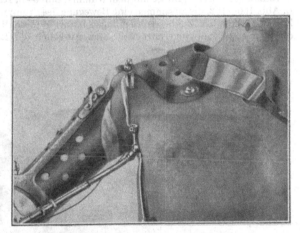

Abb. 93 und 94. Die Stumpfhülse ist durch eine mittels Riemen *b* schnürbare Lederschelle *a* ersetzt, die mit Hilfe eines halbkreisförmigen Führungsstückes *x* aus Metall an den seitlichen Schienen *c* verschoben und der Länge des Stumpfes angepaßt werden kann. Das Kummet *e* ist aus Metall und gepolstert. Zur Verbindung mit den Schienen *c* ist ein als Kugellager ausgebildeter Stahlring i_2 angeordnet, an dem die Schienen *c* mittels Scharniergelenken i_1 vorn und hinten angeschlossen sind. Befestigung des Kummets am Körper erfolgt durch Gurte g_1 bis g_5.

Abb. 99. Troendle-Bandage.

Vorteile: Kräftige und dauerhafte Konstruktion, paßt für Rechts- und Links-amputierte; abgesehen von der Anpassung an die Stumpflänge keine Anpassung erforderlich. Weitgehende Anwendbarkeit.

Nachteile: Nur über der Kleidung zu tragen. Vorwärtsführen des seitlich ganz erhobenen Armes in der Wagerechten nicht möglich.

Abb. 96—98. Eine vollkommene Beweglichkeit der Bandage wird erzielt, wenn man außer den beiden Gelenken i_1 und i_2 gemäß Abb. 93 und 94 ein weiteres Drehgelenk i_3 in die Bandage einschaltet, das bei jeder Armlage eine Drehung um die Armachse ermöglicht (Sichelbewegung) (Abb. 96—99). Die Bandage kann im übrigen wie die vorher beschriebene ausgeführt sein oder hat an Stelle der Schellen eine den Stumpf umfassende schnürbare oder geschlossene Hülse a_1. Zur Aufnahme der Last wird hier zweckmäßig eine Schulterkappe e_1 vorgesehen, die mittels Gurten am Körper befestigt ist. Diese Bandage kann auch unter der Kleidung getragen werden.

Vorteil: Infolge Anordnung des dritten Gelenkes allseitig ungehinderte Beweglichkeit.

Nachteil: Kompliziert. Behinderung durch das Metallgelenk in der Achselhöhle; das überdies dem Schweiß stark ausgesetzt ist.

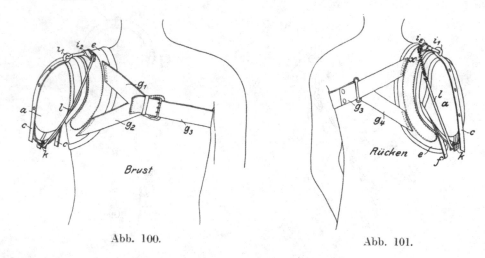

Abb. 100.   Abb. 101.

Geschlossene oder schnürbare Stumpfhülse a aus Walkleder mit Verstärkungs-
schienen c. Eisenarmiertes Kummet e, welches durch Gurte g_1 bis g_4 am Körper befestigt ist.
Verbindung der Stumpfhülse mit dem Kummet durch ein Ringgelenk i_1 und ein Zapfengelenk
i_2, Abb. 100—102, die zusammen eine Bewegung des Stumpfes in jeder Ebene gestatten sollen.
Zur Aufnahme der Zugbeanspruchungen ist als Widerhalt eine Lederschnur l vorgesehen,
die über eine Rolle k geführt ist. Zum Ausgleich der Längenänderung bei der Stumpf-

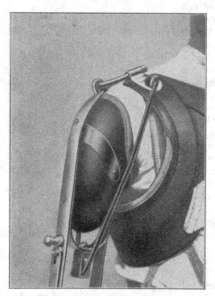

Abb. 102.

bewegung enthält die Schnur l eine Feder x. Die gelenkige Verbindung i_1, i_2 kann auch
durch mehrere Zapfengelenke i_3 bis i_5 (Abb. 103 und 104) ersetzt werden, oder auch durch
zwei einfache Zapfengelenke i_6, i_7 (Abb. 105). Schließlich kann man unter Belassung des
Zapfengelenkes i_2 das Ringgelenk i_1 der Abb. 100, 101 durch ein Zapfengelenk i_8 ersetzen
(Abb. 107 und 108), oder an Stelle des Ringgelenkes ein die Drehung in einer wagerechten
Ebene zulassendes Zapfengelenk i_{11} (Abb. 109) und zwei in Höhe des Schultergelenkes

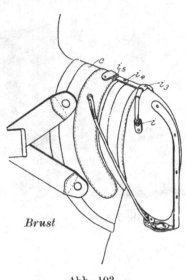

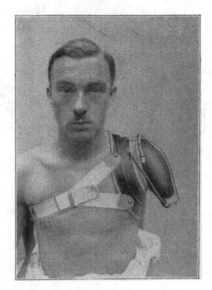

Abb. 103.   Abb. 104.

liegende, das Heben und Senken des Armes gestattende Gelenke i_{12} einfügen. Eine Umkehrung der Gelenkanordnung zeigt Abb. 106. Hier ist das Ringgelenk i_8 an dem Kummet und das Zapfengelenk i_9 an der Hülse vorgesehen, außerdem ist, um ein Heben der Hülse zu gestatten, die Stange i_{10}, die sich an das Ringgelenk anschließt, in ihrer Achsrichtung verschiebbar an dem Kummet gelagert.

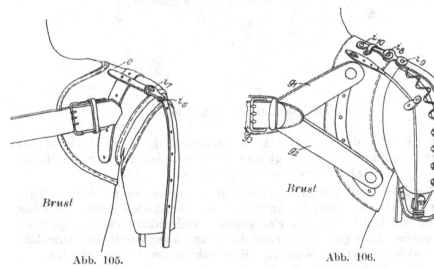

Abb. 105.   Abb. 106.

Vorteile: Sichere Aufnahme der Zugbeanspruchungen, federnde Anpassung der Hülse an den Stumpf, infolgedessen für ziemlich kurze Stümpfe geeignet.

Nachteile: Gewisse Behinderung der Bewegungen des Schultergelenkes. Vorstehende und dadurch störende Gelenkzapfen. Verwickelte Bauart.

Anwendbar: Für leichte und mittelschwere Arbeiten, die mäßige Beweglichkeit erfordern.

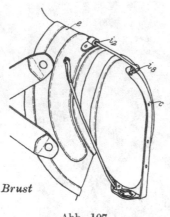

Brust

Abb. 107.

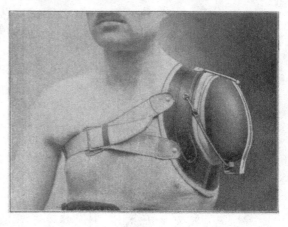

Abb. 108.

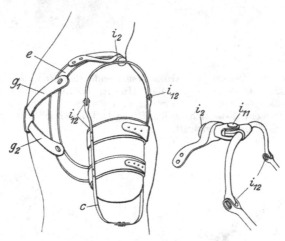

Abb. 109.   Boehm-Allenstein.

Gruppe V.   Bandagen mit einem Kummet, das um die Schulter des amputierten Armes gelegt und mit der Hülse durch metallische Gelenke verbunden ist. (Abb. 93—111.)

Für diese Bandagen gilt im allgemeinen dasselbe wie für die Bandagen der Gruppe IV, nur bildet die Anordnung der metallischen Gelenke zwischen Kummet und Hülse fast stets eine gewisse Beschränkung der Beweglichkeit des Stumpfes. Eine gute Ausnutzung der vollen Beweglichkeit, mit Ausnahme der Rotation, ist nur bei besonderer Konstruktion der Gelenke möglich.

Gruppe VI.   Bandagen mit je einem Kummet über den Schultern (Abb. 112—114).

Diese Bandagen gestatten eine sehr starke Belastung, weil die Last auf beide Schultern verteilt wird, sie bedeuten aber eine erhebliche Belästigung des Oberkörpers.

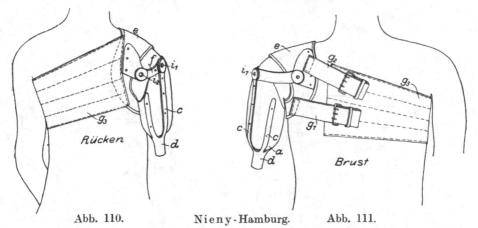

Abb. 110.   Nieny-Hamburg.   Abb. 111.

Walklederstumpfhülse mit Verstärkungskorb c versehen und durch zwei Gelenke i_1 und i_2 mit zu einander senkrechte Achsen an dem Kummet e aus Walkleder befestigt. Das Kummet wird durch Gurte g_1, g_2 und Mieder g_3 am Körper gehalten.

Vorteile: Gute Kraftübertragung.

Nachteile: Brust etwas eingeengt, Behinderung der Bewegung des Armes durch die Eigenart der Gelenkanordnung.

Anwendbar: Für schwere Arbeiten, die nur beschränkte Beweglichkeit erfordern.

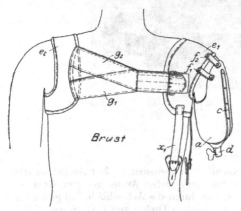

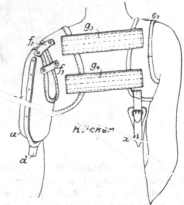

Abb. 112.   Abb. 113.

Walklederhülse a mit Verstärkungs-schienen c. Kummet e_1 aus weichem Stoff, welches durch drei kurze Riemen f_1 bis f_3 mit der Hülse gelenkig verbunden ist. An der gesunden Schulter ein weiches Kummet e_2, welches mit dem Kummet e_1 durch Gurte g_1, g_2 verbunden ist. Beide Kummete sind durch Riemen x bzw. x_1 an der Hose befestigt. An Stelle der Verbindung von Kummet und Stumpfhülse durch Riemen kann auch eine Verbindung durch ein Ringgelenk f, i (Abb. 114) er-folgen.

Vorteile: Sichere Aufnahme von Zugkräften, auch bei schwerer Last.

Nachteile: Gewisse Unbequem-lichkeit durch den Brustgurt.

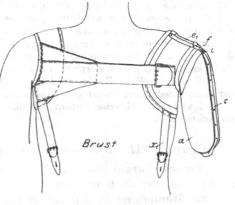

Abb. 114.

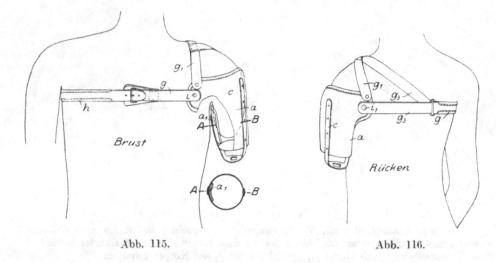

Abb. 115.   Abb. 116.

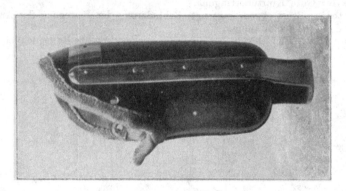

Abb. 117.

Walklederhülse a für den Stumpf mit angenieteten Schienen c. Zur Aufnahme der Zugbeanspruchung dient ein über die Schulter des amputierten Armes gelegter Gurt g_1, zur Befestigung am Oberkörper dient ein Gurt g, der durch die Achselhöhle des gesunden Armes hindurchgeht, dort ein Polster h trägt und mittels Drehnieten i, i_1 an der Hülse angeschlossen ist. Auf der Rückseite ist der Gurt g durch einen Gurt g_3 mit der Bandage verbunden, dessen eines Ende mittels einer Drehniete an der Stumpfhülse befestigt ist und dessen zweites Ende am Gurt g_1 auf der Schulter vernäht ist. In der Achselhöhle ist eine kleine Holzplatte a_1 angeordnet, die möglichst noch in die Achselhöhle hineinreicht, um ein Herausgleiten des Stumpfes beim Anheben zu verhindern. An Stelle der Holzplatte kann auch die Stumpfhülse in der Schulter hochgewalkt (Abb. 117) oder die Holzplatte kann durch eine Lederplatte ersetzt werden.

Vorteile: Kein Herausrutschen des Stumpfes, geringes Gewicht, Schultergelenk fast ganz unbehindert, daher gute Ausnutzung der Stumpfbeweglichkeit.

Nachteile: Gewisse Unbequemlichkeit durch das Hineinragen der Stützteile in die Achselhöhle.

Gruppe VII. Bandagen für kurze Stümpfe (Abb. 115—122).

Bei sehr kurzen Stümpfen ist vor allen Dingen darauf zu achten, daß der Stumpf bei starken Bewegungen nicht aus der Stumpfhülse herausgleitet, da sich die Stumpfform in den verschiedenen Stumpflagen sehr ändert.

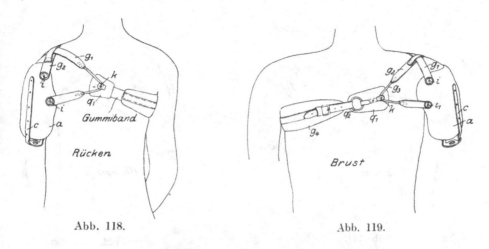

Abb. 118.   Abb. 119.

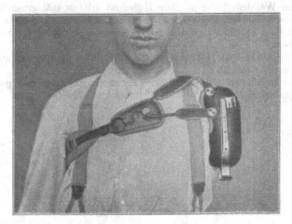

Abb. 120.

Geschlossene oder offene, an die Stumpfform angewalkte oder schnürbare Kappe a aus Walkleder, angenietete Schienen c zur Anbringung des Armgerätes. Befestigung am Oberkörper durch zwei sich über der Schulter kreuzende, unter einer Schlaufe verschiebbar angeordnete Gurte g_1, g_2, von denen je ein Ende mittels Drehnieten i an der Stumpfkappe befestigt ist, während das freie Ende eine schnurartige Verlängerung g_3 trägt, die über Rollen k an den Befestigungsteilen hinübergeführt ist und in Riemen endigt, die mittels Drehnieten i_1 an der Stumpfkappe befestigt sind. Die Rollen k liegen auf gepolsterten, ledernen Schutzplatten q_1, die auf dem Rücken zweckmäßig unter Einschaltung eines Gummibandes an einem unter der gesunden Achsel hindurchgeführten Traggurt g_4 befestigt sind; an der Brust ist Haken und Öse q_2 zum Lösen und Befestigen der Bandage vorgesehen.

Vorteile: Gute Beweglichkeit des Schultergelenkes, bei schnürbarer Hülse gute Anpassungsmöglichkeit an den Stumpf.

Nachteile: Geringe Unbequemlichkeit durch den Brustgurt.

Anwendbar für alle Berufsanforderungen.

Gruppe VIII. Brustfreie Bandagen (Abb. 123—129).

Die brustfreien Bandagen bieten den Vorteil, daß sie die Brust und damit die Atmung vollständig unbehindert lassen und lediglich den Nacken belasten,

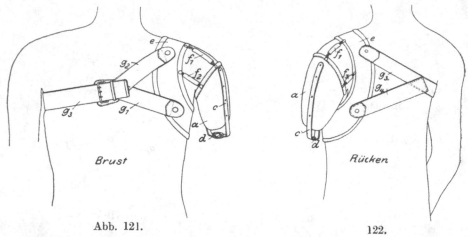

Abb. 121.   122.

Geschlossene Walklederhülse a. Die Hülse ist mittels stählerner Federn f_1, f_2, f_3
mit dem Kummet e verbunden, das aus weichem Stoff sein kann. Um die Federn ist zum
Schutze der Haut eine Stoffhülse genäht. Das Kummet wird durch Gurte g_1 bis g_4 in
seiner Lage gesichert.

Vorteile: Schultergelenk fast ganz unbehindert, daher gute Ausnutzung der Stumpfbeweglichkeit, geringes Gewicht.

Nachteile: Es können der Stärke der Federn entsprechend nur geringe Zugbeanspruchungen aufgenommen werden, also nur für leichte Arbeit.

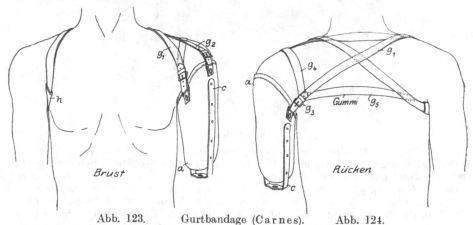

Abb. 123.   Gurtbandage (Carnes).   Abb. 124.

Geschlossene Holz- oder Walklederhülse a für den Stumpf mit und auch ohne Verstärkungsschienen c. Zur Befestigung am Körper sind Gurte g_1 bis g_3 vorgesehen, die
gelenkig durch Drehnieten an der Stumpfkappe anfassen. Gurt g_1 läuft von der vorderen
Seite der Hülse über die Schulter der amputierten Seite am Nacken entlang, dann von
rückwärts unter der Achsel des gesunden Armes hindurch über die gesunde Schulter
hinweg am Rücken zur Achselhöhle des amputierten Armes hin und ist dort mit dem
Gurt g_3 durch eine Schnalle verbunden. Gurt g_2 geht von der Mitte der Kappe aus über
die Schulterhöhe des amputierten Armes am Nacken entlang und ist dort mit dem
Gurt g_1 vernäht. Ein Gurt g_4, der g_2 mit g_1 verbindet, sichert die Lage der Gurte.
Bei erhobenem Arm wird das Abrutschen durch den elastischen Gurt g_5 verhindert.

Vorteile: Keinerlei Beengung der Brust, sichere Aufnahme von Zugkräften durch
die Gurte, freie Beweglichkeit im Schultergelenk.

Nachteile: Wundscheuern in der gesunden Achselhöhle nur durch sorgfältige
Polsterung bei h zu vermeiden.

Für alle Arbeiten anwendbar.

der von Natur zum Tragen eingerichtet ist. Es findet eine gute Verteilung der Last und eine gute Aufnahme der Zugbeanspruchung bei jeder Stellung des Stumpfes statt. Die Polsterung und Lagerung des Gurtes unter der gesunden Achsel muß, um Wundscheuern und Druck zu verhindern, besonders sorgfältig ausgeführt werden.

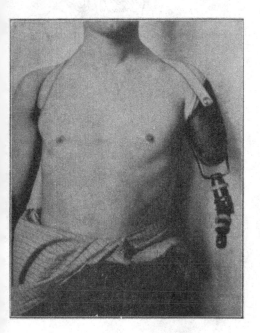

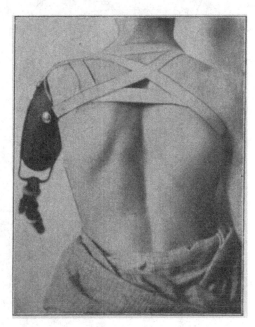

Abb. 125. Abb. 126.

Bandagen für im Schultergelenk Exartikulierte.
(Abb. 130—137.)

Bei im Schultergelenk Exartikulierten können durch das Armgerät auf die Bandage im wesentlichen nur Zug- und Druckkräfte, dagegen keine verdrehenden Kräfte ausgeübt werden. Die Bandage muß in solchen Fällen

1. die Vorwärts- und Rückwärtsbewegung des Armgerätes mittels
   a) der Schultermuskulatur,
   b) des ganzen Rumpfes ermöglichen,
2. den Oberkörper möglichst wenig einengen,
3. alle auftretenden Beanspruchungen aufnehmen.

Bei derartig Verletzten wird der Ersatzarm meist an einer festen Schulterkappe befestigt, die durch zweckmäßig gelegte Gurte mit dem Rumpf fest verbunden ist. Die Kappe selbst soll möglichst leicht und nicht zu groß sein und den Zutritt der Luft zu den überdeckten Körperteilen möglichst wenig hindern.

Bandagen für Amputierte mit so kurzem Stumpf, daß mit diesem allein der Ersatzarm nicht mehr nach allen Richtungen bewegt werden kann, müssen

vorläufig in gleicher Weise wie die Bandagen für im Schultergelenk Exartikulierte gebaut sein und den gleichen Forderungen genügen.

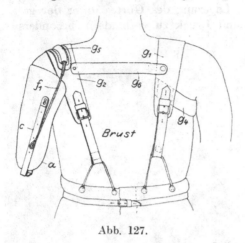

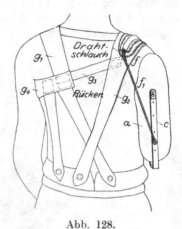

Abb. 127.   Abb. 128.

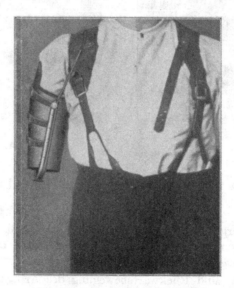

Abb. 129. Bandage: Düsseldorf.

    Stumpfhülse a aus Walkleder mit Eisenschienen c verstärkt. Die Befestigung am
Körper erfolgt durch hosenträgerartige Gurte g_1 und g_2, die an die Hose oder einen Gürtel
angeknöpft werden und am Rücken durch einen Quergurt g_3 und an der Brust durch einen
Quergurt g_6 gehalten werden. Um die gesunde Achselhöhle zum Tragen heranzuziehen,
geht von dem Gurt g_1 ein Gurt g_4 unter der gesunden Achselhöhle hindurch und ist am
Rücken mit dem Gurt g_1 vernäht. Der Gurt g_2 trägt eine mit Leder oder Stoffbelag g_5
bekleidete Spirale f, durch die ein Stahldraht f_1 hindurchgeführt ist, dessen Enden an der
Verstärkungsschiene c befestigt sind.

    Vorteile: Freie Beweglichkeit des Stumpfes, keine Behinderung der Brust.

    Nachteile: Bauart nicht einfach. Durch die Art der Verbindung mit dem Ober-
körper (Hosenknöpfe!) nicht ganz zuverlässig.

    Anwendbar: Für mittelschwere Arbeiten.

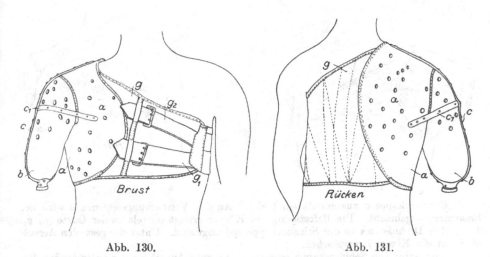

Abb. 130.   Abb. 131.

Schulterkappe *a* aus Walkleder, an welche eine den fehlenden Armstumpf darstellende Kappe *b* ebenfalls aus Walkleder starr bis zum Ellbogen angesetzt ist. Verstärkungsschienen *c* dienen gleichzeitig zur Anbringung des Armgerätes. Zur Versteifung der Verbindung von *a* und *b* dient eine Eisenschiene c_1. Die Befestigung am Oberkörper erfolgt durch ein

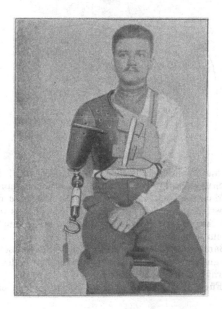

Abb. 132.

an die Schulterkappe angenähtes, nach der gesunden Seite hin schmaler werdendes Stoffkorsett *g*, welches durch Gurte g_1, g_2 zugeschnürt wird.

Vorteile: Sehr feste Verbindung am Oberkörper, daher gute Kraftübertragung.

Nachteile: Starke Einengung des Oberkörpers und Behinderung der Schulterbewegung durch die steife Schulterkappe, großes Gewicht.

Ersatzglieder und Arbeitshilfen.   24

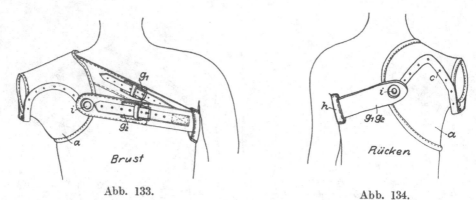

Abb. 133.   Abb. 134.

Schulterkappe *a* aus gewalktem Leder. An den Verstärkungsschienen *c* wird der Ersatzarm angebracht. Die Befestigung am Körper erfolgt mittels zweier Gurte g_1, g_2, die mittels Drehnieten *i* an der Schulterkappe befestigt sind. Unter der gesunden Achselhöhle ist ein Kissen *h* vorgesehen.

Vorteile: Die Schulterkappe gestattet eine gute Aufnahme der auftretenden Beanspruchungen und ermöglicht die volle Ausnutzung der vorhandenen Bewegungen der Schultermuskulatur und des Rumpfes.

Nachteile: Gewisse Reengung der Brust.

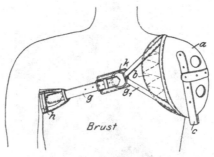

Abb. 135.

Schulterkappe *a* aus Walkleder, welche der Körperform, insbesondere den vorhandenen Muskel- und Stumpfresten genau angepaßt ist, und eine Verlängerung *b* nach der Brust aus weichem Material besitzt. Verstärkungsschienen *c* dienen zur Anbringung des Ersatzgerätes. Befestigung am Körper mittels eines Gurtes *g*, der mit Ringen oder Rollen *k* an mit der Verlängerung *b* vernähte Gurte oder Riemen g_1 faßt. In der gesunden Achselhöhle ist ein Polster *h* vorgesehen.

Vorteile: Die Bandage ist leicht, ermöglicht eine vollständige Ausnutzung der noch vorhandenen Bewegungen der Schultermuskulatur sowie des ganzen Rumpfes und engt den Oberkörper verhältnismäßig wenig ein.

Anwendbar: Für Arbeiten, die geringe Beweglichkeit erfordern.

Zusammenfassung.

Gute und bewährte Ausführungen stellen vor:

1. Für lange Absetzungen bis zu $1/_3$ des Oberarmes die Bandagen Abb. 79 bis 83, 91—95 und 123—125.

Ihr Vorzug besteht in geringer Behinderung der Stumpfbewegung bei ausreichender Sicherheit der Kraftübertragung.

2. **Für kurze Stümpfe** unter 10 cm die Bandagen Abb. 115—122.

Ihr Vorzug besteht in guter Beweglichkeit des Stumpfes ohne Gefahr des Herausgleitens aus der Hülse bei einfacher Ausführung.

3. **Für Exartikulierte** die Bandagen Abb. 130—137.

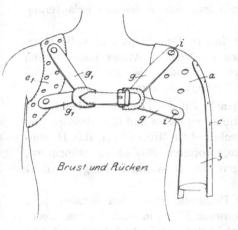

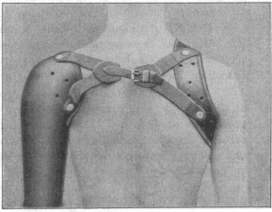

Abb. 136.

Abb. 137.

Schulterkappe a aus Walkleder mit einer den fehlenden Armstumpf ersetzenden Verlängerung b aus Walkleder und Verstärkungsschienen c, welche zur Anbringung des Armgerätes dienen. Befestigung am Oberkörper durch Gurte g, die entweder mit der Schulterkappe vernäht oder besser mit Drehnieten i (Abb. 136 und 137) an ihr befestigt sind. Die Gurte g werden an der Stelle, an der sie durch die gesunde Achselhöhle hindurchgehen, miteinander vernäht, oder für schwerere Arbeiten wird auf der gesunden Schulter ein zweites Kummet e_1 aus Walkleder angeordnet und an die Gurte durch weitere Gurte g_1 angeschlossen.

Vorteile: Sehr gute Kraftübertragung für schwere Lasten.

Nachteile: Behinderung des Oberkörpers.

Anwendbar: Für schwere Arbeiten, die geringe Beweglichkeit erfordern.

II. Das Armgerüst mit den Gelenken.

Die Durchbildung des Armgerüstes ist davon abhängig, ob die Amputation dicht am Handgelenk, innerhalb des Unterarmes oder über dem Ellbogen stattgefunden hat, da die Zahl der noch vorhandenen Armgelenke (Hand-, Ellbogen-, Schultergelenk) von entscheidender Bedeutung für die Konstruktion der künstlichen Arme ist.

Ein Kunstarm erfüllt aber erst dann seinen Zweck, wenn er dem an ihm befestigten Gerät bzw. Hand die notwendigen Bewegungen in jeder Armlage, in beliebiger Reihenfolge und in beliebiger Vereinigung der Armgelenkeinstellungen gestattet.

Die größte Beweglichkeit der Finger einer Kunsthand ist an sich wertlos, wenn nicht die drei Armgelenke (Schulter-, Ellbogen-, Handgelenk) — mögen sie nun ganz oder teilweise künstlich ersetzt sein —, die beliebige Einstellung der Hand im Raume ermöglichen.

24*

Es ist für den Schwerbeschädigten[1]) zweckmäßiger, einen gut durchge-
bildeten Kunstarm mit einfachen Ansatzstücken zu besitzen, als eine mechanisch feinst durchgebildete Kunsthand[2]) an einem mangelhaften Armgerüst. Die
Arbeitsarme der letzten Zeit bilden im Vergleich zu den bekannten Schmuckarmen mit passiv, d. h. nur durch die gesunde Hand einstellbaren Haupt-
gelenken und einzeln beweglichen Fingergliedern die treffendste Erläuterung
zu den oben gemachten Feststellungen.

Der Konstrukteur muß daher unter diesem Gesichtspunkte volle Klarheit über die Bewegungsmöglichkeiten des natürlichen Armes nebst seinen
physiologischen Leistungen einerseits und den mechanischen Lösungsmöglichkeiten für ihren künstlichen Ersatz andererseits besitzen.

Aus diesem Grunde soll, in der Hauptsache für die Techniker bestimmt,
an dieser Stelle eine kurze Übersicht über die Armgelenke und ihre Bewegungen
gegeben werden, in der Absicht, unseren technischen Mitarbeitern das Hinein-
arbeiten in die anatomische Seite des ungewohnten Stoffes zu erleichtern,
ohne deren Kenntnis brauchbare Lösungen der schwierigen Aufgabe nicht
zu erwarten sind.

Wir möchten auf Grund der in der Prüfstelle gemachten Erfahrungen,
durch diese Zusammenstellung an sich bekannter Dinge in einer für den Techniker gewohnten Form, verhüten, daß künftig unnötig Zeit, Arbeitskraft und
Geldmittel lediglich aus Unkenntnis der Arbeitsnotwendigkeiten und der vorhandenen Konstruktionen vergeudet werden.

Die Grundlage der Bewegungen bilden die Gelenke. Aus ihrer Bauart folgen die Bewegungsmöglichkeiten der Glieder, und daraus ergibt sich
wiederum die Auswahl der mechanischen Elemente und Baustoffe für ihren
künstlichen Ersatz. Die Erzeugung der Bewegungen verlangt endlich die

---

[1]) Vorweg sei erwähnt, daß die große Mehrzahl der Kriegsbeschädigten Oberarmamputierte sind, d. h. solche, denen das Ellbogen- und Handgelenk fehlt. Dann folgen der Zahl
nach die Unterarmamputierten mit dem fehlenden Handgelenk; eine verhältnismäßig
geringe Zahl hat den ganzen Arm mit allen drei Gelenken verloren (Exartikulation im
Schultergelenk), während die geringste Zahl nur Finger- bzw. Handtellerverluste zu beklagen hat, also noch alle drei Gelenke besitzt.

Auf einen Hand- bzw. Schulter-Exartikulierten kommen fünf Unterarm- und etwa
zehn Oberarmamputierte.

Da der Aufbau des menschlichen Körpers auf ein Zusammenarbeiten der symmetrisch
geschaffenen Körperhälften eingerichtet ist, so ist mit Nachdruck ein schneller und guter
Ersatz des beschädigten Armgerüstes anzustreben, um ein Verkümmern der zur beschädigten
Seite zugehörigen Brusthälfte nach Möglichkeit zu verhindern.

[2]) Die Beurteilung der Brauchbarkeit der Kunsthände gibt allein die werktätige Praxis,
während die Lehren der reinen Physiologie vorläufig soweit zurücktreten müssen, als sie
nicht durch die Feuerprobe der Zweckmäßigkeit nachgeprüft sind. Es wäre ein großer
Fehler, nur vom Standpunkte der Physiologen die technische Konstruktion der künstlichen
Hand zu beurteilen; auf der anderen Seite ist es notwendig, sich in jedem Augenblick darüber klar zu sein, wie weit die physiologischen Forderungen durch die technische Lösung
erfüllt sind. Des weiteren muß betont werden, daß auch an sich unphysiologische Bewegungen erlernt werden können, wenn sie sinnfällig sind, d. h., wenn sie sich gewissermaßen
aus der praktischen Tätigkeit für den Träger des Kunstarmes von selbst ergeben, oder
wenn sie leicht neu zu erlernen sind, so daß eine Umstellung der Hirntätigkeit auf die neue
Betätigungsweise auch geistig sehr einfachen Menschen keine Schwierigkeiten bereitet.
Es ist das zu vergleichen mit der Erlernung einer neuen Bewegungsart, wie Schwimmen,
Radfahren oder Schreiben mit der linken Hand statt mit der rechten.

Zurverfügungstellung von Kräften. Die Art der Kraft- bzw. Energiequellen und ihre zweckmäßige Ausnützung müssen daher unsere Betrachtungen abschließen.

A. Die Gelenke und ihre Ausbildung (Abb. 138—158).

a) Der Oberarm ist an der Schulter durch ein typisches Kugelgelenk (Universalgelenk) befestigt. Abb. 138 läßt erkennen, wie genau der Oberarmkopf als Kugelkalotte ausgebildet ist.

Der Oberarmkopf ruht in einer Pfanne, die nur aus einem Teil der die Kalotte umhüllenden Kugel besteht. In dieser Pfanne wird de Oberarmkopf durch den Zug der die beiden Teile umgebenden Bänder, Abb. 139, gehalten. Die Bänder begrenzen zugleich die Bewegungen des Oberarmkopfes im Gelenk.

Technisch läßt sich ein solches Kugelgelenk mit derartiger Vollkommenheit nicht nachbilden; wir bleiben auf einen Ersatz durch ein normales Uni-

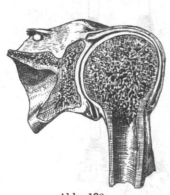

Abb. 138.

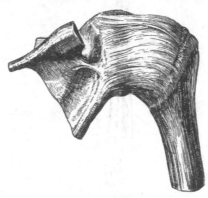

Abb. 139.

versalgelenk (Abb. 140—a) beschränkt. Es muß größtmögliche Beweglichkeit nach allen Seiten besitzen und als Grundlage des ganzen Armes sehr widerstandsfähig gegen Zug und Druck, unter Umständen auch gegen Verdrehung ausgebildet sein.

Abb. 141 zeigt die Rollbewegung im Schultergelenk, die im allseitigen Heben und Senken und Seitwärtsdrehen des ganzen Armes entsprechend den auf der Oberfläche der Kugel eingetragenen Kurven besteht. Abb. 142 und 160—163 zeigen die Kreisel- oder Sichelbewegung, die eine Drehung um die Längsachse des Oberarmes ist. Je nach der vom Oberarm im Bereiche der Rollbewegung eingenommenen Stellung schwankt der Drehwinkel der Sichelbewegung zwischen 50 bis 110°.

Bemerkt sei noch, daß das Schultergelenk des Oberarmes nicht fest in bezug auf den Körper (Wirbelsäule) steht, sondern durch die Bewegungen des Schultergürtels (Heben, Senken, Vorwärts- und Rückwärtsbewegen) seine Lage im Raume ändern und damit den Bewegungsbereich des Armes verlegen kann, Abb. 141.

Ein künstlicher Ersatz der Schultergürtelbewegungen selbst kann nicht in Frage kommen, da ohne das Vorhandensein der vollbeweglichen Schulter

bei einem Exartikulierten auf das Anbringen eines willkürlich bewegten Ersatzarmes überhaupt verzichtet werden muß.

b) Der Unterarm ist am Oberarm im Ellbogengelenk befestigt. Er
muß zwei völlig getrennte Bewegungen gestatten, nämlich
1. die Beugung und Streckung des Unterarmes,
2. die Drehbewegung (Pro- und Supination) der Hand.

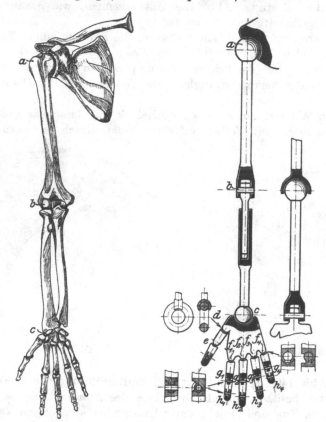

Abb. 140. Natürliche Armgelenke und ihr mechanischer Ersatz.
Schultergelenk *a*: Universalgelenk (Kugelgelenk). Ellbogengelenk *b*: links Zapfen-, rechts
Kugelgelenk. Handwurzelgelenk *c*: links Kugel-, rechts Zapfengelenk. Daumenwurzel-
gelenk *d* und Daumen-Mittelgelenk *e*: Globoidgelenk. Fingerwurzelgelenke f_1 bis f_4:
Kugelgelenke mit Anschlag. Finger-Mittelgelenke g_1 bis g_4 und Finger-Endgelenke h_1 bis h_4:
Scharnier-Zapfengelenke mit Anschlag.

Das Ellbogengelenk ist ein Scharnier-(Zapfen-)gelenk, soweit es die Beuge-
und Streckbewegung im Ellbogen zu gestatten hat, und ein Drehgelenk, soweit
es sich um die eigenartige Verschiebung von Speiche gegen Elle handelt, die die
Drehung des Handgelenkes um die Unterarmachse (Pro- und Supination) ermöglicht. Theoretisch müßte also auch hier ein Kugelgelenk (Abb. 140 rechte Figur)
gewählt werden. Diese Drehbewegung wird aber mechanisch günstiger dem
Ellbogengelenk abgenommen und nahe an oder in das Handgelenk verlegt.

Gebildet wird das Gelenk durch Zusammenstoß von Oberarmknochen,
Elle und Speiche, und zwar bildet einerseits der Oberarm mit Speiche und

Elle, andererseits die Elle mit der Speiche gewissermaßen je ein Gelenk. Die Hauptbedeutung des Ellbogengelenkes liegt in der Scharnierwirkung, die sich auf Grund der in Abb. 143 schematisch dargestellten Gelenkrolle vollzieht und in der Beugung des Unterarmes zum Ausdruck kommt.

Das Ellbogengelenk entspricht daher als Beugegelenk dem in Abb. 144—146 dargestellten Gelenkschema mit den eingezeichneten Anschlägen a_1, a_2 und b_1 und b_2. Es folgt daraus die in Abb. 147 gezeigte Beugung des Unterarmes. Die zweite Bewegungsmöglichkeit besitzt dieser in der Aus- und Einwärtsdrehung der Hand (Pro- und Supination, d. h. Greif- und Empfangsstellung), die

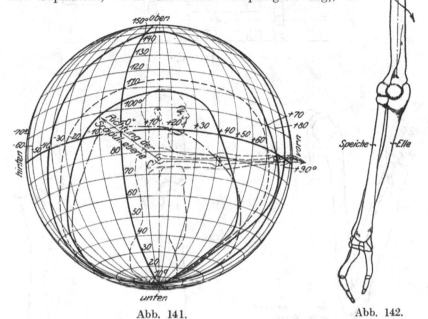

Abb. 141. Abb. 142.

durch Bewegung der Speiche um die Elle erzeugt wird. Beide Knochen besitzen zu diesem Zwecke eine eigenartige Gelenkverbindung am Ellbogen und eine zweite an der Handwurzel, die der Wirkung nach aber einfachen zylindrischen Lagern gleichkommt und sich auf das zweite am Ellbogen liegende Gelenkschema, Abb. 144—146, mit den Anschlägen c_1, c_2 und d zurückführen läßt. Daraus ergibt sich dann die in Abb. 148 und 149 dargestellte Drehungsmöglichkeit des Unterarms um seine Achse.

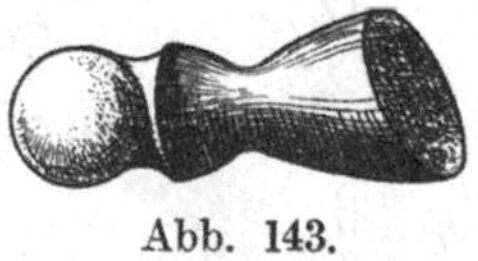

c) Die Gelenkverbindung der Hand am Unterarm ist anatomisch so verwickelt (Abb. 150), daß es für unsere Aufgabe zweckmäßiger ist, auf sie nicht weiter einzugehen, sondern nur die Bewegungsarten festzustellen und der technischen Lösung die Wege zu weisen.

Abb. 143.

Die Bewegungen sind

1. die Drehung um die Längsachse des Unterarmes (Pro- und Supination), die den Ellbogen als Drehpunkt hat, Abb. 148 und 149;

2. die Beugung in der Handwurzel nach dem Handrücken zu (dorsal) und nach der Handinnenfläche zu (volar), Abb. 151 und 152;

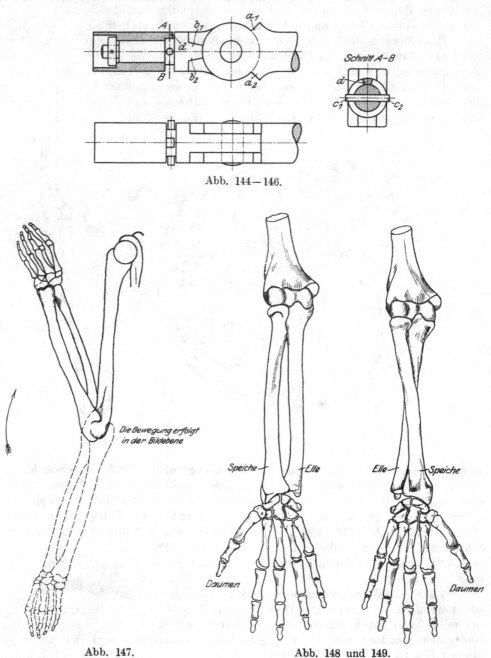

Abb. 144—146.

Die Bewegung erfolgt in der Bildebene

Speiche — Elle   Elle — Speiche

Daumen   Daumen

Abb. 147.   Abb. 148 und 149.

3. die Randbewegung, Abb. 153 und 154, die eine Seiteneinstellung der Hand ermöglicht.

Die Vereinigung aller drei Bewegungen ergibt, daß jeder Handpunkt sich auf einer Kugeloberfläche bewegen kann. Damit wäre als technische

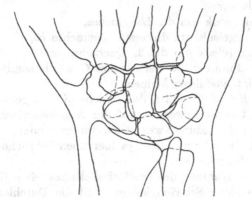

Abb. 150.

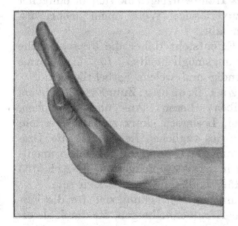

Abb. 151.

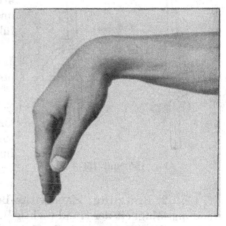

Abb. 152.

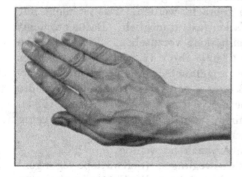

Abb. 153.

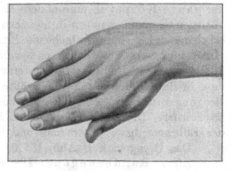

Abb. 154.

Lösung das Kugelgelenk vorgeschrieben, wenn letzteres nicht in lose gestelltem Zustande die unzulässige Unbestimmtheit der Einstellung (Schlottergelenk) besäße. Man muß daher auf die getrennte Einstellmöglichkeit nach drei Achsen sehen und kommt etwa zu der in Abb. 155 und 156 dargestellten Lösung. Hier stellt vor:

1. A das Drehgelenk um die Längsachse,
2. B das Beugegelenk um die erste Querachse bb,
3. C das Beugegelenk um die 2. Querachse cc.

Ein beliebiger Punkt x des Gelenkteiles C würde somit alle Bewegungen einzeln und vereinigt ausführen können.

Die Gelenke B und C stellen das übliche Kardangelenk vor, das allein bereits jedem Punkt x die Bewegung auf der Kugeloberfläche gestattet, aber sich vom Kugelgelenk dadurch wesentlich unterscheidet, daß beim Fehlen des Zapfenlagers A die sehr wichtige, ja hier unentbehrliche Drehung um die Achse von C unausführbar ist.

Die sachliche Ausführung des Dreifach-Gelenkes ($A + B + C$) am Kunstarm stößt auf erhebliche Schwierigkeiten, weil die Durchleitung der Steuerelemente für die Finger durch ein derartiges Handwurzelgelenk sich in einfacher und zuverlässiger Weise nicht mehr ausführen läßt.

Es entsteht daher die Frage, welche Bewegungsmöglichkeiten für Kunstarme notwendig und welche entbehrlich sind.

Zu 1 Drehung: Zum Essen, Trinken, Schreiben, Lesen, An- und Ausziehen, Greifen, Loslassen, kurz zu allen Verrichtungen des täglichen Lebens ist die Drehung um die Unterarm-Längsachse unentbehrlich. Das Zapfengelenk A, Abb. 155 und 156, muß daher vorhanden sein.

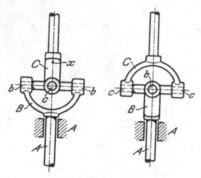

Abb. 155 und 156.

Zu 2. Beugung: Handgelenk-Beugung und -Streckung sind für die Verwendungsfähigkeit der Hand wichtig [1]). Die Handverstellungen, die durch sie erreicht werden, können nicht durch bloße Bewegungen des Armes ersetzt werden, wovon man sich leicht an der eigenen Hand überzeugen kann. Es muß dann der ganze Körper in eine andere Lage gebracht werden. Das ist nicht nur höchst unbequem, sondern in manchen Fällen fast unmöglich. Dafür erscheint es aber unnötig, eine weitgehende Einstellbarkeit vorzusehen. Die künstliche Hand muß, der natürlichen entsprechend, mit ihrer Längsachse (Achse des Mittelfingers) in Richtung des Unterarmes angebracht werden und muß außerdem in ihre beiden Endlagen, größte Beugung zum Handrücken und größte Beugung zum Handteller, gelangen können, wie dies aus Abb. 151 und 152 zu ersehen ist. Die Zwischenbeugungen können dann leicht durch die Bewegung des Ellbogens bzw. Unterarmes und Oberarmes erreicht werden.

Das Drehgelenk B Abb. 155 ist daher auch notwendig.

Zu 3. Randbewegung: Die Randbewegungen (Seitwärtsbewegungen) des Handgelenkes werden benutzt, um die Hand bzw. die Finger in eine zum Fassen günstige Stellung in bezug auf den zu greifenden Gegenstand zu bringen, ohne dabei Unter- und Oberarm bewegen zu müssen. Wichtig ist daher, daß

---

[1]) Vgl. Mediz. Klinik 1916 Nr. 44; Dr. Max Cohn, Zur Funktion der Hand.

die daraus folgenden Stellungen der Hand auch ohne die Randbewegung des Handgelenkes erreicht werden können, indem nämlich Unter- und Oberarm die gewünschte Schrägstellung der Hand herbeiführen, wobei die Hand in Richtung des Unterarmes festgestellt zu denken ist. Diese Möglichkeit ist in Abb. 157 und 158 dargestellt. Statt die drei Gelenke a, b, c unbewegt zu lassen und nur die Hand am Rande bei d abzubiegen, Abb. 157, kann man den Rand d gewissermaßen starr mit Handgelenk c verbinden und die gewünschte Schrägstellung der Hand durch Einstellung von Schultergelenk a und Ellbogengelenk b erreichen, Abb. 158. Der Ellbogen macht dabei eine Seitwärtsbewegung.

Diesen Umstand haben sich fast alle Konstrukteure zunutze gemacht, indem sie, um die Schwierigkeit der Handverstellung für Randbewegungen

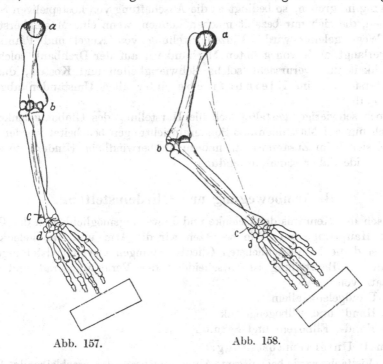

Abb. 157. Abb. 158.

zu umgehen, diese Bewegung überhaupt wegließen und die Hand in Richtung des Unterarmes festmachten.

Tatsächlich bietet ein solcher Arm (der die Randbewegung der Hand nicht gestattet), in seinem Gebrauch nur geringe Unzulänglichkeit, jedoch erhalten die Bewegungen infolge der Seitenbewegungen des Ellbogens für viele Fälle ein etwas unbeholfenes Aussehen.

Das Gelenk C kann daher fortgelassen werden.

d) Die Gelenke der Finger, Abb. 140, sind je nachdem, ob es Wurzel- oder Mittelgelenke sind, ob sie zum Daumen oder den übrigen Fingern gehören, verschieden.

Die Fingergelenke des Daumens sind zum Teil Universalgelenke, zum Teil Scharniergelenke mit Anschlägen. Das gleiche gilt für die Grundgelenke der übrigen Finger, die als Universalgelenke mit Seitenbegrenzung und für die oberen Gelenke, die wieder als reine Scharniergelenke ausgebildet sind.

Dementsprechend ist die konstruktive Gestaltung aller Gelenke nunmehr durchzuführen. Dem Konstrukteur und Mechaniker stehen als Universalgelenke Kugel-, Kardan- und Globoidgelenke, als Scharniere Zapfengelenke zur Verfügung, die je nach der Ansicht und Erfahrung des Konstrukteurs bald im Ellbogengelenk, bald im Handgelenk, bald in den Fingergelenken zur Verwendung kommen. In bezug auf Güte und Billigkeit der Ausführung ist die Herstellung eines zylindrischen Zapfengelenkes die beste. Sie ist einfach, betriebssicher, dauerhaft, billig und leicht instand zu halten.

Das Kugelgelenk ist wesentlich schwerer herstellbar. Es ist auf die Dauer nur mit gehärteten Kugeln und Pfannen brauchbar, und auch nur dann, wenn die äußerste Genauigkeit bei der Herstellung waltete. Handelt es sich um eine Herstellung im großen, so bedingt es die Anschaffung von kostspieligen Sondermaschinen, die sich nur bezahlt machen können, wenn eine Massenherstellung in die Wege geleitet wird. Einzelherstellung von Kugel und Pfanne von Hand verlangt auch von geübten Mechanikern auf der Drehbank solche Geschicklichkeit und verursacht solche Schwierigkeiten und Kosten, daß von seiner Herstellung im Kleinbetriebe unter allen Umständen abgeraten werden muß.

Noch schwieriger gestaltet sich die Herstellung des Globoidgelenkes, das eigentlich nur auf Maschinen mit Sondereinrichtungen bearbeitet werden kann, während sich beim Zusammenbau nahezu unüberwindliche Hindernisse zeigen. Man vermeide daher seine Anwendung.

B. Armbewegung und Gliedeinstellung.

Nach der Kenntnis der Gelenke und Bewegungsmöglichkeiten der Glieder tritt als Hauptfrage auf: Wie benutzen wir die Arm- und Handgelenke und welches sind die hauptsächlichsten Gliedbewegungen bzw. Gliedstellungen?

Für die Beurteilung ist entscheidend der Verletzungsgrad und damit der Ersatz von

1. Handgelenk allein,
2. Hand- und Ellbogengelenk,
3. Hand-, Ellbogen- und Schultergelenk.

Zu 1. Unterarmabsetzung:

a) Vielfach wird bei diesem Absetzungsgrad der verbleibende Unterarmstumpf noch eine, wenn auch meist geringe, Drehungsmöglichkeit zur Erreichung von Greif- und Empfangsstellung der Hand, Abb. 148 und 149 besitzen. Der Kunstarm braucht dann nur die Handbeugung zu ersetzen. Die technische Ausführung wird einfach (Gelenk B, Abb. 155 und 156).

b) Fehlt diese Drehungsmöglichkeit — und das ist leider auch bei langen Unterarmstümpfen oft der Fall —, so müssen zwei Drehgelenke (A und B, Abb. 155 und 156) mit zueinander senkrechten Achsen geschaffen werden, während die Beugung und Streckung dem natürlichen Ellbogengelenk verbleibt.

Die Handgelenk-Beugebewegung durch willkürlichen Kraftangriff besitzen nur ganz wenige Kunstarme; fast alle Konstrukteure haben sich darauf beschränkt, diese Verstellung durch die gesunde Hand zu bewirken und haben für diesen Zweck drei Rasten vorgesehen, in denen die Hand also in Mittelstellung und in den in Abb. 151 und 152 angegebenen gesichert werden kann.

Die Ausführung eines solchen Handgelenkes zeigt schon die Hand des Götz von Berlichingen, deren entsprechende Einrichtung in Abb. 159 dargestellt ist. In die drei Rasten *a*, *b* und *c* kann der Sperrbügel *d* einfallen, der durch Druck auf Knopf *e* ausgehoben wird.

Zu 2. Oberarmabsetzung:

Weitaus schwieriger wird die Aufgabe, sobald die Amputation am Oberarm erfolgt ist, denn es sind nicht nur die angegebenen Bewegungen der Hand und des Handgelenkes zu vereinen, sondern dazu noch die vollen Tätigkeiten des Unterarmes im Ellbogengelenk — Drehung um seine Achse und Beugen — hinzuzufügen. Als höchstes Ziel erscheint wieder, alle Bewegungen ausführen zu können; zuvor wird man jedoch die Frage untersuchen müssen, wie weit das nötig ist.

Es kommt — darauf sei von vornherein hingewiesen — naturgemäß nicht nur auf Ausführung reiner Beuge- und Streckbewegungen an, sondern auch darauf, diese Bewegungen mit der notwendigen, manchmal recht erheblichen Kraftentfaltung verknüpfen zu können. Das gilt z. B. beim Heben

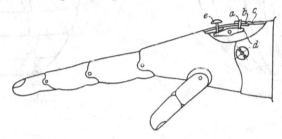

Abb. 159. Hand des Götz von Berlichingen.

von Lasten vermittels der Beugung und beim Abwärtsführen eines Hammers vermittels der Streckung.

Nicht minder wichtig wie das Beugen und Strecken ist das Drehen des Unterarmes um seine Längsachse. Es gibt wenig Bewegungen des Armes, mit denen nicht auch eine Drehung der Hand verbunden ist, ja meistens läuft die Drehung der Hand mit einer Beugung des Unterarmes zusammen.

Ebenso gibt es wenige Greifbewegungen der Hand, die nicht gleichzeitig auch ihre Drehung erforderlich machen. Wohl läßt sich letztere teilweise durch eine Bewegung im Ellbogen ersetzen, bedingt dann aber eine Verbiegung des ganzen Körpers, die aus Gründen der Bequemlichkeit und der Schönheit der Bewegungen besser vermieden werden muß. Hervorzuheben ist, daß die Unterarmbewegungen zum Teil eine wesentliche Unterstützung durch die Bewegung des Oberarmes um das Schultergelenk erhalten. Als ganz besonders wichtig hierfür ist die Sichelbewegung des Oberarmes (Kreiselbewegung um die Längsachse) zu nennen, die einmal zur Einstellung des gebeugten Unterarmes in verschiedenen Winkellagen um die Oberarmachse als Drehachse, andererseits zur Drehung des in verschiedene Beugelagen gebrachten Unterarmes benutzt wird. Die Ausführung der Bewegungen ist durch die Abb. 160—163 dargestellt.

Abb. 160 und 161 zeigt, daß infolge der Sichelbewegung die Beugung des Unterarmes bei senkrechter Lage des Oberarmes in beliebigen Drehebenen,

die alle durch die Oberarmachse gehen, vorgenommen werden kann. Abb. 162
und 163 zeigt die „Sichelbewegung" des Unterarmes in verschiedenen Beugelagen.

Zum vollständigen Verständnis der natürlichen Armbewegungen sei
noch auf die angeborene Schräglage der einzelnen Achsen des Armes hingewiesen, die dem Arm seine charakteristische Normalstellung und seine eigentümlichen Bewegungen geben. Beim gewöhnlichen Beugen aus der Streck-

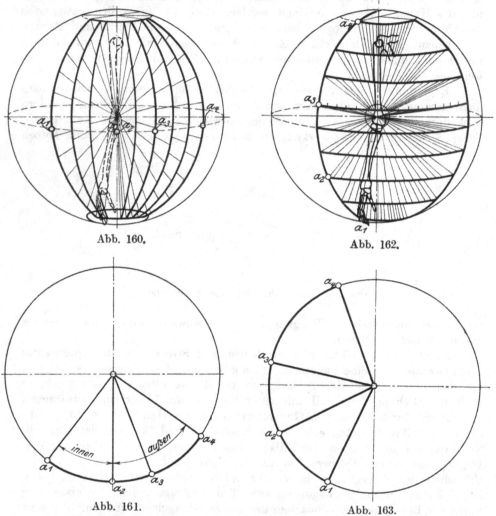

Abb. 160.   Abb. 162.

Abb. 161.   Abb. 163.
Kreiselung (Sichelbewegung) des Unterarmes um die Oberarmachse.

lage des Armes bewegt sich die Hand in der Richtung auf den Mund zu. Die
Achse des Oberarmkugelgelenks liegt in doppelter Richtung schräg zum Körper, wie die Abb. 164 und 165 erkennen lassen. Die Achse des Ellbogengelenkes wiederum liegt windschief zur Achse des Oberarmes, wie Abb. 166 zeigt.

Bei der Ausbildung künstlicher Arme wird meist auf diese tatsächliche
Lage bewußt oder unbewußt wenig oder gar keine Rücksicht genommen, da

sie infolge der individuellen Verschiedenheiten der Körper schwer künstlich nachzubilden und für den Ersatz der Armbewegungen nicht von ausschlaggebender Bedeutung ist.

Im Gegensatz zur Hand, bei der die Erreichung einer bestimmten Lage vor dem Zugreifen die Aufgabe war, müssen für den Arm Ausführung der Bewegung und Einhalten der erreichten Lage geschieden werden. Hiernach sind für einen Arm die durch die Abbildungen 167—177 gekennzeichneten Bewegungen und Stellungen als notwendig anzusehen.

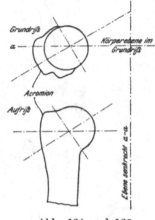

Auch beim Arm kommen, wie bei der Hand, zunächst die Tätigkeiten in Betracht, die für die Verrichtungen des täglichen Lebens erforderlich sind, doch fallen sie mit den Bewegungen für

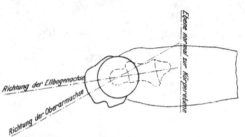

Abb. 164 und 165.

Abb. 166.

Handwerksarbeit völlig zusammen, sofern man bei dieser von der notwendigen Kraftleistung absieht. In den Abb. 167—177 sind die Hauptbewegungen des Armes einzeln und vereinigt aufgestellt.

A. Einzelbewegungen:

Strecklage: Abb. 167 und 168 zeigt den Arm in seiner Strecklage, wie er gewöhnlich in Ruhe schlaff am Körper herabhängt, wie er jedoch auch durch die Rollung im Schultergelenk den weiten durch die Abbildungen gekennzeichneten Bewegungsbereich durchlaufen kann.

Beugen: Abb. 169 stellt das Beugen im Ellbogengelenk dar, das oft mit einer gewissen Kraftleistung (Heben eines Gewichtes) verbunden sein muß, ebensooft aber — man denke an die Gesten des Armes — auch ganz unbelastet und ungezwungen ausgeführt wird.

Strecken: Abb. 170. Das auf das Beugen folgende Strecken des Unterarmes darf nicht nur als Geste ausführbar, sondern muß ebensogut auch mit Kraftleistung möglich sein (Hammerschlag).

Festgehaltene Beugelage: Abb. 171 zeigt den Unterarm in festgehaltener Beugelage. Bei vielen Verrichtungen muß der Arm in einer bestimmten Beugelage längere Zeit gehalten werden (Schweißen, Bohren, Revolverdrehen, Tragen von Kleidungsstücken usw.). Das künstliche Glied würde in einer solchen Lage also festgestellt werden müssen, wenn nicht ein Muskel des gesunden Körperteils dauernd in Spannung bleiben soll.

Drehen: Abb. 172 stellt das Drehen der Hand um das Ellbogengelenk dar, das gewöhnlich beim Einstellen der Hand für Greifbewegungen ausge-

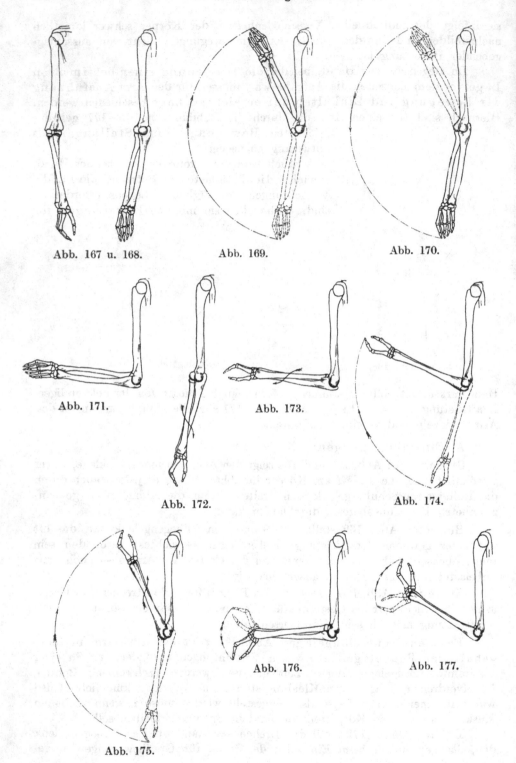

Abb. 167 u. 168.   Abb. 169.   Abb. 170.

Abb. 171.   Abb. 173.

Abb. 172.   Abb. 174.

Abb. 176.   Abb. 177.

Abb. 175.

führt wird. Nur bei gestreckter Armlage kann das Schultergelenk an Stelle des Ellbogengelenks treten, Abb. 172, bzw. 167 und 168. Das Drehen muß jedoch auch in jeder beliebigen Beugelage erreichbar sein, hierfür steht dann nur das Ellbogengelenk zur Verfügung.

Kombinationen: Abb. 173 gibt an, daß die Hand in beliebiger Beugelage des Unterarmes (auch in der Strecklage) im Handgelenk gebeugt wird. Abb. 174 soll zeigen, daß die Beugung des Armes bei einer beliebigen Drehlage der Hand vorgenommen wird, letztere wäre also festgestellt zu denken. Abb. 175 veranschaulicht, daß die Drehung der Hand gleichzeitig mit dem Beugen des Unterarmes vorgenommen werden kann. Fast immer verbinden wir mit dem Beugen des Armes wenigstens eine kleine Drehung. Es ist diese vereinigte Bewegung also eine der wichtigsten.

Abb. 176 und 177 endlich stellen dar, daß die Beugung des Handgelenkes auch vorgenommen wird, wenn der Unterarm in Beugelage steht und die Hand eine beliebige Drehlage eingenommen hat.

Besonders wichtig sind die nachfolgenden Erwägungen. Der Arm hat, wie oben bereits ausgeführt, die Hauptaufgabe, die Hand in die günstigste Greiflage zu einem Gegenstand zu bringen oder dem ergriffenen Gegenstand bestimmte Raumlagen zu geben. Es ist also nötig, die vorstehend dargestellten Armbewegungen bzw. Stellungen mit den in Abb. 54a bis f des Merkblattes Nr. 7 der Prüfstelle angegebenen Handstellungen zu verbinden, und zwar kommen in Betracht:

1. Die Stellung Abb. 167 und 168 in Verbindung mit den sieben verschiedenen notwendigen Greifstellungen (vgl. S. 503 Abb. 328 der Hand). Es sei darauf hingewiesen, daß die Stellung der Hand nur im Verein mit der Strecklage des Armes auftritt, da nur so das Tragen von Gegenständen bei Hakenbildung der Hand erfolgt.
2. Das Greifen von Gegenständen bei beliebiger Beugelage des Armes.
3. Das Greifen von Gegenständen bei beliebiger Drehlage des Armes.
4. Das Greifen von Gegenständen bei beliebiger Beugelage der Hand und des Armes;
5. Das Greifen von Gegenständen bei beliebiger Drehlage der Hand bei gebeugtem Unterarm;
6. Das Greifen von Gegenständen bei beliebiger Beugelage der Hand bei gebeugtem Unterarm;
7. Das Greifen von Gegenständen bei beliebiger Beugelage der Hand nach Drehung und Beugung des Armes.

Schließlich muß als wichtig hervorgehoben werden, daß die durch die Abb. 169, 170, 172, 173 und 176 dargestellten Bewegungen alle das Festhalten von Gegenständen während der Beugungs-Ausführung voraussetzen. Das Greifen der Gegenstände würde dann etwa in einer der in den Abb. 167, 168, 171 und 175 dargestellten Lagen ausgeführt werden.

Diese außerordentlich große Zahl von Bewegungen und Stellungen gibt das bewegungstechnische Ziel an, das die Konstruktion eines künstlichen Armes mit Hand erreichen soll. Ein Vergleich der Ausführungen mit diesen Abbildungen gestattet zu beurteilen, wie weit sich die konstruktive Ausführung der idealen Leistung wirklich nähert.

Zu 3. Exartikulation im Schultergelenk.

Dieser Fall ist der schwierigste, da alle drei Armgelenke zu ersetzen sind. Bewegungstechnisch gelten die gleichen Bedingungen wie für die Oberarmabsetzung, also auch die gleichen Kriterien.

Der Ersatz des Schultergelenkes, das, wie oben erwähnt, ein natürliches Kugelgelenk vorstellt, muß durch ein mechanisches Universalgelenk erfolgen. Da der Oberarmstumpf fehlt, so muß eine künstliche Steuerung auch der Schulter eintreten, die den Armersatz ungemein schwierig gestaltet und erhebliche Kraftäußerungen mit dem Kunstgliede von vornherein ausschließt.

C. Energiequellen und ihre Ausnutzung[1]).

Außer der künstlichen Nachahmung der drei Armgelenke müssen auch die verfügbaren Energiequellen auf der beschädigten Körperseite und ihre richtige Ausnutzung für die Betätigung des Armgerüstes samt Hand von entscheidender Bedeutung für die Beurteilung einer Kunstarmkonstruktion sein.

An Energiequellen besitzen wir:

    I) äußere Muskelquellen (indirekt wirkend),
   II) innere Muskelquellen (direkt wirkend),
  III) künstliche, mechanische Energiequellen.

Zu I) Als äußere Energiequellen haben wir bei Zugrundelegung der Oberarmamputation als der schwierigsten und häufigsten:

1. die Bewegungen des Stumpfes im Schultergelenk nach vorn, hinten und seitlich (Pendelbewegung).
2. Die Bewegungen des Schultergürtels nach vorn und hinten, oben und unten gegenüber dem Rumpf, in Verbindung mit der Tragfähigkeit des Nackens.

Dazu kommt bei verhältnismäßig langen Unterarmstümpfen:

3. Die Drehbewegungen (Pro- und Supination = Greif- und Empfangsstellung) des Unterarmes um seine Längsachse.
4. Die Bewegung eines Unterarm-Kurzstumpfes im Ellbogengelenk.

Zu II) Als innere Muskelquellen können wir z. B. die Gruppen der Beuger und Strecker, der Pronatoren, den Pektoralis, Latissimus dorsi u. a. m. durch chirurgische Eingriffe direkt wirksam machen.

Zu III) Als künstliche Energiequellen kommen Druckluft und Elektrizität in Betracht. Ihre Verwendung ist bisher über Versuche nicht hinausgekommen.

Dem Gebrauch der Druckluft steht im Wege die Schwierigkeit des dauernden Dichthaltens der Leitung, die dauernd erforderliche Erneuerung der Druckluft durch Aufpumpen, die leichte Verletzbarkeit der Leitung und vor allem die Schwierigkeit der Betätigung des Steuerapparates. Allen mittels äußerer Zufuhr mechanischer Energie betriebenen, bisher vorgeschlagenen Konstruktionen haftet der Mangel der Betriebssicherheit und des sehr empfindlichen Mechanismus an. Will man sich von der lästigen Schlauchleitung bis zur ortsfesten Anschlußstelle freimachen, so bleibt nichts übrig als einen Druckluftbehälter mit sich zu schleppen. Dadurch wird naturgemäß der Gesamtapparat sehr schwer und die dauernde Benutzung wohl unmöglich.

---

[1]) Vgl. Deutsche med. Woch. vom 20. Sept. 1917 Nr. 38. S. 1187. R. du Bois-Reymond und G. Schlesinger.

Etwas günstiger erscheint Elektrizität. Da diese aber ebenfalls entweder das Mitführen und dauernde Erneuern einer Akkumulatorenbatterie als Energiequelle (Gleichstrom) bedingt, die von recht beträchtlicher Größe bzw. großem Gewicht sein müßte, oder den Träger des Kunstgliedes von einer elektrischen Leitung und bestimmten Stromart abhängig macht und ihn in Gefahr bringt, bei nicht genügender Isolation auch noch vom Strom belästigt zu werden, so sind auch hier die Aussichten auf Verwendung gering. Dazu kommt, daß das Kunstglied erst arbeitsfähig wird, wenn der Strom eingeschaltet wird, und daß er mit der Stromunterbrechung seine Arbeitsfähigkeit verliert. Besonders hinderlich ist das unvermeidliche große Gewicht der Magneten in der Kunsthand (vgl. Abb. 180), der seinen Magnetismus auf die gebrauchten stählernen Werkzeuge überträgt, Späne und Werkzeuge festhält, z. B. Feilen,

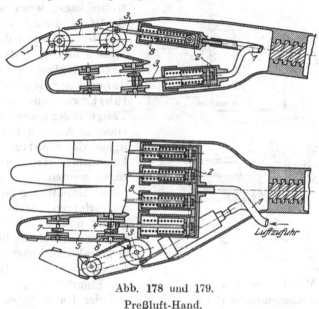

Abb. 178 und 179.
Preßluft-Hand.

Hämmer, Körner und diese dann für weiteres Arbeiten unbrauchbar macht. Für Verrichtungen des täglichen Lebens kommt ein solcher Arm überhaupt nicht in Betracht.

Es sei gestattet, diese wenig aussichtsvollen Konstruktionen vorweg zu beschreiben.

Die Konstruktion einer Hand mit Druckluftsteuerung zeigt Abb. 178 und 179. Der Zutritt der Druckluft erfolgt durch das Rohr 1; sie wirkt auf die Kolben 2 und bewegt diese in Richtung auf die Finger zu. Die Kolbenstangen 3 treiben die Kurbeln 4 und bringen die Wurzelglieder der Finger in Bewegung. Mittels einer Schnur 5, die über die Rollen 6 und 7 läuft, wird auch das erste Glied bewegt. Die Finger sind nur zweigliedrig ausgebildet. Die Streckung der Finger erfolgt durch die auf den Kolben drückende Feder 8, die nach Abstellen der Druckluftzufuhr und Öffnung eines Ventiles, die hinter dem Kolben befindliche Luft ins Freie drückt.

In der Abb. 180 und 181 ist eine elektrisch gesteuerte Hand dargestellt. Beim Einschalten des Stromes wird durch die Magnetspule 1 der Anker 2 angezogen, der unmittelbar das Rädchen 3 dreht. Dieses dreht Rad 4, wodurch auch die Kegelräder 5 und 6, 7 und 8 gedreht werden. Kegelradsegment 8 sitzt auf der Welle 9, mit der die eingliedrigen Finger fest verbunden sind; sie werden beim Anziehen des Magneten im Sinne einer Beugung bewegt. Der Daumen wird vom Magneten 10 unmittelbar angezogen und dadurch seine Spitze zur Berührung mit dem ihm gegenüberstehenden Zeige- und Mittelfinger gebracht.

Für die ersten Fälle I) und II) ist zu betonen, daß eine Unabhängigkeit des Kunstarmes von der noch vorhandenen gesunden Hand nur dann eintreten kann, wenn wir auf das Schärfste darauf achten, daß alle Bewegungen des Ersatzarmes nur von den auf der beschädigten Seite vorhandenen Energiequellen ausgeführt werden, daß also die Tätigkeit der gesunden Hand bei einseitig Amputierten für keinen irgendwie wichtigen Griff der künstlichen Hand mit herangezogen werden darf. Bei doppelseitig Amputierten ist sinngemäß zu verfahren Rechtes Schultergelenk und rechter Stumpf betätigen den rechten, linkes Schultergelenk und linker Stumpf den linken Ersatzarm. Denn sobald ein Eingriff der gesunden Hand auf der beschädigten Seite notwendig ist, ist die symmetrische

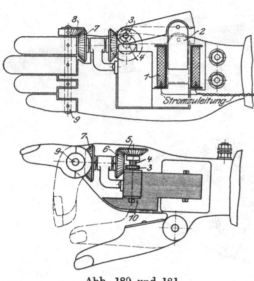

Abb. 180 und 181.
Elektromagnetische Hand.

Zusammenarbeit der beiden Hände, natürlicher wie künstlicher, unterbrochen, und meistens gerade in einem Augenblick, wo ihre Unabhängigkeit unerläßlich ist, nämlich im Augenblicke der Gefahr, wenn die noch vorhandene gesunde Hand irgend einen Griff, Körper od. dgl. festhalten oder loslassen muß, während gleichzeitig die künstliche festzuhalten oder loszulassen hat. In solchen Fällen ist ein Zugreifen der gesunden Hand nach der beschädigten Seite durch die Erschütterung des seelischen Gleichgewichtes meist nicht nur ausgeschlossen, sondern unwillkürlich gegensätzlich bedingt. Es muß sich daher jede Seite des Menschen selbst helfen können. Nur bei ganz untergeordneten Einstellungen kann man sich damit begnügen, die gesunde Hand zur Hilfeleistung für die künstliche heranzuziehen. In allen anderen Fällen arbeitet die gesunde Hand als Haupthand, mit dem Kunstglied als Hilfshand!

Dieser Gesichtspunkt ist als außerordentlich wichtig in den Vordergrund zu rücken. Jeder Konstrukteur, der sich etwa die Aufgabe stellen will, einen Kunstarm zu konstruieren, der wirklich dem menschlichen gesunden Gliede gleichkommt, arbeitet an einer unlösbaren Aufgabe. Auch der beste Kunstarm ist nur zu Hilfeleistungen befähigt. Es kommt aber darauf an, sie so auszunutzen, daß diese Hilfeleistung sich gewissermaßen physiologisch in alle hergebrachten und begründeten Anschauungen von den Tätigkeiten beider Arme einfügen läßt, ohne aufzufallen.

Zu I, 1. Die Bewegung des Stumpfes im Schultergelenk.

Die Bewegung des Stumpfes im Schultergelenk zusammen mit der Rückenwölbung ergibt große Weglängen und starke Kraftäußerungen. Die Weglänge genügt, um beim Vorhandensein einer geeigneten Übersetzung den künstlichen Unterarm im Ellbogengelenk zu beugen und ihn sogar mittels Stumpfhebung im Schultergelenk bis hinter den Kopf zu bringen (S. 419). Die Kraftentfaltung genügt, um die Kunsthand mit dem in ihr gehaltenen Arbeitsgegenstand, Koffer od. dergl. von 1 bis 5 kg Gewicht aus der normalen Strecklage des Armes bis über den Kopf zu heben. Die Leistungsfähigkeit des Stumpfes in einem richtig behandelten und daher gut beweglichen Schultergelenk ist besonders groß, denn es gehört ja zu den Gelenken, die sehr große Kraft und eine außerordentliche Beweglichkeit nach allen Richtungen hin besitzen.

Es ist daher mit Recht diese Energiequelle für die beschriebene Beugung des Kunstarmes im Ellbogengelenk benutzt worden, die die größten Wege, die stärksten Kräfte und die dauerndste Belastung verträgt. Es ist besonders darauf hinzuweisen, daß die Beugung hauptsächlich durch Vorwärtsheben des Stumpfes (Pendelbewegung) erfolgt und daß eine gleichzeitig notwendig werdende Seitwärtsbewegung des Stumpfes diese Vorwärtsbewegung nicht beeinträchtigt. Man kann daher auch bei etwas seitlich gehobenem Arm den Unterarm beugen.

Trotz des physiologischen Mangels, daß nur durch Vorheben des Oberarmstumpfes der Unterarm gebeugt werden kann, ist die Lösung als eine zweckentsprechende und offenbar für alle praktischen Fälle ausreichende anzusehen. Das kommt daher, daß wohl die meisten Armbeugungen im Ellbogen gleichzeitig von einem Vorheben des Oberarmes begleitet sind.

Die Zeitdauer, in der die Stumpfkraft wirksam sein kann, ist naturgemäß beschränkt, da der verhältnismäßig kurze Hebelarm des Oberarmstumpfes, belastet an seinem Ende durch den künstlichen Unterarm mit Hand von mindestens 500 g Eigengewicht, vermehrt um das Nutzgewicht, z. B. durch ein Buch, das die Kunsthand halten soll, leichter ermüdet, als es schon der gesunde Arm ohne jede Belastung tut. Man bedenke, daß auch der Gesunde die Last einer Hantel von mehreren Kilogramm nur wenige Minuten in vorgehobener Lage halten kann. Der Armkonstrukteur wird daher, um der unvermeidlichen Ermüdung vorzubeugen, Mittel finden müssen, um die durch die Stumpfbewegung erreichte Arbeitsstellung, falls sie sich auf längere Zeit erstrecken muß, festzustellen und dadurch den Stumpf zu entlasten. Es müssen dann außerdem konstruktive Mittel vorgesehen werden, um die gesperrte Bewegung wieder frei zu machen und die Streckung des Unterarmes einzuleiten.

Die Verwendung von Zahnrasten mit ein- und ausrückbarer Sperrklinke

ist eine der üblichsten technischen Lösungsmöglichkeiten für ein in bestimmter
Lage auf eine gewisse Zeit festzustellendes Gelenk.

Zu I, 2. **Die Bewegung der Schulter gegenüber dem Rumpf
in Verbindung mit der Tragfähigkeit des Nackens.**

Das Schulterblatt macht verhältnismäßig kurze Wege von 40 bis 60 mm,
den Rumpf als feststehend angenommen, kann aber dabei sehr erhebliche Kräfte
bis zu 50 kg und mehr ausüben. Es ist daher enie Energiequelle, die bei kurzen
Wegen große Kräfte zur Verfügung stellen kann, und die somit für die Bewegung
der Finger in der Kunsthand benutzbar ist, auch dann, wenn kraftfressende
Mechanismen, wie z. B. Selbsthemmung durch Keil, Exzenter, Schraube zwischengeschaltet sind. Das Schultergelenk kann infolge seiner Beweglichkeit dabei
stets mit den Bewegungen der Hand in die gleiche Arbeitsebene eingestellt
werden, die für die Arbeitsübung gerade verlangt wird, und kann in dieser
neuen Ebene genau so gut Kraftäußerungen durch seine Bewegung hervorrufen, wie bei natürlich gestrecktem Arm. Da der Stumpf mit einem natürlichen Universalgelenk an der Schulter angelenkt ist, so eignet sich diese Verbindung besonders für die mechanische Lösung der Haupt-Forderung an die
Kunsthand „Bewegung der Finger in jeder Lage und bei jeder Bewegung
des ganzen Armes".

Diese doppelte und dabei entgegengesetzte Wirkungen erzeugende Tätigkeit desselben Elementes ist aber eine physiologisch falsche Ausnutzung der
Energiequelle; denn trotz aller Sparsamkeit hat es die Natur überall so eingerichtet, daß für jede Bewegung hinwärts die eine Muskelkraft (Agonist) und
rückwärts eine zweite neue Muskelkraft (Antagonist) vorhanden ist. Das
natürliche Öffnen der Finger besorgen die Strecker, das Schließen und Zugreifen
die Beuger, die mit Rücksicht auf ihre ungleiche Arbeitstätigkeit zwar verschieden
stark sind, aber gleiche Bewegungsgrößen zulassen und nur dadurch, daß sie
am gleichen Gliede unter genau abgepaßter Anspannung angebracht sind, in
jedem Augenblick sich innerhalb gewisser Grenzen der Gliedbewegung im
indifferenten Gleichgewicht befinden. Indifferent, d. h. weder labil noch stabil.
Der in irgend einer Lage gebeugte Finger bleibt so stehen, ohne Neigung, sich
nach innen oder außen zu bewegen, und jede mechanische Nachahmung der
Fingerbewegung, die dieses Gesetz nicht befolgt, ist nicht nur unphysiologisch,
sondern bedeutet einen praktischen Verstoß gegen die dauernde Ausnutzung
des Ersatzgliedes. Kunstfinger, die sich z. B. durch Federkräfte dauernd öffnen
wollen, verlangen auch dauernde Gegenkräfte. Es gibt aber keine Muskelquelle
im Körper des Menschen, die in der Lage ist, dauernd, d. h. $1/4$, $1/2$, $3/4$ oder 1 Stunde
auch nur sehr kleine Kräfte zu überwinden. Man kann stundenlang sitzen,
weil die Muskeln dabei entlastet oder sehr wenig belastet sind, man kann stundenlang gehen oder schreiben, wobei im ersten Falle das Körpergewicht auf dem
Erdboden, im zweiten das Handgewicht auf der Tischfläche aufruht, aber man
kann keine zehn Minuten mit gebeugten Armen am Reck hängen oder mit
ausgestrecktem Arm 5 kg halten, weil bestimmte Muskelgruppen dabei über-
lastet werden. Das dauernde Halten einer Stecknadel oder eines Papierstückes
fällt schwerer als das einer Handtasche oder eines Buches, weil das eine Mal
eine Überspannung der Anpreßfähigkeit der Finger (Gefühl) eintritt, das andere
Mal dagegen an Stelle der Anpressung **zwischen** die Stützung **auf** den
Fingergliedern eintritt. Die menschliche Tätigkeit vermeidet instinktiv solche

Dauerbeanspruchungen der Muskeln. Man muß sich also als Konstrukteur hüten, diese schlimmste Fehlerquelle bei der technischen Nachahmung der Handfunktion einzuführen. Man kann auf seinem Nacken stundenlang einen schweren Rucksack tragen; man fühlt die Last, sie ermüdet uns schließlich; aber man hält sie sehr lange aus. Man kann in der Hand durch die sich selbsttätig einstellende Hakenform der Finger, insbesondere des kleinen und Goldfingers, lange Zeit Lasten tragen, sobald die Lastgriffe, an denen man trägt, so ausgebildet sind, daß sie eine genügend große Fläche der Hand bedecken und verhältnismäßig weich sind, um die Handoberfläche nicht zu verletzen. Bei solchem Dauertragen schiebt man stets unwillkürlich die Last recht weit nach innen an die Handfläche heran, um den Hebelarm, an dem die Last getragen wird, nach Möglichkeit zu verkleinern, also die Finger nicht unnütz aufzubiegen. Kein Mensch aber trägt mit den ersten Gliedern der Finger oder gar mit den zusammen gepreßten Fingerspitzen (Spitzgriff!). Durch Heranlegen der Last an die innere Handfläche, an die Muskeln und Fleischpolster im Innern erreicht man ferner, daß der Arm als Lastenträger hauptsächlich nur durch Zugkräfte beansprucht wird, nicht aber durch biegende und verdrehende Kräfte.

Technische Lösungen für die Nachahmung dieser Entlastung oder Schonstellungen der menschlichen Glieder ergeben die sogenannten selbstsperrenden Mechanismen (vgl. Abb. 357—366 und 378—380, Hände von Carnes, Spickermann, Hüfner, Fischer, Bethe). Selbstsperrung oder Selbsthemmung bedeutet dabei, daß der durch die Muskelquelle eingestellte Mechanismus soviel innere Reibung besitzt, daß er in jeder Lage verharrt, ohne daß eine von außen auf ihn einwirkende Kraft oder Last ihn verstellen kann. Erst wenn die Muskelquelle durch den Willen des Menschen wieder zur Arbeit, gewissermaßen von innen heraus, veranlaßt wird, kann die Selbsthemmung aufgehoben und eine neue Einstellung vorgenommen werden. Da nun von außen her wirkende Kräfte dem eingestellten Mechanismus nichts anhaben können, so kann er sie auch nicht fühlen. Selbsthemmung ergibt also Entlastung der Muskelquelle, aber gleichzeitig Tötung des Gefühls. Wir haben den Grundunterschied vor uns zwischen lebendigem Gliede und mechanischem Ersatz! Wir fühlen mittelst einer Schraube nur so lange, als die Schraubengänge steil genug sind, um die Selbsthemmung zu verhindern, und wir verlieren in dem Augenblick das Gefühl, wo sie so flach geneigt sind, daß Selbsthemmung eintritt. Das gleiche gilt grundsätzlich von der Kunsthand, die Schrauben, Schnecken, Keile, Klinken oder andere Sperrmechanismen verwendet. Zweifellos wird man gerade an der Grenze der Selbsthemmung zu Mechanismen kommen können, die die möglichen Anforderungen der Vereinigung von Sperrung und Gefühl erfüllen.

Etwas anderes als das Fühlen mit den Kunstfingern selbst ist das Heranziehen der Haut des Stumpfes, die durch Stumpfhülse, Eisenarmierung, Steuerungsteile, Kunstfinger, also durch Gefühlsübertragung infolge von Leitung (Zupfen am Rock), schließlich zur aktiven Mitarbeit oder doch zur Kontrolle der Kunsthand mit herangezogen werden kann, sobald das Hirn des Schwerbeschädigten sich auf diese neuartige Ausnutzung des Hautgefühls eingestellt hat.

Wir sehen also, daß die beiden starken äußeren Energiequellen[1]) nur ausreichen, um die Beugung im künstlichen Ellbogengelenk und die Bewegung der Finger zu ermöglichen, nicht aber, um z. B. die Drehung der Hand nach auswärts und einwärts im Handgelenk auszuführen. Diese Pro- und Supination der Hand muß also entweder durch eine dritte Energiequelle erfolgen oder sie muß mit einer der vorhandenen Bewegungen gleichzeitig und durch diese ausgeführt werden. Somit sind die **idealen** Anforderungen an einen Ersatzarm mechanisch unerreichbar, und wir müssen uns mit der Erfüllung der **unerläßlich** einfachsten Bewegungen begnügen.

Alles, was man an Forderungen gemäß der physiologischen und funktionellen Leistungen der natürlichen Hand theoretisch aufstellen kann, muß zurücktreten gegenüber den praktischen Notwendigkeiten, deren Erfüllung für die Wiederaufnahme irgend eines Berufes, sei es des Kopfarbeiters oder eines anderen, gefordert werden muß.

Nur diejenigen Ersatzarme haben eine Zukunft, die sich auf die für Berufsarbeit und tägliches Leben wirklich notwendigen Bewegungen beschränken und diese konstruktiv so zur Ausführung bringen, daß sie einfach erlernbar, einfach ausführbar und dauernd zu betätigen sind, in einer Weise, daß sie den Amputierten befriedigen[2]).

Wir müssen nun ferner Kraftquellen verfügbar machen, um das bewegungstechnische Grundgesetz jedes brauchbaren künstlichen Armes zu erfüllen, das ist die Schaffung **beliebiger Kombinationsmöglichkeiten der Bewegungen von Arm-, Hand- und Fingergelenken im Raum.** Wir verlangen von einem künstlichen Arm, daß er

---

[1]) Daß die weitere Forderung einer möglichst **langen Daueranstrengung** gleichfalls anzustreben ist, folgt aus den praktischen Notwendigkeiten einer jeden menschlichen Tätigkeit: mag sie in der Erfüllung der Forderungen des täglichen Lebens bestehen, wie Essen, Trinken, An- und Ausziehen, den normalen Bewegungen im Verkehr usw., oder in Verrichtungen im werktätigen Beruf (Handwerk, Industrie, Landwirtschaft), die wesentlich einfacher und viel weniger vielseitig sind als die des täglichen Lebens. Dazu kommt, daß der Beruf an die notwendigen Bewegungen des Kunstarmes viel geringere Anforderungen in bezug auf Schönheit stellt, weil im täglichen Leben die Unauffälligkeit der Bewegungen — das eben ist auch ihre Schönheit — in den Vordergrund tritt, während im Beruf meistens diese Unauffälligkeit der Zweckmäßigkeit weichen muß. Es muß aber betont werden, daß die idealen Anforderungen immer eine Vereinigung von äußerer Schönheit mit äußerster Zweckmäßigkeit anstreben werden. Nur dann wird die Aufgabe voll gelöst sein, wenn möglichst viele Bewegungen des täglichen Lebens, unauffällig ausgeführt, mit möglichst allen notwendigen des Berufes, dauernd, kräftig und zweckmäßig ausgeführt, zusammenfallen, und es sind sämtliche Armkonstruktionen nach diesen Gesichtspunkten zu prüfen.

[2]) Aus dem Gesagten folgt, daß von dem Konstrukteur von Kunstarmen verlangt werden muß, daß er einerseits die physiologischen Leistungen der natürlichen Arme und Hände genau kennt, daß er aber andererseits auch die technischen Möglichkeiten zur Dauererfüllung dieser Anforderungen so vollkommen meistert, daß er die praktische Mittellinie zu ziehen in der Lage ist. Nur dann wird man dazu kommen, das Maß der Beschränkungen und die technischen Möglichkeiten festzustellen, die zwischen idealer Anforderung und praktischer Lösung liegen. Wir werden dabei finden, daß auch das höchste Maß von Annäherung an den natürlichen Arm nebst Hand zwar vorläufig noch gering ist, wenn wir von einem **willkürlich betätigten** Arm sprechen wollen, daß es aber ausreicht, um den Träger zu den meisten, manchmal sogar zu allen von ihm benötigten Handgriffen zu befähigen.

a) Heben und Senken des ganzen Armes,

b) Beugung und Streckung im Ellbogengelenk,

c) Öffnen und Schließen der Finger beliebig verbinden kann,

d) mit der Sichelbewegung um die Oberarmachse (Rotation),

e) mit der Aus- und Einwärtsdrehung um die Unterarmachse (Pro- und Supination), und endlich

f) mit der Beugung und Streckung im Handgelenk.

Zu a—c). Da für die drei ersten Bewegungen bereits die beiden vorhandenen Kraftquellen vergeben waren, so muß festgestellt werden, welche Kräfte und auf welche Art sie für die drei weiteren Forderungen verfügbar sind.

Zu d). Die Sichelbewegung des Oberarms (Rotation) wird beim Oberarmamputierten durch das natürliche Schultergelenk nebst kräftigem Stumpf ohne weiteres durch den Stumpf selbst ausführbar, falls die den Oberarmstumpf umschließende Oberarmhülse so ausgeführt ist, daß sie fest angesaugt, gewissermaßen zwangsläufig jeder Drehbewegung des Oberarmstumpfes um seine Achse folgen kann. Es gibt nur eine Art von Oberarmhülsen, die diese Forderung erfüllen, das sind solche, deren innere Form der äußeren Gestalt des Oberarmstumpfes vollkommen angepaßt ist (Abb. 182). Das Material der Hülse muß mithin so geformt sein, daß sowohl die Muskelgruppen vorn und hinten (Beuge-Streckmuskeln) als die vorhandenen Knochenreste in entsprechende

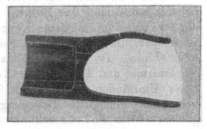

Abb. 182.

Vertiefungen hineinpassen. Damit kommt auch das Hautgefühl voll zur Geltung. Daher ist eine solche Hülse nur denkbar als starres Gebilde z. B. aus Holz. Jede elastische Nachgiebigkeit, die größer ist, als sie den natürlichen Erhebungen, z. B. der Muskelwülste entspricht, macht, daß die natürliche ovale Form des Armes durch Rundpressen der Weichteile eine kreisrunde wird. Das Eintreten der Kreisform aber hat zur Folge, daß der Stumpf sich innerhalb der Hülse drehen kann, ohne die Hülse zu bewegen, d. h. die Sichelbewegung wird dann unmöglich. Oberarmbandagen aus Leder vermeiden diesen Fehler nur dann, wenn sie aus ganz hartem Leder gewalkt sind, und solche, meist stählerne, Verstärkungen tragen, daß sie tatsächlich als ein Ganzes mit dem vorhandenen Stumpf angesehen werden können. Außerdem müssen sie mit den auf der Schulter und am Nacken vorhandenen Verbindungselementen der Bandage mit dem Körper so gelenkig verbunden sein, daß die Bewegungen des Oberarmstumpfes im Schultergelenk nach keiner Richtung hin gehindert werden. Es muß daher das natürliche Universalgelenk der Schulter, das allein alle Raumbewegungen gestattet, auch technisch vollkommen an der Bandage vorhanden sein. Die Erfüllung dieser Forderung ist die Grundlage jedes brauchbaren Kunstarmes.

Spannriemen, die quer über die Brust und den Rücken gehen und sich unterhalb der gesunden Schulter vereinigen, sind nur selten geeignet, um eine solche Universalität des Schultergelenks auf der beschädigten Seite zuzulassen. Der größte Teil der Oberarmbandagen verstößt gegen die oben gestellte Forderung und macht sie auch für eine einigermaßen brauchbare Erfüllung der physiologischen Aufgabe unbrauchbar.

Zu e). Für die Drehbewegung der Hand um die Unterarmachse (Pro- und Supination) ist keine besondere natürliche Energiequelle mehr vorhanden. Man muß sie daher entweder künstlich schaffen oder sie durch sinngemäße Verknüpfung mit anderen notwendigen Bewegungen hervorrufen.

Aus dem Studium der Kombinationsbewegungen der natürlichen Menschenhand beim Arbeiten und bei den Verrichtungen des täglichen Lebens, wie Essen, Trinken, Lesen, Schreiben, Bücherblättern usw. ergibt sich, daß in fast allen Fällen eine Beugebewegung des Ellbogengelenks verbunden ist mit einer Drehbewegung der Handfläche, d. h. die Hand, die beim Essen ein Stück vom Teller zum Munde führt, führt diese Bewegung dadurch aus, daß der Ellbogen sich beugt und die Handfläche sich gleichzeitig nach innen zum Munde dreht. Beim Herunterführen der entleerten Hand tritt die entgegengesetzte Bewegung ein; der Unterarm streckt sich und die Hand dreht sich wieder nach außen.

Man wird also in der Mehrzahl der Fälle das Richtige treffen, wenn man bei der Kunsthand das Beugen und Strecken im Ellbogen zwangsläufig mit der Pro- und Supinationsbewegung der Hand vereinigt. Die Kraft des Stumpfes reicht aus, um außer der Beugebewegung noch die zusätzliche Drehung zu übernehmen. Ist aber eine Zwangslaufbewegung zwischen Beugung des Vorderarmes und Drehung der Hand im Ellbogen vorhanden, so können sich unter Umständen physiologisch falsche, für das Greifen von Gegenständen manchmal unmögliche Bewegungen ergeben, die dann nur dadurch ausgeglichen werden, daß das Schultergelenk, gegebenenfalls der ganze Rumpf durch Zusatzbewegungen die physiologisch falschen Stellungen des Kunstarmes ausgleicht, ohne daß aber der Mechanismus in der Weise ausgebildet werden kann, daß er beliebige Vereinigungen von Beuge- und Drehbewegungen in jeder beliebigen Stelle im Raum gestattet. Die konstruktive Aufgabe wird dann darin bestehen, die normale zwangsläufige Verbindung von Beugung mit Drehung durch eine mechanische Kuppelung aufzuheben und wiederherzustellen, die dem Beschädigten nach seinem Willen ein Freigeben oder Festhalten der Drehbewegung zusätzlich zu der durch das Schulterbewegen erzeugten Beugebewegung hervorzubringen gestattet.

Die Steuerung einer solchen Kuppelung, die in jeder Stellung des Unterarmes ein- oder ausspringen kann, muß durch eine weitere Energiequelle erzeugt werden, die auf der beschädigten Seite — unserer Grundforderung entsprechend, daß die beschädigte Seite für sich arbeiten soll — nicht ohne weiteres zu finden ist. Es sind eben zunächst keine weiteren Möglichkeiten vorhanden, wenn man sich auf eine rein mechanische Lösung der Aufgabe durch äußere Muskelquellen versteift.

Das Ein- und Auskuppeln des Pro- und Supinationselementes kann aber wohl durch die Tätigkeit des noch vorhandenen Oberarmstumpfes zusammen mit dem Ersatzarm geschehen. Nehmen wir den Oberkörper des Menschen als fest für die Bewegung des Armes an, so kann die Ein- und Auskuppelung der Handdrehung dadurch erfolgen, daß man den Ersatzarm mittels des Stumpfes z. B. zur Seite bewegt und diese Bewegung und ihren Schwung als Energiequelle benutzt, mit der man die Verkuppelung der Beuge- und Drehbewegung der Hand ausführt. Es wird sich auf diese Weise wenigstens eine möglichst ungezwungene Bewegungsart, sagen wir — Geste — (vgl. Charrière und Matthieu) finden lassen, durch die sich unauffällig für den Beschauer, gewissermaßen durch eine Entlastungsbewegung des Körpers, eine Kuppelung der Dreh- mit Beugebewegung vollführen läßt.

Könnte man auf dieselbe Weise entgegengesetzt die Kuppelung wieder lösen, wozu technisch aber eine Verbindung notwendig ist, die gleichzeitig Druck- und Zugkräfte auszuüben gestattet, so würde der Beschädigte zu einer sehr großen Zahl von Bewegungsausführungen befähigt sein, die beinahe alle im Dauerbetriebe vorzunehmenden Arbeiten ausführbar machen.

Zu f). Für die Beugung und Streckung der Hand im Handgelenk fehlen ebenfalls besondere Energiequellen. Man findet, daß hierfür meist die gesunde Hand herangezogen, also unsere Grundforderung der vollen Willkürlichkeit des Kunstarmes durchbrochen wird.

Nur ein Fall (Carnes) ist bekannt, bei dem die Handbeugung und -Streckung im Handgelenk im Anschluß an das Öffnen und Schließen der Finger durch die Schulter bewirkt werden kann. Eine völlig einwandsfreie Lösung ist dabei aber auch nicht gefunden worden.

Zu I, 3. Die Drehbewegung des Unterarmes um seine Längsachse kann verhältnismäßig selten benutzt werden, weil der Stumpf dazu ziemlich lang sein muß, und weil die Pro- und Supinatoren verhältnismäßig selten noch genügend kräftig und auf genügend langen Wegen wirken. Man kann diese Drehbewegung dann recht leicht durch einen einfachen Mechanismus zur Bewegung der Finger, entweder zum Öffnen oder zum Schließen (S. 522, Abb. 355 a u. b) benutzen, muß dabei aber eine Unterarmzwangsstellung mit in Kauf nehmen[1].

Zu II, 4. Die Beugebewegung eines Unterarm kurz stumpfes kann zum recht kräftigen Schließen der Finger benutzt werden, deren Öffnung dann z. B. durch eine Feder erfolgt. Die Arbeitsweise ist zwar ganz unphysiologisch aber gut brauchbar. Der Verzicht auf die natürliche noch vorhandene Beugung im Ellbogengelenk macht diesen Amputationsfall praktisch zu einem Oberarmstumpf.

Zu II). Innere Muskelquellen. Einen anderen Ausweg, die große Schwierigkeit des Mangels einer genügenden Anzahl von Energiequellen für jede Tätigkeit der Gelenke zu überwinden, gibt die Schaffung neuer innerer Energiequellen bzw. die Ausnutzung der auf der beschädigten Seite noch vorhandenen Muskeln, die durch das Abschlagen des Armes lahmgelegt worden sind. Werden z. B. die Wülste der Beuger- und Streckermuskeln oder der Pektoralis u. a. m. durchbohrt und die Hautkanäle mittels eingelegter Stifte zur Kraftübertragung herangezogen, so bekommen wir eine, zwei, unter Umständen auch mehr neue Energiequellen, die zusammen mit der Stumpfbewegung und Schultermuskulatur vier oder mehr Energiequellen ergeben, deren Nutzbarmachung, vereint mit einer guten technischen Konstruktion, die Lösung ergeben können, die die größte Vollendung des Kunstarmes in greifbare Nähe rückt (vgl. S. 234 ff).

Die neuen Energiequellen haben vor den beiden alten das voraus, daß sie innere Kräfte direkt verfügbar machen, die wir ausnutzen können, ohne

---

[1] Dalisch, D.R.P. 296 ältestes deutsches Hand-Patent; Rohrmann-Hand D.R.P. 294452/1914, G. Haertel, D.R.P. 296898/1915.

daß sich ihre Tätigkeit nach außen durch Zuck- und Wackelbewegungen des Körpers kenntlich macht, die also in bezug auf Schönheit und ästhetisches Arbeiten allen anderen Energiequellen überlegen sein müssen. Die Wölbung des Rückens, so unmerklich sie bei einiger Übung ausgeführt werden kann, das Heben der Schulter nach oben oder ihre Bewegung nach innen oder außen, die sich nicht unmerklich ausführen lassen, bringen in das Arbeiten mit dem Kunstarm unrichtige und daher unschöne Bewegungen hinein, die unter Umständen bei ungeschickten Leuten so auffällig werden können, daß sie den Beschauer aufmerksam machen und infolgedessen dem Beschädigten unangenehm werden. Er zieht dann lieber vor, durch seine unverschuldete Verletzung aufzufallen, als durch den Versuch, künstlich den Gliedverlust wieder auszugleichen. Die neuen Energiequellen haben wiederum den Fehler, daß ihre Arbeitsleistung, hervorgerufen durch verfügbare Muskelkraft multipliziert mit dem vorhandenen Muskelweg, im Vergleich zur Leistung der Rückenwölbung, der Stumpf- und Schulterbewegung klein genannt werden muß.

Dazu kommt für die bandagistische Ausführung, daß die Stumpfhülse einerseits möglichst fest auf dem Stumpf sitzen, andererseits den Muskelwulst mit dem darin sitzenden Stift in keiner Weise behindern darf. Jede Behinderung

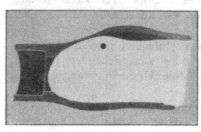

Abb. 183.

durch Einklemmen oder nur durch leichten Druck von oben oder von der Seite bedeutet Verkleinerung des Ausschlages, d. i. Verringerung der wichtigsten Energiekomponente. Daher ist die Herstellung guter Hülsen, überhaupt der Bandagen, bei Ausnützung der Vanghetti-Sauerbruch-Operation die schwierige Grundlage der Funktion des Kunstarmes, zu dessen Ausführung besonders tüchtige Bandagisten und Orthopädie-Mechaniker notwendig sind.

Die beim rein mechanischen Arm möglichst fest und unschwer innen aufzupassende Hülse muß bei kinetischen Armen (mit einem oder mehreren Muskeldurchbohrungen) über dem Muskelwulst ganz frei gemacht werden (Abb. 183). Dadurch geht ein erheblicher Teil der Hülsenauflage, noch dazu an der für die Arm-Sichelbewegung wichtigsten Stelle, verloren. Der aufgeblähte Bizeps ist der beste und mechanisch einfachste Mitnehmer einer gut passenden Holzhülse für Kreiselbewegungen auch eines schweren Kunstarmes um die Oberarmachse; die mechanische Kraftäußerung des angesaugten Bizeps mit dem Arme ist eine sehr große. Daher ist bei kurzen Oberarmstümpfen wohl zu erwägen, ob die Anbringung der Muskelkanäle nicht mehr schadet als nützt. Überhaupt verlangt die Herstellung „kinetischer" Stümpfe eine gründliche Überlegung des geplanten Kunstarmes für jeden einzelnen Fall. Der Kanal muß richtig zur Muskelzugrichtung liegen, der Stift darf nur quer zu seiner Achse beansprucht werden, die Bandage darf nicht auf die Operationsnarben drücken usw.

Die Zukunft wird zeigen, in welchem Maße die Größe der Muskelkraft, die Weglänge der Muskelzusammenziehung und die Dauerbeanspruchungsmöglichkeit der Hautkanäle 1. zu wirklichen Arbeitsleistungen der Kunsthand oder 2. nur zur Steuerung der vorhandenen Bewegungsmöglichkeiten

herangezogen werden können, ob es sich ermöglichen lassen wird, bei gefahr-
loser und dauernder Ausführung der Bewegungen und Leistungen der Hand
mehr die äußeren oder mehr die inneren Energiequellen heranzuziehen.
Der Kunstarm wird der beste sein, der es gestattet, mit einem gut aussehenden handähnlichen kräftigen Kunstgliede nicht nur im täglichen Leben,
sondern auch im Beruf, mag es nun der Beruf des Kopfarbeiters, des Industriearbeiters oder Landwirtes sein, gleichzeitig tätig zu sein, so daß ein Wechsel
des Kunstgliedes beim Verlassen der Berufsstätte nicht notwendig ist.

a) Gebrauchsarme.

Die Entwicklung des Baues künstlicher Arme mit gesteuerten Ellbogen-
und Fingerbewegungen hat im Anfang des 19. Jahrhunderts begonnen und
mit der der künstlichen Hände
etwa Schritt gehalten. Auch hierfür findet sich eine große Anzahl
von Vorschlägen und Ausführungen.
Im nachstehenden sollen davon
nur die — mit einer Ausnahme —
besprochen werden, bei denen das
Prinzip der Betätigung der künstlichen Glieder durch Kraftableitung
von einem gesunden Körperteil in
irgend einer Form Anwendung gefunden hat. Alle Ersatzglieder, die
nur mittels der gesunden Hand
zu bewegen sind, sind entweder
für die Entwicklung des künstlichen Armersatzes von keiner Bedeutung oder sie gehören zu dem
Gebiete der passiven Arbeitshilfen, bei denen grundsätzlich
auf die Nachahmung der natür-

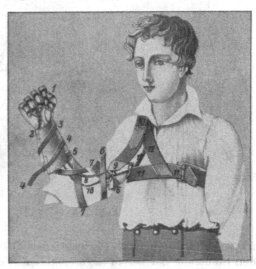

Abb. 184.
Ballif-Arm.

lichen Bewegung Verzicht geleistet wird. Zunächst soll der Fall der Vorder-
arm-Amputation bei gutem langen Stumpf und voller Beweglichkeit des Ellbogengelenkes behandelt werden.

Der erste Ersatzarm für Unterarm-Amputierte mit gewissen sehr beschränkten willkürlichen Fingerbewegungen stammt von dem Berliner Zahnarzt
Peter Ballif (1818)[1].

Die Bedeutung der Ballifschen Konstruktion liegt in der erstmaligen
Verwendung der Abduktionsbewegung des ganzen beschädigten Armes
im Schultergelenk und in der Streckbewegung des Unterarmstumpfes im
Ellbogengelenk zur aktiven Fingeröffnung. Der Fingerschluß geschieht passiv
durch Federn. Dadurch wird die künstliche Hand unabhängig von der gesunden und kann in bestimmten Armlagen willkürlich betätigt werden.

Abb. 184 zeigt das verkleinerte Bild von Ballif im Original, das unter
Benutzung der gleichen Bezugsziffern mit Einfügung der Buchstaben in Abb. 185

---

[1] Ballif-Berlin 1818 — Description d'une main et d'une jambe artificielles.

noch einmal umgezeichnet ist. Es handelt sich also um tatsächlich einen Unterarm-Amputierten[1]).

Die Konstruktionszeichnungen (vgl. Abb. 340 auf S. 513) sind nach den
Abbildungen der Urquelle und der dazu gehörigen Beschreibung, die miteinander
an der wichtigen Stelle: betreffend die besondere Steuerung der Daumen-
streckung nicht übereinstimmen, gemacht worden.

Nach der Beschreibung trägt der Unterarm-Amputierte eine Stumpfhülse 2, die durch einen mehrfach umgeschlungenen Riemen 3, 4, 5 am Stumpf
festgeschnallt und mittels zweier langer und starker Riemen 6 und 7 am Oberarm Halt bekommt. Um den unteren Teil des Brustkorbes legt sich ein vorn
zugeschnallter Gürtel 11, der durch Hosenträgerband 12 am Herunterrutschen
gehindert wird. Diese
Rumpfbandage ist an
zwei Punkten mit der
Kunsthand verbunden:
1. über der Schlüssel-
beingrube (A),
2. bei Schnalle 14 am
Gürtel 11.

Bei Punkt A ist fer-
ner ein elastischer Gurt
9 angeschnallt, der un-
ten in eine Riemen-
schnur 8 ausläuft; diese
dient laut Ballif zur
Steuerung des Dau-
mens.

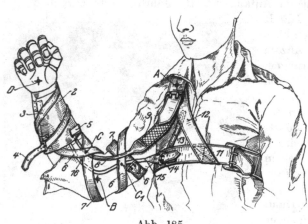

Abb. 185.

Mit der Schnalle 14
ist Gurt 11 durch einen Dreieckriemen 13 mit Querband 12 verbunden, um
den Steuerzug der bei 14 angeschnallten Riemenschnur 15—16 unmittelbar aufzunehmen. 15 geht unter Querriemen 6 am Oberarm bzw. 16 am Unterarm
hindurch zum Schieber im Hülseninnern und dient laut Ballif zur Steuerung
der fünf Finger.

Aus der sehr kurzen Beschreibung Ballifs geht hervor, daß er durch
Abduktion gegenüber Schnalle 14, als Festpunkt, alle fünf Finger gleichzeitig
öffnen will, daß er aber außerdem eine Sonderbewegung des Daumens beabsichtigt, die dann nur durch Streckung des Unterarmes im Ellbogen gegenüber
Schulterschnalle A als Festpunkt, zustande kommen kann.

Die Daumenschnur 8 liegt nämlich nur auf dem Vorderarmstumpf auf,
gehalten bei C durch den Binderiemen 6. Dagegen schwebt sie frei über dem
Ellbogen-Gelenkpunkt B, während die Fingerschnur 16 außer auf dem Vorder-
armteil noch einmal unter dem Oberarmriemen 6 bei C_1 hindurchgeht und dadurch von Streckbewegungen des Vorderarmes im Gelenk B unbeeinflußt bleibt.

---

[1]) Bethe spricht in der Münch. med. Wochenschr. vom Dezember 1917 im unmittelbaren Anschluß an das „Ballif“-Prinzip von Oberarm-Amputierten; das gleiche tut Sauerbruch in seinem Buche. Für Oberarm-Amputierte läßt sich zwar die Abduktionsbewegung
(Hoeftman, Küchmann, Höfele), nicht aber die kräftige Ellbogenstreckung, die ja
nicht da ist, zur Fingerbetätigung benutzen.

Es würde also durch Beuge- und Streckbewegungen des Vorderarmes um Ellbogen B nur die Strecke AC verlängert, d. h. der Daumen durch Schnur 8—9 geöffnet werden. Durch die Abduktionsbewegungen um Schulter A dagegen verlängert sich nur die Strecke 14—C_1—B—C—D, d. h. die Finger werden durch Schnur 16 geöffnet, während die Schnur ACD für den Daumen am bewegten Armsystem in Ruhe bleibt.

Die eigene Beschreibung Ballifs entspricht dieser Auffassung; seine Zeichnung aber gestattet nur gleichzeitige Bewegung aller fünf Finger, da auch die Daumenschnur am Hauptschieber in der Stumpfhülse mitbefestigt ist.

Um die Sachlage völlig zu klären, wurde die im Berliner Kaiser Friedrich-Haus aufbewahrte alte vergoldete Ballif-Hand für sich untersucht und außerdem einem Unterarm-Amputierten angepaßt (Abb. 186 und 187). Die Konstruktion dieses Modells entspricht der Ballifschen Zeichnung, nicht aber

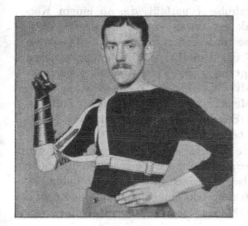
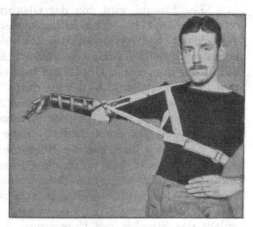

Abb. 186.   Abb. 187.

seiner abweichenden Beschreibung. Es werden also beim Modell alle fünf Finger gleichzeitig geöffnet und geschlossen. Es sind daher Daumengurt 9 und Steuerschnur 8 eigentlich überflüssig; es kommt nur die Abduktionsbewegung vermittels Schnur 16 von der Gürtelschnalle 14 aus zur Wirkung. Möglicherweise entspricht aber das jetzige Berliner Modell nicht der Ur-Hand.

Form und Haltung der normal geschlossenen Finger sind im Berliner Modell ungewöhnlich häßlich und rechtfertigen das scharfe Urteil von Fritze (Arthroplastik 1842), der übrigens die sehr mangelhafte Wirkungsweise der Ballif-Hand schon damals durchaus richtig erkannt und in seinem Buche beschrieben hat[1]).

Zusammenfassend muß hervorgehoben werden, daß die Bewegungen der beschädigten Schulter (Schulterstoß) bei Ballif gar keinen Einfluß

---

[1]) Das Studium des Urtextes selbst sowie des vergoldeten Modells in dem Berliner Museum und die Anpassung dieser vergoldeten Hand an einen sehr geschickten Amputierten lassen über die oben gegebene Darstellung keinen Zweifel. Die Darstellungen Gochts in seinem Buche: Künstliche Glieder — 1907; Enke, Stuttgart, S. 50; Sauerbruchs in seinem Buche: Die willkürlich bewegbare künstliche Hand — 1916; Springer, Berlin, S. 4 und 5 und Bethes aus der Münch. med. Wochenschr. vom 18. Dezember 1917, S. 1627 sind mit dem Ballifschen Urtext und Bild nicht vereinbar.

auf die Fingeröffnung ausüben können, weil eben der Befestigungspunkt A
des Gurtes 9 in der Schlüsselbeingrube, d. h. gerade an der Stelle liegt, die
bei der Bewegung des Schultergürtels relativ völlig in Ruhe bleibt. Die Schulter
der gesunden Seite aber kann erst recht nicht in Tätigkeit treten, da die ganze
Bandage, wie Abb. 184 zeigt, ohne jeden Zusammenhang mit der gesunden
Schulter ist. Die vielbesprochene freie Schulterstoßbewegung (Carnes) hat
daher mit dem Ballif-Prinzip der Zwangslagen-Abduktion nichts zu tun;
die Ballif-Hand verdient daher keineswegs die übermäßige Bedeutung, die
ihr in letzter Zeit zu Unrecht beigemessen wurde.

Der Gedanke, Pendel- und Abduktionsbewegungen des Oberarmstumpfes
zur Ellbogenbeugung und gleichzeitig zur Fingerbewegung zu benutzen, wurde
von dem Holländer van Peetersen, 1844[1]) angewendet, dessen künstlicher
Arm in Abb. 188 abgebildet ist.

Der Stumpf wird von der Oberarmhülse A umfaßt, die an einem Korsett aufgehängt ist. Das Ellbogengelenk ist durch ein Scharniergelenk B_1,
B_2 gebildet und verbindet Oberarmhülse mit Unterarmhülse C. In dieser
ist in einer halbzylindrischen Führung E der Handkörper F gehalten, an dem
die Finger in normaler Gliederung befestigt sind. Die Finger befinden sich normal in Streckstellung, in der sie durch die Metallfedern e_1, e_2 (bzw. e_3 bis e_4
nicht gezeigt) erhalten werden. Diese Metallfedern sind mit einem Ende im
Handkörper fest, laufen auf der inneren Seite der Finger bis zu ihrer Spitze
und sind dort mit ihrem anderen Ende befestigt.

Ein Zug a läuft von der Rückenseite des Korsetts, wo er seinen Befestigungspunkt bei a' hat, durch die Oberarmhülse, im Ellbogengelenk über eine
Führungskugel G bis in die Unterarmhülse, mit der er bei a'' verbunden ist.
Ein Vorwärtsbewegen des Oberarmstumpfes bewirkt eine Spannung des Zuges a
und damit ein Beugen des Unterarmes. Das Zurückgehen des Oberarmes veranlaßt das Strecken des Unterarmes.

Ein zweiter Zug b ist an der Oberarmhülse A bei b' angeknüpft, geht
über die Kugel G weg bis zu einem Gleitschieber H, der in der Unterarmhülse C
auf- und abgleiten kann und mit dem er bei b'' verbunden ist. Von dem
Schieber H aus laufen die Züge d_1 bis d_5 auf der Rückseite der Finger bis zu
ihren Spitzen.

Befindet sich der Arm in seiner Ruhelage, d. h. in Streckstellung, so spannt
sich der Zug b über die Kugel G und zieht das Gleitstück H in die Unterarmhülse C hinauf. Dadurch werden die Züge d_1 bis d_5 gespannt, und diese bringen
die Finger in Strecklage. Der Strecklage des Armes entspricht also die Strecklage der Finger. Wird nun der Unterarm gebeugt, so erschlafft der Zug b, und
die Federn e der Finger treten in Wirkung, d. h. sie beugen die Finger und
ziehen gleichzeitig durch die Züge d_1 bis d_5 das Gleitstück H in der Unterarmhülse abwärts bis zur Streckung des Zuges b. Ein Strecken des Armes bewirkt
dann wieder eine Streckung der Finger.

Ein dritter Zug b_0 ist direkt unter der Schulter des amputierten Armes
am Korsett am Knopf b_0' angeknüpft; er läuft unter der Kugel G weg ebenfalls

---

[1]) Bulletin général de thérapeutique, Paris 1860, S. 46, ferner: Lange, Münch.
med. Woch. 15. Mai 1917 S. 663 (feldärztl. Beilage), der ebenfalls die Ellbogenbeugung
allein und verstärkt durch die Abduktionsbewegung zum Fingerschluß benutzt.

bis zum Schieber H. Er ist für gewöhnlich schlaff. Wird der Arm gebeugt, so legt sich der Zug an die Kugel an; wird alsdann der gebeugte Ellbogen vom

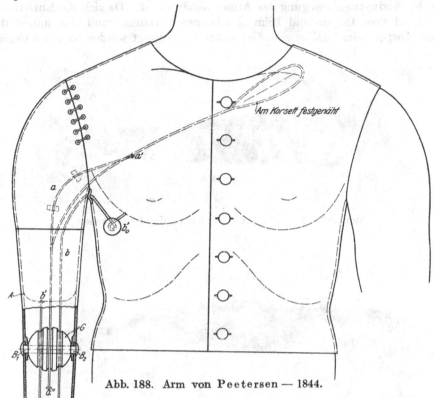

Abb. 188. Arm von Peetersen — 1844.

Körper entfernt, so spannt sich der Zug b_0 und bringt die bis dahin infolge der Unterarmbeugung gebeugten Finger zur Strecklage. Ein darauffolgendes Zurückführen des Ellbogens zum Körper bewirkt durch Federwirkung die Beugung, d. h. die Greifbewegung der Finger.

Das Wesentliche der van Peetersenschen Anordnung liegt in der Verwendung der Stumpfbewegung zum Beugen des Armes. Es ist also das für den Gebrauch und die Anwendung des Armes wichtige Ellbogengelenk wieder geschaffen, und zwar in seiner Bewegung unabhängig von der gesunden Hand. Auch Greifbewegungen der Hand können selbsttätig ausgeführt werden, so daß der Amputierte eine in gewissen Grenzen aktive Hilfe zu seiner gesunden Hand erhält.

Allerdings ist die Konstruktion noch sehr unvollkommen. Zunächst muß auch hier wieder der Nachteil der Darmsaiten hervorgehoben werden, wie nahe auch sonst ihre Verwendung in Nachahmung der menschlichen Sehnen liegt. Sodann ist die Beugung der Finger nach dem Ballifschen Prinzip der Handbewegung durch Federn bewirkt; es können also nur leichte Griffe ausgeführt werden. Ein großer Nachteil liegt auch darin, daß das Greifen durch die untrennbare zwangsläufige Verbindung immer vom Beugen und außerdem von der Abduktionsbewegung des Armes abhängig ist. Da sich die Entfernung der Hand vom Gegenstand beim Armbeugen verkürzt, muß also immer der ganze Körper beim Greifen zum Gegenstand zu bewegt werden oder der Gegen-

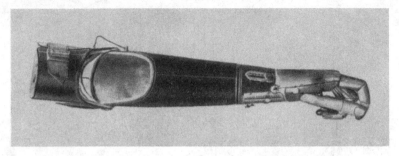

Abb. 189. E_1. Arm von Eichler, Hand geschlossen.

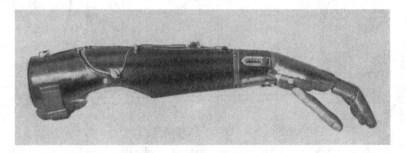

Abb. 189. E_2. Hand geöffnet.

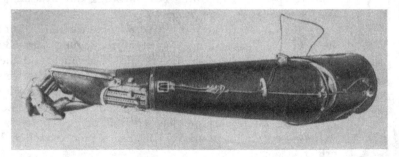

Abb. 189. E_3. Ansicht der Rückseite.

stand müßte durch die gesunde Hand der künstlichen nachgeführt werden. Das letztere würde natürlich den Wert der selbständigen Bewegung hinfällig machen. In Tafel S. 425 sind die Bewegungen eingetragen, die von dem Arm ausgeführt werden können.

Einige Verbesserungen am Arm-Ersatz brachte die Ausführung der Berliner Bandagistin Karoline Eichler (1835), deren beste Konstruktion einen Kunstarm für Unterarm-Amputierte betrifft.

Die Eichler benutzt wie Ballif Abduktion und Ellbogenstreckung zur Fingerbewegung.

Vom Verbindungsstück d im Handgelenk (Abb. 345, S. 516) läuft eine Schnur e nach der Brust bezw. Schulter der amputierten Seite. Durch diese Schnur werden die Finger geschlossen, wenn der Arm abduziert wird. Vom gleichen Punkt d geht ein zweiter Zug f zum Oberarm und ist an der

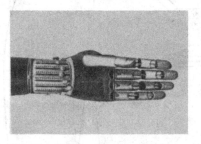 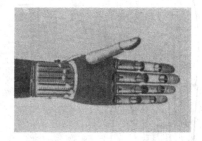

Abb. 189. E_4. Daumen angezogen, Finger offen.　　Abb. 189. E_5. Daumen abgespreizt.

Armhülse befestigt. Er wird gespannt, wenn der Unterarm gestreckt wird und schließt wie der erste Zug die Finger, die beim Nachlassen des Zuges durch Federn geöffnet werden. Die Fingerbewegungen sind an die Ellbogenbeugung, die Abduktion und Ausstreckung des Kunstarmes geknüpft, der daher wohl auch nur zur Ausführung von Gesten benutzt sein mag. (Vergl. S. 425.)

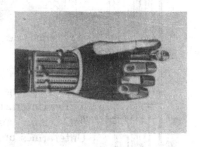

Abb. 189. E_6. Finger geschlossen.

Eine ältere bemerkenswerte Konstruktion eines ganzen Armes stammt von Klingert, Breslau, Ende des 18. Jahrhunderts; Abb. 190 zeigt seine Ausführung.

Von dem Schaltbrett S, das auf der Brust des Amputierten befestigt wird, wie es beispielsweise in der Abbildung durch um die Schulter gelegte Schnüre geschehen ist, laufen zehn verschiedene Züge über den Oberarmstumpf zu den einzelnen Gliedern. (Eine Zeichnung dieser Anordnung ist nicht veröffentlicht, die Ausführung wurde der Beschreibung entsprechend von uns entworfen.)

Der Oberarmstumpf ist von einer Hülse A umgeben, die durch ein Scharniergelenk B_1, B_2 mit der Unterarmhülse verbunden ist. Die Unterarmhülse besteht aus den Teilen C_1 und C_2; die erstere ist zu einer zylindrischen Führung D ausgebildet, auf der der Teil C_2 sitzt, der sich also um die Längsachse drehen kann. Das untere Ende des Teiles C_2 ist halbzylinderförmig mit wagerechter Querachse und nimmt den entsprechenden Halbzylinder E der Hand F auf.

26*

Die Finger sind durch Scharniergelenke G am Handkörper befestigt, desgleichen einzeln die Fingerglieder untereinander.

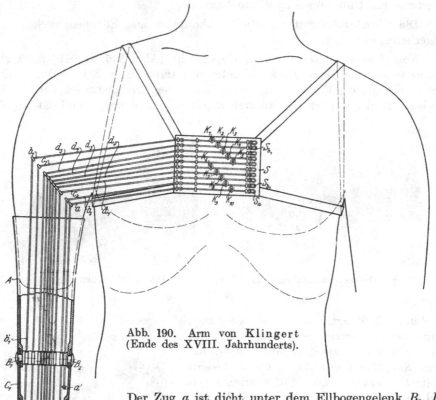

Abb. 190. Arm von Klingert
(Ende des XVIII. Jahrhunderts).

Der Zug a ist dicht unter dem Ellbogengelenk B_1, B_2 an der Unterarmhülse C_1 bei a_1 befestigt. Ein Zug am Ende S_a der Schnur auf dem Schaltbrett S soll eine Beugung des Unterarmes um das Ellbogengelenk bewirken; auf das Nachlassen des Zuges erfolgt die Streckung des Armes.

Die Schnur b_1 läuft bis in den unteren Teil der Unterarmhülse C_2 und ist an dieser bei b_1' befestigt; eine entsprechende Schnur b_2 ist bei b_2' angeknüpft. Ein Zug an den Schlaufen S_{b1} bzw. $S_{l,2}$ soll eine Drehung der Hand um die Unterarmachse erzeugen und sie in Greif- oder Empfangsstellung bzw. in die mittlere, d. h. Normalstellung bringen.

Ein drittes Schnurpaar c_1, c_2 ist im Unterarmraum an der Halbzylinderführung E bei c_1', c_2' befestigt, ihre Betätigung soll eine Auswärts- (dorsal) bzw. Einwärtsbeugung (volar) der Hand herbeiführen.

Die Schnüre d_1 bis d_4 schließlich sind durch den Handkörper bis zu den Fingerspitzen geführt. Ein Zug an diesen Schnüren hat eine Fingerbeugung zur Folge. Beim Nachlassen des Zuges werden die Finger durch Schneckenfedern e_1, e_2 wieder in die Strecklage gebracht, in der die Finger in der Zeichnung dargestellt sind.

Durch diese zehn Schnüre ist wohl erreicht, daß die Glieder des Armes alle Bewegungen außer den seitlichen Randbewegungen der Hand (Speichen-

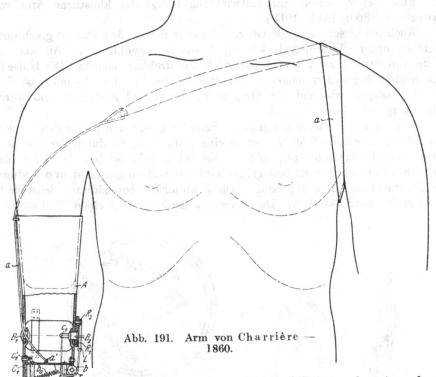

Abb. 191. Arm von Charrière — 1860.

und Ellenbeugung) ausführen können, aber irgend ein praktischer Erfo'g ist nicht erreicht; der Arm ist nichts als ein sehr verwickelter Schmuckarm. Für die Schnüre sind Darmsaiten verwendet, sie können am Schaltbrett mittels der Spannvorrichtungen K_1 bis K_{10} festgeklemmt werden, so daß jedes Glied in irgend einer Lage festgestellt werden kann.

Durch diese getreue Nachbildung und weil es überhaupt die erste Ausführung eines den menschlichen Gliedern nachgebildeten Armersatzes war, verdient dieses Kunstglied Erwähnung. Praktische Bedeutung hat es aber gar nicht. Die Verwendung von Darmsaiten ist, wie schon ausgeführt wurde, unzulänglich. Da alle Bewegungen des Gliedes von der gesunden Hand eingeleitet werden müssen, wird es der Träger des Armes vorziehen, die gewünschten Tätigkeiten lieber gleich mit der gesunden Hand auszuführen, weil er sonst keine Hand mehr zur Verfügung hat. Die Vielheit der Schnüre ist ein weiterer Grund, die Armkonstruktion praktisch unbrauchbar zu machen. (Vergl. S. 425.)

Eine weitere Verbesserung des Armes nach van Peetersen will Beaufort (1860) mit seinem künstlichen Arm erreicht haben.

Da sich aber in der ganzen Literatur keine brauchbare Zeichnung und

ebensowenig eine klare konstruktiv verwertbare Beschreibung auffinden läßt,
so mußte der Versuch hier eine Rekonstruktion zu geben, aufgegeben werden.

Eine weitere wesentliche Entwicklung bringt der künstliche Arm von
Charrière (1860), (Abb. 191)[1].

Auch bei diesem wird die Oberarmhülse A fest an den Stumpf geschnürt;
sie trägt mittels Scharniergelenkes B_1, B_2 die Ellbogenhülse C_1. An letzterer
ist die Unterarmhülse C_2 in einer Rundführung drehbar gelagert. Die Hülse C_2
hält mittels Scharniergelenkes Z den Handkörper F. Der Daumen ist fest
am Handkörper, während die übrigen Finger einmal gegliedert und durch
Scharniergelenke befestigt sind.

Ein Riemen a ist um die gesunde Schulter gelegt, läuft über den Rücken
und setzt sich mittels Schlaufe fort in eine Darmsaite, die durch die Oberarmhülse A zur Unterarmhülse C_1 geht, wo sie bei a' befestigt ist. Wird also der
Oberarmstumpf nach vorn bewegt, so wird die Saite a gespannt und dadurch
der Unterarm im Ellbogen gebeugt. Die Schulter der beschädigten Seite bleibt
dabei ganz außer Tätigkeit. Das Ellbogengelenk B_2 trägt einen Mechanismus

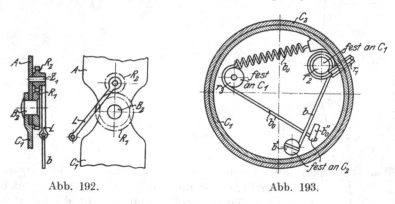

Abb. 192.   Abb. 193.

zum Spannen einer Darmsaite b; es ist in Abb. 192 in größerem Maßstab gezeigt. Der Zapfen B_2 ist an der Unterarmschiene C_1 fest, er dreht sich also, sobald der Unterarm gehoben wird. Auf dem Zapfen ist das Rädchen R_1 fest,
beteiligt sich also an der Drehung; mit ihm in Eingriff steht das Rädchen R_2,
das sich auf dem an der Oberarmhülse A befestigten Zapfen Z_1 drehen kann.
Dieses Rädchen R_2 besitzt einen Arm L, der bei gestrecktem Unterarm in Richtung der Armachse verläuft. Wird der Unterarm gebeugt, so wird Rädchen R_2
gedreht, wobei sich der Arm L hebt und die Darmsaite b nach oben zieht.

Die Darmsaite b läuft über die an der Ellbogenhülse C_1 drehbar gelagerte
Rolle r_1 in die Hülse hinein (Abb. 193) und endet am Befestigungspunkt b'
an der drehbaren Unterarmhülse C_2, nachdem sie zuvor über die Rolle r_2 ge-
laufen ist. Wird der Arm L beim Armbeugen gehoben und die Saite b angezogen, so dreht sich demnach die Hülse C_2 um ihre Achse. Die an der Hülse C_1
befestigte Feder b_0, deren gestrecktes Ende über Rolle r_3 läuft und mittels der
Saite b_0' bei b_0'' mit der Hülse C_2 verbunden ist, wird bei der angegebenen Drehung
gespannt und bewirkt das Zurückdrehen der Hülse C_2 in die Anfangslage, sobald der Arm wieder gestreckt ist.

---

[1]) Bulletin général de thérapeutique, Paris 1860, S. 87.

Eine Darmsaite c (Abb. 191) ist mit einem Ende in Nähe des Ellbogengelenkes B_2 an einem an der Oberarmhülse A festen Arm c_1 befestigt, das andere Ende von Darmsaite c hat seine Befestigung c_2 am Handgelenk im Raum der Unterarmhülse C_1. Zwischen c_1 und c_2 ist in dem Darmsaitenbezug eine kleine Spiralfeder c_3'' eingeschaltet. Wird der Unterarm angehoben, so verlängert sich die Entfernung c_1—c_2 und der Handkörper wird um den Zapfen Z gedreht, die Hand führt also eine Einwärtsbeugung aus. Bei dieser Beugung ist eine mittels der Darmsaite c_1 mit dem Handkörper bei c_2' verbundene Spiralfeder c_3' gespannt worden; erfolgt demnach die Armstreckung, so tritt die Feder c_3' in Wirksamkeit und führt die Hand in ihre Normalstellung zurück.

Schließlich sind Darmsaiten d an der Unterarmhülse C_2 und den einzelnen Fingern (zweiten bis fünften Finger) befestigt; in der Zeichnung ist nur der Zeigefinger zu sehen. Mit der Beugung des Handgelenkes wird d gestreckt und die Finger werden gebeugt. Beim Zurückbeugen der Hand ziehen die Federn d' die Finger wieder in ihre Strecklage.

Mit dieser Konstruktion ist tatsächlich eine weitgehende Bewegbarkeit des künstlichen Armes erreicht; er besitzt außer den Beugungen der Hand und der Beweglichkeit des Daumens alle Bewegungsmöglichkeiten des natürlichen Armes; denn wird auf die Seite a ein Zug ausgeübt, so beugt sich der Arm, der Unterarm dreht sich um seine Achse, im Handgelenk findet eine Tellerbeugung statt und die Finger führen eine Greifbewegung aus. Jedoch erfolgen alle Bewegungen gleichzeitig und zwangsläufig, d. h. keine kann von der anderen getrennt werden. Dabei ist allerdings zu bedenken, daß der Arm für den besonderen Zweck gebaut war, die dramatischen Armgesten eines Opernsängers auszuführen. Diese Aufgabe ist gut gelöst, sie macht jedoch den Arm unbrauchbar für Verrichtungen des täglichen Lebens.

Es ist kaum möglich, mit dem Arm eine bestimmte Greifbewegung auszuführen, da die mehrfach zusammengesetzte Bewegung des Armes schwerlich die Führung zu einem festliegenden Gegenstand gestattet. Auch werden die in den Zug eingeschalteten Federn nur das Halten leichter Gegenstände zulassen. Es sind also nur wenige Bewegungen praktisch ausnutzbar, wie der Vergleich auf Seite 425 zeigt.

Einen wichtigen Fortschritt in der Konstruktion hat der künstliche Arm von Dalisch (Abb. 194) gezeigt[1]), der zum erstenmal eine zwangsläufige Bewegung der Finger durch auf Zug und Druck beanspruchte Elemente einführte (vgl. S. 518, Abb. 347 bis 349).

Die Oberarmhülse besteht aus den Teilen A_1 und A_2, die in einer Ringführung A_3 gegeneinander drehbar sind. Sie trägt durch Scharniergelenk $B_1 B_2$ die Unterarmhülse C. Ein Handgelenk ist nicht vorhanden, jedoch ist der Handkörper F in der Führung E des Unterarmes drehbar, so daß also die Pro- und Supinationsbewegungen des Unterarmes ersetzt werden. Diese Bewegungen sind jedoch nur von der gesunden Hand einstellbar; eine Festklemmung ist nicht vorgesehen, die Hand wird also lediglich durch die Reibung der Führung in der eingestellten Lage gehalten.

Die Hand von Dalisch ist weiter unten an Hand von Abb. 347 eingehend beschrieben. Die Finger befinden sich normal in der Strecklage.

---

[1]) D. R. P. Nr. 1688.

Zur Beugung des Armes ist der Zug a vorgesehen, der über den Rücken läuft und durch Vorwärtsbewegen des Stumpfes in Spannung gebracht wird.

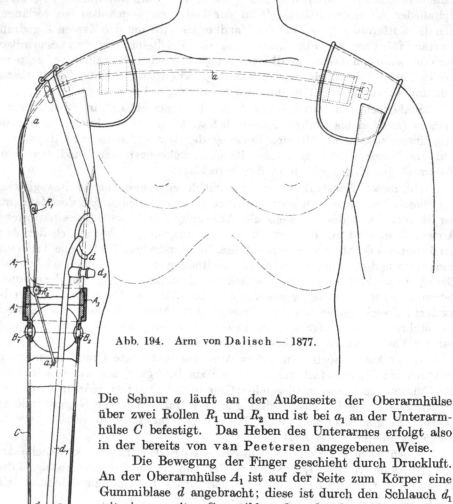

Abb. 194.   Arm von Dalisch — 1877.

Die Schnur a läuft an der Außenseite der Oberarmhülse über zwei Rollen R_1 und R_2 und ist bei a_1 an der Unterarmhülse C befestigt.   Das Heben des Unterarmes erfolgt also in der bereits von van Peetersen angegebenen Weise.

Die Bewegung der Finger geschieht durch Druckluft. An der Oberarmhülse A_1 ist auf der Seite zum Körper eine Gummiblase d angebracht; diese ist durch den Schlauch d_1 mit einer zweiten Gummiblase d_2 verbunden.   Vom Ventil d_3 aus wird in diesen Luftbehälter mittels einer Luftpumpe Druckluft eingeblasen, d. h. die Blasen werden in Spannung gebracht.   Die Gummiblase d_2 findet einen festen Widerstand an der Platte f, die einem Teil der zylindrischen Führung E des Handkörpers F angehört.   Innerhalb der Führung E ist eine zweite Führung, die eine Auf- und Abwärtsbewegung des Körpers g in Richtung der Unterarmachse gestattet. Der Körper g liegt mit der Platte g_1 auf der Gummiblase d_2, sein unterer Teil g_2 greift in den Handkörper hinein; an ihm sind die Gelenkstangen d' zur Bewegung der Finger befestigt.   Zwischen die Platten f und g_2 ist eine Spiralfeder d_4 eingelegt, die die Platte g an die Gummiblase d_2 andrückt. Wird der Oberarm an den Körper angedrückt, so wird die Gummiblase d zusammengepreßt, wodurch die Gummiblase d_2 sich ausdehnt

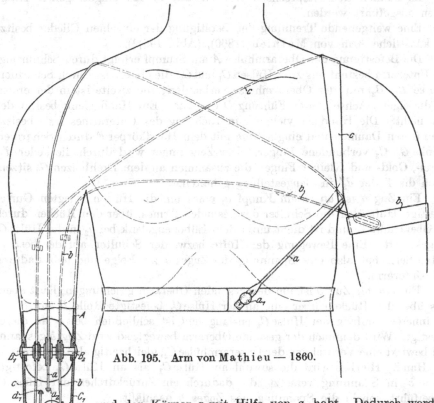

Abb. 195. Arm von Mathieu — 1860.

und den Körper g mit Hilfe von g_1 hebt. Dadurch werden gleichzeitig die Gelenkstangen d' angehoben und durch diese die Finger gebeugt, wie es oben beschrieben war. Hört der Druck auf Blase d auf, so senkt sich g_1 wieder, da die Spiralfeder d_4 das Nachfolgen der Platte g mit der zusammengehenden Blase d_2 bewirkt, d. h. die Finger werden wieder gestreckt.

Der Vorteil der Konstruktion von Dalisch ist klar. Die Beugung des Armes ist von der Bewegung der Finger getrennt, d. h. beide können unabhängig voneinander erfolgen. Das Zusammendrücken der Gummiblase d kann mit genügender Stärke erfolgen, so daß ein sicheres Greifen und Festhalten von leichten Gegenständen möglich ist.

Ein wesentlicher Nachteil liegt jedoch darin, daß sowohl Beugen des Armes wie Beugen der Finger die dauernde Anspannung des Kraftmittels bedingen. Ein Nachlassen des Schulterzuges und ein Entfernen des Oberarmes vom Körper hat das Sinken des Unterarmes bzw. Strecken der Finger zur Folge; der Träger des Kunstgliedes ist also an Zwangslagen gebunden. Auch die

Verbindung der beiden Oberarmhülsen und des Handkörpers mit der Unter·
armhülse durch Reibung läßt nur schwache Kraftäußerungen zu.

Es können dementsprechend nur die auf S. 425 eingetragenen Tätigkeiten ausgeführt werden.

Eine weitgehende Trennung der Betätigung der einzelnen Glieder besitzt
der künstliche Arm von Mathieu (1860), (Abb. 195)[1]).

Die Befestigung der Oberarmhülse A am Stumpf erfolgt durch Schnürung.
Der Unterarm besteht aus zwei Hülsen C_1 und C_2, die erstere ist durch Scharniergelenke B_1, B_2 mit der Oberarmhülse verbunden, die zweite ist in der ersten
um die eigene Achse in der Führung D drehbar. Ein Handgelenk besitzt der
Arm nicht. Die Hand ist vielmehr in Richtung des Unterarmes fest, besitzt
einen festen Daumen und eingliedrige mit dem Handkörper F durch Scharniergelenke G_2, G_3 verbundene Finger. Der Zeigefinger wird durch die Feder d'_2,
Mittel-, Gold- und Kleiner Finger, die zusammen an dem Drehbolzen G_3 sitzen,
durch die Feder d_3' in Beugestellung gehalten.

Ein Zug a ist an einem Knopf a_1 eines um die Hüften gelegten Gurtes
befestigt, läuft über die Schulter des gesunden Armes, über den Rücken durch
die Oberarmhülse und ist dicht unter dem Ellbogengelenk bei a_2 in der Hülse C_1
festgeknüpft. Eine Bewegung der Hüfte bezw. der Schulter auf der beschädigten Seite hat also eine Spannung des Zuges a zur Folge und hebt dadurch
den Unterarm.

Ein zweiter Zug b ist um den gesunden Oberarm geschlungen, läuft ebenfalls über den Rücken über eine an der Hülse C_1 befestigte Rolle R, ein Stück
am inneren Umfang der Hülse C_2 entlang und ist schließlich bei b_1 an dieser
befestigt. Wird demnach der gesunde Oberarm bewegt, so wird Zug b gespannt
und bewirkt eine Verdrehung der Unterarmhülse C_2, gleichzeitig also die Drehung
der Hand. Hierbei wird die sowohl an Hülse C_1 als an Hülse C_2 befestigte
Feder b' in Spannung versetzt, die dadurch ein Zurückdrehen der Hülse C_2
herbeiführt, sobald die Spannung des Zuges b nachläßt.

Bei der Drehung der Unterarmhülse C_2 wird gleichzeitig die an Hülse C_1
bei d_1 und an den Fingern bei d_2 festgemachte Schnur d in Spannung gebracht;
sie bewirkt ein Strecken des dritten bis fünften Fingers gegen den Zug der
Feder d'_3.

Ein dritter Zug c ist um die Schultern des gesunden Armes geschlungen
und läuft über den Rücken bis zum Zeigefinger, an dem er bei d'_0 festgeknüpft
ist. Wird dieser Zug durch Vorwärtsbewegen des Stumpfes bzw. durch seine
Abduktion gespannt, so streckt sich der Zeigefinger unabhängig von den
übrigen Fingern.

Der Vorteil der Mathieuschen Anordnung liegt darin, daß für jede Bewegung ein besonderer Zug vorhanden ist, so daß also tatsächlich beliebige
einzelne Gliedbewegungen und ihre Zusammensetzungen vorgenommen werden
können. Doch dürfte diese Möglichkeit praktisch wenig zu verwerten sein.
Wohl können die Glieder einzeln die ihnen zugedachte Bewegung ausführen,
jedoch Hüfte, Schulter, beschädigten und gesunden Oberarm gleichzeitig in
verschiedener aber bestimmter Art zu bewegen, dürfte kaum gelingen oder
wenigstens eine meisterhafte Geschicklichkeit voraussetzen. Allerdings war der
Arm zunächst nur für einen Opernsänger bestimmt, für den auch der Charrière-

---

[1]) Bulletin général de thérapeutique, Paris 1860, S. 138.

sche Arm gebaut war; diesem dürfte er vielleicht zur Ausführung dramatischer Gesten genügt haben. Unter der Voraussetzung voller Ausnutzungsmöglichkeit des Armes lassen sich die auf S. 425 eingetragenen Bewegungen ausüben.

Alle bisher beschriebenen Ersatzglieder, soweit sie nur mittelst der gesunden Hand zu bewegen sind, sind für die Entwickelung des künstlichen Armersatzes von geringer Bedeutung gewesen; sie gehören zu dem Gebiet der Arbeitshilfen, bei denen grundsätzlich auf die Nachahmung der natürlichen Bewegung Verzicht geleistet wird. Im nachstehenden sollen nun die Konstruktionen besprochen werden, bei denen das Prinzip der Betätigung des Kunstarmes durch Ableitung von einer anderen Körper-Kraftquelle erfolgt als durch den noch verbliebenen gesunden Arm nebst Hand. Solche Kraftquellen sind die Schulter der beschädigten Seite, die Pendelbewegung des Stumpfes, die Beugung des Rückens, kurz alle die Körperteile, die in dem Kapitel über die physiologische Leistung Seite 388 ff. bereits besprochen sind. Nur mit Hilfe solcher Kraftquellen ist eine willkürliche Steuerung des Kunstarmes möglich.

Der erste derartige wirklich brauchbare willkürlich steuerbare künstliche Arm wird durch die Konstruktion des Amerikaners Carnes dargestellt (Abb. 196)[1]). Der Carnes-Arm besitzt volle Willkürlichkeit der Bewegungen und erreicht sie:

1. Durch eine Bandage, die die Schulter der beschädigten Seite in keiner Weise behindert,
2. durch die Aufhängung dieser Bandage auf dem Nacken und durch ihre Befestigung an der Schulter der gesunden Seite, wodurch die willkürliche Fingeröffnung und -Schließung in jeder Lage des Kunstarmes ermöglicht wird,
3. durch Ausnutzung der Stoßbewegungen der Schulter auf der beschädigten Seite, wodurch eine Kraftquelle zur Verfügung gestellt wird, die sehr große und kräftige Bewegungen ausführen kann,
4. durch Benutzung von Steuerelementen für die Finger, die Zug und Druck übertragen können,
5. durch die Verwendung einer Schneckensperrung, die unendlich fein, völlig geräuschlos und in jeder Lage wirkt, gleichgültig, ob die Finger geöffnet oder geschlossen werden sollen.

Selbst wenn man die Einzelelemente[2]) als bekannt voraussetzt, wie zug- und druckfeste Übertragungsgestänge (Dalisch), Schneckenhemmung (Clasen), Aufhängung an der gesunden Schulter (Eichler), so ist durch die Vereinigung aller brauchbaren Elemente zu einem einzigen Arm eine so weitgehende Überlegenheit über alle vorhergehenden Arme erreicht worden, weit hinausgehend über die bloße Kombination bekannter Einzelelemente, daß wir den praktischen Erfindungserfolg des Carnes ungeschmälert anerkennen müssen.

Carnes gebührt unbestreitbar das Verdienst, zum ersten Male den Schulterstoß auf der beschädigten Seite gegenüber der in Ruhe bleibenden Schulter auf der gesunden Seite zur aktiven willkürlichen Betätigung der Finger benutzt

---

[1]) Carnes-Arm D.R.P. 251355; 2. Aug. 1911. Carnes-Arm (Einzug-Hand!) D.R.P. 265058; 11. Dez. 1912. Carnes-Arm, Pro- u. Sup.-Getriebe (durch Ellbogenbeugung) D.R.P. 266209; 11. Dez. 1912.

[2]) Bethe, Münch. med. Wochenschr. vom 18. Dezember 1917, S. 1627, hat hier eine durchaus irrtümliche Auffassung, einmal von der Carnes-Steuerung überhaupt, dann von dem Umfang und der Art der Patente.

zu haben. Carnes hat diese seitdem überall verwendete — weil allein brauchbare — Schulterstoß-Steuerung sowohl für Unterarm- wie für Oberarm-Amputierte, endlich auch für Exartikulierte durchgebildet.

1. Arm für Oberarm-Amputierte. Der Schulterstoß wirkt hier in
folgender Weise (Abb. 196): Gegen den am Nackengurt, d. i. an der gesunden
Schulter unverrückbar gehaltenen Gurt A zum Betätigen der Finger wird
der Armstumpf mitsamt der Stumpfhülse durch Vorwärtsstoßen — gewissermaßen in die Stumpfhülse hinein — von der Schulter hinweg verschoben. Der

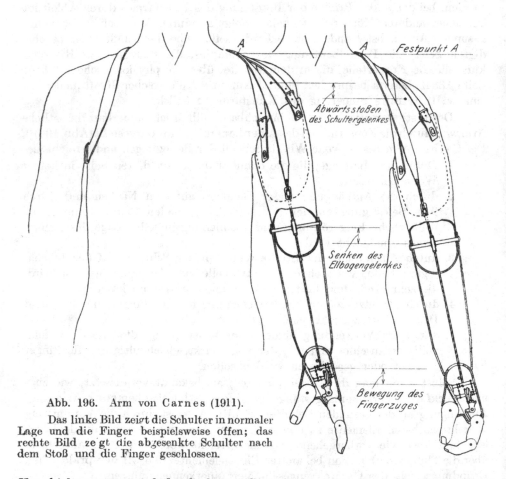

Abb. 196.   Arm von Carnes (1911).

Das linke Bild zeigt die Schulter in normaler
Lage und die Finger beispielsweise offen; das
rechte Bild zeigt die abgesenkte Schulter nach
dem Stoß und die Finger geschlossen.

Verschiebungsweg wird durch diesen Gurt A, der seine konstante Länge behalten muß, zur Betätigung der Finger nutzbar, und zwar mittelst eines selbsttätigen Umschaltwerkes abwechselnd zum Öffnen und Schließen.

Statt den Schulter- bzw. Stumpfstoß unmittelbar für die Fingerbewegung
(Carnes) nutzbar zu machen, kann man ihn auch mittelbar ausnützen (Abb. 197).
Blumenthal-Berlin schaltet zu diesem Zweck eine federnde Stoßplatte mit
Hebelübersetzung unter das Stumpfende, das er vorwärtsstößt, ein, muß daher
aber auf das vollendete Passen der Stumpfhülse auf dem Stumpf verzichten,
die die Sicherung ermöglicht, und auf die freie Beweglichkeit, die nur die Gurt-

bandage erlaubt. Auch der Leistengurt mit Rücken-Verbindungsriemen dürfte kaum als angenehme Zugabe anzusehen sein.

2. **Arm für Unterarm-Amputierte**[1]. Ebenso wie beim Oberarm-Amputierten dient hier der Schulterstoß zur Bewegung der Finger, jedoch nur zum Schließen. Zum Öffnen steht der nachstehend noch beschriebene Zug, den der Oberarm-Amputierte zur Ellbogenbeugung braucht, zur Verfügung (Abb. 198). Hat der Stumpf nicht mehr die Pro- und Supinationsbewegung, so werden diese wie beim nachstehend erläuterten Carnes-Arm für Oberarm-Amputierte ausgeführt.

3. **Arm für Exartikulierte.** Für Exartikulierte ist der Schulterstoß die überhaupt einzige und daher besonders wichtige Kraftquelle. Kraftquellen

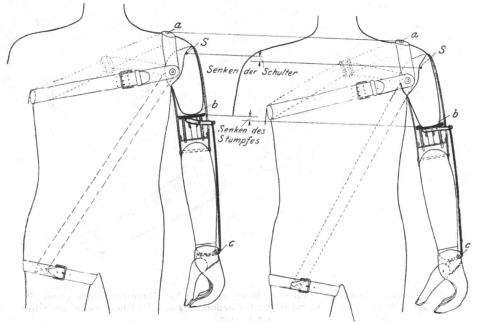

Abb. 197. Arm von Blumenthal.

wie Vor- und Seitwärtsheben sowie Sicheln und Rollen des Oberarmes beim Oberarm-Amputierten fallen hier weg. Hingegen wird nun auch noch die Forderung gestellt, den künstlichen Oberarm willkürlich zu heben und zu senken und gleichzeitig den Ellbogen zu beugen. Abb. 199 zeigt deutlich die Bedeutung des Schulterstoßes für Exartikulierte[2]. An einer ohne Bandage auf die Schulter gesetzten Kappe aus Holz ist der Arm kardanisch aufgehängt.

Durch Vorstoßen der Schulter und Krümmen des Rückens wird mittelst Gurtes g der Oberarm nach vorn gehoben; dadurch wird mittelst Schnur g_1 die Ellbogenbeugung eingeleitet, von der wieder Pro- und Supination wie beim Carnes-Arm für Oberarm-Amputierte abhängig ist. Zum Öffnen und Schließen

---

[1] S. die Broschüre: Dr. Max Cohn, Meine Erfahrungen mit dem Carnes-Arm.
[2] Der Arm wurde in der Prüfstelle für Ersatzglieder Charlottenburg durchkonstruiert und ausgeführt.

der Finger muß eine andere Kraftquelle, z. B. der durch Sauerbruchsche
Operation nutzbar gemachte Pektoralis-Muskel mit Zug g_2 herangezogen werden.

Die Aufhängung des künstlichen Gliedes erfolgt in allen 3 Fällen durch die
Gurte, die die Bewegungen der Glieder einleiten. Der Vorzug der Aufhängung
liegt in erster Linie in der Freilassung der Brust. Die sorgfältigst angepaßte
Stumpfhülse sitzt mit saugender Berührung am frei herabhängenden Stumpf
und legt sich beim Bewegen des Stumpfes (Muskelblähung) fest an diesen an,
dann aber so fest, daß eine Drehung der Armhülse gegen den Stumpf sicher
verhütet werden kann und die Drehbarkeit des Oberarmes um seine Längsachse
(Sichelung bzw. Kreiselung) in vollem Maße für die Betätigung des künstlichen
Armes auch für recht erhebliche Kraftäußerungen durch die einfache Fest-

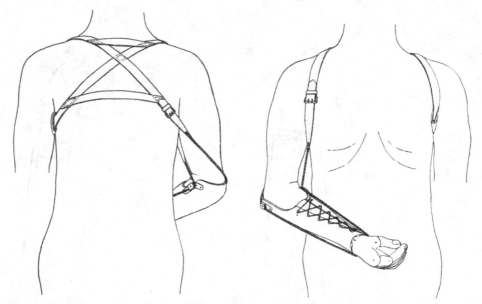

Abb. 198. Carnes Doppelzüge für die Fingersteuerung bei Unterarm-Amputierten. Zug
auf der Brustseite (Schlüsselbeingrube) zum Schließen, Zug auf der Rückenseite zum Öffnen
der Finger.

saugung ausgenutzt werden kann. Ein weiterer Vorzug besteht in der Aufnahme
des Gewichtes des Kunstarmes durch den Nacken, also den Körperteil, der
gegen eine dauernde Belastung am unempfindlichsten und für die Aufnahme
der größten Lasten am geeignetsten ist. Voraussetzung für ein sicheres Wirken
des Armes ist der einwandfreie Sitz der Bandage nebst Stumpfhülse. Die Ausbildung einer besonderen Technik (vgl. S. 650) für die Herstellung der aus Holz
gefertigten Stumpfhülse ist dabei unerläßliche Bedingung. An der Oberarmhülse A (Abb. 202), die in der üblichen Weise auf den Stumpf geschoben wird,
ist durch die Scharniergelenke B_1, B_2 die Unterarmhülse C_1 befestigt. Sie trägt
die um ihre Längsachse drehbare Hülse C_2, die ihrerseits mit einem Scharniergelenk E den Handkörper F aufnimmt. Die Hand ist in drei verschiedene
Beugelagen (größte Auswärtsbeugung, Mittelstellung und größte Einwärtsbeugung, (Abb. 200) durch einen von der gesunden Hand zu bedienenden Sperr-
riegel feststellbar. Eine aktive Beugung der Hand im Handgelenk ist nach

Freigabe des Sperriegels möglich durch den weiter unten beschriebenen Schnurzug zum Bewegen der Finger unter gleichzeitiger Ausnutzung des Gewichtes des

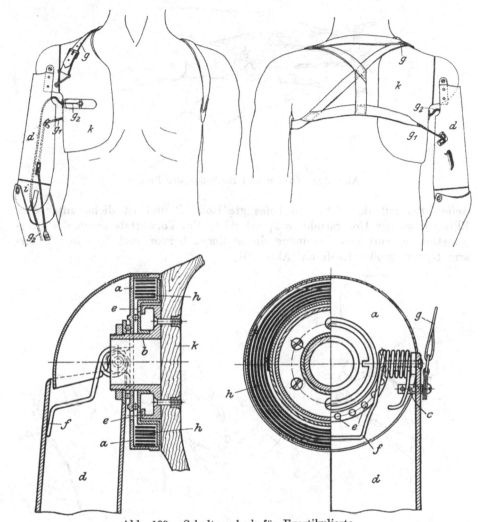

Abb. 199. Schultergelenk für Exartikulierte.

Das Gelenk gestattet das Vorwärts- und Seitwärtsheben des Armes. Zum Vorwärtsheben greift bei c an der um die rohrförmige Achse b drehbaren, den Arm tragenden Scheibe a ein Gurt g an. Das Eigengewicht des Armes wird durch eine spiralig gewickelte Blattfeder ausgeglichen, die zur Einstellung ihrer Spannung an einer durch Löcher e ein- und feststellbaren Büchse h ihren Festpunkt hat. Die Seitwärtsbewegung des Oberarmes d wird durch seine Aufhängung in zwei Lagern an Scheibe a ermöglicht. Das Armgerüst wird dabei seitlich durch Feder f ausgeglichen.

Handkörpers. Das Anziehen des Schnurzuges bewirkt das Anheben der Hand (Dorsalflexion) nach außen, beim Nachlassen sinkt die Hand durch ihr Gewicht (470 g) (Volarflexion) nach innen. Die Hand selbst entspricht der in der Abb. 357—362 dargestellten und beschriebenen Ausführung.

Zur Armbeugung läuft von der Schulter des gesunden Armes ein Gurt a über den Rücken, durch die Oberarmhülse, über eine auf der Ellbogengelenk-

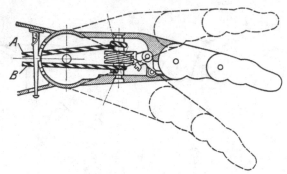

Abb. 200. Öffnen und Schließen der Finger.

welle bzw. auf dem Oberarm befestigte Rolle R und ist dicht unter dem Ellbogen an der Unterarmhülse C_1 befestigt. Ein Vorwärtsbewegen des Oberarmstumpfes ruft eine Spannung dieses Zuges hervor und hebt den Unterarm C_1 mit großer Kraft an (Abb. 201).

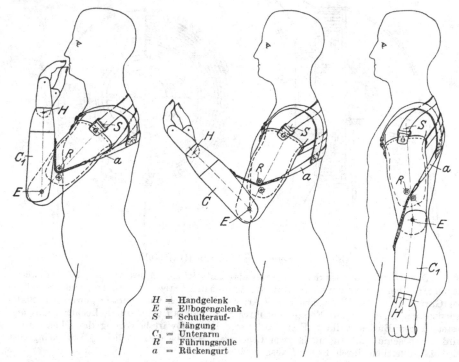

H = Handgelenk
E = Ellbogengelenk
S = Schulterauf-
        hängung
C_1 = Unterarm
R = Führungsrolle
a = Rückengurt

Abb. 201.   Unterarmbeugung durch Stumpf-Pendelbewegung.

Im Ellbogengelenk (Abb. 202 u. 203) ist an einem Zapfen b_1 eine Stange b_2 angebracht, die durch einen Drehzapfen b_3 mit der Kuppelung b_4 in Verbindung steht. Letztere greift mit einem Zahne in das Kegelrad b_5; sie ist auf Welle b_6 verschiebbar. Wird der Unterarm durch Zug an a gehoben, so wird, da Hebel b_1 fest bleibt, das Rad b_5 gedreht, wobei Stange b_2 als Kurbelstange wirkt. Mit Rad b_5

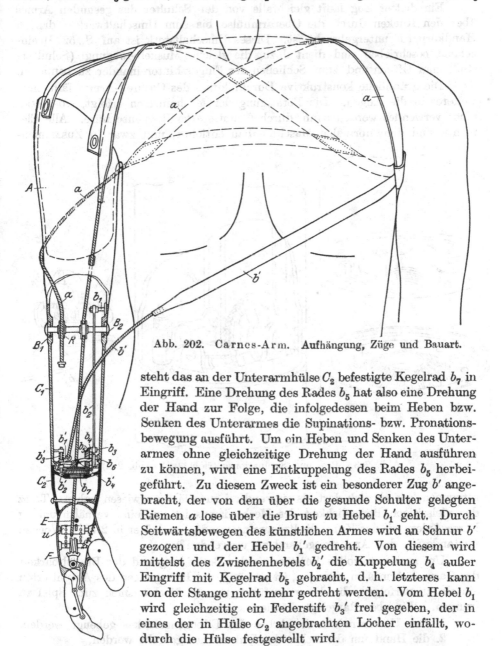

Abb. 202. Carnes-Arm. Aufhängung, Züge und Bauart.

steht das an der Unterarmhülse C_2 befestigte Kegelrad b_7 in Eingriff. Eine Drehung des Rades b_5 hat also eine Drehung der Hand zur Folge, die infolgedessen beim Heben bzw. Senken des Unterarmes die Supinations- bzw. Pronationsbewegung ausführt. Um ein Heben und Senken des Unterarmes ohne gleichzeitige Drehung der Hand ausführen zu können, wird eine Entkuppelung des Rades b_5 herbeigeführt. Zu diesem Zweck ist ein besonderer Zug b' angebracht, der von dem über die gesunde Schulter gelegten Riemen a lose über die Brust zu Hebel b_1' geht. Durch Seitwärtsbewegen des künstlichen Armes wird an Schnur b' gezogen und der Hebel b_1' gedreht. Von diesem wird mittelst des Zwischenhebels b_2' die Kuppelung b_4 außer Eingriff mit Kegelrad b_5 gebracht, d. h. letzteres kann von der Stange nicht mehr gedreht werden. Vom Hebel b_1 wird gleichzeitig ein Federstift b_3' frei gegeben, der in eines der in Hülse C_2 angebrachten Löcher einfällt, wodurch die Hülse festgestellt wird.

Soll die Drehung der Hand wieder ausgeführt werden, so muß der Unterarm in die höchste Beugelage gebracht werden, dann wird durch Kuppelung mittelst Hebels b_4' der Federstift b_3' aus dem Loch gezogen, und gleichzeitig der die Kuppelung b_4 ausschaltende Hebel b_2' freigegeben. Unter dem Druck der in

Kuppelung b_4 liegenden Feder, die sich gegen Welle b_6 stützt, schnappt die Kuppelung b_4 wieder in Rad b_5 ein.

Ein dritter Zug läuft gleichfalls von der Schulter des gesunden Armes über den Rücken durch die Oberarmhülse bis zum Umschaltwerk u, das im Handkörper F untergebracht ist. Dieses Umschaltwerk ist auf S. 527[1]) eingehend beschrieben und dient dazu, die gleiche Muskelbewegung (Schulterstoß) zum Öffnen und zum Schließen der Finger hintereinander zu benutzen.

Die gründliche konstruktive Durchbildung des Carnes-Armes fällt ohne weiteres in die Augen. Die Betätigung der Mechanismen erfolgt, wo Metall nicht verwendet werden kann, durch 6 mm starke Riemenschnüre. Alle Elemente sind dem normalen Maschinenbau entlehnt, und zwar in Zusammen-

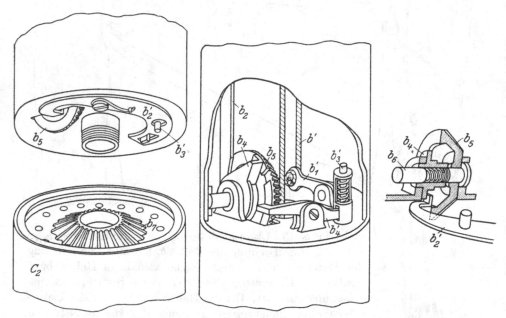

Abb. 203. Pro- und Supinationsgetriebe (vgl. Abb. 202).

setzungen, wie sie sich dort als einwandfrei zuverlässig erwiesen haben. Trotz der vielseitigen Beweglichkeit des Mechanismus ist nur eine verhältnismäßig kurze Anlernzeit des Kunstgliedträgers notwendig, so daß er in 2 bis 3 Wochen imstande ist, den Arm weitgehend zu verwenden[2]).

Um zu einem vollen Verständnis der Betätigung und der Brauchbarkeit des Carnes-Armes zu gelangen, ist es nötig, die Bewegungen des Amputierten einzeln zu verfolgen, die dieser ausführt, um die Mechanismen zum Spiel zu bringen. Wie oben dargelegt, können

1. Der Unterarm um die Achse des Ellbogengelenkes gebeugt werden,
2. die Hand um die Achse des Unterarmes gedreht werden,

[1]) Vgl. Merkblatt 7 der Prüfstelle für Ersatzglieder.
[2]) Vgl. Anleitung zum Gebrauch des Carnes- und Germania-Armes, Ohly, geschrieben im Auftrage der Gemeinnützigen Gesellschaft für Ersatzglieder; Berlin Sommerstraße 4a.

3. die Finger geöffnet und geschlossen werden,
4. die Hand um eine zur Unterarmachse senkrechte Achse gesenkt (volar) und gehoben (dorsal) werden.

Zu 1. Für das Beugen des Unterarmes ist ein über den Rücken laufender Zug, der etwa in der Mitte des künstlichen Oberarmes über eine Rolle läuft und an der Unterarmhülse befestigt ist, vorgesehen. Dieser Zug wird durch eine Vorwärtsbewegung des Oberarmstumpfes in Spannung versetzt. Es hat sich hierbei der Konstrukteur die Tatsache zunutze gemacht, daß wir fast immer mit der Unterarmbeugung eine Bewegung des Oberarmes verbinden. Durch die natürliche Bewegung des Stumpfes wird damit ohne weiteres die Unterarmbewegung eingeleitet. Abb. 201 stellt die Bewegung dar, wie sie tatsächlich ausgeführt wird. Das Bild läßt erkennen, daß die vollständige Beugung, also das Heben des Unter-

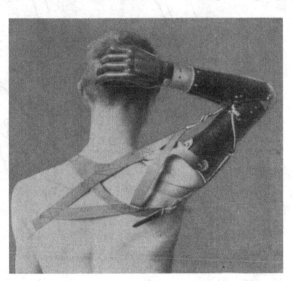

armes bis zur höchsten Beugelage lediglich durch die Vorwärtsbewegung des Stumpfes
bewirkt und dabei kein anderer Körperteil, auch nicht
der Schultergürtel, in Bewegung versetzt wird. Die Zurückführung des Stumpfes in
die normale Lage (senkrecht
am Körper herabhängend)
gibt die Spannung des Zuges
frei, so daß der Arm unter
der Wirkung des Eigenge-
wichtes sich wieder senken
kann. Eine aktive Streckung
ist demnach nicht möglich.
Wesentlich für den Gebrauch
des Armes ist die Beugung
des Unterarmes nur durch
die Vorwärtsbewegung des

Abb. 204.

Stumpfes, weil dadurch dem Armträger die Möglichkeit gegeben wird, diese Bewegung in jeder seitlichen Armlage auszuführen. Die Abbildungen 201 und 204 bringen dies zur Darstellung und zeigen, daß selbst die schwierigste Lage, nämlich das Führen der Hand an den Hinterkopf, erreicht wird.

Zu 2. Für die Drehung der Hand um die Unterarmachse (Pro- und Supi-nation) ist eine selbständige Betätigung nicht vorgesehen. Diese Bewegung ist immer abhängig von der Unterarmbeugung, kann aber nach Belieben von ihr getrennt bzw. mit ihr gekuppelt werden, so daß also nicht immer mit der Unterarmbeugung auch die Handdrehung verbunden ist. Der Konstrukteur hat sich hier von vornherein darauf beschränkt, die Bewegung (Pro- und Supi-nation) so auszuführen, wie wir sie im täglichen Leben am meisten benutzen, nämlich in Verbindung mit einer Unterarmbeugung. Dabei ist allerdings haupt-sächlich nur der Fall berücksichtigt worden, daß ein Gegenstand erfaßt ist, und es liegt darin der Nachteil, daß die Hand, wenn ein Gegenstand ergriffen werden soll, entweder bereits in der richtigen Drehlage stehen oder in diese

durch eine Armbeugung gebracht werden muß. Eine solche Bewegung würde
sich folgendermaßen abspielen:

Bei einer Beugung der Finger müssen diese den zu ergreifenden Gegenstand umschließen. Liegt der Gegenstand unter einem Winkel zu der Beugeebene der Hand, so würde die gesunde Hand ohne weiteres pronieren bzw.
supinieren. Dies kann der Carnes-Arm nicht ausführen, vielmehr wird zu
diesem Zweck der Unterarm so weit gebeugt, bis sich dabei die Hand in
die erforderliche Lage gedreht hat; in dieser Lage wird nun die Hand durch
den oben beschriebenen Kuppelungsmechanismus festgestellt, dann gesenkt
und wieder zum Gegen-
stand geführt, worauf
dieser erst ergriffen werden kann.

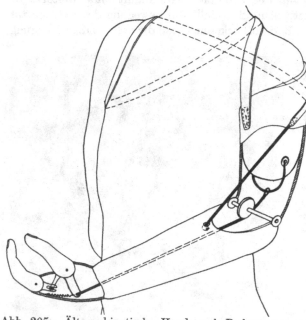

Diesen Einstellbe-
wegungen haftet eine
gewisse Umständlich-
keit an, die sich nur
durch Einführung der
„kinetischen Er-
satzarme" unter Be-
nutzung der Vanghet-
ti-Sauerbruch-Ope-
ration beseitigen läßt.

Durch Hinzufü-
gung von 1—3 Kraft-
quellen zur Stumpf-
pendel und Schulter-
stoßbewegung wird un-
ter Benutzung einer
mechanisch guten Hand
die Aufgabe äußerlich
schön, physiologisch an-
nehmbar und praktisch
brauchbar zu lösen sein.

Abb. 205 bis 208
zeigen die bisher vor-

Abb. 205. Ältere kinetische Hand nach Rohrmann mit
einem Kanal im Bizeps. Nur Fingerschluß.

Eine recht gute kinetische Hand ergibt auch die Verbindung
des Bizepszuges mit der unveränderten Einzug-Carnes-Hand
für Oberarm-Amputierte (Abb. 360). Der Schulterstoß wird
für die Supination frei.

liegenden Ausführungen mit einem und zwei Muskelkanälen.

Sauerbruch in Singen hat die Konstruktion mit nur einem Kanal im
Bizeps wegen der unbefriedigenden Hand wieder verlassen. Verfasser hat durch
Kombination nur der Bizepsbohrung mit der normalen Carnes-Hand, bei der
der Schulterstoß nunmehr für eine sehr kräftige Supination verfügbar wird,
recht gute und dauernd befriedigende Ergebnisse erzielt.

Zu den mechanischen Kunstarmen kommt nun heute noch der lebendige
Handersatz, wie er durch Walcher und Krukenberg mittelst blutiger
Operation durch Schaffung künstlicher Gelenke, insbesondere innerhalb des
Unterarmes, geschaffen wurde.

Walcher geht von dem schon früher durch **Pochhammer** aufgestellten Satz aus, daß nur der Kunstarm oder die Kunsthand etwas Vollkommenes leisten wird, die gleichzeitig dem Zusammenwirken des Empfindungs- und Bewegungsvermögens in ausreichendem Maße Rechnung trägt. Er bildete zur Lösung der Aufgabe aus dem unteren Ende des Radius eines langen Vorderarmstumpfes ein neues Gelenk, das willkürlich aus- und einwärts gebeugt werden und das seitliche Randbewegungen ausführen kann, ohne daß die Pro- und Supinationsbewegungen gestört wurden (vgl. Buch-Abschnitt „**Krukenberg**, Knochenplastik", Abb. 1 bis 3). Er schuf dadurch gewissermaßen einen neuen,

sehr kräftigen Daumen, der Beugebewegungen mit ungewöhnlich großer Kraft ausführen kann, weil alle Beugesehnen auf dem Stumpf zusammenlaufen.

Der von **Walcher** konstruierte Armersatz ist sehr einfach. Er besteht in einer am Oberarm festgeschnallten Lederkappe, an der eine Art Drehbandage befestigt ist, die dem Ellbogen die Beuge- und Drehfreiheit läßt. Am unteren Ende ist ein plattenförmiges Gegenlager angebracht, gegen das der neue Daumen direkt als fühlendes **Greiforgan** drückt.

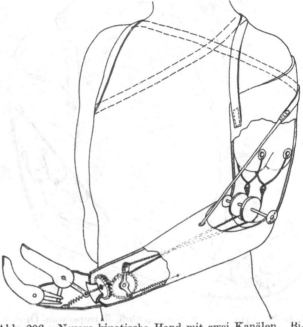

Abb. 206. Neuere kinetische Hand mit zwei Kanälen. Bizeps zum Fingerschluß, Trizeps zur Handdrehung.

Die Ausführung (Abb. 3, Kapitel von **Walcher**) zeigt ein um eine mittlere Achse drehbares doppelarmiges Ansatzstück, das gestattet, je nach Bedarf bald das flache, bald das gekrümmte Ende zu gebrauchen. Der Arm ist in dieser Form als Arbeitsarm zu bezeichnen. Die Operation gibt einen Weg an, neue brauchbare Gelenke zu schaffen, deren Benutzung als Grundlage künstlicher Hände wohl denkbar ist und zur Vereinfachung des mechanischen Armes beitragen kann.

Krukenberg geht ebenfalls von dem Gesichtspunkte aus, daß sich das feine Tastgefühl der Haut und das Muskelgefühl durch kein Ersatzglied ersetzen läßt, daß daher der Träger einer gewöhnlichen künstlichen Hand im wesentlichen auf eine fortwährende Kontrolle der Bewegungen durch das Auge angewiesen ist, daß also im Dunkeln jedes derartige Ersatzglied versagen muß. Er versucht daher, operativ eine „fühlende" Zange zu schaffen. Zu diesem Zweck trennt er die Speiche von der Elle und macht die Speiche zu einem selbständigen Bewegungsorgan. Die vorhandenen Muskeln gestatten, daß die

Speiche nicht nur ungehindert die Dreh- (Pro- und Supinations)-Bewegungen ausführen kann, sondern daß sie auch von der Elle abgespreizt und an sie angeschlossen werden kann. Mit anderen Worten: die Speiche wird zu einem großen Daumen, der sich gegen die Elle als Mittelhand entsprechend bewegt[1]).

Abb. 4 und 5 des Buchabschnittes von Krukenberg S. 256 zeigen die erfolgreiche Ausführung einer solchen Operation und den Mann beim Essen, Schreiben und bei bestimmten Vorrichtungen in der Werkstatt, wie Autogenschweißen, Feilen usw., sämtlich Verrichtungen, bei denen die gewonnene natürliche Zange in vollem Umfange ihre Arbeitsmöglichkeit ausnutzen kann. Es unterliegt wohl keinem Zweifel, daß die auf diesem Wege gewonnene zweigliedrige Hand allen bisher bekannten Verfahren insofern überlegen ist, als der Doppelgriff und das Doppelfühlen durch lebendige Teile des Körpers ausgeübt werden. Es ist die Wirkung dieser Greifzange auch besser als bei allen anderen Verfahren, bei denen sich nur ein Greifglied gegen eine metallische Platte anlegt, weil nur das natürliche Fassen von zwei Seiten das Tastgefühl, das Lagegefühl und den Muskelsinn tatsächlich wieder herstellt. Es wird sich daher empfehlen, diese Operation überall dort,

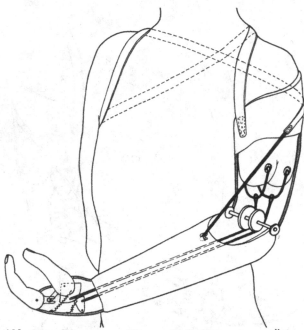

Abb. 207. Bizeps zum Fingerschluß, Trizeps zum Öffnen einer selbsttätigen Sperrung. Die Öffnung der Finger bewegt eine Feder.

wo mit entsprechend langen Teilen von Speiche und Elle gerechnet werden kann, auszuführen, insbesondere da, wo der Mann die äußerlich wenig schöne Zange unmittelbar benutzen kann.

Wie Krukenberg aber in seiner Schrift selbst sagt, kommt es beim Armersatz in allen Fällen nicht nur auf die Erfüllung der Funktion, sondern auch auf den Ersatz der Form des Gliedes an, und so überlegen das Ergebnis der Krukenberg-Operation in bezug auf die Funktion ist, so ungünstig ist andererseits das Ergebnis in bezug auf die Form. Krukenberg beschreibt nunmehr den Gedanken, eine Kunsthand, deren Form mit der natürlichen möglichst übereinstimmt, durch Verknüpfung mit seiner Operation zu einem vollendeten Instrument des Handersatzes zu bringen und gibt eine Skizze,

---

[1]) Die „Chirurgisch-anatomischen Unterlagen" sind in der Schrift Krukenbergs „Über plastische Umwertung von Armamputationsstümpfen", Stuttgart 1917, Ferdinand Encke, ausführlich dargelegt.

von der er behauptet, daß sie die Aufgabe der willkürlich bewegten künstlichen Hand gelöst habe. Dieser Feststellung kann nicht beigepflichtet werden. Wochenlange Versuche, die konstruktive Lösung in die Wirklichkeit zu übersetzen, haben zu einem befriedigenden Ergebnis bisher nicht geführt. Es kommt in allen diesen Fällen aber nicht nur darauf an, daß der Chirurg „vermöge seiner anatomischen und physiologischen Kenntnisse dem Techniker die nötige Anweisung für die Konstruktion gibt", sondern es kommt vor allen Dingen darauf an, daß eine solche Aufgabe baulich und technisch überhaupt lösbar ist. Darüber gibt sich mancher Chirurg einer irrtümlichen Auffassung hin. Der künstliche Ersatz der Hand muß zunächst eine feste Unterlage als festen Angriffspunkt, haben. Diese feste Unterlage ist der Stumpf und die an den Stumpf schließend angepaßte Bandage, bestehend aus Stumpfhülse und Befestigungsgurten. Sitzt die Stumpfhülse nicht an dem beweglichen Teil des Stumpfes unver-

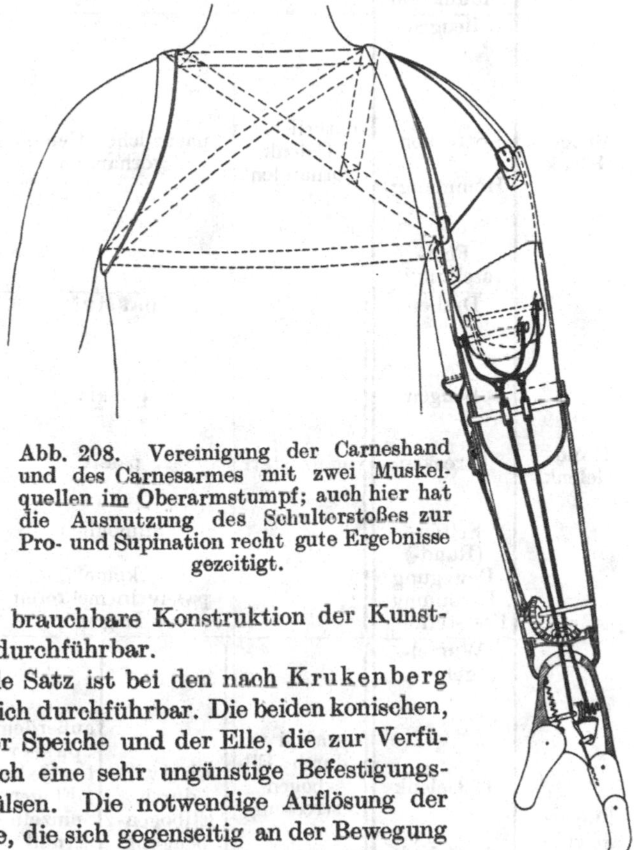

Abb. 208. Vereinigung der Carneshand und des Carnesarmes mit zwei Muskelquellen im Oberarmstumpf; auch hier hat die Ausnutzung des Schulterstoßes zur Pro- und Supination recht gute Ergebnisse gezeitigt.

rückbar fest, so ist eine brauchbare Konstruktion der Kunsthand in allen Fällen undurchführbar.

Dieser fundamentale Satz ist bei den nach Krukenberg operierten Leuten schwerlich durchführbar. Die beiden konischen, stark verjüngten Teile der Speiche und der Elle, die zur Verfügung stehen, sind an sich eine sehr ungünstige Befestigungs-Grundlage für Stumpfhülsen. Die notwendige Auflösung der Stumpfhülse in zwei Teile, die sich gegenseitig an der Bewegung nicht hindern dürfen, ist weiterhin ungünstig, da die Befestigung der Gurte nunmehr auf Schwierigkeiten stößt. Endlich sind die Bewegungen der vorderen Stumpfenden bei der Öffnung der Zange derartig groß, daß sie eine günstige Lage des festen Angriffspunktes für die Bewegung der Kunstfinger auf das äußerste erschweren, wenn nicht unmöglich machen. Eine Umschließung der beiden Stumpfenden in ihrer aufgespreizten Lage innerhalb einer gemeinsamen Hülle gibt einen umfangreichen, unschönen Unterarm. Wenn man sich also nicht entschließt, für die sogenannte Ausgehhand, die der Formenschönheit entspricht, Elle und Speiche fest aneinandergepreßt, durch eine gemeinsame Hülse zu umschließen und damit also auf ihre „Funktion" ganz zu verzichten, so dürfte die Konstruktion einer geeigneten und brauchbaren künstlichen Hand unter Ausnutzung der durch die Krukenberg-

Gelenk	Bewegungen des natürlichen Gelenkes	Ballif (Unterarm)	Eichler (Unterarm)	Petersen (Oberarm)	Klinger (Oberarm)
Schulter-Gelenk	Pendelbewegung Sichelbewegung Ab- und Adduktion			Universale Bewegung des Armstum soweit sie nicht durch eine unzv (Richtige Bandagen z	
Ellbogen-Gelenk	Beugen	natürliches Gelenk vorhanden	natürliches Gelenk vorhanden	aktiv[2]) durch Vorheben des Armstumpfes	passiv[3]
	Strecken			aktiv durch Gewicht der Hand	passiv
	Hemmung[4])			aktiv durch willkürl. Abstufung der Beugekraft keine	keine
	Feststellung[5])			keine	passiv in b biger Lag
Hand-Gelenk	Drehen	⎫	passiv[3])	unmöglich	passiv
	Beugen		passiv	passiv	passiv
	Strecken	⎬ ganz starr	passiv	passiv	passiv
	Seiten-(Rand-)Bewegung Hemmung Feststellung	⎭	unmöglich keine passiv in mehreren Lagen	unmöglich keine keine	unmöglich keine passiv in be biger Lag
Finger-Gelenke	Wurzelgelenk	⎫	⎫	aktiv durch Ellbogenbeugung bzw. Abduktion	passiv
	1. Gelenk	aktiv durch Ellbogenstreckung	aktiv[2]) durch Ellbogenbeugung bzw. Abduktion	außerdem passiv für jeden Finger einzeln und außerdem Daumenabspreizung	aktiv durch Ellbogenbeugung bzw. Abduktion	passiv
	2. Gelenk			aktiv durch Ellbogenbeugung bzw. Abduktion	passiv
	Daumen	aktiv durch Ellbogenstreckung sowie durch Abduktion		aktiv durch Ellbogenbeugung bzw. Abduktion	passiv
Bemerkungen		Bewegung aller fünf Finger oder nur des Daumens.	Nachdem die Finger passiv auf eine bestimmte Schlußstellung eingestellt sind, sind alle aktiven Bewegungen zwangsläufig miteinander verbunden.	Alle aktiven Bewegungen sind unabänderlich nur gleichzeitig ausführbar (vollkommen zwangläufige Verbindung). Abduktion verstärkt Beugekraft und Beugehub.	Bei der Fingere lung kann zwar Finger für sich, immer nur die F gelenke gleichzeiti gestellt werde Aktiv beweglich i das Schultergelen übrigen ist der Arm trotz weite triebener passi Einstellbarkeit, nu Schmuckarm.

[1]) Abgeschlossen am 31. XII. 1917.
[2]) Aktiv bedeutet in allen Fällen: unabhängig vom Zugriff der gesunden Hand.
[3]) Passiv bedeutet in allen Fällen: nur ausführbar unter Benutzung der gesunden Hand.

Ersatzarme [1]).

=================

lichen Gelenke

arrière	Dalisch	Mathieu	Carnes	Bemerkungen
chultergelenk möglich, ge Bandage gehindert ist. 91, 123—126, 204)				Die vollkommene Universalbewegung des natürlichen Gelenkes darf zweckmäßig nicht in Einzelbewegungen aufgelöst werden.
durch Vor- des Arm- umpfes	aktiv durch Vorheben des Armstumpfes	aktiv durch Vorheben des Armstumpfes bzw. Hüften- oder Schulterbewegung	aktiv durch Vorheben des Armstumpfes und Rückenwölbung	Auflösung in Beugen und Strecken einerseits und Kreiseln (Sichelbewegung) andererseits zulässig, falls das Kreiseln dem Stumpf zugewiesen wird.
iv durch re der Hand durch will- ieAbstufung Beugekraft keine	aktiv durch Schwere der Hand aktiv durch willkürliche Abstufung der Beugekraft keine	aktiv durch Schwere der Hand aktiv durch willkürliche Abstufung der Beugekraft keine	aktiv durch Schwere der Hand aktiv durch willkürliche Abstufung der Beugekraft aktiv in verschiedenen Lagen	
iv nur im lauf mit der ebewegung Unterarmes	passiv	aktiv durch Abduktion des gesunden Armes	aktiv im Zwanglauf mit der Beugung, aber beliebig auslösbar und einrückbar	Die natürliche Drehbewegung erfolgt um den Ellbogen, wirkt aber am Handgelenk, kann also mechanisch unmittelbar nach hier verlegt werden. Die mechanische Auflösung der universalen Bewegungen des natürlichen Gelenkes muß durchgeführt werden, ergibt aber naturgemäß mangelhafte Ergebnisse.
iv nur im lauf mit der ebewegung	unmöglich	unmöglich	aktiv und passiv	
iv nur im lauf mit der ebewegung	unmöglich	unmöglich	aktiv und passiv	
möglich	unmöglich	unmöglich	unmöglich	
keine keine	keine keine	keine keine	keine in 3 Lagen	
iv nur im lauf mit der ebewegung Unterarmes	aktiv durch Preßluftwirkung beiZwangsstellung(Adduktion) des Oberarmstumpfes. Es können immer nur alle Finger gleichzeitig geöffnet und geschlossen werden	aktiv(ausschließlich Daumen) durch Pendelbewegung bzw. Abduktion des Armstumpfes	aktiv durch Schulterstoß auf der beschädigten Seite	Bei der Kleinheit des verfügbaren Raumes sind nur dauerhafte Zapfengelenke (Scharnierbewegung) ausführbar, daher sind auch nur reine Zangengriffe, also ohne seitliche Anpaßmöglichkeiten ausführbar.
		nicht vorhanden	aktiv	
		nicht vorhanden	nicht vorhanden	
möglich		ganz starr	aktiv zusammen mit den anderen Fingern passiv für sich abspreizbar	
tiven Bewe- sind unab- h nur gleich- isführbar (voll- n zwangläu- Verbindung).	Ellbogenbewegung und Streckung kann unabhängig von der Fingerbewegung ausgeführt werden. Der Fingerschluß geschieht aber nur durch Abduktion des Stumpfes.	Ellbogenbewegung, Handdrehung und Zeigefingerbewegung aktiv und unabhängig von einander möglich unter Benutzung von Kraftquellen auf gesunder und beschädigter Seite.	Beliebige Bewegungen der aktiv betätigten Gelenke in beliebiger Vereinigung möglich und nur durch willkürliche Kraftäußerungen auf der beschädigten Seite.	

---

[1]) Hemmung soll die Bremsmöglichkeit bezeichnen, die jedem natürlichen Gelenk innewohnt.
[2]) Feststellung bedeutet die Aufhebung jeder Bewegung in einer bestimmten unverrückten Lage.

Operation freigemachten Kräfte noch lange Zeit auf eine Verwirklichung warten, wenn diese überhaupt möglich ist. Mein Vorschlag geht daher dahin, man solle auch hier nach zwei Gesichtspunkten trennen, nämlich in eine **Arbeitshand**, die das Handgefühl, das Tastgefühl, den Lagesinn und die Muskelkräfte der **Krukenberg**-Operation ohne jedes Kunstglied voll ausnutzt und in eine **Schönheitshand**, die als Hülse, auf die aneinander gepreßten Speiche und Elle aufgeschoben, am Oberarm befestigt wird, und die für die Benutzung in der Gesellschaft auf Bewegungen der Finger in weiterem Sinne verzichtet. Dann wird man es möglich machen, weiter zu kommen und geeignete Schwerbeschädigte zu finden, die sich einer solchen Operation unterziehen.

Über Oberarmamputationen nach **Krukenberg** liegen brauchbare Ergebnisse zur Zeit noch nicht vor. Die Wege, die **Krukenberg** selbst vorschlägt, bedürfen noch einer sorgfältigen Weiterbildung, bevor sie als brauchbar bezeichnet werden können.

b) Arbeitsarme (Armersatz).

Für die Ausbildung des Arbeitsarmes ist seine Verwendung im Beruf ausschlaggebend. Es kommt darauf an, in einfacher, dauerhafter Weise ein Gerät zu konstruieren, das möglichst viele Verrichtungen des betreffenden Berufes auszuführen gestattet. Die physiologische Leistung der natürlichen Hand hier heranzuziehen, würde auf einen falschen Konstruktionsweg führen, da es sich in Industrie und Landwirtschaft nur um ganz bestimmte, verhältnismäßig einfache Tätigkeiten handelt, die dauernd ausgeübt werden müssen, bei denen daher das einmalig fest eingestellte Armgerät das Höchstmaß der Leistung herauszuholen gestattet. Der Arbeitsarm ist gewissermaßen aus der Zerlegung der Arbeitsverrichtungen in ihre Elemente entstanden und hält eine bestimmte Armlage in der für die Ausführung günstigsten Stellung fest. Dabei ist dann wie bei jeder Massenherstellung die Denktätigkeit ins Unterbewußtsein übergegangen und wird durch die Gefühlstätigkeit der Hand ersetzt, die gerade bei diesen starr eingestellten Geräten erfahrungsgemäß recht gut ausgenutzt wird. Die Gegnerschaft gegen diese „toten" Geräte ist daher unberechtigt, entspringt meist einer Unkenntnis der Praxis und einer Verkennung des Grundsatzes der Arbeitszerlegung, der für die Wiedereinschulung der Armamputierten wohl „der Weg" zum Ziele ist.

Da der Armamputierte sich die jeweils beste Einstellung von Fall zu Fall selbst aussuchen muß, so ergeben sich als Anforderungen:

1. Einfachheit des ganzen Stückes.
2. Haltbarkeit.
3. Geringes Gewicht.
4. Mäßiger Preis, bedingt durch
    a) Zuschnitt auf neuzeitige Herstellverfahren,
    b) Verwendung austauschbarer Teile (Normalien),
    c) Möglichkeit leichter Instandsetzung und Instandhaltung.
5. Eigenbedienung: Der Verletzte soll den Armersatz ohne fremde Hilfe an- und ablegen und etwa einzusetzende Arbeitsgeräte leicht auswechseln und bedienen können.
6. Sicherung gegen Unfälle: es muß nach Möglichkeit ausgeschlossen sein, daß der Armersatz durch vorspringende Teile zu Betriebsunfällen Anlaß gibt.

Die Verrichtungen in der Metallbearbeitung, an der Revolverbank, Bohrmaschine, Stanze, Presse, Fräsmaschine, in der Holzbearbeitung, an der Abrichtmaschine, Bandsäge, Bohr- und Fräsmaschine, in der Landwirtschaft an der Dresch- und Mähmaschine, sowie an den meisten landwirtschaftlichen Stielgeräten, wie Sense, Hacke, Flegel, Spaten, sind Tätigkeiten, die meist durch wenige, oft sogar nur durch eine einzige, sich ständig wiederholende Bewegung gekennzeichnet sind.

Der durch den Krieg gesteigerte Bedarf an künstlichen Gliedern gab Veranlassung zur Entstehung zahlreicher Neukonstruktionen. Dabei tauchen die gleichen oder doch sehr ähnliche Konstruktionsgedanken immer wieder als Neuerfindungen auf, so daß eine Zusammenstellung der vorhandenen Arbeitsarme und der für ihren Bau maßgebenden Gesichtspunkte notwendig erscheint.

Je nach dem Amputationsgrade besteht der Armersatz aus den zu ersetzenden Gelenken und ihren Verbindungsstücken. Der volle Armersatz eines im Schultergelenk Exartikulierten wird daher umfassen:

1. Schultergelenk. 2. Oberarmteil. 3. Sichelgelenk. 4. Ellbogen-Beugegelenk. 5. Unterarmteil. 6. Hand-Drehgelenk bzw. Unterarmdrehgelenk. 7. Hand-Beugegelenk. 8. Verschlußteil für Ansatzstücke.

Soll der Armersatz die gleichen Bewegungsmöglichkeiten haben wie der gesunde Arm, so müßten folgende Gelenkbewegungen vorhanden sein:

1. Oberarmhebung im Schultergelenk, vorwärts, rückwärts und seitlich in allen Zwischenlagen von der Strecklage bis etwa 40° über die Wagerechte.
2. Oberarmdrehung im Sichelgelenk um seine Längsachse, um etwa 90° (Sichelbewegung).
3. Unterarmbeugung im Ellbogengelenk in einer Ebene, von der Strecklage bis ungefähr 40° über die Wagerechte.
4. Unterarmdrehung um die Längsachse im Unterarmdrehgelenk um etwa 120° (Pro- und Supinationsbewegung).
5. Beugung des Werkzeughalters oder der Hand im Handbeugegelenk in einer Ebene um etwa 90°.
6. Drehung des Werkzeughalters im Handdrehgelenk um seine Achse um 360°.

Die beiden letzten Bewegungen dienen als notdürftiger Ersatz für die komplizierten vereinigten Handgelenk- und Fingerbewegungen.

Für einen guten Armersatz ist weiter zu verlangen, daß nach Belieben jede dieser Bewegungen für sich frei gestellt und in jeder Lage festgestellt werden kann. Das setzt für jedes Gelenk nach jeder Bewegungsart eine besondere Feststellvorrichtung voraus. Es gibt nur wenige Arme, bei denen alle diese Möglichkeiten vorhanden sind. Beispiele hierfür sind der universale, nur mit Rastengelenken versehene Tannenbergarm (209 u. 210 b) und der nur mit Kugelgelenken arbeitende Rota-Arm (Abb. 210 a). Durch die Häufung von Gelenken werden die Arme, vor allem die mit Rastengelenken, aber teuer, schwer, verwickelt und unstarr. Bei der Bedienung der vielen Handgriffe ist eine Verwechslung leicht möglich; auch liegt nur für wenige Tätigkeiten das Bedürfnis nach einer so genauen mechanischen Nachahmung der Gelenke des menschlichen Armes vor. Man begnügt sich daher in der Regel mit einer geringeren Gelenkigkeit des Ersatzarmes. So ist z. B. der Einbau eines Ersatzschultergelenkes für Schultergelenk-Exartikulierte nicht immer erforderlich, da der Beschädigte dieses Gelenk mit seiner gesunden Hand doch nur schwer bedienen kann und es auch selten braucht. Zur Erreichung einer starren und kräftigen Konstruktion ist z. B. bei dem Arm Abb. 132 S. 369 die Bandage unter Verzicht auf ein Schultergelenk bis zum Ellbogen herabgeführt. Ist das künstliche Schultergelenk vorhanden, so soll zweckmäßig eine Feststellung vom Ellbogengelenk aus erfolgen können (vgl. Abb. 211). Auch das Handbeugegelenk ist für viele Arbeiten zu entbehren. Beschränkt man sich auf die unbedingt nötige Zahl von Gelenken, so bleiben übrig:

Für den im Schultergelenk Exartikulierten und Oberarmamputierten:

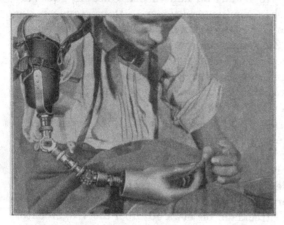

1. Das Oberarmsichelgelenk (die ganz freie Bewegung des Schultergelenkes ist leider meistens durch die Bandage behindert).
2. Das Unterarmbeugegelenk.
3. Das Handdrehgelenk und
4. Das Handbeugegelenk.

Für den Unterarmamputierten:

1. Das Unterarmdrehgelenk und
2. das Handbeugegelenk.

Bei langen Unterarmstümpfen ist dafür Sorge zu tragen, daß durch die Bandage die im Stumpf etwa noch vorhandene Drehbewegung nicht verhindert wird (Drehbandage, Abb. 64 bis 68 S. 347). In den meisten Fäl-

Abb. 209. Schneider beim Nähen mit Universal-Tannenbergarm.

len genügt für diese Amputation ein Armgerät, das nur ein Handbeugegelenk hat.

Ein weiteres Mittel zur Vereinfachung der Konstruktion und der Bedienung des Armes besteht darin, mehrere Gelenke gemeinsam mit einem Handgriff zu betätigen oder mehrere Bewegungsmöglichkeiten (Drehung und Beugung) in ein Gelenk zusammenzulegen. Hierfür eignet sich besonders das Kugelreibungsgelenk, das daher bei vielen Armkonstruktionen Anwendung findet. Zweckmäßig ist die Vereinigung des Oberarmdreh-(Sichel-) und Unterarmbeugeund -drehgelenkes (Ellbogengelenk) oder die Vereinigung des Unterarmdreh-Handbeuge- und Handdrehgelenks (Handgelenk) zu einem Gruppengelenk (vgl. Abb. 210 a und b, 303 a). Durch diese Anordnungen läßt sich unter Umständen eine erhebliche Zeitersparnis beim Einstellen des Armgerätes in bestimmte Arbeitslagen erreichen.

Die getrennte Feststellung ist allerdings für gewisse Arbeiten unbedingt erforderlich. So müssen z. B. der Holzbildhauer, der Metall-Schaber u. a. mehr bei ihren Arbeiten allein die Sichelbewegung bei festgestelltem Beugegelenk benutzen können, und ähnlich ist bei vielen landwirtschaftlichen Arbeiten eine freie Beugebewegung bei festgestellter Sichelbewegung nötig (Abb. 283 u. 293). Die Wahl des Armes muß daher diesen Berufsanforderungen entsprechend erfolgen [1].

Grundsätzlich falsch ist es, für Oberarm- und Unterarmgelenke eine gemeinsame Feststellung für zwei Gelenke gleichzeitig zu verwenden, wie sie

----

[1] Vgl. Buch-Abschnitt über „Ansatzstücke für gewerbliche Arbeiter" von Karl Hartmann.

z. B. bei den Armen (Geffers Abb. 252, Hildebrandt, Abb. 301) vorkommt. Ein genaues Einstellen des Werkzeuges soll immer nur am Handgelenk erfolgen, während bei diesen Konstruktionen auch gleichzeitig das Ellbogengelenk verstellt wird.

Eine Vereinfachung und Verbilligung der Arme läßt sich weiter durch gleiche Ausbildung der Ellbogen und der Handgelenke (Rota) Abb. 212 erzielen. Durch diese gleiche Ausbildung wird eine rationelle Massenfabrikation der einzelnen Armteile möglich. Besonders praktisch ist es, Oberarmteil und Unterarmteil genau gleich auszubilden und sie durch eine einfache Verbindung miteinander zu kuppeln. Es kann dann der gleiche Arm als Unterarm für einen Unterarmamputierten verwendet werden, sowie zusammengesetzt als Oberarm für einen Oberarmamputierten. Praktische Ausführungen zeigen Abb. 214 Windler, Abb. 212 Rota, Abb. 213 Schwanenburg, Abb. 250 Heimatdank, Abb. 215 Gerber-Arm, Abb. 248 Luer-Arm u. a. m.

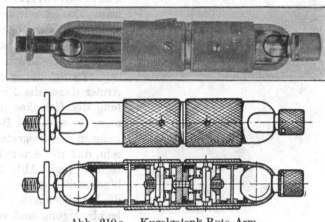

Abb. 210a.   Kugelgelenk-Rota-Arm.

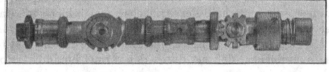

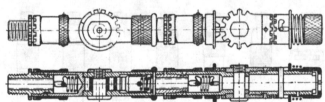

Abb. 210 b.   Rastengelenk-Tannenberg-Arm.

Universal verstellbare Arbeitsarme.

Ein Nachteil dieser Ausführung besteht darin, daß das weniger beanspruchte Handgelenk ebenso stark wird wie das Ellbogengelenk. Das hat eine Gewichtsvermehrung des gesamten Armes zur Folge, die am unteren Armende wegen der ungünstigen Massenanhäufung doppelt unangenehm empfunden wird.

Die Feststellvorrichtungen der Gelenke müssen eine schnelle und zuverlässige Feststellung gestatten, sie müssen so angeordnet sein, daß sie mit der gesunden Hand allein bedient werden können, ohne daß der Armträger dabei Zwangsstellungen einnehmen muß. Jede Einstellung, für die eine kraftanstrengende Drehbewegung des Stellgliedes (Mutter) nötig wird, ist daher im Nachteil gegenüber einer Gelenkeinstellung, die entlastete axiale Bewegungen (Muffe) erfordert.

Die Bedienung der Ellbogengelenke ist zweckmäßig stets so anzuordnen, daß sie vom·Unterarm aus erfolgen kann, da der Amputierte den künstlichen

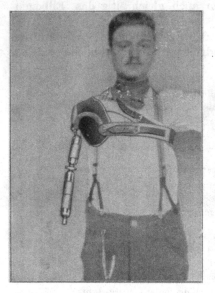

Oberarm mit der gesunden Hand schlecht erreichen kann. Die gleiche Hand, die den Arm in die gewünschte Lage bringt, muß stets gleichzeitig die Feststellvorrichtung bedienen können. Das ist nur bei Anordnung der Feststellung in dem bewegten Teile möglich. Daher ist eine Konstruktion wie Abb. 288 grundsätzlich falsch.

Zwingt dagegen die Konstruktion des Armes dazu, die Einstellung und Feststellung des Gelenkes nacheinander vorzunehmen, so muß bei Reibungsarmen die Reibung in den freigestellten Gelenken so groß sein, daß die Armteile in jeder Lage stehen bleiben (vgl. Abb. 245). Andererseits behindert diese dann stets vorhandene Reibung die bei vielen Arbeiten notwendige freie Gelenkbewegung und vor allem die Schlenkerbewegung beim Gehen mit der Kunsthand.

Abb. 211.

Zu vermeiden sind alle Gelenkfeststellungen, die außerhalb der Armachse angeordnet sind, da sie einmal unbequem zu bedienen sind, und außerdem betriebsgefährliche, vorstehende Teile bilden.

Wünschenswert ist es, alle Handgriffe für die Einstellung der Armgelenke so auszubilden, daß sie durch den Ärmel hindurch erfolgen können. Das ist

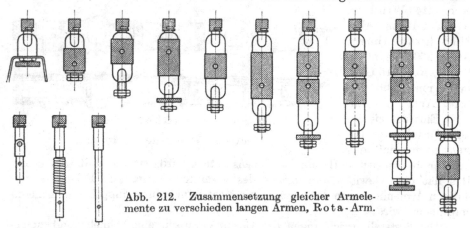

Abb. 212. Zusammensetzung gleicher Armelemente zu verschieden langen Armen, Rota-Arm.

überall da schwierig, wo für die Feststellung große drehende Kraftäußerungen (Reibungsgelenke) verlangt werden. Bei geringen Einstellkräften (Klauenkuppelungen) lassen sich befriedigendere Lösungen erreichen.

Die Größe der Beanspruchungen der Gelenke hat sich nach dem Amputationsgrade und dem Berufe des Armträgers zu richten. Der Oberarmamputierte kann mit seinem Arm keine so große Kräfte, insbesondere Schläge ausüben wie der Unterarmamputierte, da besonders bei kurzem Oberarmstumpf der Hebelarm, an dem die Kräfte ausgeübt werden müssen, zu lang ist.

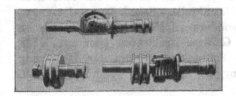
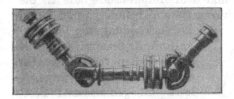
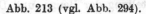

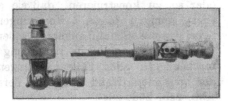
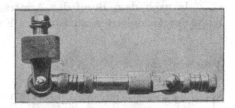

Abb. 213 (vgl. Abb. 294).   Abb. 214.

Das Handgelenk darf schwächer sein als das Ellbogengelenk, da hier der Hebelarm der Dreh- und Biegekräfte erheblich kürzer wird. Dagegen benötigt der Unterarmamputierte ein sehr kräftiges Handgelenk, da bei langem Arm-

stumpf auch die schwersten Arbeiten ausführbar sind, wie Schlagen mit Beil und
Vorschlaghammer, Bedienen der Rodehacke, Arbeiten, die dauernd für einen Oberarmamputierten kaum in Frage kommen.
Als Mindestmaß ist für das Ellbogengelenk
eines Oberarmamputierten oder für das
Handgelenk eines Unterarmamputierten
die sichere Aufnahme eines Biegemomen-
tes von etwa 600 cmkg zu verlangen.

Die aufzunehmenden größten Drehmomente sind erheblich kleiner, da die Beanspruchungen schon dadurch begrenzt
werden, daß sich die Armhülse auf dem
Stumpfe verdreht. Die Befestigung gegen
Verdrehen muß entweder die Bandage
übernehmen, oder sie muß durch Haut-
ansaugung an die Stumpfhülse erfolgen.

Im ersten Falle muß die Befestigung
am Rumpf sehr fest erfolgen; sie wird dann
lästig und zwingt zu großen Oberkörperbewegungen. Im zweiten Falle sind die
übertragbaren Kräfte klein. Für sehr

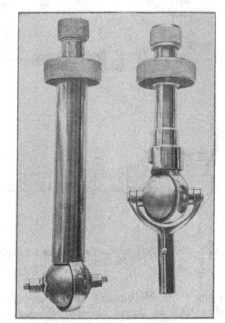

Abb. 215. Gerber-Arm (Wien).

schwere Arbeiten empfiehlt es sich das Gelenk nach Möglichkeit durch besondere Vorrichtungen auszuschalten (vgl. Abb. 217 und 270, Hammerbefestigung[1])).

---

[1] Vgl. Buchabschnitt über „Ansatzstücke für gewerbliche Arbeiter" von Karl Hartmann und Buchabschnitt über „Das wirtschaftliche Ergebnis beruflich tätiger Schwerbeschädigter" von G. Schlesinger.

Empfindliche Teile der Gelenke (Schlitzführungen, Kurvenführungen, Zähne) sind gegen Verschmutzung durch übergeschobene Hülsen zu sichern oder so zu konstruieren, daß sie sich selbst schmutzfrei halten oder doch leicht reinigen lassen. Vorspringende Gelenkteile (Zahnkränze, Exzenterhebel, breite Schraubenköpfe) sollen besonders an Handgelenken vermieden werden, da sie die freie Benutzung des Gerätes erschweren oder unmöglich machen. In allen Fällen verlangen sie Schutzkappen, um der Verletzung der gesunden Hand und der Zerstörung der Kleidung vorzubeugen (vgl. Abb. 250, 266, 284).

Je nach dem Beruf des Armträgers und dem Amputationsgrade ist die Wahl der Gelenkarten zu treffen. Für schwere Berufsarbeiten empfiehlt sich die Verwendung von Rastengelenken; bei Armen, die viel und sehr fein verstellt werden müssen, ist das Reibungsgelenk mit gemeinsamer Feststellung der Beuge- und Drehbewegung unter Umständen vorteilhafter (Abb. 218). Das am meisten beanspruchte Ellbogengelenk des Oberarmamputierten ist zweckmäßig als Rastengelenk auszubilden, da die Reibungsgelenke keine genügende Sicherheit gegen Durchsenken geben (vgl. Abb. 233). Das weniger beanspruchte Handgelenk, für das genaue Einstellung von größter Bedeutung ist, kann dagegen ein Reibungsgelenk sein, falls es leicht genug ausfällt.

Bei Unterarm-Amputierten ist als Handgelenk ein Kugelgelenk wünschenswert, das sich bei Stößen ausschalten läßt (Abb. 217).

Bei einer kleinen Anzahl von Konstruktionen ist die zweckentsprechende Vereinigung von Reibungs- und Rastengelenk an einem Arm durchgeführt worden. Diese Arme werden daneben auch als reine Reibungs- oder Rastenarme gebaut, so daß die Möglichkeit einer genauen Anpassung an die Berufsanforderungen vorhanden ist. Meist wird dann das Sichelgelenk als Reibungsgelenk (Abb. 290), in manchen Fällen auch das Handgelenk als Kugelgelenk ausgeführt.

Der Vorteil der starren Kuppelung der Armteile bei Rastengelenken kann bei stoßweiser Beanspruchung (Hämmern) zum Bruch der Gelenke führen.

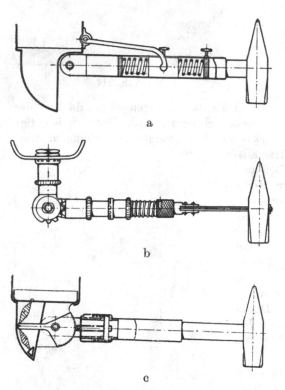

Abb. 216. Einbau elastischer Zwischenglieder zur Stoßmilderung.

Um diese zu vermeiden, sind bei einigen Konstruktionen elastische Zwischen-glieder eingebaut, die den Stoß auffangen und die Zahn-Kuppelung nach-giebiger machen. Vgl. Abb. 216a bis c. Durch solche elastische Zwischen-

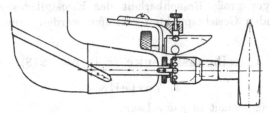

Abb. 217. Starre Befestigung mit einstellbarer Bahn und ausgeschaltetem Kugelgelenk.

glieder wird aber die sichere Führung des Armes beeinträchtigt, wie sie z. B. die Arbeiten des Schlossers mit dem Schrotmeißel erforderlich macht. Es emp-fiehlt sich daher, auch hier das Gelenk in der in Merkblatt Nr. 6 der Prüfstelle angegebenen Weise auszuschalten (Abb. 217).

Die Gelenke des Armersatzes sind also im wesentlichen so einzurichten, daß sie inner-halb bestimmter Grenzen eine freie Bewegung der Armteile, wie Beugen im Ellbogengelenk, Drehen um die Unterarm- oder Oberarmachse usf. gestatten, aber auch ein Feststellen in gewissen Lagen ermöglichen. Sie müssen daher mit aus- und einschaltbaren Vorrichtungen ver-sehen sein, welche die Feststellung entweder

1. durch Reibung,
2. durch Zahneingriff

bewirken. Das Aus- und Einschalten erfolgt dabei stets mit der gesunden Hand.

Die Reibungsgelenke (Abb. 218) lassen sich innerhalb bestimmter Grenzen in jeder beliebigen Lage feststellen. Sie beginnen je-doch bei Überlastung zu gleiten; toter Gang läßt sich durch Nachstellen der Reibflächen beseitigen, allerdings nur unter der Voraus-setzung, daß die aufeinanderreibenden Teile (Kugel, Zylinder, Ebene) trotz der Abnutzung genau zueinander passende Berührungsflächen beibehalten.

Die Gelenke mit Zahneingriff (Abb. 219) lassen sich nur in einigen Lagen feststellen; sie brechen bei Überlastung und erhalten bei Abnutzung oder Formänderung toten Gang.

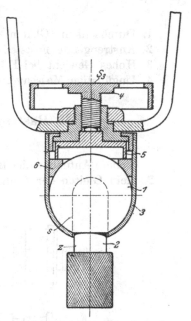

Abb. 218. Rota-Handgelenk.

Stahlkugelgelenk 1 mit hoh-lem zylindrischem Ansatzzapfen 2, Kugelpfanne 3 und Gegenkalotte 6 klemmen Kugel 1 unter Druck von Schraube 4 und Zwischenstück 5 fest. Betätigung durch geränderten Knopf S_3. Zapfen z führt im Schlitz s die Beugebewegung (dor-sal, volar) aus.

Die Gegenüberstellung läßt die Vor- und Nachteile erkennen, die bei der Wahl einer Gelenkart für die verschiedenen Teile des Armes (Sichelgelenk,

Ellbogen-Beugegelenk, Handgelenk) zu beachten sind, ebenso bei der Auswahl eines Armes für eine bestimmte Berufstätigkeit.

Für die richtige Wahl und die gute Ausführung der Gelenke ist die mehr oder weniger große Brauchbarkeit des Kunstgliedes maßgebend, die etwa nach folgenden Gesichtspunkten getroffen werden kann.

I. Reibungsgelenke (z. B. Abb. 218).

a) Vorteile.

1. Einstellmöglichkeit in jeder Lage.
2. Nachgeben bei Überlastung ohne Bruchgefahr.
3. Nachstellbarkeit bei Abnutzung.
4. Leichte Vereinigung von Beuge- und Drehbewegung in einem Gelenk (Kugelgelenk).

b) Nachteile.

1. Durchsenken (Gleiten) bei starker Belastung.
2. Anstrengende Feststellung.
3. Hohes Gewicht bei Erfüllung normaler Beanspruchung.
4. Ungünstige Massenverteilung (schweres Handgelenk).

II. Rastengelenke (z. B. Abb. 219).

a) Vorteile.

1. Sichere Aufnahme der Beanspruchungen bis zur Bruchgrenze der Zähne.
2. Kein Gleiten der Armteile gegeneinander.

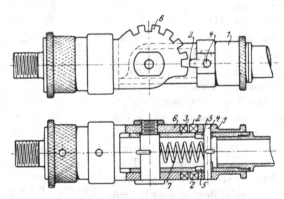

Abb. 219. Brandenburg-Ellbogengelenk.

Ellbogenbeugung durch Rastenkranz 6, an dem Unterarm 3 durch Stellmuffe 1 mit Zähnen 2 eingestellt werden kann. Stift 4 wird im Schlitz 5 geführt bzw. durch Bajonett-Ausbuchtung verriegelt.

3. Leichte Feststellmöglichkeit ohne Kraftaufwand.
4. Geringes Gewicht bei guter Materialausnützung.
5. Gute Massenverteilung.

b) Nachteile.

1. Bruchgefahr bei Überlastung.
2. Toter Gang bei ungenauer Herstellung oder Abnutzung der Zähne.
3. Einstellbarkeit der Armteile auf bestimmte Lagen beschränkt.
4. Empfindlichkeit gegen Verschmutzung.
5. Schwierige Durchführung der gleichzeitigen Feststellung einer Beuge- und Drehbewegung.

I. Reibungsgelenke.

a) Berechnung der Tragfähigkeit[1]).

Die für die Berechnung und Konstruktion von Reibungsgelenken maßgebenden Verhältnisse sollen zunächst an einem Gelenk mit zylindrischen Reibflächen untersucht werden, Abb. 220. Die Backen werden durch eine Schraube mit der Kraft P an die Zylinderflächen gepreßt. Dadurch entsteht, falls man die Reibungsziffer mit f bezeichnet, an jedem Backen ein Reibungswiderstand fP.

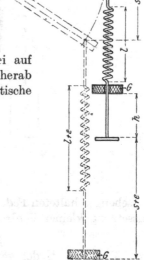

Wirkt eine ruhende Last Q am Hebelarm R, so besteht die Gleichgewichtsbedingung

$$QR = 2\,fPr \quad . \quad . \quad (1).$$

Fällt aber ein Gewicht G aus einer Höhe h frei auf das Armende in der Entfernung R vom Drehpunkt herab (Stoß), so müßte, falls weder bleibende noch elastische

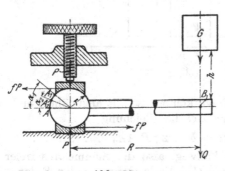

Abb. 220.   Abb. 221.

Formänderungen in Betracht kämen, das Gelenk um einen bestimmten Winkel a gedreht werden. Dabei muß die aufgewendete Arbeit (Gewicht × Fallhöhe) gleich der Arbeit zum Verdrehen des Gelenkes, also gleich der Arbeit zum Überwinden des Reibungswiderstandes sein.

---

[1]) Vgl. Merkblatt 6 von G. Schlesinger und C. Volk.

28*

Kommt der Arm zur Ruhe, sobald der Punkt A nach A_1 gelangt ist, so ist

$$GH = 2\,fP\,\widehat{AA_1} \quad \cdots \cdots \cdots \cdots \quad (2),$$

wobei H die Summe aus Fallhöhe h und Durchsenkung des Punktes B darstellt.
Da nun aber in Wirklichkeit unsere Konstruktionsmaterialien nicht völlig
starr, sondern mehr oder weniger elastisch sind, so werden beim Stoß auch
bleibende und elastische Formänderungen auftreten. Sieht man zunächst von
bleibenden Formänderungen ab, und nimmt man an Hand der schematischen
Abb. 221 an, daß als elastische Formänderung nur die Verlängerung einer

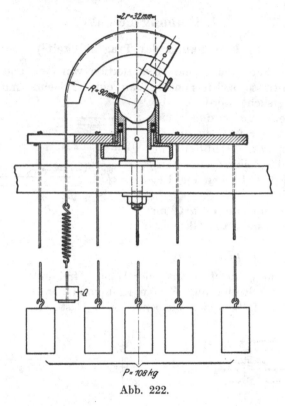

Abb. 222.

zwischengeschalteten Feder in Frage kommt, so gilt angenähert und unter Voraussetzung kleiner Verdrehungswinkel die Gleichung

$$GH = F + 2\,fP\,\widehat{AA_2} \quad \cdots \cdots \cdots \cdots \quad (3).$$

Dabei ist H der gesamte Fallweg, also die Summe aus freier Fallhöhe
$h +$ Durchsenkung s des Punktes $G +$ Verlängerung e der Feder. F ist die
Arbeit zum Spannen der Feder (Formänderungsarbeit), $\widehat{AA_1}$ der dem Verdre-
hungswinkel α_2 entsprechende Weg am Kreisumfang. Die Gleichung besagt:

Je größer die Formänderungsarbeit F ist, um so kleiner wird der Weg
$\widehat{AA_2}$; wenn F den Grenzwert GH erreicht, bleibt das Gelenk in Ruhe.

Ein Verdrehen des Gelenkes wird erst eintreten, wenn die Federspannung
einen Wert K erreicht, der sich aus der Beziehung $KR = 2\,fPr$ ermitteln läßt,
s. Gl. (1). K ist also der auf den Abstand R bezogene Reibungswiderstand.

Die Formänderungsarbeit ist $= \frac{1}{2} Ke$, und die Arbeit zum Senken des Punktes B um den Weg s ist $= Ks$. Somit besteht die Gleichung:

$$G(h + s + e) = \frac{1}{2} Ke + Ks \quad \ldots \ldots \quad (4).$$

Ähnlich wie die aus Abb. 221 und 222 ersichtliche Feder wirkt die Eigenelastizität des Armes oder des Werkzeuges (vgl. die Blattfeder als Hammerstiel) (Abb. 216 b). Bei gleicher Elastizität des Armes wird die Verschiebung im Gelenk um so kleiner sein und um so später eintreten, je größer K, also je größer der Reibungswiderstand ist. Für gewisse Arbeiten wird man durch Zwischenschalten von Federn die Verdrehung im Gelenk verhindern oder verringern können.

Die in den vorstehenden Ableitungen aufgestellten Beziehungen zwischen den angreifenden und widerstehenden Kräften wurden für ein Kugelgelenk

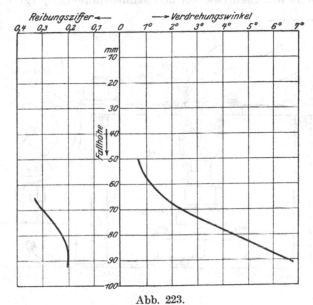

Abb. 223.

mit der aus Abb. 222 ersichtlichen Versuchsanordnung nachgeprüft. Dabei war der Kugeldurchmesser $2r = 32$ mm, der Hebelarm $R = 90$ mm. Die Belastung der Kugel erfolgte durch Gewichte mit $P = 108$ kg. Bei ruhender Belastung und trocknen Kugelflächen konnte das Gelenk eine Last von 20—21 kg tragen. Daraus berechnet sich nach Gl. (1) die Reibungsziffer f (bezogen auf den Kugelumfang) mit 0,52—0,55. Wurden die Gleitflächen etwas eingefettet, so sank die Tragfähigkeit auf 12—13 kg, die Reibungsziffer auf 0,3—0,34. Die Reibungsziffern sind ziemlich hoch, was zum Teil auf die keilartige Wirkung der Druckkalotten, zum Teil vermutlich auf den Einfluß von Klemmungen bzw. Ungenauigkeiten der Oberflächen zurückzuführen ist.

Das Ergebnis von Stoßversuchen zeigt Abb. 223. Dabei war die aus Abb. 222 ersichtliche Feder nicht zwischengeschaltet. Das Fallgewicht G war 1,2 kg schwer. Bis zu einer freien Fallhöhe von $h = 40$ mm blieb das Gelenk in Ruhe, bei $h = 50$ mm betrug der Verdrehungswinkel 41', bei $h = 90$ mm Fallhöhe

6⁰ 35′. Nach Zwischenschaltung der Feder und bei einem Fallgewicht von 1 kg blieb das Gelenk bis zu einer Fallhöhe von 275 mm in Ruhe (Verlängerung der Feder für 1 kg Last = 2,88 mm).

Rechnet man aus den Fallversuchen die Reibungsziffer nach Gl. (2), so zeigt sich, Abb. 223, daß sie um so kleiner ist, je größer der Verdrehungswinkel wird, d. h. je mehr die Reibungsziffer der Bewegung zur Geltung kommt.

b) Vergrößern des Reibungswiderstandes.

Der Reibungswiderstand könnte durch Erhöhen von ƒ (Verwenden von Reibflächen aus Holz, Leder, Filz, Preßspan usw. vgl. Abb. 238, 253, 254, 264) vergrößert werden, ferner durch Verwenden keilförmiger Reibflächen oder Vermehren der Reibflächen (wie bei den Lamellenbremsen, vgl. das Ellbogen-

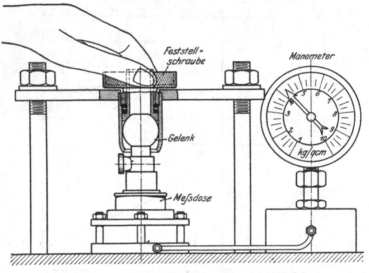

Abb. 224.

Beugegelenk, Abb. 268), endlich durch Erhöhen des Anpressungsdruckes *P*. Für die wichtigsten Reibungsgelenke, die Kugelgelenke, kommt wohl nur das zuletzt genannte Mittel in Betracht. Der Anpressungsdruck wird fast immer durch Schrauben hervorgerufen, deren Kopf der Amputierte mit der gesunden Hand andreht; ein Andrehen durch Schlüssel (Abb. 238) oder Dorne wäre denkbar, auch eine Übersetzung, die den Anpressungsdruck vermehrt (vgl. das Ellbogen-Sichelgelenk, Abb. 250). Durch eine derartige Übersetzung wird aber auch die Zahl der Umdrehungen vermehrt, die zum Feststellen oder Lösen des Gelenkes erforderlich ist.

Zur Ermittlung des größten durch Anzug mit der Hand erzielbaren Druckes wurde eine Anzahl Schrauben mit der aus Abb. 224 ersichtlichen Anordnung untersucht; dabei wurden alle Schrauben von demselben Arbeiter mit gleicher Kraft angezogen. Für die auf S. 442 dargestellten Schrauben ergaben sich die dort aus Zahlentafel 1 ersichtlichen Werte.

Der erreichbare Druck ist im allgemeinen um so größer, je größer der Kopfdurchmesser und je kleiner der Gewindedurchmesser ist. Die Konstruktionen des Handgelenkes, sowie des Ellbogenbeugegelenkes nach Abb. 239—240 bedingen einen großen Durchmesser der Feststellschraube, während bei dem Kugelgelenke.

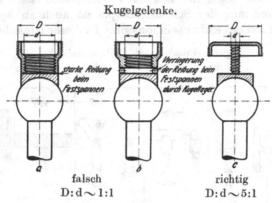

falsch   richtig
D:d ~ 1:1   D:d ~ 5:1

Abb. 225. Übersetzung zwischen Schraubenkopf und Gewindedurchmesser.

Handgelenk nach Abb. 241, 242, 244 durch Verlegung des Schraubenkopfes zwischen Armhülse und Bandagenbügel, bei dem Hand- und Ellbogengelenk nach Abb. 243, 245 durch Verlegung der Druckschraube in die Mitte des hohlen Armes bezw. Seitlichlegung der Gewindedurchmesser klein gehalten werden konnte.

Form des Schraubengriffes.

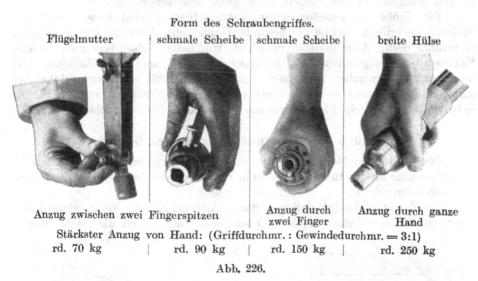

Stärkster Anzug von Hand: (Griffdurchmr. : Gewindedurchmr. = 3:1)
rd. 70 kg   rd. 90 kg   rd. 150 kg   rd. 250 kg

Abb. 226.

Die Wirkung der Übersetzungsverhältnisse zwischen Schraubenkopf- und Schraubengewindedurchmesser geht aus Abb. 225—227 klar hervor. Trotz des kleineren Schraubenkopfdurchmessers lassen sich die Schrauben am Arm, Abb. 241, 243—245, erheblich stärker anziehen als bei den Handgelenkkonstruktionen bzw. dem Ellbogenbeugegelenk nach Abb. 239 u. 240.

Den Einfluß der Kopfform zeigt ein Vergleich zwischen den Schrauben S_2 und S_1 oder S_3 der Zahlentafel 1. Bei gleichen Gewindeabmessungen läßt sich die Schraube S_2 wesentlich stärker anziehen als Schraube S_1 oder S_3, da man die breite Hülse mit der ganzen Hand umspannen, die schmale Scheibe nur mit zwei Fingern oder sogar nur mit den Fingerspitzen fassen kann, Abb. 226.

Für die Anordnung der Schraubenköpfe ist auch zu beachten, daß sie bequem mit der Hand erreichbar sein müssen. In dieser Hinsicht ist das Gelenk,

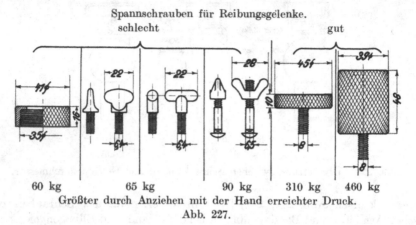

Spannschrauben für Reibungsgelenke.

schlecht   gut

60 kg   65 kg   90 kg   310 kg   460 kg
Größter durch Anziehen mit der Hand erreichter Druck.
Abb. 227.

Abb. 246, ungünstig, da man die Mutter wegen des im Wege stehenden Bandagenbügels mit den Fingern nicht ganz umspannen kann.

Die Größe des erzielbaren Anpressungsdruckes wird ferner durch die Stellung beeinflußt, welche die gesunde Hand beim Anziehen der Schrauben einnehmen muß. Auch in dieser Beziehung sind lange Hülsen besser als schmale Scheiben oder Flügelschrauben. Flügelschrauben (S_7 und S_8 in Zahlentafel 1) lassen sich nur zwischen zwei Fingern fassen (Abb. 226) und können daher bei empfindlichen Fingern nur schwach angezogen werden. Verbreitert man die Flügel, so bauen sie sich sperrig. Flügelschrauben sind daher nicht zu empfehlen (Abb. 227).

c) Einfluß von Form und Steigung der Gewinde.

Der Einfluß der Gewindesteigung und die Wirkung von Spitz- oder Flach-gewinde wurde an den in den vier letzten Reihen der Zahlentafel 1 dargestellten Schrauben untersucht.

Die Zahlentafel zeigt, daß man durch Anwendung von Feingewinde keine erheblich höheren Drücke erzielen kann, was auch durch die nachstehende

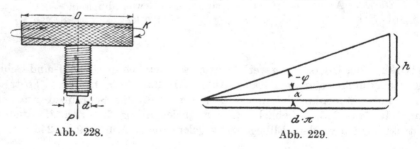

Abb. 228.   Abb. 229.

Rechnung bestätigt wird. Bezeichnet in Abb. 228 P den mit der Schraube erreichten Druck, K die am Umfang des Schraubenkopfes vom Durchmesser D aufgewendete Kraft, so ist

$$K D \pi = P h,$$

wobei sich die Höhe h aus Abb. 229 ergibt, in der d den Gewindedurchmesser, a den Steigungswinkel, φ den Reibungswinkel bezeichnet. Es ist

$$h = d \pi \operatorname{tg}(a + \varphi),$$

mithin

$$K D \pi = P d \pi \operatorname{tg}(a + \varphi),$$

$$P = K \frac{D}{d} \cdot \frac{1}{\operatorname{tg}(a + \varphi)} = C \cdot \operatorname{cotg}(a + \varphi),$$

falls man den Ausdruck $K \dfrac{D}{d}$ mit C bezeichnet. Entscheidend für die Größe von P ist die Summe $(a + \varphi)$. Der Steigungswinkel a ist bei Feingewinde kleiner als bei normalem Gewinde. Umgekehrt ist der Reibungswinkel φ bei

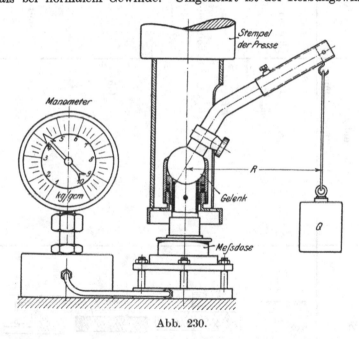

Abb. 230.

Feingewinde größer, so daß die Summe $(a + \varphi)$ nahezu bei allen Steigungen den gleichen Wert hat. Der erreichte Druck P ist also fast unabhängig von der Steigung des Gewindes. Anderseits wird die Zahl der Umdrehungen, die zum Lösen und Feststellen der feingängigen Schrauben erforderlich sind, vermehrt. Es empfiehlt sich daher, Schrauben mit normalen Gewinden zu verwenden.

Wie die Zahlentafel 1 weiter ergibt, erweist sich Flachgewinde nur wenig günstiger als Spitzgewinde. Mit Recht wird daher bei den meisten ausgeführten Armen das billiger herstellbare Spitzgewinde bevorzugt.

Zahlentafel 1.

Schraube	Skizze	Art des Gewindes	äußerer Dmr. des Gewindes mm	Steigung mm	Form des Schraubenkopfes	Höhe mm	Dmr. mm	höchster durch Anziehen mit der Hand erreichter Druck kg
S_2 (vgl. Abb. 243 u. 244)		Spitzgewinde	8	1,25	kordierte Hülse	48	39	460
S_1 (vgl. Abb. 241, 245) oder S_3 (vgl. Abb. 246)		„	„	„	kordierte Scheibe	10	45 oder 48	310
S_4 (vgl. Abb. 239)		„	32	0,5	„	12	58	130
S_5 (vgl. Abb. 257)		„	25	0,6	kordierte Hülse	30	53	100
S_6 (vgl. Abb. 248)		„	35	1,2	kordierte Scheibe	16	41	60

	S8 (Abb. 237, 260, 268)	S7 (vgl. Abb. 265)	S9	S10	S11	S12
	Flügelmutter	Flügelschraube	kordierte Scheibe	kordierte Hülse	kordierte Scheibe	kordierte Hülse
	90	65	110 bis 120	180 bis 200	150 bis 180	250 bis 260
28 mm breit	22 ,,		50 ,, / 10 ,,	39 ,, / 48 ,,	50 ,, / 10 ,,	39 ,, / 48 ,,
	1,5	0,9	3 / 2 / 1	3 / 2 / 1	3 / 2,5 / 2	3 / 2,5 / 2
	6,5	6,4	14 ,, ,,	,, ,, ,,	,, ,, ,,	,, ,, ,,
	,,	,,	Spitzgewinde ,, ,,	,, ,, ,,	Flachgewinde ,, ,,	,, ,, ,,

Der Reibungswiderstand ist natürlich auch von der Form und dem Zustand der Reibungsflächen abhängig.

d) Ermittelung der Tragfähigkeit durch Versuche.

Zur Untersuchung dieser Verhältnisse wurden die verschiedenen Gelenke in der Weise untersucht, daß man:

1. den durch Handdruck erzielbaren Höchstdruck P_{max} mittelst einer Meßdose und eines Manometers feststellte, Abb. 224;

2. den festgestellten Höchstdruck durch eine Presse an demselben Gelenk in derselben Einspannung erzeugte (Abb. 230) und die Belastung Q bestimmte, die ruhend an einem Hebelarme $R = 10$ cm getragen werden konnte;

3. die ruhende Last Q am Hebelarm $R = 10$ cm bestimmte, die bei einem unveränderlichen Drucke von $P = 310$ kg gehalten werden konnte.

Das Ergebnis der Versuche, die an den in Abb. 237—265 dargestellten Armen vorgenommen wurden, ist aus Zahlentafel 2 ersichtlich; darin bedeuten:

P den auf das Gelenk wirkenden Druck,

Q die größte ruhende Belastung am Hebelarm R,

R den Hebelarm $= 10$ cm,

M das von dem Gelenk aufgenommene Moment QR.

Das Ellbogengelenk nach Abb. 268 (Beugegelenk mit ebenen Klemmflächen) kann gemäß den Versuchen im Abstand 10 cm vom Drehpunkt eine ruhende Last von 18 kg tragen. Die Flügelmutter ist dabei so stark wie möglich angezogen, vermag aber nur einen Anpressungsdruck von 90 kg auszuüben (vgl. Zahlentafel 1). Wird der Druck auf 310 kg gesteigert, so wächst die Tragfähigkeit (bei gleichem R) auf 65 kg, das Gelenk trägt dann fast doppelt soviel wie das Ellbogengelenk nach Abb. 245. Seine geringe Tragfähigkeit ist also nicht auf die Art der Reibungsflächen zurückzuführen, sondern auf den ungünstigen Einfluß der Flügelmutter.

Das Ellbogenbeugegelenk nach Abb. 265 verhält sich sehr verschieden, je nach dem Grade der Beugung des Unterarmes; in gestreckter Lage läßt es sich überhaupt nicht feststellen, da der tote Gang in den Gelenkpunkten der Hebel so groß ist, daß der Arm merklich aus der Strecklage bewegt werden kann. Die Feststellung wird um so günstiger, je stärker der Arm gebeugt ist (siehe Belastungsskizzen a und b in Zahlentafel 2).

Das größte Drehmoment, das ein Ellbogen- oder Handgelenk aufzunehmen vermag, ist der Maßstab für seine Brauchbarkeit. Aus den Werten für die Kraft Q in kg am Hebelarm R in cm, die aus der Versuchsreihe 1 in Zahlentafel 2 ersichtlich sind, kann man also unmittelbar die Verwendbarkeit eines Reibungsgelenkes beurteilen, falls man die normalen Beanspruchungen kennt, die bei den wichtigsten Tätigkeiten des täglichen Lebens, in der Landwirtschaft. in der Industrie auftreten. Um ein Bild von der Größe der tatsächlich auftretenden Momente zu erhalten, wurden von einem Oberarmamputierten, der einen Arm nach Abb. 243, 271 trug, landwirtschaftliche Arbeiten, so unter anderem Graben von Dung vorgenommen, wobei die Feststellschraube des Ellbogengelenkes mit einem Schlüssel so lange angezogen wurde, bis das Gelenk beim Anheben der Dunggabel nicht mehr nachgab. Eine Nachprüfung ergab, daß der Arm bei dieser Feststellung an einem Hebelarm von 23 cm 30 kg tragen konnte,

Zahlentafel 2.

Arm nach Abb.	Art des Gelenkes	Art der Feststellung	Versuchsreihe 1				Versuchsreihe 2				Bemerkungen
			P_{max} kg	M cmkg	Q kg	R cm	P kg	M cmkg	Q kg	R cm	
245	Ellbogengelenk	Reibung zweier Kugelflächen (Kugeldmr. = 44 mm)	310	330	33	10	310	330	33	10	
,,	Handgelenk	Reibung zweier Kugelflächen (Kugeldmr. = 33 mm)	130	114	11,4	,,	,,	250	25	,,	
243	Ellbogengelenk	Reibung zweier Kugelflächen (Kugeldmr. = 33 mm)	460	370	37	,,	,,	260	26	,,	
243	Handgelenk	Reibung zweier Kugelflächen (Kugeldmr. = 33 mm)	310	200	20	,,	,,	200	20	,,	
257	Ellbogensichelgelenk	Reibung an der Innen- und Außenseite einer Kugelschale (Dmr. 40 und 36 mm)	—	mehr als 500	mehr als 50	,,	—	—	—	—	besonders gute Ausführung der Kugelflächen
,,	Ellbogenbeugegelenk	Reibung zweier Kugelflächen (Kugeldmr. = 46 mm)	120	220	22	,,	,,	550	55	10	
260	Ellbogensichelgelenk	Reibung zweier Zylinderflächen (Zylinderdmr. = 20 mm)	90	45	4,5	,,	,,	200	20	,,	
,,	Ellbogenbeugegelenk	Reibung ebener Flächen	90	180	18	,,	,,	650	65	,,	
,,	Handgelenk	Reibung zweier Kugelflächen (Kugeldmr. = 30 mm)	90	40	4	,,	,,	200	20	,,	
265	Ellbogensichelgelenk	Reibung zweier Zylinderflächen (Zylinderdmr. = 28 mm)	65	25	2,5	,,	,,	315	31,5	,,	
,,	Ellbogenbeugegelenk	Klemmbügel zwischen Ober- und Unterarm	65	90 / 450	9 / 45	,,	—	—	—	—	
,,	Handgelenk	Reibung zweier Kugelflächen (Kugeldmr. = 25 mm)	60	60	6	,,	,,	200	20	10	

Belastungsskizze a   *Belastungsskizze b*

das entspricht einem Moment von 690 cmkg. Ein Vergleich mit Versuchsreihe 1
der Zahlentafel 2 zeigt, daß das beste in normaler Weise mit der Hand angezogene
Kugel-Reibungsgelenk bereits bei 370 cmkg nachgibt.

Der Versuch bestätigt die bei landwirtschaftlichen Arbeiten schon früher
gemachte Erfahrung, daß die Ellbogenreibungsgelenke beim Dunggraben,
Hacken, Sandschaufeln usw. nachgeben, falls man nicht besondere Feststellvorrichtungen wie z. B. die Kette, Abb. 271, anwendet.

e) Einfluß von Stößen.

Ähnliche ungünstige Wirkungen wie übergroße Drehmomente werden
durch Stöße auf Reibungsgelenke ausgeübt, z. B. beim Hämmern in der mechanischen Industrie.

Durch die Arbeit des Hämmerns werden die Reibungsgelenke (ebenso
auch die Gelenke mit Zahneingriff) sehr ungünstig beansprucht. Aus Abb. 233
u. 234 ist ersichtlich, daß wiederholte Stöße sehr bald beträchtliche Verdrehungen herbeiführen.

Ein gewisser Maßstab für die Kräfte, die beim Schlag auf das Gelenk einwirken, ergibt sich aus der folgenden, nur angenähert richtigen Darstellung:

Es sei, Abb. 231, M_1 die Masse des Hammerkopfes und M_2 die auf den Mittelpunkt des Reibungsgelenkes, also auf den Abstand l von der Drehachse O

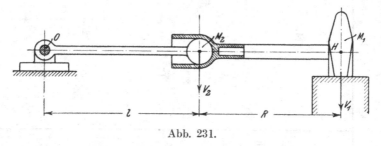

Abb. 231.

reduzierte Masse der übrigen bewegten Teile; v_1 und v_2 seien die Geschwindig-
keiten dieser Massen im Augenblick des Stoßes. Die Bewegungsenergie $\frac{1}{2} M_1 v_1^2$
des Hammerkopfes werde, unelastischen Stoß vorausgesetzt, vollständig in
Formänderungsarbeit umgesetzt.

Wird die Bewegung der Masse M_2 infolge des Schlages plötzlich gehemmt,
so erfährt sie eine Verzögerung p_2, der eine Trägheitskraft $M_2 p_2$ entspricht. Diese
Trägheitskraft bewirkt eine elastische Durchbiegung des Gestänges, das jetzt in
den Punkten O und H gestützt ist, und wird ein Durchknicken im Gelenk herbeiführen, falls das Moment der verdrehenden Kräfte größer wird als das Moment
des Reibungswiderstandes.

Es ergibt sich daraus, daß auf die Verdrehung des Gelenkes infolge des
Schlages nicht so sehr die Masse des Hammerkopfes als die Masse und die Gewichtsverteilung des Gestänges von Einfluß sind. Je leichter das Gestänge
namentlich das Gelenk ist, und je näher die Gestängemassen am Drehpunkt O
liegen um so eher wird ein Reibungsgelenk der Beanspruchung beim Hammerschlag oder ähnlichen Beanspruchungen widerstehen. Etwas anders liegen die
Verhältnisse beim raschen Anheben des Hammers nach dem Schlage. Zum

Erzeugen der Hubbeschleunigung p_1 ist eine Kraft $M_1\,p_1$ erforderlich, die, am Hebelarm R wirkend, eine Verschiebung im Gelenk hervorzurufen sucht, welche der früheren Verschiebung entgegengesetzt gerichtet ist, so daß ein Druckwechsel entsteht.

Versuche, die mit einem am Unterarm amputierten Schlosser durchgeführt worden sind, der ein Handgelenk nach Abb. 246 trug, zeigten, daß das Gelenk den auftretenden Beanspruchungen nicht standhält. Schon nach einem

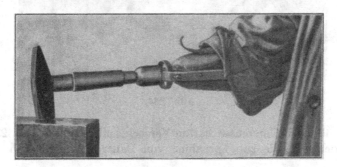

Abb. 232.

Schlage mit einem leichten Hammer (Gewicht des Hammerkopfes 200 g, Abstand R von Mitte Hammerkopf bis Mitte Gelenk = 147 mm) gab das Gelenk um 5⁰ nach, bei 5 Schlägen um 20⁰. Die Tragfähigkeit des Gelenkes (ruhende Last am Hebelarm $R = 147$ mm) war rund 12 kg. Bei einem schwereren Hammer, Abb. 232 (Gewicht des Hammerkopfes 500 g, $R = 170$ mm), betrug die Verdrehung nach einem kräftigen Schlage 13⁰, Abb. 233, nach fünf kräftigen Schlägen 42⁰. Abb. 234. Etwas günstiger verhält sich ein Hammer mit federndem

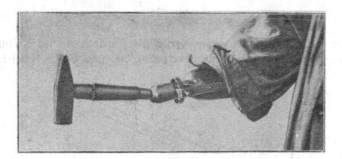

Abb. 233.

Stiel (Abb. 235, Gewicht des Hammerkopfes 600 g, $R = 178$ mm), bei dem nach fünf kräftigen Schlägen eine Verdrehung des Gelenkes um 33⁰ eintrat. Die Werte wurden beim Hämmern auf Blei (unelastischer Stoß) gefunden; beim Meißeln von Flußeisenblech waren die Verdrehungswinkel etwa um 30 v H geringer, da hier wegen der größeren Elastizität und der Fortbewegung des Meißels die Verzögerung der bewegten Massen kleiner ist. Bei diesen Versuchen war die Stellschraube gesichert — sie wird bei häufigen Schlägen sonst leicht lose — und der in der Kugelhaube befindliche Schlitz s, Abb. 246, so eingestellt,

daß sich die Kugel nach beiden Seiten frei bewegen konnte, daß also der Halte-
zapfen z nicht etwa in der Kugelpfanne einen Anschlag fand.

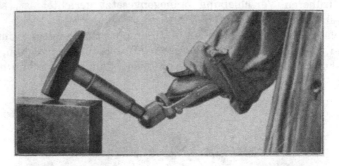

Abb. 234.

Ganz ähnliche Ergebnisse hatten Versuche mit der aus Abb. 236 ersichtlichen Einrichtung, die zur Vornahme von Dauerschlagversuchen an Ersatz-

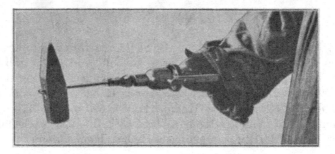

Abb. 235.

armen dient. Nach fünf Schlägen betrug die Verdrehung im Reibungsgelenk
bei den vorher erwähnten Hämmern von 200, 500 und 600 g Gewicht 19°, 27°

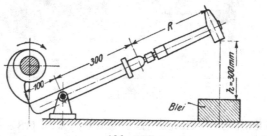

Abb. 236.

und 17°. Der Hammer von 600 g ist der aus Abb. 235 ersichtliche Hammer
mit federndem Stiel; der kleine Ausschlagwinkel ist auf die Federwirkung
zurückzuführen.

Es sei schließlich noch darauf hingewiesen, daß beim Meißeln, Ankernen,
Nieten, Stemmen, Schmieden usw. der Hammer fast immer mit dem Ersatz-

arm bewegt werden muß, während die gesunde Hand das zweite Werkzeug oder das Werkstück hält, weil hier die Forderung der Führung (S. 1049) überwiegt.

f) Konstruktive Ausführungen der Reibungsgelenke.

Wesentlich für die Beurteilung des Reibungsgelenkes ist die Form der Reibungsfläche, die sein kann:

1. kugelförmig,
2. zylindrisch.
3. kegelförmig,
4. eben.

1. Kugelförmige Reibungsgelenke.

Kugelgelenke stellen auf dem kleinsten Raum die größte Reibungsfläche zur Verfügung.

Sie gestatten ferner, eine Anzahl der Drehbewegungen zu vereinigen wie Sichel-, Beuge- und Unterarmdrehbewegung im Ellbogengelenk, Unter-

Zapfengelenk mit Kugelreibungsflächen. Kugelpfannen der Unterarmschienen a werden durch Flügelschraube b gegen die Kugelfläche des Kugelgelenkes c gepreßt.

Vorteil: Leicht, einfache Betätigung, weitgehende Beugefähigkeit.

Nachteil: Seitenbewegung begrenzt, Klemmwirkung unzureichend, Herstellung schwierig.

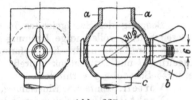

Abb. 237.

armdreh-, Handbeuge- und Handdrehbewegung im Handgelenk usw. Die Betrachtung der einzelnen wirklichen Ausführungen wird über die Zweckmäßigkeit am besten Aufschluß geben. Es soll durchweg so verfahren werden, daß die allgemeinen Gesichtspunkte im Text besprochen, außerdem aber unter jeder Abbildung eine kurze Beschreibung der Wirkungsweise gegeben wird.

Die Vorteile des Kugelgelenkes werden nur unvollständig ausgenutzt, wenn die Kugel durch einen zentralen Querzapfen festgeklemmt und dadurch

Drehbewegung um Unterarmachse und geringe Beugebewegung möglich. Feststellung durch Anzug der Mutter a, deren unterer als Kugelpfanne ausgebildeter Teil sich gegen die Kugel des Unterarms b legt. Erhöhung der Reibung durch Lederpolster c.

Vorteil: Einfach.

Nachteil: Großer Reibungswiderstand beim Anzug der Feststellmutter, Schlüssel zum Festziehen erforderlich, ungenügende Klemmwirkung, Beugefähigkeit allseitig gering.

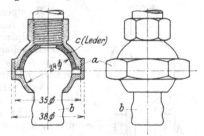

Abb. 238.

ganz erheblich in ihren Bewegungsmöglichkeiten senkrecht zu diesem Klemmzapfen behindert wird, Abb. 237. Das Gelenk wirkt in dieser Form eigentlich nur als Scharniergelenk; es wird im vorliegenden Falle als Handgelenk benutzt. Die Feststellmöglichkeit des Gelenkes ist ungenügend, da die Anzugmöglichkeit vermittelst einer Flügelschraube zu gering ist. Der vorstehende Kopf der Schraube dicht am Handgelenk ist überdies unfallgefährlich.

Ein sehr einfaches Kugelgelenk mit Dreh- und geringer Beugebewegung zeigt Abb. 238. Auch dieses Gelenk gibt schon bei geringer Beanspruchung nach, da Gewinde und Schlüsseldurchmesser fast gleich groß sind. Ein kräftiger Anzug wird zwar durch Anbringung einer Sechskantmutter möglich, deren Be-

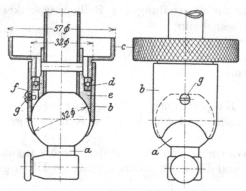

Abb. 239.

Beugung des Handgelenkes in zwei Ebenen bis 45⁰, geringer Ausschlag nach den anderen Seiten, vollständige Drehung um die Achse des Kugelzapfens a möglich. Feststellung der Kugel in der Kugelpfanne b durch Anzug des Schraubenknopfes c, der auf Kugelring d und Druckstück e preßt. Drehung des Druckstückes durch die im Schlitz f geführte Schraube g verhindert.

Vorteil: Einfache Einstellung, beschränkte Quer- und Seitenbeugung möglich.

Nachteil: Unzureichender Klemmdruck, ungünstige Übersetzung im Druckgewinde von c. Beuge- und Drehbewegung nur gleichzeitig lose und feststellbar.

dienung nur mit einem Schlüssel möglich, von Hand aber ausgeschlossen ist. Auch durch Einfügen des Lederpolsters zur Erhöhung der Reibung läßt sich keine genügende Feststellung erreichen.

Eine günstigere Feststellung läßt sich beim Gelenk Abb. 239 erzielen. Der Durchmesser der Stellmutter ist etwa doppelt so groß wie der Gewindedurch-

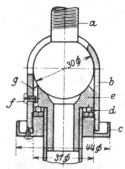

Abb. 240. Handgelenk und Ellbogengelenk.

Handgelenkbeugung um über 90⁰, volle Drehung um die Achse des Kugelzapfens a möglich. Feststellung der Kugel in der Kugelpfanne b durch Anzug des Schraubenknopfes c, der über Kugellagerring d und Kugeln auf Druckstücke e preßt. Drehung des Druckstückes durch Schraube f, die sich im Schlitz g führt, verhindert.

Vorteil: Einfache Einstellung, Beugung um 90⁰ in der Schlitzebene möglich.

Nachteil: Seitenbewegung fehlt, unzureichender Klemmdruck, ungünstige Übersetzung im Druckgewinde von c.

messer. Die Reibung zwischen dem Gewindeteil und der Druckplatte wird durch das eingefügte Kugeldrucklager verringert.

Die Einstellung und Feststellung des Gelenkes läßt sich bequemer bedienen, wenn, wie in Abb. 240, der Handgriff auf dem Unterarmteil angebracht ist, das beim Einstellen stehen bleibt. Die Übersetzung vom Griff zur Schraube ist aber hier noch recht schlecht (4,4:3).

Wesentlich günstiger ist sie bei den Ausführungen Abb. 241 (5:1), Abb. 244 (5,8:1), Abb. 246 (6:1), Abb. 243 (7,5:1). Hier wird das gute Verhältnis 5:1 bis 7,5:1 erreicht. Konstruktiv verfolgen diese Ausführungen den gleichen

Beugebewegung des unteren Armteils *f* um 90°, Drehbewegung sowohl um die Kugelachse als um die Armachse möglich. Feststellung durch Abwärtsschrauben der mit Handgriff *a* gekuppelten Mutter *b* auf Zapfen *c*, durch welchen Ring *d* und Druckstück *e* gegen die Kugel *f* gepreßt werden. Bund *g* der Schraube *b* legt sich gegen den in Kugelpfanne *h* verschraubten Ring *i* und sperrt die Drehbewegung um den Oberarm.

Vorteil: Drehbarkeit um Armachse bei gebeugtem Kugelgelenk. Kräftige Klemmwirkung, gute Übersetzung im Druckgewinde von *c*. Stellknopf *a* außerhalb des Hülsenbügels.

Nachteil: Schwierige Herstellung.

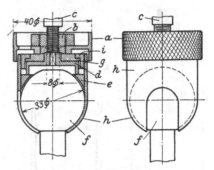

Abb. 241. Handgelenk.

Zweck, die Druckschraube ganz nach innen in die Achse, den Handgriff zentral nach außen zu verlegen; nur bei Abb. 245 zwang die Bauart des Ellbogengelenkes zu seitlicher Verlegung des Stellknopfes.

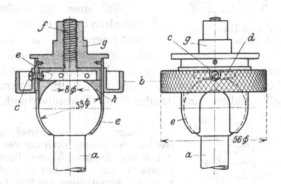

Abb. 242.

Beugebewegung des Unterarms *a* um 90°, Drehbewegung um die Achse des Unterarms möglich. Feststellung des Gelenks durch Anzug des kordierten Knopfes *b*, der Schraube *c*, die durch den Schlitz *d* in Kugelpfanne *e* hindurchtritt, diese mitnimmt und Gewindestück *f* in der Gewindeführung *g* verschraubt. Teil *f* drückt auf die in der Kugelpfanne *e* gelagerte Kugel *a* vermittelst der Preßstücke *h*. Drehung von *b* durch den Schlitz begrenzt, in dem sich Schraube *c* bewegt.

Vorteil: Große Übersetzung zwischen Gewindedurchmesser und Durchmesser der Feststellmutter, daher gute Feststellung des Gelenks.

Nachteil: Bei Abnutzung des Gelenks ist die Drehbewegung des Stellknopfes *b* zu gering und erfordert eine Neueinstellung der Schraube *c*. Schraube *c* für Druckübertragung zu schwach. Beuge- und Sichelbewegung nur gleichzeitig lose und feststellbar.

Falls es sich um Handgelenke handelt, muß der Durchmesser des Handgriffes möglichst klein gehalten werden (Abb. 241), die Angriffsfläche für die Finger aber möglichst groß (Hülse in Abb. 244), der Anschluß an die Bandage möglichst kräftig (Abb. 246). Bei dieser Ausführung wird es allerdings nötig, den Stellknopf zwischen den Bandagenbügel zu lagern. Die beiden anderen Konstruktionen vermeiden das; dadurch wird derAnschluß dann aber geschwächt. Das tritt besonders bei Ausführung nach Abb. 241 in die Erscheinung.

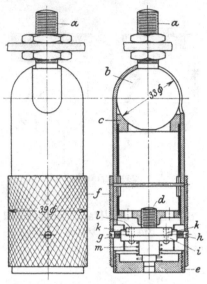

Abb. 243. Ellbogen- und Handgelenk.
Rota-Aachen.

Beugung von der Strecklage bis zur wagerechten Beugelage. Drehung des oberen Armteils a um die Achse des Kugelzapfens möglich. Feststellung der Kugel b in der Kugelpfanne c durch Anzug der Schraube d mittelst der kordierten Hülse f, die durch zwei Schrauben g und h Teil i mitnimmt. Kupplung der Schraube d mit der Hülse f bei axialer Verschiebung der Hülse durch die in i vernieteten Stifte k, die in Bohrungen l des an der Schraube d angedrehten Randes eingreifen. Sicherung der Kupplung von k und l durch Druckfeder m.

Vorteil: Kräftige Klemmwirkung wegen günstiger Übersetzung der Druckschraube d. Gute Feststellbarkeit durch lange Handhülse f. Regelung des Armdruckes mittelst der versetzbaren Kupplung.

Nachteil: Nicht einfach, nur gleichzeitig lose und feststellbare Pendelbewegung.

Will man ein kräftiges Armgerüst beibehalten und trotzdem eine große Übersetzung erreichen, so muß man die Anordnung umkehren und die Feststellschraube im Innern des Armgerätes lagern. Um Handgriff und Schraube miteinander in Verbindung zu bringen, kann man z. B. die Armhülse, wie in Abb. 243 dargestellt, schlitzen und Handgriff und Schraube durch einen Querstift

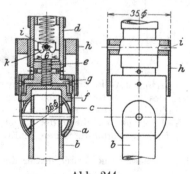

Abb. 244.

Beugung von der Strecklage bis zur wagerechten Beugelage, Drehung der Kugel a um die Achse des Zapfens b und Drehung der Kugelpfanne c um die Achse des oberen Armteils d möglich. Feststellung der Kugel a in der Pfanne c durch Schraube e, die auf Druckstück f drückt, wodurch zugleich Kugel a zwischen Gewindeführung f und Kugelpfanne c gegeneinander gepreßt werden. Kupplung der Schraube e mit der kordierten Stellhülse g durch Querstift i, der durch axiale Verschiebung der Stellachse in die Schlitze k am Kopfe der Stellschraube a eingreift.

Vorteil: Starke Übersetzung zwischen Stellmuffe und Gewindedurchmesser, daher günstige Feststellung. Gedrängte geschlossene Bauart, dauernder Anzug der Stellschraube auch bei Abnutzung der Gelenkteile möglich.

Nachteil: Verwickelte Konstruktion.

kuppeln, der dann wieder eine schwache Stelle bildet. Dadurch läßt sich die Übersetzung zwischen Gewinde- und Handgriffdurchmesser auf die nötige Größe steigern und die Bauhöhe sehr verringern.

Der Nachteil der Konstruktion ist, daß der Schlitz nur einen geringen

Anzug gestattet, da er zur Vermeidung einer unzulässigen Schwächung des Armes nicht zu lang werden darf. Der zur Verfügung stehende Schraubenanzug reicht daher besonders bei Berücksichtigung der bald eintretenden Abnutzung nicht aus, und die Schraube muß dann in mehrere Lagen versetzbar sein.

Diese Schwierigkeit, einen nachstellbaren Anzug und einen regelbaren Anpreßdruck der im Innern des hohlen Armes gelagerten Schraube durch den außen liegenden Handgriff zu erreichen, wird durch die in Abb. 243 wiedergegebene Anordnung beseitigt. Die Feststellhülse kann bei dieser Ausführung durch axiale Verschiebung auf der Armhülse abwechselnd mit dem Gewindeteil gekuppelt und entkuppelt werden. Die Feststellung des Kugelgelenkes erfordert daher nur eine wiederholte Verschiebung in Verbindung mit einer hin- und hergehenden kurzen, der Schlitzlänge entsprechenden Drehbewegung der Stellmuffe. Eine größere Zahl von Bohrungen im

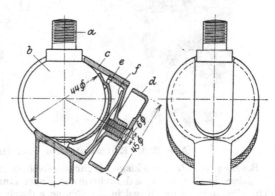

Abb. 245. Jagenberg, Düsseldorf.

Beugung von der Strecklage bis 30° über die wagerechte Beugelage, Drehung um die Achse des Kugelzapfens a möglich. Feststellung der Kugel b in der Gelenkpfanne e des Unterarms durch Anzug der Schraube d, durch welche Kalotte e gegen die Kugel gepreßt wird. Blattfeder f verhindert Schlotterbewegungen des Gelenks bei gelöster Schraube d.

Vorteil: Einfach, gute Übersetzung im Druckgewinde, kein völliges Schlotterigwerden.

Nachteil: Stellknopf d (Scheibenform) gestattet nicht ausreichende Feststellung. Beuge- und Sichelbewegung nur gleichzeitig lose und feststellbar. Infolge Blattfederwirkung keine freie Schlenkerbewegung möglich.

Rande der Feststellschraube ermöglicht die Kuppelung in beliebiger Stellung, so daß der Schraubenanzug durch wiederholtes Kuppeln und Entkuppeln erheblich gesteigert werden kann. Bei dem Gelenk Abb. 243 werden die Schrauben mit einem Übersetzungsverhältnis von ungefähr 6:1 umgedreht. Die breite rohrartige Stellhülse gestattet, wie nachgewiesen (vgl. S. 442, Zahlentafel 1) einen sehr kräftigen Anzug und damit eine gute Feststellung des Gelenkes. Die Konstruktion ist aber ziemlich verwickelt und das Gewicht recht hoch.

Eine grundsätzlich ähnliche Ausführung zeigt Abb. 244. Dieses Gelenk ist als Handgelenk gedacht und daher vor allem auf Erreichung eines geringen

Gewichtes Wert gelegt; auch ist der Durchmesser der Feststellhülse recht klein gewählt. Eine gute Feststellung ist trotzdem durch die Anwendung eines Übersetzungsverhältnisses von etwa 6:1 erreicht. Dadurch wird die Druckschraube aber wieder schwach (6 mm).

Ein anderer Weg, die Übersetzung zwischen Gewinde und Handgriffdurchmesser zu steigern, besteht darin, daß man die Schraube außerhalb der Armachse anordnet, Abb. 245. Durch die seitliche Anordnung wird aber die Zugänglichkeit und damit die Bedienung erschwert und insbesondere ist diese Ausführung für ein Handgelenk unbrauchbar. Die bei diesem Gelenk zwischen Druckplatte und Kugel eingefügte Blattfeder gestattet die Einstellung und die Feststellung der Armteile nacheinander vorzunehmen, da der Unterarm infolge des ständig wirkenden Federdruckes in jeder

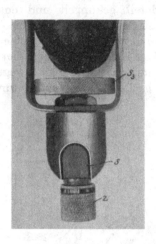

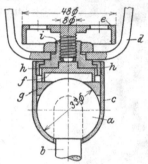

Abb. 246. Rota-Unterarm bzw. Handgelenk.

Beugung von der Strecklage bis zur wagerechten Beugelage. Drehung der Kugel a um die Achse des Zapfens b und Drehung der Kugelpfanne c um die Achse des Armteils d möglich. Feststellung der Kugel in der Pfanne c durch Schraube e, die auf Platte f und Druckstücke g drückt und zugleich Drehung des mit der Kugelpfanne c verschraubten Ringes h gegen die in den oberen Armteil d eingesetzte Gewindeführung i verhindert

Vorteil: Drehbarkeit um Armachse bei gebeugtem Kugelgelenk möglich. Kräftige Klemmwirkung, günstige Übersetzung der Druckscheibe e.

Nachteil: schmaler Stellknopf e sitzt im Bügel, daher kräftige Feststellung erschwert.

Lage stehen bleibt. Andererseits macht die Feder eine freie Schlenkerbewegung beim Gehen mit der Kunsthand unmöglich.

Der axiale Einbau der Feststellschraube außerhalb des eigentlichen Armgerätes ist aber möglich (Abb. 246) z. B. für Unterarmersatz, unter geringer Verlängerung der Baulänge. Dabei wird dann der Schraubengriff in der Verlängerung der Armachse zwischen Bandagenbügel und Armgerät angebracht. Allerdings wird die Bedienung der Schraube durch den im Wege stehenden Bandagenbügel behindert; man kann nur mit den Fingerspitzen bestenfalls mit 2 Fingern (vgl. Abb. 226, S. 439) anziehen.

Während die bisher besprochenen Kugelgelenke mit starren Pfannen ausgeführt waren, die durch axiale Verschiebung auf die Vollkugel gepreßt wurden, wird in Abb. 247 die Pfanne als geschlitztes Band ausgebildet, das durch allseitige radiale Anpressung die Feststellung des Gelenkes in sehr kräftiger Weise bewirkt; den Gegendruck übt die oben kugelförmig ausgedrehte Unterarmhülse aus.

Die Kugel ist fest am oberen Armteil gelagert und wird von dem ringförmigen Bande, das in einen geteilten Gewindezapfen ausläuft, umfaßt. Beim Anziehen der Schraube am unteren Handgriff legt sich die Außenhülse mit ihrem kugelig zugeschärften Rand gegen die Kugel, während der Klemmring um die Kugel festgepreßt wird. Die Beugebewegung ist nach beiden Seiten ganz frei. Die Feststellung des Gelenkes in beliebiger Lage ist dadurch erschwert, daß, falls nicht genügend Reibung vorhanden ist, beim Drehen am Handgriffe der ganze

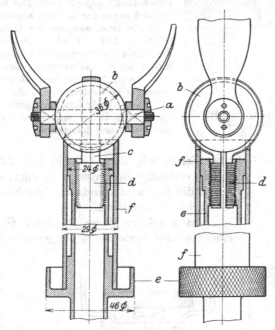

Abb. 247. Gerber (Wiener-) Arm.

Beliebige Beugebewegung des unteren Armteils und beschränkte Drehbewegung um die Achse des Unterarms möglich. Über die im Zapfen *a* gelagerte Kugel *b* ist der Klemmring *c* gelegt, der im geschlitzten Gewindeteil *d* endigt. Anzug des Klemmringes auf der Kugel durch Drehung der Mutter *e*, wobei die Unterarmhülse *f* gegen die Kugel *b* gepreßt wird.

Vorteil: Kräftige Klemmwirkung, einfach. Bedienung vom Handgelenk.

Nachteil: Beuge- und Sichelbewegung nur gleichzeitig einstellbar. Anbringung eines Handgelenkes schwierig.

Unterarm sich soweit mitdrehen kann, bis der Klemmring an einen der zylindrischen Lagerzapfen für die Kugel anstößt.

Das in Abb. 247 dargestellte Ellbogengelenk zeigt, — das sei hervorgehoben — noch den Vorteil, daß die Feststellung des Ellbogen vom Handgelenk aus erfolgt, allerdings ist damit gleichzeitig der Nachteil verbunden, daß sich ein Handbeuge- und Drehgelenk gar nicht oder schlecht unterbringen läßt.

Kugelgelenke mit Zusatzfeststellvorrichtungen.

Um eine kräftige Gelenkfeststellung unter Umgehung der Ausführungsschwierigkeiten der Gelenke nach Abb. 239—246 zu erreichen, ist versucht worden, die einfache Feststellschraube durch eine zweite Anzugsvorrichtung zu ergänzen, die im Innern des hohlen Armes gelagert ist und nur zur Nachstellung bei starker

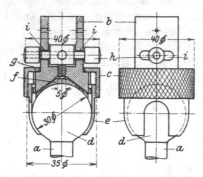

Abb. 248.　Ellbogen- und Handgelenk.　Lüer-Arm.

Beugebewegung des unteren Armteils a um 90°, Drehbewegung um die Unterarmachse und um die Achse des Oberarmteils b möglich. Feststellung des Gelenks durch Anzug der Mutter c, durch Kugel d, die zwischen Kugelpfanne e und Druckstück f gepreßt wird. Der Bund der Mutter c legt sich gegen den an Teil b angedrehten Rand g und stellt die Drehbewegung des Unterarms gegen den Oberarm fest. Knebelschraube h, die durch Schlitze i im Oberarmteil b hindurchtritt, ermöglicht kräftige Nachspannung des Gelenks.

Vorteil: Kräftige Klemmwirkung infolge günstiger Übersetzung der Schraube h.

Nachteil: Zwei Handgriffe zur Festspannung notwendig. Beuge- und Sichelbewegung nur gleichzeitig lose und feststellbar.

Beanspruchung des Gelenkes dienen soll. Beim Gelenk, Abb. 248, wird mit der kordierten Mutter c nur eine vorläufige Anpressung erzeugt, deren Wirkung durch die fein ansteigende Knebelschraube h erheblich verstärkt werden kann.

In ähnlicher Weise ist beim Gelenk Abb. 249 eine doppelte Feststellung vorgesehen und zwar wird

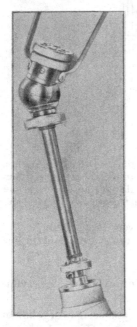

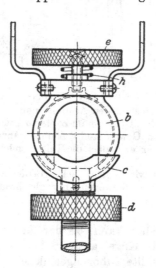

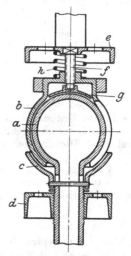

Abb. 249.　Arm „Nordeg".

Gemeinsame Feststellung der Beuge- und Sichelbewegung der Kugel a in der Pfanne b durch Anzug der äußeren Kugelpfanne c mittelst der Mutter d. Verstärkung des Reibungsdruckes durch Drehen am Handgriffe e, der mittelst Schraube f Druckstück g auf Kugel a preßt. Feder h zur Sicherung der Lösung des Handgriffes e.

Vorteil: Gewisse Regelfähigkeit des Klemmdruckes für Beugung und Sichelung. Drehung bei eingestellter Beugelage möglich.

Nachteil: Verwickelte Bauart, schwierige Herstellung. Zwei Griffe zur vollen Festspannung nötig, trotzdem nicht kräftig. Große Kugelgelenke, schwer.

hier die Nachspannung durch die zwischen Bandagenbügel und Armgerät angeordnete Schraubenmutter erreicht, so daß doppelte Kugelpfannenreibung entsteht.

Diese Lösungen machen aber die Gelenke und vor allem ihre Bedienung verwickelt. Der beabsichtigte Zweck wird auch nur unvollkommen erreicht, da die Gesamtübersetzung nicht größer wird. Die Betätigung beider Schrauben nacheinander zur Feststellung bedeutet außerdem einen Zeitverlust; auch sind Fehlgriffe bei den manchmal sehr einfach veranlagten Kriegsbeschädigten unvermeidlich.

Es ist ferner versucht worden, den Druck der Feststellschraube durch Einfügung einer Übersetzung zwischen Schraube und Druckplatte zu erhöhen (Abb. 250). Durch den eingebauten Hebel wird der Anpreßdruck der Schraube

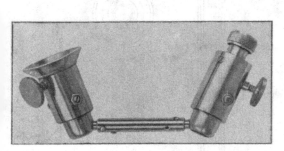
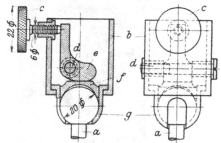

Abb. 250. Heimatdank-Arm, Leipzig.

Beugebewegung des unteren Armteils a um 90°, Drehbewegung um die Achse des Unterarms und die Achse des Oberarmteils b möglich. Feststellung des Gelenks durch Kopfschraube c, die gegen das längere Ende des im Oberarmteil b um Bolzen d drehbar gelagerten zweiarmigen Hebels e drückt, dessen kürzerer Hebelarm den Druck auf die Druckplatte f überträgt. Der an die Kugelpfanne g angedrehte Bund legt sich gegen den inneren Rand des Oberarmteils b und stellt die Drehbewegung des Unterarms um die Oberarmachse fest.

Vorteil: Kräftiger Anpreßdruck. Drehung bei eingestellter Beugelage möglich.

Nachteil: Stellknopf liegt ungünstig. Schweres Gelenk. Beuge- und Sichelbewegung nur gleichzeitig lose oder fest.

im Verhältnis 3:1 verstärkt auf die Platte übertragen. Man hat im ganzen: Griff zu Schraube = 22:6 und Hebelübersetzung $3:1 = \dfrac{22}{6} \cdot \dfrac{3}{1} = \dfrac{11}{1}$. Trotz der sehr kleinen Abmessung der Kugel läßt sich so eine ziemlich kräftige Feststellung erreichen. Ungünstig für die Bedienung ist die seitliche Lagerung der Schraube, insbesondere wird dadurch die Verwendung des Gelenkes als Handgelenk erschwert. Die Baulänge wird größer, der ganze Bau weniger einfach.

Sonderausführungen.

In Abb. 251 ist die innere Vollkugel geteilt ausgeführt. Beide Kugelhälften legen sich beim Feststellen des Gelenkes einerseits gegen die Kugelpfanne andererseits gegen eine geteilte Druckplatte. Bei der geringen Übersetzung zwischen Handgriff und Schraubengewinde erreicht man keine genügende Fest-

stellung. Die Ausführung ist sehr schwierig und mit genügender Genauigkeit
kaum zu erzielen.

Eine den Anpreßdruck verstärkende Übersetzung versucht man nach
Art des Armes, Abb. 252, durch Einbau keilförmiger Anpreßstücke in eine
geschlitzte Vollkugel zu erreichen. Beim Schrauben des Gewindes am Hand-

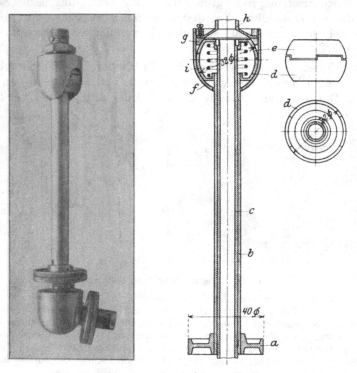

Abb. 251. Seefeldner, Berlin.

Beugebewegung um 90°, Drehbewegung um Ober- und Unterarmachse möglich.
Feststellung des Gelenks durch Verschrauben der mit Handgelenk-Handgriff a verbundenen
Hülse b gegen Innenhülse c, wodurch die mit den Hülsen gekuppelten Kugelschalen d und e
der geteilten Klemmkugel auseinander gezogen und gegen Kugelpfanne f und Druckstück g
gepreßt werden. Durch gleichzeitige Anpressung des Druckstückes g gegen Oberarmteil h
wird die Drehbewegung um die Oberarmachse gesperrt. Druckfeder i verhindert Schlotter-
bewegung bei gelöstem Gelenk.

Vorteil: Verstellung vom Handgelenk aus.

Nachteil: Unzureichende Klemmwirkung. Sehr schwierige Herstellung. Beuge-
und Sichelbewegung nur gleichzeitig lose oder fest. Keine freie Schlenkerbewegung.

griff schiebt sich die Kugel gegen den auf der Haltestange aufgeschraubten
Konus und spreizt die geschlitzte Kugel gegen die aufgesetzte zweiteilige
Kalotte auseinander. Die günstige Wirkung wird bei dieser Ausführung
durch die fehlende Übersetzung zwischen Handgriff und Gewinde wieder
ausgeglichen. Die Herstellung einer genauen geschlitzten Kugel mit passenden Keilflächen erscheint nahezu ausgeschlossen. Überdies wird das Gerät
sehr schwer.

Holzkugelgelenk.

Abb. 253—255 zeigen Holzkugelgelenke, die zwar theoretisch infolge des hohen Reibungskoeffizienten von Holz auf Holz eine kräftige Feststellung gestatten könnten, wegen der entstehenden Ungenauigkeiten durch Verziehen und Abnutzung aber bald unbrauchbar werden.

Ganz untauglich ist die Konstruktion nach Abb. 253, bei der zur Feststellung des Ellbogengelenkes Holzgewinde benutzt wird, das sich beim Feuchtwerden so verzieht, daß ein kräftiger Anzug nicht mehr möglich ist.

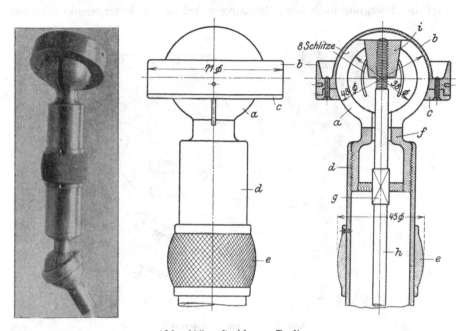

Abb. 252. Geffers, Berlin.

Beugebewegung in allen Ebenen um etwa 60°, Drehbewegung um Unterarm- und Oberarmachse möglich. Feststellung von Ellbogen- und Handgelenk nur gleichzeitig möglich. Hülse d wirkt als Spannschloß auf den Gewindezapfen der geschlitzten Spreizkugeln a und a_1 des Unterarmteils. Durch Auseinanderdrängen beider Kugeln gegenüber den auf beiden Seiten der durch 4-Kante g_1 an der Drehung gehinderten Haltestange h sitzenden Kugel i werden die Spreizkugeln in die geteilten Pfannen $b\,c$ festgeklemmt.

Nachteil: Ungenügende Klemmwirkung, groß, schwer, schwierig herstellbar. Beuge- und Sichelbewegung nur gleichzeitig und außerdem nur zusammen mit dem Handgelenk einstellbar.

Beim Gelenk Abb. 254, das einen einfachen und billigen Arm darstellt, ist die Übersetzung zwischen Handgriff und Schraubengewinde günstig, die vorgesehene Knebelschraube aber unbequem zu bedienen. Die weit vorstehenden Knebel am Handgelenk machen den Arm betriebsgefährlich. Die Einfügung eines Gummibelages zwischen die Druckflächen mildert zwar die Unregelmäßigkeiten des sich werfenden Holzes, kann sie aber nicht beseitigen. Dazu kommt noch die Schwierigkeit, kugelförmige Gummiplatten ohne Faltenbildung, vor allem dauernd mit der Holzunterlage zu verbinden.

Der Arm Abb. 255 zeichnet sich durch seine gute äußere Form aus, die dem natürlichen Arm angepaßt ist. Die Feststellbarkeit des Gelenkes ist aber auch hier eine schlechte, insbesondere ist die Befestigung der Schraubenspindel mit Holzgewinde in der Ellbogenkugel ernsthaften Beanspruchungen nicht gewachsen. Der Schutz des Holzkugelgelenkes durch Emaillelacke mag zwar das Verziehen verhindern, aber andererseits findet schnell ein Zerdrücken der Farbe zwischen den Preßflächen statt. Dadurch wird die Beweglichkeit des Gelenkes aufgehoben und dieses bald zerstört.

Die beschriebenen Kugelgelenke haben sämtlich den Nachteil, daß entweder die Bewegung nach allen Richtungen frei ist (Schlottergelenk) oder jede

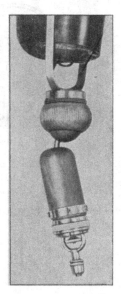
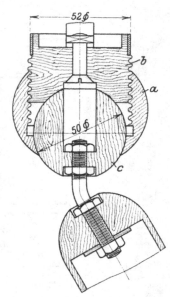

Abb. 253. Arm „Nassovia".

Holzkugelgelenk. Geringe Beugebewegung des Unterarms in allen Ebenen, Drehbewegung um die Achse des Ober- und des Unterarms möglich. Feststellung durch Anzug der außen gerieften Mutter a auf dem Gewinde des Oberarmteils b, wodurch die Holzkugel c gegen b gepreßt wird.

Vorteil: Geringes Gewicht.

Nachteil: Ungenügende Klemmwirkung, geringe Haltbarkeit, schlechte Bedienung.

Bewegung festgestellt ist (Versteifung). Es liegt aber häufig, wie schon früher erwähnt, das Bedürfnis vor, Beuge- und Drehbewegung unabhängig voneinander nach Belieben betätigen zu können, insbesondere ist es erwünscht, die Drehung um die Oberarmachse (Sichelbewegung) unabhängig von der Beugung und Drehung des unteren Armteiles ausführen zu können.

Das Gelenk nach Abb. 243 wird für diesen Zweck in einer besonderen Ausführung mit einem Scharniergelenk hergestellt, bei der die Sichelbewegung für sich freigemacht und festgestellt werden kann (Abb 256). Wird die Schraube, die das Klemmstück trägt, angezogen, so kann der Arm bei gelöster Feststellmutter frei gebeugt und um die Unterarmachse gedreht werden, während die Drehung um die obere Armachse festgestellt ist. Es läßt sich aber nicht umgekehrt die Sichelbewegung allein ausführen, da bei Anzug der breiten Hülsenmutter das Gelenk vollständig gelöst bzw. festgestellt wird.

Unabhängig voneinander lassen sich die beiden Bewegungen beim Kugelgelenk Abb. 257 getrennt lösen und feststellen. Mit der unteren schmaleren

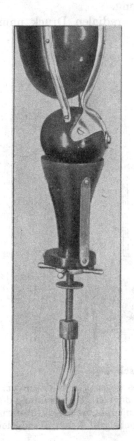 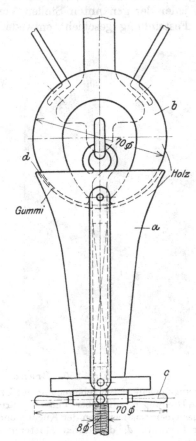

Abb. 254. Reservelazarett Allenstein.

Holzkugelgelenk. Beugebewegung von der Strecklage bis etwa 30° über die wagerechte Beugelage. Geringe Drehbewegung um die Unter- und Oberarmachse möglich. Festspannung des Unterarmteils a gegen die mit dem Oberarm fest verbundene Kugel b durch Anziehen der Knebelschraube c am Handgriff, wodurch das Gummipolster d im Unterarmteil a gegen die Kugel am Oberarm gepreßt wird.

Vorteil: Betätigung vom Handgelenk.

Nachteil: Ungenügende Klemmwirkung, geringe Haltbarkeit.

Feststellmutter wird die Drehbewegung um die Oberarmachse, mit der oberen breiteren Mutter die Beugebewegung und die Drehbewegung um die Unterarmachse festgestellt. Die Feststellung ist bei diesem Arm eine kräftige, infolge der in den Kegelrädern liegenden Übersetzung und der Keilform der Schraubenmuttern, das Gewicht des Armes ist aber hoch und die Bauart verwickelt.

2. Zylindrische Reibungsgelenke.

Im Vergleich zum Kugelgelenk ist das zylindrische Zapfengelenk auf die Drehung um eine Achse beschränkt. Es eignet sich daher zum Sichel-, Ellbogenbeuge-, Unterarmdreh-, Handdreh- oder endlich Handbeugegelenk; es findet an jeder der genannten Stellen Verwendung.

Die Feststellung geschieht entweder durch radialen Druck unmittelbar

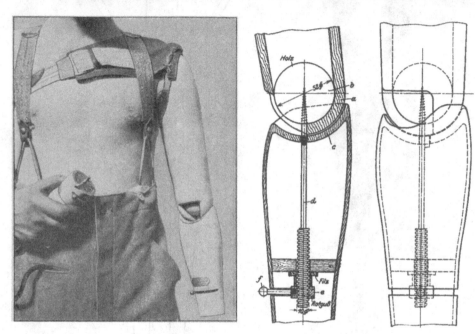

Abb. 255. Brandt, Braunschweig.

Holzkugelgelenk. Beugebewegung des Unterarms gegen den Oberarm um 90⁰ und beschränkte Drehung um die Ober- und Unterarmachse möglich. Festspannung der Kugelkalotte a des Oberarms zwischen der Kugel b und der Kugelpfanne c des Unterarms durch Anzug der Schraube d, die durch Mutter e mit Knebelgriff f am Handgelenk festgespannt wird.

Vorteil: Geringes Gewicht, Betätigung vom Handgelenk. Gutes Aussehen.

Nachteil: Ungenügende Klemmwirkung, weil Holzkugeln stets ungenau, geringe Haltbarkeit.

senkrecht auf die Zylinderfläche oder durch Zusammenklemmen des geschlitzten Hohlzylinders auf dem Vollzylinder.

Sichelgelenke.

Das Gelenk, Abb. 258, arbeitet mit Druck durch die Endfläche der Schraube auf den Lagerzapfen. Da die gedrückte Fläche klein ist, so treten Druckstellen auf, ferner ist die Wirkung nicht zuverlässig; außerdem erschwert die seitliche Befestigung der Schraube den Anzug von Hand.

Dieselben Mängel weist das Gelenk, Abb. 259 auf, bei dem der Klemmdruck aber durch Zusammenpressen des äußeren auf den inneren Zylinder erzielt wird. Bei genügender Starrheit des äußeren Körpers kann ein recht kräftiges

Feststellen erreicht werden. Leider setzt die Forderung, das Gewicht des Armes niedrig zu halten, einer ausreichenden Wandstärke des Führungszylinders die Grenze. Die durchgeführte Schraube hindert auch in gelöstem Zustande ein Herausfallen des unteren Armteiles, und ihre doppelseitige Führung sichert stets die genau radiale Richtung des Druckes.

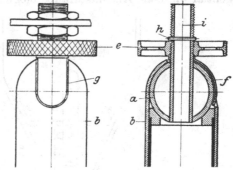

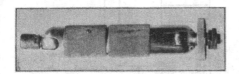

Abb. 256.

Hervorbringung der Schlenkerbewegung durch Nase *f*. Durch Anzug der kordierten Mutter *e* wird die Nase *f* in den Schlitz *g* der Kugelpfanne *b* oder gegen ihre Oberfläche gepreßt, so daß bei gelöstem Gelenk Kugel *a* nur Beugebewegungen ausführen kann. Durch Zurückdrehen des Handgriffes *e* bis zum Anschlag *h* wird Nase *f* gelöst und Drehung der Kugel *a* um Achse *i* gestattet (Schlottergelenk).

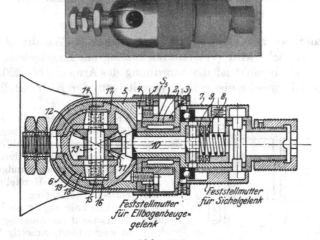

Abb. 257.

Ellbogensichel- und Beugebewegung getrennt einstellbar. Feststellung der Beugebewegung durch Drehen der kordierten Feststellmutter 1, die das Gewindestück 2 mitnimmt und dabei das an der Drehung verhinderte Mutterstück 3 und damit die Druckstücke 4 und das Bremsstück 5 gegen die Kugel 6 preßt. Feststellung der Sichelbewegung von der Feststellmutter 7 aus, die — durch axiale Verschiebung mittelst der Zähne 8 mit 9 gekuppelt — Achse 10, Kegelräder 11 und 12 und Spindel 13 mitnimmt. Anpressung der mit Rechts- und Linksgewinde auf 13 geführten Keilstücke 14 und 15 gegen die Widerlager 16 und 17 der Kugel 6 und gegen die Kalotte 18, welche die Kalotte 19 innerhalb der Kugel 6 festspannt.

Vorteil: Gute Klemmwirkung, kurze Bauart.

Nachteil: Verwickelt, schwer.

Wesentlich kräftiger wirken die durch Zusammenziehen des Hohlzylinders festzustellenden Zapfengelenke. Wichtig ist für die Ausführung, daß die tangential wirkende Klemmschraube möglichst dicht am Vollzylinder vorbeigeführt

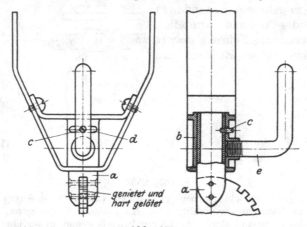

Abb. 258.

Verdrehung des Armteiles *a* gegen den an der Bandagen-Hülse festen Teil *b*, begrenzt durch Anschlagschraube *c* und Schlitz *d*. Feststellung der Drehung durch Anzug des Schraubenknebels *e*.

Nachteil: Schwierige Herstellung, sperrig. Kleine Andruckfläche, daher Verbeulen des Lagerzapfens durch Schraube. Zur Aufnahme starker Zugkräfte ist Schraubstift *c* zu klein.

wird, insbesondere wenn aus Gründen der Leichtigkeit die Wandstärke des Hohlzylinders dünn gemacht wird (vgl. Bandklemmung am Kugelgelenk Abb. 255). Unter diesem Gesichtspunkt ist die Anordnung des Armes, Abb. 260, nicht einwandfrei. Die Klemmschraube *c* liegt zuweit von der Klemmstelle, und die

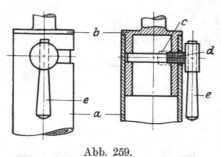

Abb. 259.

Verdrehung des Armteiles *a* gegen den an der Hülse festen Teil *b*, begrenzt durch den in Teil *a* eingefrästen Schlitz *c*. Feststellung der Sichelbewegung durch Anziehen der Schraube *d* vermittelst Handgriffes *e*.

Vorteil: Einfache Herstellung, leichtes Gewicht, einfache Betätigung.

Nachteil: Lagerzapfen als Klemmfläche benutzt. Schraube *d* als Anschlag gegen Zugkräfte nicht ausreichend, einseitig beansprucht.

Folge ist ein Ovalziehen des Hohlzylinders.

Da dieser nicht nur zur Feststellung des Unterarmes am Oberarmteil, sondern auch als Lager des freispielenden Sichelgelenkes dienen muß, so ist eine solche Formänderung recht schädlich.

Eein Verbesserung wird bei dem sehr ähnlich gebauten Gelenk, Abb. 261, durch Einfügen einer federnden Stahlhülse, welche die Preßflächen etwa parallel hält, erreicht. Bei diesem Gelenk ist der Handgriff der Schraube auch günstiger geformt, so daß an sich ein stärkerer Anzug als mit der Flügelschraube nach Abb. 260 erreichbar ist.

3. Drehgelenke mit kegelförmigen Reibflächen.

Der Kegelzapfen hat die guten Eigenschaften der Selbstzentrierung, der selbsttätigen Nachstellung bei Abnutzung und der größeren Starrheit als der Zylinderzapfen.

Er hat den Nachteil der schwierigeren Herstellung, verlangt sehr genauen Einbau und verhältnismäßig große Baulänge, falls er gut führen soll.

Feststellung des aus Stahlblech gebogenen Unterarmteiles a auf dem zylindrischen Teil b des Oberarms durch Anzug der Flügelschraube c.

Vorteil: Leichtes Gewicht, einfache Betätigung, große Klemmfläche.

Nachteil: Unbequeme Bedienung der Flügelschraube, keine völlige Freistellung wegen der stets vorhandenen Reibung im Gelenk. Lagerzapfen als Klemmfläche benutzt.

Abb. 262 zeigt eine Sichelgelenkausführung, bei der die Kürze der konischen Klemmfläche nur die Feststellung in bestimmten Lagen, nicht aber die dauernd freigehende Lagerung bei der Arbeit zulassen dürfte. Der Unterarmteil wird

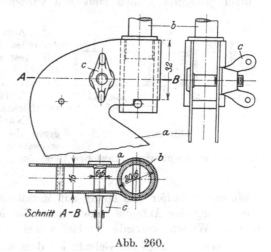

Abb. 260.

sehr bald im Gelenk schlottern, da keine andere Führung vorhanden ist. Die Festklemmung selbst wirkt ungenügend, da der Kegel recht steil und das Verhältnis von Stellknopf zum Gewindedurchmesser sehr gering ist (6 : 5).

Festklemmung der Spannhülse a auf dem zylindrischen Armteil b durch Anzug der Mutter c der Feststellschraube d.

Vorteil: Allseitige Klemmwirkung, güte Aufnahme der Zugbeanspruchungen. Rechts und links verwendbar. Bei Massenherstellung einfach zu fabrizieren.

Nachteil: Unbequeme Bedienung des Stellknopfes, Lagerzapfen als Klemmfläche benutzt.

Eine wesentliche Verbesserung zeigt Abb. 263, insofern als die Festklemmung durch den Kegel a von der Führung durch den oberen langen Zylinder nach Lösung der Klemmung getrennt ist.

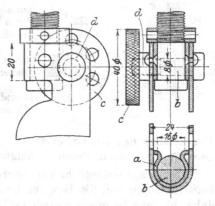

Abb. 261.

Ein Schlottern in der Achsenrichtung verhindern die Zapfen der beiden Schrauben, die in einer ringförmigen Eindrehung des Führungszylinders laufen. Die Größe der Anklemmung wird durch das Verhältnis des Stellknopfes zum mittleren Kegeldurchmesser (2 : 1) bedingt, wird also nur für kleine Verdrehkräfte ausreichen.

Beugegelenke.

Ganz wesentlich höhere Anforderung an die Festklemmung als das Sichelgelenk stellt das Ellbogengelenk; sowohl die Kräfte als die Hebelarme sind erheblich größere geworden.

Die Verwendung zylindrischer Reibflächen ist nur dann möglich, wenn das Gelenk sehr groß wird, damit die gegeneinander gepreßten Flächen an einem genügend großen Hebelarm wirken; auch die verhältnismäßig kleine

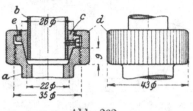

Abb. 262.

Anpressung der Kegelfläche des unteren Armteiles a gegen den mit dem oberen Armteil b fest verbundenen Kegel c durch Anzug der Mutter d, deren Bund e sich gegen den oberen Armteil stützt.

Vorteil: Ziemlich feste Anklemmung, glatte Oberflächen.

Nachteil: Fehlende Führung des oberen gegen den unteren Armteil. Großer Reibungswiderstand beim Anziehen der Mutter. Unzureichende Klemmwirkung.. Schwierige Herstellung genau zueinander passender konischer Flächen.

Reibungswertziffer von Metall auf Metall und die Gefahr des Fressens macht die Lösung der Aufgabe schwieriger. Sie ist demgemäß selten versucht und unseres Wissens befriedigend bisher nicht gelöst worden.

Abb. 264 zeigt ein Gelenk, bei dem durch Anwendung von Filzbelag auf dem Klemmzylinder eine Erhöhung der Reibung versucht wird. Das Ergebnis war: starkes Eindrücken des metallenen Klemmstückes in den Filzüberzug, dementsprechend große Abnutzung und die Notwendigkeit, in die

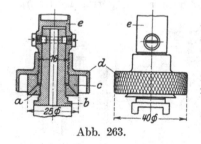

Abb. 263.

Anpressung der Kegelfläche a, die auf dem unteren Armteil b festgeschraubt ist, gegen den Kegel c durch Anzug der Mutter d, die auf der Oberarmhülse e verschraubbar ist.

Vorteil: Gute Führung des unteren Armteils in der Bohrung des oberen Armteiles. Glatte Oberflächen.

Nachteil: Schwierige Herstellung genau zueinander passender konischer Flächen. Unzureichende Klemmwirkung.

Druckstange des Klemmhebels eine große Nachstellbarkeit durch Schraubengewinde einzubauen, deren Zugänglichkeit und Bedienung aber schwierig ist.

Eine ganz wesentliche Verbesserung der Klemmwirkung weisen die Gelenkkonstruktionen auf, die Beugung und Klemmung vollständig trennen, und die daher hier nun besprochen werden sollen, weil zylindrische Klemmflächen an sich benutzt werden. Die Feststellung geschieht (Abb. 265 und 266) durch Verklemmen eines Ringes in (Abb. 266) oder auf (Abb. 265) dem Unterarmteil. Dieser Ring steht durch ein Gestänge mit dem Oberarmteil in Verbindung und stellt den Unterarmteil in der gewünschten Beugestellung zum Oberarm fest. Die Wirkung dieses Klemmgestänges ist nicht gleichartig in den verschiedenen Lagen, da der Hebelarm in bezug auf das Beugegelenk mit zunehmender

Armstreckung abnimmt (vgl. S. 445 Zahlentafel 2 und Abb. 265); sie ist jedoch allen anderen Zylinderklemmungen weit überlegen.

Die Wirkung eines von außen fassenden geschlitzten Bügels, Abb. 247, ist wesentlich größer und sicherer als die des von innen wirkenden Vollringes.

Die in Abb. 266 nach Lösen des Klemmringes *b* und Festziehen des Knebels *e* eintretende Federwirkung hat mit den hier zu besprechenden Fest-

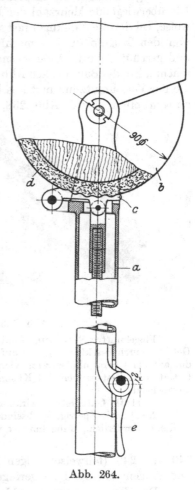

Feststellung des unteren Armteiles *a* gegen den Oberarmteil *b* durch Anpressung der geriffelten Eisenplatte *c* gegen den am Umfang mit Filz *d* belegten Oberarmteil *b*. Anpressung der Platte durch Umlegen des Exzenterhebels *e*, der auf die innere durch Gewinde in der Länge verstellbare Stange nach oben Druck ausübt.

Vorteil: Feine Einstellbarkeit, Feststellung vom Handgelenk, glattes Äußere.

Nachteil: Unzureichende Klemmwirkung, geringe Haltbarkeit der Filzplatte.

stelleinrichtungen nichts zu tun und tritt nur bei der Ausführung des Hämmerns und Hauens (vgl. S. 447) in Kraft.

4. Ebene Reibungsgelenke.

Die Zusammenpressung ebener Flächen zur Feststellung von Armgelenken wird verhältnismäßig selten benutzt.

Abb. 267 zeigt ein Sichelgelenk, dessen Wirkung äußerst mangelhaft ist, da die gepreßten Flächen und das Übersetzungsverhältnis zwischen Stellknopf und Gewindedurchmesser sehr klein sind. Dazu kommt, daß jede Lösung der Schraube ein Schlottern in der Achsenrichtung zur Folge hat.

Grundsätzlich sollte man Drehbewegungen und Feststellung stets voneinander trennen.

Eine recht gut haltende und für mittlere Kräfte bewährte Ausführung ist die Lamellenfeststellung für das Beugegelenk, Abb. 268.

Abb. 264.

Die aneinander gepreßten Flächen sind groß, sie reiben mehrflächig aneinander, und ein Ausweichen nach innen wird durch die über die Klemmschraube geschobene Stehbüchse wirksam verhindert.

Viel verwickelter, schwerer und doch unzuverlässiger in der Wirkung ist die Drahtseilklemmung, Abb. 269. Das sich längende Seil verlangt eine nachstellbare Spannvorrichtung und außerdem eine Führung über recht großen Rollen wegen seiner sonst zu geringen Lebensdauer. Die Größe der Rolle stört insbesondere am Handgelenk.

Kritik der Wirkung der Reibungsgelenke.

Abb. 241—248 stellen Kugelgelenke mit gut wirkender Feststellung dar, da in allen Fällen die Forderung: das Verhältnis D: d, Stellknopf zum Gewinde-durchmesser, auf ein möglichst großes Maß zu bringen, erfüllt ist und zwar gleichgültig, ob der Stellknopf seitlich, Abb. 245, oder axial, Abb. 241—244, angebracht ist.

Regelfähigkeit des Anpreßdruckes zeigen die Bauarten Abb. 243 und 245. Die überwiegende Mehrzahl der Konstrukteure bevorzugt die geschlossene Bau-weise, bei der die Vollkugel fast völlig von den Kugelpfannen umschlossen und geschützt wird. Eine Ausnahme macht allein die Bauart nach Abb. 247, die der Verschmutzung und Beschädi-gungen offen liegt. Abb. 238, 239,

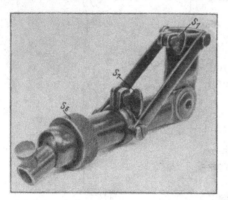
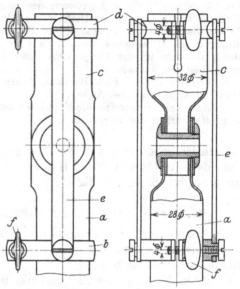

Abb. 265. Ellbogen-Beugegelenk.

Flügelmutter $S_1 S_1$ zum Anklemmen der Ringe auf der Hülse. Feststellung des Gelenks durch Festklemmen des auf Unterarmhülse a geführten Klemmringes b, an dem die auf der Oberarmhülse c an Klemmring d drehbar gelagerten Stangen e gelenkig be-festigt sind; Festspannen des Klemmringes b durch die Flügelschraube f Beugefähigkeit ausreichend.

Vorteil: Gute Klemmwirkung. Ausreichende Beugefähigkeit.

Nachteil: Sperrig, wechselnde Hebelarme für den Kraftangriff, sehr genaue Her-stellung erforderlich. Flügelmutter unbequem.

240 und 248 (teilweise) zeigen Kugelgelenke mit ungenügender Übersetzung und dementsprechend zu geringer Klemmwirkung.

Die Bauarten nach Abb. 249—252 sollten wegen der Herstellungs-schwierigkeiten, die nach Abb. 253—255 wegen des unzureichenden Materiales verworfen werden.

Von den Reibungsflächen mit zylindrischen Reibungsflächen sind das nach Abb. 265, von denen mit ebenen Klemmflächen das nach Abb. 268 zu empfehlen.

Es empfiehlt sich bei Benutzung kegeliger und zylindrischer Gelenke an der Trennung des Zapfenlagers von der Klemmvorrichtung (vgl. Abb. 263) nach Möglichkeit festzuhalten.

Zusammenfassung.

Reibungsgelenke lassen sich innerhalb bestimmter Grenzen in jeder Stellung feststellen. Sie lassen sich auch verschieden stark feststellen, man kann also z. B. den Reibungswiderstand so bemessen, daß der Kunstarm, ohne die Feststellung zu lösen, mit der gesunden Hand

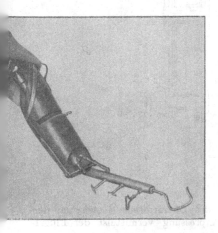

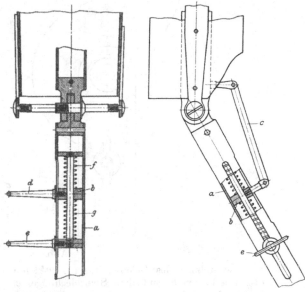

Abb. 266.

Feststellung des Gelenks durch Anklemmen des in der Unterarmhülse *a* geführten Ringes *b*, an dem die Verbindungsstange *c* gelenkig befestigt ist, vermittelst der Knebelschraube *d*.

Federnde Beweglichkeit des Gelenks ermöglicht durch Lösung der Knebelschraube *d* und Anziehen der Knebelschraube *e*, wobei Klemmring *b* zwischen den Pufferfedern *f* und *g* spielen kann. Beugefähigkeit nach oben begrenzt.

Vorteil: Elastische Nachgiebigkeit bei Aufnahme von leichten Stoßwirkungen.

Nachteil: Sehr sperrig, ungenügende Feststellbarkeit, nicht einfache Herstellung, starken Stoßwirkungen (Hämmern) nicht gewachsen.

in die gewünschte Lage eingestellt werden kann, während die Reibungsflächen aufeinander gleiten. Das Lösen und Feststellen erfolgt meist in einfacher

Feststellung des Drehgelenks durch Anzug des auf dem oberen Armteil *a* aufgeschraubten Handknopfes *b*, dessen Bund *c* sich gegen das Druckstück *d* legt, das auf dem unteren Armteile *e* aufgeschraubt ist.

Vorteil: Einfache Herstellung, glatte Oberflächen.

Nachteil: Übersetzung zwischen Außendurchmesser des Handknopfes und Gewindedurchmesser zu klein. Großer Reibungswiderstand bei Anzug der Schraube, daher ungenügende Feststellung.

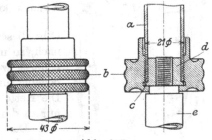

Abb. 267.

Weise durch eine Schraube. Die Tragfähigkeit ist begrenzt, kann aber, falls das Gewinde und die Schraubenkopfform richtig gewählt werden, bis fast zur

Tragfähigkeit des gesunden Armes gesteigert werden. Allerdings gilt dies nur für ruhende, ohne Stoß und Druckwechsel wirkende Lasten. Bei Stoßbean-

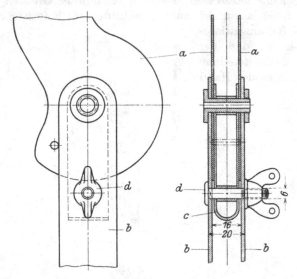

Abb. 268.

Feststellung des Gelenks durch Festklemmen des Oberarmteils *a* zwischen den Unterarmschienen *b* und dem Stahlblechbügel *c*. Anpressung vermittelst der Flügelschraube *d*.

Vorteil: Feine Einstellbarkeit, kräftige Klemmwirkung, einfache Herstellung, leicht.
Nachteil: Flügelmutter unbequem.

spruchungen tritt sehr bald ein Verdrehen des Gelenkes ein. Am ungünstig sten wird dabei das am stärksten belastete Ellbogengelenk beansprucht.

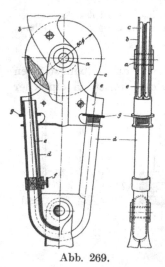

Über die im Gelenkzapfen *a* gelagerte, mit dem Oberarm *b* fest verbundene Holzrolle *c* ist das im hohlen Unterarm *d* gelagerte endlose Drahtseil *e* geführt. Durch Festklemmen des Drahtseils vermittelst der Klemmschraube *f* wird das Gelenk festgestellt. Vorspannung des Drahtseils durch Spannschrauben *g* erzeugt, welche das Unterarm-Rohr *d* nach unten drücken und dadurch verlängern.

Nachteil: Großer Umfang, schwer, unzuverlässige Klemmwirkung, nicht einfach herstellbar.

Gibt dieses bei Stößen oder großen Drehmomenten nach, so müssen Zusatzvorrichtungen als Feststeller benutzt werden. Eine Vorrichtung, die das Ellbogengelenk durch eine Kette feststellt, zeigt Abb. 271. Die Kette hemmt die Bewegung des Gelenkes aber nur in der Richtung nach abwärts.

Das Ellbogengelenk kann auch dadurch ganz ausgeschaltet werden, daß man das Werkzeug, z. B. den Hammer, unmittelbar an der Oberarmbandage

Abb. 269.

befestigt (Abb. 270). Dies ist unseres Erachtens für alle schlagenden Werkzeuge besonders empfehlenswert, weil dadurch nachgebende Reibungsgelenke oder starre, dem Bruch ausgesetzte Zahnkuppelungen ganz vermieden werden und das Werkzeug möglichst nahe an den Stumpf herangebracht wird. Die Schlagsicherheit ist zweifellos auf diese Weise am höchsten.

Für das Oberarm-Sichelgelenk von Oberarmamputierten und das Handgelenk wird in der Werkstatt in den meisten Fällen der Reibungsschluß ausreichen. Dabei ist zu beachten, daß Oberarmamputierte Arbeiten, die mit andauernden Stößen verbunden sind (z. B. Häm-

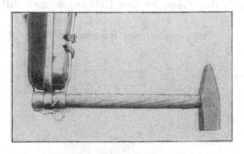

Abb. 270. Starre Werkzeugbefestigung an der Hülse ohne Ellbogengelenk.

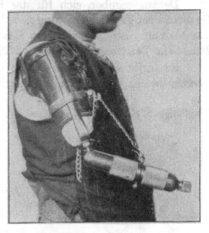

Abb. 271. Kette gegen Nachlassen der Klemmwirkung des Ellbogengelenkes.

mern, Meißeln, Holzspalten usw.), nur ausnahmsweise mit dem Kunstarm und nur für kürzere Zeit ausüben werden.

Anders liegen die Verhältnisse bei Unterarmamputierten, die ihr künstliches Handgelenk natürlich weit stärker beanspruchen können als Oberarmamputierte. Behält man hier unter Berücksichtigung seiner mannigfachen Vorzüge ein Reibungsgelenk, namentlich ein Kugelgelenk bei, so wird man das Gelenk beim Hämmern, Meißeln usw. durch eine besondere Vorrichtung (vgl. S. 433, Abb. 217) feststellen oder ausschalten müssen.

II. Rastengelenke.

a) Berechnung der Tragfähigkeit.

Während sich beim Reibungsgelenk die Berechnung der Tragfähigkeit auf den beiden unsicheren Größen 1. Reibungswertziffer, 2. Anpreßdruck gründet, ist sie beim Rastengelenk von den durch den Maschinenbau bekannten und beherrschten Festigkeitsziffern abhängig.

Die Tragfähigkeit des Reibungsgelenkes hängt ab von der Art der aufeinander reibenden Baustoffe, der Güte der Oberfläche, dem Schmierstoff, der Kraft mit der angezogen wird und damit auch von der richtigen Form des Handgriffes. Wir hatten als notwendig ein Drehmoment von 600 cmkg ermittelt, das im Reibungsgelenk erzeugt werden muß, um den starken Berufsanforderungen des Handwerkers und Landwirtes zu genügen.

Die Tragfähigkeit des Rastengelenkes hängt nur von der Güte der Einpassung der tragenden Stifte oder Zähne und der Festigkeit des verwendeten Materials ab. Alle unsicheren Faktoren sind damit beseitigt. Es ist gleichgültig, ob ein starker oder schwacher bzw. durch Verletzung geschwächter

Mann die Einstellung vornimmt; die dazu nötigen Kräfte sind so klein, daß sie jedem Beschädigten zur Verfügung stehen. Denn während das Reibungsgelenk den **Kraftschluß** benötigt, wird das Rastengelenk durchweg mittelst entlasteten **Zwangsschlusses** festgestellt.

Daraus ergeben sich für das Rastengelenk kleinere Flächen und geringe Gewichte bei gleicher Leistung; das bedeutet eine wesentlich günstigere Materialausnutzung, also viel leichtere Gelenke. Der Nachweis läßt sich am besten durch ein Beispiel geben (Abb. 272).

Es ergibt sich für die gleiche Größe und im wesentlichen gleiche Brauchbarkeit zweier guter Armkonstruktionen das Gewicht des Reibungsarmes mit

Tragfähigkeit des Reibungsgelenkes.   Tragfähigkeit des Rastengelenkes.

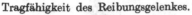
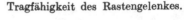
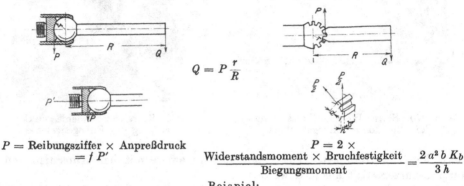

$$Q = P \frac{r}{R}$$

$$P = \text{Reibungsziffer} \times \text{Anpreßdruck}$$
$$= f\,P'$$

$$P = 2 \times$$
$$\frac{\text{Widerstandsmoment} \times \text{Bruchfestigkeit}}{\text{Biegungsmoment}} = \frac{2\,a^2\,b\,K_b}{3\,h}$$

Beispiel:

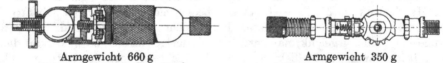

Armgewicht 660 g   Armgewicht 350 g

$r = 1{,}6\,\text{cm},\ f = 0{,}53,\ P = 310\,\text{kg}$ $r = 1{,}62\,\text{cm},\ a = 0{,}37\,\text{cm},\ b = 1{,}0\,\text{cm},$
$h = 0{,}3\,\text{cm},\ K_b = 1000\,\text{kg/qcm}$ (7- bis
8fache Sicherheit)

Tragfähigkeit, wenn die Last Q am Hebelarm $R = 15$ cm angreift:

$Q = 17{,}5$ kg (Gleiten) $Q = 36{,}7$ kg (7- bis 8fache Sicherheit)
$Q = $ rd. 275 kg (Bruch)

Abb. 272.   Arbeitsleistung von Reibungsgelenk und Rastengelenk.

mindestens 660—750 g gegen 350—500 g des Rastenarmes (Abb. 210 S. 428). Die große Bedeutung eines leichten und doch festen Armes gegenüber einem schweren geht aus Abb. 273 hervor, in der Stumpfform, Stumpflänge, Armgewicht und Erhebungshöhe in Vergleich gestellt sind. Besonders wichtig ist ein leichter und doch fester Arm für kurze Stümpfe, die der Stumpfhülse meist nur geringen Halt geben und aus ihr leicht herausrutschen. Da die Stumpfhülse bei diesen Absetzungen sehr dicht um das Gelenk greifen muß, so tritt die starke Formänderung in den verschiedenen Lagen sehr ungünstig in Wirkung.

Verlangt man bei normaler Tätigkeit für die Kupplungszähne des Rastenarmes 7—8fache Sicherheit gegen Bruch, so darf der aus Stahl gefertigte Arm mit rund 37 kg belastet werden, während am gleichen Lastenarm von R = 15 cm der auf das kräftigste in der senkrechten Beugelage angepreßte Reibungsarm schon bei rund 18 kg Belastung zu gleiten beginnt. Das ist die Hälfte der Leistung bei einem höchsten Drehmoment von $18 \cdot 15 = 270$ cmkg; mehr konnte aber nicht erzielt werden.

Bei ungefährer Verdoppelung dieses Drehmomentes, also gleichwertiger Leistung mit dem Rastenarm, kommen wir auf die obengenannte Ziffer von 600 cmkg für den Reibungsarm (man denke an das Graben mit dem Spaten von etwa 100 cm Hebellänge, an dessen Stechkante also nur 6 kg Last auftreten dürften).

Da Höchstbelastungen nur selten auftreten, und da man sich bei der Bemessung von Werkzeugen meist mit 3—7facher Sicherheit begnügt, so würde man einem gleichwertigen Rastenarm unbesorgt 70—75 kg Last zumuten

| gesenkt | gehoben | gesenkt | gehoben | |

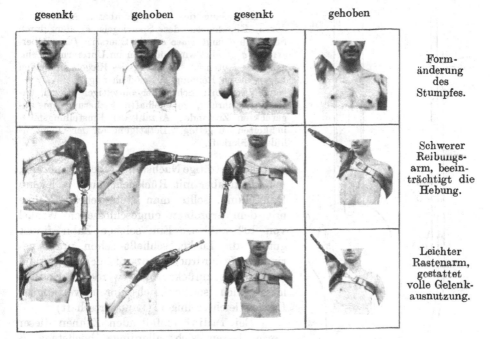

Form-
änderung
des
Stumpfes.

Schwerer
Reibungs-
arm, beein-
trächtigt die
Hebung.

Leichter
Rastenarm,
gestattet
volle Gelenk-
ausnutzung.

Abb. 273. Stumpflänge, Armgewicht und Gelenkbewegung. Vergleich von Stumpfform (Kurzstumpf).

können, ohne daß seine Festigkeit bedrohlichen Beanspruchungen auch bei Dauerarbeiten ausgesetzt erscheint.

Ruhende Belastungen von 40—50 kg (eine Kiepe mit Eisenteilen, Obst od. dgl.) sind bereits mehr als normal. Dagegen können sie bei Stoßwirkungen leicht überschritten werden, wenn die Elastizität der Bandage nicht eine wirksame Pufferung abgeben würde. (Hämmern, Meißeln, Strecken, Schweißen, Hacken, Dreschen vgl. S. 330 und 447[1]).)

b) Einstellung des Armes.

Da jede Rastenkuppelung nur soviel Stellungen zuläßt, wie Löcher oder Lücken in den Kuppelungselementen vorhanden sind, so ist die Einstellbarkeit

---

[1]) Vgl. Merkblätter 8 bis 15.

eines Rastenarmes durch die gegebene Einteilung der Kuppelung auf eine bestimmte Anzahl fester Stellungen beschränkt. Diese schwanken zwischen 3 und 16 (Abb. 274, und 303a) auf den Viertelkreis. Die Erfahrung lehrt aber, daß man z. B. für die wichtige Ellbogenbeugung mit 4 Stellungen auf 90⁰ gut auskommt, und daß dabei die Zahnstärken groß genug ausfallen, um den stärksten Beanspruchungen standzuhalten.

Werden mehr als 4 Stellungen benötigt, so bleibt als Abhilfe eine Vergrößerung des Durchmessers der Rastenscheibe übrig, Abb. 289, 303a.

Die Auffindung der Einfallstellung für Stift oder Zahn wird durch Abrundung oder Abschrägung der vorderen Kante (Abb. 274, 286 und 291) oder durch einen Rastensucher (Abb. 297) erleichtert. Mit Rücksicht hierauf, ferner

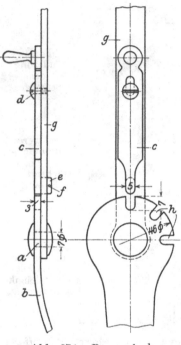

Abb. 274. Beugegelenk.

Kuppelung des um *a* drehbaren Armteiles *b* durch Einschieben des Sperriegels *c*, der durch Schraube *d* und Nase *e* mit Querstift *f* am Oberarmteil *g* geführt wird, mit den im Unterarmteil eingefrästen Nuten *h*. Sicherung des Riegels in beiden Lagen durch Reibung in der Führung.

Nachteil: Schwacher einseitiger Riegel, unsichere Führung, mangelhafte Sicherung im angerückten Zustande, Anzahl der Einstellungsmöglichkeiten zu gering. Betätigung an der Oberarmhülse fehlerhaft.

auf die selbsttätige Nachstellung bei Abnutzung, vor allem aber mit Rücksicht auf die leichte Herstellung, sollte man stets schräge Zähne mit dem erprobten eingeschlossenen Winkel von 10⁰ wählen. Ein solcher Zahn findet gut in die Lücke, schließt schon unter geringem Federdruck sehr sicher und kann doch leicht zurückgezogen werden. Endlich lassen sich solche nach unten verjüngten Lücken leicht reinigen (Landwirtschaft).

Bei radial einfallenden Zähnen dieser Form lassen sich allerdings höchstens 3 nebeneinander am Kuppelungsglied ausführen (Abb. 291); es sei denn daß man eine ungewöhnlich feine Zahnteilung, Abb. 303a, wählt. Der Unterschnitt verhindert die beliebige Vermehrung der Zähnezahlen.

Bei axial einfallenden Zahnkuppelungen (Abb. 276, 283b und 293) müssen mit Rücksicht auf die Verschiebungsrichtung die Begrenzungsflächen der einfallenden Zähne naturgemäß parallel hergestellt werden (Abb. 283b). Das bedingt eine sehr genaue Ausführung, sonst tritt in radialer Richtung toter Gang auf, das Gelenk wackelt und der Verletzte würde bei jeder ruckweisen Bewegung, z. B. beim Ausgehen mit der Kunsthand als Ansatzstück bei der Schlenkerbewegung, einen kleinen, aber auf die Dauer nervös machenden Stoß verspüren. Derartige Kuppelungen, die den Vorteil haben, daß stets alle Zähne gleichzeitig im Eingriff sind, die also große Kräfte bei kleinen Abmessungen übertragen können, müssen sehr genau hergestellt sein und verlangen daher sehr gute maschinelle Einrichtungen.

c) Form und Lage des Stellgriffes der Kuppelung.

Da Rastenkuppelungen zwangschlüssig arbeiten, ist der Kraftaufwand zum Einrücken oder Auslösen der unbelasteten Kuppelungsteile sehr gering und beschränkt sich in der Regel auf Überwindung einer in der Verschiebungsrichtung von Kuppelungsstift oder Muffe wirkenden Feder, die das richtige Einfallen des Stiftes in das Loch oder des Zahnes in die Lücke veranlaßt und ein Losrütteln der kraftübertragenden Teile auch bei starken und dauernd auftretenden Stößen verhütet.

Werden Kurvensteuerungen oder Schraubengewinde zum Schließen oder Lösen der Kuppelungsteile benutzt, so geschieht das unbelastet und jedenfalls ohne einen Kraftaufwand, der irgendwie mit der großen Anstrengung zu ver-

Kuppelung des mit dem Oberarm a fest verbunden Zahnkranzes b mit dem im hohlen Unterarm c geführten Rastenteil d durch Drehen der Kuppelungsmuffe e, in deren schrägen Schlitz f sich die Schraube g führt, die durch Schlitz h in der Unterarmhülse an einer Drehung verhindert ist und den Rastenteil d axial verschiebt.

Vorteil: Betätigung vom Handgelenk. Feine Einstellbarkeit, kräftige Feststellung durch Eingriff von vier Zähnen.

Nachteil: Ziemlich großes Gewicht. Betätigung der Zahnkuppelung d durch starren Schlitz mittelst Verdrehung der Steuermuffe. Wundreiben der Fingerspitzen.

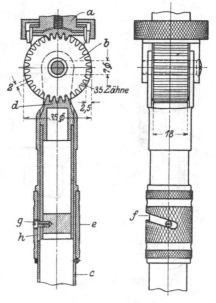

Abb. 275. Beugegelenk.

gleichen wäre, die beim Betätigen der Reibungsgelenke stets aufgewendet werden muß (vgl. Abb. 275, 276, 277, 291).

Wesentlich ist die Form des Griffes, mit dem der ein- oder auszukuppelnde Teil verschoben wird, und der möglichst so auszugestalten ist, daß er durch den das Kunstglied unter Umständen zudeckenden Ärmel betätigt werden kann. Diese scheinbar einfache Aufgabe hat bisher nur wenige befriedigende Lösungen gefunden.

Jeder runde Stellknopf (vgl. Abb. 275—276, 283 usw.) greift sich nicht gut, falls man ihn zur Längsverschiebung benutzen will; gleiches gilt für Sterngriffe. Scharfe Kanten machen die Fingerspitzen wund, an runden rutschen die Finger leicht ab, Rund und klein wiederum sollen die Griffe jedoch wegen Verminderung der Unfallgefahr und Schonung der Kleider sein.

Man gibt den Stellknöpfen dann die nötige Rauhigkeit durch Kordierung der Zylinderfläche, an der die Finger angreifen. Die beste Kordierung ist grobe Fischhaut (Abb. 275, 276, 283), dann parallele grobe Furchen (Abb. 290). Schlecht ist schräge oder schraubenförmige Furchung, weil außer der Längsverschiebung für das Kuppeln und Entkuppeln meist noch eine kleine Verdrehung der Muffe notwendig wird, um sie in ausgerücktem Zustande z. B. in einem Bajonetschlitz zu sichern. Bei öligen Händen wirkt dann die Schräglage nach einer Richtung hin stets auf Abgleiten, entweder beim Feststellen oder beim Lösen.

Am besten lassen sich durch den Kleiderärmel Druckwirkungen durch einen einfachen oder durch doppelte Knöpfe ausüben, die dann nur zum Lösen der Einstellung benutzt werden (Abb. 303a), während das Einfallen in die neue Rast durch eine Feder vollzogen wird (vgl. auch den Abschnitt Handverschlüsse) (Abb. 397—401).

Es leuchtet ein, daß die Zugänglichkeit der Stellknöpfe in der Nähe des Handgelenkes des Ersatzarmes am größten ist. Eine Reihe von Konstrukteuren hat sich daher bemüht, den Einstellgriff für das Ellbogengelenk möglichst unten an das Handgelenk zu verlegen (vgl. Abb. 275, 279, 289, 291, 301). Der Vorteil bequemerer Zugänglichkeit wird aber meist durch den viel größeren Nachteil erkauft, nunmehr auf ein gutes Handdreh- bzw. Handbeugegelenk

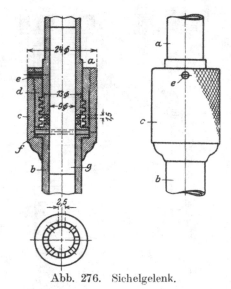

Abb. 276. Sichelgelenk.

Kuppelung des Zahnkranzes des oberen Armteils a mit dem des unteren b durch Drehung der Hülse c, die mit Hülse d durch Schraube e verbunden ist. Das Muttergewinde der Hülse d führt sich auf dem Flachgewinde des oberen Armteils a. Beim Aufwärtsschrauben wird der untere Armteil b, der durch Bund f von Hülse c mitgenommen wird, axial verschoben. Der mit dem Teil b verstiftete Zylinder g gewährleistet gute Führung der Armteile ineinander.

Nachteil: Verschraubung dient gleichzeitig als Zapfenlager. Suchen des Zahneingriffes erschwert, da Kuppelungszähne zwangsläufig mit Gewindemuffe verbunden. Gefahr, daß Kopfflächen der oberen und unteren Zahnkuppelungen nur aufeinander gepreßt werden, statt ineinander zu greifen. Bei unsichtbarem Zahneingriff ist selbsttätiger Kraftschluß durch Feder vorzusehen.

verzichten zu müssen. Die Einstellung der Ansatzstücke in die richtige Arbeitsebene ist ohne Handdrehgelenk zeitraubend und, falls Reibungsschluß gewählt ist, meist sehr unzuverlässig.

Wichtig ist endlich die richtige Lage des Stellknopfes zum bewegten Armteil. Da der Beschädigte zur Einstellung des Rastenarmes in die Arbeitslage nur auf die gesunde Hand angewiesen ist, da er, nach Lösung der Kuppelung, Einstellung und Wiedereinkuppelung gleichzeitig vornehmen muß, so ist nur die Konstruktion leicht zu bedienen und als zweckmäßig zu bezeichnen, die den Stellknopf für die Kuppelung an dem einzustellenden Teil selbst anbringt. Als richtige Ausführungen sind daher Abb. 275, 277, 279, 281—284, 289—303 zu bezeichnen, bei denen der Stellknopf am bewegten Unterarmteil sitzt, als unrichtig dagegen Abb. 274, 287, 288, bei denen der Stellknopf am ruhenden Oberarmteil gelagert ist. In diesem Falle muß also zunächst die Kuppelung gelöst, entkuppelt und gesichert werden, wodurch der Unterarm die Einstellung gänzlich verliert. Darauf muß die neue Stellung durch Andrücken od. dgl. ungefähr gesucht werden, worauf man dann erst die Kuppelung wieder einfallen lassen kann.

Die Konstruktion Abb. 287, bei der der Stellknopf am ruhenden Gelenkoberteil, aber recht tief unten, so daß er mit dem Daumen noch gedrückt werden kann, angebracht ist, dürfte als Grenzfall für gute Bedienbarkeit nach dieser Richtung hin angesprochen werden.

Die Erfahrung lehrt, daß alle Ausrückvorrichtungen, die die Axialverschiebung der Kuppelung durch eine Drehung mittelst Kurvensteuerung

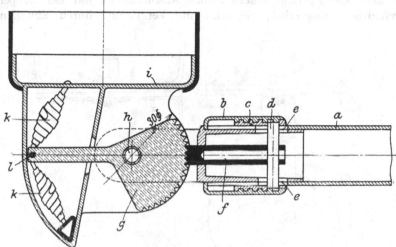

Abb. 277. Beugegelenk.

Feststellung des Beugegelenks durch Drehung der auf der Unterarmhülse a geführten an axialer Verschiebung verhinderten Kuppelungsmuffe b. Das Muttergewinde der Muffe führt sich auf dem Außengewinde der Hülse c mit Querstift d, dessen Drehung durch Schlitze e in der Unterarmhülse verhindert ist; bei der axialen Verschiebung der Hülse wird das mit Stift d verbundene Sperrstück f mit Rastenteil g gekuppelt. Elastische Nachgiebigkeit der Kuppelung durch Verbindung des um Ellbogengelenk h drehbaren Rastenteiles g mit zwei im Oberarmteil i aufgehängten Bufferfedern k. Ausschaltung der Bufferfedern und Feststellung des Rastenteils im Oberarm durch Schnappstift 1 möglich.

Vorteil: Möglichkeit der Einschaltung der elastischen Lagerung beim Auftreten von Stoßbeanspruchungen.

Nachteil: Nicht einfache Bauart, starre Steuerung der Zahnkuppelung f.

oder Schraube, Abb. 275—277, 291, hervorrufen, schwieriger zu bedienen und daher unbeliebter sind als die durch gradlinige Verschiebung (Abb. 279, 283, 290, 292, 293) betätigten. Ein Grund zur Verwendung solcher verhältnismäßig schwer herstellbaren Elemente liegt bei richtiger Ausführung der Kuppelungsmuffe auch nicht vor.

Aus ähnlichem Grunde kann man die Benutzung von Verschraubungen, Abb. 276, 284, 294, 296, 298, zur Sicherung der Rastenschieber nicht gutheißen. Die mehrfachen Umdrehungen sind beim Lösen und Schließen zeitraubend, die Einstellung selbst wird dadurch erschwert und verlangt eigentlich einen Stellungssucher, ähnlich wie in Abb. 297 und der einzige Vorteil, der in einer gewissen Spannungsverbindung besteht, ist nur bei guter schließen der Passung der Gewinde vorhanden.

d) Konstruktive Ausführungen.

Die Bauarten der Rastengelenke sind durch Verwendung von
1. Stiften,
2. Zähnen

als kuppelndes Glied unterschieden.

1. Stiftkuppelungen.

In allen der Prüfung unterworfenen Ausführungen war der kuppelnde Stift zylindrisch ausgeführt; er stellte die Verbindung durch Einfallen in

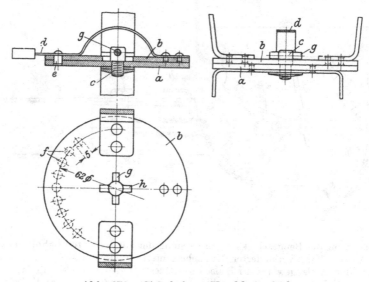

Abb. 278. Sichel- bzw. Handdrehgelenk.

Die am Unterarmteil vernietete Scheibe a um Schraube c drehbar. Der auf federndem Handgriff d aufgenietete Kuppelungsstift e fällt in Bohrungen f der Scheibe a ein. Nach Drehung der Scheibe a um 90^0 tritt Querstift g des Zapfens c über Schlitz h in der Scheibe b, so daß Unterarm vom Oberarmteil getrennt werden kann.

Vorteil: Kurzer Bau, daher sitzt Gelenk dicht an der Stumpfhülse.

Nachteil: Der eine niedrige Kuppelungsstift e ist für die Hauptübertragung zu schwach. Zentrale Führung um Schraube c verbesserungsbedürftig.

ein zylindrisches Loch unter Federdruck her, Abb. 278, 279, 286, 287, 302. Je nach Lage des Gelenkes ist die Arbeitsrichtung senkrecht oder parallel zur Stiftachse.

Für die Beanspruchung des Stiftes ist wichtig, ob er einseitig, d. i. einschnittig gelagert und dann auf Biegung, oder zweiseitig d. i. zweischnittig gelagert und dann hauptsächlich auf Abscheren beansprucht wird. Die Scherbeanspruchung ist naturgemäß vorzuziehen.

Ungünstige einseitige Lagerungen haben die Konstruktionen nach Abb. 278, 279, 286, 302, gute zweiseitige besitzt Abb. 287. Stiftkuppelungen sind verhältnismäßig einfache Elemente, runder Stift und runde Bohrung: sie verlangen dieser Form wegen aber hochgradige Genauigkeit in der Herstellung, wenn toter Gang von vornherein vermieden werden soll. Auch in der Massenfabrikation mit besten Einrichtungen ist die Herstellung einer konzentrischen Lochreihe, in deren Löchern derselbe zylindrische Stift saugend passen soll, keine einfache Aufgabe. Die Benutzung eines zylindrischen Stiftes (und andere kommen bei zweischnittiger Auflage nicht in Frage), hat ferner den Nachteil, daß die selbsttätige Nachstellung des Stiftes an die Anlagefläche unmöglich ist, daß also bei zunehmender Abnutzung immer stärkeres Spiel auftritt. Ist bei besonders starker Beanspruchung (durch Hammerschläge) erst einmal ein Loch

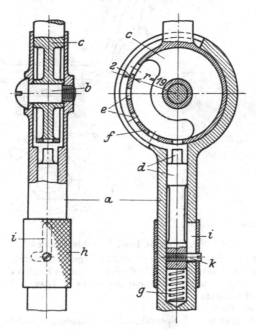

Abb. 279. Beugegelenk.

Kuppelung des um den im Unterarmteil a festgelagerten Bolzen b drehbaren Oberarmteiles c durch Einspringen des Stiftes d in Bohrungen e der Scheibe f des Oberarmteiles c. Sicherung bei gekuppelter Lage durch Feder g. Entkuppelung durch Zug am Handgriff h, der durch die im Schlitz i geführte Schraube k mit Stift d verbunden ist.

Vorteil: Einfach, leicht vom Handgelenk bedienbar.

Nachteil: Lochkranz f schmal, Kuppelungsstift wirkt nur einschnittig, schnelles Schlotterigwerden zu befürchten.

unrund geworden, so ist das ganze Gelenk nicht mehr als brauchbar zu bezeichnen. Ist ferner ein Loch als Sackloch ausgebildet, Abb. 286, so ist bei eingetretener Verschmutzung die Reinigung mit großen Schwierigkeiten verknüpft. Nach dieser Richtung ist die Konstruktion, Abb. 287, mit durchgehender Bohrung als richtig zu bezeichnen.

Zur gleichen Gattung kann man noch das Gelenk (Abb. 280) rechnen. Es ist größeren Beanspruchungen, insbesondere wegen des schlecht geführten Kuppelungshebels und der sehr ungünstigen Form der Zahnrasten nicht gewachsen und auch unsicher im Gebrauch. Der Kuppelungshebel löst sich leicht von selbst.

2. Zahnkuppelungen.

Wir wollen unterscheiden in Gelenke, bei denen
a) für jede Bewegung eine besondere Kuppelung vorhanden ist,
b) mehrere Bewegungen durch dieselbe Kuppelung gesteuert werden.

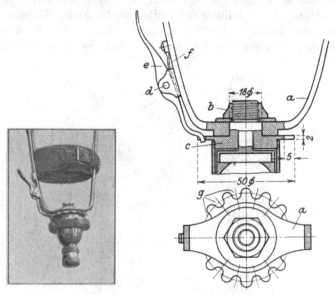

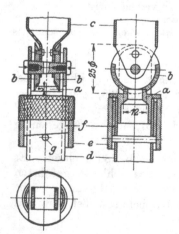

Abb. 280. Sichel- bzw. Handdrehgelenk.

Kuppelung des im oberen Armteil *a* drehbar gelagerten, durch Mutter *b* am Herausfallen gehinderten unteren Armteils *c*, durch Einfallen des im Zapfen *d* gelagerten Hebels *e*, unter Wirkung der Feder *f* in die Einschnitte *g* des Teiles *c*. Lösung der Feststellung durch Druck auf das freie Hebelende.

Vorteil: Kurzer Bau.

Nachteil: Zahnrasten und Sperrklinke verbesserungsbedürftig. Kuppelung am Oberarmteil.

Zur ersten Gruppe gehören die meisten Konstruktionen nach Abb. 274 bis 277, 281—284, 288—298.

Feststellung des Gelenks durch Eingriff der gerieften Zahnhülse *a* in den doppelten gerieften Zahnkranz *b*, der an der Oberarmhülse *c* festgenietet ist. Verschiebung der in der Unterarmhülse *d* gelagerten Zahnhülse *a* durch Drehung des kordierten Handgriffes *e*, der die Hülse *f* mitnimmt; der untere geneigte Rand der Hülse legt sich daher gegen den Querstift *g* und schiebt die Hülse aufwärts.

Nachteil: Wenig dauerhaft, schwer verstellbar.

Zur zweiten Gruppe gehören nur die Konstruktionen nach Abb. 300—303a.

Eine weitere Scheidung läßt sich vornehmen nach Beugegelenken für Ellbogen und Hand, bei denen eine radiale Einrückung der Kuppelung die Regel ist, und nach Dreh-

Abb. 281. Beugegelenk.

gelenken für die Oberarmsichelbewegung, die Unterarm- bzw. Handgelenk-Dreh-
bewegung, bei denen eine axiale Einrückung der Kuppelung bevorzugt wird.

Normale radiale Klauenkuppelungen mit grober Teilung verwenden die
Beugegelenke, Abb. 274—277, 282—284, 288—294, 296—303a.

Feine Riefen, offenbar um eine recht feine Einstellung zu erzielen, benutzen
die Konstruktionen Abb. 281 und 295. Bei der Prüfung haben aber schon bei
leichten Beanspruchungen die Riefen nicht standgehalten und sind weg-
gequetscht worden.

Der heutige Arbeitsarm hat auch beim Gebrauch des täglichen Lebens
solche Beanspruchungen auszuhalten (Garten- und Hausarbeit), daß die Festig-
keitsrücksichten den Vorzug vor der scheinbaren Bequemlichkeit haben müssen.

Unterer Armteil a mit Schraube in dem
Muttergewinde des oberen Armteils b drehbar. Selbsttätige Kuppelung der Armteile
durch Einfallen des in Schlitzen c_1, c_2 im
Armteil a geführten Sperriegels d in die
Lücken des am unteren Ende von Armteil b
eingefrästen Zahnkranzes unter Wirkung der
Druckfeder e. Das Entkuppeln geschieht
durch Abwärtsziehen des in Schlitzen f_1, f_2
geführten Knebelgriffes g, der durch Stange h
mit dem Sperriegel d verbunden ist. Feststellung in dieser Lage durch seitliche Verschiebung des Knebelgriffs g, wobei sich
dessen Bund n in die Bohrung i des unteren
Armteiles einlegt. Sicherung dieser Stellung
durch Feder k. Anschlagschraube l begrenzt
die Drehbewegung. Schutzkappe m zur Verhinderung von Verschmutzung und Beschädigung.

Vorteil: Sichelbewegung in verschiedenen Lagen, fest oder völlig frei stellbar,
unabhängig von Beugebewegung.

Nachteil: Verschraubung von a gegen b
dient gleichzeitig als Zapfenlager, stets Gefahr des Fressens. Nicht einfache Herstellung.

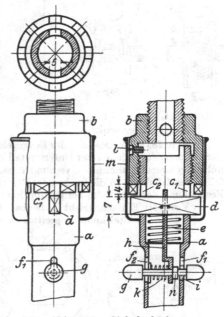

Abb. 282. Sichelgelenk.

So feine Einstellmöglichkeiten wie sie Abb. 295 bietet, sind praktisch ganz
unnötig.

Axial greifende Kupplungen verwenden die Drehgelenke, Abb. 276, 282,
283, 288, 293.

Ein Mittelding zwischen Axial- und Radialkuppelung stellen die durch
Gewinde gesteuerten Kuppelungen nach Abb. 296—298 dar.

An Stelle der Kuppelungsrasten setzen einige Konstrukteure die Zähne
von Zahnrädern, und zwar werden in Abb. 300 und 301 Kegelräder, in Abb. 285
Schnecke und Schneckenrad, in Abb. 299 eine Art Helikoidenrad verwendet.

Kegelradzähne berühren einander im günstigsten Falle in Linien, falls
sie genau erzeugt und montiert sind. In der Regel sinkt die Berührung aber
auf Punkte zusammen. Da anzunehmen ist, daß derartige Zähne einzeln auf
der Universal-Fräsmaschine gefräst werden, so daß sie den erwähnten Fehler
der Punktberührung besitzen, so sind sie für Kunstarme nicht zu empfehlen.

Schnecke und Schneckenrad nach Abb. 285 haben zwar die Vorteile unendlich feiner Einstellung des Reibungsgelenkes, verbunden mit starrer Verkuppelung, aber sie lassen sich in dieser Form überhaupt nicht voneinander trennen und machen daher eine Schnelleinstellung sowie die Schlenkerbewegung unmöglich. Die spielfreie Herstellung des Schneckentriebes ist überdies noch schwieriger als die der Kegelräder.

Von der Sonderform nach Abb. 299, die nur gewählt wurde, um Beugeund Sichelgelenk zu vereinigen, sollte man zweckmäßig ganz absehen.

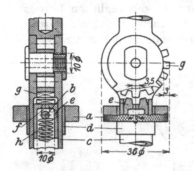

Abb. 283a.　Tannenberg-
Ellbogenbeugegelenk.

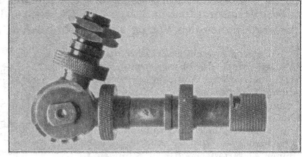

Abb. 283.　Tannenberg-Arm.

Abb. 283a. Feststellung des Beugegelenks durch Verschiebung des Stellknopfes a, der durch Querstift b mit der auf Unterarmteil c geführten Muffe d und der im Innern der Armhülse c gelagerten Zahnhülse e verbunden ist. Die bajonettförmigen Schlitze f gestatten Einfallen der Zahnhülse in die Lücken der Rastenscheibe g des Oberarms und volle Freistellung. Feststellung der Zahnhülse bei gekuppeltem und gelöstem Gelenk durch Druckfeder h.

Vorteil: Einfach, leicht bedienbar, fest, geringes Gewicht, gut herstellbar.
Nachteil: Stellknopf a greift sich schlecht.

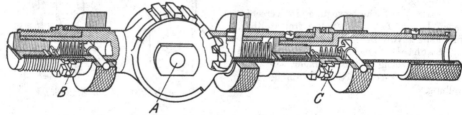

Abb. 283c.　Tannenberg-Arm-Schlesinger.

A = Ellbogen-Beugegelenk gemäß Abb. 283a; B und C = Sichel- bezw. Hand-Drehgelenk
gemäß Abb. 283b.　Gewicht des ganzen Armes 400 gr.

Zu den einzelnen Konstruktionen ist noch zu sagen:

Bei Gelenk Abb. 286 ist es kaum möglich, den Kuppelungsstift herauszuziehen (Zugstift) und gleichzeitig den Unterarm mit einer Hand in die richtige Lage zu bringen. Das Gelenk ist daher praktisch wenig brauchbar. Der seitlich vorstehende Stift ist außerdem hinderlich und unfallgefährlich. Die gleichen Mängel, wenn auch in etwas geringerem Maße weist das Gelenk Abb. 287 auf. Der Stift wird hier durch Drücken herausgestoßen; Drücken ist wesentlich bequemer als Ziehen. Trotzdem ist die Bedienung mit einer Hand auch hier schwierig, da die Verstellung des Kuppelungsstiftes am Oberarm erfolgt, während der Unterarmteil in Stellung gehalten werden muß.

Abb. 284. Oberarmteil *a* um den im Unterarmteil *b* festgelagerten Bolzen *c*, drehbar. Durch Drehung der Hülse *d* wird die Kuppelungsstange *e*, die mit Zähnen *f* versehen ist, aufwärts geschoben, bis Zähne *f* in entsprechende Rasten *g* des Oberarmteiles *a* eingreifen. Entkuppelung der Beugung durch Zurückdrehen der Hülse *d*. Sicherung der entkuppelten Lage durch Feder *h*. Feststellung der Sichelbewegung durch Drehen an Hülse *i*, die mit Zähnen *k* versehen ist und Kegelrad *d* dreht, welches Kegelrad *m* antreibt. Letzteres schiebt mittelst des inneren Muffengewindes den Rastenteil *n* aufwärts und bringt Zähne *o* und *p* zum Eingriff. Entkuppelung der Sichelbewegung durch Zurückdrehen der Hülse *i*.

Nachteil: Bauart verwickelt, trotz Schutzkappen nicht unfallsicher; Finger und Kleider klemmen sich in die Kegelradzähne, Bedienung unbequem, Herstellung teuer.

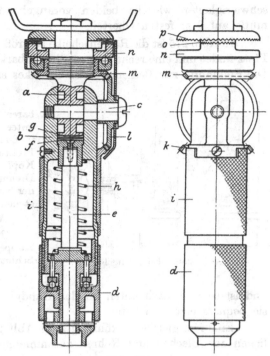

Abb. 284.

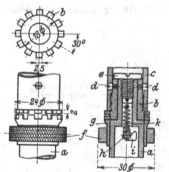

Abb. 283 b. Sichel- und Handgelenk.

Abb. 283 c. Unterer Armteil *a* drehbar gelagert in der Bohrung des Rastenteils *b*, der mit Armteil *c* verschraubt ist und durch Sicherungsschrauben *d* gehalten wird. Schraube *e* sichert Teil *a* gegen Herausfallen. Feststellung durch Verschiebung des Handgriffes *f* mit der Zahnmuffe *g* auf Teil *a*. Führung des Querstiftes *h* der Muffe in den bajonettförmigen Schlitzen *i*, die einmal Eingriff der Zähne, das andere Mal dauernde Lösung der Kuppelung ermöglichen. Sicherung beider Lagen durch Zugfedern *k*.

Vorteile: Beuge- und Sichelbewegung in verschiedenen Lagen fest oder völlig freistellbar. Gute lange Führung des Armteils *a*, große Zahl tragender Zahnflanken, Vermeidung vorstehender Teile, geringes Gewicht, leichte Herstellung.

Nachteil: Kordierter Stellknopf faßt sich schlecht.

Abb. 285. Bewegung des Unterarmteils *a* gegen den Unterarmteil *b* durch Drehen der Schraube *c*, die in die Schneckenzähne *d* am Unterarmteil eingreift.

Vorteil: Feinst abgestufte Einstellmöglichkeit.

Nachteil: Größerer Lagenwechsel sehr umständlich, zeitraubend und unbequem. Schlenkerbewegung unmöglich. Nur bei bester Erzeugung ohne toten Gang herstellbar.

Gelenk Abb. 288 zeichnet sich zwar durch geschlossenen Aufbau und Verwendung eines kräftigen Rastenschiebers aus, bietet aber die gleichen Einstell-

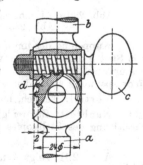

Abb. 285. Ellbogenbeugegelenk.

31*

schwierigkeiten wie die beiden vorangehenden wegen Anbringung der Stellmuffe auf dem festen Oberteil.

In Abb. 275 ist die Rastenscheibe so groß, daß eine größere Zahl von Zähnen Platz findet und eine recht genaue Einstellbarkeit des Unterarmes vorhanden ist. Die Stellmuffe zur Bedienung des Gelenkes sitzt richtig auf dem Unterarmteil

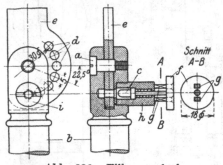

Kuppelung des um Zapfen *a* drehbaren Unterarmteils *b* durch Einfallen des unter Federdruck stehenden Schnappstiftes *c* in Bohrungen des Oberarmteils *e*. Dauernde Freistellung des Gelenks durch Zug am Kopf *f* des Schnappstiftes und geringe Drehung, wobei die Stifte *g* auf den Rand der Stiftführung *h* treten und zurückgezogen stehen bleiben.

Vorteil: Leicht bedienbar.

Nachteil: Einschnittige Belastung des Kuppelungsstiftes, schnelle Abnutzung, dann Schlottrigwerden.

Abb. 286.   Ellbogengelenk.

und ist so weit nach unten an das Handgelenk gerückt, daß der Amputierte sie bequem erreichen kann.

Eine fast gleiche Ausführung zeigt Abb. 290. Dieses Gelenk ist im wesentlichen aus Blechen und Rohren zusammengesetzt und daher leicht und fest.

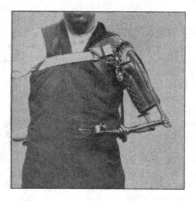

Abb. 286a.   Ellbogengelenk nach Abb. 286.

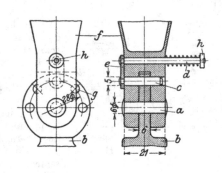

Abb. 287.   Handgelenk.   Riedinger, Würzburg.

Kuppelung des um *a* drehbaren Unterarmteils *b* durch Einfallen des Stiftes *c*, der mit Stift *h* durch Steg *e* verbunden und im oberen Armteil *f* geführt ist, in Bohrungen *g* des unteren Armteils *b*. Lösung der Kuppelung durch Druck auf den Kopf *g* des unter Federspannung stehenden Stiftes *d*.

Vorteil: Einfach, leicht bedienbar. Zapfen *c* zweischnittig beansprucht.

Nachteil: Zu wenig Einstellungsmöglichkeiten. Keine freie Schlenkerbewegung. Betätigung des Stellkopfes an der Oberarmhülse fehlerhaft.

Abb. 291 zeigt ein ähnliches Gelenk für die schwersten Berufsarbeiten, Abb. 291a und b. Von dem eingreifenden mittleren Zahnstück tragen gleichzeitig drei Flanken.

In Abb. 277 ist die Möglichkeit gezeigt, die Rastenscheibe elastisch zu lagern, falls Stoßwirkungen (Hämmern, Hacken) auftreten. Dann wird Schnappstift 1 gelöst, der sonst die starre Verbindung der Rastenscheibe mit dem Armgerüst sichert.

Für die schwersten Arbeiten reicht auch das erheblich kleinere, das Material aber besser ausnützende Gelenk, Abb. 292, 293 aus, bei dem die Zähne doppelt und weit auseinander in dem gegabelten Oberarmteil sehr kräftig ausgeführt sind.

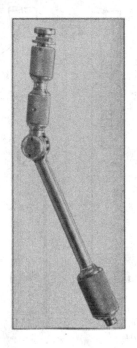
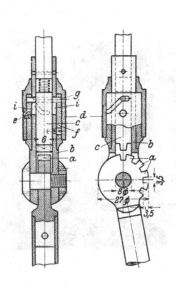

Abb. 288.

Kuppelung des in den Unterarmteil eingefrästen Zahnkranzes a mit dem im hohlen Oberarmteil b geführten Sperriegel c durch Drehung des Handgriffes d, der durch Schraube e mit Hülse f verbunden ist. Querstift g, der in Kurvenschlitzen h der Hülse f geführt wird und durch Schlitze i im Oberarmteil b an der Drehung verhindert ist, verschiebt Sperriegel c axial.

Vorteil: Glattes Äußere, kleiner Durchmesser.

Nachteil: Anbringung der Kuppelungsmuffe am feststehenden Hülsenoberteil, statt am bewegten Unterarm fehlerhaft. Starre Schlitzsteuerung erschwert Auffinden der Zahnrast. Stellmuffe greift sich schlecht.

Eine ähnliche, schwächere Ausführung zeigt Abb. 283, bei der die Kuppelungszähne in das Innere der Armhülse verlegt sind, wodurch eine gute Verdeckung des Zahnkranzes und eine gute Führung der Zahnmuffe erreicht wird.

Auch beim Gelenk, Abb. 275, tragen gleichzeitig drei Zahnflanken des Ellbogenbeugegelenks. Zur Erreichung einer genauen Einstellbarkeit sind die Zähne schmal ausgeführt und daher weniger widerstandsfähig. Durch die Verwendung einer Schraubbewegung bei Bedienung der Kuppelung wird die Benutzung lästig und zeitraubend.

Der Exzenterhebel, Abb. 295, beschleunigt zwar die Einstellung, bringt aber im praktischen Gebrauch die Gefahr der Selbstlösung und bei zufälliger Querstellung des Bruches mit sich.

Bei den Beugegelenken Abb. 296—298 greift der Rand an der Gewinde-Stellhülse unmittelbar in die Lücken der Rastenscheibe auf dem Oberarmteil. Von diesen Ausführungen ist die nach Abb. 298 die zweckmäßigste, die nach Abb. 297 ist an einzelnen Punkten besonders schwach und bruchgefährlich.

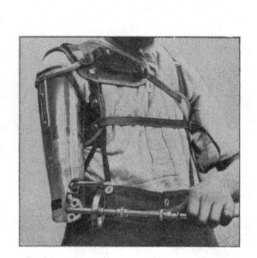 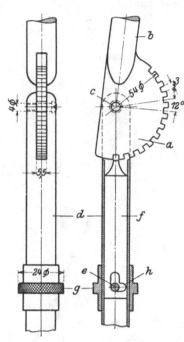

Abb. 289. Söhlmann.

Rastenscheibe *a* mit Oberarmteil *b* verlötet oder verschweißt Kuppelung des im Zapfen *c* gelagerten Unterarmteils *d* durch Verschiebung des durch Querstift *e* mit Sperrklinke *f* verbundenen Handgriffs *g*. Führung und Festhaltung des Querstiftes in Bajonettschlitzen *h*.

Vorteil: Einfach, leicht vom Handgelenk bedienbar, hohe Zahl von Einstellungsmöglichkeiten.

Nachteil: Sichelgelenk fehlt, Stellknopf *g* greift sich schlecht. Nur ein Zahn greift.

Zu den Sonderausführungen, Abb. 299—303a, ist im einzelnen folgendes zu bemerken:

Die Sichelbewegung, Abb. 299, ist in den normalen Arbeitslagen gesperrt, aber in beliebiger Drehebene einstellbar. Um das Gelenk zu entkuppeln, muß der Arm bis über die praktisch benutzbare Lage hinaus, entweder ganz nach oben oder ganz nach unten gebeugt werden, bis die auf der Unterarmhülse eingefrästen halbkreisförmigen Zähne, außer Eingriff mit den entsprechend geformten Zähnen des Zahnkranzes auf dem Oberarmteil kommen. Diese Konstruktion zeichnet sich zwar durch die geringe Zahl von Handgriffen aus, sie hat aber die großen Mängel, daß für eine Neueinstellung der Sichellage eine völlige Verstellung des ganzen Unterarmes erforderlich wird und daß die Freistellung der Sichelbewegung unmöglich ist.

Der Nachteil der Rastengelenke, daß Beuge- und Sichelbewegung nicht leicht gemeinsam betätigt werden können, läßt sich durch ein kombiniertes Sichel- und Beugegelenk (Abb. 300) vermeiden. Bei dieser Ausführung ist der Zapfen, der das Lager für das Kuppelungskegelrad aufnimmt, drehbar im oberen Armteil gelagert, so daß bei der Kuppelung sich sowohl die Sichel- wie die Beuge-

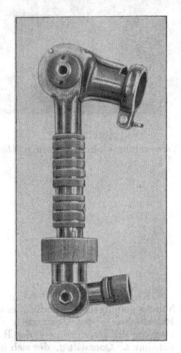
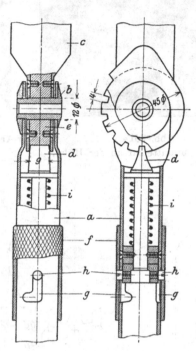

Abb. 290. Nieny-Hamburg.

Unterarme um Bolzen *b* gegen Oberarm *c* schwenkbar. Feststellung durch Einfallen des Zahnes *d* in den mit dem Oberarm verschraubten Rastenteil *e*. Verschiebung des Kuppelungsriegels durch Muffe *f*, die durch in Schlitzen *g* geführte Schrauben *h* mit dem Sperriegel *d* gekuppelt ist. Sicherung der Sperrlage durch Druckfeder *i*, der Freilage durch Bajonettkerbe in *g*.

Vorteil: Fest, einfach bedienbar, geringes Gewicht, glatte Außenform.

Nachteil: Muffe *g* greift sich schlecht. Führung des oberen Sperriegels *d* verbesserungsfähig.

bewegung feststellt. Im übrigen sind die Zahnflächen für die Kraftübertragung zu klein und der Feststellhebel zu sperrig und betriebsunsicher.

In ähnlicher Weise läßt sich die Beugebewegung im Ellbogen mit der Drehbewegung des Unterarmes vereinigen (Abb. 301). Durch Drehen der Stellmuffe wird das auf der Unterarmhülse geführte Kegelrad mit den beiden am Oberarm befestigten Kegelrädern gekuppelt. Dabei kann die Kuppelung bei jeder Drehlage des Unterarmes erfolgen.

Läßt sich durch die gemeinsame Kuppelung der Dreh- und Beugebewegung eine einfache Einstellbarkeit der Arme und eine erhebliche Vereinfachung der

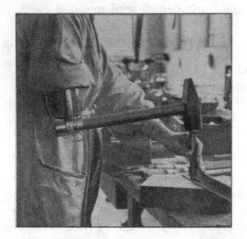

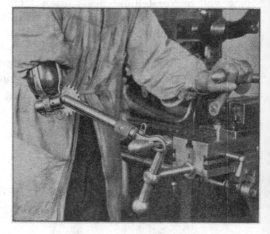

Abb. 291 a.   Zuelzer-Arm.   Abb. 291 b.
Hammer unmittelbar an der Hülse.   Verwendung eines Unterarmgerätes.

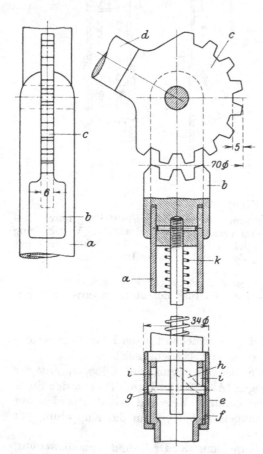

Kuppelung der auf der Unterarmhülse a geführten Zahnmuffe b mit dem
Rastenkranz c des Oberarms d durch
Drehung des Handgriffes e, der Hülse f
mitnimmt. Querstift g, der sich in den
Steuerschlitzen h der Hülse f führt und
durch Schlitze i im Unterarmteil a an
Drehung verhindert ist, nimmt die mit
der Zahnmuffe b verschraubte Verbindungsstange mit. Sicherung der
Sperrlage durch Druckfeder k.

Vorteil: Kräftig, einfach bedienbar.

Nachteil: Hohes Gewicht, sperriger Zahnkranz, Stellmuffe greift sich
schlecht.

Abb. 291. Zuelzer Potsdam (vergl. S. 570).

Konstruktion erzielen, so ist doch für viele Arbeiten die getrennte Fest- und Losstellung der Sichel- und Beugebewegung unerläßlich. Diese Bedingung führte zu Konstruktionen, die in gewissen Grenzen gemeinsame und getrennte Schaltung der Bewegungen durch einen Handgriff ermöglichen. Eine solche

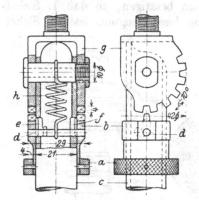

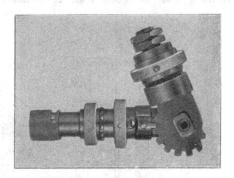

Abb. 292a. Ellbogenbeugegelenk. Feststellung des Beugegelenks.

Abb. 292b. Brandenburg-Arm.

Feststellung des Beugegelenks durch Verschiebung des Handgriffs *a* mit der Zahnmuffe *b* auf der Unterarmhülse *c*. Führung des Stiftes *d* der Zahnmuffe in den Schlitzen *e* und *f* der Unterarmhülse, die einmal Eingriff der Zähne der Muffe *b* in die Lücken des Rastenteils *g*, das andere Mal dauernde vollständige Lösung der Kuppelung ermöglichen. Feststellung des Gelenks in gesperrter und gelöster Lage durch Zugfeder *h*.

Vorteil: Einfach, leicht bedienbar, sehr fest trotz kleinen Zahnkranzes, weil dieser doppelt ausgeführt. Geringes Gewicht, leicht herstellbar.

Nachteil: Stellknopf greift sich schlecht.

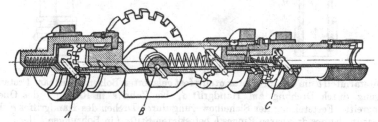

Abb. 293. Brandenburg-Arm-Schlesinger und Görden.

A = Sichelgelenk. Zähne greifen mit Achsialverschiebung gemäß Bauart nach Abb. 283b auf S. 483. Zahneingriff verdeckt.

C = Hand-Drehgelenk. Zähne greifen mit Achsialverschiebung genau wie beim Sichelgelenk; Zahneingriff jedoch offen.

B = Ellbogen-Beugegelenk mit doppeltem, außenliegendem Rastenkranz. Armgewicht 480 gr.

Ausführung zeigt Abb. 302. Je nach der Lage der auf dem Oberarm geführten in drei Stellungen fixierten Kuppelungshülse ist entweder Beugung und Drehung gemeinsam frei und festgestellt, oder bei gesperrter Beugebewegung das Sichelgelenk frei. Dagegen gestattet die Konstruktion nicht, die Beugebewegung bei festgestelltem Sichelgelenk freizugeben, eine Einstellung, die bei vielen Handarbeiten insbesondere auch beim Ausgehen (Schlenkerbewegung) aber gerade häufig gebraucht wird.

Diese vollständige, allen auftretenden Anforderungen entsprechende Bewegungsfreiheit hat der Arm Abb. 303. Es läßt sich die Dreh- und Beugebewegung nach Belieben getrennt und gemeinsam betätigen, so daß 1. Sicheldrehung fest, Beugung fest, 2. Sicheldrehung lose, Beugung fest, 3. Sichel-

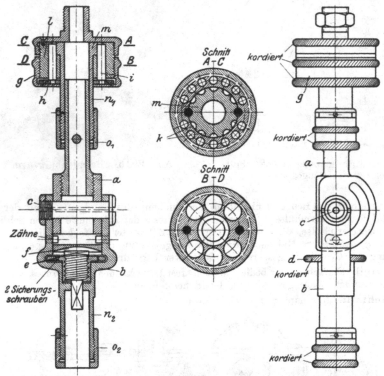

Abb. 294.

Unterarmteil b um den im Oberarmteil a fest gelagerten Bolzen c drehbar. Feststellung der Beugung durch Drehung am Handgriff d, bis Zahn e in Rasten f des Oberarmteils x eingreift. Feststellung der Sichelbewegung durch Drehen des Handgriffes g, bis die an ihm vermittelst des drehbaren Ringes h befestigten Stifte i in Bohrungen k des im festen Teil l drehbaren Teiles m einfallen, Teile m und b sind mit Ansatzzapfenhülsen n_1, n_2 und Normalverschluß versehen, wodurch die einzelnen Armteile gegen andere Arbeitsgeräte ausgewechselt werden können (vergl. Abb. 213).

Nachteil: Umständliche Einstellung wegen der vielen Umdrehungen von Stellknöpfen d und g. Hohes Gewicht, ungünstige Massenverteilung.

drehung fest, Beugung lose, 4. Sicheldrehung lose, Beugung lose eingestellt werden kann.

Die Konstruktion ist kräftig gehalten und daher den großen Beanspruchungen bei landwirtschaftlichen und industriellen Arbeiten gewachsen. Die gute Massenverteilung — alle schweren Teile sind im Ellbogengelenk vereinigt — macht den Arm für stoßende Tätigkeit, z. B. besonders für den Tischlerberuf, geeignet.

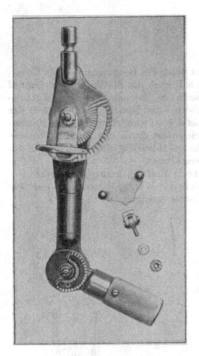

Feststellung des Unterarmteiles *a*, mit dem gerieften Zahnkranz *b*, durch Anpressung der mit dem Oberarm *c* durch Schraube *d* verbundenen gerieften Platte, Kuppelung durch Umlegen des Exzenters *f*.

Vorteil: Einfache Bedienung, leicht.

Nachteil: Wenig dauerhaft, nicht einfach herstellbar.

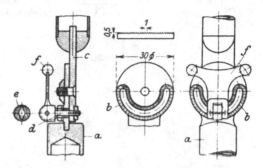

Abb. 295. Hand- und Ellbogenbeugegelenk.

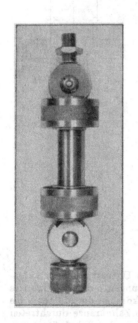

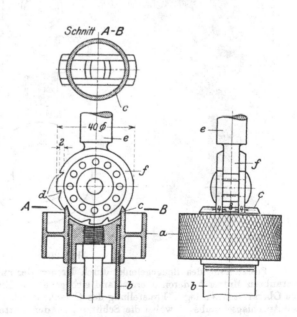

Abb. 296. Hofmann-Schwerin.

Feststellung des Beugegelenks durch Aufwärtsschrauben der kordierten Mutter *a* auf der Unterarmhülse *b*, wobei sich der Rand *c* der Hülse in entsprechende Aussparungen *d* der an den Oberarm *e* angesetzten Rastenscheibe *f* einlegt.

Nachteil: Umständliche Bedienung, hohes Grwicht.

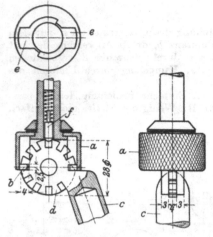

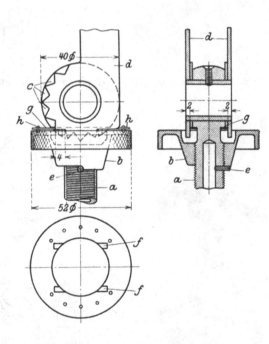

Feststellung des Beugegelenks *d* am Unterarm *c* durch Drehen des Stellknopfes *a*, der auf der Unterseite die Bajonettschlitze *e* trägt, die den Vorreibern *b* den Eintritt in die Lücken des Zahnkranzes *d* gestatten. Der federnde Rastensucher *f* erleichtert durch das Einfallen in eine Rastenlücke gefühlsmäßig das Einschlagen des Bajonettverschlusses.

Vorteil: Einfach, geringes Gewicht.

Nachteil: Wenig dauerhaft, nur für leichte Arbeiten geeignet.

Abb. 297.

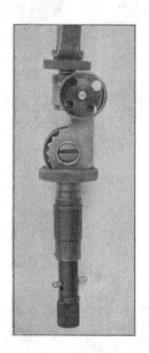

Abb. 298.

Feststellung des Beugegelenks durch Drehen der auf die Unterarmhülse *a* aufgeschraubten Mutter *b*, deren oberer Rand sich gegen die Einfräsungen *c* des Zahnkranzes des Oberarmteiles *d* legt. Freistellung des Gelenks durch Zurückdrehen der Mutter *b* bis zur Anschlagschraube *e*, wobei die Schlitze *f* in der Mutter die Zahnkränze durchtreten lassen. Sicherung der Feststellage durch die im Oberarm zwischen den Zahnkränzen gelagerte Blattfeder *g*, deren Niete *h* in Vertiefungen in der Mutter einschnappen.

Vorteil: Spannungsschluß der Zahnkuppelung durch Anziehen der Mutter.

Nachteil: Mehrfache Umdrehungen der Spannmutter beim Lösen und Feststellen notwendig.

Abb. 299, Doppelgelenk macht Beugung und Drehbewegung um die Oberarmachse möglich. Feststellung der Beugebewegung durch Eingriff der Zahnmuffe a, die auf der Unterarmhülse b geführt ist, in den Zahnkranz c des Oberarmteiles d. Entkuppelung durch Zug am Stellring e gegen die Feder f, wobei sich die Zahnmuffe a in dem Schlitz g führt und ausgelöst bajonettartig gesichert werden kann. Entkuppelung des Drehgelenks für bestimmte Sichelstellungen durch Klappung des Unterarms, entweder in die oberste oder unterste Lage, wobei die Zähne h mit dem Zahnkranz i auf dem Unterarmteil außer Eingriff kommen.

Vorteil: Bedienung der Beugebewegung vom Handgelenk aus, doppelseitiger Eingriff der Zahnmuffe.

Nachteil: Gänzliche Freigabe der Sichelbewegung unmöglich. Zwang, jedesmal bei Einstellung bestimmter Sichellagen in die äußerste Beugelage zu gehen, verhindert die notwendig schnelle Anpassung an den wechselnden Gebrauch.

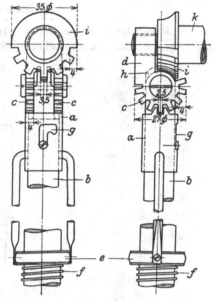

Abb. 299. Koloman Rath. Doppelgelenk für Ellbogenbeugung und Sichelung.

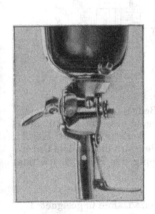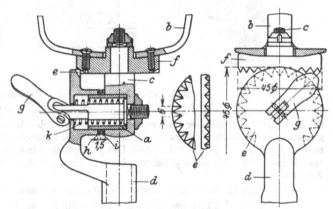

Abb. 300.

Kombiniertes Beuge- und Drehgelenk, das Beugung des Unterarms am Hohlzapfen a und gleichzeitig Drehung um den im Oberarm b gelagerten Zapfen c gestattet. Gemeinsame Feststellung durch Kuppelung des auf dem hohlen Zapfen a geführten, mit Unterarmteil d fest verbundenen Zahnkranzes e mit dem am Oberarm b verschraubten Zahnkranz f. Verschiebung des Unterarms auf dem Zapfen a durch Umlegen des Exzenterhebels g. Verstärkung der äußeren Beugegelenkkuppelung durch gleichzeitigen Eingriff des inneren Zahnkranzes h am Unterarmteil d in den Zahnkranz i des Gelenkzapfens c. Lösung beider Kuppelungen unter Wirkung der Feder k beim Umlegen des Exzenterhebels g.

Vorteil: Handhabung einfach und schnell.

Nachteil: Griff sperrig. Zähne und gekröpfter Unterarm wenig dauerhaft.

Zusammenfassung.

Rastengelenke lassen sich nur in den durch die Teilung der Kuppelscheibe gegebenen Stellungen feststellen. Sie halten aber in jeder Stellung die gleiche

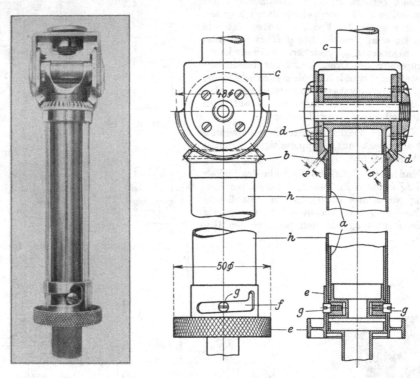

Abb. 301. Hildebrandt, Marburg.

Vereinigtes Beuge- und Drehgelenk. Feststellung der Beuge- und Drehbewegung durch Eingriff des auf der Unterarmhülse *a* verschiebbaren Kegelrades *b* in die auf dem gegabelten Oberarmteil *c* verschraubten Kegelrädersegmente *d*. Verschiebung des Kegelrades *b* durch Drehung der Stellmuffe *e*. Der geneigte Schlitz *f*, in dem sich die auf dem Unterarm befestigten Schrauben *g* führen, bewirkt axiale Verschiebung der Hülse *h*, die das Kegelrad trägt.

Vorteil: Einfache Bedienung vom Handgelenk aus.

Nachteil: Einklemmen der Kleidung in die Zähne. Kegelradzähne ungeeignet für kraftübertragende Kuppelung. Kostspielige Herstellung.

Beanspruchung aus. Ihre Bedienung gestaltet sich bequem, einfach und ohne Kraftanstrengung.

Ihre Tragfähigkeit ist der des gesunden Armes ebenbürtig. Sie gestatten bei richtiger Durchbildung eine ausgezeichnete Ausnützung des Materiales und ergeben daher für Oberarmamputierte die leichtesten Arbeitsarme, sofern man sich auf Sichel-, Beuge- und Unterarmdrehgelenke beschränkt, von vielseitig einstellbaren Handgelenken aber absieht.

Starke und vor allem dauernde Stoßbeanspruchungen sind aber wegen

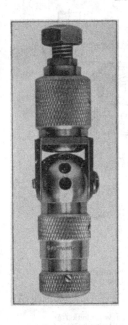

Vereinigtes Beuge- und Drehgelenk, das gestattet, Beugebewegung des Unterarms a um Zapfen b und Drehbewegung des
unteren Armteiles c um Oberarmhülse d gemeinsam los- und frei-
zustellen, sowie die Beugebewegung bei freigestellter Drehbewegung
festzustellen. Freistellung beider Bewegungen, wenn Stellmuffe e
mit dem in den Schlitzen f des Oberarmteiles c geführten Sperrstift g in der höchsten Lage f_1 ist. Sicheldrehbewegung freige-

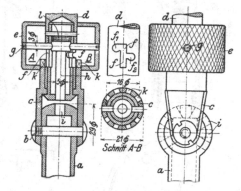

Abb. 302.   W i n d l e r - Berlin.

stellt bei gesperrter Beugebewegung, wenn Querstift g der Stellmuffe e in halber Schlitzhöhe f_2
steht, so daß Kuppelungsstift h
in die Bohrungen i des Unterarmes c bereits eingreift. Vollständige Sperrung beider Bewegungen in der tiefsten Lage des
Sperrstiftes g, der sich dabei in
die Rasten k des oberen Armteiles c einlegt. Fixierung der
Kuppelung in den beiden oberen
Lagen durch geringe Links- oder
Rechtsdrehung der Stellmuffe e,
wobei sich Querstift g in die
Rasten f_1 und f_2 des Schlitzes f
legt. Sicherung der drei Stellungen durch Druckfeder l. Nicht
möglich ist Freigabe der Beugebewegung allein bei festgestellter
Sichellage, d. i. die wichtige
Schlenkerbewegung.

    V o r t e i l: Einfache Bedie-
nung, glattes Äußere, geringes
Gewicht.

    N a c h t e i l: Freistellung
der Beugebewegung bei festgestellter Sichelbewegung nicht
möglich. Einschnittige Stift-Fest-
stellung nur kleinen Kräften gewachsen.

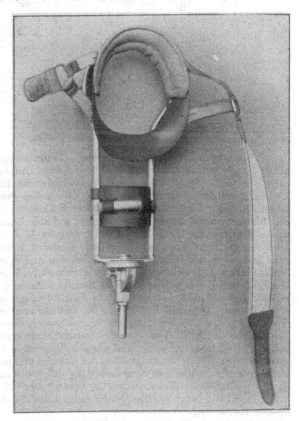

Abb. 303.   S i e m e n s S c h u c k e r t - Nürnberg.

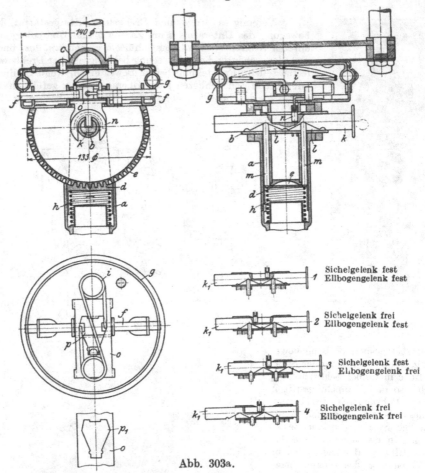

Abb. 303a.

Vereinigtes Dreh- und Beugegelenk. Beugebewegung des Unterarms *a* um Gelenkachse *b* nach zwei Seiten bis 90°, unbeschränkte Drehbewegung um die Achse des Oberarms *c* möglich. Feststellung des Beugegelenks durch Eingreifen der Zähne der im hohlen Unterarm geführten Sperrmuffe *d* in die Zahnlücken der am Oberarm befestigten Rastenscheibe *e*. Feststellung des Drehgelenks durch Einfallen der beiden Stifte *f* in die Bohrungen der mit dem oberen Armteil *c* vernieteten, auf dem Umfange gelochten Scheibe *g*. Selbsttätige Sperrung der Beuge- bzw. Drehbewegung je unter Wirkung der Federn *h* bzw. *i*. Gleichzeitige Entkuppelung beider Gelenke durch Druck auf den Knopf des Steuerbolzens *k*, durch dessen schräge Flächen *l*, Stifte *m* und Sperriegel *d* abwärts gedrückt werden. Freistellung der Drehbewegung durch gleichzeitige Verschiebung des Mitnehmers *n* und des Schiebers *o*, durch dessen schräge Steuerschlitze *p* die mit Feder *i* verbundenen Sperrstifte *f* gegeneinander bewegt und aus den Bohrungen der gelochten Scheibe *g* herausgezogen werden. Dauernde Freistellung der Gelenke und beliebige gemeinsame oder getrennte Freistellung der Drehbewegung durch gleichzeitige Verschiebung des Mitnehmers *n* und des Schiebers *o*, durch dessen schräge Steuerschlitze *p* die mit Feder *i* verbundenen Sperrstifte *f* gegeneinander bewegt und aus den Bohrungen der gelochten Scheibe *g* herausgezogen werden. Dauernde Freistellung der Gelenke und beliebige gemeinsame oder getrennte Schaltung der Beuge- und Sichelbewegung durch die eigenartige in den Abbildungen bei *k₁* und *p₁* dargestellte Konstruktion des Steuerbolzens *k₁* und der Steuerschlitze *p₁* möglich.

Vorteil: Sehr kräftige Ausführung, feine Einstellbarkeit, geringes Gewicht, bequeme Hantierung.

Nachteil: Die Vielheit der Einstellung durch denselben Griff kann zu Irrtümern Anlaß geben.

der Bruchgefahr von ihnen fern zu halten; diese kommen aber auch für den Oberarmamputierten nicht in Betracht.

Für Unterarm-Amputierte dagegen ist das Kugelreibungsgelenk wegen seiner Baukürze und Vielseitigkeit durch Rastengelenke kaum zu ersetzen.

III. Künstliche Hände[1]).

Gegenstand unserer Betrachtungen sind solche künstlichen Hände, die nicht nur die Außenform des natürlichen menschlichen Gliedes nachahmen, sondern vor allem die Bewegung der Finger beim Ergreifen, Festhalten und Loslassen von Gegenständen möglichst beliebiger Form ermöglichen wollen.

Daraus ergeben sich folgende Forderungen für den Konstrukteur:

1. Auffindung eines Mechanismus, der dem Beschädigten das Gefühl bei der Betätigung des mechanischen Greifers — als solcher sind die Finger einer künstlichen Hand immer anzusprechen — möglichst erhält.

2. Anpassungsfähigkeit des Greifers an unregelmäßig gestaltete Formen, wie Griffe, Henkel, Hefte, Gläser, Flaschen u. dgl., Abb. 309—321.

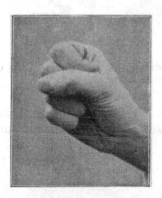
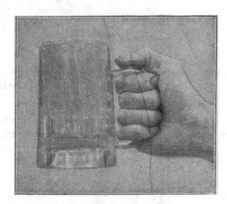

Abb. 304 und 305. Bildung der Faust und des Faustgriffes.

3. Anpassungsfähigkeit des Greifers an regelmäßig gestaltete Formen, an dicke und dünne, flache und breite, runde und kantige Gegenstände in beliebig feiner Abstufung; dazu gehört auch die einfache Bildung eines Hakens zum Einhängen von Lasten ohne Greiftätigkeit, Abb. 321.

4. Willkürliche Bewegung der Finger in jeder Lage des Armes und bei jeder Bewegung des Armes (Kombinationsbewegungen), ohne daß die gesunde Hand zur Hilfeleistung herangezogen werden muß.

Zu 1.: Das Gefühl der Finger läßt sich keinem, auch nicht dem feinsten Mechanismus einhauchen. Der Ersatz der Feinfühligkeit durch die Hautnerven des Armstumpfes, die man mit den die künstlichen Finger steuernden Ge-

---

[1]) Vgl. Merkblatt Nr. 7 der Prüfstelle für Ersatzglieder von C. Barth und G. Schlesinger; ferner G. Schlesinger, Die Mitarbeit des Ingenieurs bei der Durchbildung der Ersatzglieder. Zeitschr. d. Ver. Deutsch. Ing. 1917, S. 737.

triebeteilen (Stangen, Schnüre) in Berührung bringt, ist stets mangelhaft; dazu kommt der bisher äußerst schlechte Wirkungsgrad des Triebwerkes. Immerhin läßt sich das Hautgefühl ausnützen und steigern, sonst muß eben das Auge an die Stelle der Gefühlsnerven treten, und der Amputierte kann dann im Dunkeln die Finger seines Kunstgliedes wenig oder gar nicht benutzen.

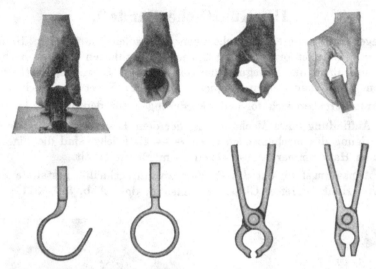

Abb. 306. Beschränkung auf einfach geformte Gegenstände, die mit Haken, Ring und Zange gegriffen und gehalten werden können.

Zu 2.: Das Ergreifen eines Glases, eines Messergriffes, eines Feilenheftes usw. verlangt das Anschmiegen aller Finger an den Gegenstand unter

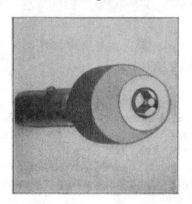
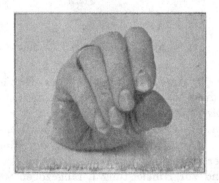

Abb. 307 und 308. Dreibackenfutter als Schema für das Greifen der Finger und Ausführung des Griffes.

Benutzung des Gefühles jedes einzelnen Gliedes in ganz verschiedener Lage und Krümmung. Es ist das die Bildung der Faust, Abb. 304 und 305. Diese Aufgabe ist so reizvoll, daß sie wohl von allen Handkonstrukteuren zunächst angestrebt, aber bis auf den heutigen Tag von keinem befriedigend gelöst wurde.

Zu 3.: Das Ergreifen einfacher, regelmäßiger, vor allem symmetrisch zu einer Achse verlaufender Körper wie eines Blattes Papier, eines Buches, einer Streichholzschachtel, eines Federhalters, eines Bleistiftes usw. setzt an die Stelle der schwierigen Faustbildung die der Zange, als ein Mittelding zwischen Flachzange und Beißzange, Abb. 306. Wir halten eine Nadel zwischen Zeigefinger- und Daumenspitze beißzangenartig oder eine Schachtel flachzangenartig, und wir bilden aus Mittelfinger-, Zeigefinger- und Daumenkuppen eine Art Dreibackenfutter, Abb. 307 und 308, wenn wir beim Schreiben den runden oder eckigen Bleistift, der an drei Stellen gestützt werden muß, sicher halten wollen. Noch geringere Anforderungen an die Vielseitigkeit der Fingerbewegung stellt das einfache Halten senkrecht herabhängender Lasten, wie einer Tasche, eines Koffers u. dgl. Hier handelt es sich eigentlich nur um die Bildung eines festen Hakens oder Ringes, in dem der schmiegsame Koffergriff gesichert gegen Herausfallen gehalten wird, Abb. 306.

Die Beschränkung dieser Aufgabe auf die Möglichkeiten zu 3. liegt allen, bisher als wenigstens brauchbar erprobten Lösungen der Kunsthand zugrunde.

Je klarer der Konstrukteur die Bedürfnisse des Lebens erkannt, je zweckmäßiger er die notwendigen Bewegungen der Kunstfinger auf die allernotwendigsten beschränkt hat, um so gebrauchsfähigere und dauerhaftere Konstruktionen sind entstanden.

In der Beschränkung zeigt sich hier der Meister! Diese äußersten Notwendigkeiten wird am besten der talentierte amputierte Mechaniker (z. B. Carnes) herausfinden, der die Not am eigenen Körper kennen gelernt hat und die mechanischen Mittel gleichzeitig meistert. Solchen Leuten haben wir die stärkste Fortentwicklung im Bau künstlicher Hände zu danken, mit ihnen müssen wir dauernd weiter arbeiten, wollen wir das Ziel einer gewissen Vollkommenheit endlich erreichen.

Zu 4.: Keine Hand kann als Kunsthand angesprochen werden, zu deren Öffnung oder Schließung die zweite noch gesunde Hand herangezogen werden muß. Keine Kunsthand kann vielseitig und mit schönen Bewegungen Verwendung finden, wenn sie nicht in jeder Armlage und völlig zwangfrei geöffnet und geschlossen werden kann. Diese Forderung soll in dem Worte „willkürlich" ausgesprochen werden. Welche von den sonst noch vorhandenen Kraftquellen — Rücken-, Schulter-, Arm-, Gesäßmuskeln — zur Bewegung der Kunstfinger herangezogen werden, ist grundsätzlich nicht ausschlaggebend, wenn sie nur kräftig genug zur Wirkung kommt, dauernd ohne Ermüdung des Beschädigten ausgeübt werden kann, keine Zwangsstellungen des Körpers voraussetzt und die Begriffe von Unauffälligkeit und Schönheit der Bewegungsausführung nicht gerade handgreiflich verletzt.

Wir wollen nunmehr untersuchen, welche grundsätzlichen Lösungen der oben scharf umrissenen Aufgaben bestehen und den Versuch machen, aus der außerordentlich großen und interessanten Literatur über Kunsthände die wichtigsten so zusammenzustellen, daß die an der Arbeit befindlichen Konstrukteure und Erfinder eine Grundlage haben, auf der sie weiterbauen können, vor allem aber, um zu verhindern, daß alte, unzulängliche und längst verlassene Gedanken immer wieder auftauchen und von frischem erfunden werden. Wir gehen dabei

von dem Gesichtspunkt aus, daß Erfolg in der Herstellung künstlicher, willkürlich steuerbarer Hände nur der haben kann, der mit der notwendigsten
Kenntnis vom anatomischen Bau der natürlichen Glieder und Gelenke und
der physiologischen Tätigkeit der sie beherrschenden Muskeln und Nerven,
eine sehr genaue Kenntnis der Mechanismen und der neuzeitigen Herstellungs-
methoden der Werkstatt verbinden muß, um in absehbarer Zeit zum Ziele zu
kommen.

Im nachstehenden soll zunächst nur von der Hand selbst, losgelöst vom
Vorderarm, gesprochen, d. h. gewissermaßen nur der Fall berücksichtigt werden,
in dem der Verwundete im Handgelenk amputiert ist; nur da, wo der Grad der
Armamputation, — ob Oberarm oder Unterarm — die Eigenart der Hand-

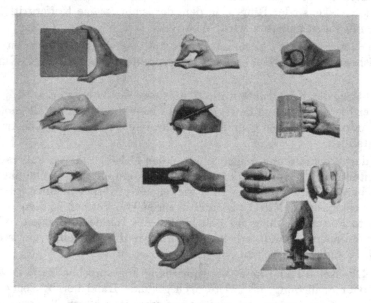

Abb. 309 bis 321.

konstruktion entscheidend beeinflußt, vgl. Abb. 357 u. 360, wird auf diese
Tatsache hingewiesen werden.

Wir haben schon oben hervorgehoben, daß die Schwierigkeiten der Handkonstruktionen wachsen, je mehr Bewegungen der natürlichen Hand man
nachahmen will. Es ist daher auch selbstverständlich, daß mit der Zunahme
der Bewegungsmöglichkeiten auch der Mechanismus verwickelter, betriebs-
unsicherer und weniger haltbar werden muß.

Beobachtet man die normalen Handtätigkeiten des täglichen Lebens,
so kommt man bald zu der Erkenntnis, daß die Hand in der Hauptsache als
Greif- oder Haltewerkzeug (Zange) gebraucht wird, und daß man, ohne
empfindliche Beeinträchtigung der Verwendbarkeit auf die Faustbildung meist
verzichten oder aber letztere dadurch ersetzen kann, daß man nicht die
Kunsthand dem zu fassenden Griff, sondern den Griff der Kunsthand, Abb. 390, anpaßt.

Die Abb. 309—321 zeigen die Hand in ihren wichtigsten Gebrauchsstellungen. Die Betrachtung dieser mannigfaltigen Greifarten führt ohne

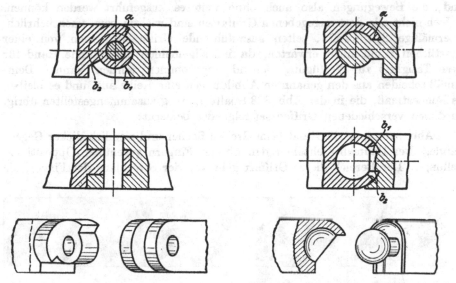

Abb. 322. Schema der Finger-Scharniergelenke mit Anschlag.

Abb. 323. Schema der Gelenke zwischen Mittelhandknochen und ersten Fingergliedern des zweiten bis fünften Fingers.

weiteres zu der Frage: Wie bringt die Hand diese verschiedenen Formen zustande und welche müssen von einer künstlichen Hand nachgeahmt werden, wenn ein brauchbares Ersatzglied geschaffen werden soll?

Von der Kraftwirkung ist im nachstehenden abgesehen, im wesentlichen nur die Kinematik des Triebwerkes behandelt worden. Wenn die Konstruktion grundsätzlich gegen die Zweckmäßigkeit der Kraftaufwendung verstößt, soll darauf hingewiesen werden.

Die Grundlage für die Bewegungen der Hand bilden naturgemäß ihre Gelenke.

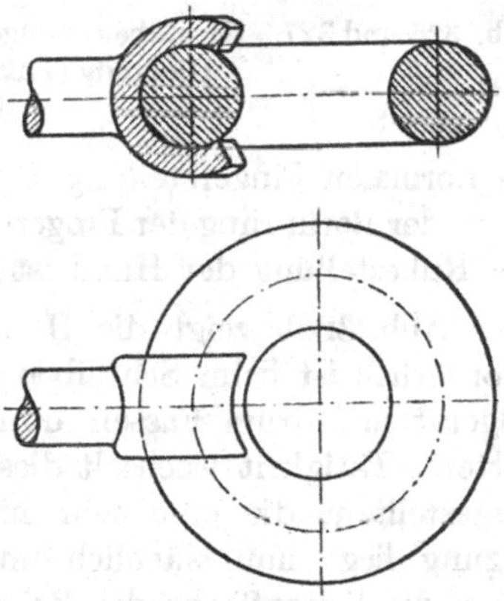

Im wesentlichen handelt es sich bei der Hand (unter Ausschaltung des Handwurzelgelenkes) um Scharniergelenk, Abb. 322, Kugelgelenk, Abb. 323, und Globoidgelenk, Abb. 324 und 325. Diese Gelenke in einer künstlichen Hand nachzuahmen, ist nicht ohne weiteres möglich. Besonders gilt dies vom Daumen-Mittelhandknochengelenk, das dem Daumen seine besondere Beweglichkeit zu den anderen Fingern (Abb. 326 und 327) gibt.

Abb. 324 und 325. Schema des Daumen-Mittelhandknochengelenkes, Globoidgelenk.

Die aus der Mannigfaltigkeit aller Fingergelenke sich ergebende Beweglichkeit der Hand führt zu den in Abb. 309—321 bereits gezeigten Stellungen. Die zur Erreichung einzelner Stellungen notwendige Bewegung in den Handwurzel

gelenken ist nicht besonders besprochen worden, da diese Gelenke für die
vorliegenden Betrachtungen beim Amputierten noch vorhanden angenommen
sind, die Bewegungen also auch ohne weiteres ausgeführt werden können.
Jedoch nicht alle dort angegebenen Greifarten sind wichtig bzw. unentbehrlich.
Übermäßige Spannweite, selten auszuführende Griffe wird man von einer
künstlichen Hand nicht erwarten, da im allgemeinen die gesunde Hand für
diese Tätigkeit zur Verfügung stehend angenommen werden kann. Demgemäß scheiden aus den genannten Abbildungen eine Reihe aus, und es bleiben
als Mindestmaß, die in der Abb. 328 Spalte 1, a—g zusammengestellten übrig.
Zu diesen verschiedenen Griffen sei folgendes bemerkt:

Abb. 328a zeigt die Hand beim Greifen flacher und ziemlich dicker Gegenstände. Der Daumen steht hier den übrigen Fingern gegenüber (Oppositionsstellung). Der Bereich dieser Griffart geht von der Strecklage der Finger, die

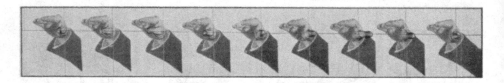

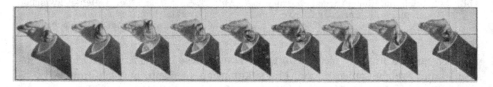

Abb. 326 und 327. Grundbewegungen des Daumens, entsprechend der Achsenrichtung des
Globoidgelenkschemas nach Abb. 324 u. 325.

der normalen Fingerstellung, d. h. der Ruhestellung der Hand entsprechen soll,
bis zu der Berührung der Fingerspitze mit dem bis dahin nicht bewegten Daumen.
Die Ruhestellung der Hand ist in Abb. 329 dargestellt.

Abb. 328b zeigt die Hand in Spitzgreifstellung[1]), wie sie besonders
erforderlich ist beim Schreiben zum Fassen des Federhalters, zum Fassen von
Eßgerät und beim Fassen dünner, flacher Gegenstände (vgl. Abb. 315). In
letzterer Tätigkeit wechselt diese Stellung in Anwendung mit der in Abb. 328c
dargestellten, die eine sehr häufig gebrauchte Greifstellung[2]) ist. Die Bewegung liegt hauptsächlich im Daumen, der den zu fassenden Gegenstand
gegen die Seitenfläche des Zeigefingers drückt.

---

[1]) Der ganze Handrücken ist bei allen diesen Greifstellungen nach außen gebeugt
(Dorsal-Flexion), um den erheblichen Längenunterschied zwischen dem Daumen und den
übrigen 4 Fingern auszugleichen. Ohne die Handaußenbewgung kann auch die natürliche
Hand die meisten Griffe gar nicht ausführen; ihr Vorhandensein ist also äußerst wichtig
und nur durch übermäßige Verlängerung des Daumens einigermaßen auszugleichen.

[2]) Dieser sogenannte „Reichgriff" ist für das Fassen von Papier, das man nicht
zerknittern will, für das Halten von Büchern, Zeitungen usw., also für die leichten Tätigkeiten des Kopfarbeiters wichtig.

Abb. 328 d zeigt die Hand in offener Faustgriffstellung, in der man Griffe von Werkzeugen usw. faßt. Bei dieser Stellung sei auf die Fähigkeit der natürlichen

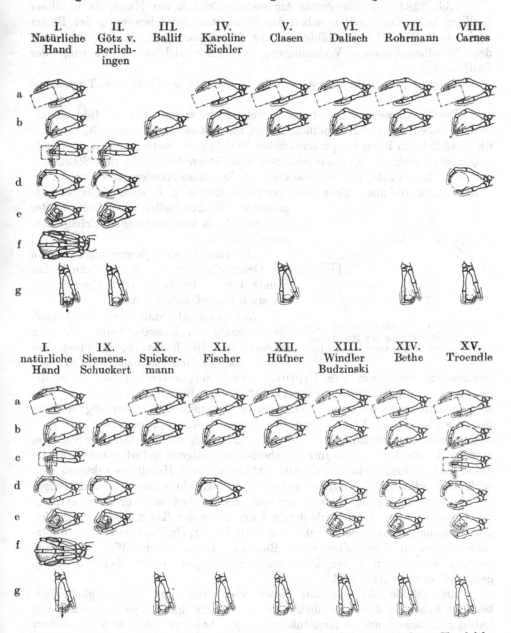

Abb. 328. Die notwendigen Gebrauchsstellungen der natürlichen Hand im Vergleich mit den von ausgeführten künstlichen Händen erreichten Griffen.

Hand hingewiesen, jeden Finger für sich bewegen zu können, wodurch ein sicheres Anpassen der Finger an einen Griff von wechselndem Durchmesser ermöglicht wird. Abb. 328e zeigt den geschlossenen Faustgriff für dünne Stücke.

Abb. 328f zeigt die größte Anpassungsfähigkeit der Hand, da in dieser Stellung beim Kugelgreifen neben der Beuge und Spreizbewegung der Finger auch noch die Wölbungsfähigkeit des Handrückens, d. h. die Bewegung der Mittelhandknochen Vorbedingung zu einer sicheren Ausführung des Griffes ist.

Abb. 328g endlich veranschaulicht die Stellung der Hand beim Tragen von Lasten.

Die Zusammenstellung dieser einzelnen Greifarten gibt ein Bild davon, welche Bewegungen eine künstliche Hand mindestens ausführen muß, wenn sie die natürliche in ihren hauptsächlichsten Tätigkeiten ersetzen soll; andererseits ergibt ein Vergleich einer ausgeführten künstlichen Hand mit den Stellungen der Abb. 328 ein Bild, wie weit das erstrebte Ziel eines Handersatzes erreicht ist. Eine Stellung für das Halten eines normalen Heftes, z. B. einer Feile, ist fortgelassen, weil das Halten einer Feile in der Kunsthand mit wirtschaftlichem Erfolge ausgeschlossen ist.

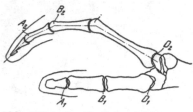

Abb. 329. Gewöhnliche leicht geöffnete Ruhestellung der Hand; nur Daumen und Zeigefinger betrachtet.

Die vorstehenden Bemerkungen sollen die Grundlage für die Kritik künstlicher Hände bilden, im besonderen einer Kritik der nachstehend aufgeführten.

Auffallend ist, daß auch heute noch die Mehrzahl der Konstrukteure, die von frischem an die Konstruktion künstlicher Hände, die der Menschenhand ähnlich sind, herangehen, vor allem die Bildung der Faust anstreben, die beim Ergreifen eines Henkelglases, eines Feilenhalters, einer Kugel, also sehr verschiedenartig gestalteter und gekrümmter Gegenstände, notwendig werden, und die eine solche Vielfältigkeit der Bewegungen, verbunden mit der Ausübung einer Gefühlstätigkeit, verlangen, daß sie bis auf den heutigen Tag von keinem Konstrukteur auch nur annähernd befriedigend gelöst wurde. Es ist daher darauf hinzuweisen, daß alle erfolgreichen Handkonstrukteure sich schließlich offenbar auf Grund schmerzlicher Erfahrungen und langwieriger Versuche damit begnügt haben, nur einfache, regelmäßige, vor allem symmetrisch nur zu einer Achse verlaufende Körper mit der Kunsthand zu ergreifen und festzuhalten, wie einen Henkel, ein Blatt Papier, ein Buch, eine Streichholzschachtel, einen Federhalter, einen Bleistift. Damit ist der Weg der Faustbildung verlassen und der Übergang zur Zangen- oder Hakenbildung gemacht worden, Abb. 306.

Ersatzhände, die sich mit diesen vier Greif- und Haltemöglichkeiten begnügt haben, sind in langjähriger praktischer Tätigkeit erprobt worden und haben sich, soweit unsere Kenntnis reicht, gut bewährt. Alle anderen blieben Eintagsfliegen, einmalig ausgeführt, kurze Zeit benutzt und dann verlassen, mechanische Kunstwerke, die heute noch in dem einen ausgeführten Stück unter Glas in den Sammlungen angestaunt werden, ohne praktischen Wert, ohne Erfolg und ohne befruchtende Einwirkung für die nachfolgenden Geschlechter.

Wir können uns daher an dieser Stelle mit der Kennzeichnung des zweckmäßig beschränkten Umfanges der Aufgabe begnügen und wollen nun dazu übergehen, zu zeigen, welche konstruktiven Möglichkeiten vorhanden sind, um den einfachen Beuge- und Streckmechanismus der Finger an der menschlichen Hand in praktisch brauchbarer Form zu ersetzen, Abb. 330. Abb. 330a zeigt die Arbeitsweise der Beuger- und Streckermuskeln der menschlichen Hand,

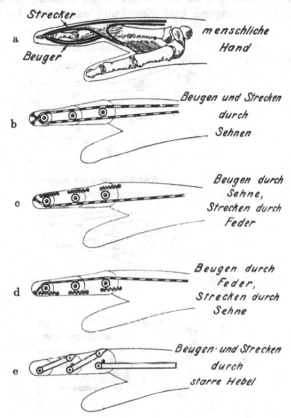

Abb. 330. Mechanischer Ersatz von Beuger und Strecker.

die Befestigung an den Knochenenden und ihre Führung in den Sehnenscheiden.

Abb. 330b zeigt die Nachahmung von Beuger und Strecker durch Sehnen in einer der Natur möglichst nachgeahmten Form, Abb. 330c die Beugung durch eine Sehne, das Strecken durch Federn, von dem Gedanken ausgehend, daß zum Beugen große und beherrschbare Kräfte nötig sind, zum Öffnen dagegen leichte und selbsttätig wirkende Federn genügen. Abb. 330d zeigt die umgekehrte Ausführung. Während in Abb. 330c die Hand immer offen steht, weil die Streckerfedern auf Öffnung wirken, ist in Abb. 330d die Hand immer geschlossen, weil die Beugefedern die Finger stets schließen wollen, während die Streckersehnen nur durch die Muskelkraft des Beschädigten die Öffnung der Hand veranlassen.

Die ständig geschlossene Handhaltung nach Abb. 330d fällt weniger auf, weil sie der natürlichen besser entspricht. Es ist aber ohne weiteres klar, daß jede Last, die stärker ist als die Beugerfedern, die Hand öffnen wird, während andererseits die Betrachtung von Abb. 330 b und c zeigt, daß jede Kraft, die stärker als die zulässige Tragfähigkeit der Beugersehnen ist, diese ausreckt und damit ein festes Schließen der Finger gegen den Daumen erschwert oder unmöglich macht. Gleichzeitig ist die Festigkeit der Sehnen, die mit Rücksicht auf ihre unaufhörliche Beugung und Streckung aus einem hoch elastischen

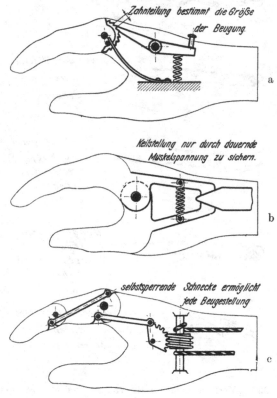

Abb. 331. Die drei Hauptarten der mechanischen Fingerbewegung.

Stoff bestehen müssen, beschränkt, und die bisher übliche Verwendung von Darmsaiten, die auch noch Witterungseinflüssen unterworfen sind, macht Finger, die mit Darmsaiten gesteuert werden, mehr zu einer Schönheitshand, die zwar Gesten ausführen kann, die aber zu Arbeitsleistungen ungeeignet ist. Der Versuch, Darmsaiten durch Stahldrähte oder -seile zu ersetzen, ist fehlgeschlagen, weil auch die besten Stahldrähte der dauernden Biegebeanspruchung nicht standgehalten haben, sondern in verhältnismäßig kurzer Zeit zerbrochen sind. Die physiologische Grundlage der natürlichen menschlichen Hand, deren Beugung und Streckung mit Sehnen bewerkstelligt wird, läßt sich durch mechanische Mittel praktisch nicht ausführen. Wir müssen uns deshalb davon frei machen, die natürlich-physiologische Leistung als Ausgangspunkt für brauchbare Konstruktionen zu benutzen[1]).

Aus diesem Grunde ist die in Abb. 330 e dargestellte Bauart wichtig und zweckmäßig, die alle Sehnen verwirft und sie durch Elemente ersetzt, die sowohl auf Zug wie auf Druck belastet werden können. Der Vergleich mit den besprochenen Ausführungen zeigt eine wesentliche Vereinfachung, verbunden mit einer erheblichen Verstärkung. Durch dieselben starren Elemente werden die Finger mit gleicher Kraft geöffnet, geschlossen und können in jeder Zwischenlage durch eine Sperre festgehalten werden.

Diese grundlegenden Gedanken sind im wesentlichen durch drei Lösungen zur Ausführung gebracht, die in Abb. 331 dargestellt sind, nämlich durch Sperrad und Sperrklinke, Abb. 331 a, durch Keil und Hebel, Abb. 331 b und durch Schnecke und Schneckenrad, Abb. 331 c.

Die erste Lösung ist über 500 Jahr alt und stammt von der Hand Götzens von Berlichingen, deren Mechanismus noch heute zu den besten gehört, die wir besitzen. Der ausführende Mechaniker hat offenbar die Notwendigkeiten beim Gebrauche der Menschenhand schon damals voll erfaßt, und er war als Kunstschmied tüchtig genug, um sie auszuführen. Der Mechanismus besteht darin, daß die Finger auf der Innenseite mit Sperrzähnen versehen sind, in die je eine Sperrklinke unter Federspannung eingreift, während eine zweite Feder die Gegenspannung liefert. Dadurch ist der gefühlsmäßige Kreislauf geschlossen, der Tonus, wie der Arzt sagt, erreicht. Abb. 331 a zeigt den Zeigefinger in einer halb gebeugten Stellung; Sperrklinkenspannung und Gegenspannung können durch Druck mit der gesunden Hand auf einen Knopf, der aus der Handrückenfläche herausragt, ausgelöst werden. Dann schnellen entweder die sämtlichen Finger oder auch nur einer in ihre Anfangslage zurück.

Die zweite Möglichkeit ist der Keil, der auf Hebel wirkt, Abb. 331 b. Die Lösung ist sehr einfach und kann bei genügend schlanker Keilneigung auf zehntel Millimeter zum Einspielen gebracht werden. Die Keilverstellung hat aber den Nachteil, daß sich der Keil bei sehr schlanker Neigung festsetzen kann und sich dann nur unter gewalttätigem Eingriff mittelst der gesunden Hand wieder lösen läßt. Ist die Keilneigung aber zu steil, so kann sich der Keil bei Erschütterungen durch die Arbeit von selber lösen; damit würde sich die Hand öffnen. Alle auf dieser Keilwirkung gegründeten Lösungen, die uns vorgelegt wurden, haben sich bisher nicht bewährt. Es kommt dazu, daß es auch mechanisch Schwierigkeiten macht, mit den noch vorhandenen Muskelquellen der beschädigten Armseite den Keil sicher hin und her zu bewegen.

Die dritte Möglichkeit, Abb. 331 c, besteht darin, daß man als Einstellapparat für die Finger einen Zentral-Schneckenantrieb wählt und die Schneckenwelle mit Kurbeln verschiedener Länge versieht, die die vier zu gehörigen Finger in die entsprechende Öffnungs- oder Beugestellung zwangläufig bringen.

---

[1]) Es liegt hier ein ähnlicher Fall vor wie bei der Fliegekunst des Menschen. Im Vergleich zum Vogel ist unser Flugzeug und Fliegeverfahren sicherlich ganz unphysiologisch. Dem Menschen blieb für die Lösung dieser Aufgabe, die wir wohl als beendet ansehen können, nichts weiter übrig, als die vogelphysiologische Auffassung fallen zu lassen, dafür aber einen Apparat zu konstruieren, mit dem die Aufgabe eben ausführbar war, gleichgültig wie er aussah, gleichgültig auch, welche Mittel die Lösung ermöglichten, lediglich zweckbedacht und zielbewußt auf den Erfolg losgehend, der dann auch im vollen Umfang erreicht worden ist.

Ein solcher Schneckenantrieb ist übrigens die ideale Lösung für das Keilgesperre, Abb. 331b, wenn man die Schnecke als den auf den Zylinder gewickelten Keil ansieht. Wir sind heute in der Lage, Schneckenantriebe mit hochgradiger Genauigkeit, bei drei- und vierfachem Gewinde mit hohem Wirkungsgrad (über 80 v H) und bei richtiger Wahl der Stoffe auch so dauerhaft herzustellen, daß diese Lösung zweifellos zu den größten Hoffnungen nicht nur für die Zukunft sondern auch schon für die Gegenwart berechtigt. Bei Antrieb der Schneckenwelle von zwei Seiten her durch Lederschnüre, die nur zum Steuern benutzt werden — die Aufnahme der Kräfte beim Tragen von Lasten und Festhalten von Gegenständen endet am selbsthemmenden Schneckenantrieb —, ist die Lebensdauer dieser Schnüre praktisch recht groß und unterscheidet sich somit grundsätzlich von den in Abb. 330 b—d dargestellten Sehnen, die unmittelbar zur Kraftäußerung herangezogen werden.

Abb. 332 zeigt eine Gegenüberstellung der bisher praktisch erprobten Kunsthände, angefangen von der Hand des Götz von Berlichingen bis zu der zuletzt veröffentlichten Lösung des Singener Lazarettes. Unter Beachtung des bisher Gesagten wird es keine Schwierigkeiten machen, die Grundzüge dieser Hände zu verstehen.

Götzens von Berlichingen (1509) Hand mit Sperrad und Sperrklinke sperrt und löst jeden einzelnen Finger einzeln, vgl. Abb. 334. Ballif (1818) öffnet durch einen bzw. zwei Züge sämtliche Finger und schließt sie durch Federn (vgl. Abb. 340). Karoline Eichler (1835) benutzt zum Beugen jedes einzelnen Fingers je eine Schnur und öffnet die Fingerglieder durch entsprechend angeordnete Gegenfedern (vgl. Abb. 344). Dalisch (1877) benutzt zum Beugen und Strecken starre Steuergestänge und führt das Beugen durch einen Armzug, das Strecken durch eine Feder aus (vgl. Abb. 347). Clasen (1886) verwendet zum erstenmal einen durch die gesunde Hand betätigten Schneckentrieb mit Selbsthemmung (vgl. Abb. 350). Rohrmann (1914) benutzt zweiarmige Hebel, die ohne Zwischenglied durch Muskelkraft geschlossen und durch einen Federzug wieder geöffnet werden (vgl. Abb. 353). Carnes (1906) benutzt sowohl für seine Einzug- wie für seine Zwei-Schnur-Hand Schneckentrieb und Steuergestänge (vgl. Abb. 357 u. 360). Die Zwei-Schnur-Hand arbeitet mit zwei Schnüren, die durch die Muskelquellen gespannt werden, so daß die Hand Tonus besitzt. Spickermann (1915) schließt mittels eines Klinkensperrwerkes, dessen Klinke durch Überspannen wieder gelöst wird (vgl. Abb. 364). Hüfner-München (1917) benutzt ebenfalls ein Klinkengesperre zum Schließen. Die Lösung der Klinke wird aber richtig durch ein besonderes voreilendes Steuerglied bewirkt (vgl. Abb. 365). Fischer-Berlin (1917) arbeitet ganz ähnlich wie Hüfner mit Sperrklinke und voreilendem Umschalten; außerdem tritt hier die Sperrung nach Überwindung einer Feder, also erst bei größeren Kräften, in Wirkung (vgl. Abb. 366).

Die zehn bisher geschilderten Hände, von Götz bis Fischer, sind nur Greifhände nach Zangenart, wie sie in Abb. 306 dargestellt sind. Die Hände von Siemens (1916), Abb. 367 und Budzinski (1916), Abb. 373, dagegen gehen auf den Faustschluß los, indem sie durch eigenartige Gestänge (Einschaltung von Ausgleichbalken) eine selbsttätige Anpassung der einzelnen Finger in unregelmäßiger Form ermöglichen wollen. Bethe-Frankfurt (1917), Abb. 378, versucht, außer Spitzgreifhand und Faustschluß auch noch die Anpassungs-

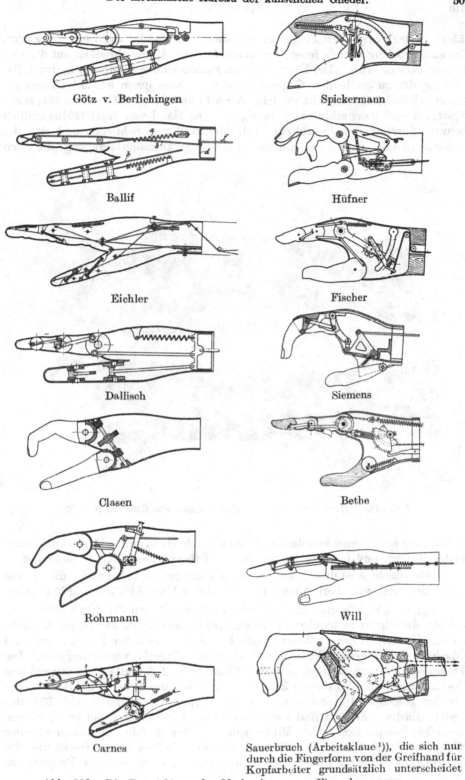

Götz v. Berlichingen

Spickermann

Ballif

Hüfner

Eichler

Fischer

Dallisch

Siemens

Clasen

Bethe

Rohrmann

Will

Carnes

Sauerbruch (Arbeitsklaue [1])), die sich nur durch die Fingerform von der Greifhand für Kopfarbeiter grundsätzlich unterscheidet

Abb. 332. Die Entwicklung der Mechanismen zur Fingerbewegung.

---

[1]) Eine Singener Hand für Kopfarbeiter nach Sauerbruch stand mir nicht zur Verfügung.

fähigkeit der einzelnen Finger zu erreichen. Er benutzt dazu ein Sperrwerk, dessen Kurbelzug mittels federnden Gestänges und Ausgleichbalken auf die vier Finger verteilt wird. Der Übergang zum Faustschluß soll selbsttätig durch Berührung des zu greifenden Gegenstandes mit einem innen am Zeigefinger gelagerten Schalthebel erreicht werden. Auch Troendle (1917 — Abb. 381) sucht Spitzgriff und Faustschluß zu vereinigen. Die Hand von Will (1915) endlich benutzt Sperrad und Sperrklinke (vgl. Abb. 369) zum Schließen und eine der Ankerhemmung einer Uhr ähnliche selbsttätige Öffnungsbewegung, die nach

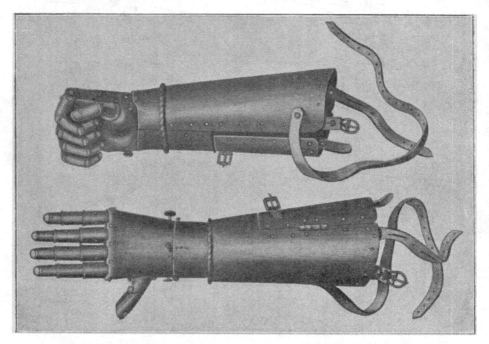

Abb. 333. Hand des Götz von Berlichingen aus dem Jahre 1509.

Betätigung eines Druckknopfes durch die gesunde Hand unter Einwirkung einer Feder einsetzt und langsam bis zur vollen Öffnung der Hand fortschreitet.

Als älteste Ausführung und in ihren Einzelheiten bekannt ist die eiserne Hand des Götz von Berlichingen aus dem Jahre 1509 (Abb. 333 und 334—338).

An den Handkörper sind mittelst kräftiger Bolzen (1) durch Scharniergelenke die Finger in paralleler Lage zueinander angelenkt, der Daumen schräg zu den übrigen Fingern. Jeder Finger besteht aus drei, der Daumen aus zwei Gliedern, die untereinander durch gleichgebaute Gelenke verbunden sind. Die Finger werden normal durch gebogene Flachfedern 2, 3 und 4, 5 in gestrecktem Zustand erhalten. Zu diesem Zweck ist das Ende der Feder 2 im Handkörper drehbar befestigt, das andere Ende greift in eine Aussparung 6, Abb. 336, des ersten Gliedes. Feder 4 findet eine Stütze im dritten Glied und greift in eine ähnliche Aussparung 7 des Mittelgliedes; Feder 5 faßt in entsprechender Weise das dritte Glied. Der Daumen wird in derselben Art gestreckt und die Beugung aller Finger findet vom dritten Gliede, d. h. von der Fingerspitze

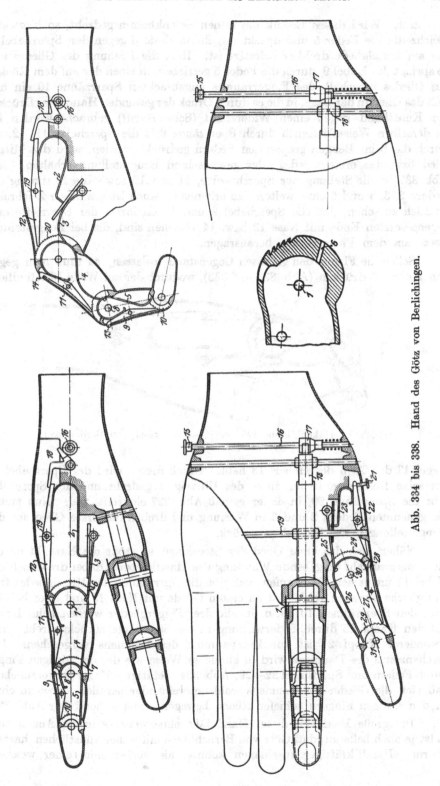

Abb. 334 bis 338. Hand des Götz von Berlichingen.

aus statt. Wird dieses Gelenk um seinen Gelenkbolzen gedreht, so biegt sich
gleichzeitig die Feder 5 und drückt mit ihrem Ende 8 gegen den Sperrhebel 9,
der am Mittelgliede drehbar befestigt ist. Hört die Drehung des Gliedes auf,
so springt der Hebel 9, durch die Feder 5 getrieben, in einen der auf dem Rücken
des Gliedes innerhalb des Fingerraumes angebrachten Sperrzähne 10 ein und
hält das Glied in der Lage, in die es durch Druck der gesunden Hand oder Drücken
der Kunsthand gegen einen Widerstand (Schwertgriff) gebracht worden ist.
In derselben Weise, nämlich durch Sperrzähne und die Sperrhebel 11, 12, die
durch die beim Beugen gespannten Federn gedrückt werden, wird das Mittelglied bzw. das erste Glied in der gewünschten Beugestellung erhalten. Aus
Abb. 337 ist die Stellung der Sperrhebel 9, 11 und 12 sowie die Spannung der
Federn 2, 3, 4 und 5 ohne weiteres zu erkennen. Auch ist aus dieser Zeichnung
deutlich zu sehen, daß die Sperrhebel 9 und 11 an ihrem der Sperrseite entgegengesetzten Ende mit Nase 13 bzw. 14 versehen sind, die bei Beugestellung
etwas aus dem Fingerrücken herausragen.

Sollen die Finger den gefaßten Gegenstand loslassen, so muß man gegen
den Knopf 15 drücken (Abb. 338 und 333), wodurch der auf Welle 16 befindliche

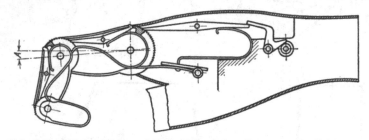

Abb. 339.   Hakenbildung bei der Hand des Götz von Berlichingen.

Kegel 17 den Arm des Hebels 18 hebt. Durch diesen wird der Sperrhebel 12
um seine Drehachse 19 im Sinne des Uhrzeigers gedreht und der Sperrhebel
gibt die Sperrzähne 20, in die er gemäß Abb. 337 eingreift, frei. Nun treten
die genannten Federn 2 und 3 in Wirkung und drehen das erste Glied aus der
Beugestellung in die Strecklage zurück.

Nähert sich das erste Glied der Strecklage, so stößt die Nase 14 an die
die Fingerwurzeln umgebende Wandung des Handkörpers; dabei dreht sich der
Hebel 11 um seinen Drehzapfen und gibt die Sperrzähne des Mittelgliedes frei.
Der gleiche Vorgang spielt sich im ersten Gliede mit Nase 13 und Sperrhebel 9
bzw. den Sperrzähnen 10 ab, d. h. alle drei Fingerglieder werden beim Druck
auf den Knopf 15 durch Federwirkung in die Strecklage zurückgedreht. Ein
besonderer Knopf 21 ist zur Entspannung des Daumens vorgesehen. Der
Mechanismus des Daumens wird in ähnlicher Weise wie der der übrigen Finger
durch Federn und Sperrhebel 22—29, Abb. 334, betätigt. Es ist hervorzuheben,
daß sich die Glieder des Daumens wohl untereinander parallel, jedoch in einer
zu den übrigen Fingern schiefen Ebene bewegen, entsprechend der Abb. 333.

Die große Festigkeit dieser Hand fällt ohne weiteres in die Augen, und
es ist ja auch bekannt, daß Götz von Berlichingen mit seiner künstlichen, harten,
eisernen Hand kräftiger zuschlagen konnte, als vorher mit seiner weichen,

natürlichen. Dieses setzt gleichzeitig voraus, daß er mit dieser Hand das Schwert sicher fassen konnte. Erreicht wird dies durch die Unabhängigkeit der einzelnen Fingerglieder voneinander beim Beugen, d. i. die Anpassungsfähigkeit an die Form. Wir haben also hier die Bildung der Faust mit Sperrung nach erfolgtem

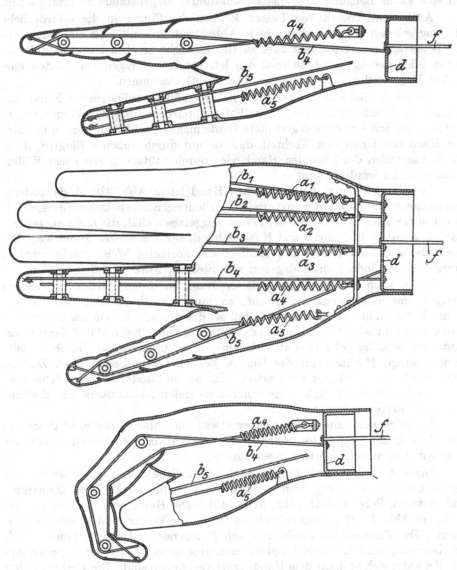

Abb. 340—342. Hand des Peter Ballif.

Greifen in einer immerhin annehmbaren Form gelöst. Aber nicht nur die Glieder eines Fingers, sondern die Finger untereinander sind unabhängig, d. h. jeder Finger kann für sich beliebige Beugestellungen einnehmen. Daraus folgt, daß die Hand jedem einfachen Schwertgriffe sehr günstig angepaßt werden kann. Ein Druck auf den Knopf 15 genügt, um ein sofortiges Loslassen des betreffenden

Gegenstandes zu bewirken. Da der Daumen den gleichen Spannmechanismus besitzt und seine Lage schräg zu den übrigen Fingern gewählt ist, so ermöglicht er im Verein mit den letzteren zur Not auch die in Abb. 315 und 328c gezeichnete Griffstellung der Hand. Die Zahnteilung der Sperrung ist fein genug gewählt, um eine kleine Beugung bzw. das Fassen dünner Gegenstände zu ermöglichen.

Auch zum Tragen von Lasten können die Finger in die erforderliche Stellung gebracht werden; dieses ist in Abb. 339 dargestellt. Da ein Feststellen der Beugelage des ersten und zweiten Gliedes nicht möglich ist, ohne daß das dritte Glied gebeugt wird, so muß das letztere beim Tragen von Lasten eine leichte Beugestellung (Beugung um Winkel A) einnehmen.

Seitliche Bewegungen gestatten naturgemäß die zylindrischen Scharniergelenke im Handkörper nicht, so daß die Spreizbewegung der Finger ausgeschlossen ist und sphärisch gestaltete Griffe nicht umschlossen werden können. Die Hand hat ferner den Nachteil, daß sie nur durch äußeren Eingriff, d. h. durch Eingreifen der gesunden Hand oder durch Stützen gegen einen Widerstand betätigt werden kann.

Der Vergleich mit der natürlichen Hand ist in Abb. 328, II dargestellt, und zwar sind die geforderten und erreichten Stellungen nebeneinander gezeichnet, wobei in der zweiten Reihe die der ersten weggelassen sind, die nicht ausgeführt werden können. Stellung a und b fallen bei dieser künstlichen Hand weg. Es kann also z. B. der Federhalter nicht in der normalen Weise gefaßt werden. Einige Gegenstände können dagegen mit Stellung 328c gegriffen werden.

Wenn auch die Ausführung dieser Hand in ihrem Äußeren unserem jetzigen Empfinden wenig entspricht, so muß man bedenken, daß sie vor mehr als 400 Jahren entstanden ist, daß sie der damaligen Zeit des Rittertums genau angepaßt ist, da sie einen Teil der Rüstung vorstellte, und daß der interessante, zweckmäßig gebaute, gut wirkende und auch heute noch durchaus zeitgemäße Finger-Mechanismus das längere Verweilen bei diesem alten Zeugnis deutscher Handwerkskunst rechtfertigt. Sie ist ein Meisterwerk der Schmiedekunst und setzt die Tätigkeit eines hervorragenden Mechanikers und denkenden Konstrukteurs voraus.

Die folgenden Jahrhunderte haben etwas brauchbar Neues nicht gezeitigt; erst als sich die Folgen des großen Völkerkrieges vor 100 Jahren bemerkbar machten, traten neue Bestrebungen zutage.

Die erste Hand, deren Finger durch willkürliche Bewegungen der beschädigten Seite allein bewegt werden konnten, war die des Berliner Zahnarztes und Hofrates Peter Ballif (Abb. 340—343). Die Hand befindet sich normal in der in Abb. 186[1]) gezeigten Stellung, d. h. die Finger sind gewöhnlich gebeugt. Der Fingerschluß geschieht durch Federkraft. Sämtliche Finger, auch der Daumen, sind aus drei Gliedern zusammengesetzt, die durch Scharniergelenke unter sich und mit dem Handkörper verbunden sind. Die Finger werden in der Beugestellung durch Spiralfedern a_1 bis a_5 gehalten, die sich im Handkörper befinden, und werden durch Darmsaiten b_1 bis b_5 geöffnet, wobei die Darmsaiten und Federn gewissermaßen als Streck- und Beugemuskeln dienen. Für jeden Finger ist eine solche Feder und Darmsaite vorhanden. Soll die Hand geöffnet werden, so wird an den Darmsaiten c_1 bis c_5 gezogen, die mit einem

---

[1]) Vgl. S. 399.

Ende ebenfalls in der Spitze des dritten Gliedes befestigt sind und von dort durch die hohlen Finger hindurch auf den im Handkörper befindlichen Rost *d* gehen, der durch die Schnur *f* zu einem Riemen führt, der an einem um die Brust des Trägers geschnallten Gurt befestigt ist. In der Urschrift des Ballif sind (Abb. 184) zwei getrennte Lederschnüre gezeichnet, eine, Schnur 8, die als Fingerschnur für den Daumen dient und eine zweite Fingerschnur 16 für die übrigen vier Finger[1]). Nach der Beschreibung des Ballif soll die Schnur 16 alle fünf Finger strecken, also auch den Daumen, während die Schnur 8 als zusätzliche Fingerschnur wohl für Sonderbewegungen des Daumens gedacht ist. Die aufgeklappte Hand gibt die Art und Weise, wie die beiden Schnüre zusammenwirken sollen, nicht mit voller Deutlichkeit wieder. Aus der Beschreibung und den Abbildungen geht aber jedenfalls mit voller Deutlichkeit hervor, daß die Bewegung der Finger nur möglich ist durch eine Abduktionsbewegung des ganzen Armes[2]). Dadurch tritt gegenüber dem festen Punkt 14 am Brustgürtel eine Verlängerung des Weges, d. h. bei konstant bleibender Länge der Schnur 16 eine Öffnung der Finger auf. Wird die Abduktionsbewegung unterlassen, dagegen der Arm im Ellbogen gestreckt, dann

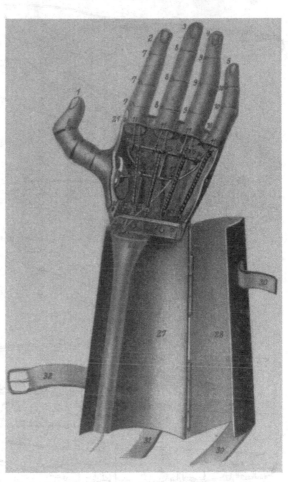

Abb. 343. Hand des Peter Ballif. Nach der Urschrift des Jahres 1818.

wirkt die Schnur an dem elastischen, über der Schlüsselbeingrube befestigten Gurt 9 allein auf Streckbewegung des Daumens. In allen gestreckten Lagen des Armes soll der Gliedträger also mit dem Daumen seitliche Greifbewegungen machen können, die auf den Zeigefinger wirken, und zwar von der Seite her wie bei Götz, während bei Gestikulationen, also Öffnungs-

---

[1]) Vgl. Armgerüst S. 398.
[2]) Hier ist in der Darstellung des Merkblattes 7, S. 7 der Prüfstelle für Ersatzglieder ein Fehler unterlaufen, der aus einer irrtümlichen Anlehnung an andere als die Urquelle herrührt.

bewegungen, sämtliche Finger stets durch die Abduktionsbewegungen geöffnet sind.

Ähnliche Konstruktionselemente wie Ballif benutzte die Berliner Bandagistin Karoline Eichler, jedoch wird hier der Fingerschluß aktiv durch

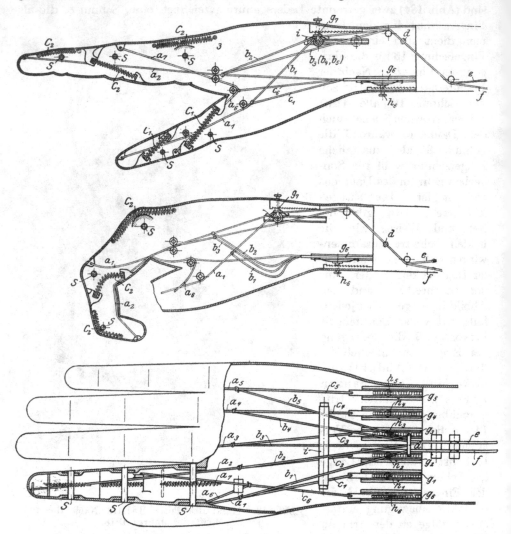

Abb. 344—346. Künstliche Hand der Karoline Eichler aus dem Jahre 1835.

Sehnen, die Öffnung passiv durch Federn bewirkt. Abb. 344—346 zeigen
die von ihr gebaute künstliche Hand (vgl. S. 402).

Jeder Finger besteht aus drei, der Daumen aus zwei Gliedern; auch hier
sind die Glieder untereinander und mit dem Handkörper durch Scharniergelenke
S verbunden. In der normalen Stellung befinden sich die Finger in Strecklage,
in der sie durch die Federn C_2, der Daumen durch die Federn C_1 gehalten werden.
Zum Beugen der Finger sind die Darmsaiten a_1—a_5 vorgesehen, an die die

Darmsaiten b_1—b_5 geknüpft sind, die ihrerseits zu dem Verbindungsstücke d laufen. Vom Verbindungsstücke d läuft eine Schnur e nach dem um die Schulter der gesunden Seite geschlungenen Riemen. Die Darmsaiten a_1—a_5 sind je in der Spitze der ersten Fingerglieder befestigt. Wird daher durch Abduzieren oder Strecken des Unterarmstumpfes ein Zug auf Schnur e ausgeübt, so werden die Darmsaiten b_1—b_5 gezogen und durch sie mit Hilfe der Saiten a_1—a_5 die Finger in die in der Abb. 345 gezeichnete Beugelage gebracht. Beim Nachlassen des Zuges werden die Finger durch Spiralfedern c_1—c_5 wieder gestreckt. Außerdem werden die Finger durch die an der Oberarmhülse und am Verbindungsstücke d befestigte Schnur f gebeugt, sobald der Unterarm in Beugestellung gebracht wird.

Schließlich sind die zum Beugen der Finger benutzten Saiten a_1—a_5 zu den Sperrschiebern g_1—g_5 geführt, die durch Sperriegel h_1—h_5 in ihrer Lage erhalten werden. Jeder Sperriegel läuft in einem Schlitze parallel der Längsachse des Armes, muß mit der gesunden Hand einzeln gespannt und einzeln wieder losgelassen werden. Ein Druck auf einen Sperriegel gestattet also die Beugung des dazu gehörigen Fingers und seine Feststellung in der gebeugten Lage. Ein sechster Sperriegel g_6 ist durch Schnüre c_6, a_6 und a_7 mit Daumen und Zeigefinger verbunden, gestattet also eine gemeinsame Beugung dieser beiden Finger unabhängig von den anderen Fingern wiederum mittelst der gesunden Hand.

Ein besonderer Sperriegel g_7 ist ferner dazu angebracht, Daumen und Zeigefinger passiv, nachdem sämtliche Finger durch Schulterzug gebeugt sind, wieder zu strecken und gleichzeitig die anderen Finger noch weiter zu beugen. Dies wird bewirkt durch Rolle i, die die Schnüre b_1 und b_2 bei einer Verschiebung nach rechts, Abb. 344, lockert, die Schnüre b_3, b_4 und b_5 dagegen spannt.

Der Vorteil der Eichlerschen Anordnung besteht in der Verwendung des aktiven Zuges zum Schließen bzw. Greifen der Finger. Die Federn werden nur benutzt, um die Finger nach Aufhebung der Schließkraft in ihre Anfangslage zurückzuführen. Es ist daher ein besseres und kräftigeres Fassen und Festhalten zu erwarten als bei Ballif. Auch befindet sich der Daumen in Gegenstellung zum Zeige- und Mittelfinger, so daß dicke und dünne Gegenstände durch Griffe, wie sie Abb. 328a und b zeigen, ausgeführt werden können.

Praktisch ist jedoch der gewonnene Vorteil nur gering. Für die Verwendung der Darmsaiten gilt das bei der Ballifschen Konstruktion Gesagte; sie sind zur dauernden und sicheren Kraftübertragung nicht brauchbar. Auch die vielen kleinen Federn führen zu Unzuträglichkeiten, da sie schon nach kurzem Gebrauch leicht schlaff werden oder brechen. Die Einführung einer besonderen Bewegung von Zeigefinger und Daumen bietet wenig Vorteil, da durch diese andere Griffe als mit dem Hauptzuge nicht ausgeführt werden können. Wird auch durch Benutzung des aktiven Zuges das Greifen mit größerer Sicherheit ausgeführt, so liegt andererseits darin der Nachteil, daß für die ganze Zeit des Festhaltens des ergriffenen Gegenstandes Arm und Schulter in einer Zwangslage gehalten werden müssen und ihre Verwendung für andere Tätigkeiten eine starke Beeinträchtigung erfährt. Diesen Übelstand hat Karoline Eichler auch empfunden und daher die Fingerbewegung noch besonders durch die zu den Sperrschiebern geführten Darmsaiten regelbar gemacht. Die Sperrschieber gestatten eine Feststellung irgend einer gewünschten Beugelage, doch müssen sie von der gesunden Hand betätigt werden, wodurch das künstliche Glied wieder abhängig von dieser wird.

Auch das Tragen von Lasten bei Fingerstellung nach Abb. 328 g wird durch Verwendung der Darmsaiten zur Kraftaufnahme unmöglich. Es bleiben

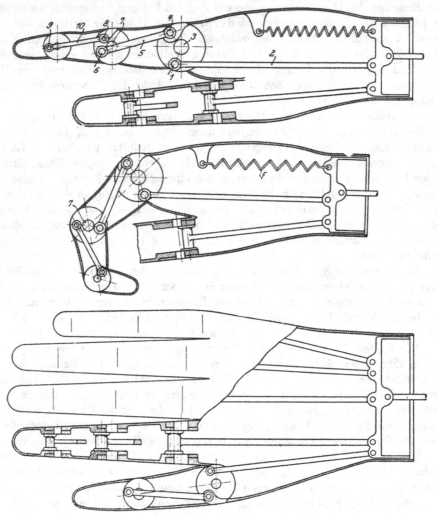

Abb. 347—349. Künstliche Hand von Dalisch — 1877.

also von den als Kriterium aufgestellten Handstellungen nur die beiden in Abb. 328, IV gezeigten praktisch verwendbar.

Die künstliche Hand von Dalisch aus dem Jahre 1877, Abb. 347—349, bildet einen weiteren Fortschritt in der Entwicklung. Die Zusammensetzung der Finger, d. h. ihre Gliederung, ist in der gleichen Weise wie in den vorher beschriebenen Ausführungen bewirkt: der Unterschied liegt in der Betätigung der Glieder (vgl. S. 409).

An den ersten Gliedern der Finger ist mittelst des Zapfens 1 eine Zugstange 2 angebracht. Wird an dieser gezogen, so dreht sich das Glied um seinen

Gelenkbolzen 3 zur Handfläche zu. Mit dem ersten wird sich auch das zweite Glied an der Drehung beteiligen. An einem in das erste Glied hineinragenden Vorsprung des Handkörpers ist ein Zapfen 4 angebracht, an dem die Stange 5 gelagert ist. Stange 5 greift mit einem Auge an den Kurbelzapfen 6 des Mittelgliedes an. Da Zapfen 4 an einer Drehung des Fingers nicht beteiligt ist, die Schwingung des am ersten Gliede sitzenden Gelenkbolzens 7 um die Mitte des Bolzens 3 stattfindet, die Schwingung der Stange 5 jedoch um Bolzen 4, so wird der am Mittelgliede befestigte Kurbelzapfen 6 durch Stange 5 um den Gelenkbolzen 7 gedreht und damit auch das Mittelglied relativ zum ersten Gliede. Eine ähnliche Drehung findet zwischen dem dritten und dem Mittelgliede durch die mittelst Bolzen 8 am Mittelglied und Kurbelzapfen 9 am dritten Glied angelenkte Zugstange 10 statt.

Bei einer solchen Drehung nehmen die Finger die in Abb. 348 gezeichnete Stellung ein. Die Betätigung erfolgt durch Zug an Stange 2; die Zurückführung der Finger in die Strecklage wird durch eine in entgegengesetzter Richtung wirkende Kraft, die in Abb. 347 und 348 durch eine Feder F schematisch angedeutet ist, bewirkt, die am gleichen Schieber wie Stange 2 angreift. Die Beugung des Daumens geschieht auf dieselbe Art und mit Hilfe desselben Zuges an Stange 2 bzw. mit derselben entgegengesetzt wirkenden Kraft.

Das Wesentliche der Konstruktion von Dalisch liegt in der Verwendung von starren Zug- und Druckstangen zum Beugen der Finger. Die unzuverlässigen Darmsaiten sind weggefallen und haben einer kräftigen Konstruktion, einem zwangläufig bewegten Mechanismus Platz gemacht. Es ist also die Konstruktion der menschlichen Hand mit ihren Beuge- und Streckorganen verlassen worden und an Stelle der biegsamen Sehnen sind starre Stäbe, die statisch Zug- und Druckkräfte übertragen können, getreten. Da ja in der Hand im wesentlichen Zugbeanspruchungen auftreten, so kann man den Stangen Zugquerschnitt geben, der die geringen Druckbeanspruchungen beim Strecken der Finger ohne weiteres aufnehmen kann. Die Stangen werden daher sehr schmal und dadurch für den geringen Bauraum in den Fingern sehr geeignet. Eine Überbeanspruchung ist nicht zu befürchten und ein Nachlassen beim Angriff größerer Kräfte ausgeschlossen. Ein Nachteil liegt in dem gleichzeitigen Beugen des Daumens mit den übrigen Fingern; es können daher nur beschränkte Griffe ausgeführt werden. Ein anderer Fehler ist, daß auch hier die Kraftwirkung der Hand auf Muskelzug und nur auf Ausübung dieses Zuges beruht, d. h. mit diesem aufhört. Es muß also ein anderes gesundes Glied in eine dauernde Zwangslage gebracht und in seiner Bewegung behindert werden. Es fehlt die selbsttätige Feststellung der Hand in Greifstellung. Ein Vergleich der Hand mit der natürlichen, Abb. 328, VI, zeigt, welche Griffe man ausführen kann. Da die Bildung eines Traghakens zweifelhaft ist, so ist Stellung g nicht eingezeichnet worden.

So einfach und durch ihre primitive Ausgestaltung unzulänglich die künstliche Hand von Clasen aus dem Jahre 1886 auch erscheint, Abb. 350—352, es liegt in ihrer Konstruktion eine gewisse Bedeutung für die Entwicklung des Baues künstlicher Hände. Bei allen vorhergehenden Ausführungen war darauf hingewiesen worden, daß große Kraftleistungen nicht mit ihnen ausgeführt werden können, und dabei außerdem ein gesundes Glied in einer Zwangslage gehalten werden muß. Hier greift die Konstruktion von Clasen an. Die Abb.

350—352 erklären sie von selbst. Die vier Greiffinger sind fest auf einer Welle, die ein auf ihr fest gekeiltes Schneckenradsegment trägt. Der Daumen ist in Gegenstellung zum Zeige- und Mittelfinger angebracht und ebenfalls mit einem Schneckenrade verbunden. In die erwähnten Schneckenräder, von denen eines links-, das andere rechtsgängig ist, greifen Schnecken ein. Diese sitzen auf einer gemeinsamen Welle mit einem kordierten Rädchen, das aus dem Hand-

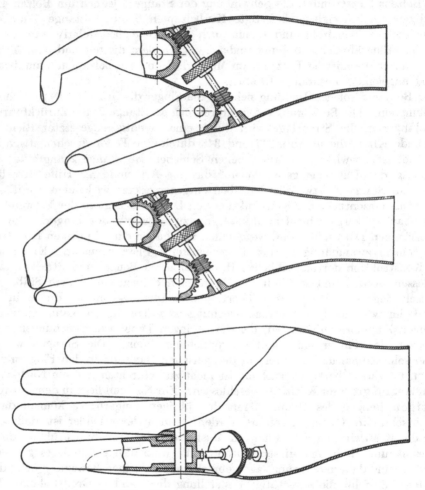

Abb. 350—352. Künstliche Hand von Clasen — 1886.

körper herausragt. Wird an diesem Rädchen, das entweder am kleinen Finger oder am Daumen aus dem Handkörper herausragt, gedreht, so werden durch die Schnecken die zugehörigen Räder und damit auch die Finger bewegt. Clasen will, daß das Abrollen des Rädchens auf der Tischplatte das Schließen der Finger bewirkt. In Abb. 352 ist angedeutet, daß das kordierte Rädchen durch die gesunde Hand betätigt wird. Es ist ohne weiteres klar, daß die Finger und die Schneckenräder durch dauernden Eingriff mit den Schnecken ständig gesperrt sind, also die einmal eingenommene Stellung ohne erneutes Drehen an dem kordierten Rädchen nicht verlassen können. Die Finger sind dadurch imstande, jede beliebige Belastung im Rahmen ihrer Festigkeit auf beliebige Dauer aufzunehmen, ohne Anstrengung eines anderen Gliedes. Die Hand ist jedoch in ihrer Ausführung so wenig durchgearbeitet, daß sie mit den anderen künstlichen Händen nicht in Vergleich gebracht werden kann. Bemerkens-

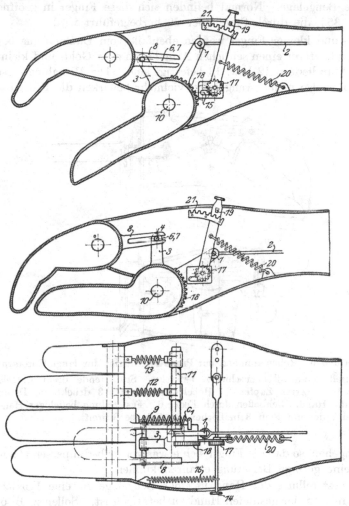

Abb. 353—355. Künstliche Hand von Rohrmann — 1914.

wert erscheint noch die Ausbildung der Finger, die nur aus einem Gliede bestehen, wodurch also alle Gelenke bis auf eines für jeden Finger wegfallen. Durch entsprechende Krümmung des Zeigefingers sowie entsprechende Längenbemessung und Gegenüberstellung des Daumens wird das Fassen ermöglicht. Die Hand ist in die Vergleichstafel, Abb. 328, V, aufgenommen.

Die gleiche Ausbildung der Finger zeigt die Hand von Rohrmann, St. Gallen, die in Abb. 353—356 dargestellt ist. Am Daumen ist ein Hebel mit einem Auge 1 angebracht, an dem die Schnur 2 angreift, die ihrerseits zur Kraftquelle für die Betätigung der Hand führt. Ein Arm 3 des Daumens faßt mit dem Bolzen 4 in die Schlitze 6 und 7 der Arme 8 und 9 des Zeige- bzw. Mittelfingers. Wird demnach an Schnur 2 gezogen, so dreht sich der Daumen um seinen Gelenkbolzen 10, gleichzeitig drehen sich, von ihm zwangläufig angetrieben, auch Zeige- und Mittelfinger bis in die in Abb. 354 gezeichnete Beugelage. Normal befinden sich diese Finger in geöffneter Stellung, Abb. 353, die durch Spiralfeder 20 herbeigeführt wird.

Gold- und kleiner Finger werden ebenfalls vom Daumen aus bewegt und zwar besitzt letzterer einen seitlichen Arm 11, an dem Gold- und kleiner Finger durch die Spiralfedern 12 bzw. 13 befestigt sind. Die Mitnahme dieser beiden Finger erfolgt also nicht zwangläufig, vielmehr bewirken die Federn ein elasti-

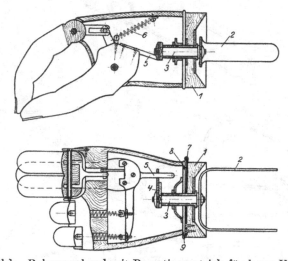

Abb. 356a und b. Rohrmannhand mit Pronationsantrieb für lange Unterarmstümpfe.

Handteil 1 an Ellbogenschienen befestigt. Stumpfende dreht mittels Bügels 2 den in Teil 1 gelagerten Zapfen 3. Hebel 4 am Zapfen 3 drückt auf Daumenblech 5 und öffnet die Hand. Schließen durch Feder 6. Feststellung beliebiger Handdrehlagen durch Hebel 7 der mit Stift 8 in Löcher der Scheibe 9 greift.

sches Nachgeben, so daß die Finger sich etwas von selbst anpassen (Faustschluß), aber nur eine geringe Belastung erfahren können.

Zur Feststellung der Hand in einer Beugelage ist eine Vorrichtung angebracht, die von der gesunden Hand zu betätigen ist. Sollen z. B. die Finger die in Abb. 354 gezeichnete geschlossenen Stellung beibehalten, so wird der Knopf 14 zur Seite gedrückt, so daß die Stange mit Rad 17 in den Schlitz 15 eintreten kann. Da Feder 16 stärker als Feder 20 ist, so bleibt Zahnrad 17 in der Regel im Eingriff mit dem am Daumen befestigten Zahnkranz 18. Der als Blattfeder ausgebildete starre, mit Rad 17 verbundene Hebel 19 mit Sperrklinke liegt durch Feder 20 gezogen oben stets rechts gegen einen Anschlag an, Abb. 353. Wird er nun seitwärts gedrückt, und nach links bewegt, so wird der Daumen kräftiger gegen den Zeigefinger gedrückt. Wird der Hebel losgelassen, so fällt Sperrklinke 19 hinter einen Zahn der Rast 21 und sperrt die Fingerstellung.

Vorteilhaft an der Rohrmannschen Hand ist die Einfachheit in der Ausbildung der im Innern angebrachten Hebel zur Betätigung der Finger. Die Finger sind in ausgesprochene Spitzgreifstellung gebracht, der Daumen in Gegenstellung zum Zeige- und Mittelfinger. Die zwangläufige Bewegung des Daumens zusammen mit der von Zeige- und Mittelfinger, die ein starres Stück bilden,

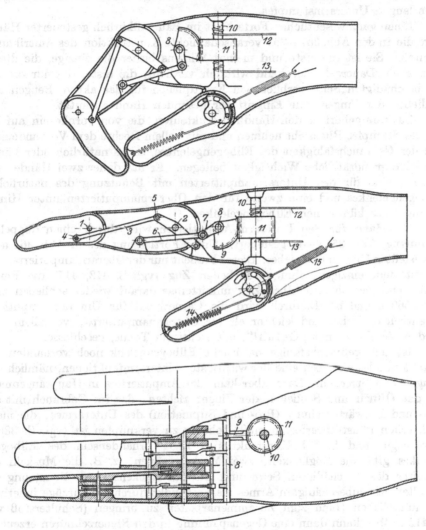

Abb. 357a—c. Zweizug-Hand von Carnes — 1911.

ergibt ein sicheres Fassen aller Gegenstände. Der Wegfall aller Gelenke in den Fingern ergibt große Festigkeit der letzteren. Ungünstig ist, daß der Zug zur Bewegung der Finger nicht selbstsperrend ist, sodaß also das gesunde ziehende Glied die Kraft dauernd aufwenden muß, sofern nicht die Feststellvorrichtung von der gesunden Hand bedient werden soll. Dadurch wird die künstliche Hand aber wieder abhängig von der gesunden.

Der Vergleich mit den Tätigkeiten der gesunden Hand ist in Abb. 328, VII dargestellt. Infolge der zwangläufigen Bewegung zwischen Daumen und Zeige-finger können natürlich nur wenige Griffarten ausgeführt werden. Da von den Fingern der Haken zum Tragen der Lasten nicht gebildet werden kann, so wird nur unter Verwendung der Sperrung das Festhalten leichter Lasten ermöglicht. Abb. 356 a u. b zeigen die Rohrmannhand betätigt durch die Drehbewegung eines langen Unterarmstumpfes.

Einen ganz wesentlichen Fortschritt im Bau willkürlich gesteuerter Hände zeigt die in den Abb. 357—363 veranschaulichte Konstruktion des Amerikaners Carnes. Sie ist die erste und meines Wissens bisher die einzige, die diesen Namen als Dauergebrauchshand wirklich verdient, die erste, die nur die auf der beschädigten Seite verbliebenen Kraftquellen für das aktive Beugen und Schließen der Finger ohne Eingriff der gesunden Hand ausnutzt.

Carnes gehört zu den Handkonstrukteuren, die von vornherein auf die Art des Stumpfes Rücksicht nehmen und mit vollem Rechte dem Vorhandensein und der Gebrauchsfähigkeit des Ellbogengelenkes, sei es natürlich oder künst-lich, eine grundsätzliche Wichtigkeit beilegen. Er hat daher zwei Hände kon-struiert, eine für den Unterarmamputierten mit Benutzung des natürlichen Ellbogengelenkes und eine zweite für den Oberarmamputierten unter Hinzu-fügung eines künstlichen Ellbogengelenkes.

Die Hand für den Unterarm-Amputierten wird durch einen doppelten Schnurzug, Abb. 357 a—c, gesteuert. Unter Fortlassung des in Abb. 361 a—c dargestellten Umschaltgetriebes. Dieses braucht nur der Oberarmamputierte, weil er mit dem einzigen, ihm verbliebenen Zug (vgl. S. 412, 417) die Finger öffnen und sie mit demselben Zug unmittelbar darauf wieder schließen muß Abb. 360 a und b. Dadurch wird die Carneshand für Unterarmamputierte wesentlich einfacher und leichter als für Oberarmamputierte, vor allem aber werden die Finger mit „Gefühl", mit richtigem Tonus, geschlossen.

Ist das gebrauchsfähige natürliche Ellbogengelenk noch vorhanden, so besteht mindestens noch eine der wichtigsten Unterarmfunktionen, nämlich das Beugen und Strecken. Dann aber kann der Amputierte sein Hauptaugenmerk auf das Öffnen und Schließen der Finger richten, das im Gebrauch mit der Aus- und Einwärtsdrehung (Pro- und Supination) des Unterarmes, die meist auch schon künstlich erfolgen muß, beliebig zu verknüpfen ist (vgl. S. 389ff. Physiologie und S. 391 Konstruktion). Das Vorhandensein des Ellbogen-gelenkes gibt die Möglichkeit, zwei Muskelgruppen, z. B. die Muskeln der Schulter der beschädigten Seite und die des Nackens unter Benutzung der Schulter des unbeschädigten Armes als Festpunkt durch Schnurzüge innerhalb der künstlichen Hand zum Zusammenarbeiten zu bringen (Schulterstoß vgl. S. 412). Man kann dann eine Gegenspannung in den Steuerschnüren erzeugen, den sog. Tonus der natürlichen Hand, und erhält dadurch „Gefühl" in die Kunsthand. Der unterarmamputierte Carneshandträger braucht daher nicht in allen Fällen zu sehen, was er greift.

Die zweiten und dritten Glieder der Finger sind zu einem vereinigt und, wie Abb. 356 am Zeigefinger zeigt, um den im ersten Glied gelagerten Bolzen 1 drehbar. Das erste Fingerglied ist um den Bolzen 2 drehbar, der am Handkörper sitzt. Am vorderen Glied ist die Zugstange 3 durch Bolzen 4 angelenkt, die andererseits um den mit dem Handkörper fest verbundenen Bolzen 5 greift.

Das erste Glied ist durch Zugstange 6 gefaßt, die ihrerseits mit dem Kurbel-zapfen 7 des mit Welle 8 schwingenden Schneckenrad-Segmentes 9 verbunden ist. Die Welle 8 wird durch die um Schneckenwelle 10 laufende Schnecke 11 mittels der Rundriemen 12 und 13 bewegt. Wird an dem einen Rundriemen 12 gezogen, so werden die Finger in die in Abb. 357 a gezeichnete Lage gebeugt, da durch Schneckenrad, Welle und Kurbel die Zugstange 6 nach rechts gezogen

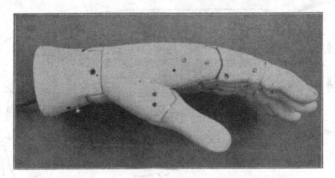

Abb. 358. Äußere Handansicht. Finger geöffnet.

wird, wodurch sich das erste Glied um den Bolzen 2 dreht. Da mit dieser Drehung auch eine Bewegung des Bolzens 4 relativ zu 5 verbunden ist, so wird durch Zugstange 3 das vordere Glied des Fingers gebeugt.

Der Daumen wird durch die Federn 14 und 15 in einer Mittellage gehalten, die der normalen Ruhestellung des Daumens entspricht. Die Federn gestatten eine Drehung des Daumens aus seiner Lage vom Zeigefinger weg oder zu ihm

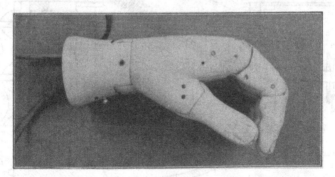

Abb. 359. Äußere Handansicht der Carnes-Hand. Finger geschlossen.

hin in Gegenstellung zu Zeige- und Mittelfinger. Die äußere Feder ist stärker als die innere; nach außen und innen sind Anschläge vorgesehen, was der Daumen-anordnung an der natürlichen Hand entspricht.

Carnes bringt eine Vereinfachung der Finger durch Zusammenfassung des zweiten und dritten Gliedes zu einem. Die Anbringung dieses Gliedes in leichter Beugeform, Abb. 358 und 359, entspricht etwa den natürlichen Stellungen der Hand, denn wie ein Vergleich mit den Abb. 309—321 ergibt, werden tatsächlich bei allen Griffen die zweiten und dritten Glieder in mehr oder weniger ausgesprochener Beugestellung gebraucht.

Äußerst wichtig ist das von Carnes zum erstenmal verwendete Prinzip der zunehmenden Schließkraft beim Fingerschluß. Es wird dies in sehr einfacher Weise dadurch erreicht, daß die Hebelarme 7—8 und 1—4 aus der spitzwinkligen Stellung zu den Zugstangen 6 bzw. 3 in geöffneter Fingerlage, Abb. 357b. in die rechtwinklige Stellung bei geschlossener Hand, Abb. 357a, übergehen.

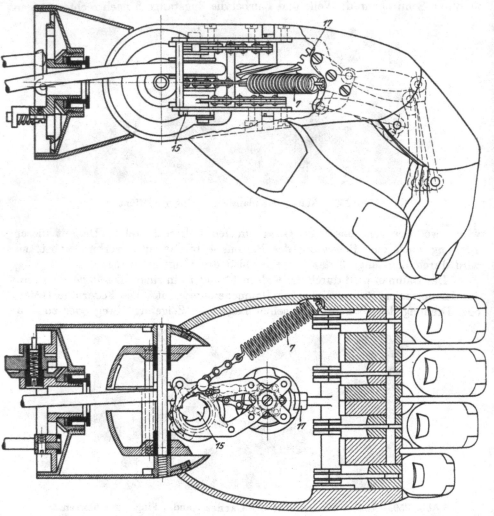

Abb. 360 a und b. Einzughand von Carnes für Oberarm-Amputierte mit Selbsthemmung durch Schneckengetriebe. Ein und derselbe Schnurzug öffnet und schließt die Finger.

Daraus geht gleichzeitig hervor, daß auch beim Öffnen zunächst das größte Drehmoment verfügbar ist.

Durch die Einführung des selbstsperrenden Schneckengetriebes, wie es schon Clasen, Abb. 350—352, benutzte, können die Finger in jeder beliebigen Stellung zur Kraftleistung benutzt werden, ohne dauernde Behinderung eines Körperteiles bzw. Anspannung eines Muskels des das Kunstglied tragenden Menschen.

Der Mechanismus der Hand von Carnes für den Fall der Oberarmamputation, Abb. 360a und b, zeigt die gleiche Anordnung der Fingerhebel sowie denselben Antrieb durch Schneckenrad mittels einer in Links- oder Rechtsdrehung versetzten Schnecke. Jedoch ist ein besonderer Mechanismus für die Drehung der Schneckenwelle durch denselben Schnurzug in beiden entgegengesetzten Richtungen erforderlich, Abb. 361a—c.

Die Welle 1 mit der Schnecke 2 steht durch die beiden Ketten 3 und 4 mit der Umschaltwelle 5 in Verbindung. Diese Verbindung kann abwechselnd einmal ausgeschaltet werden, d. h. entweder ist Kette 3 mit der Umschaltwelle 5 gekuppelt, dann ist Kette 4 entkuppelt oder umgekehrt. Fest mit der Umschaltwelle 5 verbunden ist die einzige Riemenschnur 6, an der von der Schulter aus gezogen wird und die sich, wie die Abb. 360a u. b erkennen lassen, in ungespanntem Zustand einmal um die Umschaltwelle herumlegt. Nach jedem Zug an der Schnur wird diese beim Nachlassen der Spannung von der Feder 7, Abb. 360b, in diese Stellung zurückgezogen. Die Ketten 3 und 4 sind an den auf der Umschaltwelle frei drehbaren Hülsen 8 und 9 befestigt. Die Mitnahme

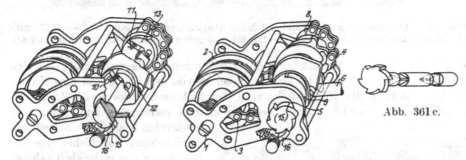

Abb. 361 a—c. Antriebs- und Umschaltwerk für Oberarm-Amputierte, um die Schnecke durch den gleichen und gleichgerichteten Zug hintereinander nach rechts und nach links zu drehen.

der Hülsen durch die Umschaltwelle erfolgt abwechselnd durch die im Innern der Hülsen untergebrachten Sperrwerke. Die Sperrwerke ihrerseits werden von der im Innern der Umschaltwelle gelagerten Nockenwelle in Arbeitsstellung gebracht; diese ist zu diesem Zweck an zwei Stellen dreieckig abgefräst. Die dreikantigen Teile der Schaltwelle, Abb. 361c, bilden die Auflage der durch kleine Federn 10 und 11 gegen sie gedrückten Sperrhebel 12 und 13. Liegt der Hebel 12 auf einer Fläche, so liegt der Hebel 13 auf einer Dreieckkante. Infolge der verschiedenen Lage der Hebel ragt ein Ende des Hebels 12 aus der Hülse heraus, während Hebel 13 ganz im Innern der entsprechenden Hülse liegt. Die vorspringende Nase des Hebels 12 nimmt bei einer durch Zug an Schnur 6 verursachten Drehung der Umschaltwelle die Hülse 9 mit, während Hülse 8 in entgegengesetzter Richtung gedreht wird. Dies hat folgenden Grund: Die durch Zug an Schnur 6 gedrehte Hülse 9 zieht an der Kette 3 und dreht dadurch die Schneckenwelle 1; die Kette 3 wickelt sich dabei von der Welle 1 ab. Dabei wird aber auch die mit Welle 1 fest verbundene Kette 4 gedreht, d. h. auf Welle 1 aufgewickelt. Damit ist aber eine Abwicklung der Kette 7 von Hülse 8 verbunden und letztere wird gedreht, bis der Zug an Schnur 6 bzw. die Drehung der Schneckenwelle 1 aufhört.

Zur Umschaltung der Sperrgetriebe in Hülse 8 und 9 ist die Nockenwelle in der Umschaltwelle 5 exzentrisch gelagert und mit einem Schaltrad 15 versehen. Beim Zurückdrehen der Umschaltwelle durch Feder 7 stößt das Schaltrad 15 gegen die Sperrklinke 16, wobei das Rad an der Klinke um 60⁰ gedreht wird,

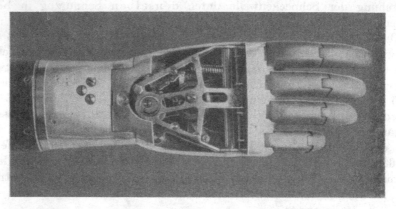

Abb. 362. Deutsche Carnes-Hand auf Massenherstellung umkonstruiert — 1917 vollständig aus Leichtmetall und Stahl bestehend mit gesteuertem Daumen (Schlesinger).

so daß der auf einer Dreieckkante der Nockenwelle aufliegende Hebel 12 sich auf eine Fläche legt und der andere Hebel 13 von der Fläche auf eine Kante. Die Umschaltung der Nockenwelle wird durch Anstoßen des Rades 15 an die Sperrklinke 16 bewirkt. Der sinnreiche, äußerst gedrängt gebaute, nur aus gehärteten Stahlteilen bestehende Mechanismus hat bisher eine Lebensdauer von mehr als 5 Jahren.

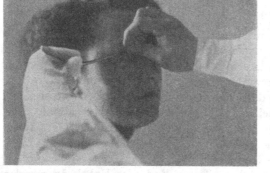

Abb. 363. Carnes-Hand eines Arztes beim Halten eines Instrumentes.

Die zur Betätigung des Mechanismus benötigte Kraft hängt von der Stärke der Feder 7 ab, die den ganzen toten Gang aus der Bandage zieht und die Bewegungen kraftschlüssig sofort erfolgen läßt. Sie kann je nach der Körperveranlagung des Amputierten zwischen 250 g und 6000 g verändert werden. Im Anfang ist sie schwächer und wird mit der schnell zunehmenden Muskelkraft durch immer stärkere solange ausgewechselt, bis der Beschädigte zufrieden ist. Der Betätigungsweg für die Riemenschnur muß mindestens 22 mm betragen, der aber stets vorhanden ist.

Es sei nochmals hervorgehoben, daß die Schnecke 2 wie bei den oben beschriebenen Ausführungen das Schneckenrad 17, Abb. 360b u. 361b, dreht, und dadurch die Streckung bzw. Beugung der Finger bewirkt.

Der Vergleich der Carneshand mit den Stellungen der natürlichen ist aus Abb. 328, VIII zu ersehen; besonders hervorgehoben sei ihr fester Griff beim Halten von Messer, Gabel, chirurgischen Instrumenten, Abb. 363 u. a. m.

Ausgesprochene Spitzgreifhände mit Selbstsperrung sind die von Spickermann, Hüfner und Fischer. Alle diese Konstrukteure benutzen als Sperrwerk: Sperr-Rad und Sperr-Klinke. Die Sperrung erfolgt also mit Geräusch und nur von Zahn zu Zahn, während das Schneckengetriebe völlig geräuschlos und unendlich fein arbeitet. Dazu kommt, daß in bezug

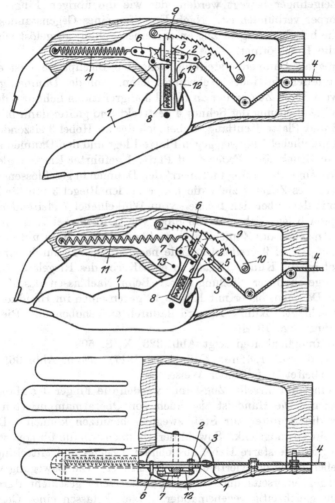

Abb. 364a—c. Hand von Spickermann — 1915.

auf Einfachheit nach Konstruktion und Herstellung, ferner in bezug auf Größe der kraftübertragenden Flächen, d. i. Lebensdauer des Getriebes, Schnecke und Schneckenrad unerreicht sind. Nachteilig ist der schlechtere Wirkungsgrad der Schnecke, der von der aufgewendeten Schließkraft nur einen Bruchteil zum Festhalten zur Verfügung stellt. Der Wirkungsgrad ist bei einfachen Hebeln oder Stirnrädern wesentlich größer.

Erhebungen über die Größe dieser Kräfte und ihre Notwendigkeit bei Benutzung der Kunsthand im Gebrauche des täglichen Lebens und Berufes sind im Gange; zur Zeit stehen zuverlässige Werte noch nicht zur Verfügung.

Die Hand von Spickermann (1915, D. R. P. 291 784) ist in Abb. 364 a—c dargestellt; ihre Arbeitsweise ist die folgende:

Der im Grundgelenk drehbare Daumen kann durch Zug an einer Schnur gegen den Zeigefinger bewegt werden, der wie die übrigen Finger starr mit dem Handkörper verbunden ist. Nach Ergreifen eines Gegenstandes fällt eine Sperre ein, die bei abermaligem Zug an derselben Schnur ausgelöst wird, worauf eine Feder die Hand öffnet.

Auf einer als Daumenversteifung dienenden Blechplatte 1 ist ein Stift 2 angebracht, um den ein Hebel 3 schwingen kann. Soll der Daumen geschlossen werden, so wird durch Zug an der an Hebel 3 angreifenden Schnur 4 der Hebel 3 erst etwas in die Richtung der Schnur 4 gestreckt und gleitet dann mit Schlitz 5 am Zapfen 2 und Platte 1 entlang, wobei sich der an Hebel 3 sitzende Zapfen 6 über einen Winkelhebel 7 hinweg gegen Platte 1 legt und den Daumen mitnimmt. Ein unter dem Druck einer Feder 8 auf Platte 1 geführter Riegel 9 gleitet dabei an einer Zahnstange 10 entlang und sperrt den Daumen in geschlossener Stellung. Bei Nachlassen des Zuges 4 zieht die Feder 11 den Riegel 3 um die Länge des Schlitzes 5 mit dem über den Rücken vom Winkelhebel 7 gleitenden Zapfen 6 zurück. Zapfen 6 legt sich nun von links vor Winkelhebel 7, dreht ihn beim abermaligen Anziehen des Zapfens nach rechts und damit sein unteres zwischen zwei Stifte auf Riegel 9 greifendes Ende nach unten. Dadurch wird Riegel 9 zurückgeschoben, die Klinke 12 fällt in eine Kerbe des Riegels 9 ein und hält ihn in zurückgeschobener Stellung fest. Beim Nachlassen des Zuges öffnet Feder 11 den Daumen, bis er mit Klinke 12 gegen einen im Handkörper festen Anschlag 13 schlägt. Klinke 12 wird dadurch ausgehoben und Riegel 9 fällt wieder in Zahnstange 10 ein.

Die Greifmöglichkeiten zeigt Abb. 328, X, S. 503.

Die Hand von Hüfner (München, 1917) ist in Abb. 365 a—c dargestellt; sie arbeitet in folgender Weise.

Durch eine und dieselbe Zugschnur werden die Finger der Hand geöffnet und geschlossen. Die Hand ist also auch von Oberarmamputierten verwendbar, die nur die Schulter zur Stoßbewegung benutzen können. Die Finger besitzen nur ein Grundgelenk. Sowohl der Daumen wie die übrigen vier Finger sind als ungegliederte starre Hebel ausgebildet. Zeige- und Mittelfinger bilden ein Ganzes ebenso wie der vierte und fünfte Finger. Die Bewegung von Zeige- und Mittelfinger einerseits und Daumen andererseits geschieht durch Hebelübersetzungen gleichzeitig gegeneinander. Nach Erfassen eines Gegenstandes werden die Finger mittels eines gleichen Getriebes durch scharfes Anspannen des Zuges gesperrt. Ein abermaliges Anspannen betätigt einen Auslöser, der die Sperrklinke herauswirft und die Finger durch Federkraft in die geöffnete Lage zurückgehen läßt. Ring- und kleiner Finger sind hakenförmig zum Tragen von Lasten gebogen, starr miteinander verbunden und können nur durch die gesunde Hand eingestellt werden.

Die Zugschnur 1 greift an einen Schieber 2 an, der einmal die Sperrklinke 12 steuert, dann die Kette 3 spannt. Diese Kette 3 greift an einem Winkelhebel 4 an, der mittels Zugstangen 5 und 6 die Finger — Daumen und Zeige- wie Mittelfinger—betätigt. Zwischen Schnur 1 und Kette 3 sitzt der den Sperrmechanismus tragende Schlitten 7, der auf einer Sperrzahnstange 8 gleitet. Ist nach Ergreifen eines Gegenstandes der Schlitten 7 in die äußerste Sperrstellung gekommen,

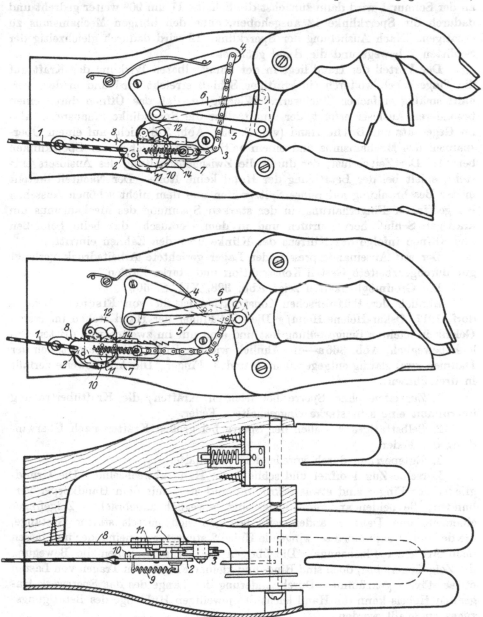

Abb. 365 a—c. Hand von Hüfner-München — 1917.

so wird durch ein weiteres Ziehen Schieber 2 bewegt, der mit einer Klinke 10 die Nockenscheibe 11 dreht, dadurch eine Klinke 12 freigibt, die in die Zahnstange 8 einfällt und den Schlitten 7 feststellt.

Eine Spiralfeder 9 zieht dann den Schieber 2 leer zurück und die Klinke 10 legt sich hinter den Stift 14 und Steuerscheibe 11. Beim abermaligen Ziehen an der Schnur 1 wird dann zunächst die Scheibe 11 um 90° weiter gedreht und dadurch die Sperrklinke 12 ausgehoben, ohne den übrigen Mechanismus zu betätigen. Nach Aushebung der Sperrklinke 12 wird dadurch gleichzeitig der Schlitten 7 bewegt und die Hand geöffnet.

Der Vorteil der Hand liegt in der unmittelbaren Wirkung der Kraft auf die Fingerhebel, wodurch ein kräftiger Schluß erreicht wird und in dem verhältnismäßig einfachen Triebwerk. Wichtig ist, daß das Öffnen durch einen besonderen Auslöser erfolgt, der unmittelbar die Sperrklinke hinausreißt, also im Gegensatz zur Bethe-Hand (vgl. S. 539, Abb. 378) nicht auf einem Überspannen des Mechanismus und einem seitlichen Ausweichen der Sperrklinken beruht. Der Zeitverlust, der durch die Zwischenschaltung des Auslösers entsteht, spielt bei der Betätigung der Hand keine Rolle. Der Nachteil besteht in der Beschränkung auf reines Spitzgreifen und dem nicht schönen Aussehen bei geöffneter Fingerhaltung, in der starken Spannung des Mechanismus um kräftigen Schluß hervorzurufen und in dem Geräusch, das beim Schließen und Öffnen infolge des Klirrens der Klinke über den Zähnen eintritt.

Der auf Auseinanderpressen der Lager gerichtete Arbeitsdruck verlangt gut durchgearbeitete Gestell-Konstruktion und starke Zapfen.

Die Greifmöglichkeiten zeigt Abb. 328, XII, S. 503.

Ähnlich der Hüfnerschen Konstruktion ist die von Fischer (Zehlendorf, 1917, Oskar-Helene-Heim). Die vier Finger der Hand stehen im ersten Gelenk in leichter Beugestellung fest und sind nur im zweiten und dritten Gelenk beweglich, Abb. 366a—c). Ähnlich wie bei Rohrmann bewegt sich der Daumen zwangläufig entgegen dem 2. und 3. Finger. Die Arbeitsweise zerfällt in drei Phasen:

1. Zugreifen ohne Sperre bei leichten Kräften; die Kraftübertragung übernimmt eine sehr starke eingeschaltete Feder.

2. Selbsttätiges Einfallen der Sperre bei großen Kräften nach Überwindung der Feder.

3. Entsperrung durch voreilenden Umschalter.

Derselbe Zug 1 öffnet und schließt die Hand abwechselnd. Die Grundglieder der Finger sind etwas gekrümmt und starr mit dem Handkörper verbunden; die beiden anderen Glieder sind beweglich angebracht. Zeigefinger einerseits und Daumen andererseits bewegen sich mittels starrer Gestänge, die der um Drehpunkt 3 schwingende Hebel 2 steuert, gegeneinander und fassen nach Art einer Flachzange. Die übrigen drei Finger machen die Bewegung des Zeigefingers mit, doch sind Ring- und kleiner Finger zum Tragen von Lasten etwas stärker gekrümmt. Durch Änderung der Länge des das Sperrwerk tragenden Hebels kann die Hand leicht der jeweiligen Hublänge des Betätigungszuges angepaßt werden.

Der Mechanismus gestattet: 1. Leichte Gegenstände ohne Sperre bei leichten Kräften zu greifen. 2. Bei schweren Gegenständen fällt nach Überwindung einer Feder 4 durch Zug am Hebel 5 bei Aufwendung stärkerer Kräfte eine Sperrklinke 9 im Sperrsegment 10 ein, die beim abermaligen Anzug durch einen voreilenden Umschalter 6, 7, 8 gelöst wird, worauf durch Federzug 11 die Hand geöffnet wird.

Die Greifmöglichkeiten der Fischer-Hand zeigt der Vergleich mit Abbildung 328, XI, S. 503.

Es bedarf noch besonderer Hervorhebung, daß alle bisher beschriebenen, durch die gesunde Hand oder durch Muskelzug gesteuerten Hände, außer der des Götz von Berlichingen, eine Anpassung der Finger an Griffe von

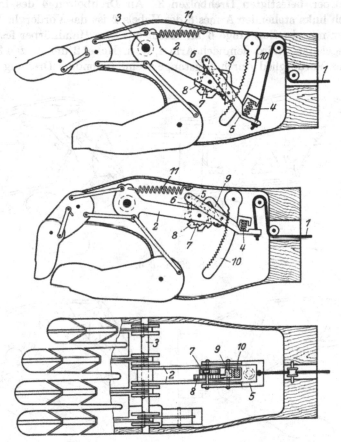

Abb. 366a—c. Hand von Fischer — Oskar Heleneheim Berlin — 1917.

wechselndem Durchmesser nicht ermöglichen, da die Finger nicht einzeln gebeugt werden können.

Neuere Bestrebungen aus der Kriegszeit von 1915 bis 1918 zur Entwicklung des Faustschlusses sind in den Abb. 367—387 dargestellt. Die Hand der Siemens-Schuckert-Werke Berlin (Abb. 367 u. 368) unterscheidet sich ganz wesentlich von den bisher ausgeführten. Wie aus den früheren Darstellungen hervorging, sind alle bisher beschriebenen Hände außer der des Götz von Berlichingen zum Fassen von Werkzeuggriffen durch Faustschluß (Breitgriff) ungeeignet, woraus sich ergab, daß sie zum Fassen unregelmäßig geformter Körper — außer in einigen Fällen zum Lastentragen — nicht geeignet sind.

Die Siemens-Schuckerthand, Abb. 367—368, ist ein ausgesprochener Faustgreifer. Ihre Konstruktion entspringt dem von Dalisch eingeführten

Prinzip der Hebelsteuerung. Die zweiten und dritten Fingerglieder stehen in leichter Beugestellung und sind zu einem Glied vereinigt. Die Betätigung erfolgt durch eine Kraftquelle am Arm oder an der Schulter und greift mittelst Schnurzuges am Hebel 1 an. Dieser Hebel ist durch ein Zwischenglied mit dem als erstes Glied ausgebildeten Hebel 2 verbunden und dreht sich um den am Handkörper befestigten Drehbolzen 3. An Drehbolzen 4 des in der Abbildung nach links stehenden Armes 5 des Hebels 2 ist das Vorderglied drehbar. Es ist ferner mittelst Zugstange 6 an einem mit dem Handkörper festen Drehzapfen 7 angelenkt. Wird demnach Arm 4, d. h. Hebel 2 um Bolzen 3 gedreht, so erhält das Vorderglied durch Zugstange 6 eine besondere Drehung um Dreh-

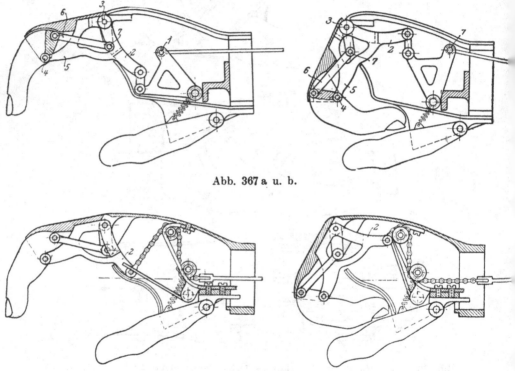

Abb. 367 a u. b.

Abb. 368 a u. b. Hand der Siemens-Schuckert-Werke, Berlin — 1916.

bolzen 4 relativ zum ersten Gliede. Es werden dabei die Finger in die in Abb. 366 dargestellte Beugestellung gebracht. Der Daumen wird nur durch Federkraft gehalten, d. h. er erhält keinen zwangläufigen Antrieb. Er befindet sich in Gegenstellung zu Zeige- und Mittelfinger.

Die in Abb. 368 a und b gezeigte Hand ist auf dem gleichen Prinzip aufgebaut, nur greift die Kraft zur Betätigung der Finger mittelst Kette am Hebel 2 an.

Eine Feststellung der Finger nach Einleitung ihrer Bewegung bzw. nach Erreichung der gewünschten Stellung besitzt die Hand nicht; es sollen vielmehr dauernd die Muskeln des spannenden Körperteiles in Anspruch genommen werden.

Die Hand zielt darauf ab, alle Griffe von Werkzeugen in der Weise zu fassen, wie es die natürliche Hand durch Faustbildung tut, abgesehen von der Anpassung der einzelnen Finger an den Griff. Sie bildet also einen weiteren

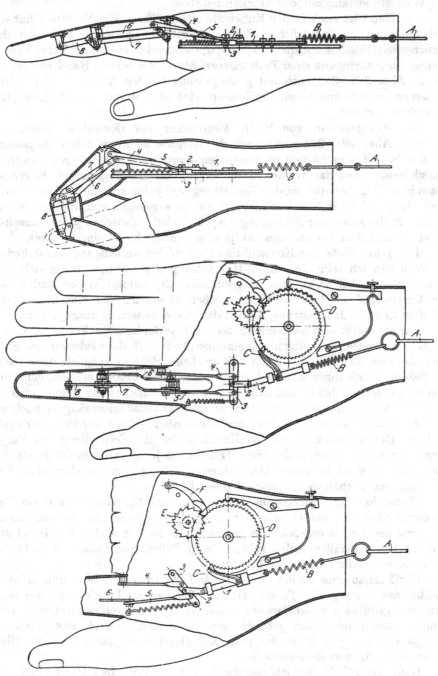

Abb. 369—372. Hand von Will-München — 1916.

Versuch zur Lösung der Aufgabe, ein Ersatzglied für Arbeitsleistung der Handwerker zu schaffen. Die Hand ist sehr kräftig gebaut; sie benutzt die Steuerhebel der Finger als Greifflächen, erzielt dadurch eine gewisse Vereinfachung und Widerstandsfähigkeit der arbeitenden Teile.

Die Hand ist noch in der Entwicklung begriffen. Ein Vergleich mit den Greifstellungen der natürlichen Hand, Abb. 328, IX zeigt, daß sich ihre Verwendungsfähigkeit auf die Abb. a, b, d, e erstreckt; sie würde unter Voraussetzung der Anbringung einer Feststellvorrichtung wie bei der Hand von Rohrmann, Abb. 353—355 auch auf g ausgedehnt werden können. Eine Selbstanpassung an alle möglichen Griffformen wird aber durch ihre Konstruktion noch nicht erreicht.

Die Konstruktion von Will, Mechaniker am Deutschen Museum in München, Abb. 369—372 sucht auch die Aufgabe zu lösen, durch Anpassung der einzelnen Finger an den zu greifenden Gegenstand ein sicheres Fassen zu ermöglichen, wobei das Greifen durch einen von einem gesunden Körperteil ausgeübten Zug bewirkt wird. Die Bewegung jedes einzelnen Fingers wird durch einen Hebelzug 1—8 bewirkt; alle 5 Züge vereinigen sich in einem Strang A, an dem die Kraft zur Betätigung ausgeübt wird. Zwischen jedem einzelnen Hebelzug und dem Hauptstrang ist je eine Spiralfeder B eingeschaltet.

Das Wesentliche der Konstruktion liegt in der Anbringung dieser Federn B. Wird nämlich beim Greifen am Hauptstrang A gezogen, so beugt sich jeder Finger so weit, bis er an dem zu greifenden Gegenstand Widerstand findet. Der Unterschied in der verschieden großen Bewegung der einzelnen Finger und dem Zug am Hauptstrang A wird durch die Federn B ausgeglichen.

Daraus ergibt sich naturgemäß bei stark veränderlicher Form des Griffes eine sehr ungleiche Spannung in den einzelnen Federn B, die wiederum eine große Länge der einzelnen Federn bedingt. Es erscheint nicht gut möglich, diese Länge der Federn, da sie innerhalb der Hand untergebracht werden müssen, genügend groß zu wählen, so daß sie auf längere Zeit aushalten, denn ihre Länge wird begrenzt durch das Handgelenk, das zum Beugen der Hand unumgänglich nötig ist.

Als Nachteile sind ferner hervorzuheben: die Kleinheit der Teile, die große Zahl der Hebeldrehbolzen und die Kleinheit der zur Feststellung der Finger vorgesehenen Sperrklinken C. Diese Teile haben ja nicht allein die Kraft und Größe des etwa zu hebenden Gegenstandes aufzunehmen, sondern ihre Vergrößerung im Verhältnis der angreifenden Hebelarme.

Unzweckmäßig ist ferner die Anordnung einer Sperrbremse EF zur Verhinderung eines schnellen Öffnens der Hand. Diese allmählich wirkende Streckbewegung der Finger entspricht in keiner Weise der der natürlichen Hand und kann zu Unglücksfällen Anlaß geben, da in Fällen von Gefahr ein schnelles Loslassen des Griffes nicht möglich ist.

Der Mechanismus ist der eisernen Hand des Götz von Berlichingen nachgebildet mit Lösung der Fingersperrung durch einen Druckknopf; sie zeigt letzterer gegenüber nur den Fortschritt, daß die Finger durch einen etwa von der Schulter ausgehenden Zug gebeugt werden können. Durch das Lösen der gebeugten Finger mit Hilfe der gesunden Hand wird das künstliche Glied wieder abhängig von dem gesunden.

Ganz wesentlich aber ist, daß die Finger der Willschen Hand überhaupt nicht den zu fassenden Gegenstand umschließen können, wie es die menschliche

Hand und wie es auch die Hand des Götz tut. Der Hebelzug der Willschen Hand ist so eingerichtet, daß das Beugen des Mittel- und Endgliedes (Nagelglied) aufhört, sobald das erste Glied einen Widerstand gefunden hat, wie es auch bei der Hand von Dalisch der Fall ist. Es wird also bei vielen Gegenständen ein sicheres Fassen überhaupt nicht der Fall sein können. Von einem Vergleich mit Abb. 328 wurde abgesehen, da eine vollständig ausgeführte Hand von Will der Prüfstelle nicht vorgelegt werden konnte.

Noch ein anderer Konstruktionsgedanke zur Ausführung des Faustschlusses muß angeführt werden, da ihm von manchen Konstrukteuren be-

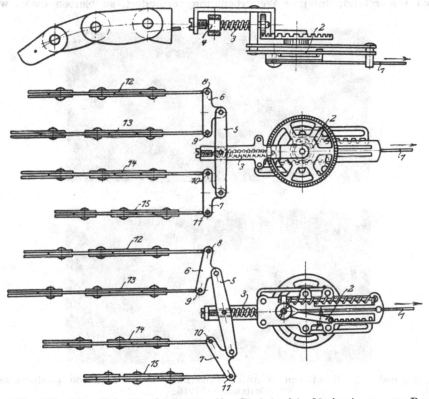

Abb. 373—375. Künstliche Hand von Windler-Budzinski. Mechanismus zum Beugen und Strecken der Finger von einem gleichgerichteten Zug aus und Wagebalken zum Ausgleich der ungleichen Beugung der einzelnen Finger.

sondere Bedeutung beigemessen wird und diese von ihm einen wesentlichen Fortschritt für die Verwendbarkeit der künstlichen Hände erwarten. Die Lösung dieser Aufgabe erscheint möglich durch das Prinzip des Wagebalkens, wie es z. B. die Hände von Stodola und Windler-Budzinski, Berlin, Abb. 373 bis 375 benutzen.

Der von der Schulter ausgeübte, stets in einer Richtung erfolgende Zug wird auf Stange 1 und von dieser durch ein selbsttätiges Umschaltgetriebe 2, auf die hochgängige Schraube 3 übertragen, und zwar findet gleichzeitig eine Umwandlung der geradlinigen Bewegung von Stange 1 in eine Drehung statt. Die Schraube 3 führt also bei jedem Zug an Stange 1 eine Drehung aus, immer abwechselnd rechts und links, d. h. auf eine Rechtsdrehung folgt stets eine Linksdrehung und umgekehrt. Die Drehung der Schraube 3 wird auf Mutter 4 übertragen, die sich dementsprechend in der Pfeilrichtung verschiebt. Mit der Mutter ist ein Ausgleichbalken 5 verbunden, an dem zwei weitere Ausgleichbalken 6 und 7 drehbar befestigt sind. An letzteren sind an den Bolzen 8, 9, 10 und 11 die zu den Fingergliedern führenden Hebelzüge 12, 13, 14 und 15 angelenkt.

Die Wagebalken gestatten einen Ausgleich zwischen den einzelnen Fingerbewegungen. Finden die Finger nämlich bei ihrer Beugung zu verschiedenen Zeiten Widerstand, der ihre Weiterbeugung verhindert, so bleiben nicht, wie

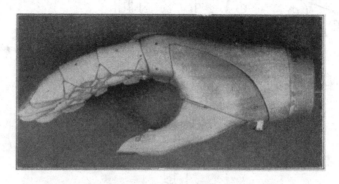

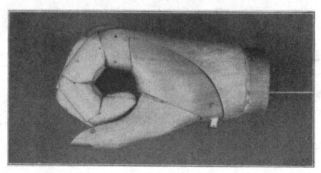

Abb. 376 und 377. Hand von Windler-Budzinski in offenem und geschlossenem Zustande — 1916.

bei allen vorher beschriebenen Konstruktionen (ausgenommen die Hand von Götz von Berlichingen) alle Finger gleichzeitig stehen, sondern nur immer der, an dem der Widerstand angreift. Alle anderen Finger werden ungehindert weiter gebeugt, bis auch sie einen Widerstand finden, so daß beispielsweise die in Abb. 375 gezeichnete Stellung der Wagebalken eintreten wird. Es wird also eine Anpassung der Finger an eine beliebige Grifform ermöglicht, Abb. 328, XIII.

Wie weit sich die Hand im praktischen Leben bewähren wird, ist noch nicht erwiesen, da sie sich bisher noch im Versuchszustand befindet.

Die Hand von Bethe (Frankfurt a. M. 1917) zeigen Abb. 378 bis 380 (Münch. med. Wochenschr. 1917, S. 1628). Bethe macht hier den Versuch, eine Art Universalhand zu entwerfen mit

1. Spitzgreifschluß,
2. Faustschluß,
3. Anpassungsfähigkeit jedes einzelnen Fingers,
4. selbsttätiger Sperrung,
5. selbsttätiger Entsperrung,
6. hohem Wirkungsgrad, d. i. großer Schließkraft.

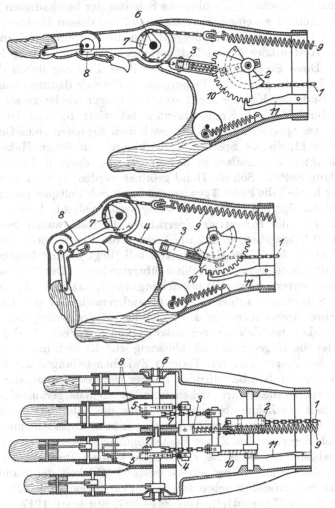

Abb. 378—380. Hand von Bethe-Frankfurt — 1917.

Zeige- und Mittelfinger sind dreigelenkig. Die Bewegung der vier Finger wird hervorgerufen durch Anziehen einer Kette. Die Finger bewegen sich dabei gegen den in der Arbeitsebene der Finger starren, in Richtung nach der Hand zu aber beweglichen Daumen. Die Hand wirkt normalerweise als Greifhand. Dabei stoßen die Spitzen von Zeige- und Mittelfinger gegen den Daumen, Abb. 379. Befindet sich dagegen in der Handfläche ein zu greifender Gegenstand, so wird dieser gegen den Umsteuerhebel am Zeigefingermittelgelenk gedrückt. Dadurch wird eine Umsteuerung der Spitzen von Zeige- und Mittelfinger hervorgerufen, die sich nunmehr gegen die Spitze des Daumens an seine Innenfläche legen und so selbsttätig eine Art Faustschluß herbeiführen sollen. Bei Entfernung des in der Faust geschlossenen Körpers springt der Umsteuerdaumen wieder selbsttätig in seine Urstellung zurück und stellt die Spitzgreiflage der Hand wieder her.

Die einzige Zugschnur, die über die Schulter der beschädigten Seite läuft, greift mittels Kette 1 an einem Kreissegment 2 an, dessen Drehung über einen Federpuffer 3 auf die Ketten 4 übergeht, die die Kettenräder 5 in Bewegung setzt. Diese Kettenräder 5 sind fest verbunden mit der Grundgelenkachse 6 der Finger. Diese Steuerachse bewegt bei ihrer Drehung durch die Gelenkstücke 7 die Lenkstangen 8 der Fingerglieder, die sich dadurch beugen. Eine Feder 9 am Ende der Kette 4 sucht stets die Finger wieder zu strecken, wird aber daran durch das am Kreissegment 2 befestigte Sperrad 10 verhindert. In die Zähne des Sperrades 10 legt sich nach dem Ergreifen eines Gegenstandes eine Blattfeder 11, die als Sperrklinke wirkt und mit ihrem Hakenrücken in den abgeschrägten Rückenflanken der Zähne von Sperrad 10 beim Steuerdaumen entlang gleitet. Soll die Hand geöffnet werden, so wird durch weiteres Ziehen an der Kette 1 die Feder 3 gewissermaßen durch Vollspannung zusammengedrückt und das Sperrad 10 noch ein wenig weiter gedreht. Infolge der Seitenkomponente wird die federartige Sperrklinke 11 nach außen gedrückt und das Sperrad 10 freigegeben, so daß die Feder 9 die Finger wieder öffnen kann.

Der Vorteil, den diese Hand bieten soll, liegt in der Möglichkeit, von der Spitzgreifstellung zum Faustschluß überzugehen. Der Nachteil liegt in der wohl kaum zuverlässigen Doppelwirkung der Sperrklinke 11, die einerseits den ganzen Sperrdruck aufnehmen muß, andererseits bei der Überdehnung durch seitliches Ausweichen den Mechanismus wieder freizugeben hat. Ein weiteres Bedenken ist, daß die Schließkraft von der Feder 3, die als Puffer auf den Kettenzug eingeschaltet ist, abhängig ist. Endlich hindert die ständig auf Öffnung der Finger wirkende Feder 9 Zwischenstellungen der Finger. Sie müssen entweder auf dem betreffenden Körper fest geschlossen oder ganz offen sein. Zahngesperre dieser Art wirken überdies niemals geräuschlos und sind von der Feinheit der Zähne abhängig. Je feiner die Zahnteilung, um so besser läßt sich der Griff an den zu greifenden Gegenstand anpassen, um so leichter sind aber auch derartig feine Zähne Beschädigungen unterworfen. Die Glieder der Kette, insbesondere die Stifte, sind von so kleinem Durchmesser, daß auch hier Dauerergebnisse allein über die Widerstandsfähigkeit der Hand im wirklichen Gebrauche Aufschluß geben können. (Vergleiche Abb. 328, XIV).

Die Hand von Troendle[1]), Abb. 381—387, Stuttgart 1917, erstrebt das gleiche Ziel wie Bethe.

Troendle vereinigt Spitzgriff, Abb. 381 mit Faustschluß, Abb. 382. Zu diesem Zwecke ordnet er den Daumen in üblicher Weise in einer passiv veränderlichen Mittelstellung unter etwa 120° zu den übrigen Fingern, Abb. 383 an. Die Hand selbst besteht im wesentlichen aus Metall, an den dem Verschleiß am stärksten ausgesetzten Stellen aus Stahlblech.

In grundsätzlich gleicher Weise wie Carnes (vgl. S. 526 oben, Abb. 357) achtet auch Troendle darauf, daß die eigentliche Arbeit der Fingerbeuger erst

---

[1]) Zeitschrift des Vereins deutscher Ingenieure 1918, S. 354 ff.

geleistet wird, nachdem sich die Finger an den zu fassenden Gegenstand angelegt haben, während auf dem vorher von ihnen zurückgelegten Weg nur geringe Widerstände zu überwinden sind (Hand geben und Hand drücken!). Die gleich-

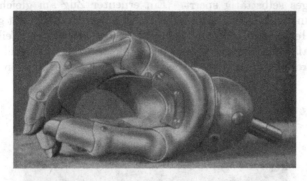

Abb. 381.
Spitzgriff.

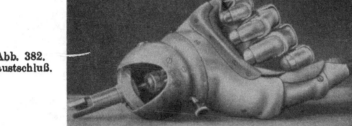

Abb. 382.
Faustschluß.

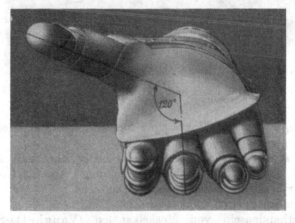

Abb. 383.
Stellung des
Daumens zu
den übrigen
Fingern.

Abb. 381—383. Hand von Troendle, Stuttgart, 1917.

mäßige Schließkraft bei zunehmender Schließung wird hier durch eine eigenartige Hebelvorrichtung, Abb. 384 erzielt.

Das zur Ausführung gelangte Hebelsystem ist von einer gemeinsamen Mitte aus, die in der verlängerten Mittelachse des Unterarmes liegt und in der das Zugorgan angreift, strahlenförmig angeordnet, so daß zwischen zwei Hebelpaaren ein Winkelraum liegt, der dem Winkel zwischen dem Daumen und den übrigen Fingern entspricht. In der Strahlenmitte ist ein Gesperre angeordnet, das die Hand beim Durchlaufen des Schließweges, d. h. nach dem Aufhören des Schließzuges selbsttätig sperrt. Ein erneuter Zug am gleichen Zugorgan löst die Sperrung wieder aus, worauf die Hand durch Federkraft geöffnet wird.

Troendle macht alle am Schließvorgang beteiligten Teile aus Stahl und betont, daß Schließkräfte von 80 bis 100 kg am Zugorgan nicht als anormal betrachtet werden können unter Hinweis auf die Ermittelungen von Fick[1]),

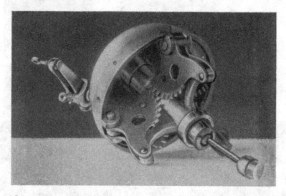

Abb. 384. Handschließgetriebe mit Selbstsperrung.

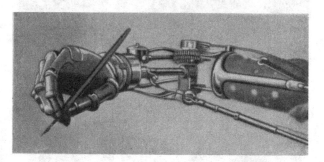

Abb. 385. Spitzgriff beim Schreiben.

der für die Beuger der vier Finger einer menschlichen Hand (ohne Daumen) rund 215 kg Zugkraft feststellte.

Abb. 385 zeigt den normalen Spitzgriff beim Schreiben, Abb. 386 den Zangengriff mit Anpassung der Fingerkrümmung, Abb. 387 den Seitgriff, nach passiver seitlicher Einstellung des Daumens.

Die Greifmöglichkeiten zeigt Abb. 328, XV.

Beim Vorhandensein von Muskelkanälen (Vanghetti-Sauerbruch) können eine ganze Anzahl der oben beschriebenen Hände fast ohne Änderungen oder nur mit geringfügigen Änderungen verwendet werden.

Die Schwierigkeit der Verbindung besteht sowohl in dem Vorhandensein geringer Zugkräfte, die sich mit den gewaltigen Kräften der Schulter nicht vergleichen lassen, als in den leider recht oft vorhandenen kleinen Muskelhüben,

[1]) Handbuch der Anatomie und Mechanik der Gelenke S. 421 und 429.

die zwischen 3 mm und 28 mm schwanken, soweit meine eigenen Erfahrungen an etwa 50 mit Sauerbruch-Kanälen versehenen Amputierten reichen.

Kleinere Wege (nutzbarer Muskelausschlag) als 10 mm kann man nur noch für „Schaugriffe" benutzen; von Arbeitsleistung ist dann keine Rede mehr.

Gute Ergebnisse zeitigten Verbindungen mit einer etwas umgebauten Rohrmann-Hand ohne Sperrung (vgl. S. 522, Abb. 353) und vor allem mit der völlig ungeänderten Carnes-Einzughand für Oberarm-Amputierte mit nur einem Bizeps-Kanal mit Selbstsperrung. Der vorhandene Weg von 22 mm be

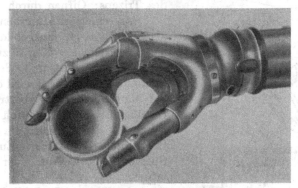

Abb. 386.   Zangengriff.

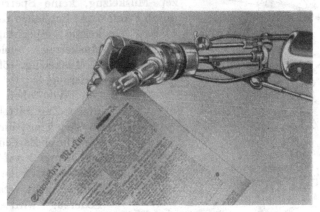

Abb. 387.   Seitgriff.

etwa 2—3 kg Zug genügte, um alle sonst mit dem Carnesstoß gemachten Griffe sicher mühelos und unauffällig in jeder Armlage willkürlich zu erzeugen.

Sauerbruch selbst veröffentlicht[1]) eine Spitzgreifhand für Zweizughände, Abb. 388, bei denen also Bizeps und Trizeps im Tonus über die Kunsthand tätig sind. Diese Hand arbeitet mit Sperrung und dient als Arbeitsklaue, sonst verwirft Sauerbruch für seine Handkonstruktionen für Kopfarbeiter die Sperrung als unphysiologisch (vgl. S. 391, und S. 506).

Der Handkörper der Arbeitsklaue trägt drei kurze feste gleichmäßig gekrümmte als gemeinsames Ganze im Grundgelenk bewegliche Fingeransätze 1, 2 und 3, von denen die beiden außen liegenden 1 und 3 den mittleren 2 um bei-

---

[1]) Münch. med. Wochenschr. 1918, Heft 10, S. 258.

nahe Gliedlänge überragen. Gegenüber dem mittleren Finger-Ansatz 2 ist eine
Art Daumen 4 im Handkörper angelenkt, der diesen in der Schlußstellung
breit berührt. Alle Greifflächen sind mit
Gummi, Filz oder gerieftem Metall be-
kleidet.

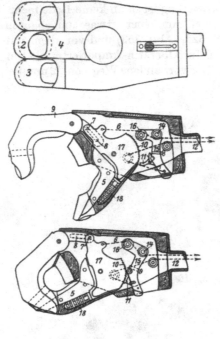

Ausführung 1: Schließen durch Muskelzug des Bizeps, selbsttätige Sperrung;
Auslösen der Sperrung durch Muskelzug
des Trizeps; Öffnen durch Federzug.

An einer im Daumen 4 liegenden
als Winkelhebel ausgebildeten Metallrippe 5 greift der Zug 6 zum Schließen
der Klaue an. Durch den Zapfen 7,
Schlitz 8 und Rippe 9 wird die Bewegung
auf die Fingeransätze übertragen und die
jeweilige Greifstellung durch eine in Sperrzähne 10 der Metallrippe 5 einfallende
Sperrklinke 11 gesperrt. Zug 12 löst die
Sperrung aus, worauf Feder 13 die Hand
öffnet.

Ausführung 2: Schließen durch Bi-
zeps-Muskelzug, keine Sperrung, öffnen
durch Feder oder: Schließen durch 1. Muskelzug, Sperrung durch 2.
Muskelzug, auslösen durch
1. Muskelzug, öffnen durch
Federzug.

Wie oben greift der
Bizeps-Zug mittels Zugseils 6
an Teil 5 an; die Bewegung
wird durch Zapfen 7, Schlitz 8
und Rippe 9 auf die Fingeransätze übertragen. Sperrung
findet nicht statt, durch
Federzug wird die Klaue
wieder geöffnet.

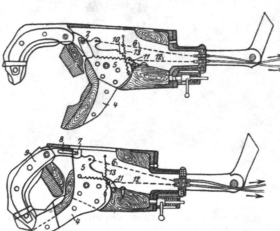

Abb. 388.   Singener Arbeitshand — 1918.

Nach Schluß durch Zug
6 wird durch den 2. Muskelzug mittels Zug 12 der um
Achse 14 drehbare Winkel-
hebel 15 mit der an ihm

angelenkten Sperrklinke 11 gegen die Sperrzähne 10 des Teiles 5 gedrückt und
die Klaue gesperrt. Die am anderen Ende des Winkelhebels angeordnete
Rolle 16 knickt dabei den Zug 6 etwas aus. Durch abermalige Betätigung
des Zuges 6 wird Rolle 16 beiseite gedrückt und dadurch die Sperrung wieder
ausgelöst. Federzug 13 öffnet die Klaue wieder. Um elastisches festes Greifen
in allen Schlußstellungen zu ermöglichen, ist zwischen dem die Sperrzähne
tragenden Teil 17 und der Daumenrippe 5 eine Druckfeder 18 eingeschaltet.

Dadurch wird naturgemäß die Schließkraft auf die der gespannten Druckfeder 18 beschränkt.

Von einem Vergleich mit Abb. 328 ist abgesehen, da es sich hier nur um eine Arbeitsklaue handelt.

Schlußbemerkung.

Für die Benutzung der künstlichen Hände kommen im wesentlichen zwei Arbeitsverrichtungen in Frage:

1. Das Greifen,
2. das Halten.

Man muß sich für die eine oder die andere entscheiden, denn nach den vorliegenden Erfahrungen und der großen Zahl an Konstruktionen ist bisher eine praktisch brauchbare Vereinigung beider Forderungen in vollendeter Form nicht möglich.

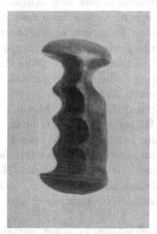

Abb. 389. Sonderheft als Ersatz des selbstanpassenden Faustschlusses.

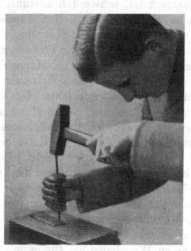

Abb. 390. Sonderheft im Gebrauch.

Die Greifhände beruhen ohne Ausnahme darauf, daß zwischen Zeigefinger und Daumen eine Spitzzange gebildet wird, die das Greifen eines Gegenstandes ermöglicht. Die Hände werden daher richtig als Spitzgreifhände bezeichnet. Zum Aufnehmen feiner Gegenstände, wie Nadeln, Geldstücke, Papierblätter, Karten usw. von einem glatten Tisch muß dann noch eine Bewaffnung der Fingerspitzen durch scharfe Auflagen, gewissermaßen Nägel, hinzukommen, deren Wirkung aber durch den stets notwendigen Handschuh wieder herabgemindert, zum Teil vernichtet wird. Dazu kommt, daß es bisher keinen Handschuh gibt, der den scharfen Metallblättchen — andere Nägelplatten kommen kaum in Frage — auch nur wenige Tage Widerstand leistet.

Dieser ungesperrte Spitzgriff verblüfft zunächst den Beschauer. In Wirklichkeit ist es unmöglich, den Spitzgriff der Kunsthand ohne Sperrung längere Zeit geschlossen zu halten, sei es durch äußere oder innere Muskelquellen. Der Wirkungsgrad aber von der Muskelquelle bis zu den Fingerspitzen ist äußerst gering, nach Messungen der letzten Zeit 10—20 v. H. und besonders die durch die Muskeldurchbohrungen zur Verfügung gestellten Kräfte sind so klein, daß von ernsthaften dauernden Arbeitsleistungen keine Rede sein kann. Man muß sich daher bei der Benutzung dieser Spitzgreifhände vorläufig im wesentlichen auf verhältnismäßig recht untergeordnete mechanische Verrichtungen beschränken. Auch ein Kopfarbeiter, der in seinem Garten arbeiten will, der eine Aktentasche, einen Koffer oder dergleichen zu tragen hat, kann im Spitzgriff nichts festhalten, da die Hebelübersetzung an den durch Muskeldruck zusammengehaltenen Fingerspitzen viel zu groß ist, um kleine Lasten von 1—2 kg auch nur wenige Minuten halten zu können. Es muß dann eine Sperrung hinzutreten, die meistens durch die gesunde Hand eingerückt wird und infolgedessen die Verwendungsfähigkeit dieser Spitzgreifhände weiter herabsetzt.

Hände für Faustschluß, die man mit einem wenig treffenden Namen auch Breitgreifhände nennt, sind bisher in brauchbarer Form nicht konstruiert worden; es scheint, daß sich eine mechanische Lösung, die sich dauernd bewährt und praktisch ist, schwerlich ausführen lassen wird. Ein gangbarer Weg ist, daß man, statt des sich selbst anpassenden Faustschlusses der Kunstfinger an die verschiedenen zu stark wechselnden Grifformen, denen man doch nicht gerecht werden kann, für die von einem bestimmten Menschen auszuführenden Tätigkeiten einen besonderen Handgriff konstruiert, der in einen normalen, gewissermaßen dauernd festgehaltenen Faustgriff hineinpaßt Abb. 389—390[1]). Versieht man mit einem solchen Heft alle Werkzeuge, die für den betreffenden Beruf in Frage kommen können, so hat man einen äußerlich und praktisch recht guten Ersatz des Faustschlusses erreicht; nur für große, harte, runde Gegenstände und geschlossene Hefte, wie glatte Gläser ohne Henkel oder Stiel, Henkel von Bierseideln oder dergleichen, ist er nicht brauchbar. Da man Kunsthände bei Herstellung in größerer Zahl naturgemäß sämtlich auf dieselbe Faustschluß-Stellung einstellen wird, so paßt auch derselbe Griff für alle diese Hände. Man kann ihn also leicht fabrikationsmäßig herstellen und an Messern, Gabeln, Feilen, Hämmern, Meißeln usw. für Schwerbeschädigte anbringen und mit ihnen arbeiten.

Diesen Weg halte ich für gangbar und zweckmäßig, er leitet zur Haltehand über, die mit diesen Faustschluß-Heften zusammen die sogenannte Breitgreifhand praktisch weitaus übertrifft.

Die zweite Art Hände, die den Haltegriff von vornherein zugrunde legen, werden in allen Fällen mäßige Greifhände sein, da sie auf die Ausbildung der Greifspitzen von Daumen und Zeigefinger von vornherein verzichten und sich darauf beschränken, nur die größeren Gegenstände des täglichen Gebrauches, wie Messer, Gabel, Koffer, Tasche und in der Werkstatt: Hefte, Stiele und Henkel aller Art zu greifen und nunmehr sicher und kräftig zu halten, sei es durch den Schluß der Finger, der unter der Wirkung der Selbsthemmung verharrt oder durch die Hakenbildung der Finger, die ebenfalls selbst gesperrt werden.

Durch besondere Geschicklichkeit kann ein energischer und willenskräftiger Schwerbeschädigter auch mit einer solchen Hand sehr viele Griffe lernen; jedoch sieht die Betätigung oft ungeschickt aus. Die Erfahrung lehrt aber, daß mit der Kunsthand, abgesehen von Vorführungen, meist überhaupt nicht

---

[1]) Ähnliche Sonderhefte verwendet man schon lange für Handlähmungen und Versteifungen.

gegriffen, dagegen sehr wohl gehalten wird, nachdem das Zugreifen durch gewisse unauffällige Hilfestellungen der gesunden Hand erleichtert ist. Diese Hilfeleistungen müssen aber wohl von einer vollkommenen Einstellung durch die gesunde Hand unterschieden werden. Es wird bei diesen Händen also von vornherein von der Tatsache Gebrauch gemacht, daß kein Amputierter die Kunsthand zu anderen Dingen benutzt, als zu denen er sie unbedingt benutzen muß! Ich neige daher persönlich zu der Ansicht, daß der Grundgedanke der Haltehände praktischer ist als der der Greifhände, weil er den Lebensbedingungen des Amputierten gut abgelauscht und angepaßt ist.

Zusammenfassung.

Künstliche Arme und Hände natürlicher Form müssen vor allem die Ansprüche an größte äußere Schönheit befriedigen, die der Schwerverletzte mit Recht an sie stellt.

Dieser Anspruch kann nur durch eine Hand erfüllt werden, die Bewegung hat, d. h. deren gelenkige Finger verschiedene Lagen willkürlich einnehmen können und in diesen gleichmäßig natürlich aussehen. Zu der äußeren Formvollendung kommen dann die Erfordernisse des Gebrauches. Eine Kunsthand muß vor allem haltbar und doch recht leicht, einfach in der Betätigung, in der Instandhaltung und in der Instandsetzung sein. In zweiter Linie steht die Vielseitigkeit der Verwendung.

Haltbar sind bewegliche Finger nur bei Herstellung aus kräftigem, wetterfestem, feuerbeständigem Material. Leichtmetalle mit dem spezifischen Gewicht unter 2 und Vulkanfiber mit dem spezifischen Gewicht von 1,05 kommen wahrscheinlich künftig allein in Frage, da die Verwendung von Stahlblech-Hohlformen trotz Haltbarkeit und absolut geringen Gewichtes beim konstruktiven Einbau erhebliche Schwierigkeiten macht.

Einfach sind nur Mechanismen mit einer Geringstzahl beweglicher Teile, deren genaueste austauschbare Herstellung gleichzeitig die leichte Instandhaltung durch Reinigung und Schmierung und Instandsetzung durch Auswechselung des schadhaft gewordenen Teiles ermöglicht.

Vielseitig wird die Kunsthand nur als Hilfshand zusammen mit der gesunden sein. Als solche Hilfshand wird sie zu einem sehr brauchbaren Werkzeug für einen willensstarken Amputierten, auch wenn sie oder gerade wenn sie, die idealen Anforderungen des Physiologen nur unvollkommen erfüllt. Die Entscheidung über diese Seite des Kunsthandproblemes können nur intelligente, geschickte und willensstarke Schwerbeschädigte von objektiver Veranlagung treffen.

Handgelenkverschlüsse[1]).

Die Verschlüsse zur Befestigung der Ansatzstücke sind durch die in der Zwischenzeit durchgeführte Normalisierung sehr vereinfacht worden. Trotzdem sollen hier auch ältere Bauarten besprochen werden, um die Möglichkeit zu besitzen, über die Vor- und Nachteile dieser Konstruktionen, die ja immer wieder von neuem auftauchen, zu sprechen.

---

[1]) Vgl. Buchabschnitt über „Die Normalisierung einzelner Teile von Ersatzgliedern" von Leymann.

Wir wollen unterscheiden:

1. Verschluß mit seitlicher Schraubenspannung,
2. Schnappverschluß mit querfederndem Stift,
3. Bajonettverschluß,
4. Spannungsverschluß.
5. Besondere Bauarten.

1. Verschluß mit seitlicher Schraubenspannung[1]).

Abb. 391 zeigt einen zylindrischen Verschluß mit eingedrehter Klemm-rille, der dem heutigen Normalverschluß ähnlich und zu dem Zwecke konstruiert ist, um außer der Feststellung durch scharfen Andruck der Schraube, der übrigens meist unzureichend ist, auch eine Drehung um die Längsachse des Verschlusses nach leichter Lösung der Schraube zu gestatten. Grundsätzlich ist es unrichtig, eine Lagerstelle mit einer Befestigung zu verknüpfen; ent-weder man befestigt oder man lagert. Für die Befestigung ist eine leichte Drehbarkeit unnötig und schädlich. Ein Lager wiederum verlangt in bezug auf Güte der Oberfläche, Auswahl des Materials, vor allen Dingen wegen des Ölzwischenraums zwischen Zapfen und Bohrung ganz andere Bedingungen

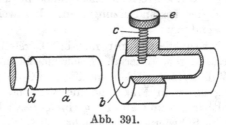

Abb. 391.

Festspannung des zylindrischen Ansatzzapfens *a* mittels Schraube *c* in Hülse *b*. Schraube *c* greift in Rille *d* des Zapfens *a* ein.

Vorteil: Einfach, billig. Drehung der Ansatzstücke in jeder Lage möglich.

Nachteil: Nicht normal. Festspannung durch Reibung unzuverlässig. Verdrücken der Klemmrille.

als ein einfacher Befestigungszapfen. Schrauben, die zur Befestigung dienen, und zwar durch Handbetätigung mittelst kordierten Stellknopfes, müssen verhältnismäßig leicht gehen; sie werden also bei beabsichtigter Losestellung wackeln. Die Spannung in der Schraube fehlt dann, und es wird die Gefahr eintreten, daß entweder die Schraube verloren geht, wobei sich gleichzeitig der Verschluß lösen wird, oder daß sie sich selbst festzieht, wobei dann unbeabsichtigt und unerwünscht aus der drehbaren Lagerung eine Feststellung wird.

In Abb. 392 wird auf Drehbarkeit verzichtet. Dort wird der Schlitz *a* nebst Stift *f* unten zur Aufnahme von Verdrehungsbeanspruchungen und eine Querschraube *c* zur Verhinderung der Längsverschiebung benutzt. Dieser Zapfen an sich würde den Bedingungen des Normalverschlusses genügen. Fehlerhaft ist, daß, falls der untere Schraubenzapfen nicht ganz genau in das Querloch

---

[1]) Mit Rücksicht auf zeichnerisch nicht vorgebildete Leser habe ich hier außer der Strichzeichnung für die Werkstatt meistens noch eine perspektivische Zeichnung beigegeben.

hineinpaßt, bei auftretenden Zug- und Druckbeanspruchungen, wie Tragen von
Lasten, Stößen usw. Spiel am Zapfen eintritt, so daß die vollkommene Festlegung in der Längsrichtung verloren geht.

Abb. 393 und 394 setzen an Stelle des zylindrischen Zapfens einen kegel-
bzw. pyramidenförmigen Zapfen. Der kegelförmige Zapfen hat als Vorteil

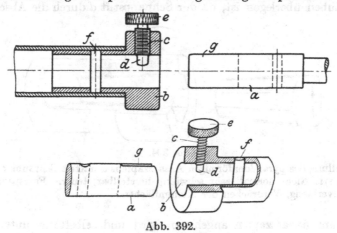

Abb. 392.

Feststellung des Ansatzzapfens a in Hülse b durch Eindrehen der Schraube c mit
Ansatz d in die Bohrung des Zapfens. Schlitz g schiebt sich über Anschlagstift f.

Vorteil: Normal, gute Aufnahme von Verdrehungskräften.

Nachteil: Keine Spannungsverbindung, langsames Auswechseln. Einschnittiger
Zapfen d für Aufnahme großer Zugkräfte wenig geeignet.

gute Zentrierung, als Nachteil Schwierigkeit der Herstellung. Wenn er sehr
schlank ist, so ist die Neigung zum Festsetzen, ja Festfressen vorhanden.
Eine Sicherung gegen Verdrehen fehlt; die geringe Berührung der Preßschraube
mit der Rille am dicken Ende des Kegels ist als unzureichend zu bezeichnen.

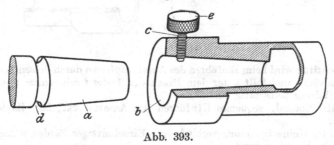

Abb. 393.

Festspannung des kegelförmigen Ansatzzapfens a in Hülse b mittels Schraube c,
die in Rille d des Zapfens a eingreift.

Vorteil: Gute, spielfreie Zentrierung.

Nachteil: Nicht normal, nicht billig. Festspannung durch Reibung unzuverlässig. Verdrücken der Klemmrille.

Die pyramidenförmige Ausgestaltung des Zapfens nach Abb. 394 hat als Vorzug
die gute Aufnahme von Verdrehungsbeanspruchungen durch die abgeflächten
Seiten, als Mangel die sehr große Schwierigkeit eine genaue pyramidenförmige
Hohlform herzustellen. Dieser Verschluß ist daher unzweckmäßig.

2. Schnappverschluß mit querfederndem Stift.

In Abb. 395 u. 396 ist ein selbsttätiger Seitenverschluß gezeigt, der den normalen Bedingungen entspricht und in bezug auf Schnelligkeit der Bedienung und Sicherheit beim Arbeiten den Verschlüssen in Abb. 391 und 393 mit seitlichen Schrauben überlegen ist, da der Schnappstift *d* durch die Abschrägung *g*

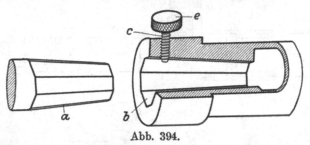

Abb. 394.

Feststellung des pyramidenförmigen Ansatzzapfens *a* mittels Schraube *c* in Hülse *b*.
Nachteil: Nicht normal, sehr schwierig herstellbar, teuer. Festspannung durch Reibung unzuverlässig, Verdrücken der Klemmflächen.

(Abb. 395) am Ansatzzapfen angehoben wird und selbsttätig unter Wirkung der Feder *f* in das Querloch des Zapfens einfällt. In bezug auf Festigkeit und Dauerhaftigkeit ist dieser Schnappstift aber nicht besser als die seitliche Querschraube. Nachteilig ist ferner, daß der Verschluß nur auf einem einseitig

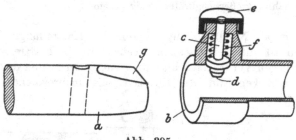

Abb. 395.

Schnappstift *c* wird beim Einführen des Ansatzzapfens *a* durch dessen Abschrägung *g* nach außen gedrückt und fällt unter dem Druck der Feder *f* mit seinem Ansatz *d* in die Bohrung des Bolzens selbsttätig ein.
Vorteil: Normal, bequemes Einführen der Ansatzstücke, falls Zapfen vorn bei *g* abgeschrägt.
Nachteil: Keine Spannungsverbindung. Einschnittiger Zapfen *d* zur Aufnahme großer Zugkräfte wenig geeignet.

sitzenden Stift beruht und daß ein unbeabsichtigter Zug am Knopfe *c* ein Herausfallen des Ansatzstückes zur Folge hätte.
Diesen Nachteil haben alle einseitig einfallenden Stifte, von denen in Abb. 397 und 398 zwei weitere Ausführungen gezeigt sind. Bei Abb. 397 ist die Auflage am Druckstift *c* schlecht, der wegen seiner Kippbewegung um die Achse *f* wahrscheinlich überhaupt nie voll anliegen wird.
Die am Boden angebrachte Feder *l* dient zum Auswerfen des Ansatzstückes. Sie ist in allen Fällen so schwach zu bemessen, daß nicht

etwa eine Schußwirkung spitzer Ansatzstücke wie Gabeln usw. eintritt, wodurch dann zwar nicht der Armträger, wohl aber sein Nachbar in Gefahr

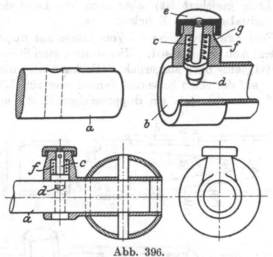

Abb. 396.

Ansatz d des unter dem Druck der Feder f stehenden Schnappstiftes c greift in die Bohrung des Zapfens a ein.

Vorteil: Normal, schnelles Auswechseln.

Nachteil: Keine Spannungsverbindung. Einschnittiger Zapfen d zur Aufnahme großer Zugkräfte wenig geeignet. Betätigung des Knopfes e unbequem.

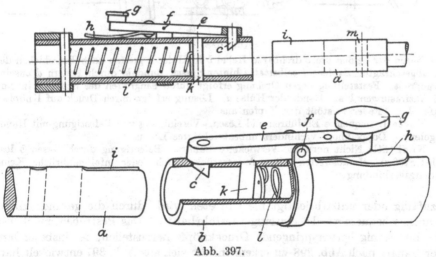

Abb. 397.

Vorn abgeschrägter Schnappstift c wird beim Einführen des Ansatzzapfens a zunächst gegen den Druck der Feder h, mit der er durch den um f drehbaren Hebel e verbunden ist, herausgedrückt und fällt unter Druck der Feder h in die Bohrung des Zapfens a ein. Durch Druck auf den Knopf g des Hebels e wird der Verschluß gelöst und das Ansatzstück durch die Feder l ausgestoßen. Schlitz i und Anschlagstift k dienen als Führung und zur Aufnahme von Drehmomenten.

Vorteil: Normal, bequemes Einführen und Ausstoßen der Ansatzstücke.

Nachteil: Befestigung einseitig. Unbeabsichtigtes Lösen durch Druck auf den Knopf g möglich. Unfallgefahr durch Wurfwirkung der Feder l. Keine Spannungsverbindung.

gerät, verletzt zu werden. In bezug auf Festigkeit und Güte der Auflagerung des Haltestiftes ist die Ausführung nach Abb. 399 recht gut da die Anlage auf der ganzen Linie gesichert ist; aber auch hier kann sich der einseitige Verschluß durch unbeabsichtigtes Drücken lösen.

Um diesen Fehler zu beseitigen sind Verschlüsse mit doppelseitiger Betätigung entstanden, Abb. 400 und 401. Hier werden zwei Stifte durch 2 Druckknöpfe gleichzeitig ein- oder ausgerückt. Es kann also durch einen unbeabsichtigten Druck auf der einen Seite des Verschlusses eine Lösung noch nicht eintreten; es muß vielmehr stets ein doppelseitiger Druck ausgeübt werden,

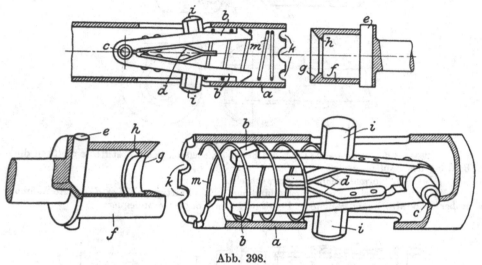

Abb. 398.

Nasen der beiden um c drehbaren Hebel b in Hülse a greifen nach Einschieben des bei g abgeschrägten Zapfens f selbsttätig hinter dessen Bund h, durch Federn d auseinandergepreßt. Feststellung gegen Drehung erfolgt durch Eingreifen des Stiftes e in einer der 6 Ausfräsungen k am Rande der Hülse a. Lösung erfolgt durch Druck auf Knöpfe i der Hebel b. Feder m stößt den Zapfen aus.

Vorteil: Bequemes Einführen und Lösen. Vereinigung von Befestigung mit Hand-Drehgelenk. Doppelknopf verhindert unbeabsichtigtes Lösen.

Nachteil: Nicht normal. Verwickelte Bauart. Befestigung durch Nasen b löst sich bei Stößen. Herauswerfen spitzer Ansatzstücke durch Feder unfallgefährlich. Keine Spannungsverbindung.

der zufällig oder unbeabsichtigt nie eintreten wird, durch die gesunde Hand aber ebenso bequem wie der einseitige ausführbar ist. Das Bestreben, möglichst kurze und wenig hervorspringende Druckknöpfe herzustellen, ist insbesondere in der Bauart nach Abb. 398 zu erkennen, die sich aus Abb. 397 entwickelt hat, während zu Abb. 399 die doppelseitige Ausführung in Abb. 400 und zu 401 396 als Entwicklungsstufe gehören.

3. Bajonettverschluß.

Zu den Bajonettverschlüssen mit normalem Zapfen gehören die Konstruktionen nach Abb. 402 bis 405, bei denen der Querzapfen in allen Fällen nicht nur die Verdrehung hindert, sondern auch den Bajonettverschluß darstellt, so daß also nach Einführung des Querzapfens in den Gegenschlitz ein übergreifender Rand ein Herausfallen oder Herausziehen des Ansatzstückes verhindert.

Abb. 402 stellt die einfachste, sicherste und wohl verbreiteste Ausführung unter Benutzung des normalen Ansatzzapfens dar. Die Einführung des Zapfens

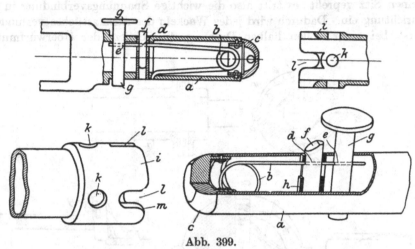

Abb. 399.

Vorn abgeschrägter Stift f greift in eine der 4 Bohrungen h der über den Ansatzzapfen gezogenen Hülse i ein. Diese Hülse trägt, den 4 Bohrungen entsprechend, 4 bei m etwas abgerundete Ausfräsungen l, die zunächst Stift f herunterdrücken und sich dann am Stifte g führen. Stifte f und g sind durch Feder b verbunden, die, durch Löcher d und e in den Stiften geführt, in Hülse a sitzen und durch aufgeschraubte Kappe c am Herausfallen gehindert wird. Diese Feder drückt beide Stifte nach außen. Lösung durch Druck auf den Kopf g des Stiftes.

Vorteil: Bequeme Einführung. Selbsttätige Befestigung der eingeführten Ansatzstücke. Leichte Lösung.

Nachteil: Nicht normal. Ansatzstück durch Hülsen i verteuert. Gefahr unbeabsichtigter Lösung, da nur eine Drucksicherung g vorhanden. Keine Spannungsverbindung.

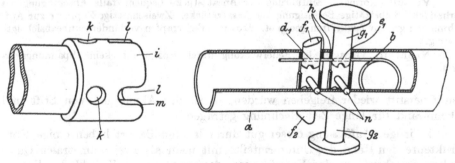

Abb. 400.

Verbesserung der Ausführung 399 durch Anwendung zweier Haltestifte f_1 f_2 und zweier Druckknöpfe g_1 g_2.

d geschieht durch Rückdrehen der Überwurfmutter b in die durch einen Anschlag g bestimmte Endlage. In dieser stimmen die Schlitze in der Überwurfmutter mit Kerben im oberen Rande des Unterarmteiles a überein, die

den Stift *d* etwas über die halbrunde Hälfte umfassen, Abb. 402:a. Durch
Drehung der Überwurfmutter *b* greift ihr oberer hakenförmiger Rand über den
Querstift und sichert ihn gegen Herausfallen. Da gleichzeitig ein Herunter-
schrauben der Mutter eintritt, so wird bei richtiger Anpassung der Querstift
auf seinen Sitz gepreßt, es tritt also die wichtige Spannungsverbindung in der
Längsrichtung ein. Dadurch wird jedes Wackeln des Ansatzstückes verhindert.
Da erst bei einer vollen halben Drehung die Schlitze der Überwurfmutter

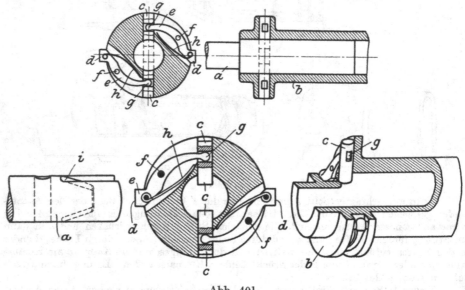

Abb. 401.

Zwei gegenüberliegende Schnappstifte *c*, in deren Schlitzen *g* sich die um *f* drehbaren, durch die Federn *h* vorgedrückten Hebel *e* führen, fallen nach Einführung des Zapfens *a* in Hülse *b* auf beiden Seiten in die Bohrung des Zapfens ein. Lösung des Verschlusses
durch Druck auf die Köpfe *d* der Hebel *e*.

Vorteil: Normal. Einführung der Ansatzstücke bequem, falls Abschrägungen *i*
vorhanden. Selbsttätige Befestigung der Ansatzstücke. Zweischnittige Zapfen *c* zur Aufnahme von großen Zugkräften geeignet. Doppel-Federzapfen verhindern unbeabsichtigte
Lösung.

Nachteil: Versagen der Federwirkung durch Rostgefahr, keine Spannungsverbindung.

den Querstift wieder freigeben würden, so ist der Abnutzung von Stift und
Klemmrand für lange Zeit Rechnung getragen.

In irriger Auffassung dieser gut durchdachten Bauart haben einige Konstrukteure den Rand des Unterarmteiles mit mehr als zwei diametralen Quer-
kerben versehen, um das Versetzen der Ansatzstücke im Verschluß selbst zu
ermöglichen, Abb. 402. Dadurch wird aber schon bei Verdrehungen um 90°
oder noch weniger die Öffnung nach oben frei, also der Verschluß wirkungslos,
und das Ansatzstück (Hammer, Hacke, Beil) kann im vollen Schwung heraus-
fliegen. Vor diesem Fehler ist nachdrücklich zu warnen! Ebenso dürfen
die Schlitze nicht zu tief sein, damit der Querzapfen noch vom Bajonett-
rande der Mutter *b* erfaßt und heruntergedrückt wird.

In Abb. 403 erfolgt die Einführung des Bajonettzapfens unter radialer Anspannung, also unter Verdrehung einer Schraubenfeder, die nach Einführung des Ansatzstückes selbsttätig zurückspringt und dadurch die Sicherung des Ansatzstückes in seinem Sitz bewerkstelligt. Der Verschluß hat den Vorteil, daß nur ein Griff zur Befestigung des Ansatzstückes nötig ist, erfordert aber einige Geschicklichkeit bei der Bedienung, ist weniger einfach und wesentlich teurer als der erst beschriebene.

In Abb. 404 wird der Schraubengang der Überwurfmutter als Verschlußrand benutzt. Als einziger Vorteil gegenüber dem einfachen Verschluß ist die

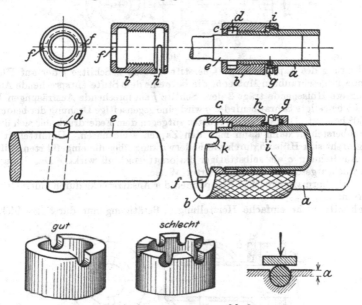

Abb. 402. Rota-Verschluß.

Zapfen e greift mit Querstift d durch die beiden Schlitze f, der mit Gewinde auf Hülse a aufgeschraubten Mutter b, die eine dem Stift entsprechende ringförmige Ausdrehung c besitzt. Den Schlitzen f der Mutter entsprechen 2 Schlitze k im vorderen Ende der Hülse a. Werden die Querstifte des Zapfens durch die untereinander liegenden Schlitze eingeführt und die Mutter gedreht, so wird der Zapfen in der Hülse festgehalten. Schraube g in Aussparung h der Mutter b begrenzt ihre Bewegung und befestigt eine Feder i, die Mutter b in jeder Stellung sichert.

Vorteil: Normal, einfach, zuverlässig. Spannungsverbindung.

unbeschränkte Nachstellbarkeit festzustellen; die Herstellungskosten aber sind wesentlich höher.

Ungünstiger in bezug auf Festigkeit und Sicherheit ist der früher viel gebrauchte Stiftverschluß nach Abb. 405. Die Drehung des Ansatzstückes wird hier begrenzt durch das Einfallen eines Querstiftes f in eine an jedem Ansatzstück befestigte Lochscheibe, damit das Werkzeug einerseits befestigt, andererseits in die notwendige Arbeitslage gebracht werden kann. Dies ist jedoch keine Aufgabe des Verschlusses, sondern ist dem Handdrehgelenk zu übertragen. Außerdem werden die Werkzeuge durch die Lochscheibe i unhandlich und teuer.

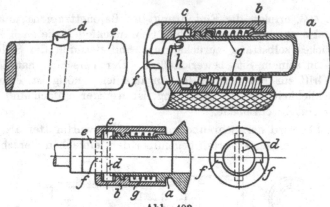

Abb. 403.

Einführung des Zapfens *e* mit Querstift *d* durch 2 Schlitze *f* der auf Hülse *a* mit Flachgewinde aufgeschraubten Mutter *b*, die bei *c* eine dem Stifte entsprechende Ausdrehung hat. Das untere Hülsenende trägt 2 dem Schlitz *f* entsprechende Ausfräsungen *h*. Durch die an *a* und *b* befestigte Schraubenfeder *g* wird eine gegenseitige Drehung der beiden Schlitzpaare um 90° bewirkt. Dreht man die Mutter entgegen dem Federdruck, bis sich die Schlitzpaare gegenüberstehen, dann kann man den Zapfen *e* einführen. Unmittelbar nach der Einführung dreht sich Hülse *b* durch die Federwirkung über die eingeführten Stiftenden *d*, wobei die Ausdrehung *c* als selbsttätiger Bajonettverschluß wirkt. Das Herausnehmen des Ansatzstückes geschieht in umgekehrter Weise.

Vorteil: Normal. Ein- und Ausspannen der Ansatzstücke durch einen Griff. Selbsttätiger Verschluß.

Nachteil: Nicht einfache Herstellung. Betätigung nur durch geschickte Leute möglich.

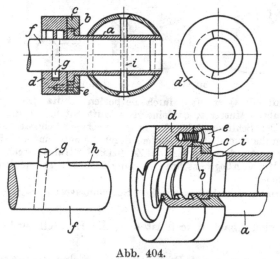

Abb. 404.

Auf Bund *b* der Hülse *a* führt sich Hülse *c*, mit der die mit flachgängigem Gewinde versehene Mutter *d* durch Schrauben *e* fest verbunden ist. Der einseitig herausragende Stift *g* des Zapfens *f* führt sich beim Drehen der Mutter *d* in deren Gewinde und wird so in die Hülse *a* eingeschraubt, da der Anschlagstift *i*, der in den Schlitz *h* des Zapfens *f* greift, eine Drehung verhindert.

Vorteil: Spannungsverbindung.

Nachteil: Nicht völlig normal, nicht einfach herstellbar, einschnittiger Zapfen *g* nicht fest genug gegen starke Zugkräfte. Drehmomente wirken ungünstig auf sichernde Schraubenflächen.

4. Spannungsverschluß.

Der wichtigste normale Spannungsverschluß mit Bajonettwirkung ist oben bereits beschrieben worden (Abb. 402). Spannungsverschlüsse abweichender Bauart sind in Abb. 406 und 407 dargestellt. In ihnen wird der unzweckmäßige Versuch gemacht, außer der Befestigung des Ansatz-

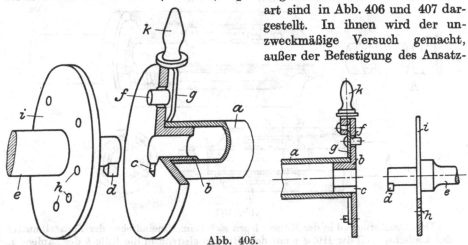

Abb. 405.

Durch Schlitz *c* des in *a* eingelassenen Teiles *b* wird der Ansatzzapfen mit der Nase *d* durchgeführt und durch Drehung gegenüber dem hinteren Rande von *b* verriegelt. Durch Drehung des Zapfens *e* und Einschnappen des unter dem Druck der Fodor *g* stehenden Stiftes *f* in eine der Bohrungen *h* der Scheibe *i* wird der Zapfen festgestellt. Lösung durch Herausziehen des Stiftes *f* mittels *k* und Drehung, bis *d* durch *c* heraustreten kann.

Vorteil: Sehr kurze Bauart, da Verschluß mit Hand-Drehgelenk vereinigt.

Nachteil: Nicht normal. Keine genügend starke und zuverlässige Befestigung. Keine Spannungsverbindung.

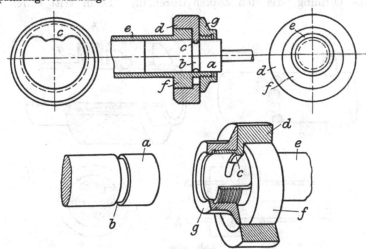

Abb. 406.

In Rille *b* des Zapfens *a* legt sich Vorsprung *c* des Teiles *d*, der auf dem exzentrischen Rand *f* der Hülse *e* geführt wird. Bei Drehung des Teiles *d* tritt *c* durch einen Schlitz in das Innere des hohlen Armes zurück und gibt den Zapfen wieder frei. Gegenmutter *g* verhindert ein Verschieben von *d* in axialer Richtung.

Vorteil: Einfache Betätigung.

Nachteil: Nicht normal. Keine Spannungsverbindung. Klemmbefestigung gegen verdrehende Kräfte nicht ausreichend.

stückes auf Zug und Verdrehung auch noch seine Feststellung in bestimmten
Lagen zu erreichen. Abb. 406 arbeitet mit einer Kurve *c*, die exzentrisch zur

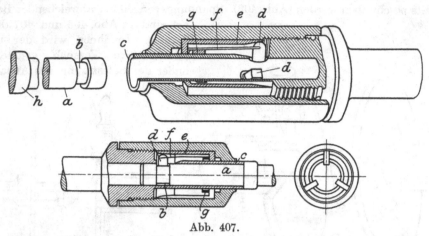

Abb. 407.

Drei Druckstücke *d* in der Hülse *c* legen sich beim Hineindrehen der Feststellmutter
an den konischen Teil der Hülse *e* mit dem Rücken gleitend in die Rille *b* des Zapfens *a*.
Beim Herausdrehen der Mutter schieben sich die Druckstücke wieder an dem konischen
Teil von *e* zurück und werden durch die an dem Ring *g* angelöteten Federn *f* aus der Rille *b*
wieder herausgezogen.

Vorteil: Vereinigung von Befestigung mit Handdrehgelenk.

Nachteil: Nicht normal, verwickelt, Festklemmung unsicher.

Achse des Ansatzstückes gelegt ist. Beim Einstecken des Ansatzzapfens *a*
besteht eine Öffnung, die den Zapfen durchläßt. Dann tritt durch Drehen

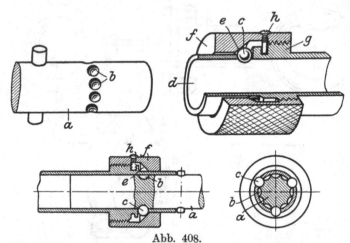

Abb. 408.

In die 12 kugelförmigen Einkerbungen *b* des Zapfens *a* legen sich 3 Kugeln *c*, die
beim Anziehen der Mutter *f* durch deren konische Fläche *e* fest in die Einkerbungen gepreßt werden. Beim Lösen der Mutter geben die Kugeln den Zapfen wieder frei. Durch
die Anschlagschraube *h* wird die Bewegung der Mutter begrenzt.

Vorteil: Starre Befestigung gegen Verdrehungs- und Zugkräfte.

Nachteil: Nicht normal. Herstellung nicht einfach. Große Beanspruchung in
den Kugelkerben.

am Stellknopf d die Kurve c in die Rille b ein, so daß die Längsbewegung des Zapfens verhindert ist, während die Drehmöglichkeit bestehen bleibt. Endlich wird durch Weiterdrehen der Kurve ein Anpressen an die Innenwand der Rille b und dadurch völlige Bremsung des Ansatzzapfens erreicht. In ähnlicher Weise wird in Bauart Abb. 407 Einführen bzw. Loslassen, Drehung und Feststellung durch Knaggen d und Rille b erreicht.

Abgesehen von den bereits wiederholt geäußerten Bedenken gegen die gleichzeitige Verwendung eines Befestigungszapfens als Lagerzapfen, ist die

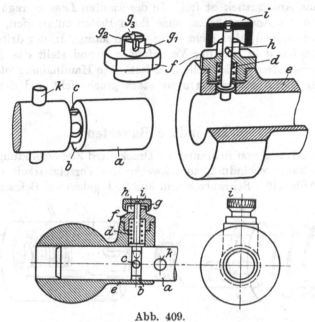

Abb. 409.

Der unter dem Druck der Feder d stehende Schnappstift im Auge f an der Hülse e greift entweder in die Rille b des Zapfens a oder in eine der 4 Bohrungen c im Grunde dieser Rille, je nachdem der einseitig herausragende Führungsstift h in dem Schlitz g_1 oder g_2 des Auges liegt. In der Lage g_3 gibt der Sperrstift das Ansatzstück frei. Der Stift k begrenzt die Einstecktiefe von vorn her.

Vorteil: Vereinigung von Befestigung und Hand-Drehgelenk.

Nachteil: Verschluß nicht normal. Einschnittiger Zapfen großen Verdrehungs- und Zugbeanspruchungen nicht gewachsen. Keine Spannungsverbindung.

Festklemmung durch die Reibungsanpressung an dem kleinen Durchmesser von 13 mm und weniger als durchaus ungeeignet zu bezeichnen; sie kann schon recht kleinen Drehmomenten, die an den üblichen Ansatzstücken wie Haken und Ring jederzeit auftreten, nicht wiederstehen. Abb. 408 zeigt daher den Versuch, an die Stelle des Kraftverschlusses durch Reibung, den Zwangsschluß durch mittelst schiefer Ebene gesteuerte Sperrkugeln zu setzen, die sich beim Herunterschrauben der Mutter f in je drei der Kugelvertiefungen b des Ansatzzapfens hineinfinden und diesen dadurch starr feststellen. Auf die Drehmöglichkeit wird verzichtet, dagegen ist die Einstellmöglichkeit des Ansatzstückes in die verschiedenen Winkelstellungen infolge des Vorhandenseins mehrerer Kugeleinkerbungen geblieben. Das Hauptbedenken gegen diese Anordnung ist die Gefahr des Zerdrückens der kleinen Kugeln, die einseitig an einem kleinen Radius wirken müssen, auch ein Aufwühlen des Zapfens selbst bzw. der Wandung kommt bei kräftiger Benutzung vor. Dann bekommt man die beiden Teile nur durch Gewalt auseinander.

Die Vereinigung von Drehbewegung und Feststellung wird endlich im Verschluß, Abb. 409, versucht. Hier können dem federnden Schnappstift drei Lagen gegeben werden. In der obersten liegt der Sicherungsstift in der flachen Nut g_3, der Zapfen d ist ganz ins Innere der Lochwandung von e zurückgezogen und das Ansatzstück ist frei. In der zweiten Lage g_1 ragt der Zapfen d in die Rille b des Ansatzstückes, ohne ihren Boden zu streifen, so daß das Ansatzstück sich drehen, aber nicht herausfallen kann. In der dritten Lage g_2 endlich fällt Zapfen d in eine der Vertiefungen c und stellt das Ansatzstück in 2 um 90° versetzten Winkelstellungen fest. Die Handhabung ist zwar nicht schwierig, aber der Ansatzzapfen a ist stark geschwächt und der Verschluß anormal.

5. Besondere Bauarten.

Eine Vereinigung von Schraube als Druck- und Zugverbindung mit Querkeil als Verdrehungsverbindung zum Zwecke der Versetzbarkeit des Ansatzstückes zeigt Abb. 410. Schraube a und Mutter b geben die Befestigung in der

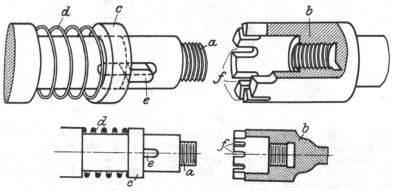

Abb. 410. Koloman Rath-Budapest.

Verschluß durch Verschrauben des Gewindezapfens a am Armteil mit dem Gewinde der Hülse b. In je 2 gegenüberliegende Schlitze f von b greift der durchgehende Keil e, der von dem Ringe c durch Feder d dauernd gegen Hülse b gepreßt wird. Gegen den Druck der Feder d läßt sich Ring c axial verschieben und gestattet so eine Feststellung der auf dem Gewinde drehbaren Hülse b in verschiedenen Lagen.

Vorteil: Vereinigung von Befestigung mit Handdrehgelenk.

Nachteil: Nicht normal. Jedes Ansatzstück muß eine Verschraubungshülse b besitzen. Verschraubung a dient gleichzeitig als Befestigung und Zapfenlager. Schwächung von Zapfen a durch den Keil e. Keine Spannungsverbindung. Länge der im Eingriff befindlichen Schrauben unsichtbar, daher unfallgefährlich.

Längsrichtung ohne die Drehung um 360° zu hindern. Federnder Keil e und Nuten f stellen das Ansatzstück in den verschiedenen Winkellagen fest, wobei Keil e in einer Quernut des Hauptzapfens gleitet und durch einen unter Federdruck d stehenden Ring stets nach rechts in eine der Nuten f gedrückt wird.

Die Keilverbindung sichert also die Schraubenverbindung, die erst verdreht werden kann, wenn Keil *e* aus einer Nut *f* zurückgezogen ist. Die Verbindung ist verwickelt und teuer. Bedenklich ist ferner, daß die Schraubenverbindung unsichtbar ist, so daß man nie weiß, ob vielleicht nur noch ein Gang der Schraube *a* in der Mutter *b* sitzt, der sich beim Arbeiten unvermutet losreißen kann; auch Fressen der Gewindegänge ist beobachtet worden.

Eine sehr kräftige Befestigung des Ansatzstückes, die mit einer Art Hand-Beugegelenk vereint ist, ist in Abb. 411 dargestellt. Sie ist aber schwer herzustellen und völlig anormal. Da für die Winkeleinstellung der Ansatzstücke

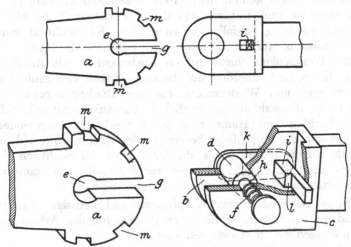

Abb. 411.

Das als Flacheisen ausgebildete Ende des Ansatzstückes *a* läßt sich mit seinem Schlitz *g* über die Abdrehung *h* des gegen den Druck der Feder *f* zurückgeschobenen Zapfens *d* schieben, der in die Bohrung *e* des Ansatzzapfens *a* paßt. Durch Lasche *k* mit *d* verbunden ist das prismatische Stück *i*, dessen Vorsprung *l* nach Zurückschnappen von *d* und *i* sich entweder in *g* oder in eine der anderen Ausfräsungen *m* des Ansatzstückes legen kann.

Vorteil: Kräftige und sichere Befestigung, gleichzeitig verbunden mit Hand-Beugegelenk.

Nachteil: Nicht normal, schwierig und teuer herstellbar.

doch ein besonderes Handdrehgelenk benötigt wird, so empfiehlt es sich das Beugegelenk mit diesem einmalig und nicht erneut mit jedem Ansatzstück zu vereinigen.

Zusammenfassung.

Der Handverschluß muß einfach, klein im Außendurchmesser und kräftig hergestellt sein und volle Sicherheit gegen Zug-, Druck- und Verdrehungsbeanspruchungen geben, ohne irgendwelches Schlottern in axialer oder radialer Richtung (Spannungsverbindung) zuzulassen.

Eine Vereinigung des Verschlusses selbst mit Dreh- oder Beugegelenken widerspricht seinem Hauptzweck: der sicheren Befestigung der Ansatzstücke und ist daher zu vermeiden.

Seine Abmessungen müssen den Normalvorschriften über die Ansatzzapfen entsprechen (vgl. Merkblatt 2 der Prüfstelle für Ersatzglieder und Abschnitt Leymann-Normalien S. 748 dieses Buches).

Herstellung der Gelenke und Materialauswahl.

Die Herstellung der Gelenke ist bei dem heutigen Massenbedarf an eine
weitgehende Benutzung von Maschinen gebunden. Die Teile müssen nicht
nur sehr genau hergestellt sondern auch austauschbar sein; das ist durch Handarbeit unmöglich. Dazu kommt der weitere Gesichtspunkt, daß, unbeschadet
der Herstellungsgüte und Dauerhaftigkeit der einzelnen Teile, alle Gelenke
auch entsprechend billig ausfallen müssen. Der Konstrukteur muß daher
jedes einzelne Element auf die Eignung seiner Form für die Massenfabrikation
mit normalen Werkzeugmaschinen prüfen, insbesondere mit Revolverbänken
und Fräsmaschinen, und außerdem auf die Schnelligkeit und Einfachheit beim
Auseinandernehmen und Wiederzusammensetzen Rücksicht nehmen. Daher
sind die Gelenke, die sich mit gewöhnlichem Schraubenschlüssel, Schrauben-
ziehern, Durchschlag und Hammer in jeder Werkstatt auseinandernehmen
lassen, die zweckmäßigsten. Jeder besondere Schlüssel erschwert dem Amputierten die Benutzung seines Armes, da der Verlust des Schlüssels sich nicht
ohne weiteres ausgleichen läßt, während der gewöhnliche Schraubenschlüssel
oder Schraubenzieher in jeder Werkstatt zu haben ist.

Schwierige Schmiedestücke, Kröpfungen und sonstige Materialschwä-
chungen sind zu vermeiden, da die Beanspruchungen des Arbeitsarmes sehr
verwickelt und rechnerisch schwer erfaßbar sind.

Als fehlerhaft sind hier die Konstruktionen nach Abb. 297 und 300 zu
bezeichnen, die beim Gebrauch an der Kröpfungsstelle zerbrachen.

I. Reibungsgelenke.

Am leichtesten herstellbar, sowohl nach Güte als Preis sind zylindrische
Reibungs-Gelenke, dann folgen Kegel-, Flächen-, endlich Kugelgelenke.

Für Zylinder und Kegel genügen gute Drehbänke und Rundschleifmaschinen,
für Flächen Hobel-, Fräs- und Flächenschleifmaschinen, für die Kugeln müssen
Sondermaschinen vorhanden sein.

Kugelgelenke sollten aus dünnwandigen Vollkugeln als Kugelzapfen und
aus zweiteiligen Pfannen als Kugellager hergestellt werden.

Gut ausführbare Konstruktionen sind unter Berücksichtigung obiger
Regeln die in Abb. 239—248, 261, 265, 268 dargestellten. Als Fehlkonstruktionen
sind die nach Abb. 249, 251—255, 258, 262, 264, 266, 269 zu bezeichnen.

II. Rastengelenke.

Von den verwendeten Konstruktionen kommen in Betracht:

1. Zylindrischer Stift und Loch:
   a) einschnittig,
   b) zweischnittig.

2. Zahn und Lücke von:

    a) trapezförmig verjüngter Form,
    b) parallelseitig begrenzter Form.

Beide Formen können zur Verwendung kommen bei:

    a) radialer Verklinkung,
    b) axialer Verklinkung.

Zu 1. Stiftkupplungen.

Von der im allgemeinen sehr guten kegelförmigen Form des Kupplungs-stiftes ist unseres Wissens nirgends Gebrauch gemacht worden; offenbar, weil er zweischnittige, auf Scherung beanspruchte Konstruktionen unmöglich macht. Andere als zweischnittige Stiftkupplungen sollen aber grundsätzlich vermieden werden; denn bei einschnittig beanspruchtem Stift muß Biegung und, da der Stift wegen Raummangels stets zu schwach ausfällt, sehr bald Zerstörung eintreten. Abb. 287 zeigt eine gute zweischnittige, Abb. 286 eine schlechte ein-schnittige Bauart.

Die Herstellung einer Anzahl saugend passender, zylindrischer Bohrungen auf vorgeschriebenem Teilkreis stellt sehr hohe Werkstattanforderungen an die Bearbeitungsmaschinen, da ein Härten der Lochscheibe und ein Nachschleifen der einzelnen Bohrungen wegen ihrer Kleinheit schwer ausführbar ist. Der Genauigkeitsgrad eines zylindrischen Stiftes in einem zylindrischen Loch muß hoch sein, wenn man mit Sicherheit auf einen guten Sitz, d. i. dauerhaftes und spielfreies Arbeiten rechnen will.

Bei Rastengelenken, die Stifte benutzen, muß der Stift, um ihn schnell und selbsttätig einführen zu können, immer unter Wirkung einer Feder stehen, durch die eine Verschiebung des Stiftes in Längsrichtung vor sich geht, während seine Beanspruchung quer erfolgt. Es fehlt bei dieser Art der Befestigung die Spannungsverbindung, wie sie z. B. in einwandfreier Form durch den normalen Handverschluß des Ansatzzapfens mittels der verwendeten Anzugs-schraube gegen den Querstift, Abb. 402 S. 555, gefunden ist. Die querwirkende Belastung eines zylindrischen Rastenstiftes wird diesen aber in kurzer Zeit unrund schlagen und ebenso die Löcher verschlechtern. Dann tritt Wackeln und Losewerden ein, damit wird aus der Scher- eine Biegebeanspruchung. Die Folge davon ist, daß auf die Dauer keine Stiftkupplung, insbesondere nicht im Ellbogengelenk, den auftretenden Stößen standhalten wird.

Zu 2. Zahnkupplungen.

Die Herstellung der Zähne genauer Form und Teilung erfolgt leicht maschinenfertig und lehrenhaltig auf der Fräsmaschine mit Teilvorrichtung oder auf der Universalfräsmaschine; jede Handarbeit ist auszuschließen.

Mit Rücksicht auf die Erhaltung des Fräsers, die Schnelligkeit und Güte der Ausführung sind trapezförmig verjüngte Zähne den parallelseitig begrenzten vorzuziehen. Sie haben die weiteren großen Vorteile des leichten Einfallens, der Ausschaltung jeden Spielraumes, da die Flanken tragen und der selbst-tätigen Nachstellung bei Abnutzung.

Abb. 275, 283a, 288, 291—293, 305a zeigen gute trapezförmig, Abb. 274 eine schlechte parallelseitig begrenzte Zahnform.

Die parallele Begrenzung muß bei Axialkupplungen Verwendung finden, wenn die Zähne auf den Zylinder und nicht auf seine ebene Begrenzungsfläche aufgeschnitten sind (Abb. 283 c). In diesem Falle muß die Teilvorrichtung äußerst genau sein, aber Herstellungsschwierigkeiten sind sonst nicht vorhanden.

Grundsätzlich sind nur Kupplungen mit durchgehenden Rasten zu verwenden. Sonst kann der Selbstgang der Fräsmaschine nicht ausgenutzt, sondern es muß von Hand gegen den harten Anschlag gearbeitet werden.

Schlechte Herstellbarkeit zeigen in dieser Beziehung die Ausführungen nach Abb. 281 und 295.

Auch die Verwendung von Stirn-, Schrauben- und Kegel-Radzähnen als Rastenkupplungen ist nicht empfehlenswert.

Ganz abgesehen davon, daß zur Herstellung von Stirn- und insbesondere Schrauben- und Kegelrädern sehr verwickelte und teuere, in der Werkstatt des Otrhopädiemechanikers im allgemeinen wohl nicht vorhandene Maschinen gehören, — die Universalfräsmaschine ist zur Herstellung von Kegelradzähnen als Kupplungszähne unbrauchbar —, ist auch grundsätzlich die Linienberührung dieser Zähne ungenügend. Richtig angeführte Kupplungszähne liegen ja unbeweglich und stets mit ihrer vollen Fläche an!

Aber auch die Linienberührung ist bei Kegelrädern nur bei sorgfältigster Montage und steter Erhaltung der Achsenlage gewährleistet, d. h. beim normalen Kunstarm mit seinem unstarren Aufbau auf Leder und Eisenschienen wohl niemals. Dazu kommen die unvermeidlichen und ganz unberechenbaren Stoß- und Verdrehungsbeanspruchungen bei der Benutzung.

Es müssen daher normale Kegelradzähne (Abb. 301) und Kegelradspitz- zähne, noch dazu mit verschiebbaren Hauptachsen (Abb. 300), ferner anormal verjüngte kegelförmige Kupplungen nach Abb. 281 und 295 als Fehlkonstruk- tionen bezeichnet werden.

Ganz besondere Schwierigkeiten und ungewöhnliche Sondereinrichtungen dürfte aber die Herstellung der halbrunden Kehlkreiszähne (Abb. 299) bieten.

Um die Herstellung der Armteile auch dann in größerer Zahl zu ermöglichen, wenn die Stückzahl der anzufertigenden ganzen Ersatzarme verhältnismäßig klein (100 bis 300) bleibt, empfiehlt sich für die herstellende Werkstätte eine weitgehende Normalisierung und damit Wiederholung mehrfach verwend- barer Elemente.

Damit ist also nicht der bereits normalisierte Zapfen der Ansatzstücke gemeint.

Jeder Fabrikant, der seine Konstruktionen auf normale Wiederholteile gründlich durcharbeitet, verbilligt und verbessert nicht nur seine Konstruk- tionen, sondern empfiehlt sie durch die Schnelligkeit des Ersatzes schadhafter Teile, die einfach ausgewechselt werden können.

Man vergesse nie, daß richtige Werkstattsnormalien zeitigen:

1. billige Herstellung,
2. hohe Güte,
3. zuverlässige und kurze Liefertermine,
4. günstigen Einkauf der Rohstoffe,
5. Entlastung des Personals im
   a) technischen Büro,
   b) Werkstatt.

6. volle Ausnutzung der Bearbeitungsmaschinen,
7. vereinfachte Vor- und Nachkalkulation.

Gute Arbeiten zeigen in dieser Hinsicht Abb. 248 Luer, Abb. 302 Windler, Abb. 247 Gerber-Wien, Abb. 283, 292 Tannenberg und Abb. 243 Rota, Jagenberg Abb. 245. Die Rotawerke-Aachen bauen ihre sämtlichen Modelle in vorbildlicher Weise aus Einzelteilen auf (vergl. S. 430).

Auswahl der Rohstoffe.

Die Materialien, die zur Konstruktion der Arbeitsarme verwendet werden, müssen sämtlich im Handel ohne Schwierigkeiten zu haben sein, auf der anderen Seite in bezug auf Festigkeit und Art den wechselnden Anforderungen angepaßt werden. Die nachstehende Zahlentafel zeigt eine Übersicht der bei der Herstellung für den Gliederbau benutzten Stahl- und Eisensorten. Es ist in dieser Tafel danach hingestrebt worden, an Stelle von mehr oder weniger unbekannten Namen die im Maschinenbau üblichen Festigkeitsziffern anzuführen.

Handelsfabrikate der im Gliederbau benutzten Eisensorten.

Bezeichnung	Zugfestigkeit kg/mm²	Dehnung v. H.	Verwendungszweck		Bemerkung
			Arme	Beine	
Nieteisen	32—38	20—25	Nieten		
Flußeisen	34—42	15—20	Schließbleche, Kappen, Unterlegscheiben	Kappen, Unterlegscheiben, Holzschrauben	
S. M. Stahl	40—45	15—18	Achsen		Im Einsatz härten
Fluß-Stahl I	50—60	15—18		Scharnier-Platten und dergleichen	
Fluß-Stahl II (Messer-Stahl) (Feder-Stahl)	60—70	12—15	Schienen, Schrauben, Bolzen, Gelenkhebel, Steuerungsteile, Stifte und dergleichen		
Fluß-Stahl III	70—80	12—15	Kupplungsteile, Sperrmechanismen, stark beanspruchte Bolzen und Schrauben, Gelenkachsen		Härten
Guß-Stahl	70—80	10—12	Sperrmechanismen		Härten und gelb anlassen
Bleche			Armgerüst	Unterlegscheiben, Hülsen	
Stahldraht			Bowdenzüge, Spiralfedern, Stifte, Zugseile (ohne Krümmungen)		
Drahtseil			einfache Züge über Rollenführungen		

Auch die Frage des Härtens und des Zusammenarbeitens von weichen und harten Stoffen muß so geklärt werden, daß grundlegende Verstöße gegen die erprobte richtige Auswahl allgemein vermieden werden. Es dürfen grundsätzlich zwei weiche Stahlteile nie aufeinander arbeiten; es ist dann mindestens einer zu härten. Gehärtete Teile verziehen sich durch die Wärmewirkung; sie müssen also hinterher geschliffen werden, damit die Unebenheiten der Oberfläche wieder ausgeglichen sind. Sperrmechanismen müssen zwar hart sein aber nicht so hart, daß die Zähne wegen ihrer Sprödigkeit beim Stoß brechen. Es sind daher in der Regel Kupplungszähne anzulassen, und zwar zwischen dunkelgelb bis braun, also zwischen 240—260⁰.

Auswahl der Baustoffe.

Bezeichnung		Spez. Gew.	Verwendungszweck	
			Arme	Beine
Kupfer		8,9	Nieten	
Bronze		8		Lagerschalen
Aluminium		2,6	Armgerüste, Hand-	Stumpfhülsen, Beingerüst, Waden-
Leichtmetall		1,8	körper, Handgriffe	schalen, Füße, Armaturteile
Holz		0,35—0,8	Hände, Stumpf-hülsen, Armgerüste	Füße, Stumpf-hülsen, Beingerüste
Leder	Riemen, Pesen, Hartleder Weichleder	0,8—1,0	Trag- und Steuergurte Stumpfhülsen Verkleidung	Verkleidung Schnürhülsen
Pappe		0,7—1,1	Stumpfhülsen, Verkleidung	
Filz			Hände	Füße, Anschläge
Gummi		0,9—1,4	Hände	Füße, Puffer, elastische Züge
Fiber		1,05	Finger, Handkörper, Scheiben, Hülsen,	
Linoleum		1,1—1,3	Verkleidung	
Hanf Baumwolle		1,5	Gurte	

Die Federn sollte man von Sonderfirmen kaufen, die große Erfahrung auf dem Gebiete der zylindrischen Schraubenfedern, der Evolut- und Schnecken-federn haben, nachdem durch sorgfältige Versuche die Belastungsfähigkeit und die Größe der Federn von Fall zu Fall festgestellt ist. Diese Federn wären dann für die Arm- und Beinmechanismen zu normalisieren, um auf diese Weise wirklich zuverlässige Maschinenelemente zu erhalten. Das Setzen der Federn, ihre Durchdrückung, ihr zulässiger Belastungsgrad sind Punkte, zu deren Be-urteilung eingehende Versuche, gute Prüf- und Herstellungseinrichtungen nötig sind und Erfahrungen, die nur ganz bestimmten, seit vielen Jahren auf diesem Gebiete tätigen Firmen eignen. Die unaufhörlichen Federbrüche und damit die zeitweilige Unbenutzbarkeit des Ersatzgliedes würden bei richtiger Auswahl endgültig verschwinden.

Obenstehende Tafel zeigt eine Auswahl der im allgemeinen bei Ersatz-gliedern zur Verwendung kommenden Baustoffe, geordnet nach Verwendungs-zweck, spezifischem Gewicht und Materialart.

Zusammenfassung.

Alle arbeitenden Gelenkteile aus Stahl sind mit Rücksicht auf den Dauer-gebrauch zu härten und zu schleifen. Als Material ist zweckmäßig hoch-wertiger Maschinenstahl von 65—80 kg Festigkeit und 15 bis 20 v H Deh-nung, im Einsatz gehärtet zu verwenden. Für Kugeln empfiehlt sich die Verwendung zähen Gußstahls, im Wasser gehärtet und in Öl nachgekühlt.

Für die weniger hoch beanspruchten Armteile, die nicht als Lagerteile benutzt werden, genügt Siemens-Martinstahl von 55—60 kg Festigkeit und etwa 15 bis 20 v H Dehnung in ungehärtetem Zustande.

Alle Lagerstellen sind lang genug herzustellen, mindestens muß die Lagerlänge gleich 1¹/₂ mal dem Durchmesser sein. Zu vermeiden ist dasselbe Material in weichem Zustande gleichzeitig zur Lagerung und Befestigung zu verwenden. Lagerstellen sollen dauernd sauber und glatt gehalten bleiben, bei Befestigungsstellen spielen diese Gesichtspunkte eine geringere Rolle.

Alle der Witterung ausgesetzten Lagerteile sind entweder zu vernickeln oder durch ein Rostschutzmittel zu decken. Als einfacher, billiger und ganz guter Schutz kann die Bräunung mit Orthoman oder dergleichen (Gewehrteile-Bräunverfahren) anempfohlen werden.

Die Vereinigung von Gebrauchs- und Arbeitsarm.

Bei der Ausübung schwerer Berufe und überall da, wo starker Schmutz und Staub, — Öl bildet eine Ausnahme, — den empfindlichen Mechanismus

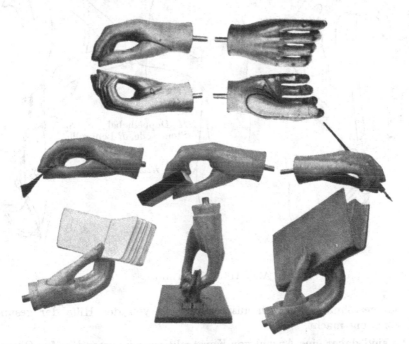

Abb. 412. Gebrauchshand (Berliner Hand) aus Holz, Leichtmetall oder Aluminium.

von Arm und Hand zu schädigen drohen, wird man dazu übergehen müssen, die notwendige Arbeitsteilung zwischen Berufsarbeit und Bedürfnissen des täglichen Lebens im Armgerät durchzuführen. Es wird also ein Arbeitsarm mit einem Gebrauchsarm wechseln müssen.

Erste Bedingung hierfür ist eine schnelle Vertauschbarkeit der betreffenden Armteile und doch eine völlig sichere Befestigung beider an der Armhülse.

Das einfachste und üblichste Verfahren besteht im Tausch nur der Ansatzstücke des Berufes gegen die meist hölzerne, heute aber auch vielfach aus
Leichtmetall angefertigte Gebrauchshand (Abb. 412). Durch die Normalisierung
des Befestigungszapfens ist bei einer unbegrenzten Vielheit von Berufswerk-
zeugen die gleiche Gebrauchshand allerorts gleichmäßig verwendbar.

Durch Anbringung einer Leder- oder Holzhülse wird das Zusammenfallen des Ärmels verhindert und der Verletzte kann in weniger als einer Minute
beim Betreten seines Arbeitsplatzes die Holzhand gegen die Werkzeuge um-
wechseln.

Zu bemängeln ist, daß die Benutzung des normalen, passiven Arbeitsarmes als Handträger in der Regel jede willkürliche Betätigung des Kunst-

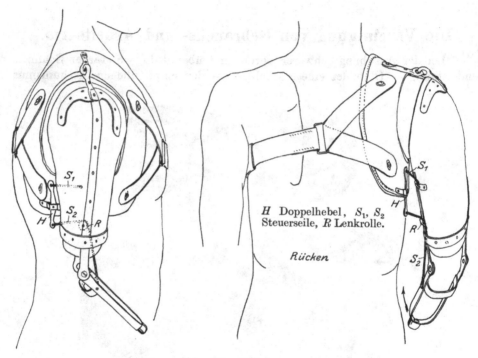

H Doppelhebel, S_1, S_2
Steuerseile, R Lenkrolle.

Rücken

Abb. 413. Küchmann.

armes im gewöhnlichen Leben ausschließt und von der Hilfe der gesunden
Hand abhängig macht.

Es sind daher eine Anzahl von Konstruktionen insbesondere für Oberarmamputierte zu erwähnen, die versuchen, die beim willkürlich bewegten Arm
ausführlich besprochenen beiden Energiequellen:

1. Stumpfbewegung,
2. Schulterbewegung,

einzeln oder vereint für die Bewegung des Gebrauchsarmes und der Gebrauchshand (vgl. Abb. 416, S. 571) nutzbar zu machen.

Die meisten Konstrukteure benutzen die Stumpfvorwärtsbewegung zur

Ellbogenbeugung, nachdem sie das Arbeitsgerät gegen einen künstlichen Unterarm ausgewechselt haben.

In Abb. 414 ist die Bauart von Höftman gezeigt, der durch einen an der Bandage auf dem Rücken befestigten Schnurzug konstanter Länge infolge der Vorbewegung des Stumpfes, also Wegverlängerung, die Beugung des Unterarmes erzwingt, dessen Länge so eingerichtet ist, daß das in der Hand befestigte Gerät, Messer, Gabel, Löffel usw. den Mund trifft.

Ganz ähnlich arbeitet der Arm von Küchmann (Abb. 413).

Bei der Bauart von Zuelzer, Abb. 415, ist wohl erstmalig der ganze Arbeitsunterarm für den Beruf gegen einen teilweise willkürlich beweglichen

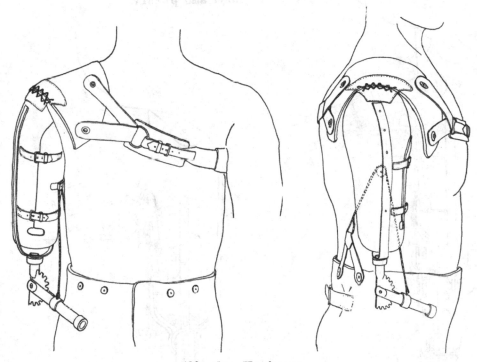

Abb. 414. Hoeftman.

Gebrauchsarm auswechselbar, der mit der Beugung im Ellbogen zwangläufig die Ein- und Auswärtsdrehung der Hand vereinigt.

Bemerkenswert einfach und schnell hantierbar ist die Auswechslung beider Geräte. Mangelhaft ist dagegen die passive Kunsthand, deren Finger mit den üblichen Gelenken versehen ist, die nur durch die gesunde Hand auf- und zugemacht werden können. Diese Finger können nur leichteste Gegenstände notdürftig einklemmen.

Vom Schulterstoß zur Bewegung des Daumens einer Holzgebrauchshand macht die Konstruktion Abb. 416 Gebrauch. Diese einfache Einrichtung verdient weiteste Verbreitung.

Ihre Vereinigung mit der Steuerung des Ellbogengelenkes durch den Stumpf Oberarm-Amputierter hat zur Konstruktion des Germaniaarmes

geführt, der in bezug auf Beweglichkeit der Armgelenke den besten heutigen
Kunstarmen ebenbürtig ist, während seine Hand sich nur auf die willkürliche
Öffnung des Daumens beschränkt. Den Daumenverschluß bewirkt dann eine
5—6 kg starke Feder, so daß ziemlich schwere Gegenstände mit Sicherheit
gehalten werden können.

Die Drehung des Handgelenkes nach innen und außen in beliebigen,
durch Reibung festgestellten Lagen,
sowie seine Beugung in 3 festbestimm-
ten Lagen (dorsal, mittel, volar) muß
die gesunde Hand übernehmen; sie erfolgt also passiv.

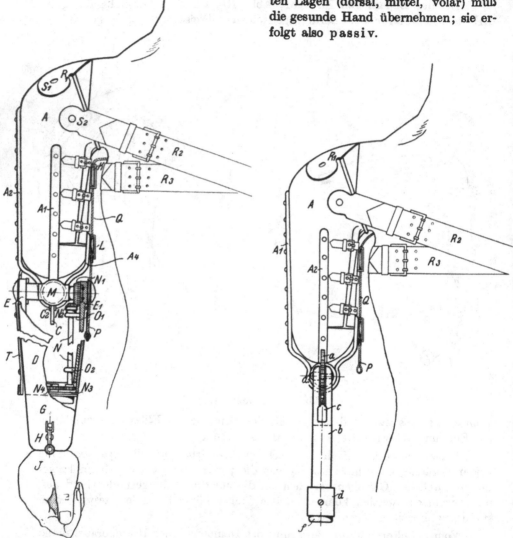

Abb. 415 (vgl. S. 488).

A Stumpfhülse, $A_1A_2A_3A_4$ Stahlschienen, $R_1R_2R_3$ Bandagengurte, S_1S_2 Anschluß-
Drehniete, QP Zugschnur für den Unterarm, EE_1 Drehzapfen für Aufnahmehülse M für
den Arbeitsarm, $N_1N_2N_3N_4$ Triebräder für die selbsttätige Pro- und Supination beim Beugen
des Vorderarmes, O_1O_2 Lager für Räderwelle, DG Lederhülse des Vorderarmes, H Klemmvorrichtung für Beugegelenk der Hand J, CC_2 Sicherung für den Arbeitsarm a, b, c, d, f.

Die Abbildungen 416 zeigen, daß die äußere Form dieses Gebrauchsarmes allen berechtigten Anforderungen an einen Ersatzarm entspricht.

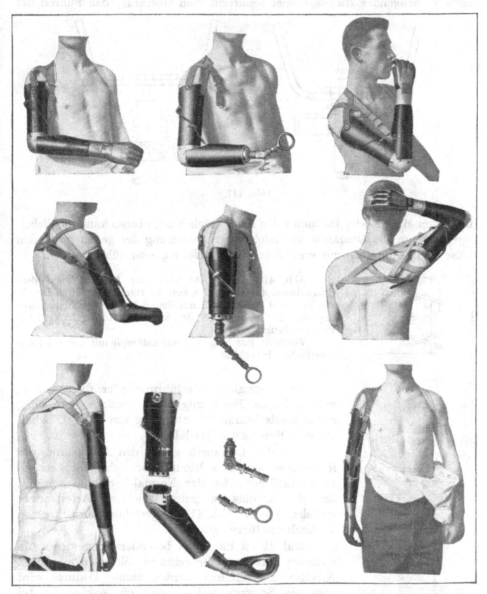

Abb. 416. Germania-Arm. Vereinigung von Gebrauchsarm für das tägliche Leben mit Arbeitsarm für den Beruf.

Die hölzerne, durch aufgeleimte Binden querversteifte und dann lackierte Oberarmhülse ist der natürlichen Oberarmform genau angepaßt; gleiches gilt für den Unterarmersatz. Vorspringende Teile und alle Handgriffe fehlen, der Ärmel wird gut ausgefüllt. Das Heben des Unterarmes geschieht durch

Stumpfvorbewegung, das Senken durch das Gewicht der 350 g schweren Holzhand (einschließlich Mechanismus). Man sieht, daß das Halten des Unterarmes in hängender Ruhelage oder senkrecht zum Oberarm, das Führen der

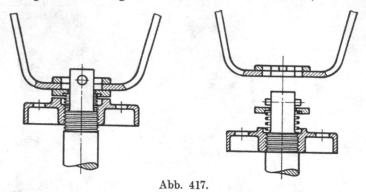

Abb. 417.

Hand zum Munde oder bis hinter den Kopf möglich ist, ebenso kann die Sichelbewegung um die Oberarmachse infolge der Ansaugung der genau passenden
Hülse (vgl. Abb. 182) mit erheblicher Kraftäußerung ausgeführt werden.

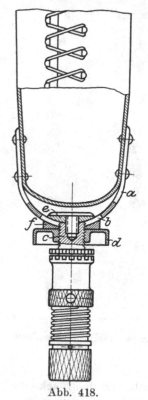

Abb. 418.

Abb. 418. Durch Anziehen der Mutter d auf dem
Schraubenzapfen c drücken sich die rund angedrehten Druckstücke e und f gegen den mit dem Schlitz b versehenen Bandagenbügel a und stellen das kurze Handdrehgelenk in beliebigen Beugelagen fest.

Vorteil: Für lange Unterarmstümpfe mit normalen Ansatzstücken brauchbar.

Zur zwanglosen Ausführung aller dieser Bewegungen ist die Benutzung einer Bandage notwendig,
die nirgends hemmt (Gurtbandage von Carnes), Schulter und Brust ganz frei läßt.

Um den Umtausch gegen den Arbeitsarm, der
in weniger als einer Minute vor sich geht, schnell
zu ermöglichen, ist der Normal-Verschluß gewählt,
der die Anbringung jedes beliebigen Arbeitsarmes
mittelst des in Abb. 417 dargestellten normalisierten
Verbindungsstückes gestattet.

Auf diesen Punkt sei besonders hingewiesen, da
nunmehr derselbe Gebrauchsarm mit allen möglichen
Arbeitsarmen vereinigt werden kann. Dadurch wird
aber ein Berufswechsel — und ein solcher ist bei
Schwerbeschädigten leider oft genug notwendig — erleichtert. Es wird dann nur der verhältnismäßig
billige Arbeitsarm gegen einen zweckmäßigeren umgetauscht, während die wichtigen einzeln angepaßten
Bandagenteile und der ganze Gebrauchsarm bleiben.

Handelt es sich um Berufe mit leichten Tätigkeiten, zu deren Ausführung der
Germaniaunterarm ausreicht, so wird nur die Hand gelöst, und ein Arbeits-

handgelenk ähnlich wie Abb. 418 eingesetzt, das für die Aufnahme normaler Ansatzstücke eingerichtet ist.

Der Germania-Gebrauchsarm für einen Oberarm-Amputierten wiegt einschließlich Hand rund 1200 g.

Eine gewisse Schwierigkeit entsteht bei sehr langen Stümpfen Unterarm-Amputierter, bei denen der Konstruktionsraum sehr beengt ist. Man muß dann das Handbeugegelenk unmittelbar an die Schiene der Armhülse anlenken und durch einen Verstell-Schlitz, Abb. 418, die Bewegung ermöglichen. Ähnliche Schwierigkeiten bereiten lange Oberarmstümpfe, denen man dann in gleicher Weise begegnet (vgl. S. 351 Abb. 76).

Zusammenfassung.

In recht vielen Fällen wird es erst die Vereinigung von Arbeits- und Gebrauchsarm ermöglichen, den Amputierten im Berufe wieder teilweise oder ganz arbeitsfähig zu machen und gleichzeitig seine berechtigten Ansprüche an gutes unauffälliges Aussehen und ausreichende Betätigung im Hause, in der Gesellschaft und auf der Straße zu erfüllen. Die weitaus meisten beruflichen Handtätigkeiten weichen nach Art und Stärke von den Anforderungen des täglichen Lebens so erheblich ab, daß die Anpassung an beide nur durch Ausführung zweier verschiedenen Geräte, die an demselben Halter befestigt werden können, befriedigend gelöst werden kann.

Der mechanische Aufbau des Ersatzbeines.

Einleitung.

Aus der Betrachtung des Skeletts, Abb. 419, ergibt sich die Anordnung der 4 wichtigen Gelenke: a) Hüftgelenk, b) Kniegelenk, c) Knöchelgelenk, d) und e) Sohlengelenke. Der Ersatz dieser Gelenke je nach dem Amputationsgrad bedingt den Aufbau des Kunstbeines. Die verhältnismäßig einfachsten Lösungen verlangen die Unterschenkelamputationen mit langem Unterschenkel, bei denen der Fuß mit Knöchelgelenk zu ersetzen ist. Recht erhebliche Schwierigkeiten bieten aber einerseits die längsten Unterschenkel (Pirogoff) wegen der sehr geringen verfügbaren Bauhöhe, andererseits die sehr kurzen Unterschenkel wegen der eigenartigen Bewegung des vorhandenen natürlichen Kniegelenkes. Dieses führt ja keine einfache Drehung um eine bestimmte Achse aus, sondern vollführt gemäß seinem anatomischen Aufbau eine Rollung eines Körpers von wechselnder Krümmung (Femurkopf) auf einer flachen Bahn (Schienbeinkcpf). Beim Beugen beginnt der Femurkopf die Rollung mit dem großen Krümmungsradius (kleine Krümmung) und endet mit dem kleinen Krümmungsradius (große Krümmung), Abb. 420 (vgl. Abschnitt Gocht dieses Buches). Dadurch erklären sich die Beschleunigungen bzw. Verzögerungen der Schwingungen beim Beugen und Abheben des Fußes vom Boden bzw. beim Strecken und Aufsetzen.

Das Fehlen des Hüftgelenkes endlich, also die Exartikulation, bedeutet die Notwendigkeit, eine ganz besondere Gruppe von Beinen zu konstruieren,

deren Bewegung vom Oberkörper ausgehen muß, da Gelenke am Bein nicht
mehr vorhanden sind.

In Abb. 419 ist schematisch die konstruktiv vielfach verwendete Nachbildung des natürlichen Beines durch eine Kunstbeinkonstruktion dargestellt.
Das Hüftgelenk ist wegen seiner eigen-
artigen Beweglichkeit durch ein Universal z. B. Kugelgelenk mit Begrenzung nach zwei Richtungen hin ersetzt. Kniegelenk, Knöchel- und Sohlen-

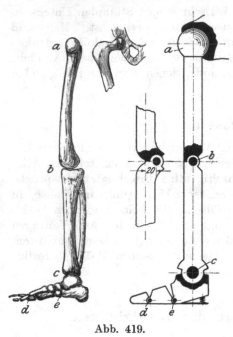

Abb. 419.

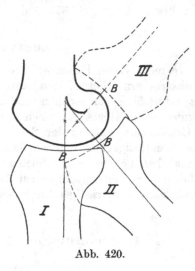

Abb. 420.

gelenk werden durch einfache zylindrische Zapfengelenke ersetzt, deren Achse
in allen Fällen quer — senkrecht oder in bestimmtem Winkel geneigt — zur

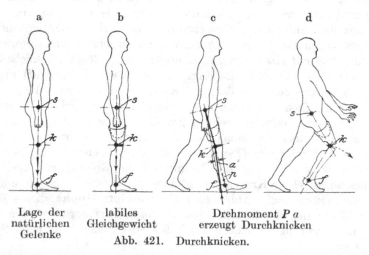

a	b	c	d
Lage der natürlichen Gelenke	labiles Gleichgewicht	Drehmoment $P\,a$ erzeugt Durchknicken	

Abb. 421. Durchknicken.

Bewegungsrichtung liegt, so daß jederzeit eine einfache Schwingung des ganzen
Unterschenkels in der Ebene, die durch die Beinlängsachse gegeben ist, er-

folgen kann; jederzeit, d. h. gleichgültig ob das Kunstbein auf dem Fußboden aufsteht oder angehoben frei durchschwingt.

Würde man, wie das Schema es darstellt, vom Mittelpunkt des Hüftgelenkes zum Mittelpunkt des Sohlengelenkes in der gestreckten Standlage des Kunstbeines eine gerade Verbindungslinie ziehen und in dem Schnittpunkt mit der Kniegelenkhöhe das Kniegelenk anordnen, so würden sich beim Gang Stellungen des Beinträgers ergeben, bei denen die Druckrichtung, die durch die Lage des Körperschwerpunktes gegeben ist, hinter (in der Abb. 419 rechts neben) die Kniegelenkachse fällt. Die Folge würde ein Durchknicken des Ersatzbeines im Knie sein. Aus Abb. 421 ergeben sich die für die Beurteilung des Beines beim Gehen und Stehen notwendigen Gesichtspunkte. Es ergibt sich zunächst aus dem Bilde *a*, daß in der Grundstellung bei senkrechter Standlage des Menschen der Schwerpunkt, das Kniegelenk und das Knöchelgelenk scheinbar senkrecht zum Fußboden stehen, so daß sich also bei Nachbildung des natürlichen Gliedes durch ein Kunstglied für einen Oberschenkelamputierten die Stellung in *b* ergibt, die ein labiles [1]) Gleichgewicht bedeutet; der Schwerpunkt liegt über der Unterstützungsfläche. Während des Ganges wird sich beim Durchschwingen des Kunstbeines aus der Standlage in die vordere Stützstellung *c* eine Druckrichtung ergeben müssen, die, wie vorher erwähnt, hinter die Knieachse *k* fällt, wodurch ein Drehmoment $p.a$ (a ist Hebelarm) entsteht, das ein Durchknicken des Beines zur unmittelbaren Folge haben muß, sobald beim Aufstützen der Fußsohle des Kunstbeines der Beinträger nicht rechtzeitig den Schwerpunkt *s* nach vorn über die Kniegelenkachse schwingt. Bleibt er, wie in Abb. 421 d gezeigt, hinter der Kniegelenkachse zurück, so ist eine Folge ein Durchbrechen nach hinten. Aus der Betrachtung der doppelten Krümmung des Kniegelenkköpfchens hat Gocht-Berlin mit Recht gefolgert, daß der Drehpunkt des Kniegelenks mit Rücksicht auf die dauernd wechselnde Lage des Schwerpunktes nicht in der senkrechten Stützlinie, sondern stets erheblich dahinter liegen muß, wie es Hoeftman ja seit vielen Jahren praktisch ausgeführt hat. Nach den Messungen Gochts beträgt diese Entfernung beim natürlichen Gelenk etwa 20 mm, Abb. 419 Mitte, und er gibt daher den zweckmäßigen Rat, bei allen Kunstbeinen aus Sicherheitsgründen eine Verlegung der Knieachse um mindestens 30—40 mm zu geben, um das Durchknicken nach hinten auf alle Fälle zu verhindern. Es entsteht dann also die in Abb. 422a dargestellte standsichere Knielage. Bei dem Nachbau durch ein Kunstbein würde sich unter Berücksichtigung der Erhöhung infolge des Absatzes die Spitzfuß-Stellung in 422 b ergeben, wobei das schraffierte Stützdreieck durch den Schwerpunkt *s*, den Absatz *A* und den Ballen *B* gegeben ist. Schon beim Stehen liegt die Linie *sA* rechts neben dem Kniegelenk *k*. Das Knöchelgelenk *F* ist hier zunächst fortgelassen, um die mechanisch einfachste Beinkonstruktion darzustellen. Geht der Mann nun und tritt mit dem Absatz des Kunstbeines auf (Abb. 422 c), dann ergibt sich hier beim Vergleich mit Abb. 421 c ein Moment $p.a$, bei dem die Kraftrichtung nicht mehr auf Öffnen, sondern auf Schließen des Kniegelenkes wirkt, so daß der Mann gegen das ihn gefährdende und daher unsicher machende Durchknickmoment gesichert erscheint. Bei weiterem Fortschreiten wird sich unter dem Druck vom Absatz her zwar das Kniegelenk vorn

---

[1]) Vergl. Buchabschnitt über „Physiologie des Armes und des Beines' von du Bois-Reymond.

öffnen, der Hebelarm a nimmt aber gleichzeitig zu, so daß die Schließkraft wächst, bis beim vollen Auftreten das höchste Schließmoment $p \cdot a_{max}$ wirkt. Je geschickter der Beinträger ist, eine um so geringere Rückwärtsverlegung des Kniegelenkes ist in der Regel für die Beinkonstruktion notwendig. Beim Übergang vom Hackenauftritt, Abb. 422 c u. d, zum Stand in Abb. 422 a wechselt bei den Konstruktionen ohne Knöchelgelenk der Stützpunkt auf dem Fußboden, d. h. der Drehpunkt des ganzen Gangsystemes verschiebt sich um eine Strecke $AB = l$ der Auftrittslänge vom Hacken bis Ballen. Diese Strecke bedingt das Abrollen des Kunstbeines. Das Überrollen über die Fußspitze ist um so schwieriger, je größer die Strecke l wird. Man hat also hier zwei sich widersprechende konstruktive Bedingungen: mit der Verlängerung von l wächst zwar die Standsicherheit aber gleichzeitig auch die Schwierigkeit des Gehens.

Die Folge davon ist gewesen, daß verschiedene Konstrukteure (zuerst Hoeftman-Königsberg), ein Stück des Fußes vorn an der Spitze bis hinter den Ballen abgeschnitten haben. Sie benutzen Holzfüße ohne Spitze und füllen im Stiefel das vorn Fehlende durch eine Kork-, Filz- oder Gummimasse aus.

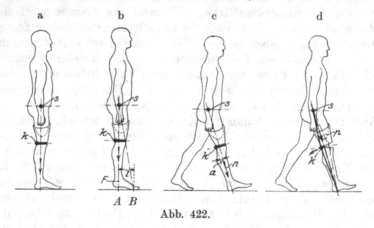

Abb. 422.

Eine andere Lösung gibt die Einschaltung des Knöchelgelenkes f und die Hinzufügung eines vorderen Sohlengelenkes z, Abb. 423, so also, daß die Fußspitze im Stiefel zwar ausgefüllt ist, aber der Abrollung nur einen elastischen dem Bedarf angepaßten Widerstand leistet. Durch Einfügung des Knöchelgelenkes f und des Sohlengelenkes z ergibt sich ein sicheres Auftreten und ein besserer Stand, weil die ganze Fußsohle sehr bald ganz auf dem Boden aufliegt, nachdem der Absatz des Kunstbeines auf dem Fußboden aufgesetzt wird. Dabei wird durch die Schwere des Körpers die Aufrichtfeder für die Fußspitze, die meist hinten, oberhalb des Hackens liegt, überwunden z. B. Abb. 446. Die Folge der Einschaltung des Knöchelgelenkes ist also vor allem, daß die Verbindungslinie des Schwerpunktes s mit dem Drehpunkt des Knöchelgelenkes f die Druckrichtung der Kraft p ergibt, so daß der Schließhebelarm l und damit das Moment $p \cdot a$ annähernd konstant bleibt. Beim Vorwärtsbewegen des Rumpfes wird nunmehr das Knöchelgelenk f den Drehpunkt des Systemes bilden, bei rückverlagertem Kniegelenk k (um mindestens 20 mm) die Knickgefahr beseitigen und erst dann das Sohlengelenk z beim Abrollen in Wirkung treten lassen, wenn der Mann aus der

Stellung *c*, Abb. 424, über die senkrechte Standstellung auf dem Kunstbein in die nächste Schreitstellung übergetreten ist, in der das gesunde Bein wieder

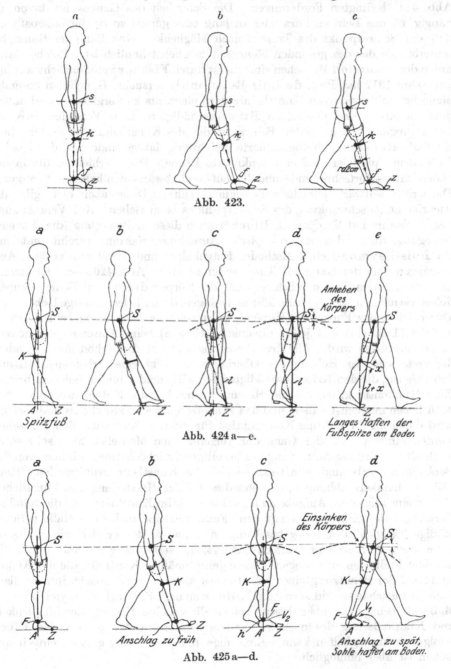

Abb. 423.

Abb. 424 a—e.

Abb. 425 a—d.

gestreckt, dem Erdboden zustrebt, der Schwerpunkt *S* nach vorwärts bewegt und das Kunstbein lediglich zum Abstoßen vom Fußboden benutzt wird.

Zu diesen die reine Bewegung der Kunstbeingelenke erwägenden konstruktiven Gesichtspunkten treten nunmehr noch die durch die Schönheit des Ganges, Abb. 424, bedingten Forderungen. Die Schönheit des Ganges ist davon abhängig, ob das Bein zu kurz oder zu lang oder gerade so richtig angepaßt ist, daß der Schwerpunkt des Trägers nach Möglichkeit eine Bahn im Raum beschreibt, die der des gesunden Menschen möglichst ähnlich ist. Solche Ganglinien des gesunden Menschen sind zuerst durch Fischer veröffentlicht worden. Im Jahre 1917 hat Prof. du Bois-Reymond[1]) versucht, Ganglinien gesunder Menschen mit denen von Kunstbeinträgern einerseits zu vergleichen und außerdem an einem und demselben Kriegsbeschädigten einen Vergleich zwischen der Bewegung des gesunden Beines zu der des Kunstbeines zu ermöglichen. du Bois-Reymond photographierte gleichzeitig das gesunde und das beschädigte Bein, projiziert auf eine senkrechte Ebene. Dabei erhielt er die in der Gangrichtung fortschreitende und die auf- und abwärts sich hebende Bewegung. Die dritte seitwärtstaumelnde Bewegung fehlte. Diese aber erst gibt die wichtige Seitenschwankung des Schwerpunktes beim Gehen. Auf Veranlassung des Verfassers hat Dr.-Ing. B. Bloch[2]) auch diese 3. Bewegung, die Taumelbewegung, durch das stereoskopische Aufnahmeverfahren, vereint mit der du Bois-Reymondschen Methode, festgehalten und damit die nötigen Aufklärungen über den Gang mit Kunstbeinen erbracht, Abb. 426 a—c. Es kommt naturgemäß darauf an, den Schwerpunkt des Körpers durch beide Beine — künstliches wie natürliches — gleichmäßig zu bewegen, damit jedes unnötige Heben beim Durchziehen der Fußspitze (Hüpfen), jedes seitliche Schwanken beim Hackenauftritt (Taumeln) und jedes Einsinken (Hinken) beim Aufsetzen der ganzen Sohle vermieden wird. Alle drei Bewegungsfehler sind unschön und besonders die erste, die der Hebung des Oberkörpers, ergibt eine Arbeitsmehrleistung beim Gehen, die den Kriegsbeschädigten schnell ermüdet und in Schweiß bringt. Eine Beinkonstruktion, die die Hebung vermeidet, die Seitenbewegungen den natürlichen möglichst nähert und das Einsinken auf ein erträgliches Maß bringt, wird daher als die richtige Konstruktion für jeden auftretenden Fall angesehen werden müssen. Da der Gang der verschiedenen Menschen aber sehr stark wechselt, so wird die Auffindung des jeweiligen Gütehöchstmaßes immer von der Beobachtungsgabe und dem Geschick des das Kunstbein ausführenden Orthopädiemechanikers abhängen, der ohnedies bei der Herstellung von künstlichen Beinen eine schwerere Aufgabe zu lösen hat als beim Kunstarm, weil die ständige Berührung des Kunstbeines mit dem Fußboden eine in hohem Maße gefühlsmäßige Tätigkeit des Kriegsbeschädigten verlangt, der er sich nie entziehen kann, wenn er überhaupt Wert darauf legt, sich selbständig frei und unauffällig auf dem Fußboden zu bewegen. Diese gefühlsmäßige Kontrolle, die der Amputierte bei der Benutzung eines Kunstbeines ausüben muß, macht ihn in allen, Fällen zum scharfen und ständigen Kritiker an dem Ersatzglied, in viel höherem Maße als beim Arm, über dessen Fehlen die erhöhte Übung, Geschicklichkeit und Kraftäußerung des noch vorhandenen gesunden Armes in vielen Fällen erfolgreich hinweghelfen kann. Einarmige Berufsausübung gibt es, einbeiniges Gehen ist aber unmöglich.

---

[1]) Z. 1917. Nr. 31, 4. August 1917.
[2]) Doktor-Arbeit Charlottenburger Technische Hochschule 1917.

Die Hauptschwierigkeit bei dem Aufbau des Kunstbeines besteht in der Beseitigung der Schwerpunktshebung, die dadurch erfolgt, daß, Abb. 424c u. d,

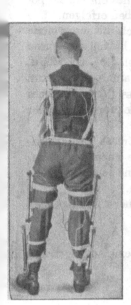

Abb. 426 a.

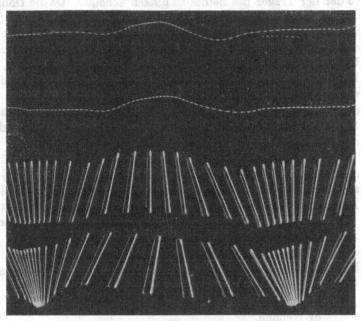

Abb. 426 b.

oben: gestrichelte Lichtlinie der an Hüfte und Schulter befestigten Glühlampen
unten: Strichbilder der an den Schenkeln befestigten Skalenlampen.

die Verbindungslinie des Körperschwerpunktes S mit der Absatzstandfläche A durch Verlegung des Kniegelenkes nach hinten beim Öffnen des Kniespaltes verlängert wird. Betrachtet man zunächst das Bein ohne Knöchelgelenk, so muß also beim Übergang, Abb. 424c, aus der Standlage auf dem Kunstbein in die nächste Vorwärtsstellung, Abb. 424d, ein starkes abnormes Heben eintreten, das dem Längenunterschied der Linie $\overline{SZ}$ über $\overline{SA}$ entspricht, während beim Weiterschreiten, Abb. 424e, der Schwerpunkt wieder sinkt und die Fußspitze solange am Fußboden haftet, wie es der Verlängerungsgröße entspricht.

Betrachtet man nun das Bein mit Knöchelgelenk, Abb. 425, so erfolgt die

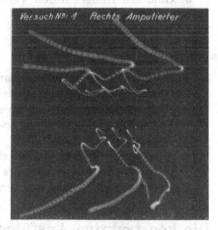

Abb. 426 c. Stereoskopbilder der je 3 an Schultern und Rückenmitte bzw. an Hüften und Rückenmitte aufleuchtenden Lampen.

Schwingung in der Standlage a nicht mehr über die Fußspitze Z, sondern über den Knöchelgelenkdrehpunkt F bzw. den Absatzauftritt A. Es wird also in der

senkrechten Stellung, Abb. 425 c, bereits die normale wagerechte Schwerpunkt-
höhenlage erreicht, die beim Weitervorwärtsbewegen des Körpers sofort absinkt,
so daß der Träger des Beines zu hinken scheint. Da die Dorsalfeder im Absatz
die Fußspitze aber anhebt, so muß beim Durchziehen des Beines ein der Hypo-
thenuse des Bestimmungsdreieckes *ASZ* entsprechendes Anheben erfolgen. Um
den Beinträger nicht von der schwankenden Begrenzung durch die wechselnde
Pufferfederung abhängig und dadurch unsicher zu machen, haben alle guten
Beinkonstruktionen mindestens vorn (dorsal) einen festen Anschlag v_1, Abb. 425 d,
manche auch hinten h, Abb. 425 c. Nach Auftreffen von v_1 auf v_2 kann dann
der Fuß als ganzes, durch das Körpergewicht kraftschlüssig geschlossenes
Stück aufgefaßt werden, dessen Abrollung über die Fußsohle nunmehr sicher
und natürlich erfolgt.

Bei geeigneter Anordnung und insbesondere auch bei Ersatz der Sohlengelenke durch einen elastischen Gummi- oder Filzfuß, der je nach der Stützstellung selbsttätig den Drehpunkt ändert, ergibt sich dann eine sehr natürliche
Ausführung des Ganges mit einfachen mechanischen Mitteln.

Aus den besprochenen Gesichtspunkten lassen sich nunmehr Bedingungen
für die Konstruktion der Kunstbeine aufstellen:

1. Sicherheit und natürliche Bewegung beim
    a) Gehen auf ebenem und unebenem, glattem und nassem, ansteigendem
        und abfallendem Boden,
    b) Stehen,
    c) Wenden,
    d) Treppen und Leitern steigen,
    e) Tragen von Lasten.
2. Bequemlichkeit und natürliches Aussehen beim Sitzen.
3. Güte des Ganges durch Vermeidung von
    a) unnatürlicher Hebung,
    b) seitlichem Schwanken,
    c) übermäßigem Einsinken.
4. Geräuschlosigkeit.
5. Festigkeit und Auswechselbarkeit der Bauelemente.
6. Güte und Dauerhaftigkeit der Ausführung.
7. Rücksichtnahme auf die Herstellung.
8. Leichtigkeit des ganzen Beines.
9. Anpassungsfähigkeit,
    a) an die Erfordernisse der einzelnen Berufe und Betätigungen,
    b) an die Veränderungen des Stumpfes.
10. Zweckmäßige Befestigung am Körper.

Die konstruktive Ausführung des Kunstbeines und seiner Gelenke.

Jedes Kunstbein besteht aus den

I. Gelenken des Fußes:
    a) Sohlengelenk,
    b) Knöchelgelenk.

II. Gelenken des Beines:
    a) Kniegelenk,
    b) Hüftgelenk.

I. Fußgelenke.

Für die Beurteilung ist wichtig:
    a) die Anzahl der Gelenke,
    b) die Anordnung und Wirkung,
    c) die Art der Ausführung.

Knöchelgelenk, Sohlengelenk und Elastizität der Fußsohle hängen innig miteinander zusammen. Eine Übersicht über die Ausführungsmöglichkeiten wird daher Richtlinien über die Beurteilung einer vorliegenden Bauart ergeben.

a) Anzahl der Gelenke.

Wir unterscheiden folgende Möglichkeiten, Abb. 427:

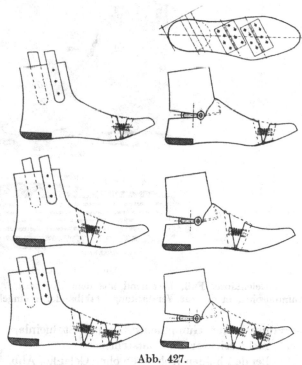

1. Fuß ohne Knöchelgelenk und ohne Sohlengelenke, Abb. 428—430.
2. Fuß ohne Knöchelgelenk mit einem Sohlengelenk vorn, Abb. 431, 433.
3. Fuß ohne Knöchelgelenk mit zwei Sohlengelenken, Abb. 432, 434—436.
4. Fuß mit einem Knöchelgelenk, ohne Sohlengelenke aber mit elastischer Sohlenplatte, Abb. 451 bis 458, 461—463, 464.
5. Fuß mit einem Knöchelgelenk und einem vorderen Sohlengelenk, Abb. 439—450.
6. Fuß mit einem Knöchelgelenk und zwei Sohlengelenken, Abb. 435.
7. Fuß mit vereinigtem Knöchel-Beuge- und Kippgelenk, nebst einem Sohlengelenk bzw. elastischer Sohle, Abb. 440, 453, 455, 459.

Abb. 427.

1. Gelenklose Füße.

Füße ohne jedes Gelenk sind nur brauchbar, wenn der Baustoff, aus dem sie gemacht sind, an sich voll elastisch ist. Solche Stoffe sind entweder guter Klavierfilz, Abb. 428, oder Gummi, zweckmäßig mit Stahleinlage, Abb. 429. Bei dem sehr leichten Filzfuß tritt, wenn die Wahl des Filzes nicht ganz sorgfältig gewesen ist, bald eine Verdichtung ein, die die Elastizität des ganzen Fußes ganz

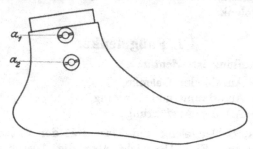

Abb. 428. Filzfuß.
Fuß einschließlich Knöchelteil aus einem massiven Stück Klavierfilz.

erheblich herabsetzt. In ähnlicher Weise kann bei dem Gummifuß eine Verhärtung eintreten, jedoch hat sich gezeigt, daß viele Jahre hindurch bei Ver-

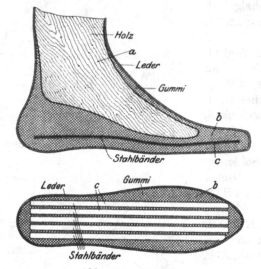

Abb. 429. Marks.
Gelenkloser Fuß, bestehend aus dem Holzkern *a*, der Gummiverkleidung *b* und Gummisohle, in die zur Verstärkung Stahlbänder *c* eingelegt sind.

wendung besten Gummimaterials mit Stahleinlage ein praktisch idealer, wenn auch nicht leichter Fuß entsteht.

Bei den hohlen Holzfüßen ohne Gelenke, Abb. 430, ist der laute stampfende Gang und das unelastische Gehen nachteilig, die besondere Leichtigkeit gerade am untersten Fußteil aber vorteilhaft.

2. Sohlengelenke.

a) Anzahl.

Die Zahl der Sohlengelenke, ob eines oder zwei, hängt von dem Vorhandensein des Knöchelgelenkes ab.

Füße mit 1 Sohlengelenk (Abb. 431 und 433) und ohne Knöchelgelenk geben keine gute Abrollung. 2 Sohlengelenke sind wesentlich günstiger; sie

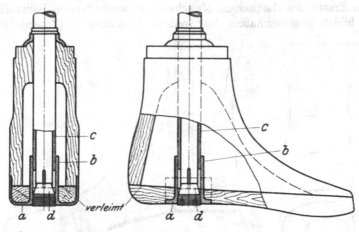

Abb. 430. Hoeftman.

Gelenkloser Holzfuß, der durch Bügel a und aufgeschweißtes Gewindestück b mit dem Unterschenkelrohr c verschraubt ist. Zur Sicherung der Schraubverbindung gegen Lösen ist der Konuszapfen d in das geschlitzte Ende des Unterschenkelrohres c eingeschraubt.

kommen dem natürlichen Gang recht nahe, und der Gang wird auch sicherer (Abb. 432, 434, 436).

Füße mit einem Knöchelgelenk und vollelastischer Sohlenplatte als Ersatz eines oder zweier Sohlengelenke gehören zu den beliebtesten und meist

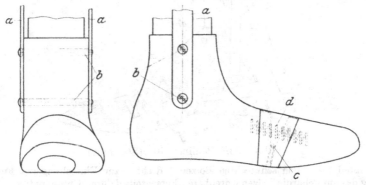

Abb. 431. Altona.

Unterschenkelschienen a am Fuß durch Schrauben b befestigt. Sohlengelenk c mit Spiralfeder d.

verwendeten Bauarten. Sie haben sich gut bewährt, hängen aber in ihrer dauernden Wirkungsweise von der Güte des verwendeten elastischen Materials (bester Klavierfilz) sehr ab, Abb. 451—458, 461—463.

Bemerkenswert ist der Versuch, Abb. 464, nur durch entsprechend gebogene Stahl-Flachfedern einen vollelastischen Fuß zu bilden. Über die

Lebensdauer und die Kosten dieser Herstellung fehlen noch weitergehende Erfahrungen.

Den Ersatz des elastischen, oft schwer zu beschaffenden Baustoffes (Filz, Gummi) bildet gewissermaßen das vordere Sohlengelenk (Zehengelenk), das

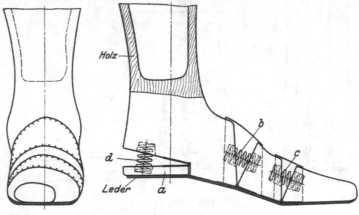

Abb. 432. Berg.

Holzfuß ohne Knöchelgelenk mit doppeltem Sohlengelenk. Elastischer Auftritt durch gelenkiges Fersenstück a. Federung der Gelenke durch Druckfedern b, c und d.

für die nötige Nachgiebigkeit der Sohle beim Abrollen sorgt, Abb. 439 bis 460. Diese Gelenkverbindung erfreut sich ebenfalls großer Beliebtheit und

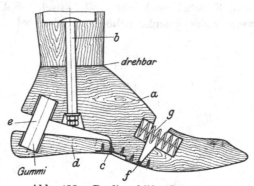

Abb. 433. Paulinenhilfe (Stuttgart).

Fußteil a um den senkrechten Bolzen b drehbar zur Einstellung des Fußwinkels. Federung des um Scharnierbolzen c drehbaren Fersenteils d durch Gummipuffer e, Federung des Sohlengelenks f durch Spiralfeder g.

weiter Verbreitung und hat sich bei sorgfältiger Ausführung der Sohlenplatte und der Federung gut bewährt.

Die Verbindung eines Knöchelgelenkes mit 2 Sohlengelenken ist nur einmal, Abb. 435, vorgelegt worden. Sie schwächt den Mittelfuß und die Standsicherheit und zeigt bei der Abrollung keine Vorteile gegenüber nur 1 Sohlengelenk.

b) Anordnung und Wirkung.

Wichtig ist die Winkelstellung der Sohlergelenksachse zur Knöchelachse. Nach allen vorliegenden Erfahrungen ist eine gute Abrollung des Fußes nur dann möglich, wenn die Schnittlinie des Sohlengelenkscharnieres parallel zur

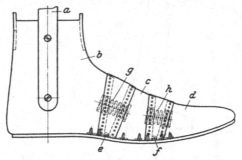

Abb. 434. Görden.

Holzfuß mit doppeltem Sohlengelenk. Unterschenkelschienen a sind mit Fußteil b fest verschraubt; zwischen Fußteil b Mittelfuß c und Zehenteil d sind Sohlengelenke e und f, die durch Federn g und h offengehalten werden.

Knöchelachse verläuft, also nicht senkrecht zur Fußlängsachse gelegt wird, Abb. 427, 437. Der Fehler, den Schnitt senkrecht zur Fußachse zu legen, wird leider auch heute noch bei einer großen Zahl von Ausführungen gemacht. Es

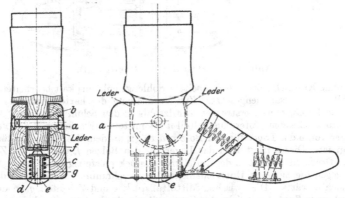

Abb. 435. Sachs-Dresden.

Holzfuß mit Knöchelgelenk und doppeltem Sohlengelenk. Die Knöchelgelenkachse a liegt fest im Fuß und dreht sich in der in dem Holz-Unterschenkel eingepreßten Lederhülse b. Beim Stehen (Fuß in Mittelstellung) wird die Gelenkbewegung dadurch ausgeschaltet, daß der konische Kopf des in der Hülse c geführten Sperriegels d, der mit der aufgeschraubten Mutter e durch den Fuß hindurchtritt, nach oben gedrückt und in die Bohrung f des auf dem unteren Rand des Unterschenkels aufgeschraubten Bleches eingreift (Stelze). Beim Anheben des Fußes drückt Feder g den Sperriegel zurück. — Normale Ausbildung der Sohlengelenke.

ist ohne weiteres klar, daß, wenn die Schnittlinie $a\,b$ des Sohlengelenkes nicht parallel zur Knöchellinie $x\,y$ liegt, dann der Fuß beim Abrollen der Sohle auf dem Fußboden einmal gezwungen wird, um die Knöchelachse zu schwingen, die

parallel zur Knieachse unverrückbar am Unterschenkel festsitzt, das andere
Mal um die Sohlengelenkachse, die nunmehr einen Winkel α zur Knöchelgelenkachse bildet. Infolgedessen muß die Sohle sich um den inneren Auflagepunkt
der Sohle drehen, d. h. der Fuß muß einen Hakenschlag nach außen machen,

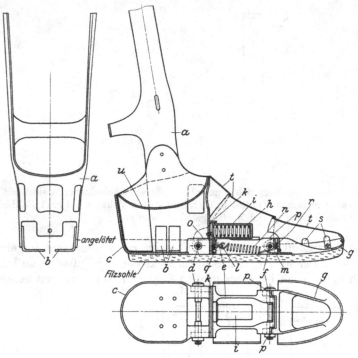

Abb. 436.   Otto-Berlin (Pirogoff).

Fuß ohne Knöchelgelenk mit doppeltem Sohlengelenk, aus kalt bearbeiteten Chrom-
Nickel-Stahlblechen zusammengesetzt. Zur Vermeidung des harten Auftritts wird eine
über die ganze Fußlänge sich erstreckende Filzsohle in den Schuh eingelegt. An den bis
zur Sohle herabreichenden Unterschenkelteil *a* ist mittels 4 Flacheisen *b* der Fersenteil *c*
angelötet, der vorne das Lager für den Bolzen *d* trägt, an dem das Mittelfußstück *e* drehbar befestigt ist. Dieses trägt vorn das Lager für den Bolzen *f*, um den der Zehenteil *g*
drehbar ist. Druckfeder *h*, die in der am Mittelfußstück *e* befestigten Hülse *i* gelagert ist,
stützt sich gegen die mit dem Unterschenkelteil *a* verschraubte Platte *k* und drückt den
Mittelfuß nach abwärts. Die zwischen Mittelfußstück *e* und Zehenteil *g* an den Ösen *l*
und *m* aufgehängte Zugfeder *n* zieht den Zehenteil *g* nach abwärts. Durch feste Anschläge
bei *o* und *p* wird beim Auftreten die Plantarbeugung begrenzt, der Anschlag bei der Strek-
kung des entlasteten Fußes unter Wirkung der Federn *h* und *n* wird durch Lederpolster
q und *r* gedämpft. Die durch Laschen *s* gehaltenen Verkleidungsbleche *t* sind der Fußform
entsprechend gebogen. Bei langen Unterschenkelstümpfen stützt sich das Bein auf die
im Fersenteil *b* befestigte Stahlkappe *u*, die innen mit dünnem Leder verkleidet ist.

sofern der obere Teil des Kunstbeines, insbesondere die Stumpfhülse fest und
unverrückbar mit dem Körper verbunden ist. Diese Drehkraft belästigt den
Beschädigten beim Gehen und nutzt Stiefelsohle und Knöchelgelenk stark ab.

Sitzt die Hülse jedoch nicht fest genug, so genügt die starke Reibung der
Fußsohle am Boden, um die schrägliegende Knöchelgelenkachse und mit ihr

die Stumpfhülse ihrerseits auf dem Stumpfe zu drehen, was zu unsicherem Gang und Wundscheuern des Stumpfes Veranlassung gibt.

In welcher Lage die Fußlängsachse zum Sohlengelenk stehen soll, ist mehr oder weniger Sache des Geschmackes. Gocht schlägt einen Winkel von

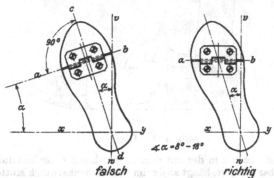

falsch   richtig

Abb. 437. Winkelstellung der Sohlengelenkachse zur Knöchelachse.

15—18⁰, Radike einen solchen von 6—10⁰ vor. Mit beiden Winkelstellungen sind gute Ergebnisse erzielt worden; bei dem größeren Winkel ist die Auswärts-

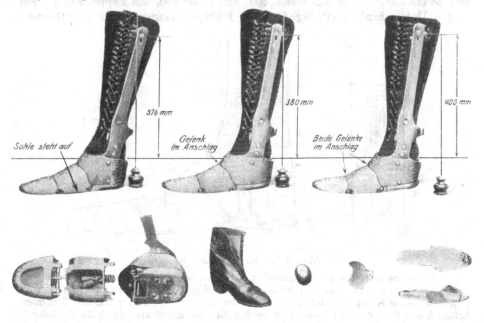

stellung (Plattfußstellung) des Fußes größer, der Auftritt etwas sicherer, aber das Gehen sieht weniger schön aus.

c) Art der Ausführung.

Bei Anwendung von Sohlengelenken muß der Mittelfuß aus festem, unnachgiebigem und möglichst leichtem Material sein, wenn es sich um Ober-

schenkelamputierte und Beschädigte mit kurzem Unterschenkelstumpf handelt.
Weiden- oder Lindenholz haben sich hierfür gut bewährt. Ein solcher Fuß

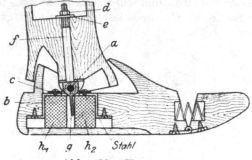

Abb. 439. Hausmann.

Knöchelgelenkachse a in der mit dem Stahlrahmen b des Holzfußes verschraubten
Lagerplatte c drehbar gelagert, hängt an der im Unterschenkel durch Mutter d und Scheibe e
gehaltenen Bolzenschraube f, an die nach unten die Rippe g angesetzt ist, die bei der Beugung des Fußes nach links oder rechts gegen die beiden Gummipuffer h_1, h_2 gepreßt wird.
— Anschlag vorn hart. Normales vorderes Sohlengelenk.

von 28 cm Länge wiegt aus Weide 400, aus Linde 450, aus Pappel 350 g. Bei
langen Unterschenkeln (Pirogoff) und kräftigen Leuten spielt das Gewicht

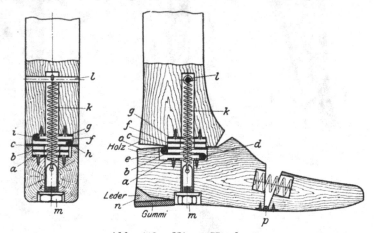

Abb. 440. Nieny-Hamburg.

Beugebewegung des Knöchelgelenkes durch doppeltes Klappscharnier, gebildet aus
den Klappen a, b und c und den Scharnierbolzen d und e, Seitenbewegung des Gelenks
durch doppeltes Klappscharnier, gebildet aus den Klappen c, f und g und den Scharnierbolzen h und i. — Bei entlastetem Fuß werden die Scharnierplatten durch die Zugfeder k,
die im Unterschenkel an Stift l aufgehängt und am Fuß durch Schraube m gehalten wird,
zusammengedrückt. Lederpolster n am Hacken gibt weichen Auftritt. Fläche o bildet
Anschlag bei Plantarflexion, der Fuß wird dabei in Mittelstellung gehalten. — Normales
vorderes Sohlengelenk.

des Kunstfußes eine untergeordnete Rolle. Der stählerne Pirogoff-Fuß,
Abb. 436 und 438, wiegt z. B. 2070 g und wird von dem Beschädigten seit
vielen Jahren täglich 10—14 Stunden getragen.

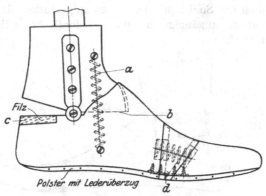

Abb. 441. Ritschel.

Zugfeder a hält den entlasteten Fuß dorsal gebeugt und gegen Anschlag b gepreßt; sie bewirkt beim Gehen das Anheben der Fußspitze. Elastischer Anschlag beim Hackenauftritt durch Filzpolster c. — Vorderes normales Sohlengelenk d.

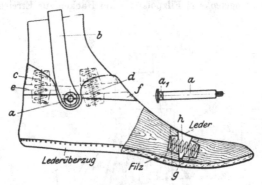

Abb. 442. Koblenz.

Die Knöchelgelenkachse a liegt durch Vierkant a_1 fest in der Bohrung der Unterschenkelschiene b. Federung durch Druckfedern c, d. Anschläge bei e und f. Sohlengelenk g durch Feder h betätigt.

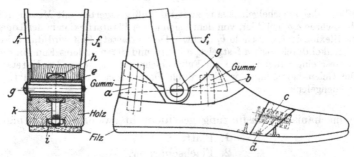

Abb. 443. Rotschuh.

Gummipuffer a und b zur Federung des Knöchelgelenks und Erhaltung der Mittelstellung, Spiralfeder c zur Federung des Sohlengelenks d. — Die hohle Knöchelgelenkachse e ist in Aussenkungen der Unterschenkelschienen f_1, f_2 gelagert und wird durch Festschrauben des Bolzens g gehalten. Auf ihr gleitet die Schelle h der am Fuß durch Mutter i befestigten Schraube k.

Die Anordnung des Sohlengelenkes ist so zu gestalten, daß die Drehachse möglichst tief, wenn angängig in die Sohlenfläche selbst, Abb. 436, 439—450, verlegt wird.

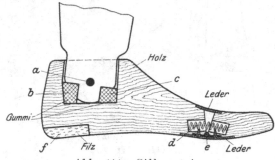

Abb. 444. Silberstein.

Knöchelgelenkachse a fest im Unterschenkel, drehbar im Holzfuß gelagert. Gummipuffer b und c zur Federung des Gelenks und zur Erhaltung der Mittellage, Spiralfeder d zur Federung des Sohlengelenks e; Filzpolster f am Hacken zur Erreichung eines weichen Auftritts.

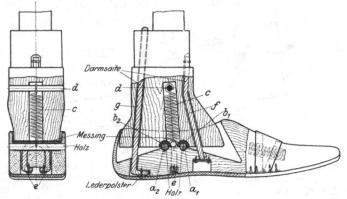

Abb. 445. Windler.

Tiefliegendes Knöchelgelenk aus zwei im Fuß gelagerten mit Messinghülsen überzogenen Holzachsen $a_1 a_2$ gebildet, von denen sich a_2 bei Plantarflexion in der Lagerschale b_2, a_1 bei Dorsalflexion in Lagerschale b_1 dreht. Der entlastete Fuß wird durch Feder c, die am Unterschenkel durch Stift d festgehalten wird und deren anderes Ende in die Schlaufe der Darmsaite e eingehängt ist, die am Fuß verschraubt ist, gegen den Unterschenkel gezogen. Die Gelenkbewegungen werden durch Darmsaiten f und g begrenzt. Normales vorderes Sohlengelenk.

Die mechanische Ausführung geschieht in zweierlei Form, nämlich als:

1. Platte,
2. Flachscharnier.

Die Füße mit Plattenunterlage, also ohne eigentliche Sohlengelenke, geben eine sehr geräuschlose sanfte Abwicklung.

Die mechanische Ausführung geschieht durch einfaches Anschrauben einer Stahlplatte am Kunstfuß; sie wird dann als Auftrittfläche im Stiefel benutzt. Solche Platte aus Federstahl findet man bei Kunstfüßen mit sehr beschränkter Bauhöhe wie Pirogoff, Verlust des vorderen Fußteiles oder der Zehen.

Ihr Hauptvorteil ist Leichtigkeit und Einfachheit. Ihr Nachteil ihre Zerbrechlichkeit, da auch das beste Federstahlblech von 0,5—1 mm Stärke

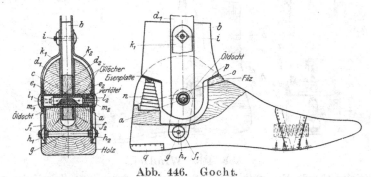

Abb. 446. Gocht.

Feste Lagerung der durchbohrten Knöchelgelenkachse a im Holzunterschenkel b, der an der Lagerstelle mit der Stahlhülse c, seitlich mit Laschen d_1, d_2 armiert ist. Die Achse läuft in den in den Holzfuß eingesetzten Stahlhülsen e_1, e_2, deren umgebördelte Enden sich gegen die Laschen f_1 und f_2 legen, die durch Schraube g und Muttern h_1, h_2 am Fuß befestigt sind. Gute seitliche Führung des Unterschenkels wird durch die an dem Unterschenkel mittels Schraube i befestigten Bügel k_1, k_2 gewährleistet, die mit ihren Enden auf Vierkantansätzen l_1 und l_2 der Achse a durch Schrauben m_1, m_2 festgehalten werden. Zur Schmierung des Gelenks sind Öllöcher und Öldocht in der Hohlachse a vorgesehen. Pufferfeder n begrenzt die Plantarflexion und hält den entlasteten Fuß dorsal gebeugt, so daß Filzpolster o gegen den Anschlag p des Unterschenkels anliegt. — Lederüberzogenes Polster q gibt sanften Hacken-Auftritt. Normales vorderes Sohlengelenk.

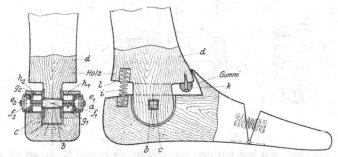

Abb. 447. Frieden und Drucklieb.

Achse a des Knöchelgelenks, die mit verjüngtem Vierkant b in Hülse c des Unterschenkels d eingesetzt ist, läuft in Kugellagern; die Konusflächen e_1 und e_2 der Achse werden durch Muttern f_1 und f_2 gegen die Kugeln gedrückt, die in Kappen g_1 und g_2 gelagert sind. Die Kappen liegen fest in den in den Fuß eingepreßten Hülsen h_1, h_2. Federung des Gelenks durch Druckfeder i und Gummipuffer k, der den Anschlag für Dorsalflexion bildet. — Anschlagfläche l begrenzt Plantarflexion. — Normales vorderes Sohlengelenk.

den unaufhörlichen Hin- und Herbiegungen unter starken Belastungen und Stößen nicht gewachsen ist und nach verhältnismäßig kurzer (1—2monatiger) Benutzung meistens bricht. Die Stahlplatte muß die ganze Sohlenlänge besitzen, damit ihre Federung groß genug wird.

Ihre Befestigung soll aus dem gleichen Grunde nur am Hacken erfolgen. Die übliche Anschraubung durch Holzschrauben im Hirnholz ist aber schlecht, da die Schrauben sich lockern müssen.

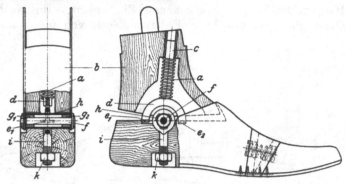

Abb. 448.   Windler.

Doppeltwirkende Federung des Knöchelgelenks durch eine Spiralfeder a, welche über die im Unterschenkel b geführte Stange c geschoben wird. An die Stange ist der Bügel d angesetzt, dessen breite Enden e_1, e_2 bei Dorsal- und Plantarflexion die Stange nach oben schieben und die Feder zusammendrücken.   Auf der in den Unterschenkelschienen fest gelagerten Knöchelgelenkachse f drehen sich die gehärteten Buchsen g_1, g_2, die in der Hülse h verlötet sind, die an einem T-förmigen Ansatz Schraube i trägt und mit Mutter k am Fuß festgehalten wird. — Sohlengelenk normal.

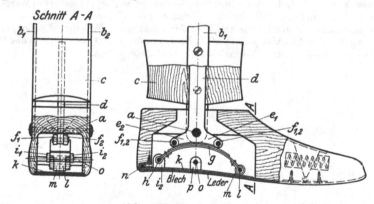

Abb. 449.   Lengfellner.

Knöchelgelenkachse a fest mit den Unterschenkelschienen b_1, b_2, an die der Unterschenkel c angeschraubt ist.   Zum Teil ist die gleichfalls um die Gelenkachse a drehbare Stange d fest gelagert, deren gegabelte Enden e_1, e_2 Rollen f_1, f_2 tragen, die sich gegen die doppeltwirkende Blattfeder g stützen. Das eine Ende der Feder hängt am Bolzen h, der mit zwei Lagern i_1 und i_2 am Blech k drehbar befestigt ist; das andere Ende trägt auf Bolzen l die Rolle m, die sich gleichfalls gegen das Blech k stützt und ein leichtes Nachgeben der Feder bei Belastung gestattet. — Das Blech k selbst, das die Fußsohle bildet, ist um Scharnier n am Hacken drehbar und wird durch Querstift o und Lager p festgehalten. — Die Feder wird bei Beugebewegung des Unterschenkels sowohl nach vorn als nach hinten zusammengedrückt. — Normales Sohlengelenk.

Die Einbettung auf der ganzen Länge in elastischem Material wie Gummi, Abb. 429, ist dagegen vorzüglich, aber naturgemäß nur möglich, wenn es sich um den Ersatz des ganzen Fußes handelt.

Der aus einem Stück vollelastischen Materials hergestellte Kunstfuß, sei es aus Filz oder Gummi, erfüllt die Anforderungen an gute Sohlengelenke in bezug auf Gangschönheit, Zuverlässigkeit und Haltbarkeit am besten. Die

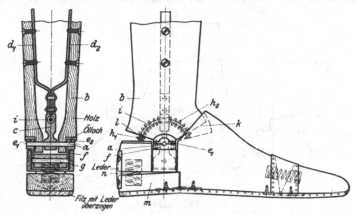

Abb. 450. Röber und Bartz.

Knöchelgelenkachse a fest eingepreßt in den Holzunterschenkel b und in das stählerne Verbindungsstück c, mit dem die im Unterschenkel verschraubten Schienen d_1, d_2 vernietet sind. Auf der Achse dreht sich das aus den Lagerdeckeln e_1, e_2 und dem Lagerteil f zusammengesetzte Lager, das durch Querstift g mit dem Holzfuß verbunden ist. — Federn h_1, h_2, die über den Bügel i geschoben sind, halten den entlasteten Fuß in Mittelstellung und dämpfen die Fußbewegungen gegen die Anschläge k und l. Gelenkig angesetzter Absatz m bewirkt durch Feder n elastischen Auftritt. Normales vorderes Sohlengelenk.

gegen das Gewicht des Gummifußes gemachten Einwände treten gegenüber den unleugbaren Vorzügen zurück.

An Stelle des Stahlbleches tritt manchmal eine Lederplatte, die zweckmäßig von unten durch Nägel an den Holzfuß angeheftet ist und den Zehenteil

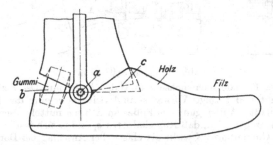

Abb. 451. Bingler.

Holzfuß mit Knöchelgelenk a, Sohle und Zehenteil aus Filz; hinterer Gummipuffer b hält entlasteten Fuß dorsal gebeugt. Fester Anschlag bei c zur Erzielung guter Abrollung.

mit dem Hinterfuß elastisch verbindet. Nägel halten im Hirnholz besser als Schrauben.

Da Leder nicht in dem Maße wie Stahl die genügende innere Steifigkeit besitzt, um den Zehenteil in der gewünschten Ruhelage zu halten oder ihn sicher in die Ruhelage zurückzubringen, so muß ein Gelenk hergestellt

werden, das durch eine Feder gestreckt und durch einen festen Anschlag
begrenzt wird, Abb. 431—450.

Den Anschlag bildet ein Lederriemen oder eine Lederkappe ohne alle vorspringenden Teile zur Schonung von Strumpf und Stiefel. Die Feder wird

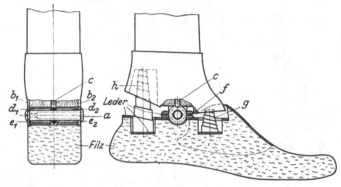

Abb. 452. Hesse.

Knöchelgelenkachse a in seitlichen Unterschenkelschienen b_1, b_2 fest gelagert, außerdem durch Ösenschraube c im Schenkelteil gehalten. Die zweiteiligen einstellbaren Lagerschalen d_1, d_2 und e_1, e_2 aus Rotguß, zwischen die Lederstück f gelegt ist, sind am Fuß
angeschraubt. — Federung des Filzfußes durch Pufferfedern g (schwach) und h (stark).
Starrer Anschlag vorn nach völliger Zusammenpressung der vorderen Feder g.

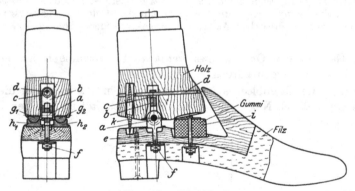

Abb. 453. Weißhuhn.

Lagerung der Knöchelgelenkachse a in Gabel b, die mit Öse c am Querstift d im
Unterschenkel hängt und geringe Vorwärts- und Seitenbewegung der Lagergabel b und
somit des Fußes zuläßt. Aufhängung des Fußes an Achse a mittels Ösenschraube e, deren
Mutter f so weit angezogen wird, daß Kugelkalotten g_1 und g_2 sich fest in Schalen h_1 und h_2
einlegen. Starker Gummipuffer i wirkt als elastischer Anschlag bei Dorsalflexion, leichte
Pufferfeder k zur Erreichung eines weichen Hackenauftrittes. Bei Belastung des Beines
mit vollem Körpergewicht wird die Zugverbindung zwischen Fuß und Unterschenkel lose
und bei seitlicher Neigung des Bodens wird daher ein elastisches Kippen des Fußes um
die Kugelkalotten g_1 und g_2 seitlich möglich.

aus Gummi, Runddraht (Schraubenfeder) oder Flachblech (Evolutfeder) hergestellt.

Bei Verwendung stählerner Schrauben- oder Evolutfedern ist die größtmögliche Federlänge anzustreben, um unaufhörliche Brüche zu vermeiden.

Die Wahl des Federstahles sowie seine Härtung kann nicht sorgfältig genug geschehen.

Das Flachscharnier besteht aus den üblichen beiden Ösenblechen, die durch einen Stift als Drehzapfen verbunden werden. Es bietet bei der

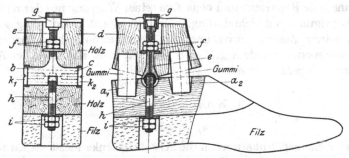

Abb. 454. Eisenbahner-Genesungsheim (Wien).

Filzfuß ohne Sohlengelenke mit Federung des Knöchelgelenks durch zwei Gummipuffer a_1, a_2. — Befestigung des stählernen Hohllagers b für die gehärtete Knöchelgelenkachse c am Unterschenkel d durch T-förmigen Ansatz e, auf dessen Gewinde die Muttern f aufgeschraubt sind. Die durchbohrte Schraube dient gleichzeitig zur Aufnahme der Schmiervorrichtung g für die Achse, Verbindung der Gelenkachse c mit dem Fuß durch Schraube h und Muttern i. Seitliche Führung der Achse durch Kopfschrauben k_1, k_2.

Befestigung insofern Schwierigkeiten, als die Verschraubung im Hirnholz sich stets lockert und Nieten schwer und nur mit großer Vorsicht anzubringen sind. Der häufige Bruch der üblichen eisernen Kastenbänder als Flachscharniere

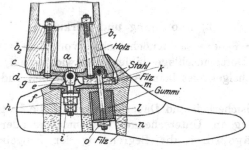

Abb. 455. Dörfflinger.

Aufhängung der Knöchelgelenkachse a in der mit Schraubenbolzen b_1 und b_2 am Unterschenkel befestigten Lagerplatte c, die zwei Kugelschalen d trägt, in welche entsprechende Kugelpfannen e auf der mit dem Fuß verschraubten Platte f sich einlegen. Aufhängung des Fußes an der Achse mit der Ösenschraube g, die durch zwei Muttern h und i gesichert wird. — Der Fuß federt zwischen dem Filzpolster k und dem Gummipuffer l, der zwischen dem Fuß und dem an Lagerplatte c aufgehängten Bolzen m mit Scheibe n und Mutter o angeordnet ist. Bei voller Belastung senkt sich der Unterschenkel, so daß die Zugverbindung locker wird und der Fuß um die Kugelschalen d geringe Seitenbewegungen ausüben kann.

ist auf ihr schlechtes Eisenmaterial zurückzuführen. Man sollte überhaupt keine käuflichen Tür- oder Kastenbänder verwenden, sondern stets besonders gut hergestellte stählerne Ausführungen bevorzugen, die sich durch ihre längere Lebensdauer bald bezahlt machen und dem Beschädigten vielen Ärger ersparen.

Ein richtig durchkonstruiertes einfaches Zapfenscharnier mit kräftigen, gehärteten und geschliffenen Stahlbolzen, sorgfältig gebohrten und geriebenen Lagerstellen, sauber angepaßten Anschlägen, richtig bemessenen langen Federn, Abb. 436, hält viele Jahre unter sehr starken, dauernden, täglichen Beanspruchungen ohne jede Reparatur und bedarf zu seiner Wartung nur der regelmäßigen einfachen Reinigung und Schmierung. Es bewegt sich dann völlig geräuschlos und ist in seiner Zusammenwirkung mit dem gewöhnlichen Lederstiefel als ideal zu bezeichnen. Mit dem größeren Gewicht muß man sich bei Abwägung der genannten Vorzüge abfinden.

3. Knöchelgelenk.

a) Anzahl.

Als reine Beugegelenke werden die Knöchelgelenke meist als Einzelgelenke, Abb. 439—450, aber auch als Doppelgelenke, Abb. 440, 445, 458, ausgeführt. Eine weitere Vergrößerung der Gelenkzahl tritt durch Hinzufügung der Seiten-Kippbewegung ein, Abb. 440, 453, 455, 459, 499.

Es ist für die Standsicherheit und Dauerhaftigkeit am besten, die geringste Zahl von Gelenken im Knöchel zu wählen, also mit einem Gelenke auszukommen zu suchen.

Richtig ist, daß die Anordnung zweier parallelen Beugeachsen nebeneinander, Abb. 440, 445, 458, die sehr fest gelagert sind und recht tief liegen, Abb. 445, das Überrollen aus dem Stand nach vorn erleichtern, ein Vorteil, der aber durch die Verwicklung der Bauart und die Herstellungskosten überwogen wird.

b) Anordnung und Wirkung.

Die Lage der Federn zur Knöchelachse, vor allem aber die Anordnung der Plantar- und Dorsalanschläge bilden den wichtigsten Teil der richtigen Funktion des Knöchelgelenkes beim Aufsetzen, Abrollen und Wiederaufrichten des Fußes.

Für die Standsicherheit und Dauerhaftigkeit ist die Festigkeit der Gelenke und ihre Befestigung am Unterschenkel von entscheidender Bedeutung.

Die Anschläge, d. i. die Begrenzung der Beugebewegungen, sollen rechtzeitig, weich und elastisch erfolgen, damit die Abrollung richtig, kräftig und schwungvoll vor sich geht. Der gute und den Beschädigten nicht ermüdende Gang hängt in hohem Maße von der richtigen Ausführung des Dorsalanschlages ab, Abb. 456.

Die Standsicherheit hängt mit dem schnellen Aufsetzen der vollen Fußfläche, die durch den hinteren Plantaranschlag bestimmt wird, innig zusammen, Abb. 455. Sie ist bei hartem, glattem, manchmal auch nassem Boden (Stadtpflaster) von wesentlicher Bedeutung für die Sicherheit des Ganges.

Beide Anschläge sind abwechselnd beim Auf- und Abwärtssteigen von Treppen und Böschungen von Wichtigkeit. Es ist sehr schwierig, die Anforderungen für den Gang auf ebener Erde mit denen auf Steigungen einigermaßen befriedigend zu vereinigen.

Beim Gang auf unebenem Boden und beim Treten auf Steine und ähnliche harte kleine Körper ist die zusätzliche seitliche Einstellbarkeit (Kippbewegung) theoretisch, Abb. 459, erwünscht. In Wirklichkeit genügt es aber, bei dem stets vorsichtigen Gehen des Verletzten durchaus, wenn eine recht weiche und vollkommene Elastizität der Gesamtpufferung des Gelenkes vorhanden ist. Zwei-

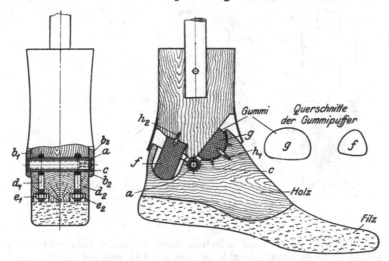

Abb. 456. Stefan Rosenfelder-Nürnberg.

Feste Lagerung der Knöchelgelenkachse a in den Unterschenkelschienen b_1, b_2, auf welcher sich die Hülse c dreht, die durch Ösenschrauben d_1, d_2 und Mutter e_1, e_2 mit dem Fuß verbunden ist. — Federung der Gelenkbewegung durch Gummipuffer f (Plantar-Anschlag) und g (Dorsal-Anschlag), die auf die Köpfe von Holzschrauben h_1, h_2 am Unterschenkel und Fuß aufgedrückt werden.

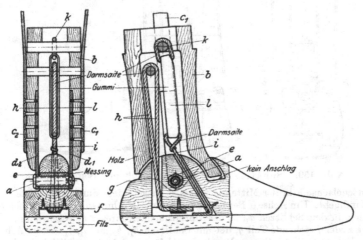

Abb. 457. Hawemann-Berlin.

Die Knöchelgelenkachse a, die in den am Holzkörper b mit den Unterschenkel-schienen c_1, c_2 verschraubten Schienen d_1, d_2 mit Vierkantansatz festgelagert ist, gleitet in der Hülse e aus Sechskantmessing, die in den Fußteil f eingepreßt ist. — Beim Gehen begrenzt der Anschlag g die Plantarflexion, Darmsaite h die Dorsalflexion. — Die zwischen Fuß und Unterschenkel eingespannten Darmsaiten h, i, k und das Gummiband l halten den entlasteten Fuß in Mittelstellung fest und wirken als Gelenkfederung.

seitige Gummifedern (Paragummi) wirken dabei besser als stählerne Federn. Die Anordnung der Gummifedern und ihre Größe ist wichtig und z. B. in Abb. 456 in einer wohldurchdachten und mustergültigen Form ausgeführt.

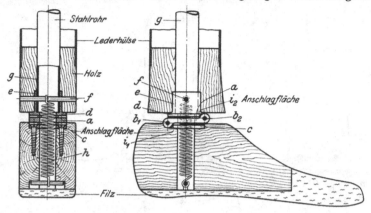

Abb. 458. Rath-Budapest.

Holzfuß mit Filzsohle. Knöchelgelenk durch doppeltes Klappscharnier gebildet, dessen Klappe durch Scharnierbolzen b_1 mit der am Fuß verschraubten Klappe c, durch Scharnierbolzen b_2 mit der Klappe d gelenkig verbunden ist, deren angedrehte Hülse e durch Stift f mit dem Unterschenkelstahlrohr g fest verbunden ist. Feder h hält die Scharnierplatten zusammen, so daß der entlastete Fuß in Mittelstellung steht. Anschlagflächen i_1 und i_2 begrenzen die Knöchelgelenkbewegung; während dieser wird Feder h nach links bzw. rechts stark abgebogen.

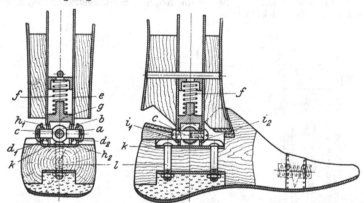

Abb. 459. Schäfer-Mainz — Fußgelenk mit Seitenkippung.

Knöchelachse a in der Mitte als Kugel b ausgebildet, durch die Achse c senkrecht zu a hindurchgeht. Um Achse a Bewegung nach vorn und hinten, um c nach beiden Seiten, wobei sich a in den Schlitzen d_1, d_2 des Unterschenkelrohres e bewegen kann. Der unter Druck der Feder f stehende Teil g, der mit Schlitzen h_1, h_2 und i_1, i_2 um die Achsen greift, stellt den Fuß in Grundstellung. Durch den U-förmig gebogenen Teil k, in dem Achse a gelagert ist, wird der Fuß mit dem Unterschenkel verbunden.

Die Erwägung, daß das natürliche Knöchelgelenk ja auch seitliche Kippbewegungen gestattet, hat zu Konstruktionen geführt, Abb. 440, 453, 459[1]), die

---

[1]) Vgl. Gocht, Künstliche Glieder 1907. S. 128.

zu den reinen Beugebewegungen absichtlich Seitenbewegungen um besondere Achsen hinzufügen. Diese Zusatzbewegungen verringern aber die Sicherheit des Gelenkes, und man kann bei elatischem Sohlenpolster und guter Pufferung auf derartige Konstruktionen wohl verzichten.

Alle künstlichen Füße mit einfachen zylindrischen Knöchelgelenken haben den Fehler, daß die Abrollung das elastische Hochfedern des natürlichen Ganges nicht nachmachen kann. In allen Fällen sinkt der Körper des Beschädigten beim Gehen auf dem Kunstfuß etwas ein, und es entsteht dadurch der Eindruck des Hinkens; es fehlt dem Gang die Elastizität. Macht man, um das Einsinken zu verhüten, das Kunstbein länger als es für den Beschädigten eigentlich am Platze ist, so zwingt man ihn, beim Durchschwingen des Beines, das ja nunmehr, sobald der Kniespalt sich öffnet, noch länger wird, den Körper in unnatürlicher Weise anzuheben. An Stelle des Hinkens tritt das Hüpfen. Diese Gangart ist nicht nur unschöner als die des Hinkens, sondern sie ist vor allen Dingen in hohem Maße ermüdend, und der Amputierte würde nach ganz kurzer Zeit in allen Fällen ein zu kurzes Bein einem zu langen vorziehen.

Eine Konstruktion, die das Abrollen des natürlichen Fußes dadurch nachzumachen sucht, daß der Körper beim Abrollen des Fußes und bei seiner Beugung um die Knöchelachse angehoben wird, besteht, Abb. 460, aus einer Vereinigung des zylindrischen Knöchelbeugegelenkes mit einer Steuerhubkurve, die die folgende Wirkung erzielt:

1. Der Vorderfuß 6 senkt sich nach Berührung des Bodens durch den Absatz 2 schnell bis zum vollen Aufstehen mit Ballen 15 auf dem Fußboden herab,
2. die Knöchelachse 4 und mit ihr der ganze Körper werden durch ihre Drehung selbst angehoben.

Die in Abb. 460 dargestellten 5 Phasen zeigen, unter Benutzung der Unterschriften, wie die Anforderungen in einfacher Weise erfüllt werden.

Der Träger des Fußes geht daher sehr natürlich. Als Nachteil der Konstruktion ist ihre Kompliziertheit im Vergleich zu den normalen Füßen zu bezeichnen. Bedenklich ist sie bei guter Ausführung offenbar nicht, da ein erfolgreicher Dauerversuch von über einem Jahr bereits vorliegt.

c) Art der Ausführung.

Die meisten Konstrukteure benutzen metallene zylindrische Zapfengelenke, Abb. 435, 436, 439—443, 446—458, die bei guter Ausführung große Dauerhaftigkeit mit leichtem und geräuschlosem Gang vereinen. Zweckmäßig ist eine lange Achse aus bestem Stahl, die gehärtet und geschliffen ist und sich in einer Büchse aus Rotguß, gegebenenfalls auch aus Stahl, Abb. 454, dreht.

Rücksicht auf leichtes Herausnehmen und Wiedereinbauen, Abb. 456, ist ein weiterer sehr wichtiger Gesichtspunkt. Man findet auch stählerne Achsen in hölzernen Lagern, Abb. 444, 461—463, muß dann aber für sehr lange Auflagerflächen, Abb. 461 und 463, sorgen, damit der Flächendruck genügend klein ausfällt. Das Einreiben des Holzes mit Flockengraphit erscheint als gutes Mittel, um die Lagereibung niedrig zu halten.

In den meisten Fällen ist die Büchse am Fuß, die Achse am Unterschenkel befestigt, so daß sich bei auf dem Boden aufstehenden Fuß die Achse im

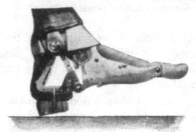
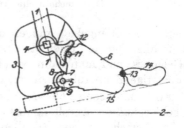

Aufsetzen der Ferse.

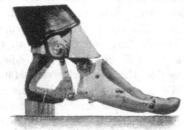
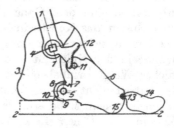

Ganzer Fuß in Auflage.

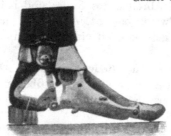
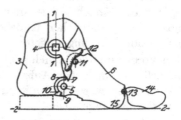

Unterschenkel senkrecht.

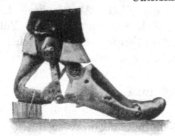
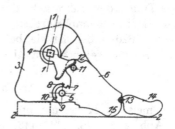

Unterschenkel gebeugt.

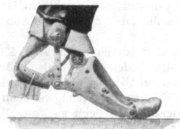
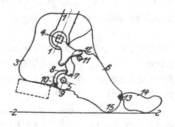

Abrollen um den Ballen.

Abb. 460. Krause-Berlin.

1 Unterschenkelschiene	6 Mittelfußteil	11 Abrollstift am Mittelfuß
2 Standlinie und Absatz	7 Oberer Sohlengelenk-Anschlag	12 Steuerkurve a. d. Knöchelachse
3 Ferse	8 Gegenanschlag	13 Ballengelenk
4 Knöchelachse	9 Unterer Sohlengelenk-Anschlag	14 Zehen
5 Sohlengelenk	10 Gegenanschlag	15 Standballen

ruhenden Lager dreht, während sich der Fuß, nach dem Abheben, um die im Unterschenkel feste Achse als Drehpunkt wieder aufrichtet.

Das Knöchelgelenk soll niedrig liegen, d. h. die Entfernung vom Fußboden soll so klein wie möglich gewählt werden, Abb. 447, 449, 462, 464. Dadurch gewinnt die Sicherheit des Ganges. Eine Beschränkung tritt nur dadurch

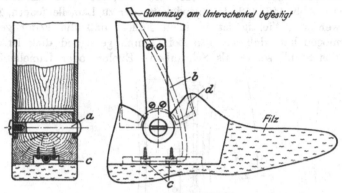

Abb. 461. Geffers-Berlin.

Die Knöchelgelenkachse a ist in den Unterschenkelschienen fest gelagert. Der am Unterschenkel befestigte Gummizug b, der mit Schellen c im Fuß festgehalten wird, hält den entlasteten Fuß dorsal gegen den Anschlag d gebeugt.

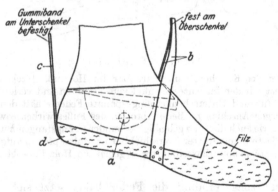

Abb. 462. Leisten und Rehle (Aeternabein).

Erzwungene Dorsalflexion des um Zapfen a drehbaren Fußes beim Beugen im Kniegelenk durch den am Oberschenkel und am vorderen Fußteil befestigten Streckgurt b. Selbsttätige Plantarflexion beim Strecken durch Wirkung des Gummibandes c (künstliche Achillessehne), das bei d am Hacken befestigt ist.

ein, daß die Fußhöhe mit Rücksicht auf die Festigkeit nicht beliebig verringert werden darf; denn, da der Fuß in der Regel aus Holz besteht, so muß das Holzauflager für das eigentliche Metallgelenk an der niedrigsten Stelle mindestens so stark sein wie das Metallgelenk selbst. Viele Brüche an dieser Stelle zeugen von Nichtbeachtung dieses Gesichtspunktes.

Einen wichtigen Teil des Knöchelgelenkes bilden die Federn, die zur Pufferung beim Aufsetzen des Fußes (Plantarbeugung hinten) und bei seinem

Abrollen und Abstoßen (Dorsalbeugung vorn) dienen, und die beim Durchschwingen für die richtige Fußlage sorgen.

Sie bestehen entweder aus Gummi von runder, flacher, halbkugeliger oder ovaler Form, Abb. 433, 443, 444, 451, 453—457, 461, 462, oder aus Stahl. In diesem Falle können sie aus rundem Stahldraht zu zylindrischen Schraubenfedern, Abb. 432, 436, 440—442, 445, 447, 448, 463, oder aus Stahlband zu Evolutfedern, Abb. 446, 452, 453, gewickelt oder zu Lamellenfedern, Abb. 449, vereinigt werden. Wichtig ist in allen Fällen, daß die Feder genügendes Arbeitsvermögen hat, daß sie also bei Gummi genügend dick ist, bei Verwendung von Stahl, sei es als Schrauben-, Evolut- oder Lamellenfeder, ge-

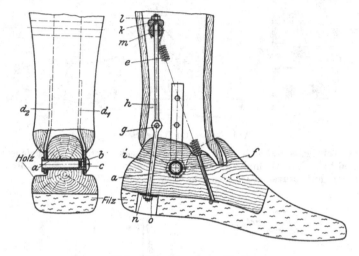

Abb. 463. Daehne-Berlin.

Hohlachse a des Knöchelgelenkes drehbar im Holzfuß, durch Vierkantansatz b und Schraube c fest mit den im Unterschenkel verschraubten und verleimten Schienen d_1, d_2. Die zwischen Fuß und Unterschenkel eingespannte Feder e hält den entlasteten Fuß in Dorsalflexion gegen Anschlag f. Beim Abrollen des Fußes wirken sowohl der Ansatz f des Unterschenkels wie auch die bei g gelenkig verbundenen Zugstangen h und i als Anschlag. Stange h ist mit Platte k und Mutter l verschiebbar im Holzzapfen m aufgehängt. Stange i stützt sich mit Platte n und Einstellmutter o gegen die Holz-Fußsohle.

nügend lang ist; sonst erlahmt die Feder bald, setzt sich zu stark oder zerbricht gar. Hiergegen wird in einer großen Zahl von Fällen sehr gefehlt. Daß die Auswahl des Federmaterials auf das sorgfältigste und die Härtung mit der größten Gleichmäßigkeit erfolgen muß, sei hier nur erwähnt.

Gar mancher Orthopädiemechaniker ist gar nicht in der Lage, weder das richtige naturharte Federmaterial zu beschaffen, noch eine solche Feder gleichmäßig zu wickeln und noch viel weniger sie richtig zu härten, da er die Herstellung solcher Federn viel zu selten vorzunehmen hat. Es ist unzweifelhaft richtiger, eine Sonderfederfabrik, die über die nötige Erfahrung auf diesem Gebiete verfügt, zur Massenfabrikation solcher Federn zu veranlassen und die Federn mit Normalabmessungen, je zu dem Körpergewicht des Beschädigten abgestuft, in Mengen herzustellen und von einer Zentralstelle zu kaufen. Sie bilden eine ständige Quelle des Ärgers für den Bandagisten und für den Amputierten, der durch den Bruch der Feder auf der Straße gefährdet und, falls er kein Ersatzstück bei sich hat, bewegungsunfähig wird.

Die Zahl, Art, Anordnung und Wirkung der Federn wechselt sehr stark. Man kommt mit einer Feder aus, wenn man sich auf die Federung der

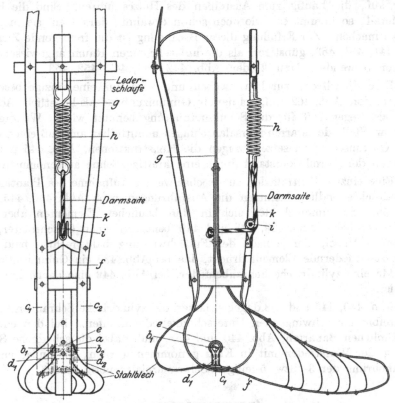

Abb. 464. Kauffmann — Schede-München.

Kunstbein aus vernieteten Stahlbändern. Durch das federnd nachgiebige Material des Fußes wird elastischer Auftritt erreicht und Fußbewegung ohne besondere Sohlengelenke ermöglicht. Es ist nur ein tiefliegendes, zylindrisches Knöchelgelenk vorhanden, dessen Achse a durch Schrauben b_1, b_2 in den auf den Unterschenkelblechen c_1, c_2 vernieteten Winkelblechen d_1, d_2 fest gelagert ist. Auf ihr dreht sich die aus Blech gebogene Hülse e, deren Enden auf dem das Längsgerippe des Fußes bildenden Stahlband f vernietet sind. Federstahlblech g, das mit dem oberen umgebogenen Ende am Unterschenkel mit dem unteren Ende zwischen den Enden des Stahlbands f vernietet ist, hält den Fuß in Mittelstellung, etwas dorsal gestreckt. Die Plantarflexion beim Zehenauftritt wird durch die am Unterschenkel aufgehängte Feder h begrenzt, die mit der über Rolle i geführten Darmsaite k mit Stahlband f verbunden ist. — Beim Übergang zum Stand und beim Stehen ist das Sohlengelenk entlastet, da das Körpergewicht durch die Unterschenkelbleche c_1, c_2 direkt auf den Boden übertragen wird; dabei wirkt das Bein als Stelze.

Dorsalbeugung beschränkt, Abb. 441, 446, 447, 451, 455, 457, 461, 463, und die Feder unmittelbar auf den vorderen Anschlag wirken läßt. Elastischer und zuverlässiger ist aber wohl die Verwendung zweier Federn, plantar und dorsal, die sich in gegenseitiger Spannung halten, Abb. 442—444, 450, 452 bis 454 und 456, und deren Anordnung, möglichst weit vom Drehpunkt, Abb. 443, größere Haltbarkeit ergibt, als wenn sie sehr eng stehen, Abb. 444. Bei enger Stellung treten infolge der ungünstigen Hebelübersetzungen vom Unterschenkel auf den Federarm große Beanspruchungen der Knöchelachse und ihrer Lager auf, die häufig zum Ausreißen des Holzes führen. Sind die Federn aus Metall, so kommt es, wie oben schon erwähnt, darauf an, sie möglichst lang zu machen. Zur Erfüllung dieser Bedingung ist die freiliegende Zugfeder, Abb. 441, 461, 463, günstiger, als die auf sehr engen Raum angewiesene aber häufiger verwendete Druckfeder, Abb. 442, 446, 447, 452, 453.

Eine Einzelfeder zur Plantarbeugung wies nur eine einzige besondere Konstruktion, Abb. 462, auf, bei der ein Gummizugband als künstliche Achillessehne als Gegenkraft für die Schultersteuerung benutzt wird. Weitere Versuche, an Stelle des starren Dorsalanschlages unmittelbar am Fuß einen elastischen Gurtanschlag zu setzen, zeigen die Konstruktionen, Abb. 445 und 457, bei denen der Abrollwiderstand durch eine kräftige Sehne aufgenommen wird.

Eine einzige Zentralfeder zur wechselweisen Aufnahme des Plantar- und Dorsaldruckes endlich benutzen die Ausführungen nach Abb. 440, 445, 449, 458, 459. Sie unterscheiden sich in den baulichen Elementen aber noch recht wesentlich. Abb. 439, 448 und 449 benutzen einen Gleichrichter, d. i. ein starrer Hebel, der je nach der Fußschwingung bald rechts, bald links auf dasselbe federnde Element drückt, das bei Abb. 439 ein Gummipuffer, bei Abb. 448 eine zylindrische Schraubenfeder, bei Abb. 449 eine flache Lamellenfeder ist.

Abb. 440, 445 und 458 dagegen lassen die zylindrische Schraubenzugfeder unmittelbar am schwingenden Unterschenkelteil angreifen. Bei den einander sehr ähnlichen Bauarten, Abb. 440 und 458, muß dabei die schädliche Seitenbiegung der Wurstfeder mit in Kauf genommen werden, die außerdem eine Durchbohrung der 3- bzw. 5-teiligen Scharnierplatte nötig macht.

Zusammenfassung.

Der künstliche Fuß ist möglichst einfach und dabei recht elastisch zu konstruieren, damit er standsicher, anpassungsfähig an den Boden und doch möglichst leicht und dauerhaft ausfällt.

Ein gelenkloser Filz- oder Gummifuß, etwas in Plattfußstellung stehend, dürfte die meisten dieser Forderungen ausreichend erfüllen, Abb. 429.

Im Gewicht leichter und für die gesamte Standfestigkeit eines Oberschenkelbeines recht günstig sind die Holzfüße mit Knöchelgelenk und Filzunterteil bei Verwendung sorgfältig durchgearbeiteter doppelter Federpufferung, z. B. Abb. 456.

In allen praktischen Fällen spielt jedoch auch die körperliche Veranlagung und die berufliche Tätigkeit eine ausschlaggebende Rolle.

Waldarbeiter, Bauern usw. kurz alle Leute, die viel auf unebenem und weichem Boden gehen und stehen müssen, brauchen einfachere und festere Füße als der Stadtbewohner, der sich meist auf ebenem, hartem Boden bewegen muß und dabei vor allem den voll auftretenden und sehr elastischen Fuß vorziehen wird.

Kniegelenke.

Die Bewegung des natürlichen Kniegelenkes besteht in der Abrollung des gekrümmten Oberschenkelknorrens (Femurkopf) auf den fast ebenen Gelenkflächen des Schienbeines. Die Krümmung des Femurkopfes nimmt von vorn nach hinten zu, die Radien der Krümmungskreise werden also von vorn nach hinten kleiner. Im wesentlichen kann man aber die Knochenform durch nur zwei Krümmungskreise, einen großen vorn und einen kleinen hinten, ersetzen [1]).

Die Bewegung des Gelenkes setzt sich daher aus einer Rollung und einer Gleitung zusammen, die dem Kniegelenk des Lebenden zwei Freiheiten lassen:

1. Beuge- und Streckbewegung um eine wagerechte Achse,
2. Kreiselbewegung um eine der Unterschenkellängsachse parallele Achse.

Die zweite Bewegung (Kreiselung) hat noch die Eigentümlichkeit, daß sie in den beiden Endlagen, äußerste Streckung und äußerste Beugung, nicht unabhängig von der ersten Bewegung (Beugung) ist, sondern daß eine Art Zwanglauf vorhanden ist, der bestimmte Endlagen durch die sogenannte **Streck-Schlußkreiselung** beim **aufrechten Stehen** und die **Beugungskreiselung** beim **tiefsten Kniebeugen** vorschreibt.

Die mechanische Ausführung hat bisher (mit einer Ausnahme — Gelenk von Braatz, S. 617) beim Kniegelenk von der Herstellung von doppelt gekrümmten Rollbahnen abgesehen, ja es ist sogar eine fast ausschließliche Beschränkung auf die Beuge- und Streckbewegung eingetreten, unter Fallenlassen der Kreiselbewegung überhaupt.

Dagegen wurde der Gedanke der Schlußkreiselung mit entsprechender Einschränkung auf die Beuge- und Streckbewegung insofern übertragen, als eine Anzahl von Konstrukteuren die Strecklage in der äußersten senkrechten Standstellung und fast alle die Beugelage in der Sitzlage des Verletzten selbsttätig zu sichern bestrebt ist (vgl. Abb. 435, 472—477, 497, 502 insbesondere Abb. 481).

Konstruktive Ausführungen des freischwingenden Kniebeugegelenkes.

Die Hauptelemente des Kniegelenkes sind:

1. das Achslager,
2. die Schließfeder,
3. die Anschläge,
4. die Feststellvorrichtung,
5. die Außenform.

1. Das Achslager.

Man unterscheidet durchgehende Achsen, Abb. 465, 466, und geteilte Achsen, Abb. 467, 468.

Durchgehende Achsen sollen stets angewendet werden, wenn es die Länge des Oberschenkelstumpfes noch irgend erlaubt. Ihre Ausführung und Instandhaltung ist leichter, die Montage im Kniegelenk bequemer, und das ganze Bein wird durch die durchgehende Achse wesentlich steifer.

---

[1]) Vgl. O. Fischer, H. Meyer, Abey und Albrecht.

Geteilte Achsen müssen verwendet werden, wenn der Stumpf so lang ist, daß er die Durchführung der Achse verhindert. Das tritt ein bei Grittistümpfen, Knielauf und so kurzen Unterschenkelstümpfen, daß sie als Oberschenkelbeine ausgeführt werden müssen.

Ihre Ausführung bedarf besonderer Sorgfalt; vor allem ist möglichst dicht unter dem Stumpfende eine starke Verbindung der Achsteile anzubringen,

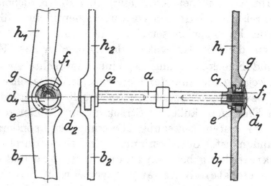

Abb. 465. Durchgehende Achse.

Achse a dreht sich mit den Unterschenkelschienen b_1, b_2, die zwischen Bunden c_1, c_2 und Schrauben d_1, d_2 festgespannt und durch Mitnehmerschrauben e gegen Verdrehung gesichert sind. Die gehärteten und geschliffenen Laufbüchsen f_1 sind durch Keile g mit den Oberschenkelschienen h_1, h_2 verbunden. — Das Gelenk ist für Unterschenkelamputierte in gleicher Weise mit geteilten Achsen durchgebildet.

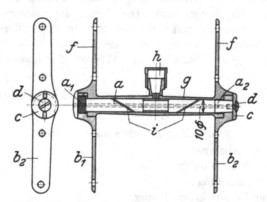

Abb. 466. Eisenbahner-Genesungsheim Wien.

Kniegelenkachse a ist mit dem einem Ende a_1 an der Unterschenkelschiene b_1 verschraubt, auf das andere konische Ende a_2 wird Unterschenkelschiene b_2 mittels Scheibe c und Schraube d aufgepreßt. — Die als Lauffläche dienende an die Oberschenkelschienen f angeschweißte Hülse g trägt Schmiervorrichtung h. — Auf der Achse sind Schmiernuten i eingefräst.

sei es durch einen Ring, Abb. 467, oder durch einen Bügel, Abb. 468. Diese Versteifungen müssen eine Schiefstellung der beiden Achshälften sowohl bei der normalen Benutzung als bei auftretenden Stößen verhindern, die eine Klemmwirkung im Beugegelenk und damit ein Unbrauchbarwerden des Beines zur Folge hätte.

Diese wohl unvermeidlichen Verbiegungen der stählernen Schienen sind ein wichtiger Grund, Holz als Konstruktionsstoff für Kunstbeine so weit wie irgend möglich zu verwenden, da es mit Leichtigkeit und Elastizität die Unver-

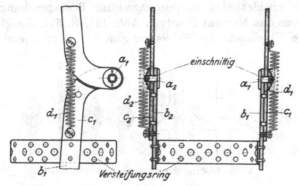

Abb. 467. Lazarettbein.

Stark nach hinten verlegte Kniegelenkachse a_1, a_2. Auf die Unterschenkelschienen b_1, b_2 sind die Anschlagleisten c_1, c_2 aufgenietet. Streckung unter Wirkung der Zugfedern d_1, d_2. Die Federn halten beim Sitzen den Unterschenkel gebeugt, da die Zugrichtung der Federn bei starker Beugung hinter die Gelenkachse fällt (vgl. schemat. Abb. 481).

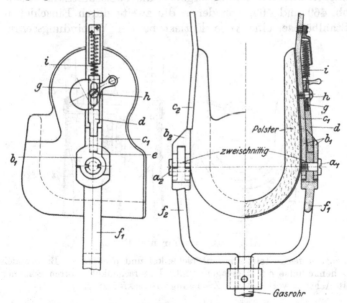

Abb. 468. Zimmermann.

Geteilte Kniegelenkachse für Knielauf. Achse a_1, a_2 in den Ansätzen b_1, b_2 der Oberschenkelschienen c_1, c_2 verschraubt. Feststellung des Gelenks durch Einfallen des an der Oberschenkelschiene c_1 geführten Sperriegels d in die Nute e der Unterschenkelschiene f_1. Die Sperrung erfolgt durch Drehung des Steuerexzenters g um h. Sicherung der Sperrlage durch Feder i.

bieglichkeit, d. i. die nötige Starrheit, verbindet. Es bricht oder es hält, aber es **verbiegt sich** unter normalen Verhältnissen, bei richtiger Auswahl und Behandlung, **nicht.**

Bei zweiteiligen Achsen bedarf die Einbettung des Lagerzapfens besonderer Beachtung.

Die Ausführung *e* nach Abb. 469 ist mangelhaft. Der einschnittig beanspruchte Zapfen erleidet eine zusammengesetzte Beanspruchung auf Schub und Biegung durch das Moment $P\,a$ (vgl. Abb. 421, S. 574, Gangbild). Durch das gegenseitige Einpassen der Schienenaugen bei *f*, tritt eine wesentliche

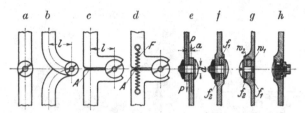

Abb. 469.   Eiserne Kniegelenkskonstruktionen.

Verbesserung ein, weil der Zapfen selbst gegen die Druckbeanspruchungen beim Gehen entlastet ist.   Nur beim freien Durchschwingen hängt die kleine Last des Unterschenkels von etwa 2 kg am Zapfen der Verbindungsschraube. Noch günstigere Druckverteilung ergeben die zweischnittigen Ausführungen *g* und *h*, Abb. 469 und 465, von denen die zweite durch Einschieben einer gehärteten Stahlbüchse eine volle Entlastung der Verbindungsschraube gegen

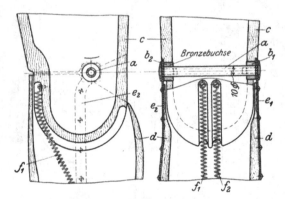

Abb. 470.   Röber und Bartz.

Hohlachse *a* festgestellt im Unterschenkel und drehbar in Bronzebuchsen b_1, b_2, die in Oberschenkelhülse *c* fest gelagert sind.   Unterschenkel *d* durch Schienen e_1, e_2 mit Vierkant mit Achse *a* verbunden.   Zwei lange Streckfedern f_1, f_2.

Druck, Zug, Scheren und Biegen herbeiführt.   Die Herstellung doppelt eingelassener Schienenköpfe ist aber teuer und schwierig.   Sie erfordert kostspielige Einrichtungen, die nur bei Massenherstellungen lohnen.   Vor allem ist der Ein- und Ausbau des Unterschenkels bei Instandsetzungen lästig. Man sollte sich daher durchweg mit gut ausgeführten Konstruktionen nach Abb. 469 *f* begnügen.

Unter Berücksichtigung des Gesagten ist die Ausführung der geteilten Achse nach Abb. 468 als gut, die nach Abb. 467 als mangelhaft zu bezeichnen.

Für durchgehende Achsen, die stets zweiseitig in den Schienenwangen gelagert sind, genügt die einschnittige, gut ausgeführte Verbindung, Abb. 466, durchaus; die zweischnittige, Abb. 465, bedeutet eine unnötige Verteuerung.

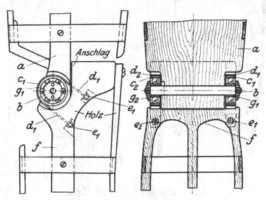

Abb. 471. Empfenzeder.

Die im Oberschenkel a festgelagerte Achse b trägt an jedem Ende ein Kugellager $c_1, y_1 — c_2, y_2$, deren äußere Lagerringe c_1 durch Laschen d_1, d_2 und Muttern e_1, e_2 am Unterschenkel f befestigt sind, während der Innenring g_1, g_2 auf der Gelenkachse b festliegt.

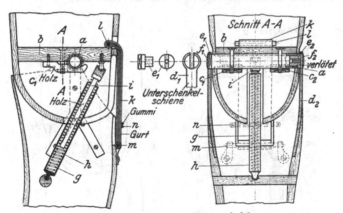

Abb. 472. Stefan Rosenfelder.

Hohlachse a fest im Unterschenkel, drehbar im Oberschenkel in den zwei aus Querstück b und Brücken c_1, c_2 gebildeten oben mit Graphit eingestrichenen Holzlagern. — Befestigung der am oberen Ende geschlitzten Unterschenkelschienen d_1, d_2 an den in der Achse verlöteten Vierkantzapfen e_1, e_2 durch Schrauben f_1, f_2. Streckfeder g wirkt mittels teleskopartiger Kugelstelze h und i entweder auf Vorschleudern oder Gebeugthalten des Unterschenkelteiles. Wirkung wie schematische Abb. 481. Anschlag bei voller oder nahezu voller Streckung durch Gurt k, dessen oberes Ende durch einen Schlitz im Oberschenkel geführt ist und durch Stift l am Herausfallen gehindert ist, während das andere Ende bei m am Unterschenkel befestigt ist. Elastisches Querband n verhindert Ausweichen des Gurtes nach außen bei der Beugung und dämpft den Anschlag.

Rücksicht auf geringes Gewicht und auf den geringen Konstruktionsraum zwingt zur Verwendung möglichst kleiner Zapfen und Lagerdurchmesser. Man sieht aus gleichen Gründen in der Regel von der Verwendung bronzener Lager-

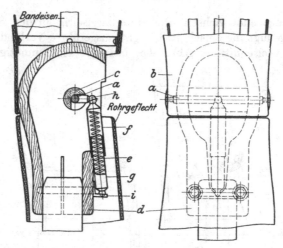

Abb. 473. Virchow-Knie.

Achse *a* im Oberschenkelteil *b* fest, im Lager *c* des Unterschenkelteils *d* aus Holz drehbar; Streckfeder *e* bewirkt durch Hülse *f* mit Kugelpfanne und Hülse *g* mit Kugelzapfen, die gegen entsprechenden Kugelzapfen *h* bzw. Pfanne *i* drücken, das Vorschleudern des Unterschenkels. Beim Sitzen fällt Drucksicherung der Feder links von Drehachse *a* und hält daher Unterschenkel gebeugt (vgl. schemat. Abb. 481).

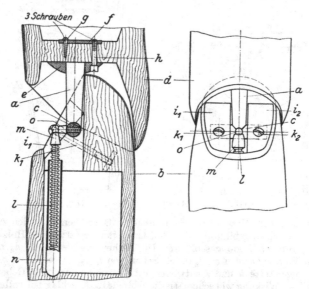

Abb. 474. Marks-Knie.

Der T-förmige Ansatz *a* der im Holzunterschenkel *b* drehbar gelagerten Gelenkachse *c* ist am Oberschenkel *d* durch die angelötete Platte *e*, Scheibe *f* und Schrauben *g* und *h* befestigt. Die Achse ist durch Holzlagerdeckel i_1 und i_2 am Herausfallen gehindert, die durch Schrauben k_1 und k_2 im Unterschenkel festgehalten werden. Feder *l* bewirkt durch teleskopartig ineinander gesetzte Kugelstelzen *m* und *n*, die zwischen Unterschenkel und T-förmigem Ansatz *o* der Achse *c* eingespannt sind, Vorschleudern des Unterschenkels beim Gehen und Gebeugthalten beim Sitzen. (Federwirkung entsprechend schematischer Skizze Abb. 481.)

büchsen ab, Abb. 470 und läßt den stählernen Zapfen in dem stählernen Schienen-auge bzw. seiner Verlängerung, Abb. 466, laufen. Dann muß einer der Teile, am zweckmäßigsten und billigsten die Achse, gehärtet und geschliffen werden; eine Forderung, die auch wegen der notwendigen Zuverlässigkeit und Festigkeit an jedes gute Kniegelenk gestellt werden müßte. Die Hin-- und Herpendelung

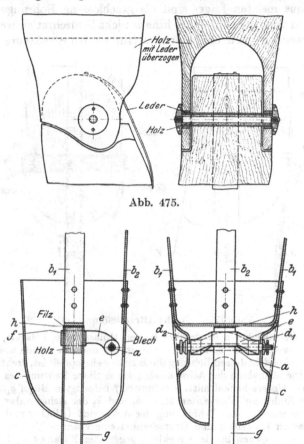

Abb. 475.

Abb. 476. Hoeftman.

Die weit zurückverlegte Kniegelenkachse a ist in der an die Oberschenkelschienen b_1, b_2 vernieteten Blechkappe c festgelagert und drehbar in den Lagern d_1, d_2 des Schwing-hebels e, in dessen Bohrung f das den Unterschenkel bildende Stahlrohr g verschweißt oder verlötet ist. — In Streckstellung bildet Oberschenkelschiene b_1 den Anschlag für das mit Filzpolster h belegte Unterschenkelrohr g.

des Unterschenkels beim Gehen begünstigt die Zuführung von Schmierstoffen, während das An- und Abschwellen der Druckbeanspruchung von Null durch einen Höchstwert zu Null bei den geringen absoluten Kräften unbedenklich ist.

Gute Kugellager, Abb. 471, erfüllen die Anforderungen an Dauerhaftigkeit, leichten Gang und Austauschbarkeit in hohem Maße. Ihre Betriebssicherheit und bequeme Instandhaltung ist eine so große, daß sie trotz des etwas höheren Preises eine viel weitergehende Verwendung als bisher verdienen.

Da die Drucke beim Stehen auch schwerer Männer auf dem Kunstbein verhältnismäßig gering sind, so kann man unter Beibehaltung der Stahlachse auch Holz, zweckmäßig mit Graphit eingerieben, Abb. 472—474, als Lagerstoff benutzen; auch ein Lederfutter im Holzknie, Abb. 475, hat sich nach vieljähriger Erfahrung als Lagerstoff bestens bewährt.

Die weitaus meisten Lager sind als geschlossene Bohrungen ausgeführt, da das Eintreten von Spiel auf Jahre hinaus nicht befürchtet zu werden braucht. Immerhin verwenden doch einige sehr erfahrene Konstrukteure nachstellbare

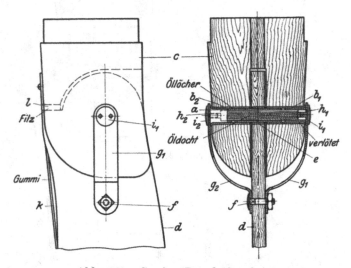

Abb. 477. Gocht (Brandenburgbein).

Die hohle Gelenkachse a ist drehbar in den Hülsen b_1, b_2 gelagert, die in das mit dem Oberschenkel verbundene Kniestück c eingepreßt und am Rande umgebördelt sind. Der Holzunterschenkel d, in dessen Bohrung die Büchse e eingepreßt ist, dreht sich zusammen mit der Achse. Die Mitnahme der Achse sowie gute seitliche Führung des Unterschenkels wird durch die am Unterschenkel mittels Schraube f befestigten Bügel g_1, g_2 erreicht, die mit ihren oberen Enden auf Vierkantansätzen h_1 und h_2 der Achse a durch Schrauben i_1 und i_2 festgehalten werden. Zur Schmierung der Achse sind Öllöcher und Öldocht vorgesehen. Der zwischen Kniestück und Oberschenkel eingespannte Gummizug k zieht den Unterschenkel d beim Gehen in die Strecklage gegen den Filzanschlag l.

Lagerschalen, deren Deckel, der Druckrichtung abgewendet, Abb. 472, nachgestellt werden können.

Die Befestigung der Achse findet bald im Oberschenkelteil, Abb. 471, 473, 474, 476, 478, bald im Unterschenkelteil, Abb. 465, 466, 470, 472, 477, statt. Bei der Wahl entscheiden offenbar nur die Sondererfahrungen der Beinkonstrukteure, keine grundsätzlichen Vorteile oder Mängel.

Die Frage der Schmierung des Gelenkes bedarf sorgfältiger Beachtung. Einmal, weil spielendleichte Drehbarkeit und völlige Geräuschlosigkeit im Kniegelenk Vorbedingung für ein gutes Kunstbein ist, dann aber auch weil darauf Bedacht genommen werden muß, daß nicht etwa durch Heraustreten des Öles die Kleider des Trägers verdorben werden.

Die Verwendung von Starrschmiere unter gutem Abschluß der Lager nach außen, Abb. 466, ist daher zu empfehlen, falls Metalle aufeinander reiben.

Am besten ist die Verwendung von Trockenschmierung, z. B. durch Flocken-graphit, wie sie sich bei Holzschalenlagern, Abb. 472, gut bewährt hat. Eine einmalige sorgfältige Auftragung und Einreibung reicht für Monate.

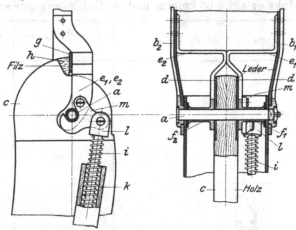

Abb. 478. Haase-Berlin.

Achse a fest mit Oberschenkelschienen b_1, b_2 verbunden, drehbar um den Holzunter-schenkel c. Seitliche Führung der mit Leder d belegten Laschen e_1, e_2, an welche die auf der Achse gleitenden Hülsen f_1, f_2 angeschweißt sind. Auf die Laschen ist das Kautschuk-polster g aufgesetzt, gegen das bei gestrecktem Bein das Filzpolster h im Unterschenkel anschlägt. Feder i, die in einer am Unterschenkel drehbar befestigten Holzhülse k gelagert ist, drückt mit dem anderen Ende gegen die Gabel l, die an dem mit Lasche e_1 verschraubten Hebel m angelenkt ist. — Streckwirkung der Feder, so lange Druckrichtung rechts von der Achse bleibt. Beim Sitzen hält die Feder den Unterschenkel gebeugt. (Schema der Wirkungsweise vgl. Abb. 481.)

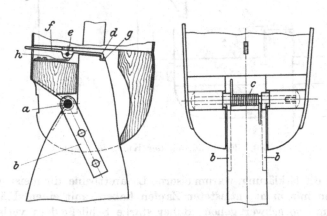

Abb. 479. Tiergartenbein - Stettin.

Achse a drehbar in Unterschenkelschienen b, — Streckfeder c auf Achse aufgewickelt. — Feststellung des Gelenks nach Schema a, Abb. 487a, durch Einfallen der Nase d des um Stift e drehbaren Hebels f in die Nute g des Unterschenkels. Fixierung der Sperrlage und Ent-kupplung durch Feder h, deren vorderes Ende in Kerben des Lagerauges von f eingreift.

Untersucht man die Größe des spezifischen Flächendruckes, der durch einen 80 kg schweren Mann bei den verschiedenen typischen Kniegelenkbauarten, Abb. 480, auftritt, so zeigt sich der Vorteil der Entlastungsbüchse bei geteilter Achse und zweischnittiger Ausführung durch Verringerung des Flächendruckes von 62,5 kg/qcm auf 31,25 kg/qcm (die Hälfte). Bei der langen Stahlachse im Stahllager sinkt er auf 4,65 kg/qcm und im Holzlager sogar auf 2,86 kg/qcm.

Körpergewicht: 2 P = 80 kg	tragende Fläche qcm	spezif. Flächendruck kg/qcm
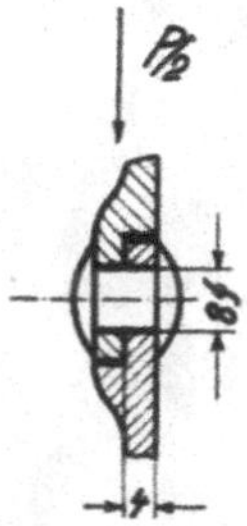	2 × 0,32	62,5
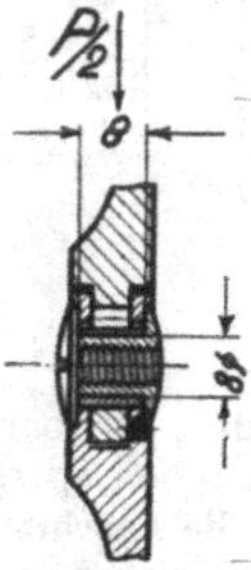	2 × 0,64	31,25
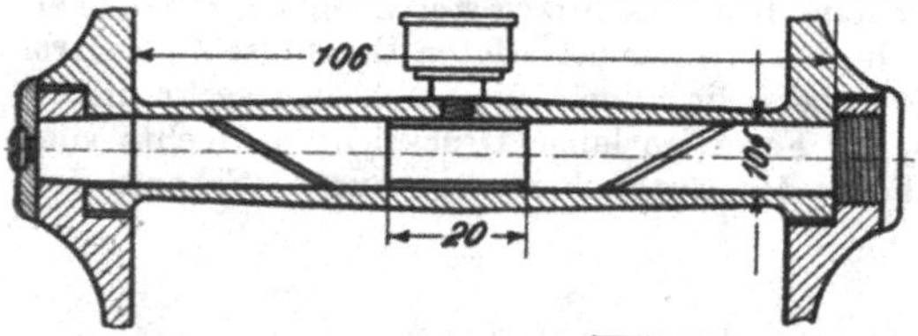	8,6	4,65
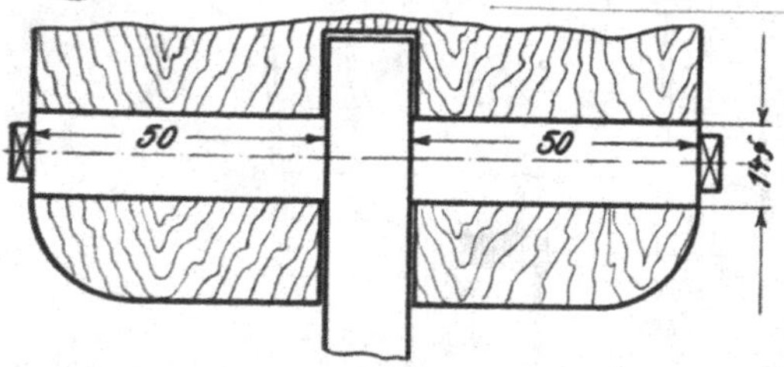	14,0	2,86

Abb. 480.   Flächendruck der Kniegelenkzapfen.

Das gibt die Erklärung, warum eiserne Lazarettbeine, die meist mangelhaft gefeilte Achsen mit nicht entlasteten Zapfen haben, mit einem Flächendruck bis 125 kg/qcm, so schwer gehen, daher starke Schließfedern verlangen und hart aufschlagen, und dem Amputierten das Gehenlernen unnötig erschweren.

2. Die Schließfeder.

Das freischwingende Bein braucht zum Schließen des Kniespaltes eine Feder, einmal aus Sicherheitsgründen, damit der Unterschenkel durch Anstoßen an Hindernisse, durch starken Winddruck u. a. m. nicht zurückbleibt oder gar wegklappt, dann vor allem, um das Vorschwingen des Unterschenkels zu beschleunigen und damit die in der Zeiteinheit mögliche Schrittzahl (bis 110 in der Minute) zu erhöhen. Die Feder darf nur so stark sein, daß sie auftretende normale Widerstände, mögen sie innere (Reibung) oder äußere (Anstoßen an Hindernisse, Wind) sein, gut überwindet, nie aber so kräftig, daß sie den Kniespalt stets geschlossen hält, das Kniegelenk also ausschaltet und aus dem freischwingenden Bein gewissermaßen eine Stelze macht.

Die Feder kann als Zugfeder aus Stahl, Abb. 467, 469 d, 470, oder aus Gummiband, Abb. 477, ausgeführt sein; häufiger noch findet sie als Druckfeder, Abb. 472 und 473, 478 Verwendung; auch in der Form der Torsionswickelfeder, Abb. 479, ist sie in Gebrauch.

Bei genügender Länge ist sie in jedem der genannten Fälle sehr lange Zeit hindurch gebrauchsfähig.

Mit Rücksicht auf die Schonung der Beinkleider, aber auch der Feder selbst, empfiehlt sich ihre geschützte bezw. verdeckte Unterbringung, die für Druckfedern sehr leicht durchführbar, Abb. 472 und 473, 478 aber auch für Zugfedern wohl möglich ist, Abb. 470.

3. Die Anschläge.

In unmittelbarem Zusammenhang mit der Schließfeder stehen die Anschläge des künstlichen Gelenkes:

a) für die Strecklage,
b) für die Sitzlage.

Zweckmäßig konstruierte Kniegelenke benutzen stets dieselbe Feder zum Sichern beider Endstellungen. Das ist nur möglich, wenn die Richtung der

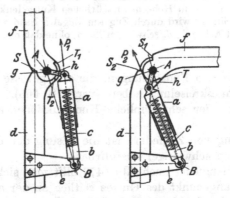

Abb. 481.

Schematische Darstellung der Kniegelenkfederung, die beim Gehen auf Strecken, beim Sitzen auf Gebeugthalten des Unterschenkels wirkt. Hülsen a und b, in denen die Spiralfeder c gelagert ist, sind am Unterschenkel d vermittels Bock e und an der mit dem Oberschenkel f sich drehenden Achse g durch Hebel h angelenkt. Die Feder wirkt als Streckfeder, solange die Druckrichtung P_1 rechts von der Achse f fällt (Gehen), bei stärkerer Beugung (Sitzen) fällt die Druckrichtung P_2 links von der Achse und hält den Unterschenkel gebeugt.

Federkraft in bezug auf den Gelenkdrehpunkt beim Stehen und Sitzen ihren Arbeitssinn umkehrt. Konstruktiv ist die Lösung für Druckfedern leicht ausführbar, weil die Gelenkschwingung vom Strecken zum Sitzen mehr als 90° beträgt.

Befestigt man an der Knieachse g, Abb. 481, einen starren Hebel h und läßt gegen diesen eine Feder c vermittelst eines Teleskopgehäuses a, b drücken, das sich zugleich mit der Feder um den festen Punkt B am Bock e am Unterschenkel d drehen kann, so wird beim normalen Gehen die Druckrichtung P_1 der Feder stets rechts neben die Linie AB fallen und die Schienen d und f strecken wollen, indem sie diese gegen den Standanschlag S preßt.

Setzt sich dagegen der Kunstbeinträger, so schwingt Achse g mit Hebel h unter Zusammenpressung der Teleskopröhren samt der Spiralfeder über die Verbindungslinie AB der Drehpunkte hinaus. Die Kraftrichtung P_2 der Feder fällt jetzt links neben die Gelenkachse und strebt auf Erhaltung der Beugelage unter Andruck gegen Sitzanschlag T.

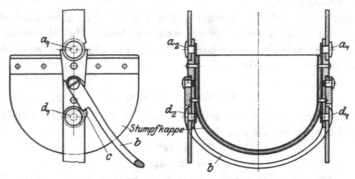

Abb. 482.   Gocht (Doppelgelenk).

Doppelkniegelenk beim Gehen für kurzen, wenig beweglichen Unterschenkelstumpf. Das Gelenk schwingt um die in Höhe des natürlichen Kniegelenks liegende Achse a_1, a_2. Bei starker Beugung (Sitzen) wird durch Zug am Bügel b Nase c freigegeben, so daß der Unterschenkel auch um Achse d_1, d_2 schwingen kann, ohne daß der Stumpf die starke Beugung mitmachen muß.

Das sind die beiden Endstellungen, die eine gewisse Ähnlichkeit mit der oben erwähnten Schlußkreiselung haben (vergl. S. 605).

Gute, untereinander sehr ähnliche Konstruktionen sind in Abb. 472 bis 474, 478 dargestellt.

Bei Verwendung von Zugfedern ist die Lösung der Doppelaufgabe durch eine Feder wesentlich schwieriger ausführbar.

Bei der Gummizugfeder nach Abb. 477 hilft man sich dadurch, daß man den oberen Befestigungspunkt des Gurtes seitlich an der abschüssigen, glatten und runden Fläche des Kniestückes drehbar befestigt. Setzt sich der Träger des Beines, so rutscht der Gurt von selbst seitlich nach innen ab. Dadurch wird die Federkraft des Gummis wirkungslos und der Unterschenkel bleibt durch seine Schwere in der Beugelage, die durch eine immerhin noch im Gummiband verbleibende, wenn auch geringe Schließkraft überdies gesichert wird. Beim Aufstehen streckt sich das Knie, der Gummizug gleitet selbsttätig in die Strecklage zurück und das Bein ist wieder gangbereit.

Da bei jedem Schritt die Schließfeder die Anschlagflächen aufeinander preßt, so müssen diese groß, fest und gepolstert sein, damit sie der dauernden Schlagwirkung widerstehen, ohne daß Geräusch — das „Knallen" des Beines — entsteht. Das gilt vor allem für den Standanschlag beim Gehen.

Unter diesen Gesichtspunkten sind die gepolsterten festen Anschläge nach Abb. 470, 471, 474, 476—478 und der elastische Gurtanschlag hinten in der Kniehöhle nach Abb. 472 als recht gut zu bezeichnen. Während die Ausführungen nach Abb. 469 a und b als zu klein und zu hart (Metall auf Metall), die nach Abb. 469 c und d zwar groß genug, aber auch als zu hart zu bemängeln sind.

Besondere Ausführungen der Kniegelenke.

Für sehr kurze Unterschenkelstümpfe ist die Benutzung besonderer Konstruktionen notwendig.

2 bewährte Lösungen sollen hier besprochen werden, nämlich:

1. das Doppelgelenk,
2. das Rollbahngelenk.

Zu 1. Das Doppelgelenk, Abb. 482, besteht aus 2 senkrecht untereinander befindlichen Zapfengelenken $a_1 a_2$ und $d_1 d_2$ mit geteilter Achse und

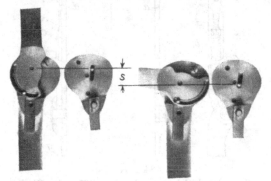

Abb. 483a und b. Loth-Köslin.

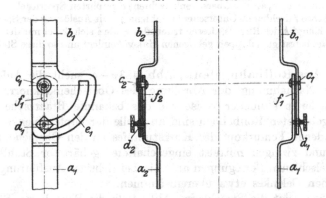

Abb. 483c. Braatz.

Oberschenkelschienen $b_1 b_2$ haben bei $c_1 c_2$ die Drehpunkte, die sich in den Unterschenkelschienen in Schlitzen $f_1 f_2$ führen. Die festen Punkte $d_1 d_2$ der Unterschenkelschienen bewegen sich in den Schlitzen $e_1 e_2$ der Oberschenkelschienen zwangläufig. Beim Beugen sinken $c_1 c_2$ in $f_1 f_2$, durch $d_1 d_2$ in $e_1 e_2$ geführt, herab und das Bein wird verkürzt. Beim Strecken tritt ebenso Verlängerung ein.

einschnittigen Lagern. Von diesen beiden Gelenken wird das untere beim Gehen selbsttätig ausgeschaltet dadurch, daß der Mann beim Aufstehen den

Unterschenkel aktiv vorbewegt, dem Kupplungsbügel b die Möglichkeit gibt, hinter die Nase c einzuschnappen und so die unteren Gelenke d_1 d_2 starr mit der Unterschenkelschiene zu verbinden. Beim Gehen steuert nun der natürliche kurze Stumpf, der in der Stumpfkappe festgehalten wird, den künstlichen Unterschenkel, ohne alle Federn, um die oberen Achsen a_1 a_2 in Kniehöhe.

Will sich der Mann setzen, so würde durch die natürliche Knieabrollung der Kurzstumpf aus der Stumpfkappe rutschen. Daher hebt der Verletzte den Bügel b durch eine Schnur mit der Hand hoch, Nase c wird frei, und der künstliche Unterschenkel kann ohne den Kurzstumpf zu beeinflussen um die unteren Hilfsachsen d_1 d_2 nach hinten schwingen.

Auch die einfache ständig um die normale Knieachse schwingende Stumpfkappe (ohne Doppelgelenk) hat sich für Kniekurzstümpfe recht gut bewährt.

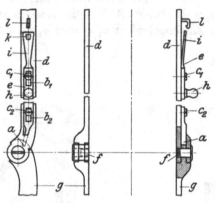

Abb. 484. Kaiser.

Kniegelenkfeststellung (nach Schema a der Abb. 487). Das Ende a des durch Schlitze b_1, b_2 und Schrauben c_1, c_2 an der Oberschenkelschiene d geführten Sperriegels e greift in eine Nute der um Achse f drehbaren Unterschenkelschiene g. Die Auslösung der Sperrung erfolgt durch Zug am Knopf h des Riegels, dessen federndes Ende i sich dabei mit der Öse k in den am Oberschenkel befestigten doppelt gebogenen Haken l einlegt und so diese Stellung sichert.

Zu 2. Das Rollbahngelenk, Abb. 483a—c, sucht die Aufgabe durch unmittelbare Nachahmung der Abrollung des Oberschenkelknorrens auf der Schienbeinfläche in ähnlicher Weise wie das bekannte Bräatzsche Gelenk zu lösen. Die gehärteten Rollbahnen sind an Stelle der Zapfengelenke neben dem noch vorhandenen Femurkopf des Kurzstumpfes an den Oberschenkelschienen angebracht und zwingen mittelst eingeschalteter gehärteter Stahlkugeln den Unterschenkelschienen Bewegungen auf, die bei richtiger Ausführung mit denen des natürlichen Gelenkes etwa übereinstimmen.

Abb. 483a zeigt die Strecklage, Abb. 483b die Beugelage; Strecke s ist die Beinverkürzung beim Beugen. — Abb. 483c stellt das ursprüngliche Braatzsche Gelenk dar.

4. Die Feststellvorrichtung.

Man kann 2 Arten der Kniefeststellungen unterscheiden, nämlich:

         a) die Stelzvorrichtung,
         b) das Bremsknie.

Zu a) Die Stelzvorrichtung schaltet die Beugemöglichkeit durch Eingriff einer Sperrvorrichtung vollständig aus und zwar in der Strecklage

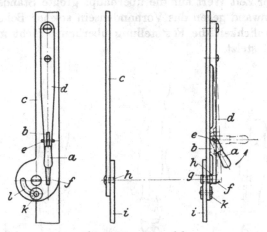

Abb. 485. Huschle.

Kniegelenkfeststellung nach Schema *a* Abb. 487. Durch Zug am Hebel *a*, der im Schlitz *b* des am Oberschenkel *c* verschraubten federnden Hebels *d* um Zapfen *e* drehbar ist, wird das untere Ende des Hebels von der Oberschenkelschiene seitlich abgedrückt und Nase *f* aus dem Schlitz *g* des um *h* drehbaren Unterschenkels *i* herausgezogen. — Begrenzung der Unterschenkelbeugung durch Schraube *k* und Schlitz *l*.

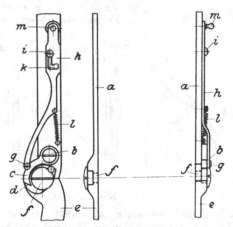

Abb. 486. Rotschuh.

Kniegelenkfeststellung nach Schema *a* der Abb. 487. Die an Oberschenkelschiene *a* um Zapfen *b* drehbar befestigte Sperrklinke *c* greift hinter die Nase *d*, die an die Unterschenkelschiene *e* in Höhe der Gelenkachse *f* angesetzt ist. Die an der Sperrklinke mit Schraube *g* angelenkte Stellstange *h*, die an der Oberschenkelschiene durch Schraube *i* und Bajonettschlitz *k* geführt wird, drückt unter Wirkung der Feder *l* die Klinke gegen die Nase. Die Auslösung der Sperrung erfolgt durch Zug am Knopf *m* der Stellstange, wobei die in Bajonettschlitz *k* geführte Schraube *i* die Sperrklinke in entkuppelter Stellung sichert.

des Gelenkes. Dadurch wird aus dem gelenkigen Kunstbein eine starre Stelze mit allen ihren bekannten Fehlern. Diese Stelzvorrichtung darf daher nur an solchen Beinen angebracht werden, deren Träger sich auf sehr unebenem Boden (Ackerland) bewegen müssen oder in ihrem Beruf lange Zeit stehen müssen und während dieser Zeit Wert auf die überhaupt größte Standsicherheit legen.

Der Haupteinwand gegen das Vorhandensein solcher Behelfe ist, daß der Träger aus Bequemlichkeit die Feststellung überhaupt nicht mehr ausschaltet und dann dauernd stelzt.

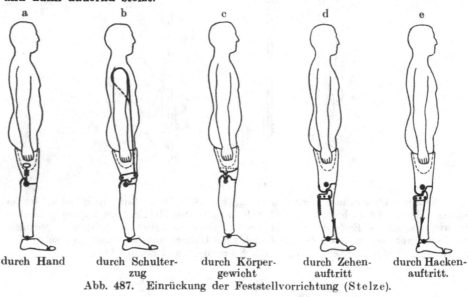

| | | | | |
| a | b | c | d | e |

durch Hand   durch Schulter-   durch Körper-   durch Zehen-   durch Hacken-
                   zug   gewicht   auftritt   auftritt.

Abb. 487.   Einrückung der Feststellvorrichtung (Stelze).

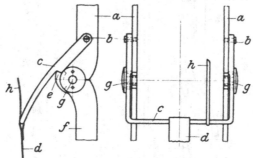

Abb. 488.   Kaphingst.

Kniegelenkfeststellung nach Schema a (Abb. 487).   Der an Oberschenkelschiene a am Zapfen b drehbare Bügel c, der durch den am Unterschenkel befestigten Gummizug d nach abwärts gezogen wird, greift mit einem Vorsprung hinter die Nase e, die an die Unterschenkelschiene f in Höhe der Gelenkachse g angesetzt ist. Lösung der Sperrung durch Anheben des Bügels c durch Zug am Seil h.

Es gibt fünf grundsätzlich verschiedene Betätigungsmöglichkeiten für die Einrückung der Stelzvorrichtung (Abb. 487):

          a) durch Hand,
          b) durch Schulterzug,
          c) durch Körpergewicht,
          d) durch Zehenauftritt,
          e) durch Hackenauftritt.

Durch Hand werden in Abb. 468, 479, 484—486, 489—491, 502 von außen her durch die Hose oder von der Tasche aus mittels Knöpfe oder Griffe Sperr-Riegel an den Oberschenkelschienen in entsprechende Rasten (Schlitze, Löcher,

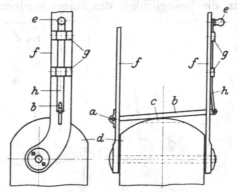

Abb. 489. Res.-Laz. Freiburg.

Feststellung des Kniegelenks nach Schema a der Abb. 487 durch Einschieben des um Stift a drehbaren Sperriegels b in den Einschnitt c des Unterschenkels d. Verstellung des Riegels durch Druck auf Knopf e der an der Oberschenkelschiene f durch Laschen g geführten, gelenkig mit b verbundenen Stange h.

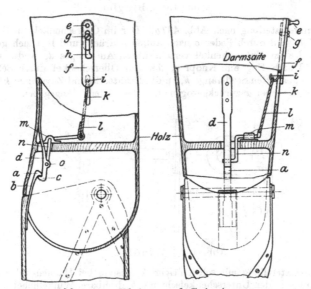

Abb. 490. Weber und Griesinger.

Kniegelenkfeststellung nach Schema a der Abb. 487. Bei gestrecktem Bein greift der Haken a des am Unterschenkel befestigten Sperriegels b hinter die Nase c des federnden Hebels d, der am Oberschenkel vernietet ist und verhindert die Beugebewegung des Unter-schenkels. Auslösung der Feststellung durch Aufwärtsschieben des Knopfes e der Stell-stange f, die durch Schraube g und Bajonettschlitz h sowie durch Haken i und Schlitz k am Oberschenkel geführt wird. Haken i ist durch Zugseil l mit dem im Lager m im Ober-schenkel drehbaren doppelarmigen Winkelhebel n verbunden, dessen unteres umgebogenes Ende in die Bohrung o des federnden Hebels d faßt, so daß beim Aufwärtsschieben der Stellstange die Nasen a und c außer Eingriff kommen.

Nasen) an geeigneten Unterschenkelteilen in der Streckstellung eingerückt und
damit das Beingerüst starr gemacht. Umgekehrt wird durch Herausziehen des
Riegels aus der Rast und durch seine Sicherung in ausgehobener Stellung, meist
durch Bajonettschlitz, die Beweglichkeit des Beines wiederhergestellt.

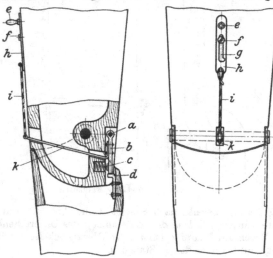

Abb. 491.   Bingler.

Kniegelenkfeststellung nach Abb. 487 a. Der im Oberschenkel um Zapfen *a* drehbare Sperrhebel *b* wird durch Feder *c* nach außen gedrückt und legt sich gegen das um-
gebogene Ende des im Unterschenkel verschraubten Anschlages *d*, wodurch das Gelenk
gesperrt wird. Durch Zug am Knopf *e*, der am Oberschenkel durch Schraube *f* und
Bajonettschlitz *g* geführten Stellstange *h*, an die Drahtseil *i* und Zugstange *k* angeschlossen
sind, wird der Sperrhebel *a* zurückgezogen und das Gelenk freigegeben.

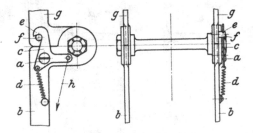

Abb. 492.   Windler.

Kniegelenkfeststellung mit selbsttätiger Auslösung bei Hacken- oder Zehenauftritt
Der um Schraube *a* der Unterschenkelschiene *b* drehbare Winkelhebel *c* greift unter
Wirkung der Zugfeder *d* mit Nase *e* hinter den Stift *f* der Oberschenkelschiene *g*. Ver-
bindung des Auslösungsseils *h* mit dem Fuß nach Schema *d* und *e* der Abb. 487.

Durch das Körpergewicht wird selbsttätig in der Stand- bzw. in der Aus-
fall-Stellung das Kupplungsknie, Abb. 497[1]) durch Eindrücken der Zähne in die
Rasten festgestellt; nach Überschreitung der Standstellung bzw. nach Ent-

---

[1]) Abb. 497, Kniegelenk Schaefer siehe weiter hinten unter Beine S. 627.

lastung des Kunstbeines löst sich die Kniefeststellung von selbst durch Einwirkung der sich wieder ausdehnenden Zentralfeder.

Durch Hacken-, Abb. 496, 504, oder Zehenauftritt können die Ausführungen nach Abb. 492 und 493 je nach Lage der Druckgestänge oder Zugseile eingerückt werden. Sie wirken dann also nicht ständig, sondern gestatten, meist selbsttätig, ein freies Durchschwingen des Unterschenkels. Die Feststellung tritt erst beim Auftritt des Hackens oder beim Eintreten des vollen Standes auf die Zehen ein.

Durch die Schulter lassen sich fast alle die Feststellvorrichtungen betätigen, die von Hand durch Schnurzüge aus- und eingerückt werden, wie Abb. 488 und 494. Die Umänderung ist technisch nicht schwierig und hat den Vorteil, daß die Schultern unbehindert bleiben, während das Knie gesteuert wird.

Zu b) Das Bremsknie. Unter einem Bremsknie sei ein Knie verstanden, das zum Unterschied von freischwingenden Kniegelenken seinem Benutzer

Kniegelenkfeststellung mit selbsttätiger Auslösung bei Hacken- oder Zehenauftritt (nach Schema *d* oder *e* Abb. 487). In dem um Achse *a* drehbaren Unterschenkel *b* ist Lager *c* für Sperrbolzen *d* befestigt, der unter Wirkung der Feder *e* sich hinter Anschlag *f* im Oberschenkel *g* legt. — Beim Auftritt mit Hacken oder Zehen wird das Seil *h* nach abwärts gezogen und die Sperrung gelöst.

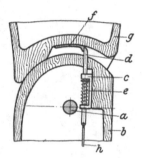

Abb. 493. Laz.-Werkst. Bochum.

nicht nur in der Strecklage sichere Stützung bietet, sondern auch in beliebigen gebeugten Zwischenstellungen. Eine vollkommene Lösung dieser Aufgabe würde also auch ein Auf- und Abwärtssteigen von Treppen mit gebeugtem Kunstknie gestatten müssen. Deutlicher als die Bezeichnung gebremstes Knie wäre die des beherrschten Knies. Denn es kommt darauf an, die Kniebewegung wirklich in allen Lagen zu beherrschen und nicht nur einseitig zu bremsen. Versuche zur Kniebeherrschung sind zwar gemacht worden; sie bedürfen jedoch noch einer längeren Erprobung im praktischen Gebrauch, Abb. 495. Der Mißstand ist hier das unschöne Hochstehen der Fußspitze, wenn der Verletzte sitzt.

Die angestrebte Kniegelenkbremsung bzw. — Steuerung kann erfolgen:

1. durch Schulterzug,
2. durch die Körperschwere,
3. durch Muskelkanäle (innere Energiequellen).

Zu 1: Durch Schulterzug, Abb. 494, dessen Gegenspannung die künstliche Achillessehne *f* erzeugt, wird zunächst die dauernde Plantarbeugung des Fußes überwunden, dann aber das Knie, infolge Durchführung des Bremsriemens *c* über die äußere Knieform und unter einer Schlaufe des Oberschenkelteiles hindurch, beim Durchschwingen von hinten her gestreckt oder beim absichtlichen Niederlassen in Kniebeugestellungen unter Bremsung gehalten.

Der Beinträger hat also immer eine gewisse Herrschaft über das Kniegelenk seines Kunstbeines.

Zu 2. Durch die Körperschwere läßt sich das Kniegelenk recht verschiedenartig steuern:

　　　　a) durch Rastenverriegelung der Achse,

　　　　b) durch Anziehen von Bremsen.

Zu a) Rastenverriegelung: Die Sperrung des Knies beim Auftreten
auf das Kunstbein, Abb. 496, geschieht dadurch, daß beim Auftritt ein gewöhn-

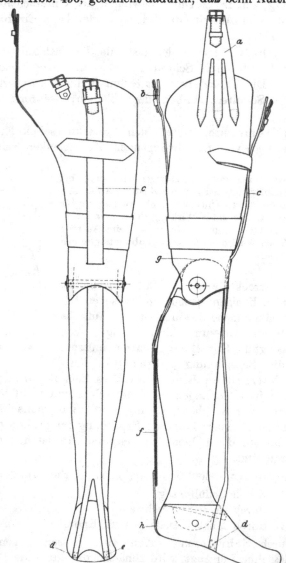

Abb. 494. Leisten und Rehle—Frankfurt a/M.

Aufhängung des Beines an drei Traggurten a, b, c, von denen a und b an der Ober-
schenkel-Lederhülse befestigt sind, während Gurt c über das Kniegelenk geführt und am
Fuß bei d und e angenietet ist und gleichzeitig als Streckgurt für das Kniegelenk und zur
Plantarflexion des Fußes dient. — Dorsalflexion des Fußes durch elastischen Gurt f, der
am Unterschenkel bei g, am Fuße bei h befestigt ist (hierzu Fuß nach Abb. 462). Bremswirkung etwa nach Schema Abb. 487 b.

lich aus dem Hacken hervortretender Stift aufwärts eingedrückt wird, der mittels einer Stangenverbindung die Knieachse verriegelt.

In grundsätzlich gleicher Weise wird in Abb. 435 (Sachs vgl. S. 585) der mit der Knieachse fest verbundene Unterschenkel unmittelbar am Knöchelgelenk verriegelt.

Bei der Ausführung nach Abb. 497 senkt sich beim Auftreten der ganze Oberschenkel entgegen der Federwirkung nieder, wobei ein Zahn am Unter-

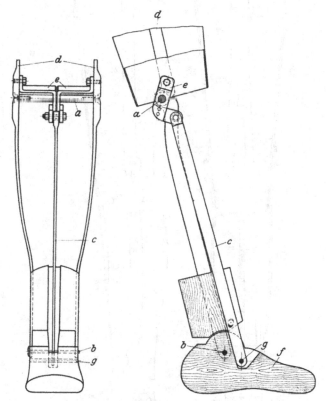

Abb. 495. Jaks-Chemnitz.

Zwangläufige Kuppelung der Bewegungen des Kniegelenks um nach hinten verlegte Achse *a* und des Knöchelgelenks um Achse *b*. Die Verbindungsstange *c* ist mit einem Ende an den mit Oberschenkelschienen *d* verschraubten Winkelhebeln *e* angelenkt, während das andere in dem im Holzfuß *f* gelagerten Zapfen *g* drehbar ist. Durch die Anordnung des Zapfens *g* vor der Knöchelgelenkachse *b* wird die Fußspitze beim Beugen des Kniegelenks angehoben, beim Strecken gesenkt.

schenkel in eine Rast am Oberschenkel eintritt und dadurch das Gelenk sperrt, solange die Körperlast auf dem Kunstknie wuchtet.

Alle diese Rastenvorrichtungen dürfen nicht mit den oben beschriebenen dauernden Stelzvorrichtungen verwechselt werden. Die Gelenkverriegelung wirkt vielmehr durchaus selbsttätig nur während der Standstellung bzw. der gefährlichen Übergangsstellungen vom Auftritt zum Stand. Im übrigen bleiben die Beine freischwingende Beine. Sie haben nur den Nachteil, daß der Körper beim Auftreten auf das Kunstbein niedersinkt, so daß eine hinkende Gehbewegung eintritt,

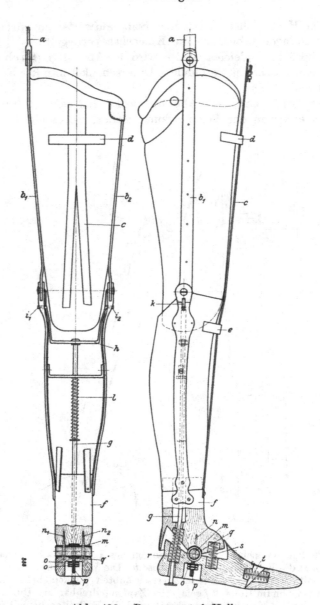

Abb. 496. Baumgartel-Halle.

Befestigung des Beines am Körper in üblicher Weise durch die an einem Hüftgurt angeschlossene Schiene a, die mit der Oberschenkelschiene b_1 gelenkig verbunden ist und durch Traggurt c, der durch Lederlaschen d und e geführt, am Unterschenkel f befestigt wird. — Beim Hackenauftritt erfolgt Feststellung des Kniegelenks durch Aufwärtsschieben der durch den Fuß hindurchtretenden Stange g, auf die die Gabel h aufgenietet ist, deren Enden als Sperrzähne i_1 und i_2 ausgebildet und in Schlitzen k im Unterschenkel geführt, in entsprechende Rasten der Oberschenkelschienen eingreifen. Automatische Entkuppelung durch Feder l. — Auf der Knöchelgelenkachse m, die am Unterschenkel f durch Schrauben n_1, n_2 befestigt ist, dreht sich die mit dem Fuß durch Muttern o und Querstück p verbundene Hohlachse q. — Normales Sohlengelenk, Gelenkfederungen durch Federn r, s, t. Bremswirkung etwa nach Schema Abb. 487e.

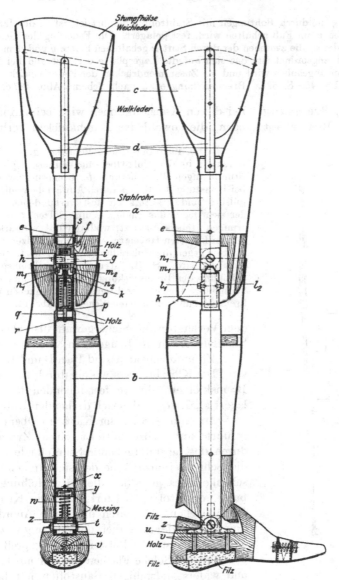

Abb. 497. Schaefer-Mainz.

Gerüst für Ober- und Unterschenkel aus Stahlrchren a und b. An a ist die Weich-lederstumpfhülse c mittels 4 Flacheisen d angenietet. Das Kniegelenk besteht aus der mit dem Oberschenkel a durch Querstift e festverbundenen Stahlgabel f, der aus Bolzen g und Schraube h zusammengesetzten durch Nase i im Oberschenkel fest gelagerten Achse und der Achslagerhülse k, auf welcher die durch Schrauben l_1, l_2 in Schlitzen der Hülse k axial geführte Unterschenkelhülse b gleitet. Selbsttätige Feststellung des Gelenks bei Be-lastung des gestreckten Beines durch Eingriff der beiden Zähne m_1, m_2 am Rande der Unter-schenkelhülse in Rasten n_1, n_2 der Gelenkgabel f. Die Druckfeder o, die zwischen der Achs-lagerhülse k und der in die Unterschenkelhülse b eingepreßten Holzplatte p angeordnet ist, sichert die selbsttätige Entkuppelung beim Anheben des Beines. Die am Ende der Federführung q aufgeschraubte Holzplatte r ergibt eine Pufferwirkung, die ein geräusch-loses Funktionieren der Kuppelung gewährleisten soll. — Die freie Schwingung des Unter-schenkels wird durch die in die Knieachse eingebaute Feder s gedämpft. — Die Knöchel-

40*

gelenkachse t, die durch Bohrungen mit Stahlrohr b geführt ist, ist in der Lagerplatte u, die mit Nieten v am Fuß gehalten wird, fest gelagert. Die Federung des Gelenks erfolgt durch die Feder w, die zwischen der durch Stift x gehaltenen Platte y und dem geschlitzten Druckstück z angeordnet ist, das sich auf die Lagerplatte u stützt und bei Dorsal- und Plantarflexion angehoben wird und ein Zusammendrücken der Feder bewirkt; vgl. neuen Fuß nach Abb. 459 S. 598. Bremswirkung etwa nach Schema Abb. 487 c.

Zu b) Bremsung. Bei diesen Konstruktionen wird beim Auftreten des Fußes eine Bremse festgezogen, die sowohl das Durchknicken verhindern als

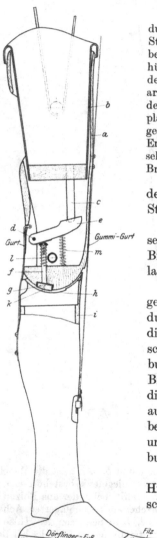

Abb. 498. Bewegliche Befestigung des Kunstbeines durch die in der Holz-Oberschenkelhülse a gleitende, dem Stumpf angepaßte Lederhülse b. Bremsung des Kniegelenks bei Belastung des Beines durch Abwärtsbewegung der Gleithülse b und des mit ihr fest verbundenen Holzstabs c, der sich gegen das Ende des um Bolzen d drehbaren einarmigen Hebels e stützt, wodurch mit verstärktem Druck der am kürzeren Hebelarm angreifende Bolzen f mit Bremsplatte g gegen die Holzreibungsfläche h des Unterschenkels i gedrückt wird. Stoffpolster k auf der Bremsplatte g zur Erhöhung der Bremswirkung. — Federn l und m bewirken selbsttätige Lösung der Bremse beim Anheben des Beines. Bremswirkung etwa nach Schema Abb. 487 c.

dem Verletzten die Steuergewalt über das Bein mit Standsicherheit in Beugelagen verleihen soll.

Zu unterscheiden sind Band- und Klotz bremsen. Die Klotzbremsen wirken durch Andrücken von Bremsklötzen, die an feststehenden Beinteilen gelagert sind, gegen den sich drehenden Unterschenkel.

In Abb. 498 ist der Klotz im Oberschenkelteil geführt und wird mittelst eines Zwischenhebels durch das heruntergehende Stumpfende abwärts an die Schienbeinoberfläche des sich drehenden Unterschenkelteiles gepreßt, die zur Erhöhung der Reibung mit Stoff gepolstert ist. Die Kleinheit der Bremsflächen, die durch die ganze Anordnung bedingt ist, ist der Sicherheit der Wirkung unzuträglich; auch ist eine weiche Polsterung der gepreßten Fläche bedenklich. Solche Flächen müssen aus sehr harten und widerstandsfähigen Baustoffen mit hoher Reibungswertziffer (Stahl, Holz, Fiber) hergestellt werden.

Eigenartig wirkt die Bremse nach Abb. 499. Hier ist der Bremsklotz selbst im bewegten Unterschenkel gelagert, er wird aber von dem feststehenden Fuß gesteuert, auf den er durch das Körpergewicht aufgedrückt wird. Zur Übertragung der Bremswirkung dient ein breites Stahlband, das an der Oberschenkelhülse vorn und hinten (federnd) befestigt ist und über eine an die Unterschenkel-Schienen fest angenietete Bremsscheibe geführt wird.

Abb. 498. Fischer-Freiburg.
(vgl. Fuß Abb. 455, S. 595.)

Gegen dieses Band legt sich von unten der Bremsklotz zunächst nur durch die Körperschwere, dann aber mit einer gewissen Hebelverstärkung durch die Dorsalbewegung des Fußes.

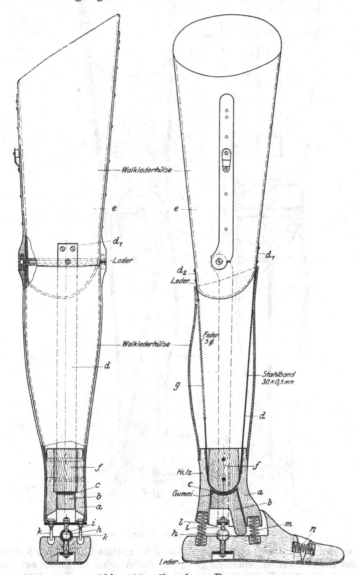

Abb. 499. Zanders-Barmen.

Kniegelenkbremsung durch Zehenauftritt, wobei der im Unterschenkelteil a beweglich gelagerte Klotz b, dessen obere konkave Fläche das Gummipolster c trägt, gegen das Stahlband d gepreßt wird, das mit seinen Enden d_1, d_2 an der Oberschenkelhülse e befestigt ist und sich bei Bewegung des Kniegelenks über den im Unterschenkel festliegenden Klotz f verschiebt. Elastische Nachgiebigkeit des Bremsbandes durch eingeschaltete Feder g. — Kugellagerung des Fußes, die außer Beugebewegung geringe Seitenbewegung gestattet. Die im Fuß befestigte geteilte Hohlkugel h hängt in der am Unterschenkel befestigten Kugel i. Begrenzung der Seitenbewegung des Fußes durch Anschlagbolzen k. — Federung durch Spiralfedern l, m, n. Sohlengelenk normal. Bremswirkung etwa nach Abb. 487 d.

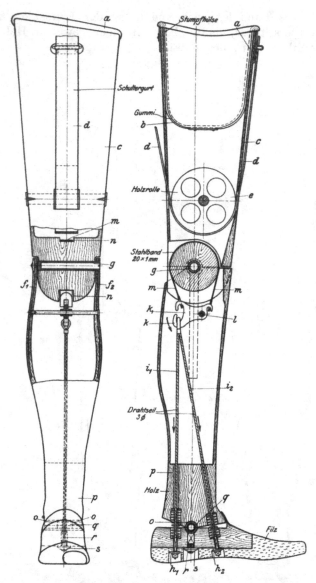

Abb. 500. Rosset-Freiberg.

Die an den Stumpf angepaßte Lederhülse a ist mittels Gummigurt b elastisch nachgebend in der Holz-Oberschenkelhülse c gelagert. Aufhängung des Beines am Körper durch
Schultergurt d, der über die im Oberschenkel drehbar gelagerte Rolle läuft. — Drehung
der mit den Unterschenkelschienen f_1, f_2 fest verbundenen hohlen Kniegelenkachse g in
der Bohrung der Holz-Oberschenkelhülse. — Beim Hacken- sowie Zehenauftritt erfolgt
Bremsung des Gelenks durch Aufwärtsziehen der durch Muttern h_1, h_2 am Fuß befestigten
Drahtseile i_1, i_2, die in die Öse k des um l drehbaren doppelarmigen Hebels k_1 eingreifen
und diesen stets nach links drehen. Durch die Drehung wird das an verschieden langen
Hebelarmen auf beiden Seiten der Drehachse l angreifende Stahlband m angespannt und
gegen die auf der Knieachse g gelagerte Rolle gepreßt. — Die in der Hohlachse o des Unterschenkels p gelagerte Knöchelgelenkachse q wird durch T-förmigen Ansatz r und Mutter s
am Fuß befestigt. Bremswirkung nach Abb. 487 d und e.

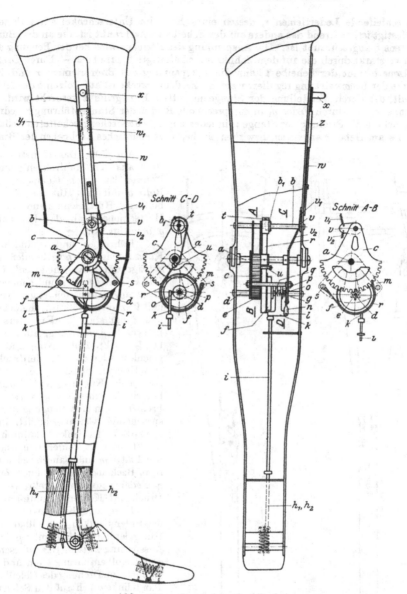

Abb. 501. Soukup-Karlsbad.

Kniegelenk mit Bremsung beim Hacken- und Zehenauftritt, Abb. 487 d u. e. — Der auf die Kniegelenkachse *a* aufgesetzte, durch Bolzen *b* mit den Oberschenkelschienen fest verbundene Zahnkranz *c* treibt bei Beugung des Unterschenkels das auf der Welle *d* im Unterschenkel drehbar gelagerte Ritzel *e*, das mit dem Klemmring *f* des auf der gleichen Welle angeordneten Freilaufgesperres gekuppelt ist. Durch Feder *g* wird das Gesperre bei entlastetem Fuß automatisch freigegeben. Die Kuppelung erfolgt, wenn beim Auftritt mit Hacken- oder Zehenteil des Fußes eine der Stangen h_1, h_2 und mit ihnen die Stange *i*, die sich mit ihrem oberen Ende gegen den Hebel *k* stützt, nach aufwärts geschoben wird. Dabei dreht sich der Hebel *k* um den Stift *l*, der an dem mit Rahmen *m* verschraubten Hebel *n* im Unterschenkel fest gelagert ist, und schiebt durch Stift *o* die Kuppelungsmuffen *p* und den Stift *q* nach rechts, wodurch das Sperrgetriebe gekuppelt wird, so daß der als Bremsscheibe dienende Klemmring *f* mit dem Ritzel *e* angetrieben wird. Die Bremsung bewirkt der auf der Bremsscheibe schleifende Lederriemen r, dessen eines Ende im Unterschenkel am Rahmen m bei s befestigt ist, während das andere auf der Scheibe t verschraubt ist, die an den Bund b_1 des Bolzens b angeschraubt ist. Die Anspannung des Riemers wird bei der Beugung automatisch verstärkt durch die auf dem Zahnkranz c befestigte Schraube u. — Durch Drehung des Bolzens b samt der Scheibe t kann die Vorspannung des Bremsriemens r und damit die Stärke der Bremswirkung reguliert werden. Zu dem Zwecke ist auf Bolzen b der Hebel v aufgekeilt, der durch Verstellung der Stange w mittels Handgriffs x verdreht wird. Die Sperrzähne w_1, die durch Feder y_1 in entsprechende Rasten der Stangenführung x gedrückt werden, sichern die Stellung der Stange w in jeder Lage. Die zwischengeschalteten Federn v_1 und v_2, die am Hebel v angreifen, bewirken ein begrenzt elastisches Nachgeben der Bremse.

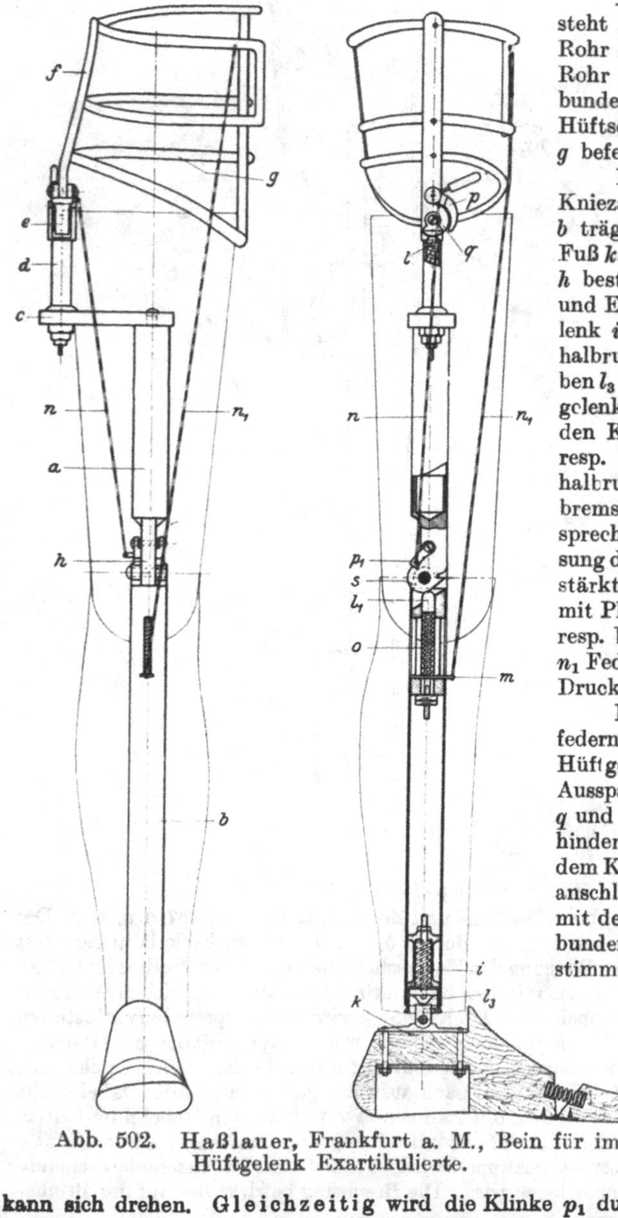

Abb. 502. Das Kunstbein besteht aus den Stahlröhren a und b. Rohr a ist durch Quersteg c und Rohr d mit dem Hüftgelenk e verbunden. Hüftgelenk e endet in der Hüftschiene f, an der Beckenkorb g befestigt ist.

Röhren a und b sind durch Kniezapfengelenk h verbunden. Rohr b trägt unten Knöchelgelenk i mit Fuß k. Hüftgelenk e und Kniegelenk h bestehen aus gleichartigen Kolben und Exzentern (502 b). Knöchelgelenk i hat statt des Exzenters eine halbrunde Aussparung, auf die Kolben l_3 drückt. Hüft-, Knie- und Fußgelenk werden durch Federdruck auf den Kolben, der auf die Exzenter resp. beim Knöchelgelenk i auf die halbrunde Aussparung wirkt, gebremst, wenn eine Beugung der entsprechenden Gelenke eintritt. Bremsung des Kniegelenks h dadurch verstärkt, daß bei seiner Beugung ein mit Platte m und Sauerbruchstumpf resp. Beckenkorb g verbundener Zug n_1 Feder o zusammenpreßt, wodurch Druck auf Kolben l_1 zunimmt.

Hüft- und Kniegelenk mittels federnder Klinken feststellbar. Beim Hüftgelenk e greift Klinke p in die Aussparung zwisch. Exzenterscheibe q und Kolbenführung l ein und verhindert eine Drehung des Gelenks, indem Klinke p sich auf den Scharnieranschlag auflegt. Obere Klinke p ist mit der unteren p_1 durch Zug n verbunden. Sie lassen nur eine bestimmte Drehung des Hüft- bzw. Kniegelenks und damit eine Beugung des Beines nur soweit zu, bis die Klinke p_1 zum Anschlag s gelangt.

Durch Abheben der Klinke q wird das Hüftgelenk frei und

Abb. 502. Haßlauer, Frankfurt a. M., Bein für im Hüftgelenk Exartikulierte.

kann sich drehen. Gleichzeitig wird die Klinke p_1 durch den Zug n nach oben gezogen und damit durch denselben Griff auch das Kniegelenk h zur vollkommenen Beugung (beim Sitzen) gelöst.

Bandbremsen sind in Abb. 500 und 501 dargestellt. Bei der Anordnung nach Abb. 500 ist die große Bremsscheibe auf der Knieachse befestigt, und das um sie herumgelegte Bremsband wird durch 2 Seile festgezogen, die am Fuß zu beiden Seiten des Knöchelgelenkes befestigt sind, so daß die Bremse sowohl bei Dorsal- als bei Plantarbewegung angezogen werden kann.

Das gleiche Ergebnis wird auch bei der wesentlich verwickelteren Bauart Abb. 501 erreicht, bei der die Bremsscheibe aber nicht auf der Knieachse, sondern auf einer besonderen darunter befindlichen und mit ihr durch stark übersetzten Stirnrädertrieb verbundenen Achse sitzt. Die Einrückung erfolgt durch Hacken oder Zehenauftritt durch ein Gestänge, das eine Freilaufkupplung einrückt.

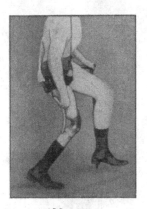

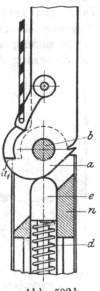

Abb. 502a.   Abb. 502b.

Abb. 502b. Gerüst wie bei Abb. 497 aus Stahlrohren. Kniegelenk 502b, gebildet durch den um Achse b drehbaren, am Oberschenkelrohr befindlichen Exzenter a, auf den der im Unterschenkelrohr unter dem Druck der Feder d stehende Federbolzen e wirkt, so daß beim Beugen ein immer größerer Widerstand zu überwinden ist. Bei Beugung von 50° Feststellung durch Einfallen der Klinke p_1, Abb. 502, in Raste s. Auslösung durch Hand mittels Zug n. Durch den Zug n_1 wird beim Beugen die Feder d noch mehr zusammengepreßt, um eine erhöhte Wirkung auf den Exzenter auszuüben.

Für Exartikulierte ist ein ebenso wie das Kniegelenk wirkendes Hüftgelenk vorgesehen.

Als Bremsband dient ein Lederriemen, dessen Bremswirkung infolge der hohen Drehgeschwindigkeit der Bremsscheibe sehr kräftig ist.

Eine Freilaufspreizbremse, die nur durch Hackenauftritt gesteuert wird, zeigt sich in einer den Fahrradfreilaufbremsen sehr ähnlichen Form (Abb. 504).

Besondere Schwierigkeiten macht die Anbringung gebremster Kniegelenke bei im Hüftgelenk Exartikulierten, weil hier die Standsicherheit nicht allein auf der Bremsung des Kniegelenkes beruht. Mit diesem muß dann gleichzeitig auch das künstliche Hüftgelenk gebremst und freigegeben werden. Eine Lösung der schwierigen Aufgabe mit Einzelelementen, die denen der Bauart von Abb. 497 ähnlich sind, zeigt Abb. 502 in der also sowohl sicheres Stehen und Gehen als bequemes Sitzen vereinigt sind. Abb. 502b zeigt den exzentrisch im Knie-

und Hüftgelenk wirkenden Federmechanismus, Abb. 502a das Stehen des
Schwerverletzten auf dem gebeugten Kunstknie.

Alle Klotz- und Bandbremskniegelenke sind erst in der letzten Zeit ausgebaut worden, nachdem bereits Dr. Engels im Jahre 1902 einen Weg zur
Lösung gezeigt hatte, den er 1916 durch die Bauart Abb. 503 zu verbessern
trachtete.

Die Bewährung im praktischen Dauergebrauche steht für alle ·Ausfüh-
rungen noch aus.

Zu 3. Durch Muskelkanäle unter Nutzbarmachung der inneren Energiequellen sind folgende Lösungsmöglichkeiten denkbar.

<blockquote>

a) Steuerung durch einen Muskelkanal,

b) Steuerung durch zwei Muskelkanäle.

</blockquote>

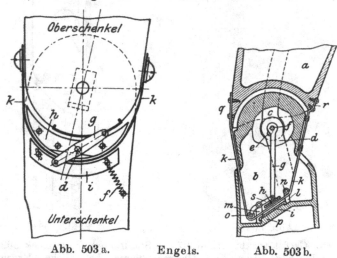

Abb. 503 a.   Engels.   Abb. 503 b.

Abb. 503 a. Eine neuere Konstruktion verbindet den Hebel g nicht mit der Knieachse f, sondern läßt den nach unten halbkreisförmig fortgesetzten Oberschenkelteil gegen
den Hebel g drücken, wodurch die Bremsbacken h und i gegen das Stahlband k gepreßt
werden. Bei Entlastung zieht die Feder f die Backen auseinander und das Kniegelenk wird
so vollkommen freischwingend. Bremswirkung nach Schema Abb. 487 c.

Abb. 503 b. Am Oberschenkel a Riemen k befestigt. Knieachse f in Schlitz e
der Seitenschiene c gleitend, drückt bei Belastung Hebel g und s mit Bremsbacke h
nach unten und dadurch Riemen k fest gegen Bremsbacke i im Unterschenkel b. Bei
Entlastung gleitet k frei über Rollen n und o im Unterschenkel b.

Zu a) Wenn nur ein Muskelkanal vorhanden ist, so läßt sich diese Energiequelle benutzen entweder

<blockquote>

a) zur willkürlichen Kniebeugung, Abb. 506 a,

b) „   „   Kniestreckung, Abb. 506 b,

</blockquote>

Die Gegenspannung muß in beiden Fällen durch eine Feder erzeugt werden.

Ausgeführt ist unserer Kenntnis nach bisher nur ein Kunstbein für einen
Oberschenkelamputierten mit willkürlicher Streckung, Abb. 507, durch
einen Einzelkanal.

So beachtenswert es ist, daß der Träger willkürlich auf dem natürlichen
Bein stehend, Abb. 507, das Knie des künstlichen Beines durch den Muskelzug
beliebig anheben und durch die Schwere des Unterschenkels fallen lassen kann.

so bedenklich ist doch die Tatsache, daß ein Hinsetzen des Mannes erst nach Ausrückung einer Kupplung von Hand möglich ist.

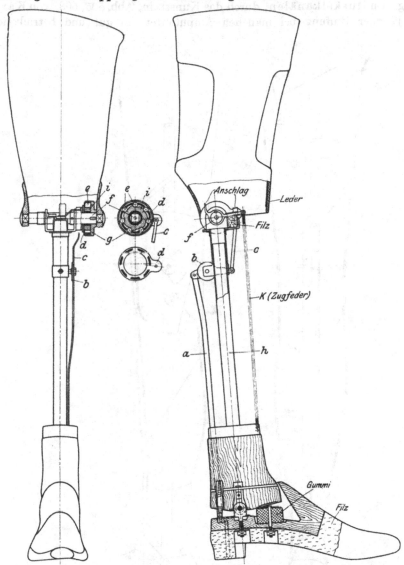

Abb. 504. Weißhuhn.

Kniegelenkbremsung beim Auftritt mit dem Hacken, wobei die am Fuß befestigte Stange a nach oben, die durch Schwinghebel b mit ihr verbundene Steuerstange c nach abwärts bewegt wird. Infolge der hierdurch erfolgten Rechtsdrehung der mit der Stange c gekuppelten Rollenführung d werden die Rollen e zwischen dem auf der feststehenden Kniegelenkachse f verkeilten Klemmring g und dem mit dem Unterschenkel h fest verbundenen Kurventeil i festgeklemmt. — Prinzip der Freilaufkuppelung. — Selbsttätige Auslösung beim Anheben des Fußes unter Wirkung der Zugfeder K. Wirkung nach Abb. 487 e.

Wird die Ausrückung vergessen oder durch einen Unfall unmöglich gemacht, so muß entweder der Kanal aufreißen oder die Verbindung zum Kniegelenk brechen.

Aus diesem Grunde erscheint dem Verfasser grundsätzlich die willkürliche Beugung als der gefahrlosere Weg, der überdies, ohne die Verwendung von Muskelkanälen, durch das Kunstbein, Abb. 505, 508, von Karsch
in 2 jähriger Prüfung bei manchen Amputierten als gut und betriebssicher

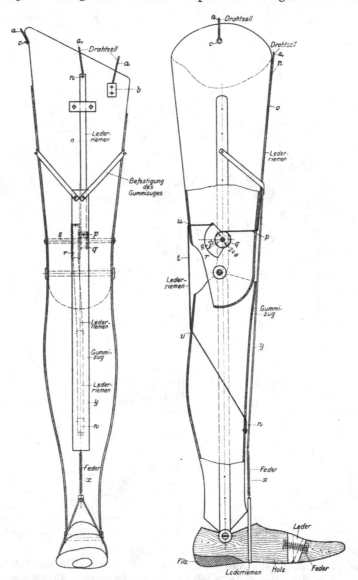

Abb. 505. Karsch.

Drahtseil a_1 läuft vom gesunden Fuß über die Schulter zum Kunstbein, wo es bei n
am Riemen o befestigt ist (vgl. Abb. 508). Riemen o bei Strecklage einmal um Rolle q im
Oberschenkel gewickelt. Riemen t von Rolle r, die mit Rolle q fest verbunden, abgewickelt,
ist am Unterschenkel befestigt. Beim Vorsetzen des gesunden Beines wird an o gezogen,
dieser rollt von Rolle q ab, wodurch t auf r aufgerollt wird. Dadurch Nachhintenziehen des
Unterschenkels (gleich Beugung), dann Strecken des Beines durch Zug y und Feder x.

erprobt ist. Die Wirkungsweise beruht in der Befestigung der Steuerschnur
unten am gesunden Bein (Stiefelöse Abb. 508) und in der durch den Gang

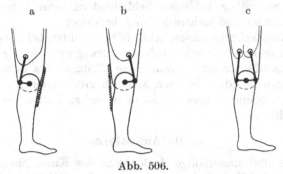

Abb. 506.

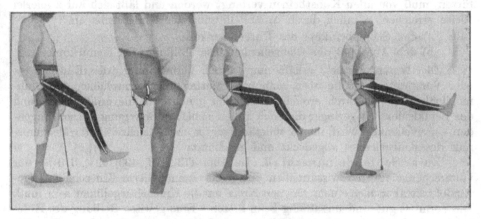

Abb. 507.　Blencke.

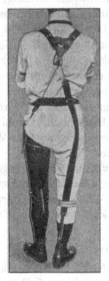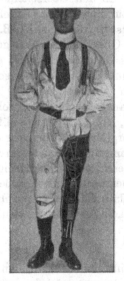

Abb. 508.　Karsch.

von selbst eintretenden Vergrößerung der Entfernung vom Kunstbeinknie zum Befestigungspunkt der Steuerschnur. Dadurch muß sich das Kunstbein im Knie auch gegenüber kräftigen Schließfedern schnell beugen und den Verletzten zu raschem und sicherem Gang befähigen.

Zu b) Zweimuskelsteuerungen, Abb. 506c, müßten bei zweckentsprechendem Kunstgliede und bei der sehr einfachen Bewegung, die der Unterschenkel im Kniegelenk auszuführen hat, einwandfreie Lösungen des Beinersatzes geben, falls die Weglängen der durchbohrten Muskeln groß genug sind, um die notwendige Steuerbewegung zu erzielen; an dem Vorhandensein der nötigen Kraft ist nicht zu zweifeln.

5. Die Außenform.

Eine glatte und unauffällige Außenform des Knies, insbesondere beim Sitzen, muß von allen Kunstbeinen verlangt werden und läßt sich auf zweierlei Weise erreichen, nämlich durch Anmodellierung der Kniescheibe an

a) den Schienbeinkopf des Unterschenkels,

b) den Abschluß der Oberschenkelhülse (Bildung des Femurkopfes).

Die besten Formen erhält man durch Vermeidung jedes Einschnittes oder Vorsprunges an die oben genannten glatten und formschönen Abschlußmöglichkeiten. Dadurch erreicht man auch gleichzeitig die größte Schonung der Beinkleider. Je geringer die nach außen sichtbare Bewegung des schwingenden Unterschenkels wird, um so vollständiger ist auch gleichzeitig der Mechanismus des Kniegelenkes abgedeckt und geschützt.

Zu a) Schienbeinabschluß. In Abb. 473, 478, 493, 494, 510 ist der Unterschenkel oben gewissermaßen durch die anmodellierte Kniescheibe abgerundet, die aber nach einem genauen Kreis um die Knieachse gebildet sein muß. Die Form ist gut und unauffällig beim Sitzen. Eine gewisse Reibung des Kniekopfes an der inneren Hosenwand muß in Kauf genommen werden. Der Anschluß der Wade an den Oberschenkel im Kniespalt verlangt zur vollen Erreichung der natürlichen Form Anschluß-Hülsen oben und unten, Abb. 473.

Zu b) Oberschenkelabschluß. In Abb. 470, 472, 476, 477, 490, 491, 496—500 ist die Oberschenkelhülse gewissermaßen mit der Form des Femurkopfes abgeschlossen. Die Form ist ebenfalls nach dem Kreis um die Kniescheibe gebildet, und der hohle Unterschenkel schwingt um den relativ zur Hose fast feststehenden Oberschenkelkopf. Die Hose wird dadurch beim Hinsetzen und Sitzen fast gar nicht gerieben; volle Formschönheit wird am besten durch die Ausführungen, Abb. 472 ohne Schlitz am Oberschenkelabschluß erreicht. Zu achten ist auf sorgfältige Abrundung des oberen Randes der Wadenhülse, damit kein Einklemmen der Hose eintreten kann.

Eine sehr geschickte Vereinigung von vollem Schutz gegen Einklemmen von Kleidungsstücken und guter äußerer Form bei gleichzeitigem Schienbein- und Oberschenkelabschluß zeigen Abb. 474, 479. Durch Herunterziehen der hohlen Oberschenkelhülse über den Schienbeinkopf wird dieses Ergebnis erreicht.

Das Gesamtbein.

Aus den Einzelteilen: Fuß, Knöchelgelenk, Unterschenkel, Kniegelenk, Stumpfhülse, Aufhängung setzt der geübte und erfahrene Orthopädie-Mechaniker

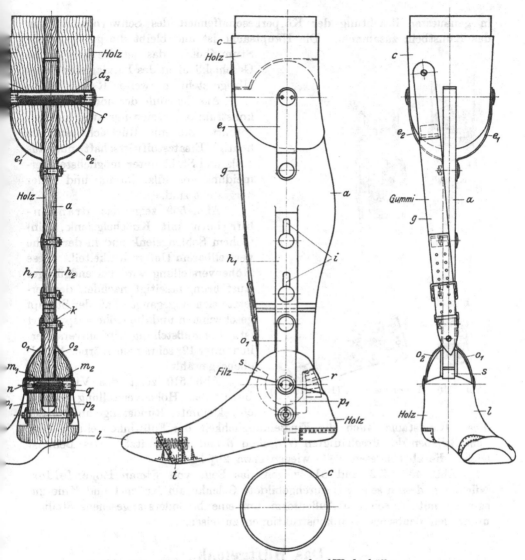

Abb. 509. Brandenburgbein (Gocht) ohne Wadenhüllen.

Die im hölzernen Unterschenkelteil a feste hohle Kniegelenkachse b läuft in den im Holzoberschenkel c festen Stahlbuchsen d_1 d_2. Stahlschienen e_1, e_2 laufen zur Versteifung von den seitlich aus dem Oberschenkel c herausragenden Enden der Achse b zum Unterschenkelteil a. Der in die Hohlachse b eingelegte, mit Öl getränkte Docht f sorgt für dauernde Schmierung des Kniegelenks. Gummiband g zur Unterstützung der Unterschenkelschwingung beim Gehen. — Der aus zwei Teilen bestehende Unterschenkel a ist durch die in den Stahlschienen h_1, h_2 eingefrästen Schlitze i und Spannschrauben k in seiner Länge verstellbar. — Durch den in den Knöchelteil des Fußes l eingreifenden Unterschenkelteil a geht die in den im Fuß festen Stahlbuchsen m_1, m_2 laufende hohle Knöchelgelenkachse n. Stahlschienen o_1, o_2 laufen von den aus dem Fuß herausragenden Enden der Achse n zum Unterschenkelteil a. Zur sicheren Lagerung des Knöchelgelenkes dienen die mit dem Fuß fest verbundenen Stützbleche p_1, p_2. Schmierung des Knöchelgelenkes erfolgt durch den in die Hohlachse n eingelegten mit Öl getränkten Docht q. Pufferfeder r hält den Fuß dorsal gegen den Filzanschlag s gebeugt. Normales Sohlengelenk t. Das Unterschenkelblatt wird seitlich durch zwei hohle hölzerne Wadenhülsenhälften, die durch Schrauben zusammengezogen werden, verkleidet.

in genauester Beachtung der Körperbeschaffenheit des Schwerbeschädigten das Kunstbein zusammen. Die Hauptsache ist und bleibt die gut passende Stumpfhülse, das ist die persönliche Geschicklichkeit des Bandagisten; alles Übrige steht in zweiter Reihe.

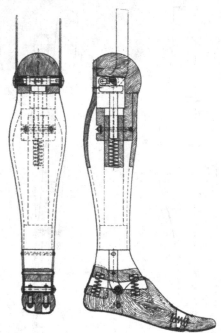

Aus der Fülle der normalen Beinkonstruktionen seien nur zwei hier angeführt, die mit Rücksicht auf die heutige Ersatzstoffwirtschaft nur aus Holz und Stahl unter möglichster Vermeidung von Filz, Gummi und Leder hergestellt sind.

Abb. 509 zeigt das Brandenburgbein mit Knöchelgelenk, einfachem Sohlengelenk und in der Höhe verstellbarem Unterschenkelteil. Diese Höhenverstellung wird bei endgültiger Ausführung beseitigt, nachdem der Verletzte sich eingegangen hat, der Stumpf geschwunden und die Höhe ausprobiert ist. Die Fußstellung wird unveränderlich unter 12° schräg zur Körper-Mittelebene gewählt.

Abb. 510 zeigt das Virchow-bein, das Höhenverstellung mittels eingeklemmter Rundstange und mittels

Abb. 510.   Virchow-Bein (Borchardt).

dieser Rundstange auch die Einstellmöglichkeit der Fußwinkelstellung nach dem Belieben des Beschädigten (zwischen 6 und 15°) besitzt. Das Bein ist leicht; die abgebildeten Teile wiegen etwa $2^{1}/_{4}$ kg.

Abb. 456, 472 und 511 zeigen das Bein von Stefan Rosenfelder, Nürnberg, dessen sehr gut durchgebildete Gelenke am Knöchel und Knie zusammen mit der schönen Außenform ihm eine besonders angesehene Stellung unter den deutschen Beinkonstruktionen zuweisen.

Das Hüftgelenk.

Das Hüftgelenk ist in Abb. 419 S. 574 durch ein Universal(Kugel)gelenk ersetzt, weil es folgende Bewegungen gestatten muß:

1. die Beugung nach vorn,
2. die Streckung nach hinten,
3. die Anziehung (Adduktion) nach einwärts,
4. die Abziehung (Abduktion) nach auswärts,
5. die Einwärtsrollung,
6. die Auswärtsrollung.

Seine Beweglichkeit ist etwa ebenso vielseitig wie die des Schultergelenkes, wenn auch der Bewegungsbereich ganz wesentlich beschränkter ist.

Der Amputierte, dem das Bein im Hüftgelenk exartikuliert ist, kann keinen Ersatz erhalten, der ihm auch nur annähernd die frühere Beweglichkeit nach Vielseitigkeit und Bereich gerade dieses Grundgelenkes wiedergibt.

Während man nun bei der Schaffung von Ersatzarmen für im Schultergelenk Exartikulierte häufig auf ein künstliches Schultergelenk ganz verzichten
kann und eine Bandage am Oberkörper befestigt, die gewissermaßen erst mit
dem Ellbogengelenk beginnt, muß beim Ersatzbein für Exartikulierte ein
künstliches Hüftgelenk geschaffen werden, weil der beschädigte Mensch nicht
nur gehen und stehen, sondern vor allem auch sitzen können muß.

Bei dem Verlust des Kniegelenkes und seinem Ersatz durch ein einfaches
Stelzbein ohne künstliches Kniegelenk, stört beim Sitzen des Trägers der

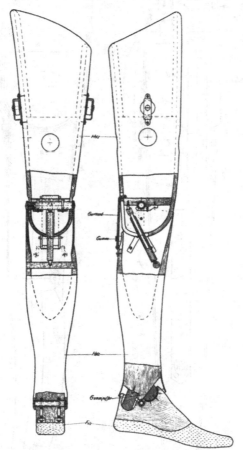

Abb. 511. Stefan Rosenfelder-Nürnberg.

gradlinig nach vorn stehende Unterschenkel derart, daß man deshalb meistens
auch die Stelzbeine nur für das bequemere Sitzenkönnen mit einem Klappscharnier versieht; selbst wenn es beim Gehen nicht benutzt wird. Ein Exartikulierter kann sich ohne künstliches Hüftgelenk überhaupt nicht setzen.

Da die ganze Bewegung des Kunstbeines völlig mit dem Becken hervorgerufen werden muß, da ferner die ganze Last des besonders unbehilflichen
Krüppels dauernd auf diesem Gelenk ruht, so muß es

1. möglichst einfach, 2. sehr kräftig, 3. leichtgehend

hergestellt werden.

Alle Konstrukteure beschränken das künstliche Gelenk daher nur auf die Hüft-Beuge- und Streckbewegung und führen das Hüftgelenk fast ausschließlich als einseitiges Scharniergelenk aus Abb. 512—515.

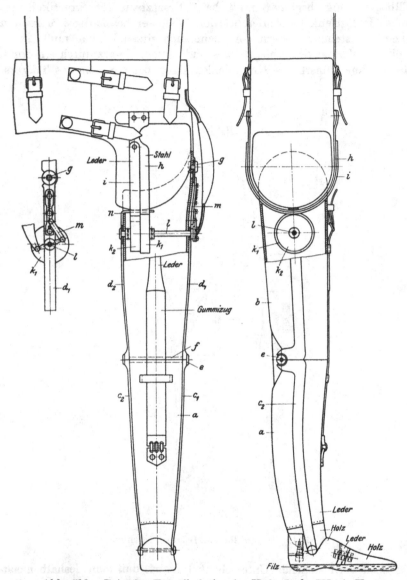

Abb. 512. Bein für Exartikulation im Hüftgelenk. III. A.-K.

Unterschenkel a und Oberschenkel b aus Lederhülsen durch Schienen c_1 und c_2 bzw. d_1 und d_2 versteift, in welchen Knieachse f gelagert. Kniegelenk e nach hinten versetzt. Seitenschiene d_1 bis Hüftgelenk g durchgeführt, d_2 vor Stumpfende nach innen umgebogen. Halbkreisförmig gebogene Schiene h des ledernen Beckenkorbes legt sich außen mit Lederstreifen i gegen die als zweites Lager dienende Stufenrolle k_1, k_2 und gleitet innen am umgebogenen Ende der Schiene d_2.

Durch Bremsvorrichtung m kann Reibung zwischen Rollen und Schiene bis zur Feststellung des Hüftgelenkes vergrößert werden.

Die Dauerhaftigkeit und Stärke des Scharniergelenkes würde sehr gewinnen, wenn man seine Achse aus einem Stück durchgehend ausführen könnte. Dagegen sprechen jedoch folgende Erwägungen:

Das Teochantergelenk selbst sitzt seitlich außen und oben, das Ersatzgelenk am Beckenkorb muß also möglichst dicht an den Trochanter gelegt

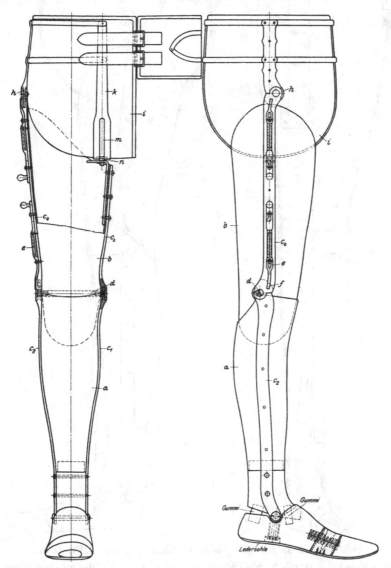

Abb. 513. Bein für Hüftgelenkexartikulation von Mollenhauer.

Unterschenkel a und Oberschenkel b mit Seitenschienen c_1, c_2 bzw. c_3, c_4 versteift. Zur Feststellung des Kniegelenks d greift Schieber e mit Nase f in eine Ausfräsung. Oberschenkelschiene c_4 trägt Hüftgelenk h, das ebenso wie das Kniegelenk festgestellt werden kann. Beckenkorb i mit Schienen versteift, von denen die eine, k, den Stumpf in senkrechter Ebene umfaßt und sich mit Schlitz m an dem an der rechtwinklig nach innen umgebogenen Oberschenkelschiene c_3 angebrachten Gleitstück n führt.

werden, Abb. 512—515. Da nun der Beckenkorb möglichst eng um die
untere Amputations-Narbe gelegt ist, so endet er innen und unten am
Damm. Hier ist also die zweite gegebene Stützstelle. Die Schwingung des

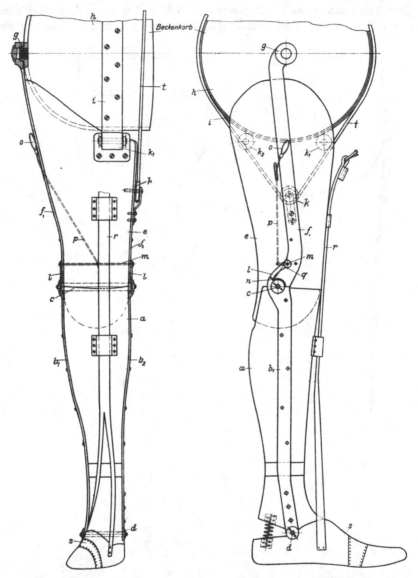

Abb. 514. Bein für Hüftgelenkexartikulation vom XVI. A.-K.

Unterschenkel a durch Seitenschienen b_1 und b_2 versteift, die an dem einen Ende
Knieachse c, am anderen Knöchelachse d tragen. Oberschenkel e durch Seitenschienen f_1
und f_2 versteift; Oberschenkelschiene f_1 durch Hüftgelenk g mit dem Beckenkorb h verbunden. Zweiter Stützpunkt gebildet durch Beckenkorbschiene i, die auf zwei im Oberschenkel befestigten Rollen k_1 und k_2 läuft. Über Rolle k geführter Riemen t sichert dauernde
Berührung von Schiene und Rollen. Kniegelenkfeststellung durch drehbare Nasen l, die
gegen Anschläge n der Schienen b_1 und b_2 liegen; auslösbar durch Zug am Griff o des Seiles p.
Zug r von Bandage bis Fuß s unterstützt Schwingungen des Beines.

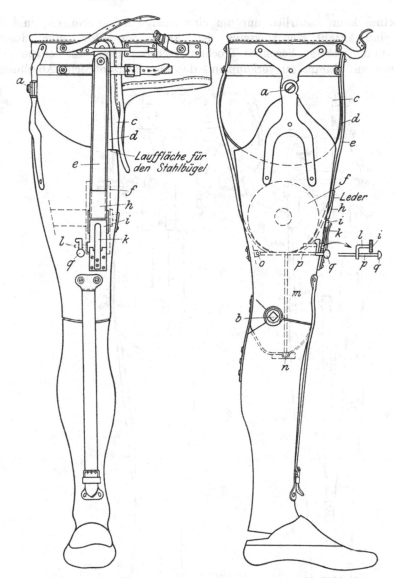

Abb. 515. Dörfflinger-Bein für Exartikulation im Hüftgelenk.

Konstruktion des Hüftgelenkes *a* sowie des Kniegelenkes *b* normal. Becken-korb *c* ruht auf der einen Seite auf dem Trochantergelenk *a*, auf der anderen mit Stahlschiene *d* auf zwei im Oberschenkel gelagerten Rollen. Gleichzeitige Feststellung und Lösung des Hüft- und des Kniegelenkes. Beim Gehen beide Gelenke fest. Ein am Beckenkorb *c* befestigter Lederriemen *e*, im Oberschenkel über Rolle *f* laufend, gibt nach oben Halt. Am Riemen *e* auf der Vorderseite Lederstück *h* befestigt, das sich gegen die am Oberschenkel drehbar befestigte Lasche *i* legt, die durch Blattfeder *k* in dieser Stellung gehalten wird und so die Bewegung des Hüftgelenkes hemmt. An Lasche *i* rechtwinklig gebogener Hebel *l* befestigt. Kniegelenkfeststellung mittels Stellknopfs *q* durch Stift *m*, der in Rastenbohrung *n* des Unterschenkels greift. Durch Betätigung des Hebels *p* mittels Stellknopfs *q* wird 1. der Unterschenkel frei, 2. wird der rechtwinklig gebogene Hebel *l* durch Hebel *p* nach oben und Lasche *i* nach außen gedrückt. Dadurch wird Riemen *e* und somit auch das Hüftgelenk frei.

Kunstbeines kann natürlich nur um eine einzige Achse erfolgen, und daher haben eine Anzahl Konstrukteure den Ausweg gewählt, eine einseitige, starke und richtig liegende Trochanterschwingachse mit einem Stütz- rollenlager am Damm zu verknüpfen, das eine konzentrische Abrollung des

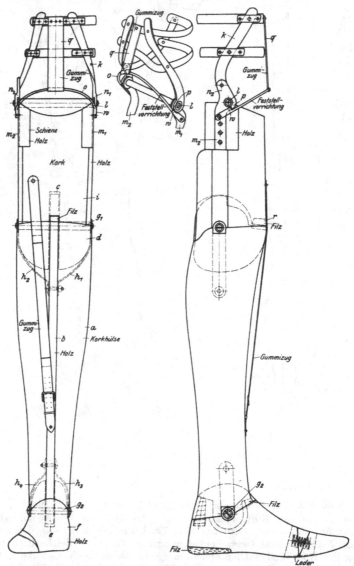

Abb. 516.   Bein für Hüftgelenkexartikulation nach Prof. Gocht.

Unterschenkelteil *a*, gebildet aus Brett *b*, mit Korkhülsen, entsprechend der natür- lichen Form verkleidet, greift in Schlitz *c* des hölzernen Knieteiles *d* und des Fußes, mit denen er durch Achsen g_1 und g_2 verbunden ist (vgl. Abb. 446, 477, 509).   Stählerne Stre- ben h_1 bis h_4 sichern genaue Lage der Achsen.   Der hölzerne Oberschenkelteil *i* ist durch Schienen m_1 und m_2 mit dem Hüftgelenk verbunden, an das sich mit den Schienen n_1 und n_2 der lederne Beckenkorb setzt.   Hüftgelenkfeststellung durch Bügel *o*, der, drehbar am Ober- schenkel gelagert, mit Nasen *w* sich gegen Anschläge *p* der Beckenkorbschienen legt.

Beckenkorbes möglichst dicht am Damm gestattet. In Abb. 512 rollen die Stahlbügel h und i am Beckenkorb auf der Stufenrolle k_1 und k_2 ab. Diese Rolle ist abgestuft, damit Bügel i, seitlich gegen den Rand der Stufe k_1 anlaufend, ein Auswärtskippen des Beines verhindert, während das Abrutschen

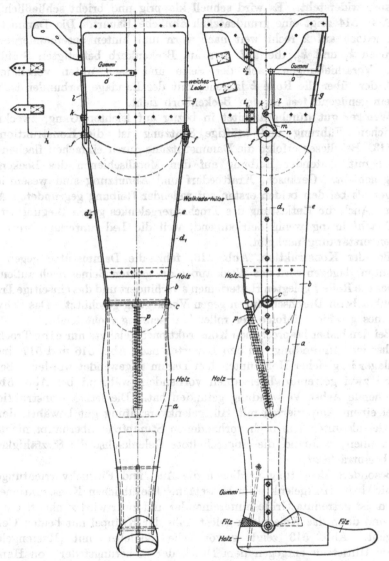

Abb. 517. Bein für Hüftgelenkexartikulation von Berg, Stuttgart.

Unterschenkel a durch Kniegelenk c mit Kniestück b verbunden und mit diesem durch Schienen d_1 und d_2 Oberschenkelhülse e (Leder) (vgl. auch Abb. 432). Beckenkorb g (Leder durch Schienen versteift) trägt durch zwei Hüftgelenke f das Bein. An der Rückseite des Beckenkorbes Klappe h mit Scharnieren i_1 und i_2 zur Einführung des Stumpfes. Feststellung des Hüftgelenks durch drehbaren Hebel k, der mit Nase m in Anschlag n des Gelenks angreift und durch Zug o betätigt wird. Unterstützung der Unterschenkelschwingung durch Feder p.

nach unten durch den nach innen umgebogenen Rand n der Oberschenkelschiene d_2 verhütet wird. Die Verhinderung des Auswärtskippens ist notwendig, weil das kurze einseitige Trochantergelenk nie so stark gemacht
werden kann, daß es der abbiegenden Kraft des ganzen schweren Beines auf
die Dauer widersteht. Es wird schnell klapprig und bricht schließlich ab.

Abb. 514 zeigt eine grundsätzlich ähnliche Bauart. Die Dammstützung
erfolgt jedoch auf 2 recht weit nach vorn und hinten auseinandergerückten
Stützrollen k_1 und k_2, die auf dem am Beckenkorb befestigten Stahlband i
laufen. Verschiebungen nach der Seite und nach unten verhindert der
Gurt t, der, über die Rolle k laufend, mit der Bandage verbunden ist und so
das Bein genügend fest an den Beckenkorb zieht.

Weniger gut durchgearbeitet in bezug auf leichten Gang, zweckmäßige
und sichere Führung und kräftige Stützung ist die Konstruktion nach
Abb. 513. Bei dieser erfolgt die Dammstützung durch einfachen flachen Bügel,
der sich mit gleitender Reibung auf den Metallschienen des Beckenkorbes
entlang schiebt. Geräusch, Kraftbedarf und Abnutzung sind wesentlich ungünstiger als bei den beiden ersten auf rollender Reibung gegründeten Ausführungen. Auch die Entlastung des Trochantergelenkes gegen Biegung ist durch
diese Flachführung wenig befriedigend, weil die Lederunterlage trotz Stahl-
schienenverstärkung nachgibt.

Bei der Konstruktion, Abb. 515, fehlt die Dammstütze gegen Druck
nach unten, dagegen wird das Wegklappen des ganzen Beines nach außen durch
den über die Rolle f gelegten Halteriemen e verhindert und das einseitige Trochantergelenk a beim Durchschwingen gegen Verbiegung geschützt. Das Schwingen
des Beines geschieht infolge der rollenden Reibung recht leicht.

Bei den bisher besprochenen Konstruktionen gelangte nur eine Trochanter-
halbachse zur Anwendung, bei den Bauarten nach Abb. 516 und 517 sind zwei
Zapfenlager in gleicher Höhe unter dem Damm angewendet worden. Bei Abb.
517 sind zwei getrennte Drehzapfen vorhanden, während bei Abb. 516 eine
durchgehende Achse Verwendung gefunden hat. Die letzte Konstruktion hat
sich bei einem Amputierten mit Hüftgelenkversteifung gut bewährt, der ohne
dieses Gelenk unter dem noch vorhandenen Stumpfrest überhaupt nicht hätte
sitzen können, während die eingeschaltete Gelenkachse die Sitzfähigkeit nur
wenig beeinträchtigt.

Besondere Beachtung verdienen die Aus- und Einrückvorrichtungen für
das Knie- bzw. Hüftgelenk beim Hinsetzen. Die üblichen Konstruktionen verlangen meist getrennte Griffe hintereinander und zwar wird zunächst das Hüftgelenk und dann das Kniegelenk gelöst, falls der Krüppel mit beiden Gelenken
steif geht. Abb. 513 zeigt gewöhnliche Schieber mit Rastengelenken,
die beim Hinsetzen entgegen dem Druck der Sicherungsfeder von Hand aus
der Rast gezogen und durch die Verdrehung der Rast gegen die Klinke am
Wiedereinspringen gehindert werden, solange der Verletzte sitzt. Beim Aufstehen schnappt die Klinke durch den Federdruck entweder von selbst ein
und verwandelt das gelenkige Bein in eine Stelze, oder sie kann in aus-
gerückter Stellung gesichert werden, so daß der Beschädigte mit frei-
schwingendem Knie- bzw. Hüftgelenk gehen kann.

In der Ausführung nach Abb. 502 (Haßlauer) genügt ein Griff am
oberen Gelenk, um gleichzeitig Knie- und Hüftgelenk ein- oder auszurücken.

Hier ist der Gedanke der Schlußkreiselung in der senkrechten Streckstellung durch exzentrische Anordnung von Schließfedern zur Gelenkachse sowohl am Knie wie an der Hüfte zum Ausdruck gebracht worden (vgl. S. 605).

Die Ausführungen nach Abb. 512 und 514 arbeiten mit Schultergurt-Steuerungen für das Kniegelenk, jedoch besitzt die Bauart nach Abb. 514 eine Stelzbeinsperre, die von Hand durch Schlaufe 0 ausgelöst werden muß, dagegen keine Sperrvorrichtung für das Trochantergelenk, während die Bauart nach Abb. 512 umgekehrt mit Sperrvorrichtungen am Trochanter- und ohne eine solche am Kniegelenk arbeitet.

Auch in den Ausführungen nach Abb. 516 und 517 wird auf die Stelzbeinvorrichtung am Knie verzichtet, dagegen muß hier die Auslösung der Trochantersperre von Hand dem Hinsetzen vorangehen, während diese beim Aufstehen selbsttätig wieder einspringt.

Will der Träger dieser Kunstbeine mit gebeugtem Knie sitzen, so muß er den Unterschenkel mit der Hand herunterdrücken. Darum schlägt bei Abb. 517 die Kniefeder herum (vgl. Abb. 481), während bei Abb. 516 das Gummiband seitlich abgleitet. Die freischwingende Drehbewegung im Hüftgelenk darf nur gering sein, sie wird nach vorwärts meist durch Anschläge begrenzt.

Zusammenfassung.

Für im Hüftgelenk Exartikulierte ist der Beckenkorb mit Trochantergelenk und Rollenstützung ein sicherer, leicht und geräuschlos gehender Beinersatz. Es ist mit Rücksicht auf die Sicherheit beim Gehen zweckmäßig, Sperrvorrichtungen sowohl im Knie- wie im Trochantergelenk einzubauen, durch deren Benutzung der Beschädigte das Kunstglied sowohl als Stelzbein wie als freischwingendes Bein verwenden kann. Es empfiehlt sich für das Hinsetzen eine Einrichtung zu treffen, die die gleichzeitige Auslösung der Sperren im Knie- und Hüftgelenk durch dieselbe Bewegung gestattet (vergl. Abb. 502).

Ersatzstoffe.

Der Mangel an geeigneten Baustoffen, insbesondere Leder für Hülsen, Vulkanfiber und Zelluloid für Finger und Handteile zwang, nach Ersatzstoffen Umschau zu halten, die im wesentlichen gefunden wurden durch

1. Holz,
2. erhärtende bildsame Massen,
3. Metalle,
4. Zellon.

Holz wird schon seit langer Zeit für die Herstellung von Schenkelhülsen mit Erfolg benutzt, bedurfte aber früher einer besonderen Technik recht geschickter Leute, da das geringste Versehen, ferner eine erhebliche Veränderung des Stumpfes die starre Hülse unbrauchbar macht. Für Arme, insbesondere Oberarme, ist das Holzhülsenverfahren in Deutschland bisher wenig oder gar nicht verwendet worden, weil die Schwierigkeit, die Holzhülse an die Armform, insbesondere die Muskelwülste am Bizeps, von Hand genau anzupassen wegen der Enge der Hülse unmöglich war und das Arbeiten aus zwei Teilen Schwierigkeiten bot und nicht zuverlässig genug war. Durch ein mechanisches Kopierverfahren ist man heute in der Lage, sowohl für Arme wie für Beine absolut passende Holzhülsen aus einem Stück herzustellen, die den Stumpf saugend umschließen und die Verbindung von Holzhülse und Stumpf zu einem gemeinsamen Ganzen herstellen.

Dazu kommt, daß bei Stumpfveränderungen, sofern sie eine Schwindung des Stumpfes zur Folge haben, von demselben Modell in etwa zwei Stunden eine neue Kopie möglich ist, daß also neue Hülsen nicht nur schnell, sondern auch billig herzustellen sind.

1. Verwendung von Holz.

Das Verfahren besteht in folgenden Arbeitsstufen:
1. Gipsen, negativ und positiv,
2. Gießen,
3. Kopieren,
4. Wickeln und Leimen,
5. Schleifen und Polieren bezw. Lackieren.
6. Montage

Zu 1. Die Herstellung des Gips-Negatives ist besonders wichtig und bedarf großer Sorgfalt.

Anfertigung der Gipsabgüsse für die Carnes- und Germania-Hülsen.

Bei den Amputierten wird zunächst etwa in Höhe des Akromions die Mittellinie mit Kopierstift festgelegt, Abb. 518, und der Stumpf mit einem Trikotschlauch überzogen. Dieser wird durch einen Gurt am Körper so befestigt, daß die Brust vom Gurte freibleibt. Der Trikotschlauch wird am Stumpfende zusammengebunden, gegebenenfalls zum Schutze des Körpers gegen Festhacken des Gipses in der Achselhöhle mit dünnem Stoff oder doppeltem Seidenpapier ausgelegt, Abb. 519 und 520.

Bei der Anfertigung des Gipses ist zu beachten, daß der Stumpf in gerade herabhängender Armlage verharrt. Der Trikotschlauch wird mit einem Pinsel mit Wasser bestrichen, um ein gutes Anhaften des Gipses zu ermöglichen.

Alsdann wird der Gips von unten nach oben etwa 4 bis 5 mm stark mittels eines Pinsels aufgetragen. Nach dem Erhärten des Gipses in etwa 10 Minuten wird die Form vom Stumpf abgezogen, Abb. 522.

Zur Herstellung des Positives für das Anfertigen der Holzhülse auf der Kopierfräsmaschine wird der Rand des Negativs mit einer Schere beschnitten und die hohle Form mit Gips voll ausgegossen. Es ist darauf zu achten, daß der Gips etwa in Höhe von 8 cm über den Rand der Achselhöhle hinaus aufgetragen wird und von der Achselhöhle aus nach oben eine Abschrägung erhält. Ist der Gips vollkommen erhärtet, so wird die äußere Form mittels eines Messers aufgetrennt und von dem Gipsmodell abgezogen. Aldsann wird das fertige Positiv mit einem Messer modelliert, wobei besonders darauf zu achten ist, daß die Linie der Achselhöhle recht scharf markiert wird. Das Gipsmodell wird dann an beiden Enden zur Aufnahme der Buchsen für die Dorne der Kopierfräsmaschine angebohrt.

Zu 2. Nach dem Gipspositiv, das zweckmäßig durch einen Lacküberzug gegen Temperatureinflüsse geschützt wird, wird ein gußeiserner Abguß mit eingelegtem Dorn hergestellt, der die Aufnahme zwischen den Spitzen der Kopierbank ohne weiteres ermöglicht, Abb. 522.

Zu 3. Das Material für solche Stumpfhülsen ist bestes Linden- oder Weidenholz. Das Kopieren geschieht in der üblichen Weise mit Hilfe der Sonderbank mit Dreifachspitzen, Abb. 523 und 524, und zwar so, daß in derselben Auf-

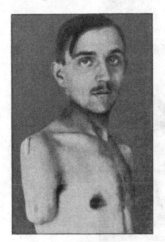

Abb. 518.

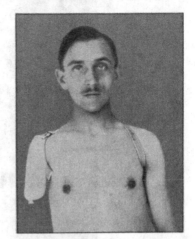

Abb. 519.

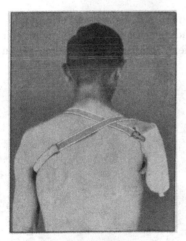

Abb. 520.

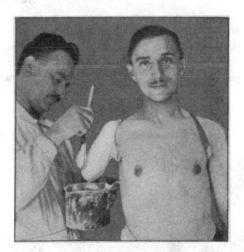

Abb. 521.

spannung und von demselben Modell mit Hilfe eines Innenfräsapparates, Abb. 523, die Hohlform der Oberarmhülse und mittels eines Außenfräsapparates, Abb. 524, die genau entsprechende Außenform hergestellt wird. Es entsteht also ein nur durch die Wandstärke der Holzhülse getrenntes äquidistantes Abbild des Originalstumpfes, Abb. 522 u. 525. Die Folge dieses Herstellungsverfahrens ist, daß die Hülse genau auf den Stumpf paßt und daß sie außen der natürlichen Form ähnlich ist, ferner daß sie überall gleiche Wandstärken hat, also sehr fest ist, trotzdem sie denkbar leicht ausfällt, weil eben das

Vorhandensein der gleichen Wandstärke an jeder Stelle mechanisch gesichert ist. Da man es ferner in der Hand hat, die Außen- bzw. Innenform durch äquidistantes Kopieren des Werkzeugs, ganz gleichmäßig um z. B. 2, 3, 4 mm usw.

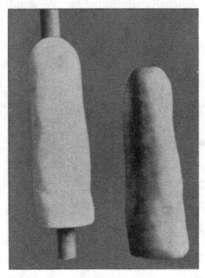

Abb. 522.

zu vermindern, so kann man von vornherein dem mit Sicherheit erfolgenden Abmagern des Stumpfes Rechnung tragen und gegebenenfalls je nach der Jahreszeit durch Aufziehen eines oder zweier Strümpfe zu einem genau passenden Sitz der Oberarmhülse beitragen.

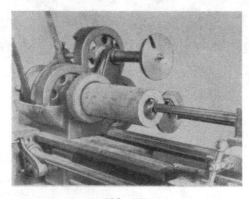 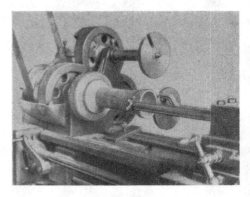

Abb. 523.   Abb. 524.

Die kopierte Hülse wird innen mit Sandpapier geglättet und außen auf der Sandpapier-Schleifmaschine geschliffen, ohne daß das Schnitzmesser des Bildschnitzers, das häufig sehr viel verdirbt, die Hülse berührt.

Zu 4. Da das Holz für die Hülse so benutzt wird, daß seine Längsfasern in der Armlängsrichtung liegen, so ist es zwar gegen Biegungs-, Zug- und -Druckbeanspruchungen fest, nicht aber gegen Verdrehungsbeanspruchungen, die ein

Aufplatzen der Hülse zur Folge haben würden. Aus diesem Grunde ist eine Querversteifung nötig, die dadurch erreicht wird, daß man feste Baumwollbinden in zwei Lagen auf das Holz unmittelbar so aufwickelt, daß die Wickelrichtung der Binden quer zur Längsfaser des Holzes liegt. Die auf diese Weise gewissermaßen quer furnierte Hülse erhält trotz großer Leichtigkeit eine außerordentliche Festigkeit. Ein Mann von 75 Kilo Gewicht kann sich auf die Hülse stellen, ohne sie zu zerbrechen.

Zu 5. Nachdem der Leim abgetrocknet ist, wird die Hülse mit Schellack-Spiritus in der üblichen Weise wie gewöhnliche Holzhülsen getränkt, geschliffen und poliert. Sie kann aber auch einfach lackiert werden. Sie sieht nach Fertigstellung sehr gut aus und ist Witterungseinflüssen und Schweiß dauernd gewachsen. Nach unseren Erfahrungen haben sich solche Hülsen in zweijährigem Gebrauch unverändert bewährt.

Zu 6. Die Montage erfolgt, indem man am oberen offenen Ende der Hülse durch Drehnieten die Bandage anbringt, am unteren Ende durch eine ovale Verschlußkapsel den Anschluß an Gebrauchs- und Arbeitsarm ermöglicht[1]). Die Montage der Holzhülse gestaltet sich also ebenso einfach wie die der ehemaligen Lederhülse mit Eisenbandagen. Die Kosten der ersten Herstellung sind trotz des Eisenmodells schon geringer als die der Lederhülsen. Bei späteren Ersatzhülsen, bei denen die schwierige Herstellung des Eisenmodells wegfällt, sinkt der Preis weiter herab.

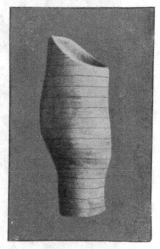

Abb. 525.

Dasselbe Verfahren wie für Arme läßt sich auch für die Schenkelhülsen bei Ober- und Unterschenkel-Amputationen verwenden.

2. Verwendung erhärtender bildsamer Massen.

Man muß hier den Gebrauchszweck dieser Art Hülsen an die Spitze stellen. Es kommt darauf an, ob die Hülse lediglich als Schmuck-, oder ob sie als Arbeitshülse Verwendung findet. Als Schmuckhülse, also als Umkleidung für das eigentliche Beinskelett, sei es aus Holz oder aus Metall, genügen einfache elastische Hülsen, die insbesondere widerstandsfähig genug gegen Anstoßen beim Vorübergehen oder gegen Drücke sein müssen, damit sie dauernd in der Lage sind, den Ärmel bei Armhülsen und das Beinkleid bei Beinhülsen auszufüllen. Sie müssen ferner den Bewegungen des beschädigten Gliedes geräuschlos folgen, sie dürfen also nicht „schreien", wie es manche Hülsen, z. B. aus Korbgeflecht, tun.

Zu den erhärtenden Massen gehören:

1. Die Hülsen aus Gips- oder Leimbinden,
2. die Hülsen aus Mischungen von Gips, Leim, Sägespänen,

---

[1]) Beim Germania-Arm, vergl. S. 571, z. B. wird innen hinein eine Stahlhülse gesetzt, die den Normalanschluß für die üblichen Arbeitsarme gestattet, außen das künstliche Ellbogengelenk aufnehmen kann.

3. die Hülsen aus Mischungen von Schellack, Spiritus und Asbest (Stege-mann).

Für sämtliche Hülsen bildet ein Bindenstoff aus Baumwolle, Mull oder ähnlichen Stoffen die Unterlage und den Zusammenhalt. Die Gips- und Leim-bindenhülsen sind verhältnismäßig schwer. Sie werden leicht schmutzig, sehen dann nicht gut aus und haben keine lange Lebensdauer. Die Hülsen aus Schellack und Asbest sehen äußer-lich den Lederhülsen recht ähnlich, sind fest, nicht schwer und haben nach den Erfahrungen

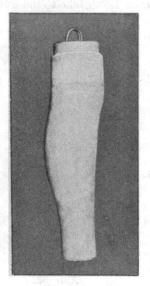

Abb. 526.

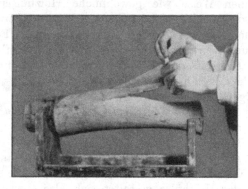

Abb. 527.

der Prüfstelle eine ziemlich große Lebensdauer. Ihre Herstellung ist aller-dings wesentlich schwieriger als die der Gips- und Gipsleimhülsen.

Im folgenden ist ein Verfahren zur Herstellung von Hülsen lediglich für Schmuck- und Umkleidungszwecke zur Darstellung gebracht.

Für die Herstellung der Wadenhülsen aus plastischen Massen ist zuerst die An-fertigung des Gipsmodelles, Abb. 526, er-forderlich, und zwar sind für die ver-

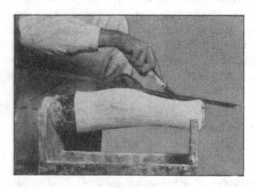

Abb. 528.

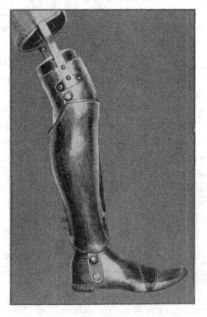

Abb. 529.

schiedenen Beinlängen — zur Zeit genügen nach den eingehenden Messungen Gochts 8 Längen — 4 Modelle zu fertigen. Über das fertige Gipsmodell werden Mullbinden, welche erst in einem Gemisch von 3 Teilen Schlemmkreide und 2 Teilen Gips gewickelt und dann in Leimwasser getaucht werden, übereinander greifend in 4 Lagen gelegt, Abb. 527. Nach Erhärten der so entstandenen Hülsen wird diese der Länge nach aufgeschnitten, Abb. 528, vom Modell abgezogen, in heißem Leim getränkt und darauf im Ofen getrocknet.

Um die Hülse wasserfest und geschmeidig zu machen, taucht man sie in reinen Firnis. Nach abermaligem Trocknungsprozeß an der Luft wird die Hülse mit einer aus 1 Teil Gips, 4 Teilen Schlemmkreide und Firnis zusammengerührten Spachtelmasse abgeglättet, darauf getrocknet und mit Sandpapier abgeschliffen. Nachdem die Hülse innen und außen noch mit Ölfarbe gestrichen, mit leichtem Lack überzogen und mit Leder oder Band eingefaßt worden ist, ist sie gebrauchsfertig, Abb. 529.

Sie ist leicht, elastisch, ziemlich fest und kreischt nicht.

Das Verfahren für eine Arbeitshülse im wesentlichen aus Gipsbinden gestaltet sich wie folgt:

Die Gipshülsen-Technik (vgl. Radike — Behelfsprothesen für Armamputierte — Medizinische Klinik 1916) ist folgende: Bei Oberarm-Amputierten wird über den Stumpf eine Filzhülle genäht, die etwa 4 cm unterhalb des Akromions abschneidet. Am untersten Ende der Hülle werden zwei bis drei Lagen Klavierfilz als Druckpolster befestigt. Eine Gipsbinde von 7 m Länge und 20 cm Breite genügt für die Einhüllung auch des längsten Stumpfes. Auf diese Lagen Gipsbinde wird ein U-förmiger Eisenbügel mit Normalverschluß gelegt und mit einer halben Gipsbinde fest angewickelt. Das Anfertigen der Gipsprothese mit Einlegen des fertigen Eisenbügels beträgt eine halbe Stunde, das genaue Zuschneiden der Tragvorrichtung $1^1/_2$ Stunden. Das Behelfsglied ist somit in 2 Stunden hergestellt. Nach einem Tage ist es trocken und kann in Gebrauch genommen werden (vergl. S. 672 Böhm).

Bei den Unterarmamputierten ist die Technik folgende: Das Eingipsen geschieht in leichter Beugestellung über der Filzhülse. Der Eisenbügel hat einen kürzeren Schenkel, der auf der Beugeseite des Unterarms angelegt wird und einen längeren, der auf der Streckseite zu liegen kommt, und zwar so, daß er über das Ellbogengelenk hinaus ein Stück auf den Oberarm hinausgeht. Die Gipsbinden werden dementsprechend auf die Streckseite des Oberarms hinaufgeführt, die Beugeseite und die Ellbogenbeuge bleiben frei oder werden nachher frei geschnitten. Bei voller Beugung steht das oberste Ende der Prothese hinten etwas ab vergl. S. 335 Abb. 26. Bei der Streckung erhält das Ellbogengelenk und der Oberarm an dem Fortsatze einen festen Halt. Es ist dadurch erfahrungsgemäß für die Prothesenträger eine erheblich größere Kraftentfaltung möglich als bei den üblichen Unterarmprothesen, die innerhalb des Ellbogengelenkes aufhören.

Ein Verfahren, welches eine Mischung von Schellack, Spiritus und Asbest benutzt, ist von dem Bildhauer Stegemann erfunden und ihm geschützt worden. Die Anfertigung der Stegemann-Hülsen geschieht in folgender Weise:

Zwecks Anfertigung der Hülsen wird zunächst ein Gipsabguß hergestellt und dazu der Stumpf mit einem Trikotschlauch überzogen. Der Trikotschlauch

wird durch einen Gurt am Körper befestigt, und zwar an der Vorderseite sowie
Hinterseite des Armes und schließlich durch einen Faden von der Seitenfläche über die Schulter gehend gespannt. Der Trikotschlauch wird am Stumpfende zusammengebunden, gegebenenfalls zum Schutz des Körpers gegen Festhacken des Gipses in der Achselhöhle mit Seidenpapier ausgelegt. Bei der
Anfertigung des Gipsabgusses ist zu beachten, daß der Stumpf in der Hülse
eine feste Anlage haben muß, besonders am Stumpfende. Zu diesem Zweck
wird der Stumpf an der Stelle, die hauptsächlich tragen soll, geschnürt. Die
Schnürung wird zweckmäßig durch Modellierwachsbinden ausgeführt, und
zwar werden diese so fest wie möglich um den Stumpf gewickelt. Diese Wachsbinden können wiederholt benutzt werden, sie werden vor dem Gebrauch in
heißes Wasser getaucht, damit sie weich werden. Der in dieser Weise um-
wickelte Stumpf wird mit Gips überstrichen. Es ist dazu zu beachten, daß
der Stumpf in gerade herabhängender Armlage verharrt.

Nach dem Erhärten des Gipses wird die Form vom Stumpf abgezogen
und mit Gips ausgegossen. Es empfiehlt sich, das Stumpfpositiv hohl herzustellen. Um dieses zu erreichen, wird der Gips in die Form gegossen, die Form-
wandungen zunächst benetzt und der langsam erhärtende Gips gleichmäßig
unter Drehen der Form an der Wandung festgedrückt, so daß also eine Höhlung
in der Gipsform entsteht.

Solange der Gips noch weich ist, wird am oberen Ende ein Haken eingedrückt, damit der Stumpf aufgehängt werden kann.

Ist der Gips vollkommen erhärtet, so wird die äußere Form abgeschlossen,
wobei auf möglichste Erhaltung der Wachsbinden zu achten ist. Alle groben
Unebenheiten werden alsdann von dem Abguß mit einer Feile, Raspel oder
mit einem Reibeisen abgenommen. Besonders wird der Übergang von der
Stumpfschnürung zum ungeschnürten Teil ausgeglichen. Zur Erhöhung der
Glätte wird der Gips mit Glaspapier abgerieben und schließlich stark unebene
Stellen durch Auftragen von Gips ausgebessert. Bevor die Masse aufgetragen
wird, wird der Abguß mit Seidenpapier umlegt, damit keine Verbindung zwischen
der Masse und dem Gips entsteht. Zum besseren Abziehen der Form kann man
eine doppelte angefeuchtete Seidenpapierlage überlegen. Über das Seidenpapier wird ein Trikotschlauch gezogen und dieser am oberen und unteren
Ende zusammengebunden. Der Trikotschlauch wird mit einem Holz auf den
Gips aufgedrückt und mit dickflüssigem Schellack, der vorher abgebrannt ist,
mittels eines Pinsels bestrichen. Dieser Schellack-Überstrich wird zunächst
zum Erhärten gebracht, indem man die Form in einen Gastrockenofen hängt.
Dies hat den Zweck, dem Trikotschlauch eine gewisse Festigkeit zu geben
und undurchlässig zu machen, so daß die flüssig aufgetragene Masse nicht
durchdringen kann.

Die auf die geschilderte Weise hergestellte Form wird mit der Masse bestrichen. Die Herstellung der Masse erfolgt auf nachstehende Weise:

Es wird Schellack in Spiritus, zu gleichen Teilen gemischt, aufgelöst und in
diese Lösung werden Asbestfasern geschüttet. Das Ganze wird zu einer dicken,
zähen Masse verrührt. Der obere Abschluß der Stumpfhülse wird mit einem
Asbestfaden umlegt, nachdem zuvor die Stelle mit einer Unterlage von Masse
belegt ist. An Stelle des Asbestfadens kann man bei starker Beanspruchung
der Hülse auch eine Einlage von Zinkblech oder dergleichen nehmen. Hierauf

wird die ganze Hülse durch Auftragen der Masse fertiggestellt, Abb. 530, und in dieser Form in den Gastrockenofen zum Trocknen gehängt. Das Trocknen der Hülse nimmt bei geeigneter Hitze etwa eine bis zwei oder drei Stunden in Anspruch.

Die getrocknete Hülse wird in heißem Zustande mit Schellack überstrichen und mit einem erhitzten Kolben geglättet, Abb. 531. Die getrocknete Hülse wird wieder mit einem Trikotschlauch überzogen und dieser mit Schellack bestrichen,

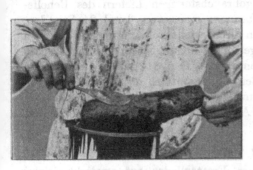

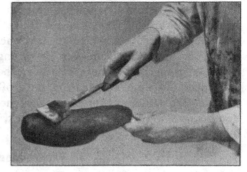

Abb. 530.   Abb. 531.

damit er sich mit der Hülsenmasse verbinden kann. Die überstrichene Hülse wird zum Trocknen wieder in den Trockenofen gehängt, worin sie etwa eine Stunde verbleibt. Alsdann wird der obere Abschluß der Hülse verputzt mittels eines erhitzten Kolbens und die innere Wandung der Hülse geglättet, gegebenenfalls nochmals mit Schellack überstrichen und im Trockenofen getrocknet.

An die Hülse wird in der üblichen Weise (wie bei der Lederhülse) die Bandagenschiene angenietet. Die Hülse läßt sich auch zum Verbinden mit

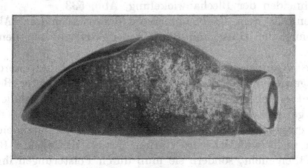

Abb. 532.   Fertige Oberarmhülse.

der Bandage wie die Lederhülse lochen, allerdings muß dies mit Vorsicht ausgeführt werden, damit die Masse an der Lochstelle nicht springt. Ein Vorzug der Hülse ist, daß sie sich auch, wenn der Stumpf nach kurzer Zeit geschwunden ist, dadurch wieder passend machen läßt, daß sie, in heißes Wasser getaucht, geschmeidig wird, und nun über den Stumpf gesteckt sehr erheblich, bis 10 mm im lichten Durchmesser zusammengeschnürt werden kann. Bei vielen Hülsen ist es möglich, die Schiene zur Befestigung des Armgerätes ganz in der Masse zu halten und von vornherein beim Auftragen der Masse auf die Gipsform mit der Hülse dadurch zu verbinden, daß sie in die Masse eingedrückt wird, Abb. 532.

Die auf die oben beschriebene Weise hergestellten Hülsen haben sich in mehrmonatlichem Gebrauche als zuverlässig auch bei starken Beanspruchungen erwiesen. Die feste Hülse ist beim Tragen angenehm. Das Gewicht entspricht etwa einer Lederhülse aus starkem Walkleder.

Die Herstellungszeit für die Gipshülse beträgt etwa 24 Stunden von dem Augenblick des Maßnehmens bis zum gebrauchsfertigen Liefern des Behelfsgerätes. Für die Stegemann-Hülse braucht man etwa 3 mal 24 Stunden, da sie in einem Trockenofen zwischendurch wiederholt getrocknet werden muß, und da es nach unseren Erfahrungen nicht angängig ist, eine nicht völlig und langsam getrocknete Hülse zu benutzen. Das Stegemann-Verfahren ist mehr auf eine Fabrikation im großen zugeschnitten, da die toten Zeiten für das Trocknen im Ofen in der Zwischenzeit durch Anfertigung anderer Hülsen ausgenutzt werden können. Schellack, Asbest und Spiritus bedürfen zur Zeit der Freigabe.

3. Verwendung von Metall.

Man kann metallene Elemente der Ersatzglieder auf zweierlei Weise herstellen:

1. Durch Treiben aus Blech,
2. durch Gießen.

Zu 1. Das Treibverfahren gibt verhältnismäßig leichte Hülsen, verlangt aber eine große Geschicklichkeit des Orthopädie-Mechanikers, die zwar alle für die einfache Einlagetechnik geschult sind, aber für die Hülsentechnik ganz besondere Geschicklichkeit und Erfahrung haben müssen. Das Entstehen einer Oberschenkelhülse besteht in:

1. Ausschneiden der Blechabwickelung, Abb. 533.
2. Treiben mit dem Treibhammer auf dem Stauchklotz, Abb. 534.
3. Krümmen der Hülse und Bördeln der Sitzfläche auf dem Sperrhorn, Abb. 535.

Da in der Hauptsache Stahl- bzw. Eisenblech benutzt werden muß, so sei darauf hingewiesen, daß dieses Blech von besonders guter Beschaffenheit sein muß, damit es sich die erhebliche Zieh- und Biegearbeit gefallen läßt, ohne zu reißen. Als geeignetes Material sei daher das Tiefstanzblech aus dem Elektromaschinenbau empfohlen. Mit Rücksicht darauf, daß die Sitzflächen die Haut des Verletzten nicht wundscheuern dürfen, genügt die nackte Blechhülse in den meisten Fällen nicht, sondern sie muß durch Polsterungen ihrer Schärfen entkleidet werden. Die Hülsen selbst fallen bei der großen Festigkeit nicht schwer aus und lassen sich, da die nicht geschlossen sind, verengern und erweitern, gegebenenfalls wenn man vorzieht, sie ganz zu schweißen, durch Aufschneiden und Wiedervereinigen der wechselnden Stumpfform anpassen. Immerhin ist eine Blechhülse immer schwerer als die entsprechende Leder- oder Holzhülse.

Zu 2. Gegossenes Metall wird heute insbesondere für Knie-, Unterschenkel- und Fuß-Teile beim Beinersatz, für Ellbogen, Handkörper und Fingerteile beim Armersatz benutzt. Da die Vorbedingung für die Benutzung von Metall geringes spezifisches Gewicht ist, so bleibt nichts übrig, als sie aus Aluminium-Legierungen mit dem spezifischen Gewicht von etwa 2,8 bis 3,2 oder aus Elektron-Leichtmetall mit dem spezifischen Gewicht von 1,8 herzustellen. Man sieht aus dem Vergleich mit Vulkanfiber (spezifisches Gewicht 1,05) oder leichten Hölzern (spezifisches Gewicht 0,85 bis 0,9), daß der Ersatz durch gegossenes Metall nur möglich ist, wenn man die Wandstärken gering macht. Da es gelungen ist, das Elektron-Leichtmetall mit Wandstärken von $2^1/_2$ mm einwandfrei zu gießen, während die entsprechende Holzhülse mindestens 5 bis 6 mm haben muß, so erhält man in beiden Fällen das gleiche Gewicht, ja unter Umständen ist der aus Leichtmetall hergestellte Gußkörper leichter als das entsprechende Holzstück, z. B. beim Knie der Ersatzbeine. In bezug auf die Haltbarkeit ist festzustellen, daß Leichtmetall etwa 14 kg Festigkeit bei 18 v. H. Dehnung besitzt, also so fest wie Gußeisen und wesentlich zäher ist. Es ist also mit Rücksicht auf konstruktive Eigenschaften als durchaus vollwertig anzusprechen. Weniger be-

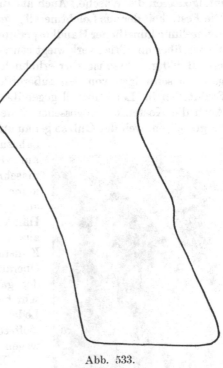

Abb. 533.

friedigt seine Widerstandsfähigkeit gegen Witterungseinflüsse. Es zersetzt sich z. B. schon bei Berührung mit Wasser. Erhebliche Schädigungen bringen

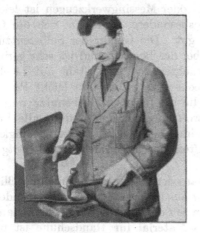

Abb. 534.

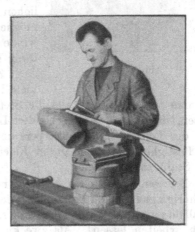

Abb. 535.

Säuren hervor (Schweiß). Man tut daher gut, die Oberfläche durch Lackanstrich zu schützen.

Die normale Witterung erzeugt auf dem Leichtmetall eine grauschwarze Oxydschicht, die nicht schlecht aussieht; das Metall färbt aber ab und schwärzt infolgedessen die Wäsche. Auch aus diesem Grunde sind Lackanstriche günstig. Die Festigkeit der aus Leichtmetall gegossenen Teile macht es insbesondere für die Herstellung künstlicher Handkörper und Finger wertvoll. Eine Carnes-Hand aus Vulkanfiber mit Triebwerk wiegt etwa 470 g, die entsprechende Hand aus Leichtmetall 480 g. Diese ist aber erheblich fester trotz der geringeren Wandstärken, ganz zu schweigen von den außerordentlichen Vorteilen, die die Montage von Stahlteilen im Leichtmetall gegenüber dem Einbau in Fiber und Holz besitzt. Auch die Kosten der gegossenen Teile sind meist nicht höher als der aus Holz hergestellten, weil der Guß so genau ausfällt, daß eine nachträgliche Bearbeitung

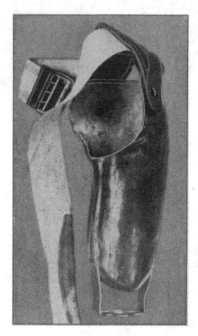

Abb. 536.

nahezu wegfällt. Äußerlich genügt Abschleifen auf dem Schleifbock oder der Schwabbelmaschine. Da Holzhände eigentlich überhaupt keine Lebensdauer haben, so sollte man sie auch nach dem Kriege durch Leichtmetall-Hände, die unverwüstlich sind, ersetzen. Ein aus Holzhülse und Leichtmetall hergestellter Kunstarm (vgl. Abb. 416, S. 571) für einen Oberarmamputierten wiegt 1250 g einschließlich der ganzen Bandage, sieht sehr gut aus, ist sehr haltbar und kostet weniger als die früheren Lederarme. Es wird sich also diese Ersatzstofftechnik zweifellos auch für spätere Zeiten wegen ihrer großen Vorteile erhalten.

Die Bearbeitung von Leichtmetall ähnelt der des Holzes. Man dreht und bohrt mit Schnittgeschwindigkeiten von 100 bis 150 m in der Minute. Die Formgebung mit gewöhnlichen Holz- oder Messingwerkzeugen ist leicht möglich, insbesondere schneiden sich die Gewinde sehr gut. Die Gefahr der Selbstentzündung (nur bei der Bearbeitung) ist sehr gering. Zu beachten ist, daß Stahl auf Leichtmetall schlecht arbeitet, es tritt leicht Fressen ein, man tut daher gut, alle die Stellen, die als Lagerstellen benutzt werden müssen, mit einem entsprechenden Lagerstoff auszukleiden und so alle Vorteile des Leichtmetall-Gußkörpers nebst seiner leichten Bearbeitungsfähigkeit und Festigkeit mit den guten Eigenschaften der Lagerbuchsen aus Rotguß oder Stahl zu vereinigen.

Bei den künstlichen Händen hat man den Handschuh als unerläßlich zugehörig zur Hand zu betrachten, nicht nur aus ästhetischen Gründen, sondern vor allem zum Schutz des Triebwerkes. Man soll daher stets nur mit dem Handschuh arbeiten lassen! Als zweckmäßiges Material für Handschuhe ist nur Leder zu empfehlen, das elastisch, fest und dauerhaft ist und vor allen Dingen ein Abstoßen von Handschuhteilen, die in das Innere des Getriebes einer Kunsthand fallen können, vermeidet. Bei Zwirn- und Baumwoll-Handschuhen ist das Abstoßen von Fasern als Störungsquellen unvermeidlich.

4. Verwendung von Zellon.

Zellon ist der feuerfeste Ersatz des Zelluloides. Es erweicht in heißem Wasser, läßt sich dann leicht über jede Stumpfform biegen und erhärtet wieder. Es ist leicht (spezifisches Gewicht 1,4), elastisch, sieht gut aus und läßt sich mit Azeton lösen, kleben und befestigen, Abb. 536.

Eine etwas langsamere aber vorteilhaftere Verarbeitung des Zellons ergibt sich, wenn man das aus Platten geschnittene Zellon in Azetondämpfen aufweicht. Das Aufweichen erfolgt, indem man die Zellonplatte auf ein Drahtnetz legt, das man über einem Gefäß mit Azeton angebracht hat. Das erweichte Zellon wird durch Druck in die gewünschte Form gebracht; dies kann in diesem Falle besser erfolgen als bei dem in heißem Wasser aufgeweichten Zellon, da dieses über eine stark angewärmte Form gedrückt werden muß.

Zusammenfassung.

Die besten Ersatzstoffe für die Herstellung von künstlichen Gliedern sind Holz für Hülsen mit entsprechender Verstärkung durch Baumwollbänder oder Schnüre, ferner Leichtmetall für die arbeitenden Teile der Arme und Hände und Beingelenke. Bei zweckmäßiger Auswahl gewinnen die durch die sogenannten Ersatzstoffe hergestellten Kunstglieder an Festigkeit und Leichtigkeit, ohne teurer zu werden als früher.

Die Bewältigung des umfangreichen und schwierigen in 3 jähriger Arbeit in der Prüfstelle für Ersatzglieder zusammengeströmten technischen Stoffes war nur möglich durch die unermüdliche Tätigkeit meines treuen Mitarbeiters Dr.-Ing. Curt Barth-Charlottenburg, dem ich an dieser Stelle aufrichtig danke.

Einige Konstruktionsteile der Arbeitsfüße der Prothesenwerkstätte des Königl. Ungar. Invalidenamtes.

Von

Paul von Dömötör, Direktor der Königl. Ungar. Höheren Staatsgewerbeschule in Budapest.

Mit 6 Abbildungen.

Unsere Arbeitsfüße erzeugen wir unter Beachtung der Dollingerschen Lehren über die Stütz- und Suspensionsflächen, im allgemeinen in ähnlicher Ausführung wie sie zuerst von Hoeftman angegeben worden ist. Indem wir sie aber nicht als für kürzere Zeit bestimmte Behelfsprothesen betrachten, sondern als für ständigen Gebrauch bestimmte Arbeitsfüße, wählten wir sowohl für die Gelenksscharniere als auch für die Fußplatten resp. Fußklötze Konstruktionen, die bedeutend stärker und haltbarer sind.

Zur Herstellung der Arbeitsfüße dient Klingenstahl von derselben Güte, wie wir für die kosmetischen Füße verwenden, nämlich 80 kg pro mm² Festigkeit, bei 15 % Dehnung. Da Stahlteile billig und schnell herzustellen sind, und die kosmetischen Rücksichten weniger in Betracht kommen, so werden die Teile nicht geschmiedet, sondern es werden entsprechend geformte Stücke aus Flachstahl verwendet. Sie werden am schnellsten und dabei genau und billig durch Stanzen hergestellt. Die aus Stahl gestanzten Laufflächen der Scharnierteile sind genügend glatt und derart genau gearbeitet, daß sie ohne weitere Bearbeitung ausgewechselt werden können.

In den folgenden Abbildungen sind einige der wichtigeren Konstruktionsteile dargestellt, so wie sie nach meinen Angaben von den Meistern und Vorarbeitern der Werkstätte ausgedacht und derzeit bereits in mehreren Tausenden von Exemplaren in der Werkstätte erzeugt wurden.

Kniegelenkscharniere der Arbeitsfüße für Unterschenkelamputierte.

(Werden auch bei Oberschenkelamputierten für das inwendige Kniegelenk verwendet.)

Bei dieser Konstruktion sind wir von demselben Grundsatz ausgegangen, wie es bei den kosmetischen Kniegelenken allgemein bekannt ist, daß der Gelenksbolzen entlastet bleiben und die ganze Last durch die äußeren Laufflächen der Scharniere aufgenommen werden muß. Dadurch wird die Bauart bedeutend widerstandsfähiger, da der Bolzen nicht auf Scherfestigkeit beansprucht wird, auch wird die Abnützung bedeutend durch die verhältnismäßig großen Laufflächen vermindert. Einige Gelenke haben wir, nachdem sie regelrecht ein Jahr gebraucht waren, untersucht und gefunden, daß die Laufflächen durch

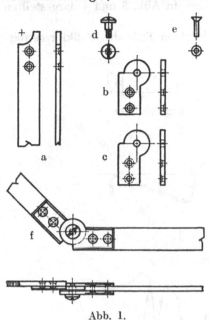

Abb. 1.

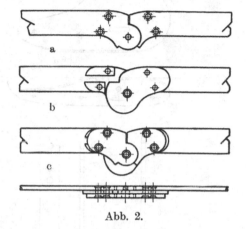

Abb. 2.

den Gebrauch glätter wurden, aber keine mit gewöhnlichen Meßwerkzeugen meßbare Abnützung zeigten, nur die seitliche Abnützung verursachte eine kaum merkbare tote Bewegung in der Achsenrichtung. Man kann hiernach jedenfalls behaupten, daß die Haltbarkeit dieser Scharniere bei stetem Gebrauch auf einige Jahre zu schätzen ist.

Die Konstruktionsteile sind aus der Abb. 1 ersichtlich.

a ist die Beinschiene mit der gestanzten Lauffläche.

b und c die Scharnierseitenteile.

d der Schraubenbolzen.

e die Niete.

f die Zusammenstellung der Teile fertig zum Zusammensetzen.

Kniegelenkscharnier der Arbeitsfüße für Oberschenkelamputierte mit auslösbarem Riegelverschluß.

Dieses Scharnier ist dem früher beschriebenen entsprechend gebaut, jedoch mit gewöhnlichem Riegelverschluß versehen, und wegen der mit dem Verschluß verbundenen größeren Beanspruchung kräftiger gehalten.

In der Abb. 2 sind:

a das Scharnier mit den unteren Platten.

b dasselbe mit den Anschlägen.

c mit den oberen Platten — in diesem Zustande werden die Teile vernietet, autogen verschweißt und rein gefeilt.

Fußklotz für Arbeitsfüße.

Die meisten unserer Kriegsamputierten sind Landarbeiter; für diese haben wir die für weichen Boden besonders geeigneten, in Abb. 3 und 4 dargestellten Fußklötze konstruiert.

In den Figuren der Abb. 3 sind die einzelnen Teile des Fußklotzes dargestellt.

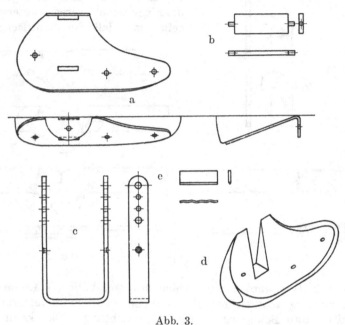

Abb. 3.

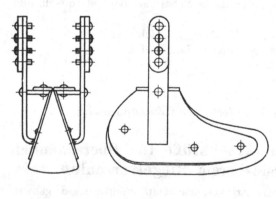

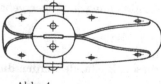

Abb. 4.

a zeigt die beiden Platten, welche aus einem Stück Eisenblech gestanzt und am oberen halbrunden Teil scharf umgebogen sind.

b das Flachstück, welches die beiden Seitenteile zusammenfaßt und zugleich mit der Traggabel c vernietet wird.

d den aus Lindenholz geschnitzten Klotz.

e Stahlwellenblechnägel, von welchen 6 Stück unten in die Gehfläche des Holzklotzes eingeschlagen werden, einerseits um die Abnützung geringer zu machen, andererseits um das seitliche Ausrutschen zu verhindern.

Abb. 3 stellt den ganzen Klotz gebrauchsfähig zusammengesetzt dar. Die Befestigungsart der Klötze zu den Beinschienen ist aus den folgenden Abbildungen ersichtlich. (Abb. 4.)

Fußplatte für Arbeitsfüße.

Für beiderseitig Amputierte ist die früher beschriebene Bauart weniger geeignet, da die runde Auflagefläche, wenn beide Füße amputiert sind, nicht genügend fest ist, und kein sicheres Stehen gestattet. Für diesen Fall verwenden wir die Fußplatten, wie sie in der Abb. 5 dargestellt sind.

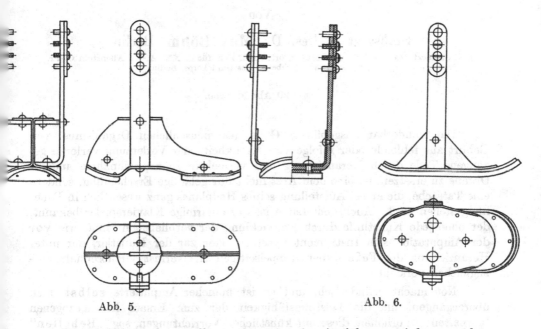

Abb. 5.   Abb. 6.

Die in Abb. 6 dargestellte andere Art der Ausführung wird verwendet in solchen Fällen, wenn der Amputationsstumpf so lang ist, daß der zur Verfügung stehende Zwischenraum nicht gestattet, die früher beschriebene Bauart anzuwenden.

In den Abbildungen ist die Befestigungsweise, welche wir bei sämtlichen Lösungen verwenden, klar ersichtlich. Die Beinschienen sind, mit einigen genau gestanzten Löchern in gleicher Entfernung versehen, um die Länge der Arbeitsfüße bis zu einem gewissen Grade einstellen zu können. Der Durchmesser dieser Löcher entspricht genau den beiden in die Bolzenplatte genieteten Bolzen, der Abstand der Löcher voneinander entspricht genau dem Abstand der Bolzen oder der Befestigungsschrauben. Hierdurch ist es leicht möglich, die Fußlänge um den Abstand eines oder mehrerer Löcher zu ändern. Aus der Abbildung sieht man, daß die Befestigungsschrauben vollkommen entlastet sind, und daß die Beanspruchung auf Scherfestigkeit durch die beiden starken Bolzen aufgenommen wird.

Behelfsarme.

Von

Stabsarzt d. Res. Dr. **Max Böhm**, Berlin,

s. Z. Chefarzt des Res.-Laz. Jakobsberg, orthopäd. Laz. für d. XX. A.-K., Allenstein O.-Pr.,
jetzt orthopäd. Fachbeirat des Gardekorps, Berlin.

Mit 20 Abbildungen.

Die wunderbar ausgebildete Gabe des menschlichen Organismus, von Geburt aus fehlende oder infolge von Krankheit oder Verletzung verloren gegangene Teile durch Heranziehung und vermehrte Inanspruchnahme anderer Organe zu ersetzen, ist eine dem Arzt nicht nur geläufige Erscheinung, sondern eine Tatsache, die er bei Aufstellung seines Heilplanes ganz wesentlich in Rechnung stellen muß. Auch dem Laien ist der einarmige Klavierspieler bekannt, der ohne jede Kunsthilfe durch Entwicklung der verbliebenen Hand wie vor der Amputation sein Instrument meistert, oder gar der Künstler, der unter Heranziehung der Füße seinen doppelseitigen Armverlust virtuosenhaft auszugleichen versteht.

Not macht erfinderisch, und so ist mancher Amputierte selbst dazu übergegangen, um die Leistungsfähigkeit der zum Ersatz herangezogenen Körperteile zu erhöhen, diese mit künstlichen Vorrichtungen, sog. „Behelfen" auszustatten. In einer Arbeit, die in der „Deutschen Krüppelhilfe" (Heft 3) jüngst erschien und „Der Arm- und Beinbeschädigte in der Landwirtschaft" betitelt ist, beschreibt Landesökonomierat Maier-Bode den Fall eines nunmehr 34 Jahre alten niederbayerischen Landwirts, der vor etwa 15 Jahren beim Einlegen von Getreide in eine Dreschmaschine geriet und seinen linken Oberarm eingebüßt hat, folgendermaßen: „Nach dem Unfall war der junge Mann zunächst vollkommen gebrochen, er raffte sich dann aber bald wieder auf und versuchte, sich wieder durch Arbeiten in der Landwirtschaft nützlich zu machen. Nach längeren Versuchen kam er darauf, sich als Ersatz des verloren gegangenen Armes eines einfachen Lederriemens zu bedienen und so benutzt der Unfallverletzte jetzt als einzigen Arbeitsbehelf einen Schultergurt, der aus zwei einzelnen Riemen besteht. Der größere davon, den wir als Brustriemen bezeichnen wollen, wird je nach den zu verrichtenden Arbeiten bald über die rechte, bald über die linke Schulter geschnallt. Er reicht etwa bis zur Hüfte und kann nach Bedarf länger oder kürzer gemacht werden. Der kleinere bewegliche Arbeitsriemen wird so in den Brustriemen eingeschnallt, daß er nicht zu lang ist und nicht zu tief herunterreicht, weil sonst der Stützpunkt des Arbeitsgerätes zu weit nach abwärts kommt. Mit diesem einfachen Arbeitsbehelf hat sich der Unfallverletzte, der einen Bauernhof selbständig bewirtschaftet, so eingearbeitet, daß er gesunden Arbeitern, selbst bei anstrengenden Arbeiten, wie Mähen, Mistaufladen, Getreide aufreichen u. dgl., in keiner Weise nachsteht. Er hat sich eine große Geschicklichkeit und Fertigkeit in der Ausübung der einzelnen Arbeiten angeeignet. **Gewandte Bewegungen des ganzen Rumpfes, dann der Schultern, der Beine und selbst des Kopfes tragen dazu bei, den fehlenden Arm zu ersetzen**" (Abb. 1).

Es sind in der Literatur noch viele andere Fälle geschildert worden, in denen Oberarmamputierte mittelst Zuhilfenahme selbst angefertigter ein-

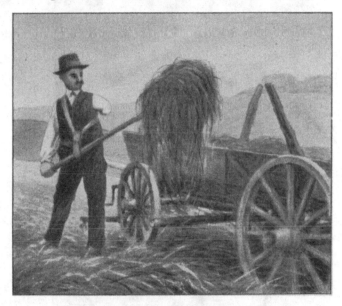

Abb. 1. Der Brustriemen als „Behelf" für einen armamputierten Landwirt. Aus Maier-Bode: „Der Arm- und Beinbeschädigte in der Landwirtschaft" Heft 3 der „Deutschen Krüppelhilfe".

facher „Behelfe" unter Heranziehung aller möglichen Körperteile ihre Arbeiten verrichten; auch von Ärzten und Technikern sind neuerdings für Kriegsbeschädigte derartige „Arbeitsbehelfe" angegeben worden (Pokorny u. a.), die an anderer Stelle des Handbuches beschrieben sind.

So unbestreitbar der Nutzen dieser „Arbeitsbehelfe", so bestechend einfach ihre Herstellung und Anwendung auch ist, so werden sie doch nur gelegentlich verwendet werden, zumeist nur aushilfsweise neben der eigentlichen Prothese.

Den „Behelfen", die am Rumpf, an der Schulter, oder an anderen Körperteilen angebracht sind, steht das „**Behelfsglied**" gegenüber, welches am Stumpf selbst ansetzt.

Das „Behelfsglied" für die oberen Extremitäten, der sog. „**Behelfsarm**", ist dem „Behelfsbein" nachgebildet worden, welches den Amputierten frühzeitig in die Lage versetzt, ohne Krücken zu gehen und zu stehen. In analoger Weise ist der Gedanke des Behelfsarmes, den Armamputierten so früh wie möglich ein zweihändiges Arbeiten zu ermöglichen. Hiermit in Zusammenhang verfolgt die Anwendung des Behelfsarmes einen Heilzweck, nämlich die Entfaltung der den Armstumpf innewohnenden Kräfte. Einmal entwickelt das Behelfsglied die Sensibilität des Stumpfes, insbesondere des Stumpfendes und fördert somit den organischen Zusammenhang zwischen Körper und Prothese; es entfaltet ferner durch den Gebrauch die Muskelgruppen des Armrestes,

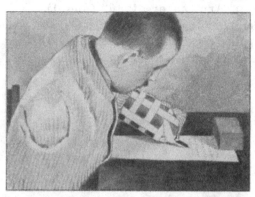

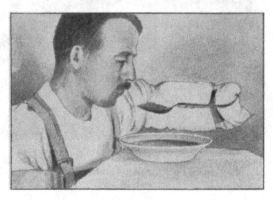

Abb. 2 u. 3. Einfache, improvisierte Vorrichtungen, die Armamputierten Schreiben und Essen ermöglichen. Aus Biesalski: „Die Kunstglieder des Oscar-Helenen-Heims", Prothesenband der deutschen Zeitschr. f. orthop. Chirurgie 1917.

es macht die Nachbargelenke des Stumpfes beweglich, es zielt schließlich daraufhin, den Verletzten an die kleinen Unannehmlichkeiten des Prothesentragens, an das Gewicht des Kunstgliedes, an die Einzwängung in dasselbe zu gewöhnen, kurz, es gibt, abgesehen von den Heilmaßnahmen des Wickelns, der Belastung, der Gymnastik und Massage, nichts, was den Beschädigten so rasch und gut auf den Gebrauch des endgültigen Kunstgliedes vorbereitet, als ein Behelfsglied. Wie die Benutzung eines Behelfsbeines führt auch die des Behelfsarmes fernerhin am schnellsten zur physiologischen Schrumpfung des Stumpfes und ermöglicht somit in kurzer Frist ein Maßnehmen zum endgültigen Kunstarm. Die lange Wartezeit bis zur Fertigstellung des letzteren geht aber nicht verloren, denn der Behelfsarm ermöglicht es den Schwerbeschädigten, der Arbeit, oft sogar dem alten Berufe nachzugehen. So sind die in letzter Zeit ergangenen kriegsministeriellen Verfügungen zu verstehen, daß Armamputierte nicht bis zur Fertigstellung des Kunstarmes in den Lazaretten verbleiben, sondern möglichst rasch mit Behelfsarmen ausgestattet und zur Arbeit entlassen werden sollen.

Allerdings erfüllt nur der Behelfsarm seine Aufgabe, der in kürzester Frist hergestellt werden kann. Es ist das charakteristische Wesen des Behelfsarmes, daß er einfach und billig ist, daß er rasch und aus leicht beschaffbarem Material hergestellt werden kann. Fernere Bedingungen sind die, daß er sich den Stumpfveränderungen, insbesondere der erfahrungsgemäß sehr schnell auftretenden Schrumpfung anpassen kann, daß er so gebaut ist, daß der Stumpf gut ventiliert ist, daß jeder Druck auf das empfindliche Stumpfende und seine Narben fortfällt und daß er die Möglichkeit bietet, auch eine Wundbehandlung bis zu einem gewissen Grade auszuführen. Je mehr im übrigen — bei Beobachtung dieser Grundbedingungen — der Behelfsarm an Leistungsfähigkeit sich dem eigentlichen Kunstarm nähert, um so brauchbarer wird er sein.

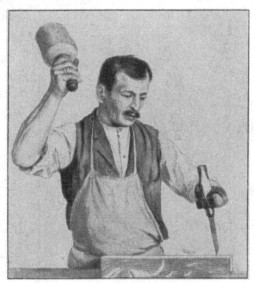

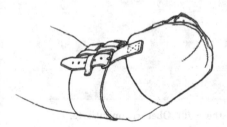

Abb. 4 u. 5. Spitzys „Sensible" Prothese für Unterarmamputierte.

Wohl jedes Lazarett, das Armamputierte versorgt, improvisiert „Behelfsarme", um den Invaliden gewisse Verrichtungen zu ermöglichen. Ein Beispiel hierfür ist die aus der Biesalskischen Heilanstalt stammende Schreibvorrichtung aus Pappe und Heftpflaster (Abb. 2), oder die aus Gips- und Drahtenden dort hergestellte gelenkige Gipshülse, die einem Doppelseitigamputierten das selbständige Essen ermöglicht (Abb. 3).

Für doppelseitig Amputierte haben auch Spitzy und Feldscharek eine sog. Prothesenjacke angegeben, die man gleichfalls in das Gebiet der „Behelfsarme" zählen kann. Sie besitzt an ihren Ärmeln Befestigungsmittel zum Anstecken verschiedener Ansätze, die die Verrichtungen des täglichen Lebens ermöglichen. Hierdurch wird der Doppelamputierte von fremder Pflege und Wartung unabhängig gemacht und fällt nicht seiner Umgebung zur Last. (Technik für die Kriegsinvaliden, Nr. 6.)

Es ist eine bekannte Tatsache, daß Unterarmamputierte, insbesondere wenn sie über einen langen und guten Stumpf verfügen, mit diesem auch ohne Prothese eine ganze Reihe von Arbeiten, selbst feinerer Art, verrichten können. Versieht man einen derartigen Stumpf mit einem Überzug aus irgendwelchem Material und bringt man an dem letzteren Riemenschlaufen oder andere Ansätze an, mit deren Hilfe das Arbeitsgerät und Werkzeug am Stumpf befestigt werden kann, so wird die Arbeitsfähigkeit des Amputierten noch erhöht. Dieser Weg ist sowohl von vielen Amputierten selbst, als auch von Ärzten beschritten worden und es ist unmöglich, alle die in diese Gruppen fallenden Konstruktionen hier zu beschreiben.

Von Spitzy hat ein derartig gebautes „Behelfsglied" den Namen „Die sensible Prothese" erhalten unter Zugrundelegung folgenden Gedanken-

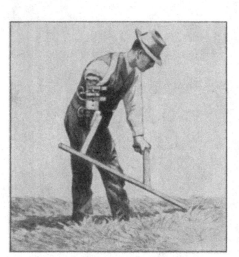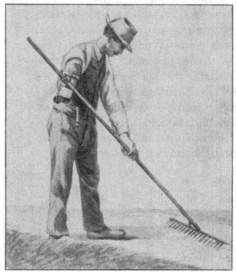

Abb. 6 u. 7.   Spitzys „Sensible" Prothese für Oberarmamputierte.

ganges: Wenn ein längerer Unterarmstumpf vorhanden ist, wird er in der Regel mit gutem Erfolge zum Festhalten und, wie wir bei handlosen Armkünstlern sehen, auch zu feineren Verrichtungen gebraucht. Bei gröberen Gewerben würden aber an der im Vergleich zur Hand zarteren Haut des Stumpfendes Verletzungen entstehen. Die Arbeiter schützen sich davor durch Überziehen des Stumpfes mit einer weichen Lederhülse, die mittelst Oberarmmanschette und Schnallriemen festgehalten wird. Der Verletzte hat überdies den Vorteil, infolge des weichen Materials bei der Arbeit die Tastempfindungen verwerten zu können. Daher erhielt dieses Hilfsmittel die Bezeichnung „Sensible Prothese" (Abb. 4). Sie hat sich bei Ausübung einzelner Handwerke, wie Tischlerei, Schlosserei, Schmiede, vortrefflich bewährt (Stracker, Technik für die Kriegsinvaliden, Heft 7). An die Weichlederhülse werden, nach Spitzy die entsprechend verlängerten und umgeformten Stiele der Werkzeuge mehr oder weniger fest, je nach Bedarf, oft auch beweglich, befestigt; dabei ist es möglich, die vorhandene Hautsensibilität des Stumpfes auszunutzen und sie wenigstens zum Teil an Stelle des verlorenen Muskelgefühls der fehlenden Hand zu gebrauchen. Bei dieser Prothese kann sich der Träger doch zum Beispiel über den Stand des Meißels durch die Hautsensibilität ohne Zuhilfenahme der Augen orientieren, während dies bei einem langen Ansatzstück nicht so leicht möglich wäre. (Spitzy, Münch. med. Wochenschr. 1915, Nr. 34) (Abb. 5). Auch für Oberarmamputierte hat Spitzy Behelfsarme nach dem Grundsatz der sensiblen Prothese konstruiert, deren Bauart aus den Abb. 6 und 7 hervorgeht.

Gewisse Verbesserungen an diesen Wiener Behelfsarmen für Ober- und Unterarmamputierte, insbesondere für Landwirte hat jüngst Pokorny angegeben und in der „Technik für die Kriegsinvaliden" Nr. 8 Mai 1917 beschrieben. Pokorny konstruiert die Arme nach seiner eigenen Beschreibung so, daß der Stumpf nicht abmodelliert, sondern mit einem Papier der Schnitt abgenommen und nach letzterem die Ledermanschette zugeschnitten wird. Diese Ledermanschetten sind in der Mitte nach oben und unten offen (die glatte Seite des Leders nach innen, die rauhe nach außen), mit 2—3 Außenringen.

Diese Hülsen sind durch eine mediale und laterale Schiene versteift und laufen in einen unten offenen Bügel aus, in dessen Mitte ein Aufsatz zum Befestigen der normalisierten Ansätze eingeschweißt ist. Die Distanz dieses freien Bügels soll aber nicht mehr als 5 cm betragen, da lange Schienen sich bei der Arbeit verbiegen könnten.

Unabhängig von der Länge des Stumpfes wird nach Pokorny eine gepolsterte ringförmige Lederbandage um die Schulter gelegt, die mit kräftigem Riemen an der oberen Hülse verstellbar angebracht wird. Um ein Verschieben dieses Ledergürtels durch Nässe oder Schweiß zu verhüten, wird derselbe noch mit einem 1 cm breiten Blechstreifen an der Innen- und Außenseite versteift, der gut vernietet und mit dem Gürtelfutter übernäht wird. Diese Schulterbandage wird mit einem kräftigen gefütterten Gurt über Brust und Rücken festgehalten. Hierdurch ist die Oberarmhülse für alle Arbeiten genügend gut fixiert. Es werden infolgedessen überwiegend die Schultermuskeln in Anspruch genommen, so daß die Einarmigen auch mit recht schlechten Stümpfen die meisten Arbeiten anstandslos ausführen können. An der medialen Schiene ist ungefähr in der Mitte ein starker drehbarer Ring angenietet; er dient besonders für Arbeiten, die eine große Hebelwirkung erfordern, z. B. mit Spaten und Schaufel. Beim Gleiten des Stiels kann aber auch die Achselhöhle zu Hilfe genommen werden. In dem unteren Aufsatz können alle normalisierten Ansatzstücke eingefügt werden, so der Ring zum Gleiten jedweden Werkzeugstiels, der Haken zum Tragen, der Dengelansatz usw.

Für Unterarmamputierte gilt im wesentlichen dasselbe, oben und unten offene Hülse mit Seitenschiene, Bügel, Innenring und Aufsatz unten, nur wird die Unterarmhülse durch Seitenriemen und eine Ledermanschette am Oberarm fixiert. Pokorny hat mit den eben beschriebenen ganz einfachen Behelfen recht befriedigende Ergebnisse erzielt. Ihr Vorteil ist auch unbestreitbar der, daß bei ihnen, wie bei keinem anderen der unter den gegebenen Verhältnissen denkbar innigste Zusammenhang zwischen Stumpf und Werkzeug besteht. Ebenfalls sind die Vorteile der Anpassungsfähigkeit der Prothese an die Stumpfveränderungen, die gute Ventilation des Stumpfes und das Freilassen des Stumpfendes vorhanden. Hingegen ist zu berücksichtigen, daß die Zahl der hiermit ausführbaren Arbeiten doch eine ziemlich beschränkte ist, insbesondere bei Oberarmamputierten und daß zur Ausführung der Arbeiten der Amputierte immer auf besonders zugerichtete Werkzeuge, Stiele u. dgl. angewiesen ist.

In Deutschland ist die Technik der „Behelfsarme" unter Benutzung der von Hoeftman bereits im Frieden geleisteten Arbeit während des Krieges u. a. insbesondere von Radike und Biesalski gefördert worden. Nach Radikes Erfahrungen bewährt sich die Gipsprothese am besten als „Behelfsarm". Die Form dieser Behelfsprothese richtet sich nach dem Grade der erlittenen Verletzung. Es kommen nach Radikes Angaben zwei verschiedene Formen von Prothesen in Betracht. Die erste findet bei Amputierten ihre Anwendung,

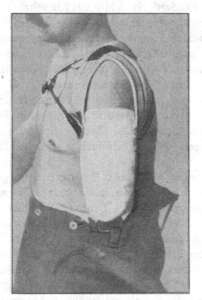

die einen völlig arbeitsfähigen Stumpf haben, das heißt einen solchen, der imstande ist Bewegungen mit der Prothese nach allen Richtungen hin auszuführen. Dementsprechend darf sich die Prothese beim Erheben des Armes nicht gegen die Schulter anstemmen und so die Bewegungen über die Horizontale hinaus erschweren oder gar unmöglich machen.

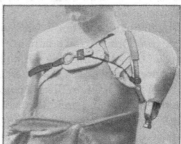

Abb. 8. Radikes Gipsprothese für Oberarmamputierte mit langem Stumpf.

Abb. 9. Radikes Gipsprothese für Oberarmamputierte mit kurzem Stumpf und Exartikulierte.

Die Tragvorrichtung muß zwar sicher auf der Schulter ruhen, darf aber die freie Beweglichkeit des Armes nach keiner Richtung hin behindern (Abb. 8).

Die zweite Form der Prothese kommt in Anwendung bei Exartikulierten und Amputierten mit so kurzem Armstumpfe, daß dieser nicht mehr fähig ist, die Prothese nach allen Richtungen hin zu bewegen. Durch die Rumpf-, speziell die Schultermuskulatur sind in solchen Fällen mit dieser Prothese nur Vorwärts- und Rückwärtsbewegungen ausführbar. Dementsprechend müssen wir die Prothese bis zum Akromion heraufführen und eine möglichst breite Auflagerung der Tragvorrichtung auf der Schulter bei freier Beweglichkeit der Muskulatur anstreben (Abb. 9).

Die Technik ist folgende: Bei der ersten Form der Prothese wird über den Stumpf eine Filzhülle genäht, die ca. 4 cm unterhalb des Akromions abschneidet. Am untersten Ende der Hülle werden zwei bis drei Lagen Klavierfilz als Druckpolster befestigt. Eine Gipsbinde von 7 cm Länge und 20 cm Breite genügt für die Einhüllung auch des längsten Stumpfes. Auf diese Lagen Gipsbinde wird ein U-förmiger Eisenbügel mit achtkantiger Düse gelegt und mit einer halben Gipsbinde fest angewickelt. Bei vorrätigem Eisenbügel beträgt das Anfertigen der Gipsprothese eine halbe Stunde, das genaue Zuschneiden der Tragvorrichtung $1^{1}/_{2}$ Stunden. Die Prothese ist somit in fünf Stunden hergestellt. Nach einem Tage ist sie trocken und kann in Gebrauch genommen werden.

Bei der zweiten Form von Prothesen wird bei Oberarmamputierten über den Stumpf eine Filzhülle genäht, die sich von da über die Schulter und die angrenzenden Teile der Brust und des Rückens erstrecken. Die Gipstechnik ist dieselbe, wie bei Exartikulierten.

Bei Exartikulierten werden in der Gegend des Schultergelenks mehrere runde Stücke Klavierfilz angelegt und darüber eine Filzhülle gezogen. Es wird dadurch eine Art von künstlichem Stumpfe geschaffen. Die Filzhülle umfaßt weiterhin die angrenzenden Teile der Brust und des Rückens. Die Gipsbinden werden bis über das Klavikula-Akromialgelenk hinaufgeführt und bedecken einen Teil der Brust und des Rückens. Bei beiden Arten der zweiten Prothesenform ist der U-förmige Bügel an seinem oberen Rande rechtwinklig abgebogen und am Ende flächenhaft verbreitert. Diese beiden Winkelstücke umfassen vorn und hinten Brust und Rücken und geben bei der Arbeit für die Schulterbewegung den nötigen festen Widerhalt.

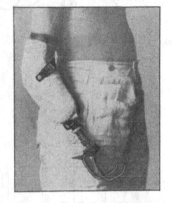

Abb. 10. Radikes Gipsprothese für Unterarmamputierte.

Bei den Unterarmamputierten ist die Technik folgende: Das Eingipsen geschieht in vollkommener Streckstellung über der Filzhülse. Der Eisenbügel hat einen kürzeren Schenkel, der auf der Beugeseite des Unterarmes angelegt wird, und einen längeren, der auf der Streckseite zu liegen kommt und zwar so, daß er über das Ellbogengelenk hinaus ein Stück auf den Oberarm hinausgeht. Die Gipsbinden werden dementsprechend auf die Streckseite des Oberarmes hinaufgeführt, die Beugeseite und die Ellbogenbeuge bleiben frei oder werden nachher frei geschnitten. Bei der Beugung steht das oberste Ende der Prothese hinten etwas ab (Abb. 10).

Bei der Streckung erhält das Ellbogengelenk und der Oberarm an dem Fortsatze einen festen Halt. Es ist dadurch erfahrungsgemäß für die Prothesenträger eine erheblich größere Kraftentfaltung möglich als bei den üblichen Unterarmprothesen, die unterhalb des Ellbogengelenkes aufhören.

Die Tragvorrichtung besteht in der ersten Prothesenform in drei Dreiecken aus 5 cm breitem Gurtbande. Die Prothese hängt auf der Schulter in der Weise, daß von der Vorder- und von der Rückseite des oberen Randes der Prothese je ein Gurt über die Schulter verläuft; ihre Kreuzung, die durch eine Schlaufe verbunden ist, liegt in breiter Auflagerung median von dem Klavikula-Akromialgelenke. Die beiden anderen Dreiecke, je einer auf der Brust und dem Rücken, bestehen in runden Lederriemen (Peese), die über Rollen laufen. Diese Rollen sitzen auf dicken Filzunterlagen, die durch einen unter der gesunden Schulter verlaufenden gepolsterten Gurt, in dem ein Stück Gummizug eingeschaltet ist, festgehalten werden. Durch die Anbringung der Rollen wird erreicht, daß bei der Vorwärts- und Rückwärtsbewegung des Armes keine Behinderung eintritt, während die Festigkeit der Haltevorrichtung stets unverändert bleibt. Da die Gipshülle mehrere Zentimeter unterhalb des Akromions endet, kann der Arm völlig frei bewegt und bis zur Senkrechten erhoben werden.

Bei der zweiten Form der Prothese besteht die Modifikation in der Tragvorrichtung darin, daß die Gurte mit der die Schulter, Brust und Rücken umfassenden Gipshülle vernäht sind, um eine möglichst ausgiebige Kraftübertragung von der Schulter zur Prothese zu erwirken.

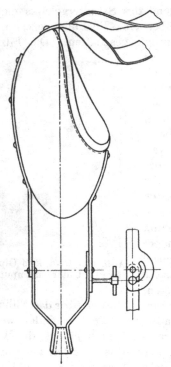
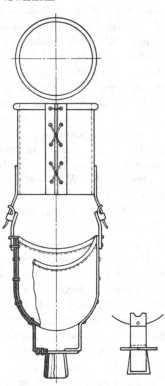

Abb. 11. Biesalskis Zelluloid-Prothese für Oberarmamputierte.

Abb. 12. Biesalskis Zelluloid-Prothese für Unterarmamputierte.

Wenn die Länge des Stumpfes es irgend gestattet, so erhält er eine Stumpfmanschette. Sie hat zunächst den Zweck, eine beschleunigte Atrophierung des unteren Stumpfabschnittes herbeizuführen, dessen Muskulatur für die Bewegungen nicht mehr in Betracht kommen. Die Manschette hat sich außerdem als sehr wertvolles Mittel zur Befestigung des Stumpfes in der Prothese bewährt. Der kurze Oberarmstumpf gleitet bei der Erhebung des Armes leicht aus der Prothese heraus. Es ist daher nötig, den inneren Rand der Prothese so hoch wie möglich nach der Achselhöhle heraufgehen zu lassen. Das genügt aber in vielen Fällen noch nicht und erst durch die Verbindung der Stumpfmanschette mit der Prothese vermittelst eines Gurtbandes oder eines Riemens wird ein absolut zuverlässiger Halt geschaffen, der das Herausgleiten des Stumpfes aus der Prothese unmöglich macht.

Als Befestigung für die Unterarmprothese wird die alte Art der Bandagistenbefestigung benutzt, die darin besteht, daß ein Riemen, von der Vorderseite der Prothese ausgehend, nach hinten über den Oberarm verläuft, den Anfang des Riemens in der Ellbogenbeuge kreuzt und neben dem Ausgangspunkte vorne befestigt wird.

Als Ansatzstücke werden von Radike, je nach dem Beruf des Amputierten, der federnde Ring, der Pflughalter, der Feilenhalter, der Werkzeughalter usw. benutzt, ev. unter Einschaltung eines Zwischenstückes für solche Fälle, wo beide Hände in gleicher Höhe arbeiten müssen, wie z. B. beim Karren.

Die Behelfsarme aus Gips erfüllen zweifelsohne die eben aufgestellte Grundbedingung der raschen und billigen Herstellbarkeit, doch bringt die aus Gips hergestellte Hülse die Unannehmlichkeit der Starrheit und des schweren Gewichtes mit sich. So ist sehr bald der Wunsch rege geworden, die Gipshülse durch anderes Material zu ersetzen. Biesalski benutzt daher für seine Behelfsarme das Zelluloid. Die aus diesem Material hergestellte Stumpfhülse wurde nach Gipsabguß gearbeitet. Die tragenden Teile sind aus Bandeisen aufgenietet, das Ellbogengelenk erhält einen einfachen Sektorenverschluß mit Preßknebel (Abb. 11). Für den Unterarm ist die Ausführung sinngemäß gleichartig. (Abb. 12). Ein derartiger Behelfsarm ist naturgemäß wesentlich leichter als die Gipsprothese. Da die Anwendung von Zelluloid bald verboten wurde und das Azeton auch nicht mehr zu haben war, so hat Biesalski die alte Gipsleimtechnik nach Riedingers Angaben angewandt. Beachtenswert ist, daß Biesalski die Stumpfhülse, in welche das Bandeisen mit eingegipst wird, nötigenfalls nach unten offen läßt, so daß man die

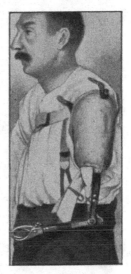

Abb. 13. Biesalskis Gipsleim-Prothese mit offener Stumpfhülse zur Ermöglichung der Haut-Extension.

Wundbehandlung vornehmen kann, ja sogar außerdem mit Hilfe eines mit Mastisol befestigten Trikotschlauches zur Hülse heraus eine Hautextension vornehmen kann (Abb. 13).

Gipsleimbinden kann man sich dadurch herstellen, daß man gewöhnliche Gipsbinden statt in heißes Wasser in dünner heißer Leimlösung einweicht, die nach Riedinger durch Aufkochen von 300 g Tischlerleim und 100 g weißen Leim in 1 l Wasser hergestellt wird. Fertige Gipsleimbinden waren eine Zeit lang auch im Handel; sie waren mit Leim imprägniert, welcher in einem Wasserbade, von der Wärme, wie wir sie bei der Verbandanlegung gebrauchen können, aufweicht und mit dem Gips und dem Bindenstoff zusammen sich abband (Schanz). Hülsen aus Gipsleim haben den Vorzug großer Elastizität, müssen indessen über Modell gearbeitet werden, teilen somit mit dem Gips, Zelluloid und den gewalkten Lederhülsen den Nachteil, daß sie der Schrumpfung des Stumpfes sich nicht anpassen können.

Nach vielfachen Versuchen haben wir in Allenstein es für zweckmäßig erkannt, solche Behelfsarme, die im wesentlichen aus Stumpfhülsen von Gips od. dgl. bestehen, zu verlassen und sind zum Typus des Gerüstarmes [1]) übergegangen.

Unser Behelfsarm für kürzere Oberarm-Stümpfe besteht aus folgenden Teilen: Schulterstück [2]), Oberarm, Ellbogenstück, Unterarm und Ansatzstück.

Das Schulterstück setzt sich aus 2 Bandeisenbügeln zusammen, deren Form aus Abb. 14 und 15 näher ersichtlich ist (Sch und Sch_1) und die mittelst zweier kräftiger Bolzenscharniere (B_1 und B_2) miteinander verbunden sind. Der

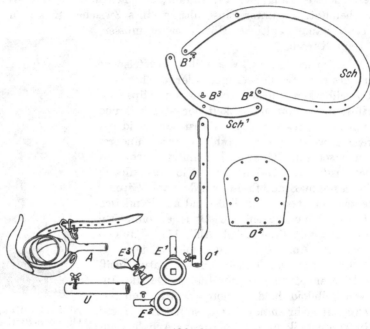

Abb. 14.

Bügel (Sch_1) ist annähernd in seiner Mitte durch ein drittes Bolzenscharnier (B_3) mit dem künstlichen Oberarm verbunden.

Dieser wird von einem Mannesmannrohr dargestellt (O), das in seinem oberen Teil, der Stumpflänge entsprechend, flach gedrückt ist, darunter hingegen wieder rohrförmig wird und dicht über dem Ellbogenstück bajonettförmig medialwärts abgeknickt ist. Mit dem Oberarmrohr vernietet ist eine dünne Blechplatte (O_2), deren Zuschnitt aus den Abb. 14 und 15 ersichtlich ist.

Das Ellbogenstück besteht aus zwei Teilen (E_1 und E_2), die zusammen ein Kegelscheibenscharnier bilden. Beide sind aus je einem Stück gearbeitet, das sich folgendermaßen zusammensetzt:

---

[1]) Der Typus des Gerüstarmes ist jüngst auch von Drehmann und von v. Baeyer gewählt worden.

[2]) Für längere Oberarm-Stümpfe können die Schulterstücke ($Sch.$ u. $Sch.^1$) in Wegfall kommen; es genügt dann eine der üblichen bandagistischen Aufhängungen (wie z. B. in Abb. 8).

1. Aus je einer Scheibe: die Scheibe E_1 ist mit ringförmiger Führung versehen, während die von E_2 eine in die Führung hineinpassende, ringförmige Erhabenheit besitzt.

2. Aus je einem massiven Zapfen, der von E_1 ist 3 cm lang und 13 mm stark gearbeitet, d. h. wie ein Ansatzstück nach der Normalzapfenstärke. Beide Scheiben sind mittelst eines Bolzen- und Schraubenknebels (E_3) verbunden, dessen Konstruktion aus der Zeichnung hervorgeht. E_3 hat die Aufgabe, die zwischen E_1 und E_2 stattfindende Bewegung (Beugung und Streckung) festzustellen.

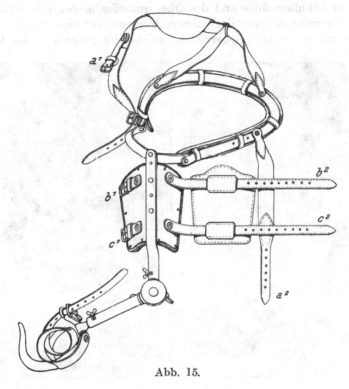

Abb. 15.

Der künstliche Unterarm besteht aus einem Rohr (U), das mit E_2 verschraubt ist.

Das Ansatzstück (A) paßt mittelst eines kurzen, kleinkalibrigen Zapfens, der auch nach Normalien gearbeitet ist, in das Unterarmrohr U hinein und dreht sich in demselben um die eigene Achse (Pro- und Supination). Die Hemmung und Feststellung dieser Drehung bewirkt eine kleine, mit Unterlegscheibe versehene Flügelschraube, die U und A miteinander verbindet und in einen Schlitz gleitet, der in der Wand von U angebracht ist.

Derselbe Mechanismus verbindet O bzw. O_1 und E_1 und dient hier wieder zur Hemmung und Feststellung der zwischen beiden Teilen stattfindenden Drehung (Sichelbewegung).

Das abgebildete Ansatzstück ist für landwirtschaftliche Arbeiten bestimmt; es besteht aus einem Haken und einem Faustriemen. Letzterer ist am Rücken des Hakens verschraubt, wird im Innern desselben geschlauft, zieht durch die

Hakenbasis hindurch und wird hier an einer Schnalle befestigt. Das Ansatzstück kann ebenso unter Wegfall des Unterarmrohres und des Ellbogenstückes direkt an das Oberarmrohr angeschlossen werden.

Die soeben beschriebenen Einzelteile unseres Behelfsarmes stellen sich zusammengesetzt dar, wie es Abb. 15 zeigt. Hier erkennt man auch die weitere Ausstattung des Armes: den an das Schulterstück (*Sch*) zu beiden Seiten ansetzenden Traggurt, der unter der Achsel der gesunden bzw. amputierten Seite um den Brustkorb sich herumlegt (s. auch Abb. 16 und 17), die Unterfütterung der Schulterstücke und des Oberarmaußenbleches mit Schabrackenfilz und die Vervollständigung des Oberarmbleches durch zwei Riemen und eine, von diesem getragene Weichlederplatte, welche die Innenseite des Oberarm

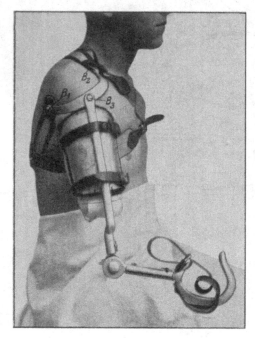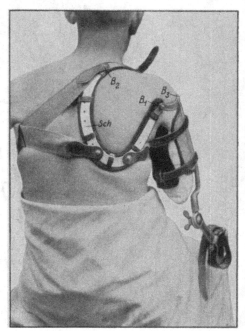

Abb. 16.   Abb. 17.

stumpfes umschließt. Durch diese Fassung des Stumpfes sind gewährleistet: die Anpassung an die Schrumpfung des Stumpfes, die Freilassung des Stumpfendes und die Möglichkeit der Stumpfbehandlung. Der in Abb. 15, 16, 17 dargestellte Behelfsarm ist das allgemeine Durchschnittsmodell, wie es für Oberarmamputierte in größerer Anzahl bei uns vorrätig gehalten wird.

Wie wird dieses Ersatzglied dem Einzelfall angepaßt, welche Änderung erfordert diese Anpassung?

Diese Frage ist folgendermaßen zu beantworten:

1. Der Arm kann bis auf die Schulterstücke links und rechts gebraucht werden. Die Umwechslung geschieht durch Umsteckung der Einzelteile des Ellbogenstückes (Flügelschraube immer medial!) und durch entsprechende Einsteckung desselben in den Oberarm. Bezüglich der

Schulterstücke empfiehlt es sich in größeren Betrieben eigens links-
und rechtsseitige vorrätig zu halten.

2. Die Anpassung an die verschiedene Länge des Ober- bzw. Unterarmes
kann dadurch erreicht werden, daß verschieden lange Rohrstücke vorrätig gehalten, die nach dem Einzelfall ausgesucht werden; durch
Absägen des proximalen Endes kann überdies, wenn nötig, ein zu
langer Ober- bzw. Unterarm gekürzt werden. Es muß hier betont
werden, daß der Oberarm so kurz als möglich gewählt, d. h. daß
das Ellbogengelenk so dicht als möglich an das Stumpfende gelegt
wird. Auch der Unterarm wird möglichst kurz genommen und nur bei
gewissen Arbeiten, z. B. in der Landwirtschaft, beim Karren und

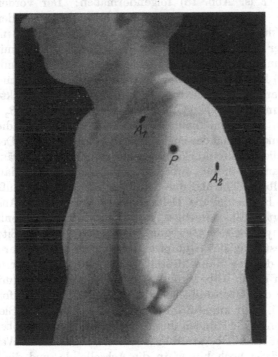

Abb. 18.

Pflügen wird mit einem, dem gesunden gleich langen Unterarm gearbeitet. Wie beim endgültigen Kunstarm, so gilt erst recht beim Behelfsarm, der ja ein Übungsarm sein soll, der Grundsatz: je weniger
toter Raum zwischen Stumpf und Arbeitsgerät, desto größer die Arbeitsleistung.

3. Von größter Wichtigkeit ist die Anpassung des Schulterstückes an den
Einzelfall. Hierzu sind einige Vorbemerkungen nötig. Nach unseren
Erfahrungen empfiehlt sich für Oberarmamputierte, insbesondere für
solche, die nur über einen kurzen Stumpf verfügen und die schwere,
namentlich landwirtschaftliche Arbeiten verrichten, zum Zweck der
Übertragung von Druck und Zug auf die Schulter und zum Zweck der

Heranziehung des Schultergürtels und seiner Muskulatur zur Arbeitsleistung eine künstliche Schulterfassung und eine zwangsläufige Verbindung zwischen dieser und dem künstlichen Oberarm in Form eines künstlichen Schultergelenks. Nach allgemeinen orthopädischen Grundsätzen muß ein
künstliches Gelenk so gebaut sein, daß seine Achsen mit denen des
natürlichen möglichst zusammenfallen. So muß das künstliche Schultergelenk erstens eine Abduktions- und zweitens eine Pendelachsel besitzen, während auf die dritte physiologische Achse, das ist die
der Rotation (Drehung des Oberarms um die Längsachse) hier verzichtet werden kann. Die Endpunkte der Abduktionsachse liegen
im Körper (s. Abb. 18) folgendermaßen: Der vordere liegt unterhalb des lateralen Drittels des Schlüsselbeins in der dort befindlichen Unterschlüsselbeingrube (A_1), der hintere (A_2) ungefähr in der
Mitte der Verbindungslinie von Schulterhöhe (Akromion) und höchstem Punkte der hinteren Achselfalte. Der Endpunkt der Pendelachse (P) liegt etwa daumenbreit unterhalb des Akromions, annähernd
in der Verbindungslinie von A_1 und A_2. Auf die Punkte A_1, A_2 und P
müssen in entsprechender Weise die Gelenke B_1, B_2 und B_3 (siehe
Abb. 14) zu liegen kommen und zwar derart, daß die Innenflächen
von B_1 und B_2 einander zugekehrt und parallel sind. Dementsprechend
müssen die Schulterstücke Sch und Sch_1 mit dem Schränkeisen gebogen
und gekantet werden, wobei zu berücksichtigen ist, daß Sch über das
Schlüsselbein zieht und das Schulterblatt umfassen muß, während sich
Sch_1 im Bogen um die Deltamuskelwölbung unter Anschmiegung an
diese legt. Ein derartiges künstliches Schultergelenk erlaubt ausgiebig physiologische Bewegungen bei zuverlässigem Sitz der Bandage.

4. Die Befestigung des Stumpfes richtet sich nach seiner Länge. Jeder
Stumpf, der der Hälfte des Oberarms entspricht oder noch länger ist,
wird von der in Abb. 16 und 17 abgebildeten Befestigung sicher gefaßt
und nur das Oberarmblech erfordert eine leichte Zuformung für den
Einzelfall. Für kurze Stümpfe ist es nötig, daß die Blechplatte höher
hinauf, unter Umständen unter dem Bügel Sch_1 geschoben und in dieser
Lage mit dem Oberarmrohr vernietet wird. Die Weichlederscheibe
kommt dann hoch hinauf in die Achselhöhle, und die Riemen ziehen
diagonal von unten medial nach oben lateral.

Der in Abb. 16 und 17 abgebildete Durchschnitts-Behelfsarm paßt, wie
die Erfahrung uns gelehrt hat, fast jedem Oberarmamputierten und die für
den Einzelfall nötigen Veränderungen sind so geringfügig, daß sie zumeist
in wenigen Minuten vorgenommen werden können. Somit entspricht der
Behelfsarm der wichtigsten Grundbedingung, nämlich der Raschheit der Anlegung, vorausgesetzt, daß man mehrere derartige Arme mit entsprechenden
Einzelteilen auf Lager hält. Ist letzteres der Fall, so bedeutet die Ausstattung
der Amputierten mit Behelfsarmen auch nur eine einmalige Ausgabe, während
die laufenden Ausgaben für Gips, Verbandstoffe, Polsterung u. dgl., wie sie
für andere Behelfsarme nötig sind, in Fortfall kommen. Die Beschaffungs-
kosten für das Material eines Armes ohne Ansatzstücke und ohne Arbeitslöhne
sind etwa folgende:

Rohr- und Eisenteile etwa . . . . M. 1,—
Riemen, Lederschnallen und Gurtband etwa „ 3,—
Filz . . . . „ —,75
Stahl und Blech etwa . . . . „ —,30
Flügelmuttern . . . . „ —,60
                                                     ─────────
                                                      M. 5,65.

Somit ist auch die Grundbedingung der Billigkeit erfüllt. Das Material
Mannesmannrohr, Filz und die geringe Leder- und Riemenmenge ist selbst

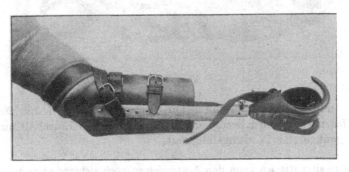

Abb. 19.

in der heutigen Zeit verhältnismäßig leicht beschaffbar. Das Gewicht des
Behelfsarmes beträgt mit Polsterung 980 g.

Die Leistungsfähigkeit des Behelfsarmes ist dadurch gesichert, daß bei
zuverlässigem Sitz der Bandage das Schultergelenk frei beweglich ist, daß das
Ellbogengelenk eine gut fixierbare, ausgiebige
Beugung und Streckung und eine ebenfalls feststellbare, genügende Abduktion und Adduktion
(Sichelbewegung) gestattet und daß schließlich
auch im Unterarm eine Pro- und Supination
mit Feststellung vorhanden ist. Somit entspricht
das beschriebene Kunstglied nicht nur den Bedingungen eines Behelfsarmes, wie sie auf Seite
668/669 aufgestellt sind, sondern auch trotz seiner

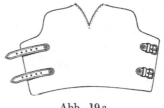

Abb. 19a.

einfachen Ausführung annähernd den Anforderungen, die man an einen endgültigen Kunstarm stellt.

Für Unterarmamputierte benutzen wir den in Abb. 19 abgebildeten
Behelfsarm. Er besteht aus einem Mannesmannrohr, das zum größeren Teil
gespalten und gabelig aufgebogen ist, zum geringeren Teil die Rohrform behält
und zur Aufnahme von Ansatzstücken in der oben geschilderten Weise mit
feststellbarer Pro- und Supinationsstellung eingerichtet ist. Der Stumpf wird
von einer verschnallbaren Hülse aus Riemenleder gefaßt, die nicht gewalkt,
sondern nach einem Schnitt angefertigt wird, für den ein Muster in Abb. 19a
abgebildet ist. Seitlich reicht die Hülse weit über die Kondylen hinaus, hinten
überragt sie den Ellbogenfortsatz, über dem sie, wie in der Zeichnung angegeben, nach Ausschnitt eines Zwickels zusammengenäht ist. Die Manschette
ist nach unten offen und seitlich mit der Rohrgabel vernietet. Ihre Befestigung

am Oberarm erfolgt durch einen weichen Lederriemen, der in Achtertour von Schiene zu Schiene zieht [1]). In dieser Form (siehe Abb. 19) ist der Behelfsarm für kürzere Unterarmstümpfe geeignet, für längere Stümpfe kann man auch die Hülse sparen, indem man sie durch zwei seitlich gepolsterte Blechschalen

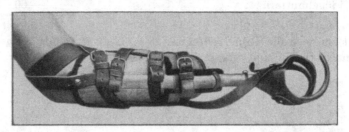

Abb. 20.

ersetzt, die mittelst zweier Riemen den Stumpf festhalten (Abb. 20). Auch diese Behelfsarme erfordern bezüglich Anpassung an den Einzelfall nur geringe Arbeit bei genügender Leistungsfähigkeit.

---

[1]) Ein zweiter Riemen kann den Achterriemen noch sichern; er zieht von Schiene zu Schiene an der Streckseite und geht durch eine Schleife des Achterriemens (Abb. 20).

Der Schmuckarm.

Von

August Nicolai, Hannover.

Mit 50 Abbildungen.

Allgemeines.

Wenn die Verstümmelten in erster Linie Arbeitsgeräte als Ersatz für das verlorene Glied gebrauchen, die ihnen die Ausübung ihres Berufes ermöglichen und sie über die schweren Sorgen des Erwerbes ihres Lebensunterhaltes hinwegsetzen, so sehnt sich doch ein jeder wieder nach einem Armersatz, der ihm die normale Gestalt wieder gibt und ihn frei macht von den mitleidigen Augen, die auf ihm ruhen. Ein Schmuckarm, der die Leistungsfähigkeit des verlorenen Gliedes im hohen Maße ersetzt und die äußerliche Form wieder gibt, wird das Ziel der ärztlichen Kunst und der Technik sein.

So einfach die Mechanik unseres Körpers erscheint, so unmöglich ist es, diese vollkommen nachzuahmen. Die Arbeitsverrichtungen der motorischen Werkzeuge des Körpers, der Nerven und Muskeln werden geleitet durch die sensiblen Nerven, durch das Gefühl. Das Tastvermögen der Hand spielt bei der Ausführung des Greifens eine hervorragende Rolle. Durch die Zusammenarbeit dieser Organe ist das wunderbarste Werkzeug des menschlichen Körpers geschaffen, die Hand.

An keinem Gliede des Körpers offenbart sich so sehr die Übertragung und so vollkommen die Ausführung des Geistes auf die Organe des Körpers, als bei der Hand. Durch die technische Vollkommenheit ihrer Konstruktion und den leicht auf die Ausführungsorgane übertragbaren, vom Gehirn ausgehenden Impuls, verdanken wir ihr den hervorragenden Platz, den wir in der Schöpfung einnehmen. Durch sie sind wir in den Stand gesetzt, uns die Schätze der Erde nutzbar zu machen. Kultur und Kunst sind Erzeugnisse ihrer Technik.

Selbstverständlich werden wir Menschen nie imstande sein, ein solches Werkzeug künstlich zu ersetzen, doch hat die ärztliche Kunst und die Technik schon Großes geschaffen und sind wir auf dem Gebiete der willkürlichen Bewegung von künstlichen Gliedern ein großes Stück weiter gekommen, worüber in anderen Abschnitten berichtet wird. An dieser Stelle soll nur von dem kosmetischen Arm, dem Schmuckarm gesprochen werden, der lediglich den Schönheitsfehler

verdecken und den Verstümmelten helfen soll, das psychische Gleichgewicht
wieder zu erlangen. Unter Schmuckarm ist hier nur der künstliche Arm verstanden, dessen mechanische Gelenke ausschließlich passive Bewegungen machen
können.

Bei der Konstruktion des Arbeitsarmes braucht sich der Techniker nicht
zu sehr an die Körperform zu halten, sondern kann ein von dieser vollständig
freies Arbeitsgerät schaffen, dagegen muß der Schmuckarm genau der Körperform nachgebildet werden, zum wenigsten so, daß durch die Kleidung hindurch möglichst vollkommen das fehlende
Glied in Form und Bewegung vorgetäuscht wird.

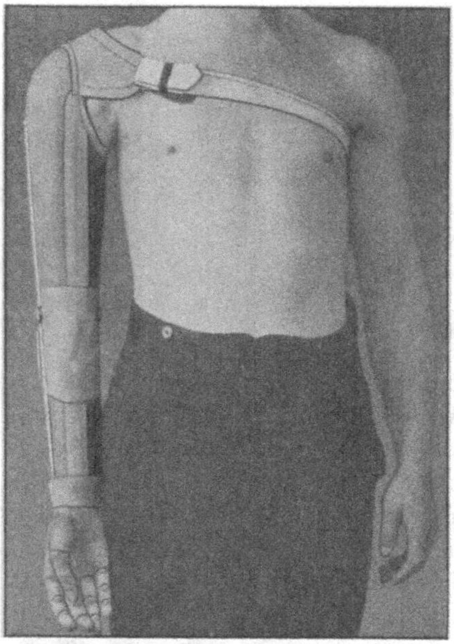

Der Körperbau des Menschen zeichnet sich durch seitliche Symmetrie aus.
Die eine Körperhälfte verhält sich zu
der anderen, wie zu ihrem Spiegelbilde.
Die Arme gehören zu den paarigen Teilen
des Körpers und müssen gleich sein in
der Form. Wenn nun als Armersatz ein
Schmuckarm geschaffen werden soll, so
muß er möglichst genau dem andern
Arm nachgebildet werden und die natürliche Bewegungsfreiheit besitzen. Das
Auge des Beschauers ist durch Übung
so geschärft, daß es jede Abweichung
von der normalen Form entdecken wird.
Es muß also die größtmögliche Rücksicht nicht nur auf die Gestalt, sondern
auch auf die Beweglichkeit des natürlichen Armes genommen werden.

In der anatomischen Ruhelage des
Armes läuft Speiche und Elle parallel,
und die Gelenksachse des Ellbogens
liegt in der Richtung der Schulterebene

Abb. 1. Der linke Arm zeigt die natürliche zwanglose Aufhängung am Schultergürtel. Rechts ein Schmuckarm, wie er
nicht gearbeitet sein soll.

des Körpers. Der zwanglos herabhängende natürliche Arm (Abb. 1) zeigt
schon eine leichte Drehung im Schultergelenk von ca. 20° nach dem Körper
hinzu. Hierdurch wird die Achse des Ellbogengelenkes so verlegt, daß ihre
Verlängerung die der Mittelebene des Körpers nach hinten in einem Winkel
von ca. 35° trifft. Durch diese Drehung im Schultergelenk wird ermöglicht,
daß sich der beugende Arm nach dem Körper zu bewegt. Vervollständigt
wird diese Bewegung des Armes um seine Längsachse durch die Drehung der
Speiche um die Elle, so daß die Hand 75—80° nach dem Körper zu gewandt
ist. Durch diese großen Ausgleichsmöglichkeiten der Achsen des Armes wird
erreicht, daß die Hand dreiviertel eines ganzen Kreises um die Längsachse
des Armes beschreiben kann.

Das Schultergelenk ist ein Rollgelenk und das freieste Gelenk des ganzen
Körpers, welches noch durch die Beweglichkeit des Schultergürtels vervollkommnet wird. Hierdurch ist im Schultergelenk ein Gelenk entstanden, daß
nicht nur die Bewegung nach vorn und seitwärts bis über einen rechten

Winkel bequem ermöglicht, sondern durch Beihilfe der Beweglichkeit des Schultergürtels' diesen beträchtlich übersteigt und die Aufwärtsstreckung des Armes bis zu einem graden Winkel zuläßt. Das Ellbogengelenk ist als ein einachsiges Gelenk zu betrachten, welches rechtwinklig zur Konstruktionsachse des Armes läuft. Unabhängig vom Ellbogengelenk ist die Speichendrehung, die ermöglicht, daß die Handgelenksachsen weit über den rechten Winkel zur Ellbogenachse hin verschoben werden können.

Die Längs- oder Konstruktionsachse des Armes läuft vom Drehpunkt des Schultergelenkes durch das Köpfchen der Speiche im Ellbogen zur Mitte des Handgelenkes. Sie ist eine für die Bewegung des Armes sehr wichtige Linie, da sie auch die Drehungsachse des Armes bildet.

Die drei Handgelenksachsen, die eine Bewegung nach unten und oben ferner nach innen und nach außen zulassen, werden bei kosmetischen Händen im allgemeinen als ein Kugelgelenk betrachtet werden müssen. Die Grundgelenke der Finger werden als beschränkte Kugelgelenke angesehen, während die Mittel- und die vorderen Gelenke einfache Scharniergelenke sind, deren Achsen in der Ebene des Handrückens laufen. Der Daumen stellt sich beim Schließen der Hand ungefähr rechtwinkelig zu den Fingern und ist durch seine Lage und Kraftleistung ein Hauptfaktor der Leistungsfähigkeit der Hand. Aus diesem Grunde wird auch bei mechanischen Händen der Daumen als greifend oder federnd konstruiert.

Beim hängenden Arm zeigt die Handfläche nach innen und zwar so, daß man von vorn nicht hinein sehen kann.

In der Mittelebene des Körpers berühren sich nicht nur zwei Körperhälften, die in der Gestalt vollkommen gleich sind und ihren Spiegelbildern entsprechen, sondern sie sind auch in ihren Massen gleich, um das Gleichgewicht des Körpers beim Fortbewegen zu erhalten.

Das Gewicht eines natürlichen Armes ist sehr bedeutend:

1 Oberarm   wiegt ungefähr 4 Pfund
1 Vorderarm   „   „   2   „
1 Hand   „   „   1   „

Das Gewicht eines ganzen Armes aus der Schulter ausgelöst, würde demnach annähernd 7 Pfund betragen.

Das Fehlen des abgenommenen Körperteiles macht sich daher um so mehr bemerkbar, je mehr Masse entfernt ist. Nach Auslösen des Armes im Schultergelenk oder auch nach Absetzung im Oberarm neigt sich der Körper sichtlich nach der gesunden Seite hin und es zeigt sich ein Hochziehen der Schulter der amputierten Seite. Um diese einseitige Belastung und deren Folgen zu verhüten, ist das Tragen eines Ersatzarmes erforderlich.

Aus verschiedenen Gründen ist es aber nicht erwünscht, die Gewichte der fehlenden Körperteile zu erreichen. Bei kleinen Gewichtsverlusten gleicht der Körper mit Leichtigkeit diesen durch die Haltung aus, ohne eine statische Störung zu hinterlassen.

Es kommen demnach zur Erzeugung eines schädlichen Einflusses nur größere Verluste in Betracht. Ohnehin werden die Ersatzglieder dadurch, daß sie Teile des Körpers mit ihren Hülsen umfassen müssen und auch sonst Vorrichtungen erfordern, die sie am Körper befestigen, schwer genug, so daß der Erbauer des Ersatzgliedes sich befleißigen muß, von vornherein das Material so leicht als möglich zu wählen.

Dem Träger des Ersatzgliedes erscheint dieses auch bei geringerem Gewicht bedeutend schwerer, als das abgenommene Glied, da die Muskeln und Bänder des abgesetzten Armes zum Teil ihre Angriffspunkte verloren haben und nicht mehr tragend wirken können.

Im großen und ganzen sind dieses die Richtlinien, die unbedingt bei der Konstruktion künstlicher Arme beachtet werden müssen, wenn diese als Schmuckarme dienen sollen, um den Schönheitsfehler zu verdecken.

Bau- und Herstellung.

Die obigen Ausführungen ergeben für den Bau des Schmuckarmes folgende Grundsätze:

1. Der künstliche Arm muß möglichst genau der Körperform des noch vorhandenen Gliedes entsprechend gebaut sein.
2. Die Gelenke müssen den natürlichen Gelenken gleichen in ihren Beweglichkeiten und in der Lage der Gelenksachsen.
3. Das Gewicht muß möglichst klein sein.

Ehe in die Besprechung des Baues eingegangen wird, soll Abb. 1 zur Erklärung des oben Gesagten zeigen, wie ein Schmuckarm nicht gebaut werden soll.

Das Schultergelenk ist durch die Bandage in seinen Bewegungen gehemmt, trotzdem der Amputationsstumpf lang genug ist, den künstlichen Arm bewegen zu können (Abb. 2).

Ellbogen- und Handgelenk stehen falsch, die Konstruktionsachse ist in keiner Weise berücksichtigt. Der Arm hängt in der vorhin beschriebenen

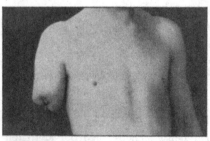

Abb. 2. Amputationsstumpf zu Abb. 1. Der Stumpf ist für den Bau eines guten Schmuckarmes gut geeignet. Das Ersatzstück ist in Abb. 13 dargestellt.

anatomischen Ruhelage, dadurch würde er sich beim Beugen im Ellbogengelenk nicht nach dem Körper zu, sondern sich von ihm abbewegen. Die Speichendrehung des hängenden natürlichen Armes ist nicht ausgeführt, so daß die innere Handfläche nach vorn zeigt. Ebensowenig stimmen die Längenverhältnisse. Auf die äußere Form ist kein Wert gelegt. Die Schulter ist viel breiter, als die der natürlichen Seite.

Die Amputationen finden im Felde häufig unter den schwierigsten Verhältnissen statt. Da Nachoperationen zur Verbesserung des Stumpfes oft aus verschiedenen Gründen nicht angängig sind, muß sich der Verfertiger des Ersatzarmes mit jedem Stumpf abfinden, der ihm geboten wird. Wenn man berücksichtigt, daß Amputationen von der Auslösung im Schultergelenk an an jeder Stelle des Armes und der Hand vorgenommen werden und die Grundsätze für den Bau des Ersatzgliedes in Betracht zieht, ergibt sich, daß ein jedes Ersatzglied nach jedem Körper besonders gebaut werden muß.

Vor der Anfertigung des künstlichen Armes ist es nötig, die genauen Maße des gesunden Gliedes und des Amputationsstumpfes zu nehmen. Auch ist ein Gipsabguß des Stumpfes erforderlich. Nur vermittelst eines hierdurch erhaltenen guten Modelles ist ein guter Sitz der Hülse am Amputationsstumpf sowie auch der Bandage am Körper zu erreichen.

Wenn das Gipsmodell bei den Amputationen in der Schulter im Ober- und Vorderarm schon als bedeutendes technisches Hilfsmittel zu bezeichnen ist, so ist das Abformen der verstümmelten Hand für den Bau der Ersatzhand und der Finger unentbehrlich. Auch die gesunde Hand muß als Vergleichs-objekt abgeformt werden.

Der Schmuckarm zerfällt in:

1. Hülsen, die den fehlenden Körperteilen nachgebildet sind.
2. Gelenke, die Lage und Funktion nach den fehlenden natürlichen Gelenken entsprechen.
3. Die Hand.
4. Die Bandage.

Die Baustoffe sind schon eingehend an anderer Stelle behandelt worden und sollen hier nur kurz bei Besprechung ihrer Verarbeitung erwähnt werden.

Hülsen.

Die Hülsen sollen die Körperform nachbilden und erforderlichenfalls den Stumpf aufnehmen. Metallbleche wie Weißblech, Neusilberblech und Aluminium kommen für den Schmuckarm wenig in Betracht, die ersteren wegen ihrer Schwere und das letzte wegen seiner geringen Haltbarkeit. Hart-leder und Holz sind die Baustoffe, die an erster Stelle zu empfehlen sind. Auch Zelluloidhülsen werden wegen der Leichtigkeit häufig verwandt.

Das nach dem Modell zugeschnittene Hartleder wird tüchtig in lauwarmem Wasser aufgeweicht und läßt sich, nachdem es gut durchgeknetet ist, leicht über das nach dem Gipsabguß erhaltene Modell walken, und zwar so, daß alle Teile des Leders vollständig an dem Modell anliegen, an dem es dann mit Nägeln befestigt wird. Die Hülsen, die in einem Trockenofen verbleiben müssen, werden sehr hart und widerstandsfähig und haben die schätzbare Eigenschaft der Leichtigkeit und der angenehmen weiteren Bearbeitung, auch lassen sich die Schienen dauerhaft daran befestigen.

Wenn das Leder gefärbt oder wenn es poliert oder mit Deckleder be-klebt ist, werden die gut vernickelten Schienen aufgenietet. Bei dem Schmuck-arm sollen aber häufig die Stahlschienen nicht hervortreten, es werden da-her die Schienenteile mit Deckleder überklebt, nachdem sie aufgenietet sind. Es bleiben dann nur die vernickelten Gelenke sichtbar. Zu den Holzhülsen wird sehr leichtes dauerhaftes Holz, wie Weiden-, Pappel- oder Lindenholz verwandt. Das Holz wird genau nach dem Stumpf ausgehöhlt und zwar etwas tiefer als die Länge des Stumpfes, damit der meist empfindliche Stumpf nicht gedrückt wird. Die äußere Gestalt wird dann der Körperform des noch vor-handenen Gliedes genau nachgebildet. Bei guter Ausarbeitung lassen sich leichte und sehr schön geformte Hülsen anfertigen. Die sehr dünn verarbeiteten Hülsen sind sehr haltbar und erfordern nur kurze Gelenkschienen.

Zelluloid wird in Azeton aufgelöst. Die Gips- oder Holzform wird mit Stoffbinden umwickelt oder besser mit Trikotschlauch bezogen. Die breiige Lösung wird aufgetragen und in den Stoff gerieben. Nach dem Trocknen wird wieder schichtweise Stoff darüber gezogen und mit der Lösung verarbeitet, bis 4 oder 5 Lagen eine gute haltbare Hülse geben. Auch hier ist das Aufhängen in einem Trockenofen sehr zu empfehlen, da die Hülsen dann besonders hart werden.

Die Metallhülsen werden nach dem Stumpf und der äußeren Körperform getrieben. Das Verfahren ist einfach und jedem Techniker bekannt.

Leder- und Zelluloidhülsen müssen mit Metallschienen verstärkt werden, während Holz- und Metallhülsen nur kurze Gelenkschienen erfordern.

Gelenke.

Zur Herstellung der Gelenkschienen wird zäher 2- oder 3mal raffinierter Stahl verwandt, der als Orthopädiestahl erhältlich ist.

Die gebräuchlichsten Gelenke für den Schmuckarm sind die Scheibenscharniergelenke, die sich in einer Ebene bewegen und die Kugelscharniergelenke, die je nach ihrer Ausarbeitung die weitestgehenden Bewegungsmöglichkeiten besitzen. Die ersteren kommen für das einachsige Ellbogengelenk in Frage, die letzteren für das mehrachsige Handgelenk; erforderlichenfalls auch für das Schulter- und Ellbogengelenk.

Für Ersatzglieder des Vorderarmes wird Abb. 3 gern benutzt. Die Gelenkflächen sind aufeinander gelegt und mittelst Schraube verbunden. Dieses

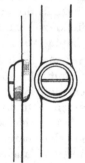 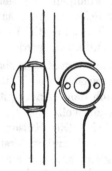

Abb. 3. Leicht gebautes Scheibenscharniergelenk.

Abb. 4. Scheibenscharniergelenk für größere Beanspruchungen.

Gelenk ist sehr leicht und genügt bei langem Stumpf, wenn keine großen Anforderungen an das Gelenk gestellt werden. Ein bedeutend kräftigeres eingefrästes Gelenk ist Abb. 4. Die Gelenkflächen sind mit Bolzen oder Mutter verschroben. Das Gelenk ist wenig schwerer als Abb. 3, aber es genügt durch seine Konstruktion allen Beanspruchungen.

Für Ersatzglieder des Oberarmes müssen die Scheibenscharniergelenke im Ellbogen mit Riegel versehen sein, um den Arm in gebeugter Lage in verschiedenen Stellungen festzuhalten. Abb. 5 und 6 zeigen solche Riegelgelenke. Die Feststellung geschieht, wie aus der Abbildung leicht ersichtlich ist, durch Eingreifen eines Zapfens, der an einer Feder oder an einem Schieber befestigt ist, durch eine Öffnung der unteren Gelenkscheibe hindurch, in die in der oberen Gelenkscheibe angebrachten Nuten oder Rasten.

Das Kugelscharniergelenk wird aus Stahl oder Holz gearbeitet. Es wird selten zur Verbindung der Hülsen untereinander benutzt. Bei einigen Kon-

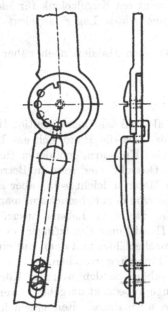

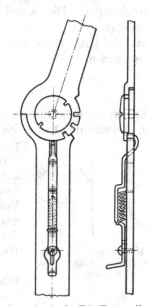

Abb. 5. Riegelgelenk. Die Feststellung wird durch Druck auf die Feder gelöst.

Abb. 6. Riegelgelenk. Die Feststellung wird durch Zurückziehen des Schiebers gelöst.

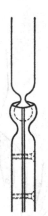

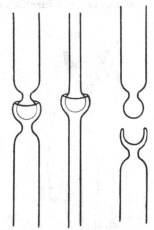

Abb. 7. Einfaches Kugelgelenk. Das Kugellager besteht aus zwei aneinander gefügten Hälften.

Abb. 8. Kugelgelenk für leichte Beanspruchungen. Die Kugel ist in ein ausgedrehtes Lager eingehämmert.

struktionen von Schmuckarmen für Exartikulation im Schultergelenk wird es gebraucht, um dem Arm eine freie Beweglichkeit zu geben, wenn diese gewünscht wird. Im Ellbogengelenk bedienen sich die Erbauer der Holzarme gern des

Kugelgelenkes. Seine Hauptverwendbarkeit liegt wohl im Ersatz des Handgelenkes, hier leistet es ganz vorzügliche Dienste und ist bisher nicht übertroffen. Das einfache Kugelgelenk (Abb. 7) besteht aus einer am Schienenteil angebrachten gestielten Kugel, die sich in einer an dem anderen Schienenteil befindlichen ihr entsprechenden Höhlung bewegt. Abb. 8 zeigt ein Kugelgelenk für leichte Beanspruchungen. Die Kugel ist in ein ausgedrehtes Lager eingelegt und eingehämmert.

Das Holzhandgelenk wird bei den künstlichen Händen noch näher besprochen werden.

Die Hand.

Die Baustoffe für die Hand und deren Teile sind sehr mannigfaltig: Holz, Gummi, Aluminium, Leder, Neusilber und Filz. Da die Hand sich am Endpunkt des durch den Kunstarm gebildeten Hebels

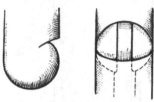

befindet und das Gewicht hier sehr in Betracht kommt, muß das Material leicht sein, aber auch dauerhaft, da selbst von dem Schmuckarm manche Verrichtungen des täglichen Lebens ausgeführt werden sollen. Hand- und Ersatzfinger werden der Natur genau nachgebildet und dann mit einem Handschuh oder Fingerling versehen.

Abb. 9. Kugelscheibengelenk, für künstliche Finger gebräuchlich.

Die Hand gehört zu den wenigen Körperteilen, die dem Auge unbedeckt dargeboten werden und die daher in allen Einzelheiten einem jeden Menschen bekannt ist. Zur Anfertigung von künstlichen Händen werden daher Bildhauer oder besonders ausgebildete Spezialarbeiter verwandt. Doch ist der Techniker in Einzelfällen benötigt, selbst Ersatzstücke anzufertigen.

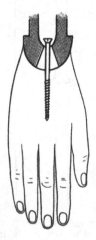

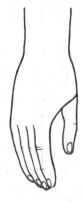

Abb. 10. Kugelhandgelenk mit Beweglichkeit bis zu einem Winkel von ca. 30°.

Abb. 11. Das Handgelenk ist steif gearbeitet, um eine große Kraftleistung zu erzielen.

Als bevorzugtes Material für künstliche Hände ist Holz zu nennen; Zirbel- oder Weidenholz ist wegen seiner Leichtigkeit besonders beliebt. Die Gelenke der Finger sind Kugelscheibengelenke (Abb. 9). Der eine Teil des Gelenkes besteht aus einer Scheibe, die in einer Ausfräsung des halbkugelförmigen anderen Teiles eingepaßt ist. Das Handgelenk Abb. 10 ist ein Kugelgelenk. Die Holzhalbkugel befindet sich an der Vorderarmhülse und ist mittelst Schraube in einem der Holzhalbkugel entsprechenden Lager der Hand befestigt und zwar so, daß noch eine freie Beweglichkeit bis zum Winkel von ca. 30° möglich ist.

Diese Hände werden angefertigt: mit sämtlich beweglichen Fingern, mit zwei beweglichen und zwei steifen Fingern und auch mit sämtlichen steifen Fingern und federndem Daumen. In vielen Fällen werden auch gern steife Handgelenke (Abb. 11) benutzt, da hiermit eine größere Kraftleistung möglich ist. Bei nicht beweglichen Fingern ist es erforderlich, Holz- oder Metallfedern in die Mittellinie des Fingers einzuleimen oder zu nieten, da das Kurzholz bei den gebogenen Fingern leicht bricht.

Marks-New York stellt noch jetzt die Gummihand her, in deren Fingern sich biegsame Metalldrähte befinden, die durch Druck oder Biegung mittelst der anderen Hand in einer beliebigen Stellung verharren. Sie ist sehr dauerhaft, aber auch sehr schwer.

Eine gute Aluminiumhand hat Berg-Stuttgart angefertigt. Diese ist als Schmuck- und Arbeitshand sehr zu empfehlen und unbegrenzt haltbar. Die Finger stehen in gekrümmter Haltung.

Lederhände und Fingerersatzteile aus Leder fertigt H. Haertel-Breslau mit gutem Erfolg an. Das Leder wird im nassen Zustande über eine Holz- oder Gipsform gezogen. Die Hände sind sehr leicht und dauerhaft. Ein ganzes Ersatzglied mit federndem Daumen wiegt 180—200 g.

Neusilber oder Messing wird hauptsächlich für Fingerersatzteile verwandt. Ich verwende diese Materialien mit Vorliebe, da die zu Greiffingern gekrümmten Finger sehr leicht und haltbar sind, gut an dem Stumpf ansitzen und allen Beanspruchungen genügen.

Über die Gipsform des Stumpfes wird die Neusilber- oder Messingkuppe getrieben und zwar in zwei Teilen, die zusammen gelötet werden. Die Finger werden dann, nachdem sie einzeln getrieben sind, an den Grundgelenkstellen eingepaßt und ebenfalls angelötet. Das Ersatzstück wird mit Zellon fleischfarbig bezogen.

Filzhände werden aus festem Filz geschnitten und mit Messer und Feile geformt. Die Finger sind steif in den Gelenken und werden durch biegsame Metalleinlagen verstärkt, so daß sie die ihr gegebene Stellung behalten.

San.-Rat Dr. Schanz-Dresden hat eine solche Hand vollendet ausgeführt. Die Nägel sind aus Zelluloidplättchen täuschend ähnlich hergestellt und das ganze Ersatzglied ist mit fleischfarbigem Gummi überzogen.

Die Bandage.

Unter Bandage verstehen wir die Vorrichtung, die den Armersatz an dem Körper befestigt. Eine gute Bandage ist eine Hauptbedingung des guten und sicheren Sitzens der Prothese am Körper. Die Verwendungsmöglichkeit wird durch sie bedeutend vermindert oder vergrößert.

Die Bandage soll:

1. den Armersatz am Körper sicher befestigen,
2. den Körper so wenig als möglich einengen,
3. die Bewegungsmöglichkeit des Armersatzes durch den Stumpf nicht beschränken.

Bei Auslösung des Armes im Schultergelenk ist eine große Bandage erforderlich, um dem Ersatzarm einen sicheren Halt am Körper zu geben, da das ganze Gewicht des künstlichen Armes nur von der Schulter getragen werden muß.

Die Schulterkappen werden ausnahmslos aus Hartleder hergestellt, welches entsprechend der Belastung mit Stahlschienen verstärkt wird. Ein Gipsabguß

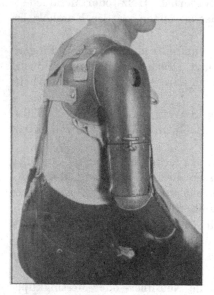

Abb. 12. Schulterkappe mit der Oberarmhülse fest verbunden. Schmuckarm von G. Haertel, Berlin für Amputation des Oberarmes, wenn das Humerusköpfchen noch vorhanden ist. Zu beachten ist die Ausarbeitung der Gräte des Schulterblattes.

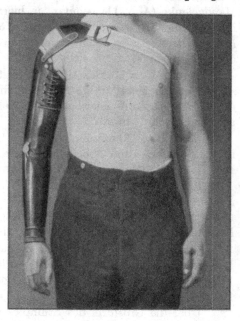

Abb. 13. Gut sitzende kleine Schulterkappe. (A. Nicolai, Hannover.)

von der Schulter und den Teilen, die zum Tragen und zum Befestigen der Bandage benutzt werden sollen, ist erforderlich. Die erhaltene Gipsform muß sorgfältig modelliert werden, vor allen Dingen müssen die vorspringenden Teile des Knochengerüstes durch Gips erhöht werden, so daß diese unter der Schulterkappe frei liegen und nicht gedrückt werden können. Die Kappe muß gut gepolstert sein, vor allen an den Stellen, die durch den Druck sehr beansprucht werden.

Mieder aus Stoff sind im allgemeinen nicht zu empfehlen, da sie den Anforderungen nicht genügen.

Die Schulterkappe wird mit dem Schmuckarm beweglich verbunden durch Stahlgelenke oder auch durch Schnürriemen und Gummizüge, um eine Beweglichkeit des Ersatzgliedes zu ermöglichen, wie Pendelbewegung beim Gehen, Auflegen des Armes auf den Tisch, Abheben beim Rockanziehen usw. Nur in seltenen Fällen muß die Schulterkappe mit der Oberarmhülse fest verbunden werden und zwar dann, wenn eine größere Beanspruchung dieses erfordert (Abb. 12). Die Kappen werden am Körper festgehalten durch zwei den Brustkorb umfassende Gurte.

Die Befestigung des Schmuckarmes für Absetzung im Oberarm geschieht bei kurzem Stumpf wie oben angegeben ist. Ist der Stumpf 10 cm lang und länger, so muß versucht werden, die Verbindung mit der gutsitzenden kleineren Schulterkappe (Abb. 13) mittelst Gurte und Riemen herzustellen, um die freie Beweglichkeit in der Schulter zu erhalten, da der Stumpf in der Oberarmhülse durch Schnürung schon einen guten Halt bekommt. Jedes Zentimeter länger bedeutet einen ungeheuren Vorteil für die Befestigung des Ersatzarmes und die Möglichkeit der Erhaltung der freien Beweglichkeit in der Schulter und der dadurch bedingten größeren Verwendbarkeit des Schmuckarmes.

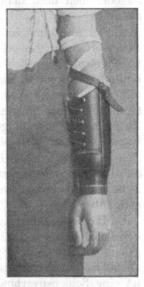

Bei 15 cm Länge des Stumpfes kann schon auf die starre Schulterkappe verzichtet werden. Eine Kappe aus weichem, gepolstertem Riemenleder genügt

Abb. 14. Schlingenzug zur Befestigung des Armes. (A. Nicolai, Hannover.)

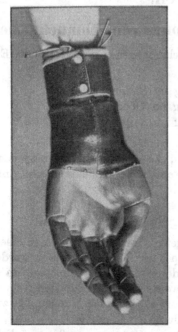

Abb. 15. Manschette zur Befestigung der künstlichen Hand. (Siehe auch Abb. 35.) (A. Nicolai, Hannover.)

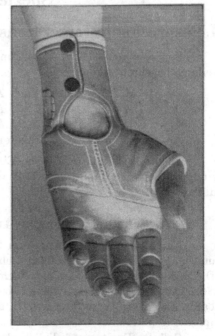

Abb. 16. Bandage zur Befestigung von Ersatzfingern. (A. Nicolai, Hannover.)

vollkommen, das Ersatzstück zu befestigen. Das Tragen mittelst der Schulter ist aber immerhin noch erforderlich, da der Stumpf entweder gleichmäßig dick ist oder sich nach dem Ellbogen hin verjüngt, wodurch die Bandage fortgleitet.

Bei Auslösung im Ellbogengelenk oder bei sehr kurzem Unterarmstumpf wird verfahren, wie bei Oberarmabsetzungen. Bei 10 cm langen, frei im Ellbogengelenk beweglichen Stümpfen werden, wenn nicht Gelenkschienenverbindung bis zum Oberarm bei größeren Beanspruchungen bevorzugt werden, um eine bessere Widerstandsfähigkeit zu erzielen, einfache Schlingenzüge (Abb. 14) bevorzugt, die den Oberarm dicht über dem Ellbogengelenk umfassen. Es muß aber darauf geachtet werden, daß die freie Beweglichkeit im Ellbogengelenk erhalten bleibt.

Bei Absetzungen in der Hand genügt häufig eine Manschette (Abb. 15), die das Handgelenk umfaßt zur sicheren Befestigung des Ersatzstückes. Einzelne Finger werden, wenn der Stumpf noch mindestens 2 cm lang ist, hülsenartig über den Stumpf geschoben.

Für einen Ersatz von Teilen der Hand genügt, wenn dieser lediglich zum Schmuck dienen soll, ein Handschuh oder auch eine Bandage, die das Handgelenk umfaßt (Abb. 16). Letztere ist erforderlich, wenn die Hand zu kleinen Dienstleistungen herangezogen werden soll. Bei Traghänden und Fingern ist eine Schienenverbindung mit einer Unterarmmanschette zu empfehlen.

Spezieller Teil.

I. Besprechung einiger Konstruktionen von Schmuckarmen.

Bei systematischer Besprechung der Schmuckarme muß folgende Einteilung beachtet werden.

A. Schmuckarm nach Auslösung im Schultergelenk.
B. „ „ Absetzung im Oberarm.
C. „ „ Absetzung im Vorderarm.
D. Hand- und Fingerersatz.

Theoretische und technische Einzelheiten, die eingangs näher besprochen sind, werden nur dann wiederholt werden, wenn neue Gesichtspunkte Anlaß dazu geben.

A. Schmuckarm nach Auslösung im Schultergelenk.

Nach Auslösung des Armes im Schultergelenk muß der ganze Arm ersetzt und mittelst einer gutsitzenden Schulterkappe am Körper befestigt werden. Die Hülsen müssen genau der Form des anderen Armes entsprechen, da sie Stumpfteile nicht aufzunehmen haben. Sie werden mit im Ellbogen feststellbaren Gelenken versehen, welche den Vorderarm in verschiedenen bis zum spitzen Winkel zum Oberarm stehenden Stellungen festhalten.

Soll der Ersatzarm lediglich als Schmuckarm dienen, so muß er möglichst frei beweglich im Schultergelenk aufgehängt sein, damit die Pendelbewegung

beim Gehen ermöglicht wird.   Hierauf und auf weitere Annehmlichkeiten ist
schon bei Besprechung der Schulterkappe hingewiesen.

Haase-Berlin hat einen Schmuckarm mit schön geformten Lederhülsen
konstruiert (Abb. 17), der das Schultergelenk frei läßt und eine sehr große

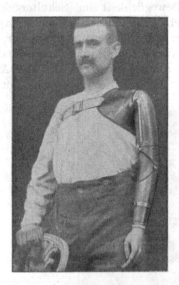

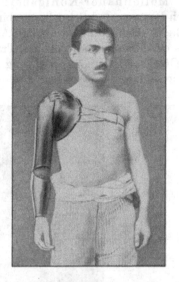

Abb. 17. Schmuckarm nach Auslösung im
Schultergelenk von Haase.   Die Lederhülsen sind schön geformt und das Schultergelenk passiv freibeweglich.

Abb. 18. Schmuckarm nach Auslösung im
Schultergelenk vom Festungslazarett Metz-
Kriegsschule. Die gut nach dem Körper gearbeitete Schulterkappe ist halbkugelförmig
im Schultergelenk gewalkt und wird von
der Oberarmhülse, die entsprechend gearbeitet ist, aufgenommen.

Bewegungsmöglichkeit besitzt.   Die Oberarmhülse besteht aus zwei Teilen, die durch
ein Ringgelenk verbunden sind.   Hierdurch
findet eine Drehung um die Längsachse des
Armes statt, die durch Hemmung auf einen
viertel Kreis beschränkt ist.   Für Kontor-
arbeiten ist diese Konstruktion sehr zu
empfehlen.   Der Arm läßt sich leicht auf
den Tisch legen und ermöglicht ein nahes
Sitzen an demselben.   Die Hand ist im
Handgelenk mit Kugelgelenk versehen,
sowie mit beweglichen Fingern, so daß diese
sich der Tischplatte anlegen und Gegenstände darauf festhalten können, wie Papier u. dgl.

Das Festungslazarett Metz-
Kriegsschule läßt ebenfalls Schulter-
kappe und Oberarmhülse frei beweglich
(Abb. 18).   Die gut nach dem Körper ge-

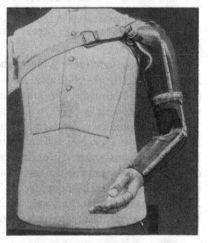

Abb. 19. Schmuckarm nach Auslösung
im Schultergelenk von Mollenhauer-
Königsberg.   Die Beweglichkeit im
Schultergelenk ist durch Riemenver-
bindung erreicht.

arbeitete Schulterkappe ist halbkugelförmig gewalkt und wird von der Ober-
armhülse, die entsprechend gearbeitet ist, kugelgelenkartig aufgenommen. Die
Verbindung des Armes mit der Schulterkappe geschieht durch Schnürung.
Die Feststellung im Ellbogen wird durch Riegelgelenk bewerkstelligt.

Mollenhauer-Königsberg hat die Beweglichkeit im Schultergelenk
durch Riemen- und Schnallenverbindung erreicht (Abb. 19). Die Schulterkappe
erscheint reichlich klein, um den Arm zu halten. Ein Rollenzug an der Körperseite des Ersatzarmes soll die Tragfähigkeit der Schulterkappe unterstützen.
Im Oberarm ist eine Vorrichtung angebracht, die es ermöglicht, daß der Arm
um seine Längsachse passiv drehbar ist. Die Formen des Armes sind gut.

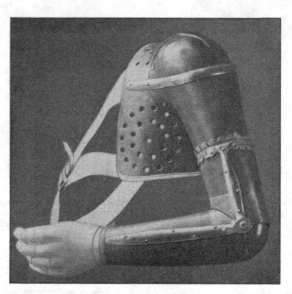

Abb. 20. Schmuckarm nach Auslösung im Schultergelenk von Sandkuhl-Elberfeld mit
großer starrer Schulterkappe.

Soll ein größerer Widerstand überwunden werden, so ist auf die freie
Beweglichkeit in der Schulter zu verzichten. Eine große starre Schulterkappe,
die mit der Oberarmhülse fest verbunden ist, muß den Arm mit dem Körper
vereinigen.

Einen solchen Arm hat Sandkuhl-Elberfeld gebaut (Abb. 20). Die
Schulterkappe ist sehr groß und umfaßt den Brustkorb fast zur Hälfte. Da das
Ersatzstück auch zur Aufnahme von Arbeitsgeräten bestimmt ist, sind wegen
der großen Beanspruchungen starke Metallbügel zur Festigung der Kappe
angebracht. Das Ellbogengelenk ist mit starker Riegelfeststellung versehen.
Zu bemerken ist die Rückwärtsstellung des Oberarmes, da hierdurch der natürlichen Lage des hängenden gebeugten Armes entsprochen wird.

B. Schmuckarm für Absetzung im Oberarm.

Wenn das Humerusköpfchen noch vorhanden ist und die hier angreifenden
Muskeln noch funktionsfähig geblieben sind, kann das Schulterblatt außer-

gewöhnliche Kraft und Beweglichkeit erhalten. Es muß versucht werden, diese Kraft auf das Ersatzglied zu übertragen, da dem Träger desselben durch die geringste aktive Bewegung ein großer Nutzen bereitet wird.

Als Angriffspunkt ist nur die Rippe des Schulterblattes zu betrachten.

G. Haertel-Berlin hat einen solchen Ersatzarm konstruiert (Abb. 12). Die Schulterkappe zeigt deutlich die Ausarbeitung für die Gräte des Schulterblattes. Der Arm läßt sich gut vermittelst der Schultergürtelmuskulatur vorwärts und rückwärts bewegen und ermöglicht dem Träger die Verrichtung mancher Arbeiten. Der Ersatzarm ist in allen Teilen sehr kräftig gebaut, da derselbe auch durch Einsetzen von Werkzeugen an Stelle der Schmuckhand als Arbeitsarm benutzt wird.

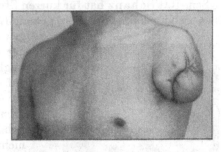

Abb. 21. Sehr kurzer Oberarmstumpf. Bei der Konstruktion des Schmuckarmes muß verfahren werden wie bei der Auslösung im Schultergelenk. Wenn die Gräte des Schulterblattes gut hervortritt, kann auch diese nach der Haertelschen Methode als Kraftquelle benutzt werden.

Bei sehr kurzem Oberstumpf (Abb. 21) muß man bei der Konstruktion verfahren, wie bei Auslösung im Schultergelenk, zum mindesten muß die Oberarmhülse bis über die Schulterhöhe reichen, so daß diese gut umfaßt wird (Abb. 22). Wenn die Gräte des Schultergürtels gut hervortritt, ist auch diese

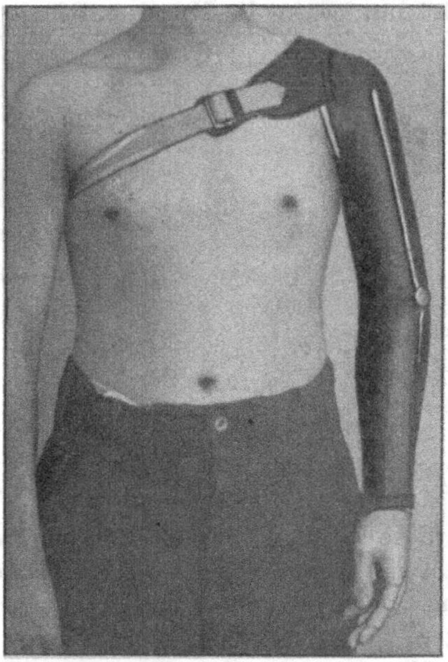

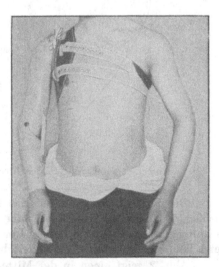

Abb. 22. Gut gebauter Schmuckarm mit über die Schulterhöhe reichender Oberarmhülse. (A. Nicolai, Hannover.)

Abb. 23. Schmuckarm von San.-Rat Schanz. Der Arm ist aus Holz gefertigt und zeigt sehr schöne Formen. Die Hand ist aus Filz gearbeitet und mit Zelluloidnägeln versehen.

nach der Haertelschen Methode zu benutzen. Sobald der Stumpf so lang ist, daß er Halt für die Hülse bietet, muß die Schulterhöhe frei gelassen werden, damit eine freie Beweglichkeit des Schmuckarmes ermöglicht wird.

San.-Rat Schanz hat für kurzen Stumpf einen in seinen Formen vollendet schönen Schmuckarm aus Holz gebaut (Abb. 23). Die Schulterkappe ist aus

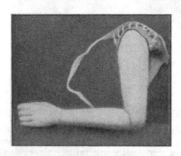

gewalktem Hartleder gearbeitet und mit der Oberarmhülse durch Schnürung beweglich verbunden. Zu bemerken ist die auf der Abbildung wenig sichtbare konkave Form der Oberarmhülse unter dem Arm. Hierdurch wird erreicht, daß der Schmuckarm gut am Stumpf anliegt und nicht durch Anlehnen am Brustkorb vom Körper abgehoben wird. Die schon bei Besprechung des „Baues der Hand"

Abb. 24. Schmuckarm für Oberarmabsetzung von Brandt-Braunschweig. Die Formen sind sehr schön dem natürlichen Arm und der Hand nachgebildet.

erwähnte Filzhand mit Zelluloidnägeln kommt auf der Abbildung so vorteilhaft zur Geltung, daß eine lebende Hand vorgetäuscht wird.

Der Idealarm (Abb. 24 und 25) von Brandt-Braunschweig ist ebenfalls aus Holz gebaut und zeigt schöne Formen. Die Schulterkappe ist aus weichem Leder und mittelst Schnürung am Schmuckarm befestigt. Die Feststellung der Kugelgelenke geschieht durch eine Schraube, die mit dem Hebel a verbunden ist und eine große Steigung besitzt, so daß durch die Winkeldrehung a—b des Hebels ein Anpressen der Kugelpfanne gegen die Kugel stattfindet.

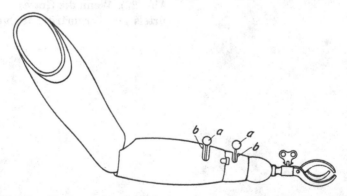

Abb. 25. Konstruktion des Idealarmes von Brandt-Braunschweig.

Die Kraftübertragung auf das künstliche Glied ist naturgemäß um so größer, je länger der Stumpf ist, daher bietet ein Stumpf von 12—15 cm Länge schon ganz bedeutende Vorteile. Der Stumpf hat Gewalt über das Ersatzglied und kann es frei nach allen Seiten bewegen.

Abb. 2 zeigt einen in der Mitte des Oberarmes Amputierten mit gutem Stumpf. Der hierfür gebaute Schmuckarm (Abb. 13) wird nur durch eine kleine weiche Schulterkappe getragen, die durch Riemen mit der Oberarmhülse verbunden ist.

Comploy-München hat einen künstlichen Arm aus Holz gebaut, der auch für längeren Stumpf benutzt werden kann (Abb. 26). Der Arm ist sehr leicht und der natürlichen Form entsprechend gearbeitet. Die Hand hat vier steife Finger mit Einlagen und einen beweglichen Daumen. In der Hand befindet sich ein Einschnitt zum Halten von Messer, Gabel und sonstigen Geräten. Die Zeichnung gibt nur die mit Kugelgelenken versehenen Holzteile wieder. Die Oberarmhülse wird aus Hartleder gewalkt und an dem angedrehten An-

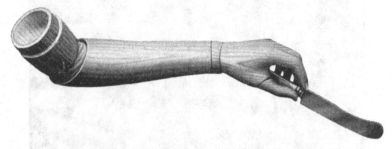

Abb. 26. Holzteile von Comploy-München für einen Oberarm-Schmuckarm. Die Formen und Gelenke sind sehr schön und gut ausgeführt.

satz befestigt. Die Kugelgelenke (Abb. 27) sind nach allen Richtungen verstellbar und zwar durch eine Schraube c, die die seitlichen Lager der Kugel a—b zusammenpressen oder lösen. Die Schraube d dient zur Sicherung des in die Hand eingeschraubten Holzschraubengewindes der Kugel.

Die Ansichten über die Verwendbarkeit des Kugelgelenkes im Ellbogengelenk sind sehr geteilt. Der Vorzug der Einstellbarkeit des Kugelgelenkes in allen Richtungen wird zum Nachteil, wenn das Kugelgelenk in gelöstem

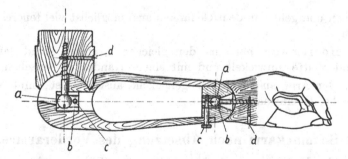

Abb. 27. Konstruktion des Schmuckarmes von Comploy-München.

Zustande verwendet werden soll. Es fehlt ihm die Eigenschaft des Pendelns in einer Ebene, die besonders beim Gehen dem Arm ein natürliches Aussehen verleiht. Bei leichten Arbeitsverrichtungen, bei denen eine freie Beweglichkeit erwünscht ist, wird das Gelenk nach allen Seiten ausweichen, da es nicht imstande ist, eine Scharnierbewegung auszuführen.

Rotschuh-Erfurt legt den Hebel zum Lösen der Sperrvorrichtung im Ellbogengelenk an die Oberarmhülse dem Körper zu, damit durch Andrücken des Hebels an den Körper die Feststellung gelöst wird.

Einen sehr leichten und besonders billig herzustellenden Schmuckarm hat Dr. Bade, Hannover angegeben (Abb. 28). Der Ersatzarm besteht lediglich aus Draht, der mit Watte und Binden umwickelt wird. Diese Prothese soll von jedermann hergestellt werden können. Die Konstruktion soll an-

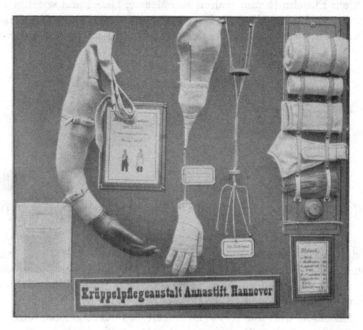

Abb. 28. Künstlicher Arm nach Dr. Bade-Hannover. Die Entwickelung der sehr einfachen Konstruktion ist aus der Abbildung leicht ersichtlich.

regend wirken und geht von dem Gedanken aus, möglichst viel teueres Material zu ersparen.

Prof. Hoeftmann hat aus den gleichen Gründen Hände aus Draht gebogen, mit Watte umwickelt und mit einem Handschuh versehen.

Wenn der Arm aus dem Ellbogengelenk ausgelöst ist, muß verfahren werden wie bei Oberarmamputierten.

C. Schmuckarm nach Absetzung des Vorderarmes.

Wenn der Vorderarm sehr kurz unter dem Ellbogen abgesetzt ist, so daß der Stumpf mit der Unterarmhülse noch nicht zu fassen ist, oder auch, wenn das Ellbogengelenk versteift ist, muß der Ersatzarm in der Art der Oberarmprothesen gebaut werden mit Vorrichtung im Ellbogengelenk, die dieses in verschiedenen Stellungen festhält.

Das Festungslazarett Metz-Kriegsschule zeigt (Abb. 29) (rechter Arm) einen kurz unter dem Ellbogen Amputierten mit einem sehr gut gebauten Schmuckarm. Die Lederhülse des Oberarmes ist dem Stumpf gut angepaßt und durch Riemen und Schnallen an demselben befestigt. Das Ellbogengelenk ist mit Sperrvorrichtung versehen.

Der Stumpf (Abb. 30) ist jedoch lang genug, daß er als Hebel benutzt werden kann. Die Feststellung im Ellbogengelenk ist nur erforderlich, wenn größere Ansprüche an das Ersatz-

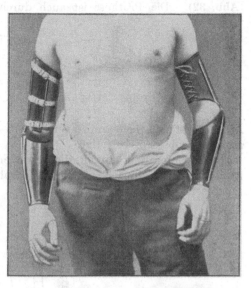

glied gestellt werden. Für die Verrichtungen, die gewöhnlich von einem Schmuckarm ausgeführt werden sollen, genügt der Arm vollständig. Die Muskeln besitzen Kraft genug, den Unterarm zu heben, doch müssen die Hülsen und Schienen (Abb. 31) hoch an dem Oberarm hinauf reichen.

Wenn der Stumpf 12—15 cm lang ist, kann auf die Oberarm-schiene verzichtet werden. Die Hülse reicht nur bis zur Ellbogen-beuge und ist mittelst Schlingenzuges (Abb. 14) am Oberarm befestigt. Erfahrungsgemäß kann nicht jeder Amputierte die Einschnürung der Gewebe über dem Ellbogengelenk vertragen, es muß deshalb individuell verfahren werden. Nötigenfalls müssen die Hülsen und Schienen bis zum Oberarm hinauf reichen.

Abb. 29. Gut gebauter Schmuckarm rechts vom Festungslazarett Metz-Kriegsschule für Absetzung kurz unter dem Ellbogengelenk.

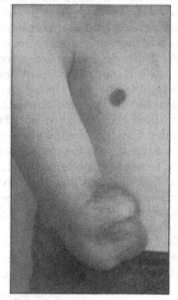

Abb. 30. Der Arm ist kurz unter dem Ellbogen abgesetzt, kann aber noch als Kraftquelle zur Hebung des Ersatzarmes benutzt werden, wenn dieser lediglich als Schmuckarm dienen soll.

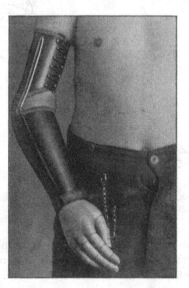

Abb. 31. Schmuckarm für den Amputationsstumpf Abb. 30. (A. Nicolai, Hannover.)

Windler hat, um den Stumpf noch fester mit der Prothese zu verbinden, ein dem Stumpf anpassendes Stahlgerüst mit weichen Polstern versehen Abb. 32). Die Prothese ist auch durch Auswechseln der Hand mit einem

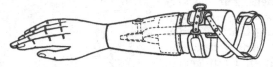

Abb. 32. Schmuckarm von Windler mit weich gepolstertem Stahlgerüst.

Arbeitsgerät als Arbeitsarm zu verwenden. Der Ersatzarm ist mittelst Schlingenzuges am Oberarm befestigt.

Bei Unterarmstümpfen, die besonders lang sind und bei denen noch die Beweglichkeit der Speiche um die Elle erhalten ist, muß der Erbauer der Prothese versuchen, diese Bewegung nutzbar zu machen und auf den künstlichen Arm zu übertragen, um die Pro- und Supination der Hand zu ermöglichen. Der Angriffspunkt der Lederhülse muß an dem Stumpfende gewonnen werden. G. Haertel-Berlin hat diese Bewegung in ausgezeichneter Weise ausgenutzt und ein willkürliches Öffnen und Schließen des Daumens bewirkt. Diese Prothese wird aber an anderer Stelle näher besprochen werden, da sie nicht mehr zu den eigentlichen Schmuckarmen gehört.

Die Orthopädische Werkstatt Jakobsberg bei Allenstein hat die Pro- und Supination der Hand dadurch erreicht, daß sie den Unterarmstumpf mit einer das Stumpfende festumschließenden Lederhülse c umgibt, die mit der künstlichen Hand fest verbunden ist (Abb. 33). An dieser Hülse befinden sich Winkelführungen d, in denen zwei über der Lederhülse laufende Ringe b frei

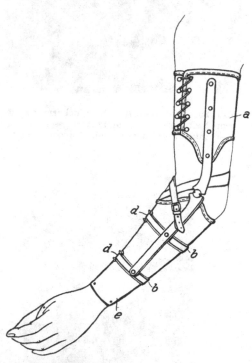

Abb. 33. Schmuckarm der Orthopädischen Werkstatt Jakobsberg bei Allenstein, der die Pro- und Supination der Hand ermöglicht.

beweglich sind. Die Ringe sind mit der Oberarmhülse a durch Gelenkschienen verbunden. Sobald die Speichendrehung ausgeübt wird, bewegt sich die Unterarmhülse in den Führungen.

D. Hand- und Fingerersatz.

Ersatzstücke nach Auslösung im Handgelenk müssen stets die Möglichkeit der Pro- und Supination der Hand lassen. In den meisten Fällen kommt man mit einer dem Stumpfende entsprechend ausgehöhlten Hand aus, die mit kurzer Lederbandage am Handgelenk befestigt ist. Abb. 34 zeigt einen typischen

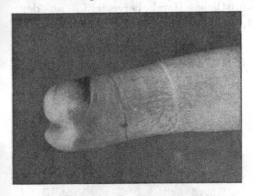

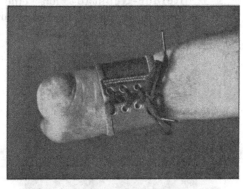

Abb. 34. Typischer Stumpf nach Auslösung der Hand im Handgelenk. Knöchel der Elle und Höcker der Speichen stehen stark vor. Oberhalb der Knöchel ist die Schnürfurche der Manschette zu sehen.

Abb. 35. Die Ausgleichsmanschette, welche die Schnürfurche auf Abb. 34 hervorgebracht hat, umfaßt den Stumpf. (A. Nicolai, Hannover.)

Stumpf, an dem der Knöchel der Elle und der Höcker der Speiche scharf hervortreten, so daß das knöcherne Stumpfende dicker ist, als der anschließende Teil des Unterarmes. Um den Ausgleich zu schaffen, habe ich vorerst eine Ausgleichsmanschette um den Unterarm gelegt, die diesen fest umfaßt (Abb. 35). An dem Stumpf ist in der Abbildung die Schnürfurche zu sehen. Dann erst wird die mit einer Manschette versehene künstliche Hand über den mit der Aus-

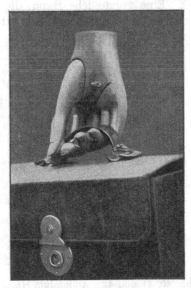

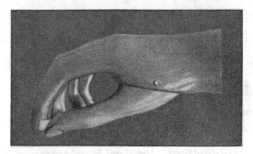

Abb. 36. Berliner Hand, aus Holz mit Stahleinlage in Zeige- und kleinem Finger. Zugleich Schönheits- und Gebrauchshand. Genügt für alle Beanspruchungen.

Abb. 37. Berliner Holzhand. Einen Koffer tragend.

gleichsmanschette umschlossenen Stumpf gezogen und durch Druckknöpfe an dieser befestigt. Diese Befestigung genügt für eine Schmuckhand vollkommen. Auch lassen sich Eßgeräte und kleine Werkzeuge damit handhaben. Als Schreibhand ist sie gut zu gebrauchen. Sollen größere Arbeiten verrichtet werden, müssen die Schienen bis zur Ellbogenbeuge reichen und es muß die Befestigung am Oberarm durch Schlingenzug erreicht werden.

Steiner-Neustadt hat eine künstliche Hand hergestellt, an der sämtliche Finger passiv bewegbar sind, der Daumen federnd. Die unteren

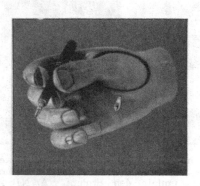 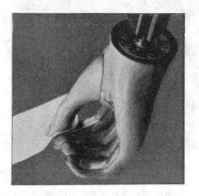

Abb. 38. Berliner Hand. Eine Schreib-feder führend.　　Abb. 39. Berliner Hand. Ein Blatt Papier haltend.

Glieder der Finger sind aus biegsamem Spiraldraht gearbeitet, die die ihnen gegebene Form beibehalten und das Halten leichter Gegenstände ermöglichen.

Eine vorzügliche Hand, die allen Anforderungen genügt, ist die von der Prüfstelle Charlottenburg hergestellte Greifhand Abb. 36. Zugleich Schön-

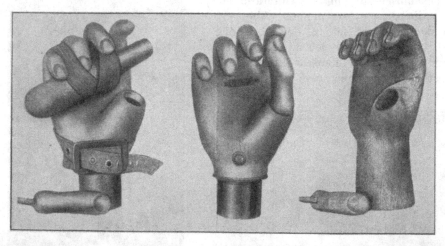

Abb. 40, 41 und 42. Aluminium-Hand von Berg-Stuttgart. Die Hand ist sehr stark ge-arbeitet und bewährt sich vorzüglich als Arbeitshand. Sie ist leicht und dauerhaft. Der Daumen ist abnehmbar.

heits- und Gebrauchshand besitzt sie drei mäßig gebeugte Finger, während der kleine Finger so gekrümmt ist, daß er imstande ist, Gegenstände zu tragen (Abb. 37).

Der Daumen ist federnd und bewegt sich gegen die Mitte von Zeige- und Mittelfinger, deren Spitzen mit Filzeinlagen versehen sind. Hierdurch ist es möglich eine Schreibfeder (Abb. 38) oder auch Papier (Abb. 39) zu halten. Die Hand ist kräftig gebaut und mit Metall- oder Holzeinlagen in der Mittellinie der Finger verstärkt, so daß diese unzerbrechlich sind.

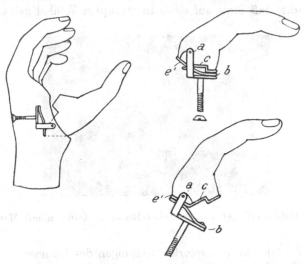

Abb. 43. Radfahrer-Hand von G. Haertel-Berlin. Der Daumen ist so konstruiert, daß große Gegenstände zwischen Hand und Daumen gehalten werden können.

Erwähnenswert ist die Aluminiumhand von Berg-Stuttgart (Abb. 40, 41 und 42). Die Hand ist sehr kräftig gearbeitet; der Daumen zum Abnehmen, damit größere Gegenstände durch einen Schlingenzug befestigt werden können.

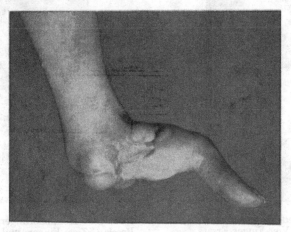

Abb. 44. Amputationsstumpf, an dem nur noch Daumen und Teile der Handwurzel erhalten sind. Das Ersatzstück ist in Abb. 16 dargestellt.

Der Schlingenzug läuft durch eine Öffnung, die sich unterhalb der Grundgelenke der Finger befindet.

G. Haertel-Berlin hat eine Radfahrerhand konstruiert, die ermöglicht, daß große Gegenstände in der Hand gehalten werden können (Abb. 43).

Zu diesem Zweck ist der Drehpunkt des Daumens *A* um fast 3 cm nach dem Handgelenk zu verlegt worden, die Hand kann sich daher weit öffnen.

Die Federung des Daumens ist sehr kräftig und wird durch die Feder *b* dergestalt bewirkt, daß diese auf einer in stumpfen Winkel gebogenen Metall-

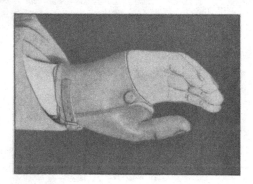

Abb. 45. Hohllederfinger von Haertel-Breslau. Daumen mit Manschette.

platte *c* ihren Stützpunkt in zweierlei Stellungen des Daumens findet, ähnlich wie dieses bei der Feder des Taschenmessers geschieht.

An *c* andrückend, preßt die Feder den Daumen gegen die gegenüberliegenden Finger, an e^1 andrückend, hält sie den Daumen gespreizt.

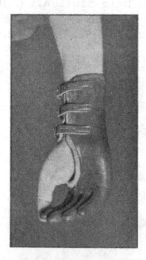

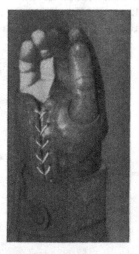

Abb. 46. Hohllederfinger von Haertel-Breslau. Vier-Finger-Ersatz.

Abb. 47. Hohllederfinger von Haertel-Breslau. Zwei-Finger- und Daumen-Ersatz.

Sind Teile der Hand selbst entfernt, so werden diese durch Holz-, Filz- oder Hohllederteile ersetzt. Abb. 44, bei der nur der Daumen erhalten ist, ist durch eine Hand (Abb. 16) vervollständigt worden. Die Abb. 45, 46 und 47 zeigen Hohllederfinger von Haertel-Breslau, die ausgezeichnet ihren Zweck erfüllen und sehr leicht sind.

Als Schmuckhand muß auch die Hand bezeichnet werden, die mit einer Ledermanschette versehen auf einen Arbeitsarm aufgeschoben wird. Diese

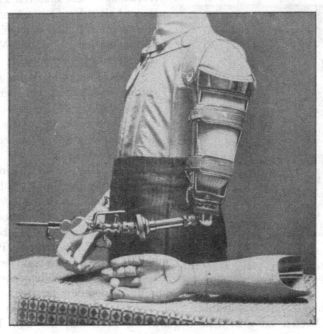

Abb. 48. Arbeitsarm von Berg-Stuttgart. In der auf dem Tisch liegenden Hand ist die Einrichtung zum Einschieben von Geräten erkenntlich.

Schmuckhände werden von allen Prothesenbauern gearbeitet. Eine solche Hand mit dem Arbeitsarm zeigt Abb. 48 von Berg, Stuttgart, bei der auch die Einrichtung zum Einschieben von Werkzeugen erkenntlich ist.

II. Verwendungsmöglichkeit.

Der Schmuckarm hat als solcher eigentlich seinen Zweck erfüllt, wenn er nach den Gesetzen des normalen Körperbaues das fehlende Glied so ersetzt, daß die äußere Gestalt des bekleideten Körpers vollkommen hergestellt erscheint. Abgesehen von dem unschätzbaren Wert, den das Ersatzglied als Gleichgewichtsausgleich bei größeren Verlusten von Masse besitzt, können viele kleine Verrichtungen des täglichen Lebens von ihm erledigt werden, so daß er auch dem Träger eine gute brauchbare Hilfe leisten kann.

Die Verwendungsmöglichkeit ist um so größer, je weniger vom Körper verloren gegangen ist. Bei Verlusten von Fingern oder Teilen der Hand, kann mit dem Ersatzstück recht viel geleistet werden. Abb. 49 zeigt einen Amputierten mit Daumenersatz, Abb. 50 einen solchen mit Ersatz der 4 Finger, die beide die Schreibfeder führen können. Die Ersatzstücke sind aus Leder von Haertel-Breslau gearbeitet.

Sobald die ganze Hand ersetzt werden muß, kann die Schmuckhand nur als Klammer- oder Tragapparat dienen, oder als Halter für mancherlei

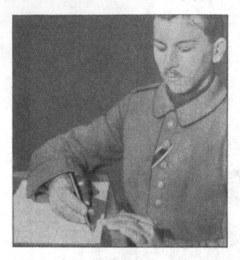

Werkzeuge. Im ersteren Falle werden die zu haltenden Gegenstände zwischen federndem Daumen einerseits und den Filzspitzen des Zeige- und Mittelfingers andererseits gepreßt (Abb. 39).

Als Traghand kann sie benutzt werden durch den gebogenen kleinen Finger (Abb. 37) oder auch durch Haken oder Ringe, die um das Handgelenk durch Lederriemen geschnallt sind.

Als Halter für kleinere Werkzeuge findet die Hand wohl die größte Verwendung. In dem Handteller wird eine Vorrichtung angebracht, in die Werkzeuge (wie Messer, Gabel, Klemme für Briefe, Kartenhalter, Papierhalter u. dgl. mehr) eingesteckt werden.

Abb. 49. Ein Amputierter mit Daumen-Ersatz (Hohllederfinger von Haertel-Breslau), der die Schreibfeder führen kann.

Wenn das Ellbogengelenk nicht mehr vorhanden ist, ist die Verwendungsmöglichkeit sehr beschränkt. Sie kann im allgemeinen nur im Tragen von kleinen Lasten oder in dem Gegendruck bestehen, der zum Halten der

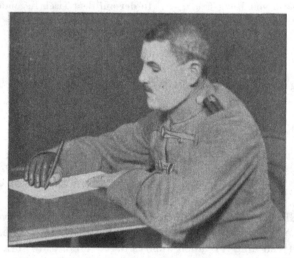

Abb. 50.   Vier-Finger-Ersatz (Hohllederfinger von Haertel-Breslau).

Gabel oder sonstiger kleiner Werkzeuge erforderlich ist. Durch fleißiges Üben jedoch kann der Amputierte auch mit dem Schmuckarm ausgezeichnete Leistungen verrichten.

Behelfsprothesen.

Von

Prof. Dr. **Hoeftman** †, Königsberg i. Pr.

Mit 45 Abbildungen.

Es gibt zwei Arten von Behelfsprothesen: erstens Lazarettprothesen, zweitens Behelfsprothesen für den Gebrauch außerhalb des Lazaretts.

Unter Lazarettprothesen verstehen wir solche, welche die Verletzten schon anlegen, noch ehe die Wunden geschlossen sind, solange noch Nachoperationen in Frage kommen und wesentliche Veränderungen des Stumpfes zu erwarten sind. Gerade bei den Verletzten, bei denen wir im Heimatsgebiet so vielfach gezwungen sind, Korrekturen an den Stümpfen vorzunehmen, bei denen Fistelbildung und zahlreiche andere Komplikationen die endgültige Heilung oft für Monate hinausschieben, ist es nicht angängig, mit der Anlegung von Prothesen abzuwarten, bis die Stümpfe vollkommen und in idealer Weise geheilt sind. Bei guten Lazarettprothesen läßt sich die Wundbehandlung und die so zweckmäßige Extensionsbehandlung durch Anbringung entsprechender Vorrichtungen ausgezeichnet durchführen; pathologische Stellungen können günstig beeinflußt und vollkommen korrigiert werden. Schlechte Lazarettprothesen dagegen sind eine Tortur für den Verletzten. Die Lazarettprothesen erfüllen um so mehr ihren Zweck, je besser sie konstruiert sind. Übrigens läßt sich auch jedes gute Holzbein, das für den Oberschenkelstumpf zwei seitliche Schienen trägt, sowohl als Lazarettbein, wie als endgültiges Bein verwerten.

Behelfsprothesen kommen in folgenden Arten zur Verwendung: erstens als fester Stelzfuß, zweitens als Stelzbein mit Kniegelenk, drittens als Bein einfacher Konstruktion, das dazu dienen soll, die Entlassung des Amputierten aus dem Lazarett, so schnell es aus ärztlichen Gründen angängig ist, zu ermöglichen.

Behelfsprothesen, oder wie ich sie lieber nenne, Übungsprothesen, verlangen, daß sie schnell hergestellt werden können, die Verletzten sich schnell an sie gewöhnen, und der Preis ein relativ geringer ist. Nach diesen von mir gestellten Anforderungen sind Prothesen schon seit längerer Zeit angefertigt worden. Die Grundlagen haben sich so bewährt, daß auch die späteren Autoren meine Konstruktionen beibehalten haben.

Zur Konstruktion meiner Übungsprothesen wurde ich veranlaßt, als ich im Jahre 1888 vor die Aufgabe gestellt wurde, eine junge Dame mit kongenitalem Defekt beider Unterextremitäten gehfähig zu machen. Die Lösung des Problems erschien aussichtslos. Schließlich kam ich auf den Gedanken, daß es doch gehen würde durch Ausnützung der vorhandenen Kräfte, d. h. der eigenen Schwere des Körpers und der Schwere der Apparate, eine genügende Lösung zu erzielen. Die Konstruktion der Prothesen mußte so eingerichtet werden, daß sie durch Druck von oben, also durch die Last des Körpers in gestreckter Stellung fest und steif gestellt wurde. Beim Lüften einer Seite pendelte die nichtbelastete Seite um eine Schrittlänge vor, da die Prothese vorn in der Schenkelbeuge aufgehängt war. Die andere, belastete, Prothese stand in Streckstellung fest. Wurde dann der Körper nach der unbelasteten Seite geneigt, so wurde diese in Streckstellung fixiert und die andere Seite pendelte vor.

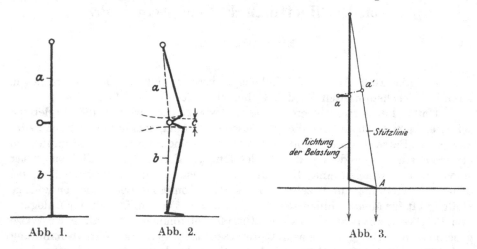

Abb. 1.   Abb. 2.   Abb. 3.

Bei Fortsetzung dieser wechselnden Bewegung konnte die Person, indem sie zur Erhaltung des Gleichgewichts nur einen Schirm oder Stock resp. den Arm einer Begleiterin benutzte, leidlich gut vorwärts gehen und relativ sicher stehen. Erzielt wurde die Feststellung der Gelenke bei Belastung dadurch, daß die Kniegelenke hinter die Schwerlinie der Beine gelegt wurden.

Würde man dem Skelett entsprechend Hüft-, Knie- und Knöchelgelenk in eine Linie untereinander legen, so würde im Knie- und im Knöchelgelenk eine labile Lage vorhanden sein, d. h. die Gelenke sind in der Strecklage nicht fest. Eine Belastung durch das Körpergewicht würde, falls ihre Richtung nicht ganz genau in die Verbindungslinie der Gelenke fällt und das ist praktisch kaum zu erreichen — unfehlbar ein Einknicken zur Folge haben. Verlegt man die Achse des Kniegelenks um ein genügendes Stück (etwa 3—4 cm) nach hinten, Abb. 1, so würde beim Stehen die Richtung der Belastung durch das Körpergewicht immer auf der Seite des Kniespaltes liegen und das Körpergewicht letzteren zu schließen suchen, d. h. das Körpergewicht bewirkt eine Streckung des Beines, und man erreicht dadurch eine große Standsicherheit.

Die Verlegung der Knieachse nach hinten hat bei Beugung des Unterschenkels eine Vergrößerung der Beinlänge zur Folge. Die Beinlänge, die sich bei Strecklage aus den Größen *a* und *b* zusammensetzt, wird vermehrt um die Größe des Kniespaltes *c* (Abb. 2). Dies kommt besonders beim Sitzen zum Ausdruck und wirkt, da je nach der Anbringung des Gelenkes der Ober- oder der Unterschenkel länger geworden ist, störend. Man darf daher die Knieachse nicht zu weit nach hinten verlegen.

Die Standsicherheit wird weiterhin noch wesentlich vergrößert, wenn man das Knöchelgelenk wegläßt und den Fuß am Unterschenkel in Spitzfuß-stellung befestigt. Die Stützung des Körpers erfolgt dann auf der Vorder-kante *A* des Fußteils, während die Richtung der Belastung durch das Körper-gewicht wie vorher senkrecht zur Bodenfläche verläuft (Abb. 3). Das Körper-gewicht wirkt dann in bezug auf die Knieachse am Hebelarm *a'* statt an *a*, wodurch die Kraft, die das Kniegelenk zu schließen bzw. das Bein zu strecken sucht, vergrößert wird.

Die Versteifung des Fußgelenks bringt eine erhebliche Sicherheit hervor, so daß man häufig sehen kann, wie Amputierte gleich nach Anlegung der Prothese

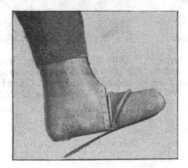

Abb. 4. Durchschnittener Fuß. Die Fuß-spitze wird gehoben, die Sohle geht von der Mitte aus nach unten. (Hoeftman-Königsberg i. Pr.)

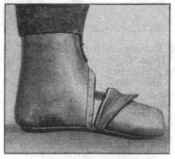

Abb. 5. Durchschnittener Fuß. Die San-dale wird gegen den Hackenteil gepreßt, der Fuß gestreckt. (Hoeftman-Königs-berg i. Pr.)

damit sicher stehen können und auch gleich gut zu gehen vermögen, so daß sie sofort auch Treppen hinauf- und heruntergehen. Die Unmöglichkeit aber, den Fuß in Dorsalstellung zu bringen, stört die Beweglichkeit beim Bergauf-gehen; die Leute lernen zwar ganz gut, leichte Steigungen zu nehmen, bei er-heblichen Steigungen stellen sich aber Schwierigkeiten ein. Auch werden ländliche Arbeiter insofern behindert, als sie auf unebenem Boden in Gefahr kommen, mit der Spitze des Fußes stecken zu bleiben. Dadurch wird das Bein im Kniegelenk zu weit gebeugt, so daß bei Belastung sich das Bein nicht mehr streckt, sondern beugt, und der Mann, da er die Unterstützung verliert, zu Fall kommt. Diesem Übelstand hat eine Reihe der Konstrukteure abzuhelfen gesucht, indem sie durch eine Sperrfeder ein zu weites Aufschnappen des Gelenkes verhindern. Es bleibt dann nur die Gefahr, daß beim Hängenbleiben des Fußes doch die Feder überwunden wird und der Betreffende zu Fall kommt.

Da hat Radike gezeigt, daß beim Zurückgreifen auf eine alte von mir früher einmal angegebene Konstruktion bis zum gewissen Grade der Übelstand beseitigt wird, wenn man nämlich den Vorderfuß noch an einer Stelle, etwa entsprechend dem Chopartschen Gelenk, durchtrennt.

Eine weitere Verbesserung besteht darin, daß der ohne Knöchelgelenk gebaute Fuß meiner Prothesen für Oberschenkelamputierte (Röhrenbein), um

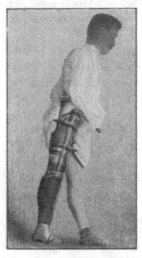

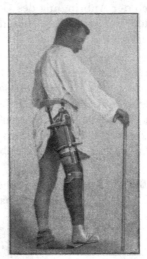

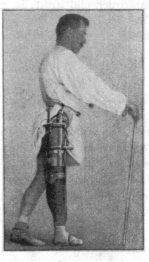

Abb. 6. Durchschnittener Fuß. Beim Beginn des Durchschwingens hebt sich die Fußspitze. (Hoeftman - Königsberg i. Pr.)

Abb. 7. Durchschnittener Fuß. Die Fußspitze senkt sich beim Auftreten. (Hoeftman - Königsberg i. Pr.)

Abb. 8. Durchschnittener Fuß. Die Fußspitze senkt sich beim Auftreten. (Hoeftman - Königsberg i. Pr.)

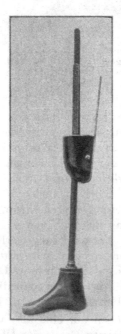

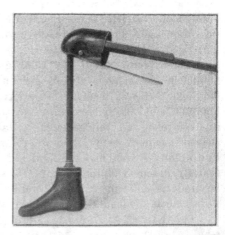

Abb. 9. Metallgerippe, Röhrenbein stehend. (Hoeftman - Königsberg i. Pr.)

Abb. 10. Metallgerippe, Röhrenbein mit gebeugtem Knie. (Hoeftman - Königsberg i. Pr.)

das Anstoßen der Fußspitzen beim Durchschwingen des Beines besonders auf unebenem Boden zu verhüten, in folgender Weise abgeändert wird: In der Gegend, die dem Chopartschen Gelenk entspricht, wird ein mit der Spitze in der Sohlenfläche liegender Keil ausgeschnitten. Der dadurch abgetrennte Vorder- oder, da die Fußspitze als besonderes Stück der Prothese in den Schuh gelegt wird, richtiger Mittelfuß, wird auf einer vorher der Fußsohle angepaßten Sandale aus Stahlblech befestigt. Diese ist knapp hinter dem Mittelfußteil durch Scharniergelenk mit dem hinteren Teil des Fußes verbunden. Durch

eine Spiralfeder werden beide Teile des durchschnittenen Fußes bis zur Berührung einander genähert, sobald der Fuß unbelastet ist, d. h. die Fußspitze wird gehoben, die Sohle geht von der Mitte aus nach unten (Abb. 4).

Bei Belastung wird die Sandale gegen den Hackenteil gepreßt und der Fuß gestreckt (Abb. 5).

Sobald das Bein beim Beginn des Durchschwingens sich vom Boden löst, hebt sich die Fußspitze (Abb. 6) und senkt sich erst wieder beim Auftreten (Abb. 7 und 8).

Für das Stehen bietet der Fuß nach den bisherigen Erfahrungen dieselbe Sicherheit, wie der gewöhnliche Fuß ohne Knöchelgelenk; der von der Hacke bis zu dem Scharniergelenk reichende Teil bietet eine genügende breite Sohlenfläche. Damit der Mechanismus genügenden Spielraum findet, darf der den Fuß bekleidende Schnürschuh nur locker geschlossen werden.

Was den Zeitpunkt der Anlegung betrifft, so ist es wünschenswert, daß die Amputierten möglichst schnell damit ausgerüstet werden, um aus dem Bett herauszukommen. Es ist nicht zweckmäßig abzuwarten, bis die Stümpfe tragfähig werden, da dieses überhaupt nur bei einem geringen Prozentsatz der Fall ist. Zum Beispiel sind von 380 von mir beobachteten Fällen nur 5 tragfähig gefunden worden.

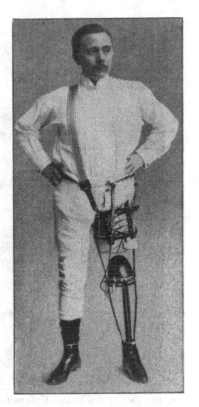

Abb. 11. Defekt des linken Unterschenkels und linken Unterarms. (Hoeftman - Königsberg i. Pr.)

Es ist aber auch nicht nötig, auf tragfähige Stümpfe hinzuarbeiten, da es möglich ist, durch Zuhilfenahme der Weichteile ein gut gehfähiges Bein zu schaffen und zwar, indem man am Becken nicht das Tuber allein als Stützpunkt nimmt, sondern die gesamte Zirkumferenz der Oberschenkelmuskulatur dicht unterhalb des Tuber, wobei am Stützrande eine leichte Delle in der Gegend des Tuber und eine an der Sehne der Adduktoren ausgearbeitet werden muß. Zu beachten ist noch, daß der Stützring einen möglichst horizontalen Verlauf nimmt, da bei einem schräge von außen-oben nach innen-unten gegen das Tuber hin verlaufenden Stützring die breite Glutealmuskulatur das Bein nach innen rotiert, ein Fehler, den man häufig an Prothesen sieht. Beim Unterschenkel muß der Stützring dicht unterhalb der Crista des Schienbeins liegen. Ist der Unterschenkelstumpf verhältnismäßig lang, etwa $^2/_3$, so ist außer der umschließenden Hülse keine stützende Verbindung gegen den Oberschenkel notwendig, die man braucht, wenn der Unterschenkel zu kurz ist, um in diesem Sinne tragfähig zu sein. In diesem Falle kann ein Stützpunkt gegen das Becken hin notwendig werden. Bei kurzen Unterschenkelamputationen liegt die Gefahr eines Abgleitens von dem immerhin konischen Stumpfe vor. Meiner Erfahrung nach genügt ein zirkulär um den Oberschenkel dicht oberhalb der Kondylen

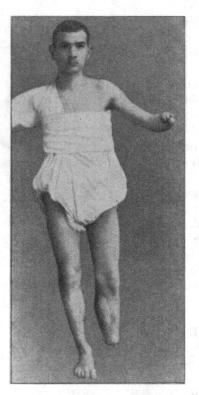

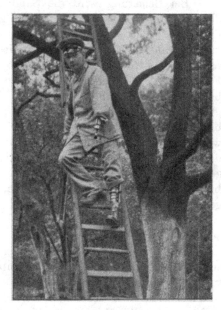

Abb. 12. Defekt des linken Unterschenkels und linken Unterarms. (Hoeftman-Königsberg i. Pr.)

Abb. 13. Derselbe steigt die Leiter herunter nach erhaltener Prothese. (Hoeftman-Königsberg i. Pr.)

manschettenartig verlaufender Lederriemen. Prof. Dollinger hat dazu eine Metallhülse angegeben. Die von mehreren Seiten empfohlenen Schnürfurchen habe ich nicht für nötig gefunden, sondern bin gewöhnlich mit einem zirkulären Riemen ausgekommen.

Zur Frage der Stelzbeine möchte ich folgendes bemerken: Stelzbeine mit beweglichem Kniegelenk laufen die Gefahr bei jeder Belastung vorn zusammenzuknicken; die Leute können sich mit einem solchen Stelzfuß nicht stehend ausruhen. Doppelamputierte können natürlich gar nicht stehen. Es wird behauptet, daß die Stelze verhältnismäßig gut für den Landarbeiter zu gebrauchen sei. Dieser Ansicht bin ich nicht, denn wenn jemand mit einem Stelzfuß über unebenen Boden geht, so stößt er fortdauernd an jede Erhebung an, oder er muß das Stelzbein in großem Bogen vorwärtsführen, was zu schneller Ermüdung Veranlassung gibt. Bei weichem Boden sinken die Stelzfüße so tief ein, daß das Herausziehen dem Amputierten jedes Vorwärtskommen und jede Arbeit auf das äußerste erschwert. Wegen dieser dem Stelzfuß anhaftenden

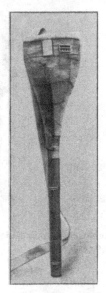

Abb. 14. Bambusstelze mit Gipshülse. (Landesausschuß Hamburg.)

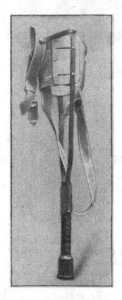

Abb. 15. Im wesentlichen nur Stelzbein, ohne Kniegelenk. (Krauß-Berlin.)

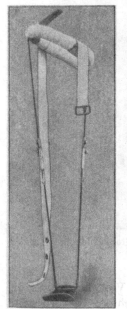
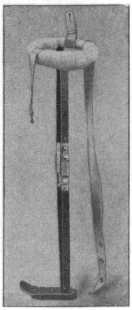
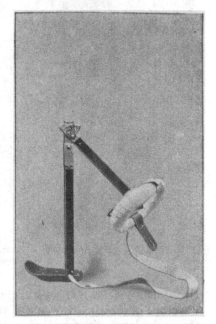

Abb. 16—18. Gehschiene mit Thomassitzring, Stahlsohle. (Landesausschuß Hamburg.)

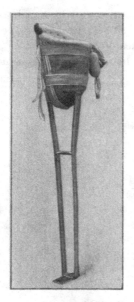
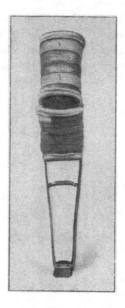

Abb. 19. Oberschenkelgipshülse mit geradem Kniegelenk.
(Lange-München.)

Abb. 20 u. 21. Unterschenkel mit Kniegelenk.
(Lange-München.)

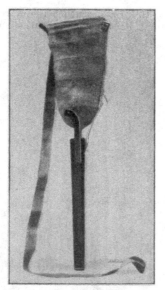
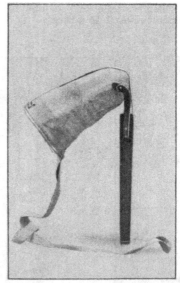

Abb. 22 u. 23. Bei Amputation nach Gritti Gipshülse mit Stahlschienen. (Landesausschuß Hamburg.)

Übelstände möchte ich auch nicht empfehlen, nach dem Vorgang Spitzys die
Behelfsprothesen im Kniegelenk zuerst ganz steif zu machen. Es wird dann
eben sehr lange ein schadhafter Gang nachbleiben.

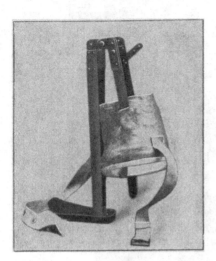

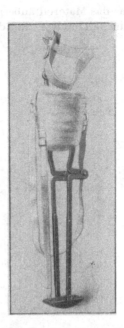

Abb. 24. Stahlgerät mit Gipshülse. (Landesausschuß Hamburg.)

Abb. 25. Modell mit steifer, balliger Fußplatte, das Kniegelenk nach hinten gelagert.
(Reservelazarett Lübeck.)

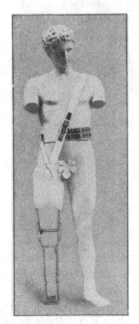

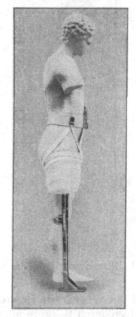

Abb. 26 u. 27. Bewegliches, nach hinten verlagertes Kniegelenk, steife Fußplatte.
(Spitzy-Wien.)

Was das Material anbetrifft, aus dem die Behelfsbeine hergestellt werden,
so ist kurz mitzuteilen, daß die Beinhülsen meist aus Gips gefertigt sind, was

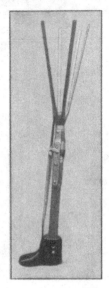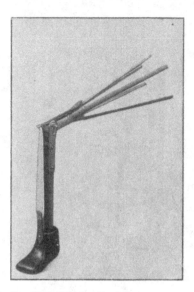

Abb. 28 u. 29. Es wird Leichtigkeit durch die fiederförmige Spaltung zu erzielen gesucht.
(Reservelazarett Marburg.)

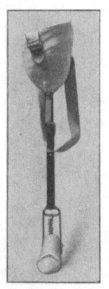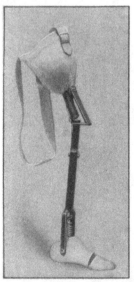

Abb. 30 u. 31. Oberschenkelgipshülse mit Kniegelenk. (Sanitätsamt des XI. Armeekorps.)

den Vorteil der schnelleren Herstellung, aber den Nachteil der geringen Haltbarkeit und größeren Schwere mit sich führt. Zur Herstellung gehört übrigens
dazu eine tadellose Gipstechnik. Ich würde dann schon empfehlen, Magnesit

zu verwenden. Ich selbst habe allerdings so gut wie nie derartige Verbände angewandt, da man bei Anwendung von durch Schellack gehärtetem Filz den

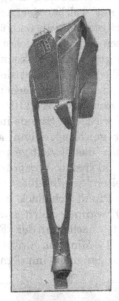
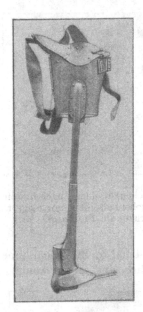

Abb. 32 u. 33. Unterschenkelprothese. (v. Baeyer-Coblenz. VIII. A. K.)

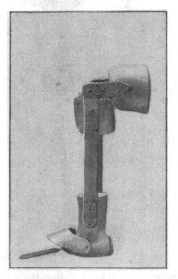
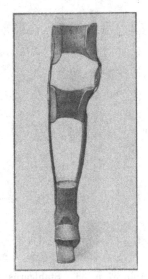

Abb. 34 u. 35. Unterschenkelprothese, kein Knöchelgelenk, sondern Fußstelze mit angelagertem beweglichem Blechfuß. (v. Baeyer, Coblenz. VIII. A. K.)

Verband fast ebenso schnell anfertigen kann, wie mit einem der eben erwähnten Materialien, und man dabei den Vorteil hat, daß die Schellackverbände sich sehr angenehm tragen und zugleich, daß man an Stellen, an denen man den Verband weich lassen will, den Schellacküberzug fortläßt. Die Abb. 6—8 zeigen eine derartig hergestellte Pro-these, mit welcher der Amputierte bis zur Fertigstellung des endgültigen Beines entlassen ist, und welches er auch zur Arbeit gut benutzen konnte.

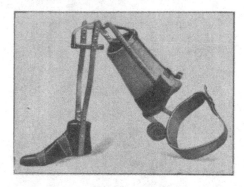

Abb. 36. Oberschenkelschiene nach hinten gebogen, Unterschenkelschiene vorgelagert. (Lazarett Karlsschule Freiburg i. Br.)

Die Technik lehnt sich im wesent-lichen an das Hutmachergewerbe an. Ein fester guter Walkfilz von 4½ mm Stärke wird eine Stunde in lauwarmem Wasser geweicht, dann ausgewunden und über das Modell gespannt, so daß es die kleinsten Vorsprünge und Un-ebenheiten wiedergibt. Darauf löst man 1 Pfund Schellack in einem Liter 30—40° warmen Spiritus auf und über-streicht, nachdem der Filz trocken, denselben 3—4 mal in Zwischenräumen von je 10 Minuten, wobei Stellen, die druckempfindlich sind, etwas weniger dick resp. gar nicht imprägniert werden.

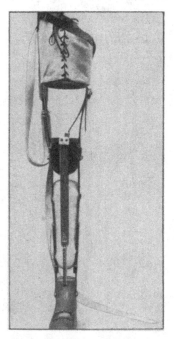 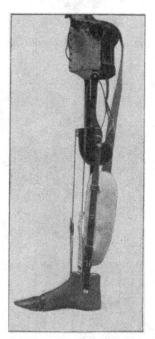

Abb. 37 u. 38.   Stahlgerüst mit Kniegelenk.   (Oscar-Helene-Heim.)

Damit der Filz sich nicht verzieht, muß er durch Stahlschienen in seiner Form erhalten werden.   Früher hielten diese Hülsen z. B. als Filzkorsett zwei Jahre.   Jetzt, sei es, daß die Arbeit oder die Stoffe nicht mehr so haltbar sind, dürften sie nur ½ Jahr vorhalten.

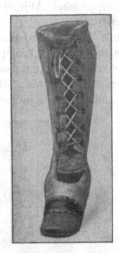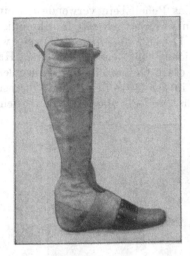

Abb. 39 u. 40. Bei Pirogoff-Amputation Gipshülse mit vorderem Holzfuß. (Landes-ausschuß Hamburg.)

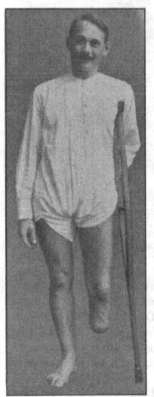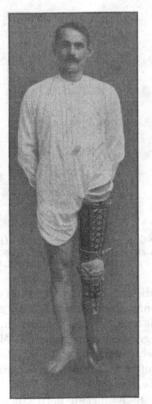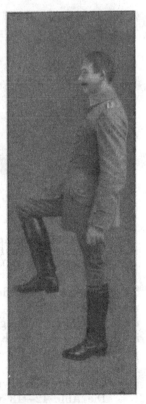

Abb. 41—43. Unterschenkelprothese. (Hoeftman-Königsberg i. Pr.)

Ersatzglieder und Arbeitshilfen. 46

Für das Behelfsbein verwende ich ein Metallgerippe nach Abb. 9 und 10 (Röhrenbein), welches ich mir fabrikmäßig herstellen lasse.

Abb. 11 zeigt an einem Beispiel, was sich mit solchen einfachen Prothesen erreichen läßt. Sie stellen einen Hauptmann dar, der am 7. September 1914 durch einen Granatschuß im Kniegelenk schwer verwundet und am 6. Oktober 1914 in der Mitte des linken Oberschenkels amputiert wurde. Mit dem Ersatz dafür (steifes Fußgelenk, bewegliches Knie) meldete er sich schon am

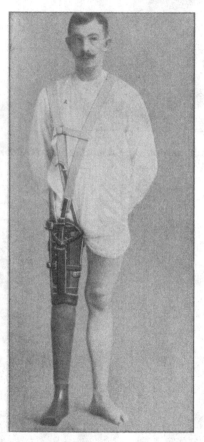 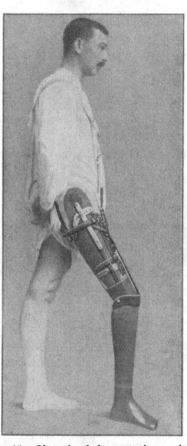

Abb. 44. Oberschenkelamputation rechts mit Behelfsprothese. (Hoeftman-Königsberg i. Pr.)

Abb. 45. Oberschenkelamputation rechts. Beim Vorwärtsschreiten beugt sich das Kniegelenk. (Hoeftman-Königsberg i. Pr.)

28. Dezember 1914 wieder dienstfähig und hat dann etwa über 1 Jahr als Ordonanzoffizier bei einem Generalkommando Dienst getan. Er hat dort jedes Jagdrennen vom Anfang bis zum Schluß mitgeritten. Das sehr einfache Modell ist dann im Laufe des Krieges verlassen gegen das Modell Abb. 5, mit im Chopartschen Gelenk durchschnittenem Fuß. Die Leute erhalten damit mehr Beweglichkeit bei einer annähernd ebenso großen Sicherheit, wie sie mit dem alten Modell erreicht wurde.

Die Abb. 12—13 veranschaulichen noch einen Mann, der bei fehlendem linken Unterschenkel und linken Unterarm auf hohe Bäume klettern kann und imstande ist alle Tischlerarbeiten zu leisten. Er kann auch die meisten landwirtschaftlichen Arbeiten gut ausführen.

Um die Herstellung der Behelfsbeine billiger und schneller zu bewirken, dürfte ohne Zweifel eine fabrikmäßige Herstellung, verbunden mit Normalisierung der Prothesen sich empfehlen, wie ich dieses übrigens schon vor dem Kriege teilweise ausgeführt habe.

Die zahlreichen Behelfsprothesen, die in der Hauptsache in feste Stelzbeine, Stelzbeine mit Gelenk, Prothesen mit zurückverlagertem und nichtzurückverlagertem Kniegelenk zerfallen, sind auf den vorhergehenden Seiten durch die Abb. 14—45 dargestellt. Statt ausführlicher Beschreibung der einzelnen Typen dienen zur Erläuterung die Unterschriften.

Baustoffe für Ersatzglieder.

Von

Franz Bingler, Ludwigshafen a. Rh.

Mit 6 Abbildungen.

Einleitung.

Die Baustoffe, deren man sich heute zur Herstellung von Ersatzgliedern bedient, sind sehr mannigfacher Art. Zahlreiche Stoffe des Tier-, Pflanzen- und Mineralreichs wurden im Laufe der Zeit dem Ersatzgliederbau dienstbar gemacht und je weiter die Wissenschaft fortschreitet, desto mehr Stoffe und Erfindungen werden den Gliederbauwerkstätten zugeführt.

Im folgenden sollen nun die gebräuchlichsten Baustoffe aufgezählt und kurz beschrieben werden.

Sie lassen sich gliedern in:

A. Baustoffe für den Formbau,
B. Baustoffe für das Gerüst und
C. Baustoffe für die Polsterung und die Bandage.

Die hauptsächlichsten Baustoffe für den Formbau sind: Holz, Leder, Vulkanfiber, Hornhaut, Plattenaluminium, Roburalmin, Zelluloid, Aluminiumgarngewebe und Blockfilz.

Als Baustoffe für das Gerüst kommen Stahl, Messing, Hartfiber, Hornhaut, Walkleder, Darmsaiten, Hanf und Gummigurte in Betracht.

Zur Polsterung und für die Bandagen der Ersatzglieder werden Wollfilz, Sämisch-, Dänisch- und Trikotleder, Moleskin und Moleskinplüsch, sowie Leinen und Leder verwendet.

A. Baustoffe für den Formbau.

I. Das Holz.

Wenn als erster der sämtlichen Baustoffe das Holz behandelt wird, so geschieht dies nicht ohne eine gewisse Berechtigung. Ist doch das Holz unstreitig das älteste und zudem dasjenige Material, das für jeden Formteil der Ersatzglieder, auch für die Füße und Hände Verwendung findet. Als der nächstliegende Baustoff, der sich überdies auch am leichtesten behandeln und verarbeiten läßt, wurde das Holz schon zum Bau von Ersatzgliedern verwendet, als der Gliederbau noch in seinen ersten Anfängen steckte und über die Herstellung des Stelzfußes nicht hinausging. Reicht so die Holzverwendung soweit zurück als menschliches Gedenken im Gliederbau überhaupt, so hat es auch dann noch, als letzterer sich zur Kunst und schließlich zur Wissenschaft entwickelte, wegen seiner oben erwähnten vorteilhaften Eigenheiten überall Verwendung gefunden und ist nur da von anderen Stoffen verdrängt worden, wo diese sich aus diesem oder jenem Grunde besser eigneten.

Als verwendungsfähige Holzarten kommen hauptsächlich in Betracht: Linden-, Pappel- und Erlenstammholz.

Alles Holz muß in absolut trockenem Zustande verarbeitet werden. Die Bildung der Formhülsen geschieht auf dreierlei Weise; sie werden entweder aus Rollstammholz oder aus Längskeilstäben oder endlich aus Holzfournieren gefertigt.

Die Herstellung aus Rollstammholz geschieht folgendermaßen: Die in ihrer äußeren Form zugerichteten Stücke werden ausgebohrt und entsprechend der Gliederstumpfform mit Bildhauereisen ausgestochen. Die so vorbereiteten Formen werden alsdann der Länge nach in zwei Hälften geteilt und bis zur äußersten Grenze ausgehöhlt. Hierauf werden die beiden Stücke mit gutem Tischlerleim wieder zusammengeleimt und verzapft, so daß sie wieder ein einheitliches Ganzes darstellen.

Bei der Herstellung von Formhülsen aus Längskeilstäben werden die einzelnen Stäbe durch Einzapfung und Verleimung zu einem Blocke vereinigt. Die auf diese Weise zusammengesetzten Blöcke werden hierauf genau so behandelt, wie dies beim Rollenstammholz bereits beschrieben ist.

Eine größere Abweichung in der Behandlungsweise zeigt sich bei Verwendung von Holzfournieren zu Formhülsen. Auf einen vorher entsprechend zugerichteten, mit einer Papier- oder Stoffunterlage versehenen Formblock werden die in gut heißen Tischlerleim getauchten Fournierstreifen übereinander geschichtet aufgezogen. Hierüber wird eine Trockenschicht aus Zellulosestoff gelegt und das Ganze mittels einer Schnur oder eines Gurtes umwickelt und fest an die Form gepreßt. So bleibt es, bis es vollständig trocken ist. Ist dies geschehen, so werden die Fourniere auf einer Seite der Länge nach durchgeschnitten, vom Formblock abgehoben, mittels Schwalbenschwanzzapfung wieder zur Formhülse zusammengefügt und verleimt.

Die Formhülsen aus Längskeilstäben und Fournieren erweisen sich zwar als bedeutend leichter und elastischer wie die von Rollenblockholz hergestellten Gliederformen, die Arbeit ist aber in beiden Fällen und besonders bei Holzfournierverwendung eine weit schwierigere und empfindlichere. Wenn also auch gewisse Vorteile in bezug auf Elastizität, Leichtigkeit und Haltbarkeit nicht zu verkennen sind, so ist die eingangs beschriebene Rollstammholzverwendung doch deshalb vorzuziehen, weil die Verwendung von Längskeilstäben und Fournieren sehr gut geübte und vielfach schwer zu beschaffende Arbeitskräfte und mehr als die doppelte Arbeitszeit erfordert.

Im folgenden sei nun eine Übersicht über die Verwendungsmöglichkeit bzw. -fähigkeit des Holzes zu Formhülsen gegeben.

1. Bei künstlichen Oberschenkelbeinen werden meistens beide Formtrichter des Ober- und Unterschenkels, die Kniescheibe und der Fuß aus Holz hergestellt. Der Fuß wird in vielen Fällen, um einen weichen geräuschlosen Gang zu erzielen, bis zum Ansatz des Fußgelenkteiles mit Wollblockfilz versehen, d. h. sein unterer Teil nebst dem Zehengelenkteil wird aus Wollblockfilz hergestellt, häufig wird er aber auch ganz aus Holz hergestellt und um ein weiches, geräuschloses Aufsetzen zu erzielen, mit einer Gummisohle oder mit Gummipuffern versehen.

2. Bei Oberschenkelstelzen, die einen einfachen Ersatz für die Kunstbeine überhaupt oder nur für die Zeit, solange sich der Oberschenkelstumpf noch ändert, darstellen sollen, wird der untere Teil von dem Ansatzstück an, das die lederne Oberschenkelhülse mit der hölzernen Kniescheibe verbindet, bis zum Fuße stets aus Holz angefertigt. Der Fuß selbst wird genau in gleicher Weise aus Holz hergestellt, wie bei dem unter 1. beschriebenen Oberschenkelkunstbein.

3. Bei Unterschenkelbeinen wird mitunter noch die Formhülse des Unterschenkelteiles aus Holz gefertigt, so z. B. beim sog. Senktrichtersystem (Dörflinger-System) und bei einigen Kombinationen dieses Systems mit anderen. Vielfach hat man aber mit Rücksicht auf die oft sehr ungleichmäßige Gestalt der Unterschenkelstümpfe schmiegsamere oder anpassungsfähigere Stoffe, besonders Leder, Hornhaut und Fiber vorgezogen. Zum Fußformteil wird Holz in gleicher Weise wie beim Oberschenkelbein verwendet (siehe 1.).

4. Beim sog. Pirogoff-Fuß wird Holz nur für den Fuß verwendet.

5. Bei künstlichen Oberarmen, sog. Schmuckarmen dient Holz in den meisten Fällen zur Herstellung der Ellbogengelenkführungsscheibe und der Hände, und zwar der Hände mit steifen und mit gelenkigen Fingern, mit drehbaren und mit festen Handgelenken.

6. Bei den Vorderarmprothesen ist meistens nur die Hand aus Holz hergestellt.

7. Bei der Herstellung von Ersatzgliedern für Handverstümmelte wird Holz sowohl für einzelne Finger wie für das Ansatzstück, an welches die einzelnen fehlenden Finger angegliedert sind, verwendet.

Aus vorstehender Aufzählung, die als ziemlich erschöpfend gelten darf, geht deutlich hervor, daß in dem Kunstgliederersatz das Holz als ein Hauptbaustoff anzusehen ist, das sich zu einer ganz ansehnlichen Reihe von Gliedern oder Gliederteilen gut eignet. Allerdings wurden im Laufe der Zeit auch zahlreiche andere Baustoffe der Ersatzgliederwerkstätte zugeführt, die einzelne bessere Eigenschaften aufweisen; diesen stehen jedoch bedeutsame Vorzüge des Holzes gegenüber. Nach sorgfältiger Bearbeitung ist es nämlich äußeren Einflüssen, die eine Verminderung der Leistungsfähigkeit und Haltbarkeit bedingen, fast gar nicht unterworfen. Dann ist das Holz so reichlich vorhanden, wie sonst kein Baustoff, und daher mit verhältnismäßig geringen Aufwendungen stets hinreichend zu beschaffen. Ferner ist es leicht zu bearbeiten und bedarf nur selten einer Verstärkung durch Metallteile, ein Umstand, der vor allem dem Ersatzbein zu Leichtigkeit und elegantem Aussehen verhilft. All diese Vorzüge sichern dem Holz einen hervorragenden, wenn nicht den ersten Platz im Ersatzgliederbau.

II. Das Leder.

Der nächst älteste und bekannte Baustoff für Gliederformhülsen ist das Leder und zwar Rind- und Ochsenleder. Es wird in verschiedener Gerbart verwendet, doch ist das halbgar gegerbte Leder das zweckentsprechendste. Seine Verarbeitung zu Formhülsen geschieht in folgender Weise.

Man läßt das Leder zunächst in lauwarmem Wasser gehörig durchweichen. Dann werden die nach hierzu hergerichteten Holz- oder Gipsformstücken zugeschnittenen Lederteile auf diese aufgezogen, mit Nägeln angeheftet und in den Trockenofen gebracht oder der Sonne zum Trocknen ausgesetzt. Nachdem das Leder gut getrocknet ist, wird es wieder vom Blocke entfernt und zu einem geschlossenen Trichter vernäht. Um die Haltbarkeit und Standhaftigkeit der Ledertrichter zu erhöhen, werden sie mit einem Lack überzogen, dessen Zusammensetzung unten bei der Besprechung des Vulkanfibers näher beschrieben wird.

1. Das Leder, d. h. Hartleder, sog. halbgegerbtes Walkleder, findet am häufigsten Verwendung als Ober- und Unterschenkelformhülse für Oberschenkelbeine. Wohl ist die Verarbeitung und die Anformung des Leders an die Beinstumpfform viel leichter und mit einfacheren Mitteln wie beim Holze durchzuführen und auch von jedem nur einigermaßen im Fach geübten Manne leicht zu erlernen, doch können die daraus angefertigten Formhülsen in bezug auf Leichtigkeit, Haltbarkeit und Zweckmäßigkeit den aus Holz angefertigten Formhülsen nicht an die Seite gestellt werden. Das Leder wird durch äußere Einflüsse, hauptsächlich Schweiß und andere Feuchtigkeit trotz des Lacküberzuges angegriffen und ist dadurch einem mehr oder weniger raschen Zerstörungsprozeß ausgesetzt.

Es gibt Kunstgliedbauer, welche die Gewohnheit haben, bei Oberschenkelbeinen die Oberschenkelformen zum Enger- und Weiterschnallen oder -schnüren einzurichten. Der auf diese Weise erreichte Vorteil wird dadurch wieder aufgehoben, daß die Sitzgenauigkeit und die Haltbarkeit des Beines darunter leidet. Nichts ist besser als den Oberschenkelstumpf fest und starr zu umfassen, damit der Sitz unverrückbar ist. Es sollte daher ein endgültiges Kunstbein, das aus vollständig starren Hülsen besteht, beim Oberschenkelamputierten nicht eher angelegt werden, als bis der Stumpf, sei es durch Stumpfbehandlung oder Tragen eines Hilfsersatzgerätes, sich soweit gebildet hat, daß eine wesentliche Veränderung nicht mehr eintritt. Ferner wirkt die in längerer oder kürzerer Zeit stets eintretende Nachgiebigkeit der Lederformhülsen auch auf die Sicherheit des Amputierten beim Gehen und macht daher öftere Änderungen und Erneuerungen notwendig, die vielfach recht kostspielig sein können.

2. Bei Unterschenkelbeinen einfacher Art, deren Formhülsen ebenfalls aus Leder gebildet werden, fällt die Nachgiebigkeit des Leders nicht so sehr ins Gewicht, weil sie eher ein angenehmes Gefühl und weniger ein Gefühl der Unsicherheit beim Gehen auslöst. Auch ist der Ersatz des Stumpftrichters leichter und erfordert weitaus geringere Mittel als bei Oberschenkelbeinen,

bei denen stets der Ersatz eines Teiles die andern Teile mehr oder weniger in Mitleidenschaft zieht. Der obere Teil, d. h. der Bandagenteil des Unterschenkelersatzgliedes wird meistens aus einer weicheren Ledersorte, z. B. Zaunleder hergestellt. Dies geschieht in der Regel bei solchen Unterschenkelbeinen, die längere Stümpfe aufzunehmen haben d. h. Stümpfe von 15 cm Länge und mehr. Bei Unterschenkelstümpfen mit weniger als 15 cm Länge muß eine Entlastung des Stumpfes und Belastung des Beckensitzknochens (Tuber) stattfinden, die Oberschenkelbandage muß daher fester und starrer sein. Dies läßt sich nur durch Verwendung eines härteren Leders (Walkleder) erreichen, welches überdies noch mit Stahlspangen verstärkt sein muß.

3. Bei den sog. Senktrichterbeinen, deren äußere starre Formhülse entweder aus Holz, Vulkanfiber oder Hornhaut hergestellt ist, wird die dem Stumpf genau angepaßte innere Traghülse, der Senktrichter, aus dem halbgaren Walkleder hergestellt. Für diese Bauart ist das Walkleder wegen seiner Schmiegsamkeit und Elastizität kaum durch einen anderen Baustoff zu ersetzen.

4. Bei den sog. Pirogoffbeinen findet das Leder zur Herstellung der ganzen oder auch geteilten Formhülse Verwendung.

5. Endlich eignet sich das Leder als Formhülse zu Schmuck- und Arbeitsarmen für im Oberarm Amputierte oder im Schultergelenk Exartikulierte. Im einzelnen findet man es beim Schmuckarm für Oberarmamputierte zur Oberarmhülse, weiter beim Schmuckarm für im Schultergelenk Exartikulierte zur Oberarm- und Vorderarmhülse sowie zur starren Schulterkappe, die sich hier als notwendig erweist, schließlich beim Schmuckarm und Arbeitsarm für Vorderarmamputierte als Formhülse verwendet.

III. Das Vulkanfiber.

Ein weiterer, hervorragend guter Baustoff für Formhülsen ist das Vulkanfiber und zwar das schmiegsame Produkt. Von diesem Stoffe gibt es eine Menge Fabrikate, die in bezug auf Zähigkeit und Haltbarkeit sehr verschieden sind. Gut hat sich das von der Firma Kunnath & Blind in Hamburg bezogene Material bewährt. Vulkanfiber wird aus Pflanzenfasern hergestellt und unter hohem hydraulischem Druck in Plattenform gepreßt. Es ist in den meisten Säuren unlöslich, muß jedoch gegen den vom Körper ausgehenden Schweiß und sonstige Einflüsse, die ein Erweichen herbeiführen könnten, geschützt werden.

Hierzu hat sich ein bereits oben erwähnter Lack gut bewährt, der aus einer Mischung von 9 Teilen in 93 %igem Spiritus gelösten Schellacks und einem Teil wasserhellen in Merkschem Azeton gelösten Zelluloids besteht. Mit diesem Lack werden die fertiggestellten Formhülsen an ihren Innenwänden bestrichen und dadurch gegen die Einwirkung der Schweißabsonderungen widerstandsfähig gemacht.

Das Formen des Vulkanfibers zu Gliedern geschieht folgendermaßen.

Die nach Maß ausgeschnittenen Platten werden zunächst in kaltem oder warmem Wasser aufgeweicht, die beiden beim Zusammenbiegen sich übereinander legenden Ränder gegenseitig ausgeschärft, die Platte über einen Formblock gelegt und die Ränder der Länge nach übereinander geheftet. Nun wird, wie aus Abb. 1 ersichtlich ist, eine etwa bleistiftstarke Leinenschnur unter

Zuhilfenahme eines Holzhebels von der Mitte der Form aus nach beiden Seiten fest anliegend darübergewickelt und das Ganze so dem Trockenofen übergeben.

Vulkanfiber ist nicht empfindlich gegen Temperatureinflüsse und verträgt hohe Hitze. Nach dem Trocknen wird die Hülse zunächst angepaßt und die übereinander liegenden Nahtränder mit gutem, heißem Tischlerleim bestrichen und unter Auflegen auf einen Eisendorn von außen nach innen mit sog. Schusterstiften zusammengenagelt (vernietet). Hierauf wird die Hülse befeilt und geputzt und danach der oben beschriebene Lack mehrmals auf die Innenwände aufgetragen. Um den Hülsen Glanz zu verleihen, wird schließlich auch noch der äußere Teil mit Politurlack poliert. Abb. 2 stellt die fertige Formhülse in rohem Zustand dar.

Ohne Zweifel ist gutes Vulkanfiber in vorbeschriebener Art behandelt ein in der Ver-

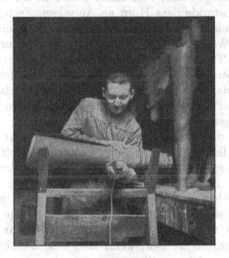

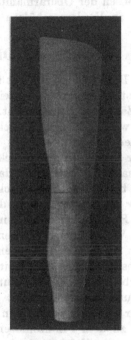

Abb. 1. Formen des Vulkanfibers.   Abb. 2. Fertige Formhülse aus
                                                       Vulkanfiber.

arbeitung dankbarer Stoff. Das Fiber wurde schon vor vielen Jahren erstmals von der Firma Nosch in Freiburg angewandt, doch hafteten ihm anfänglich kleine Mängel an, die erst nach vielen Versuchen und Verbesserungen beseitigt werden konnten. Bei Verwendung von gutem Vulkanfiber, wie es heute hergestellt wird, kann man die in lästiger Weise erschwerend wirkenden Schienen sehr beschränken. Es stellt daher ein erstklassiges Hilfsmittel für den Kunstgliederbau dar, ist haltbar, widerstandsfähig und läßt sich gut zu schönen eleganten Formen verarbeiten. Es kann sowohl für Holz wie für Leder Ersatz leisten. Besonders bewährt es sich bei der gegenwärtigen Knappheit des letzteren als Ersatzmittel.

Das Vulkanfiber findet hauptsächlich Verwendung:

1. Beim Oberschenkelbein zusammen mit einer Holzkappe als Formhülse des Ober- und Unterschenkels. Die Holzkappe bildet die Verbindung

der Ober- mit der Unterschenkelformhülse mittelst zweier leichten kurzen, an dem Unterschenkel befestigten Schienen und einer durch die Kniekappe geführten Stahlachse.

2. Zu Formhülsen für Beine der Unterschenkelamputierten, besonders wo es sich um sog. Senktrichter handelt. Hier finden wir die starre Formhülse aus Vulkanfiber zusammen mit dem elastisch wirkenden Ledereinsatztrichter. Dem Holztrichter gegenüber hat der Fibertrichter voraus, daß seine Herstellung einfacher und sein Aussehen gefälliger ist.

3. Zu Formhülsen des Schmuckarmes und zwar zu Ober- und Vorderarmhülsen der Oberarmamputierten und der im Schultergelenk Exartikulierten sowie zu Vorderarmhülsen der Vorderarmamputierten.

IV. Die Roh- oder Hornhaut.

Der Name Hornhaut ist deshalb gewählt, weil dieser Baustoff, aus Haut hergestellt, in fertig bearbeitetem Zustande dem Horn an Aussehen, Festigkeit und Zähigkeit gleichkommt. Es ist ein Stoff von großer Haltbarkeit. Ochsenhaut wird enthaart, getrocknet, in Wasser aufgeweicht, gleich dem Leder auf Formen gezogen, gewalkt und im Trockenofen unter mäßiger Wärme oder in der Sonne gut ausgetrocknet. Hierauf wird sie befeilt, bis zur Durchsichtigkeit sauber geputzt und dann mit dem oben beim Vulkanfiber beschriebenen Lack bestrichen. Der Lack ist dabei beim ersten Male in dünnflüssigem und später noch mehrmals in dickflüssigem Zustande aufzutragen.

Hornhaut eignet sich in derselben Weise zu Formhülsen wie das schmiegsame Vulkanfiber. Während aber das Vulkanfiber ein Pflanzenfaserstoff ist, haben wir es hier mit einem tierischen Produkt zu tun, dem eine viel längere Lebensdauer und eine weit größere Zähigkeit innewohnt. Allerdings ist die Verarbeitung der Hornhaut eine mühsamere und erfordert daher auch mehr Zeit und Geschicklichkeit als die des Vulkanfibers; ferner muß infolge der immer fühlbarer werdenden Knappheit an tierischen Produkten stets mehr und mehr zu dem Pflanzenfaserstoff gegriffen werden, wenn man eine annähernd gleich gute Haltbarkeit der Hülsen erreichen will.

V. Das Plattenaluminium.

Das Plattenaluminium wurde schon zu Anfang der 90er Jahre zu Bein- und Armformtrichtern verwendet. Seiner ungenügenden Haltbarkeit wegen ging man später für diese Zwecke wieder davon ab. Man findet es aber häufig noch dort, wo es nicht dem Einflusse des Schweißes ausgesetzt ist. Infolge seiner Leichtigkeit leistet es zu Versteifungszwecken an nicht elastischen Körpern bessere Dienste als Stahl und andere Schwermetalle.

Verwendung findet das Plattenaluminium hauptsächlich als Versteifungsmittel zu Sitzringen und Kniescheiben bei künstlichen Beinen sowie zu Drehscheiben und Ellbogenformkapseln an Schmuckarmen für Oberarmamputierte.

Auch verwendet man es zu sog. Kluppenprothesen für Hand- oder Vorderarmverstümmelte. Hierbei muß das Plattenaluminium in die entsprechende Form getrieben werden, was ziemlich schwierig und zeitraubend ist.

VI. Der Aluminiumguß. (Roburalmin.)

Roburalmin ist eine Legierung, die nach dem Erfinder, Ingenieur Urban, gegen Schweißangriff indifferent sein soll. Es ist ein hauptsächlich für abnorme Verstümmelungen sehr willkommener Baustoff, welcher uns in vielen Fällen des komplizierten Formtreibens des Plattenaluminiums enthebt. Neben der augenscheinlich großen Festigkeit und Starrheit zeichnet es sich durch ein leichtes, gefälliges Aussehen aus. Die Herstellung der Formhülse geschieht in der Weise, daß man in der Formgießerei nach genauen Gipsmodellen die Stumpf-

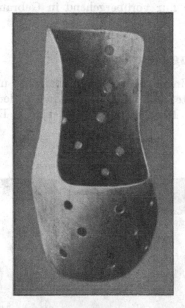

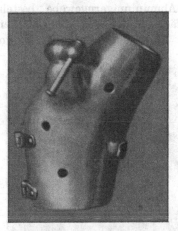

Abb. 3. Stumpftraghülse aus Robur-almin.

Abb. 4. Formhülse für Handverstümmelte aus Roburalmin.

aufnahmehülse gießt. Die Gußstücke aus Roburalmin sind recht kompakt und lassen sich auch noch bis zu einem gewissen Grade nachtreiben, doch darf man natürlich dem Guß nicht allzu viel zumuten, da er sonst bricht. Es empfiehlt sich die Gipsformen vor dem Gießen der Formhülsen mit dem Naturstumpf zu vergleichen und etwaige Formabweichungen tunlichst zu beseitigen.

1. Roburalmin wird zu Stumpftraghülsen für Pirogoff- und ähnliche Stümpfe gegossen (Abb. 3) und unter gleichzeitiger Anordnung von Stahlschienen verwendet.

2. Kniescheiben und Ellbogenscheiben werden ebenfalls in vorher genau den Modellen angepaßten Formen gegossen.

3. Die Formhülsen für Handverstümmelte werden nach dem Gusse zwecks Herstellung der sog. Stumpfkluppen in zwei Teile geteilt und mit Scharnieren und Schlußklemmfedern versehen (Abb. 4).

VII. Das Zelluloid.

Zelluloidplatten wurden erstmals im Jahre 1890 zu Bein- und Armformhülsen verwendet, erwiesen sich jedoch nach längerem Tragen als nicht haltbar genug.

Von Prof. Landerer und Kirsch wurde Zelluloid in flüssigem Zustand und in Verbindung mit Baumwolltrikot oder Gazebinden zu Formhülsen verarbeitet; diese haben sich zwar besser bewährt und sind auch heute noch hier und da in Verwendung, können jedoch den als durchaus zuverlässig erprobten Baustoffen wie Holz, Leder, Fiber und Hornhaut nicht gleichgestellt werden.

Als dauernde Ersatzgliederformen, sei es für Bein- oder Armersatz, können diese Formhülsen nicht mehr angesehen werden, sie können höchstens zu den sog. Behelfsgliedern Verwendung finden, die nur vorübergehend in Gebrauch sein sollen.

VIII. Das Aluminiumgarngewebe.

Aluminiumgarngewebe besteht aus einem aus Aluminiumdraht und Hanffäden in der Weise hergestellten Geflechte, daß die längs und quer geflochtenen Aluminiumdrähte jeweils von einem Hanffaden begleitet sind. Das

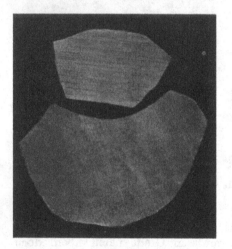

Abb. 5. Aluminiumgarngewebe.

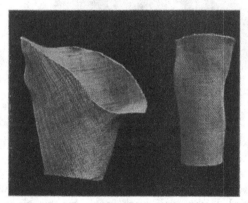

Abb. 6. Aluminiumgarngewebe.

Gewebe hat die vorzügliche Eigenschaft, daß es sich überaus leicht an den Stumpfkörper oder an eigens hergerichtete Gips- oder Holzmodelle anformen läßt. Dieser Umstand ermöglicht, eine bis in die kleinsten Einzelheiten durchgeführte Sitzgenauigkeit zu erreichen. Die Hülsen bestreicht man des öfteren mit Azeton-Zelluloid-Lack oder aber man verwendet zur Ersparung von Zelluloidlösung Baumwollbinden oder Trikotstoff dazwischen. Das Aluminiumgarngewebe gibt einen haltbaren, festen Formtrichter, der leicht und bequem herzustellen ist.

Solche Formtrichter, die ausschließlich zu Formhülsen für Ersatzglieder der Ober- und Unterschenkelamputierten verwendet werden, kommen den Lazarett- und Klinikwerkstätten am meisten zugute und wurden bisher zur großen Zufriedenheit, allerdings nur für Behelfsprothesen verwendet.

Der Feuergefahr aller zelluloidierten Baustoffe kann man folgendermaßen begegnen:

Die mit Zelluloid behandelten Hülsen bestreicht man mit gut heißem Tischlerleim, überklebt die Formen mit feinem Zellulosestoff, überstreicht diesen nach gutem Trocknen mit Wasserglas, überzieht die Formen mit einem Trikotstoff, bestreicht diesen mit hellem Leim und nach dem Trocknen mit in Spiritus gelöstem weißen Schellack. Hierdurch entfällt das jüngst kundgegebene Bedenken gegen die Verwendung zelluloidierter Baustoffe, da durch das eben beschriebene Verfahren die Feuergefahr so gut wie ganz beseitigt ist.

Abb. 5 und 6 veranschaulichen das Aluminiumgarngewebe.

IX. Der Blockfilz.

Schon vor mehr als 20 Jahren ersetzte bei künstlichen Füßen der Blockfilz den früher verwendeten Gummi. Der Wechsel geschah wegen der schnellen Abnützung, des großen Gewichtes und der allzugroßen Elastizität des Gummifußes. Die nur teilweise Verwendung des Filzes zur Fußform sollte zunächst zur Filzersparnis führen, dann aber auch durch Einschaltung eines Metall- oder Holzgelenkes das bequeme Aufsetzen und eine größere Beweglichkeit des Fußes ermöglichen. Der Filzfuß in letzter Ausführungsart hat allerdings eine sehr geringe Elastizität; dies ist bei empfindlichen Stümpfen häufig störend. Um einen ganzen Filzfuß benutzen zu können und doch eine ausgiebige Beweglichkeit zu erreichen, kann man ihn von der Ferse her im spitzen Winkel bis zur Lage des Fußgelenkes ausschneiden, oberhalb der Sohle bis zum Sprunggelenk reichend eine horizontale Holzversteifung einlegen und in Verbindung mit dem Unterschenkelformtrichter zur Hemmung einen Führungszapfen mit Nase aus Holz oder Fiber einfügen. Durch diese Anordnung bleibt der Fuß bewegbar und wird gleichzeitig sehr elastisch.

Der Blockfilz für ganze oder teilweise Fußformen wird aus Reinwolle unter hydraulischem Druck durch Pressen in geschlossenen Formen hergestellt. Er bleibt dadurch trotz der vielen Bewegungen, die er ausführen muß, lange Zeit brauchbar, ohne in seiner Elastizität nachzulassen.

B. Baustoffe für das Gerüst.

I. Der Stahl.

Den Stahl kann man ohne Bedenken als den Hauptbaustoff für das Gerüst, also die Achsen, Begleitschienen, Flach- und Spiralfedern bezeichnen. Im einzelnen wendet man ihn an:

1. Bei künstlichen Oberschenkelbeinen zu Gelenkachsen, bei dem Fuß-, Knie- und Hüftgelenk zu Verbindungsschienen oder auch zum Zusammenhalten der gegliederten Formteile und zu Befestigungsschrauben zur Verbindung einzelner Teile.

2. Bei künstlichen Unterschenkelbeinen zu Gelenkachsen der Fuß- und Kniegelenke und zu Verbindungsschrauben der den Formhülsen und Oberschenkelbandagen zugeteilten nötigen Begleitschienen.

3. Bei Pirogoffprothesen zu Grundgelenkbügeln sowie zu den auf Gelenkschrauben verbundenen Stahlschienen, die den Fußteil mit dem Stumpfformteil zusammenhalten.

4. Bei Oberarmen (Schmuckarmen) zu Ellbogengelenkachsen und deren Verbindungsschrauben zum Zusammenhalt der nach Anzahl und Größe verschiedenen Stahlverbindungsschienen der Ober- und Vorderarmhülsen.

5. Bei Oberarmen (Arbeitsarmen) zum Armgerät selbst und zu Ansatzstücken zur Aufnahme der Arbeitsgeräte.

6. Bei Vorderarmen (Schmuckarmen) zu Verbindungsschienen, welche die Hand mit dem Stumpf bzw. der Formhülse verbinden.

7. Bei Vorderarmen (Arbeitsarmen) zum Armgerät selbst und zu Ansatzstücken zur Aufnahme der Arbeitsgeräte.

8. Für die an sämtlichen Ersatzgliedern zur mechanischen und automatischen Betätigung der Gelenke nötigen Feststell- und Klemmvorrichtungen zu Flachstahlband-, Rundstahl- oder Spiralfedern, zu Schließscharnieren und Schließriegeln.

II. Messing und andere Stoffe.

Messing, Hartfieber, Hornhaut und halbgares Walkleder finden Verwendung als Lagerbuchsen der Gelenkachsen, Gummischnüre, Gummigurte und Spiralfedern als Bewegungsmittel für die Gelenke, Darmsaiten und Hanfgurte als Hemmung der Gelenke bei der Vor- und Rückwärtsbewegung.

Messing und Hartfiber, die sich vielseitig beim Bau der Oberschenkelersatzglieder verwenden lassen, werden für Lagerbuchsen des Fußgelenkes und des Kniegelenkes, bei Holz-, Hornhaut- und Fiberbeinen zu Gleitrollen der Traggurte angewandt, dagegen Hornhaut und halbgares Walkleder lediglich zu Lagerbuchsen des Fuß- und Kniegelenkes. Bei Unterschenkelbeinen kommt die Verwendung von Messing, Hartfiber, Hornhaut und halbgarem Walkleder nur zu Fußgelenkachsen in Betracht. Bei künstlichen Armen treten Messing und Hartfiber als Gleitrollen der Trag- und Zuggurte und als Lagerbuchsen für das Drehgelenk der Hand auf.

Gummigurte werden sowohl bei künstlichen Beinen wie bei künstlichen Armen, sog. Schmuckarmen, zum Hin- und Her-, Auf- und Abbewegen der gegliederten Formen benutzt. Zum gleichen Zweck verwendet man auch Gummischnur.

C. Baustoffe für die Polsterung und die Bandage der Ersatzglieder.

Die Art dieser Stoffe ist sehr verschieden und sehr reichhaltig. Für die Polsterung der Formtrichter kommt zunächst am Sitz des Stumpfes der halbharte Wollfilz und als Einlage in den Formtrichter, der den Stumpf aufnimmt, der sehr weiche dehnungsfähige Wollfilz, wenn dies der Stumpfempfindlichkeit wegen notwendig erscheint, in Betracht. Der eigentliche Stumpfsack wird je nach den besonderen Verhältnissen aus Sämisch-, Dänisch- oder Trikotleder, Moleskin oder Moleskinplüsch bestehen.

Der Vorzug hinsichtlich der Widerstandsfähigkeit gegen die Schweiß-absonderung ist dem Trikotleder oder dem Moleskin bzw. Moleskinplüsch zu geben, welche sehr durchlässig sind, haltbarer ist jedoch Sämischleder und besonders Dänischleder auch Lammkid. Die Elastizität ist bei allen genannten Stoffen ziemlich die gleiche, wenngleich die trikotähnlichen Stoffe weit dehnungs-fähiger sind.

Bei der Frage der Anwendung dieser Stoffe entscheidet zumeist wohl der Preis, da Leder bedeutend teurer ist als Trikot- oder Moleskinstoffe.

Man hat schon lange nach billigem Ersatz für die Leder- und Textilstoffe gesucht, und es sind schon sehr viele Versuche mit Holzfaserstoffen und der-gleichen gemacht worden, doch konnte bei keinem Material die so notwendige Dehnbarkeit der bisher verwendeten Stoffe festgestellt werden. Wir müssen daher unsere alten bewährten Stoffe weiter beibehalten, wollen wir nicht in der guten Ausführung der Kunstglieder den Krebsgang antreten. Wir werden auch hoffentlich, obwohl immer größerer Mangel in diesen Stoffen eintritt, doch noch mit solchen Mengen versehen, daß wir den Bedürfnissen hierin Rech-nung tragen können.

Die Tragvorrichtungen (Bandagen) der Ersatzglieder bestehen aus Leinen- und Ledergurten.

IV.

Die Normalisierung einzelner Teile der Ersatzglieder.

Von

Dr. Hermann Leymann, Geheimer Oberregierungsrat und vortr. Rat im Reichswirtschaftsamte.

Mit 30 Abbildungen.

Bei den bis zum Ausbruch des Krieges hergestellten künstlichen Armen wurde in den weitaus meisten Fällen mehr Wert darauf gelegt, daß sie und besonders die Ersatzhände den natürlichen Armen und Händen an Gestalt und Aussehen möglichst ähnlich als zur Ausführung von Arbeiten brauchbar waren. Darin ist nun durch den Weltkrieg eine durchgreifende Änderung eingetreten. Die Zahl der Kriegsteilnehmer, die eine Hand, einen Arm oder gar beide Hände oder Arme ganz oder teilweise verloren haben, oder deren Hände oder Arme infolge der im Kriege erlittenen Verletzungen oder der durchgemachten Erkrankungen mehr oder weniger gebrauchsunfähig geworden sind, ist sehr groß. Sie wächst noch immer, je länger der Krieg dauert. Es handelt sich dabei ganz überwiegend um Leute im besten arbeitsfähigen Alter, die vorher im gewerblichen Leben tätig gewesen sind und wieder tätig sein wollen und müssen. Ein großer Teil von ihnen braucht dazu besonders gebaute, widerstandsfähige Ersatzglieder. Das Bedürfnis nach solchen, für die Ausführung von landwirtschaftlichen oder gewerblichen Arbeiten geeigneten Ersatzgliedern machte sich daher schon bald nach Kriegsausbruch geltend und ist seitdem ständig gewachsen. Es gab Anlaß zu verschiedenen Preisausschreiben und Ausstellungen, auf denen den beteiligten Kreisen einmal alles, was bis dahin auf diesem Gebiete geleistet war, vorgeführt werden sollte. Die umfangreichste dieser Ausstellungen war die auf Veranlassung des Reichsamts des Innern von der Ständigen Ausstellung für Arbeiterwohlfahrt in Charlottenburg veranstaltete Sonderausstellung für Ersatzglieder, die im Januar 1916 eröffnet wurde. Dabei stellte sich heraus, daß bereits eine große Zahl von Ersatzgliedern auf den Markt gebracht wurde, die in ihrer Bauart und ihren einzelnen Teilen die größten Verschiedenheiten zeigten. Das ist zum Teil durch den besonderen Zweck, dem die Ersatzglieder

oder die Arbeitshilfen dienen sollen, bedingt, denn es ist ohne weiteres klar,
daß z. B. ein Ersatzglied, das nur dazu bestimmt ist, das Fehlen eines Armes
zu verdecken (Schmuckarm) anders gebaut sein und andere Eigenschaften
besitzen muß wie ein Ersatzglied, das zum Ausführen gewerblicher oder landwirtschaftlicher Arbeiten benutzt werden soll. Meistens waren aber auch solche

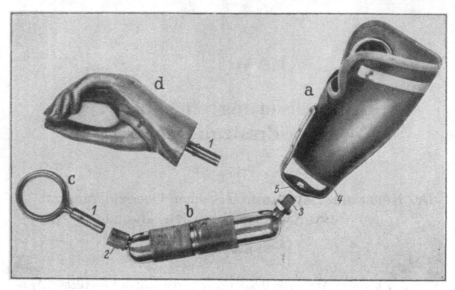

Abb. 1.

Teile, welche mit den besonderen Zwecken der Ersatzglieder in keinerlei Beziehung stehen, in Gestalt und Abmessungen außerordentlich verschieden,
obgleich es aus verschiedenen Gründen zweckmäßig wäre, sie möglichst gleich
zu machen. Am klarsten trat dies zutage bei den Ansatzzapfen, mit denen
die Kunsthände oder die Ansatzstücke in dem Ersatzarm oder Armgerät befestigt werden.

Zum leichteren Verständnis der weiteren Ausführungen erscheint es
erwünscht, klarzustellen, was unter den Bezeichnungen Ersatzarm, Armgerät,

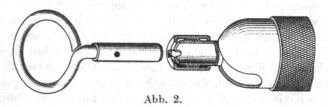

Abb. 2.

Kunsthand, Ansatzstück, Ansatzzapfen, Aufnahmehülse, Anschlußstück usw.
verstanden wird. Zu dem Zwecke ist in Abb. 1 ein vollständiger Ersatzarm
für einen Oberarmamputierten wiedergegeben, der auseinandergenommen ist,
um die Hauptteile besser erkennen zu lassen. Es ist bezeichnet mit
a) die Bandage, b) das Armgerät, c) ein Ansatzstück (Ring), d) eine Kunst
hand, 1) der Ansatzzapfen, 2) die Aufnahmehülse für den Ansatzzapfen, 3) das

Anschlußstück des Armgerätes an die Bandage, 4) die Verstärkungsschiene der Bandage, deren Mittelteil als Bügel ausgebildet ist, 5) die Öffnung in dem Bügel der Bandage, die zur Aufnahme des Anschlußstückes dient.

Abb. 2 gibt den Ansatzzapfen und einen Querschnitt durch die im unteren Teile des Armgerätes sitzende Aufnahmehülse im vergrößerten Maßstabe wieder.

Die Ansatzzapfen und dementsprechend auch die Aufnahmehülsen, sowie zum Teil auch die Vorrichtungen, durch welche die Zapfen in den Hülsen gehalten werden, wurden früher fast in keiner Werkstatt so wie in der anderen gemacht.

Die Abbildungen 3 und 4 geben eine Reihe von Ansatzstücken mit Ansatzzapfen wieder, die seinerzeit in der Sonderausstellung für Ersatzglieder

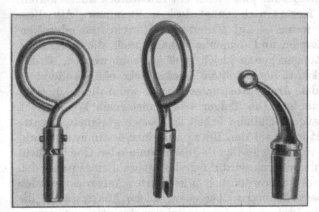 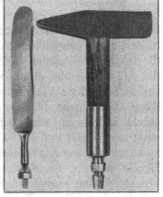

Abb. 3.   Abb. 4.

in Charlottenburg ausgestellt waren. Sie lassen erkennen, wie verschieden die Ansatzzapfen sind.

Irgend ein sachlicher Grund dafür, daß diese und dementsprechend auch die Aufnahmehülsen fast in jeder Werkstatt anders gemacht werden, liegt nicht vor. Im Gegenteil; dadurch wird nur ihre Benutzung erschwert und ihre Herstellung verteuert. — Der Träger eines Kunstarmes kann nur Ansatzstücke brauchen, deren Zapfen in sein Armgerät passen. Solange diese ganz verschieden sind, muß er daher die Ansatzstücke entweder immer von der Werkstatt beziehen, in welcher der Arm hergestellt ist, oder er muß sich Ansatzstücke mit passenden Zapfen besonders anfertigen lassen. Im ersteren Falle erwachsen ihm mindestens Schreiberei, Zeitverlust und Unkosten. Im zweiten sind die Unkosten noch viel größer, denn die Anfertigung eines einzelnen Stückes oder einiger Stücke ist immer unverhältnismäßig teuer. Es handelt sich dabei um sogenannte „Präzisionsarbeit", denn die Zapfen müssen ganz genau in die Aufnahmehülse passen, weil die Ansatzstücke sonst schlottern. Für solche Arbeiten werden in der Regel besondere Werkzeuge oder Maschinen benutzt. Die Herstellung wird selbstverständlich um so billiger, je mehr Stücke hintereinander mit den gleichen Werkzeugen oder Maschinen gemacht werden können. Die Anfertigung eines einzelnen Stückes muß meistens auf der Drehbank erfolgen und wird dadurch sehr verteuert.

Die Verschiedenheit der Ansatzzapfen wird sich ferner recht unangenehm geltend machen, wenn der Träger eines Kunstarmes ein für seine Arbeit besonders geeignetes Ansatzstück findet, dessen Ansatzzapfen aber nicht für seinen Arm paßt. Er kann das Ansatzstück dann nicht ohne weiteres benutzen, sondern muß entweder den Zapfen so ändern lassen, daß er in die Aufnahmehülse seines Armes paßt — was nicht immer gelingen wird — oder er muß sich einen neuen Arm kaufen, in den das Ansatzstück paßt.

Um diesen Unannehmlichkeiten zu entgehen, bleibt den Trägern von Kunstarmen — solange keine Bestimmungen über die Zapfen bestehen — kaum etwas anderes übrig, als sich zugleich mit dem Kunstarm auch alle möglichen Ansatzstücke und tunlichst für jedes noch ein Ersatzstück anzuschaffen.

Das macht erhebliche Kosten und genügt doch nicht immer. Alle diese Schwierigkeiten fallen fort, wenn — auf Grund von Vorschriften oder Vereinbarungen — alle Ansatzzapfen und dementsprechend auch alle Aufnahmehülsen und Feststellvorrichtungen genau gleich groß gemacht werden, so daß die in einer beliebigen Werkstatt hergestellten Ansatzstücke ohne weiteres in die Aufnahmehülse eines jeden Armgerätes passen, auch wenn dieses in einer anderen Werkstatt hergestellt ist. Die Träger von Kunstarmen können sich dann überall neue, für ihre augenblickliche Arbeit am besten geeignete Ansatzstücke kaufen und sind nicht mehr auf den Bezug aus einer bestimmten Werkstatt und damit auf die — vielleicht geringe — Sachkunde oder Geschicklichkeit ihres Leiters angewiesen. Dadurch wird ihnen die Auswahl eines passenden Berufs und ein Berufswechsel außerordentlich erleichtert. Außerdem werden voraussichtlich manche Arbeitgeber dazu übergehen, solche Ansatzstücke, die sich für die in ihrem Betriebe vorkommenden besonderen Arbeiten gut eignen, in mehreren Stücken zu beschaffen und ihren Arbeitern zur Verfügung zu stellen. Die Träger von Kunstarmen (Kriegsverletzten) hätten sich dann nur die für ihren persönlichen Gebrauch nötigen Ansatzstücke anzuschaffen.

Sind für die Ansatzzapfen erst einheitliche Abmessungen festgesetzt, so können sie auch wesentlich billiger hergestellt werden, denn dann können dazu besonders dafür eingerichtete Maschinen der Massenherstellung benutzt werden.

Wie die Erfahrung zeigt, pflegen sich bald einzelne Fabriken auf die Herstellung solcher Teile, die in bedeutenden Mengen gebraucht werden und für die bestimmte Maße vorgeschrieben sind, einzurichten und sie in einer für die weitere Verarbeitung geeigneten Form zu billigen Preisen auf den Markt bringen.

Endlich wird auch die Arbeit des Konstrukteurs erleichtert, wenn ein für allemal bestimmte Vorschriften über die Größe und Gestalt bestimmter Teile, wie der Ansatzzapfen und Aufnahmehülsen gegeben sind. Er hat dann nicht nötig, jedesmal darüber nachzusinnen, wie sie am zweckmäßigsten zu gestalten sind.

Man sieht aus den vorstehenden Ausführungen, daß die weitere Entwicklung des Baues von Kunstarmen geradezu dahin drängte, einheitliche Vorschriften für die Größe, Gestalt, Ausführung usw. solcher Ansatzzapfen und möglichst auch aller anderen Teile, die dabei viel gebraucht werden, zu treffen.

Im Maschinenbau, in der Elektrotechnik, in der Feinmechanik hat man seit langer Z it für derartige Teile oder auch für solche Teile, die bei den meisten

Maschinen gleicher Art vorkommen, ganz bestimmte Formen und Abmessungen vorgeschrieben. So werden im Maschinenbau usw. im allgemeinen nur Gewinde benutzt, die nach bestimmten Vorschriften — Systemen — hergestellt sind, d. h. jedem Durchmesser des Schraubenschaftes entspricht eine ganz bestimmte Tiefe, Form und Steigung des Gewindes. Man bezeichnet derartige — meist auf Vereinbarungen beruhende — Vorschriften als Normalien und spricht in diesem Sinne von Normalschrauben, Normalzapfen usw. Am deutlichsten tritt vielleicht für den Laien die große Bedeutung dieser Normalien zutage bei der elektrischen Beleuchtung. Alle Glühbirnen, welche zur häuslichen Beleuchtung verwendet werden, haben auf Grund von Vereinbarungen des Vereins Deutscher Elektrotechniker gleiche Anschlußgewinde. Die Beleuchtungskörper haben genau das entsprechende Muttergewinde. Infolgedessen können die Birnen in jede beliebige Lampe eingesetzt werden. Würde das nicht der Fall sein, und jedes Werk die Glühbirnen und die Lampen mit besonderen Anschlußgewinden versehen, so würde es schwer sein, neue bessere Glühbirnen, die in einer anderen Fabrik hergestellt werden, in Benutzung zu nehmen, denn dazu würde jedesmal eine Änderung der Beleuchtungskörper nötig sein.

Es lag nun nahe, die im Maschinenbau, in der Feinmechanik und der Elektrotechnik gemachten Erfahrungen auf den Bau von künstlichen Gliedern zu übertragen und für alle dabei viel gebrauchten Teile Normalien vorzuschreiben.

Das ist aber mit Erfolg nur durchzuführen, wenn unzweifelhaft feststeht, daß die Abmessungen, welche in den Normalien festgelegt werden, auch zweckmäßig sind und daß die danach hergestellten Teile allen berechtigten Anforderungen, die an sie gestellt werden, genügen. Endlich muß auch darauf Rücksicht genommen werden, daß eine Massenherstellung der normalisierten Teile ohne erhebliche Schwierigkeiten möglich ist. Werden die Forderungen nicht beachtet, so kann die „Normalisierung" geradezu ein Hindernis für die weitere Entwicklung sein.

Infolgedessen mußte man sich zunächst darauf beschränken, für solche Teile der Kunstarme einheitliche Abmessungen festzusetzen, für die nicht nur ein Bedürfnis danach unverkennbar bestand, sondern über deren zweckmäßige Gestaltung und Beanspruchung bereits ausreichende Erfahrungen vorlagen. Dazu gehörten außer den Ansatzzapfen und ihren Aufnahmehülsen besonders die Schraubengewinde, welche zum Verbinden und Zusammenfügen einzelner Teile der Kunstglieder dienen, und die Anschlußstücke, durch die das Armgerät an der Bandage befestigt wird. Später ergab sich — besonders durch die in der Prüfstelle für Ersatzglieder gemachten Erfahrungen —, daß es zweckmäßig sei, auch für die Riemenverbindungsschrauben, durch welche Riemen mit anderen Riemen oder mit Bandagenteilen gelenkig verbunden werden, sowie für die Riemen- und Gurtschnallen Normalien vorzuschreiben.

Die Normalisierung weiterer Teile der Ersatzglieder, besonders von solchen Teilen, welche die Konstruktion beeinflussen und festlegen, kommen nach Ansicht der beteiligten deutschen Kreise erst in Frage, wenn darüber genügende Erfahrungen vorliegen.

Die Gründe, welche dafür sprachen, für die Zapfen der Ansatzstücke und ihre Aufnahmehülsen einheitliche Abmessungen festzusetzen, sind bereits eingehend dargelegt worden. Daraus ergibt sich auch ohne weiteres, daß da mit möglichst bald vorgegangen werden mußte, weil sonst die beabsichtigte Besserung der Verhältnisse kaum noch möglich war. Bedenken gegen die Normalisierung dieser Teile lagen nicht vor, nur mußte dafür gesorgt werden, daß die normalen Zapfen zweckmäßig und genügend widerstandsfähig waren. Aus den gleichen Gesichtspunkten schien es auch erwünscht, bald Normalien für die Schraubengewinde vorzuschreiben. Diese wurden in vielen Werkstätten auf Drehbänken, jedenfalls aber ohne jede Rücksicht auf die dafür bestehenden Vereinbarungen und Regeln, angefertigt. Die Folge war, daß die Gewinde der in einer Werkstatt hergestellten Armteile meist nicht in die Muttergewinde der in einer anderen Werkstatt hergestellten Armgeräte paßten, da sie auch bei gleichem Durchmesser eine ganz andere Steigung, Tiefe und Form hatten. Das kann sich unter Umständen unangenehm bemerkbar machen, z. B. wenn ein Teil, der durch ein Gewinde befestigt ist, ersetzt werden muß. Es treten dann ähnliche Schwierigkeiten auf wie bei Ansatzstücken, deren Zapfen nicht in die Aufnahmehülse des Armes passen.

Bedenken gegen die baldige Normalisierung der Schrauben lagen gleichfalls nicht vor.

Infolgedessen fanden schon im Januar 1916 auf Anregung der Verwaltung der Ausstellung für Arbeiterwohlfahrt Beratungen über die Normalisierung der Schraubengewinde und der Ansatzzapfen einschließlich der Aufnahmehülsen und der damit zusammenhängenden Befestigungsvorrichtungen statt. An diesen Beratungen haben der Verein Deutscher Ingenieure, die Prüfstelle für Ersatzglieder, die Vertreter der Betriebe, welche Kunstarme herstellen und die Vertreter der Orthopädie-Mechaniker teilgenommen. Ferner beteiligten sich auf besondere Einladung daran der k. k. Österreichische Verein „Die Technik für die Kriegsinvaliden" und das Königlich Ungarische Invalidenamt.

Von der Prüfstelle für Ersatzglieder waren dazu Vorschläge ausgearbeitet, die nach eingehender Beratung angenommen wurden.

Dabei sind die nachstehenden Gesichtspunkte maßgebend gewesen:

A. Schraubengewinde für Ersatzglieder.

Für die Schraubengewinde bestehen bereits seit langer Zeit mehrere Systeme von Normalien, die in mehr oder weniger großem Umfange in den verschiedenen Zweigen der Industrie Anwendung gefunden haben.

In der Feinmechanik und im Maschinenbau werden ganz überwiegend das System Löwenherz und das internationale System (S. I.) benutzt.

Es wurde daher beschlossen, diese beiden auch für die Gewinde und Schrauben der Ersatzglieder vorzuschreiben.

Bei beiden Systemen unterscheidet man zwischen Befestigungsgewinden und Feingewinden. Bei den ersteren entspricht jedem Durchmesser eine bestimmte Steigung (normale Gewinde), während bei den Feingewinden, die z. B. zum feinen Einstellen benutzt werden, oder, wenn es sich darum handelt, einen Gegenstand besonders fest an- oder einzuspannen, die Steigung nicht an den Durchmesser gebunden ist. Bei gleichem Durchmesser kann das Gewinde mehr oder auch weniger Gänge haben als das normale Gewinde (anormales Gewinde). Dagegen sind bei beiden die Gestalt des Gewindes, die Flankenform und der Kantenwinkel durch das vereinbarte System ein für allemal festgelegt.

1. Normalien für Schraubengewinde.

a) Die bei den Ersatzgliedern verwendeten normalen Gewinde und Schrauben müssen hergestellt werden

I. bei einem Durchmesser bis zu 7 mm einschließlich nach dem Löwenherzsystem, dessen Grundlagen aus der nachstehenden Abb. 5, den Formeln und der Zahlentafel 1 hervorgehen.

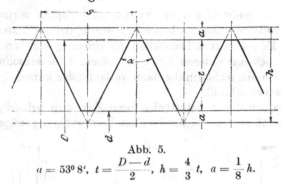

Abb. 5.

$$a = 53^0\,8', \quad t = \frac{D-d}{2}, \quad h = \frac{4}{3}\,t, \quad a = \frac{1}{8}\,h.$$

Zahlentafel 1.

Durchmesser (D) mm	Ganghöhe (s) mm	Kernstärke (d) mm	Durchmesser (D) mm	Ganghöhe (s) mm	Kernstärke (d) mm
1,0	0,25	0,625	3,5	0,6	2,6
1,2	0,25	0,825	4,0	0,7	2,95
1,4	0,3	0,95	4,5	0,75	3,375
1,7	0,35	1,175	5,0	0,8	3,8
2,0	0,4	1,4	5,5	0,9	4,15
2,3	0,4	1,7	6,0	1,0	4,5
2,6	0,45	1,925	7,0	1,1	5,35
3,0	0,5	2,25			

II. Für größere Durchmesser von 8 mm aufwärts nach dem internationalen System (S. I.)

Zahlentafel 2.

Durchmesser . mm	8	9	10	11	12	14	16	18	20
Steigung . . mm	1,25	1,25	1,5	1,5	1,75	2	2	2,5	2,5

b) Die Feingewinde (anormale Gewinde und Schrauben) müssen in bezug auf Gestalt, Flankenform und Kantenwinkel nach dem Löwenherzsystem hergestellt werden.

2. Prüfung der Schraubengewinde.

Die Prüfung der Schraubengewinde erfolgt mit den bekannten Gewindelehren für Löwenherz-Gewinde und für S. I.-Gewinde.

B. Aufnahmebohrung und Zapfen der Ansatzstücke für die Ersatzarme.

Weiter vorne ist schon näher dargelegt worden, daß die Zapfen der Ansatz-stücke, auf die es an erster Stelle ankommt — in sehr verschiedenen Formen hergestellt wurden.

Verhältnismäßig am häufigsten waren Zylinder, dann abgestumpfte Kegel, endlich abgestumpfte fünf- bis achtkantige Pyramiden, Abb. 6 bis 8, im Ge-brauch.

Bei weitem am meisten war der zylindrische Zapfen vertreten, der be-sonders von den größeren Fabriken bevorzugt wurde, die auf Massenherstellung eingerichtet sind. Er wurde zum Feststellen mit einem Querstift oder mit einem Querloch, häufig auch am unteren Ende mit einem Längseinschnitt versehen, an den sich zuweilen ein rechtwinklig dazu verlaufender kurzer Quereinschnitt anschließt (Bajonettverschluß).

Wenn die Zapfen der Ansatzstücke ihren Zweck in befriedigender Weise erfüllen sollen, so müssen sie nachstehenden Forderungen genügen:

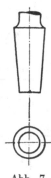

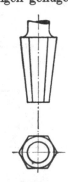

Abb. 6.   Abb. 7.   Abb. 8.

a) Sie müssen so stark und fest sein, daß sie allen Beanspruchungen, besonders auch den starken Beanspruchungen (Zug, Druck, Biegung, Drehung), denen sie im Werkstattbetrieb unterworfen werden, standhalten.

b) Sie müssen genau in die Aufnahmebohrung passen und so lang sein, daß eine sichere spielfreie Führung gewährleistet ist.

c) Sie müssen in der Aufnahmebohrung so festspannbar sein, daß sie unverrückbar festsitzen, insbesondere wenn sie auf Zug und Drehung be-ansprucht werden.

d) Sie müssen widerstandsfähig gegen die im Werkstattbetriebe unver-meidbare Verschmutzung sein.

e) Sie müssen so gestaltet sein, daß die Ansatzstücke leicht und schnell, auch in Fällen der Gefahr, gelöst werden können.

f) Sie müssen ohne besondere Schwierigkeiten selbst von verhältnismäßig wenig geschulten Arbeitern herzustellen, auszubessern und instandzuhalten sein.

Als erwünscht wurde ferner angesehen, daß sie möglichst billig sind und sich gegebenenfalls leicht für besondere Zwecke herrichten lassen (Ausbohren usw.). Endlich war bei der Festsetzung von Normalien möglichst auf die bestehenden Verhältnisse und Abmessungen Rücksicht zu nehmen.

Als Baustoff für die Herstellung der Zapfen konnte nur bester Stahl in Frage kommen, da Gußeisen und Messing nicht genug widerstandsfähig sind und Schmiedeeisen zu weich ist.

Was die Form anbetrifft, so mußten zunächst alle Zapfen, die als Schrauben ausgebildet sind, ausscheiden, da sie 1. nur nach einer Richtung (der Anzugrichtung) festsitzen, nach der anderen aber, auf Drehung beansprucht, sich lösen, 2. leicht beschädigt werden können, 3. schwer auszubessern sind und 4. im Falle einer Gefahr nicht schnell gelöst werden können. Ferner müssen alle Zapfen ausscheiden, die nur mit Hilfe von Federn in der Aufnahmebohrung festgehalten werden, da sie nie sicher festsitzen, sondern sich bei jeder starken Erschütterung lösen können.

Alle kantigen Zapfen sind verhältnismäßig schwer herzustellen und daher teuer. Nahezu unmöglich ist die genaue Herstellung eines vielkantigen pyramidenförmigen Aufnahmeloches. Es kann daher für Massenherstellung nicht in Frage kommen.

Somit blieben nur die zylindrischen und die kegelförmigen Zapfen übrig.

Der Kegelzapfen ist im Vergleich zum zylindrischen Zapfen wesentlich schwieriger herzustellen und nur von geschulten Kräften und unter Verwendung von besonderen Werkzeugen, die nicht überall zu haben sind. Er wird daher nur selten ganz genau passen, dann schlottert er. Wenn er wirklich einmal genau paßt, setzt er sich leicht fest. Auch seine Instandhaltung macht Schwierigkeiten.

Im Gegensatz hierzu ist ein zylindrischer Zapfen im allgemeinen leicht und doch genau herzustellen. Die Walzwerke und Ziehereien liefern zylindrische Stangen von jedem gewünschten Durchmesser und vielfach mit so geringen Abweichungen, daß sie in den meisten Fällen ohne weiteres verwendet werden können. Bei Benutzung von Rundschleifmaschinen können zylindrische Zapfen in jeder gewünschten Genauigkeit und Güte selbst von angelernten Leuten hergestellt werden. Ein richtig passender zylindrischer Zapfen führt sich gut und schlottert nicht. Er ist sehr widerstandsfähig gegen Verschmutzung und klemmt sich nicht fest, da er beim Einschieben den eingedrungenen Schmutz herausdrückt. Endlich ist er leicht auszubessern und instandzuhalten.

Für die Festsetzung des Durchmessers und der Länge des Zapfens kamen besonders die unter a, b, c gestellten Forderungen in Betracht. Ferner war auf die Abmessungen der Zapfen der bereits in Gebrauch befindlichen Ersatzarme möglichst Rücksicht zu nehmen.

Demgemäß kamen an erster Stelle der von den Rota-Werken in Aachen bisher gewählte Durchmesser von 10 mm und der von der Firma Jagenberg in Düsseldorf, von dem Spitzy-Institut in Wien und anderen Herstellern gewählte Durchmesser von 13 mm in Frage. Zwischen diesen beiden war zu wählen.

In vielen Fällen würde ein aus gutem Stahl (50—60 kg/qcm Festigkeit) hergestellter Zapfen von 10 mm Durchmesser für die in den Betrieben vorkommenden Beanspruchungen genügen, jedoch nicht für alle. Beim Hämmern sind stärkere Zapfen erwünscht, beim Hacken und Graben (Landwirtschaft) haben sich 10 mm-Zapfen schon in den ersten Stunden verbogen. Bei den Beratungen wurde ferner darauf hingewiesen und an Beispielen gezeigt, daß unter Umständen Ausbohrungen des Zapfens notwendig werden können und daß

man darauf Rücksicht nehmen müsse. Hierfür würde jedenfalls der Zapfen
von 10 mm zu schwach sein, daher entschloß man sich, einen Durchmesser
von 13 mm zu wählen. Mit Rücksicht darauf, daß die Zapfen genau in die
Aufnahmebohrungen passen und darin gut sitzen sollen, ohne zu schlottern,
erschien es besonders wichtig, festzusetzen, welche größten Abweichungen beim
Durchmesser, bei der Länge usw. zugelassen werden können. Je weiter die
Grenzen dafür festgesetzt werden, um so leichter und billiger ist der Zapfen
herzustellen. Auf der anderen Seite wird die Größe der Abweichung von vornherein dadurch stark beschränkt, daß eine sichere spielfreie Führung des Zapfens
unbedingt gewährleistet werden muß.

Aus diesen Erwägungen schien es zweckmäßig, vorzuschreiben, daß der
Durchmesser nicht kleiner als 12,97 mm und nicht größer als 13,03 mm sein
soll. Das entspricht einer zulässigen höchsten Abweichung von 0,06 mm. Diese
Grenzen lassen sich nach den vorliegenden Erfahrungen des Maschinenbaues
ohne Schwierigkeiten innehalten, besonders da manche Stahlziehereien runde
Stangen von 13 mm Durchmesser liefern können, bei denen die Abweichungen
noch geringer sind. In den Werkstätten, die Schleifmaschinen besitzen, würde
es sogar keine Schwierigkeiten machen, Zapfen von 13 mm Durchmesser mit
einer Abweichung von nur $\pm\,0,01$ mm herzustellen. Eine Abweichung von
$\pm\,0,03$ mm kann daher mühelos auch dann innegehalten werden, wenn keine
besonderen Präzisionswerkzeugmaschinen, sondern nur Drehbänke, auf denen
fertig gefeilt wird, zur Verfügung stehen.

Bei der Festsetzung der Länge wurde berücksichtigt, daß Zapfen, die
kürzer sind als ihr zweieinhalbfacher Durchmesser, nicht zweckmäßig sind,
weil ihre Führung nicht mehr hinreichend sicher ist. Demgemäß mußte bei
einem Durchmesser von 13 mm der untere, für die Führung besonders in Betracht kommende Teil mindestens 32 mm lang sein. Er soll andererseits 35 mm
nicht überschreiten, damit insbesondere bei den zur Zeit viel benutzten Kugelgelenken von 32 mm Durchmesser ein Heraustreten des Zapfens aus der Kugel
die Bewegung des Gelenkes nicht unmöglich macht. Das obere Ende des Zapfens
darf nicht kürzer als 10 mm sein, damit die je nach der Verrichtung sich ändern-
den Ansatzstücke nicht an den Verschlußkopf anstoßen.

Damit die Zapfen in der Aufnahmehülse festgehalten und festgespannt
werden können, müssen sie mit geeigneten Einrichtungen versehen werden.
In den zylindrischen Zapfen war zu dem Zwecke meistens ein Querloch oder
ein Querstift angebracht. In das Querloch greifen dann zur Feststellung zwei
Haltestifte oder mindestens einer ein, während die Querstifte durch einen an
der Aufnahmehülse angebrachten Bajonettverschluß, eine Überwurfmutter oder
dergleichen festgehalten werden.

Beide Arten der Feststellvorrichtungen haben sich bewährt. Es liegt kein
Grund vor, davon abzuweichen oder eine von ihnen auszuschalten. Andererseits war es nötig, auch für diese Teile und besonders für ihre Lage im
Zapfen bestimmte Maße festzusetzen, denn wenn diese nicht übereinstimmen,
würde es nicht möglich sein, die Zapfen für jedes beliebige Armgerät zu benutzen.

Es lag nahe, die Größe des Querloches so auszuwählen, daß es auch zur
Aufnahme des Querstiftes dienen kann. Unter der Voraussetzung, daß der
Querstift aus gutem Stahl hergestellt ist, muß er, um unter allen Umständen

widerstandsfähig und gegen Abscherungen gesichert zu sein, mindestens 4 mm Durchmesser haben.

Dementsprechend wurde für das Querloch ein Durchmesser von 3,99 mm mit einer zulässigen Durchmesserabweichung von ± 0,01 mm vorgesehen. Diese Abweichungen sind leicht einzuhalten. Sie stören andererseits nicht, da sowohl der einzutreibende Querstift als auch die einfallenden Stifte nötigenfalls ohne Schwierigkeit dem Querloch angepaßt werden können.

Wird ein Querstift benutzt, so wird er in das Querloch eingepreßt. Damit er einen sicheren Halt gibt, soll er an jeder Seite mindestens 2 mm überstehen. Andererseits soll er nicht über 4 mm hervorstehen, weil sonst die Feststellvorrichtungen entsprechend vergrößert werden müßten. Es schien unbedenklich, eine Abweichung von 2 mm zuzulassen, da es keine Schwierigkeit macht, den Stift bis auf 2 mm zu verkürzen, falls sich eine Länge von 4 mm als unerwünscht herausstellt.

Einzelne große Fabriken, die Kugelgelenke oder ähnliches benutzen, versehen ihre Ansatzzapfen am unteren Ende mit einem Längseinschnitt, dem dann ein Querstift in der Aufnahmebohrung entsprechen muß. Da diese Einrichtung in mancher Beziehung vorteilhaft ist, so erschien es zweckmäßig, ganz allgemein vorzuschreiben, daß alle Zapfen mit einem derartigen Längseinschnitt versehen werden müssen. Dieser soll eine Breite von 4 bis 4,1 mm besitzen und so tief sein, daß sein oberes Ende von der Mitte des Querloches bzw. Querstiftes 15 ± 0,2 mm absteht.

Diese Grenzen sind leicht innezuhalten.

Als besondere Vorteile des Längsschlitzes wurden noch erwähnt:

a) Durch Aufspreizen kann man den Zapfen (steckkontaktartig) zur „saugenden" Anlage in der Aufnahmebohrung bringen und dadurch völlig spielfreie Führung erreichen.

b) Durch den unteren Querstift, über den der geschlitzte Teil des Zapfens greift, wird der Widerstand gegen Drehung erheblich verstärkt.

c) Durch den Schlitz wird der Ansatzzapfen beim Einstecken zwangsläufig in eine ganz bestimmte Lage zur Aufnahmebohrung gebracht und dadurch z. B. das Einfallen eines Querstiftes sehr erleichtert.

Der Gestalt und der Länge des Zapfens und der an ihm angebrachten Einrichtungen zum Feststellen muß die Gestalt, Einrichtung und Länge der Aufnahmehülse entsprechen. Es wurde daher nötig, für diese auch Abmessungen zu vereinbaren, die sich nach den für die Zapfen festgesetzten Maßen richten mußten. Da ein Zapfendurchmesser von 13 ± 0,03 mm, also bis zu 13,03 mm zugelassen war, so mußte der lichte Durchmesser der Aufnahmebohrung mindestens 13,03 mm betragen. Für die Festsetzung der oberen Grenze war zu berücksichtigen, daß eine Abweichung von höchstens 0,02 mm zulässig erschien. Daraus ergab sich ein Durchmesser von 13,03—13,05 mm. Die Aufnahmehülse muß auch genügend tief sein, um den Zapfen aufzunehmen. Da dieser 35 mm lang sein kann, muß die Hülse mindestens 35 mm tief sein. Mit Rücksicht darauf, daß sich an dem Zapfen und in der Hülse zuweilen Schmutz ansetzt, der beim Einsetzen des Zapfens mit diesem in die Hülse gestoßen wird, erschien es nötig, sie mindestens 50 mm tief zu machen.

Über die Einschnitte an der Hülse, in die der Querstift einfällt, sowie über die Art, wie er festgestellt wird, nähere Bestimmungen zu treffen, erschien einerseits nicht nötig, andererseits auch nicht zweckmäßig, um der weiteren Entwicklung nicht vorzugreifen.

Der Querstift kann leicht eingesetzt oder herausgeschlagen werden. Daher kann auch ein Zapfen mit Querloch ohne Schwierigkeit mit einem Querstift versehen werden und umgekehrt.

Auf Grund dieser Erwägung ergaben sich die nachstehenden Vorschriften:

1. Normalien für die Aufnahmebohrung und den Zapfen der Ansatzstücke[1]).

a) Aufnahmebohrung.

Jeder Ersatzarm muß eine genau zylindrische Aufnahmebohrung für den Zapfen der Ansatzstücke besitzen. Sie muß einen lichten Durchmesser von mindestens 13,03 mm und höchstens 13,05 mm und eine Tiefe von mindestens 50 mm haben.

b) Zapfen des Ansatzstückes.

Jedes Ansatzstück muß zum Einsetzen in den Ersatzarm mit einem zylindrischen Ansatzzapfen versehen sein, Abb. 9. Der Zapfen muß genau

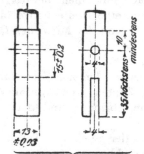

Abb. 9. Zapfen mit Querloch.

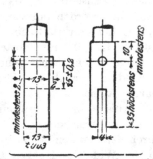

Abb. 10. Zapfen mit Querstift.

zylindrisch sein und einen Durchmesser von 13 mm mit einer zulässigen Abweichung von 0,03 mm haben.

Der Zapfen muß am oberen Ende zur Befestigung in der Aufnahmebohrung ein Querloch von 3,99 mm Durchmesser mit einer zulässigen Abweichung von $\pm$ 0,01 mm besitzen. In das Querloch kann ein Querstift von 4 $\pm$ 0,01 mm Durchmesser eingepreßt werden, Abb. 9, der mindestens 2 bis höchstens 4 mm auf jeder Seite des Zapfens überstehen muß.

Der zylindrische Teil des Zapfens soll wenigstens 42 mm lang sein, und zwar soll der obere Teil nach dem Ansatzstück hin von der Mitte des Querloches oder Querstiftes gemessen mindestens 10 mm lang sein. Eine Höchstgrenze für seine Länge ist nicht festgesetzt. Der untere Teil des Zapfens soll von der Mitte des Querloches oder Querstiftes ab gemessen mindestens 32, höchstens 35 mm lang sein.

Jeder Zapfen muß am unteren Ende einen Einschnitt von 4 $\pm$ 0,1 mm Breite besitzen, dessen obere Begrenzung von der Mitte des Querloches um 15 $\pm$ 0,2 mm entfernt ist.

---

[1]) Vgl. Merkblatt Nr. 2 vom 16. Mai 1916.

2. Prüfung der Aufnahmebohrung und der Zapfen der Ansatzstücke von Ersatzarmen.

a) Aufnahmebohrung.

α) Prüfung der lichten Weite der Aufnahmebohrung.

Die kleine Seite 13,03 (Meßseite) des Kaliberdorns, Abb. 11, muß in die Bohrung des Aufnahmegerätes hineinpassen, und zwar soweit, bis sie gegen den Querstift, oder, falls ein solcher nicht vorhanden ist, gegen das Ende der Bohrung gelangt. Die große Seite (Ausschußseite) des Kaliberdorns 13,05 darf nicht in die Bohrung hineingehen.

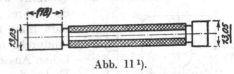

Abb. 11 [1]).

β) Prüfung der Tiefe der Aufnahmebohrung und der Lage des etwa vorhandenen Querstiftes.

Die Lehre, Abb. 12, muß sich von oben her vollständig in die Aufnahmebohrung bis an den Bund hineinschieben lassen.

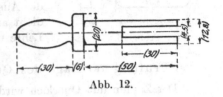

Abb. 12.

b) Zapfen des Ansatzstückes.

α) Prüfung des Zapfens.

Die Rachenlehre, Abb. 13, wird mit dem weiten Rachen 13,03 (Meßweite) über den Zapfen gesteckt und von oben nach unten geführt. Die Meßseite des Rachens muß an allen Stellen über den Zapfen gehen. Der enge Rachen 12,97 (Ausschußseite) darf an keiner Stelle des Zapfens über diesen hinübergeschoben werden können.

β) Prüfung des Querstiftes im Ansatzstück.

Die Prüfung erfolgt genau so wie die des Zapfens, nur unter Verwendung der Rachenlehre, Abb. 14.

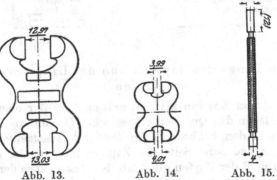

Abb. 13.   Abb. 14.   Abb. 15.

---

[1]) Alle nicht eingeklammerten Maße sind genau (± 0,005) einzuhalten. Alle unterstrichenen Maße werden auf die Lehren aufgeätzt. Bei den eingeklammerten Maßen sind Abweichungen von ± 0,1 zulässig.

γ) **Prüfung des Querloches im Ansatzstück.**

Die kleine Seite 3,98 (Meßseite) des Kaliberdornes, Abb. 15, muß sich durch das Querloch hindurchführen lassen, die große Seite 4,00 (Ausschußseite) darf nicht in das Loch hineingehen.

δ) **Prüfung der Lage und Länge des Querstiftes.**

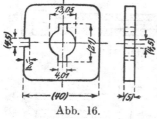

Das Ansatzstück mit Querstift wird durch die mittlere Durchbrechung der Lehre, Abb. 16, hindurchgesteckt. Der Querstift muß hierbei auf Umschlag durch die Lehre hindurchgehen. Ferner muß, wenn man den seitlichen Ausschnitt der Lehre über die vorstehenden Enden des Querstiftes steckt und die Grundfläche des Ausschnittes an der Oberkante des Querstiftes dicht anliegt, Spiel zwischen der Seitenfläche der Lehre und dem Zapfen vorhanden sein.

Abb. 16.

ε) **Prüfung der Lage des Querloches zur Mitte des Zapfens.**

Der Zapfen mit Querloch wird in die Rachenlehre, Abb. 17, eingesteckt, hierbei muß der in der Lehre angeordnete Meßstift auf Umschlag in das Querloch einfassen können.

ζ) **Prüfung der Weite des Schlitzes am unteren Ende des Zapfens.**

Die Rachenlehre, Abb. 17, wird von unten her über den Zapfen geschoben. Der Zapfen dieser Lehre muß hierbei in dem Schlitz des Zapfens des Ansatzstückes auf Umschlag entlang gleiten können.

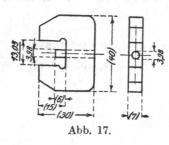

Abb. 17.

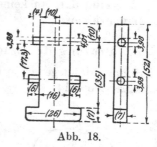

Abb. 18.

η) **Prüfung der Länge des Zapfens und der Länge des Schlitzes am Zapfen.**

Bei Prüfung von Zapfen mit Querloch wird der obere (3,98) Zapfen der Lehre, Abb. 18, in das Querloch eingesteckt. Der untere Zapfen der Lehre muß dann noch in den Schlitz des Zapfens des Ansatzstückes hineinfassen können und die zylindrische Seite des Zapfens muß an der Seite der Lehre anliegen. Unten muß der Zapfen oberhalb des Hakenendes der Lehre endigen, oben muß er mindestens so weit zylindrisch sein als die Lehre reicht. Bei Prüfung von Ansatzstücken mit Querstift verfährt man genau so, nur wird hier die andere Seite der Lehre benutzt und der Querstift in die 4,01-Bohrung der Lehre eingeführt.

C. Anschlußstücke zur Befestigung des Armgeräts an der Bandage.

Die Anregung, für die Anschlußstücke zur Befestigung des Armgerätes an der Bandage Normalien festzusetzen, ging von dem Mitbesitzer der Rotawerke in Aachen, Herrn Felix Meier, aus. Er wies darauf hin, daß ganz ähnliche Gründe wie die, welche es hätten erwünscht erscheinen lassen, die Ansatzzapfen einheitlich zu machen, auch dafür sprächen, dies bei den Anschlußstücken zu tun. Die Anforderungen, welche an die Länge, die Festigkeit, die Beweglichkeit usw. des Armgerätes gestellt würden, seien je nach der Größe des noch vorhandenen Armstumpfes, nach der Art der zu verrichteten Arbeit usw. sehr verschieden. Ein für alle Anforderungen passendes Armgerät sei nicht bekannt und würde auch kaum herzustellen sein. Infolgedessen würde es den Trägern von Kunstarmen unter Umständen z. B. bei Arbeitswechsel im Beruf oder bei Berufswechsel erwünscht sein, das Armgerät auszutauschen. Jetzt müßten sie dazu in der Regel sich einen ganz neuen Arm anschaffen. Das verursache Unkosten und Schwierigkeiten, denn dabei müsse meist auch eine neue Bandage mitbeschafft und angepaßt werden. Wären alle Anschlußstücke gleich, so könnte das Armgerät jederzeit leicht ausgewechselt oder ersetzt werden. Dadurch würde es auch möglich, Armgeräte unter Verwendung besonderer Maschinen im großen und damit billig herzustellen. Endlich würde dadurch in vielen Fällen ein besonderer Schmuckarm neben dem Arbeitsarm entbehrlich werden, da das beim Arbeiten benutzte Armgerät nur gegen ein anderes — das wie der untere Teil eines Schmuckarms ausgebildet ist — ausgewechselt zu werden brauchte.

Der Vorschlag beruht auf der richtigen Erwägung, daß die Bandage in jedem einzelnen Falle sich nach der Art der Beschädigung oder der Gestalt des Stumpfes richten und daher genau angepaßt werden muß, während das eigentliche Armgerät, als Träger der Ansatzstücke sich an erster Stelle nach dem Beruf und der Art der Beschäftigung richten muß.

Es konnte daher nicht verkannt werden, daß eine einheitliche Gestaltung der Anschlußstücke unter Umständen große Vorteile haben würde. Das ergab sich besonders auch aus den in der Prüfstelle für Ersatzglieder gemachten Erfahrungen, die schon bald nach dem Beginn ihrer praktischen Tätigkeit dazu geführt hatten, in den Werkstätten einheitliche Anschlußstücke, die ein schnelles und leichtes Auswechseln des Armgerätes gestatten, zu verwenden. Zu dem Zwecke wurden die Gipshülsen, Holzhülsen, Lederhülsen usw. mit einem Bügel versehen, der einen „Normalverschluß" trägt, in dem die entsprechenden Teile der im übrigen ganz verschieden gestalteten Armgeräte entweder unmittelbar oder mittels eines Zwischenstückes schnell eingesetzt werden können. — Ein Bedürfnis nach einer einheitlichen Gestaltung der Anschlußstücke lag somit vor, besonders da sie bis dahin in den verschiedensten Bauarten und Abmessungen hergestellt wurden. Auf diesem Gebiete herrschte sogar eine noch größere Willkür als auf dem der Ansatzstücke.

Unter diesen Umständen hielt es die Verwaltung der Ständigen Ausstellung für Arbeiterwohlfahrt in Verbindung mit der Prüfstelle für angezeigt, der Anregung der Rotawerke näher zu treten. Sie rief daher die beteiligten Kreise Mitte 1916 zu einer Beratung zusammen. Dabei ergab sich volle Übereinstimmung darüber, daß manche beachtenswerte Gründe für die Normali-

sierung sprächen. Andrerseits wurde aber auch darauf hingewiesen, daß die Ersatzarme zur Zeit in außerordentlich vielen Ausführungen gebaut und zu sehr
verschiedenen Zwecken benutzt werden und daß noch gar nicht sicher abzusehen war, wohin die Entwickelung führen wird. Besonders aber war zu berücksichtigen, daß zahlreiche gute Kunstarme, wie z. B. der Rohrmann-Arm (St. Gallen), der Carnes-Arm, die Singener Arme usw., ferner die meisten Schmuckarme
entweder überhaupt kein Anschlußstück besitzen oder es ihren besonderen
Zwecken angepaßt haben. Bei diesen würde daher eine Änderung der Anschlußstücke auch eine Änderung des ganzen Armes nötig machen. Für solche Arme
würde eine Normalisierung der Anschlußstücke
nachteilig sein, sie würde ihre weitere Ausbildung behindern.

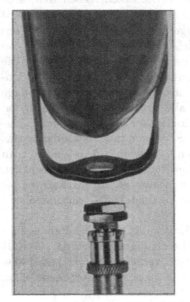

Trotz dieser Bedenken hielt die ganz
überwiegende Mehrheit der an der Beratung
teilnehmenden Sachverständigen eine Normalisierung der Anschlußstücke grundsätzlich für

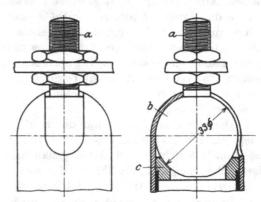

Abb. 20.   Gewöhnliche Anschlußvorrichtung des
Rota-Arms.

erwünscht. Von der Aufstellung bestimmter Normalien wurde aber zunächst
noch abgesehen, denn keine der bekannt gewordenen Anschlußvorrichtungen
entsprach völlig den berechtigten Ansprüchen.

Eine Normalisierung kann aber — wie bereits weiter vorn ausgeführt
wurde — nur dann Erfolg haben, wenn die dadurch festgelegten Teile in jeder
Beziehung den an sie zu stellenden Forderungen entsprechen.

Von den Anschlußvorrichtungen im besonderen muß, wenn sie ihren
Zweck erfüllen sollen, verlangt werden:

a) daß sie einfach, fest, widerstandsfähig und doch zuverlässig sind,

b) daß sie das Armgerät so mit der Bandage verbinden, daß es unverrückbar festsitzt, auch wenn es auf Zug und Drehung beansprucht wird,

c) daß sie von den Trägern des Kunstarmes selbst mit der verbliebenen
Hand ohne Werkzeuge leicht und schnell gelöst und geschlossen werden können,

d) daß sie leicht und billig in Massenfabrikation herzustellen sind.

Die bis dahin bekannt gewordenen Anschlußvorrichtungen kann man
etwa in drei Gruppen teilen:

1. Solche, bei denen an dem Armgerät ein Zapfen mit Schraubengewinde angebracht ist, der in eine entsprechende Durchlochung des Bügels der Bandage eingesteckt und durch Schraubenmuttern befestigt wird;

2. solche, die entweder an dem Armgerät oder an dem Bügel oder der Kappe der Bandage einen zylindrischen Zapfen haben, der in einer an dem anderen Teil angebrachten Hülse durch einen in den Zapfen eingesetzten oder eingeschraubten Stift so festgehalten wird, daß er gedreht werden kann. Durch eine Klemmvorrichtung oder eine seitlich eingreifende Klemmschraube kann der Zapfen in der Hülse festgestellt werden;

3. solche, bei denen an dem Armgerät ein als Hammerkopf oder in ähnlicher Weise ausgebildeter Zapfen angebracht ist, der durch eine entsprechend

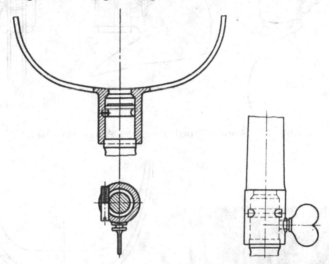

Abb. 21. Anschlußvorrichtung des Armes von Nicolai.

gestaltete Durchlochung des Bügels gesteckt und durch eine Spannvorrichtung festgestellt wird.

Zur ersten Gruppe gehören u. a. die Anschlußvorrichtungen des Armes von Hoeftman, des Brandenburg-Armes, des Armes von Berg, des Tannenberg-Armes und die ältere Anschlußvorrichtung des Armes der Rotawerke. Die beiden letzteren sind in den Abb. 19 und 20 dargestellt. Kennzeichnend für die hierher gehörenden Anschlußvorrichtungen ist, daß an dem Armgerät ein Zapfen mit Schraubengewinde angebracht ist, der in eine Durchlochung des Bügels gesteckt und durch eine oder zwei Schraubenmuttern festgespannt werden kann. Um ein Drehen des Armgerätes um seine Achse zu verhindern, wird entweder der Anschlußzapfen und dementsprechend auch die Durchlochung im Bügel an beiden Seiten abgeflacht oder es wird zwischen Zapfen und Bügel ein Stift eingesetzt.

Die Anschlußvorrichtungen dieser ganzen Gruppe eignen sich nicht für auswechselbare Armgeräte, da sie nur schwer und nur mit Hilfe von Schraubenschlüsseln gelöst und geschlossen werden können. Das ist sehr umständlich und von dem Träger des Arms ohne fremde Hilfe gar nicht auszuführen.

Zu der Gruppe 2 gehören u. a. die Arme von Nicolai, Arer und Jagenberg (Abbildungen 21, 22, 23 u. 24).

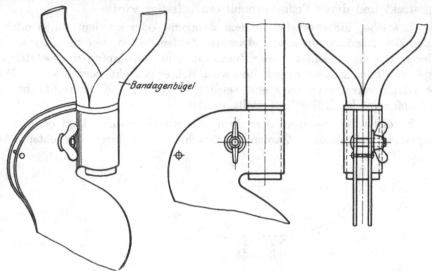

Abb. 22. Anschlußvorrichtung des Armes von Arer.

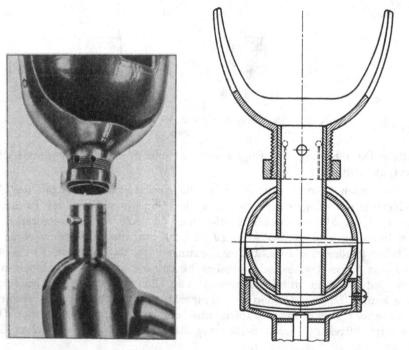

Abb. 23 u. 24. Anschlußvorrichtung des Jagenberg-Arms.

Sie sind gekennzeichnet durch einen zylindrischen Zapfen, der entweder
an dem Armgerät — z. B. bei Nicolai und Jagenberg — oder an dem Bügel

der Bandage — bei Arer — sitzt und in der am anderen Teile sitzenden Hülse durch einen eingesetzten oder eingeschraubten Stift festgehalten wird. Bei den Armen von Nicolai und Arer ist der Zapfen so in der Hülse befestigt, daß er gedreht werden kann. Dadurch wird die Drehung des Armgerätes um die Achse des Oberarms, die sogenannte Sichelbewegung, ermöglicht. Die Verwendung des Anschlußzapfens als Drehzapfen hat den Vorteil, daß der Oberarmteil kürzer gemacht werden kann und die ganze Konstruktion einfacher wird. Sie hat dagegen den Nachteil, und zwar den entscheidenden Nachteil, daß jede Beschädigung des Anschlußzapfens die Drehung unmöglich macht oder wesentlich erschwert. Die Praxis zeigt aber, daß Beschädigungen des Zapfens oder seines Lagers und das Eindringen von Staub und Schmutz zwischen beide beim Lösen und Anschließen des Armgeräts kaum ganz vermieden werden können und daß das letztere geradezu zum Festfressen des Zapfens in seinem Lager führt.

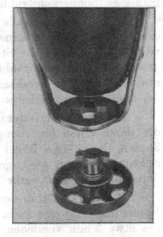

Abb. 25. Neue Moment-Hammerkopfanschlußvorrichtung der Rotawerke.

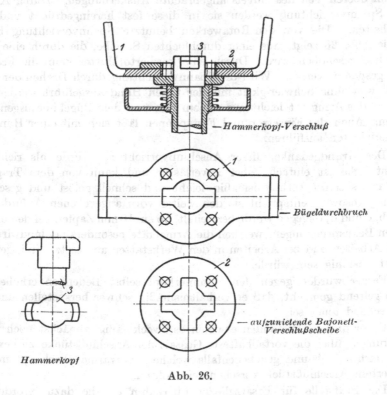

— Hammerkopf-Verschluß

— Bügeldurchbruch

— aufzunietende Bajonett-Verschlußscheibe

Hammerkopf

Abb. 26.

Demgegenüber ist der mit dieser Konstruktion verbundene Vorteil, daß der Oberarmteil kürzer gemacht werden kann, nicht so erheblich; denn in den

48*

wenigen Fällen, wo eine möglichst weitgehende Verkürzung des Oberarmteils erwünscht ist — z. B. wenn der Oberarmstumpf sehr lang ist —, wird zweckmäßig zu Sonderkonstruktionen gegriffen.

Im übrigen haben alle zu dieser Gruppe gehörenden Anschlußvorrichtungen den Nachteil, daß sie keine schnelle Auswechselung des Armgeräts gestatten, weil dazu immer erst der Stift, welcher den Zapfen in der Hülse festhält, herausgeschlagen oder geschraubt werden muß. Das kann aber selbstverständlich nur mit Hilfe von Werkzeug und nicht von dem Träger des Ersatzarmes mit der freien Hand geschehen

Der einzige Vertreter der dritten Gruppe, d. h. der Anschlußvorrichtungen, die durch einen am Armgerät befindlichen, als Hammerkopf ausgebildeten Zapfen, der in dem Bügel durch eine schnell lös- und feststellbare Spannvorrichtung gehalten wird, gekennzeichnet ist, war der „Moment-Hammerkopf-Anschluß" der Rotawerke (Abb. 25).

Der von den Rotawerken verwendete Zapfen hat einen Durchmesser von 10 mm und trägt an seinem freien Ende einen Hammerkopf, dessen beiden Seiten um etwa 3 mm vorstehen. Um das Armgerät an der Bandage festzumachen, wird der Hammerkopf durch einen entsprechend gestalteten Durchbruch des Bügels gesteckt und um 90° gedreht. Dann legen sich seine beiden Enden in zwei im oberen Teil des Bügels angebrachte Auskerbungen. Durch Anziehen einer Spannvorrichtung werden sie in diese fest hereingedrückt und sicher festgehalten. Die von den Rotawerken benutzte Spannvorrichtung besteht, wie die Abb. 26 zeigt, aus einer durchlochten Scheibe, die durch eine Spiralfeder hochgeschoben wird. Durch eine kordierte Mutter kann die Feder beliebig gespannt werden. Wird die Spannvorrichtung durch Drehen der Mutter gelöst, was ohne Schwierigkeit mit der freien Hand ausgeführt werden kann, so kann das Armgerät leicht aus seinem Sitz und dem Bügel herausgenommen werden. Auch das Einsetzen und Festspannen läßt sich mit einer Hand ohne Schwierigkeiten ausführen.

Der Grundgedanke dieser Anschlußvorrichtung wurde als richtig anerkannt. Sie ist einfach, aber zuverlässig und kann von dem Träger des Kunstarmes selbst verhältnismäßig leicht und schnell gelöst und geschlossen werden. Insoweit entspricht sie den weiter vorn angegebenen Anforderungen unter b, c und d, dagegen wurde bezweifelt, ob ein 10 mm Zapfen bei den oft recht starken Beanspruchungen, welchen die Armgeräte besonders bei landwirtschaftlichen Arbeiten und bei Arbeiten in den Werkstätten ausgesetzt sind, genügend widerstandsfähig sein würde.

Ferner wurden gegen den Hammerkopf selbst Bedenken erhoben. Es wurde geltend gemacht, daß er verhältnismäßig schwer herzustellen und dementsprechend teuer sei.

Unter diesen Umständen erschien es zweckmäßig, zunächst noch weitere Erfahrungen über die vorteilhafteste Gestalt der Anschlußstücke zu gewinnen, sowie darüber, ob und gegebenenfalls welche Ersatzarme überhaupt mit normalisiertem Anschlußstück versehen sein sollten.

Die Prüfstelle für Ersatzglieder übernahm es, die dazu erforderlichen Versuche zu machen und auf Grund davon bestimmte Vorschläge unter möglichster Berücksichtigung der vorgebrachten Bedenken vorzutragen.

Die Versuche ergaben, daß Zapfen von 10 mm Durchmesser — wie nach den Erfahrungen bei den Ansatzstücken ohne weiteres anzunehmen war — nicht genügend widerstandsfähig sind. Dagegen haben Zapfen von 13 mm Durchmesser aus gutem Stahl auch den schweren Beanspruchungen bei landwirtschaftlichen Arbeiten standgehalten.

Bei einer Beratung des Normalen-Ausschusses, die auf Grund einer Einladung der Ständigen Ausstellung für Arbeiterwohlfahrt unter Zuziehung der Vertreter der beteiligten Kreise am 25. April 1917 in Charlottenburg stattfand, empfahl die Prüfstelle daher — entsprechend einem inzwischen von Direktor Volk-Berlin gemachten Vorschlag — als Anschlußzapfen einen Zapfen aus gutem Stahl von 13 mm Durchmesser, wie er auch für die Ansatzstücke vorgeschrieben ist, zu benutzen und ihn ebenso wie den Ansatzzapfen mit einem Querstift von 4 mm Durchmesser zu versehen, der in einer Entfernung von mindestens 6 mm vom freien Ende des Zapfens anzubringen ist. —

Der Bügel oder die Kappe der Bandage ist dann mit einer entsprechenden Lochung oder einem Durchbruch zu versehen und an dem Zapfen oder an dem Bügel bzw. der Kappe eine leicht zu betätigende Spannvorrichtung anzubringen.

Als besonderer Vorzug des 13 mm-Zapfens mit Querstift wurde angegeben, daß er leicht und billig herzustellen ist, besonders, weil dabei zum großen Teil die gleichen Maschinen, Werkzeuge und Lehren benutzt werden können, die zur Herstellung der Ansatzzapfen dienen. Dazu kam noch, daß auch die zuständigen österreichischen Stellen sich bereits für einen Anschlußzapfen von 13 mm Durchmesser entschieden hatten.

Die Vorschläge der Prüfstelle wurden angenommen. Andererseits wurde empfohlen — um die weitere Entwickelung der Ersatzarme und besonders die der mechanisch bewegten Arme, wie des Carnes-Armes, des Germania-Armes usw. und der Schmuckarme nicht zu behindern — vorzuschreiben, daß nur solche Arme mit normalen Anschlußstücken versehen werden sollten, welche ausdrücklich dafür eingerichtet sind, daß das Armgerät ausgewechselt werden kann. Unter dieser Voraussetzung fanden die vorgeschlagenen Normalien die allgemeine Zustimmung der stark besuchten Ausschuß-Sitzung in Charlottenburg.

Die Festsetzung von einheitlichen Abmessungen für die Form und den Durchmesser des Zapfens und den Durchmesser, die Länge, Form und Stärke des Querstiftes allein genügen nicht, um die erstrebte Auswechselbarkeit des Armgeräts zu erreichen. Dazu ist es nötig, auch Bestimmungen zu treffen über die Form der Teile des Bügels oder der Kappe, in die der Zapfen eingesteckt wird, über seinen Durchmesser, seine Dicke, ferner über die Form der Durchlochung und die Vertiefungen, in welche die überstehenden Enden des Querstiftes einfallen. Der betreffende Teil des Bügels oder der Kappe, d. h. das untere Stück, muß flach und mindestens so stark sein, daß er allen durch das Armgerät auf ihn übertragenen Beanspruchungen ohne Formveränderungen standhalten kann. Andererseits darf er auch nicht zu dick sein, weil er sonst unnötig schwer und außerdem der Abstand des eigentlichen Armgeräts von dem Stumpf vergrößert wird. Nach den vorliegenden Erfahrungen und unter Berücksichtigung der Abmessungen des Zapfens und des Querstiftes erschien es ausreichend, wenn der untere flache Teil des Bügels oder der Kappe der Bandage bei einem Durchmesser von mindestens 30 mm eine Dicke von mindestens 5,5 mm bis höchstens 7,5 mm erhält. Da die Bügel und Kappen häufig aus berechtigten Gründen schwächer als 5,5 mm gemacht werden, so wurde zugelassen, daß sie durch Aufnieten oder Aufschweißen eines entsprechenden Stückes bis zur vorgeschriebenen Dicke verstärkt werden können.

Die Abmessungen für die Durchlochungen des Bügels und für die Auskerbungen, in die sich die Enden des Querstifts legen, ergeben sich ohne weiteres aus den Abmessungen des Zapfens und des Querstiftes. Endlich waren aus den bereits angeführten Gründen auch noch Bestimmungen über die Vorrichtung zu treffen, durch welche der Zapfen des Armgeräts in den Bügel der

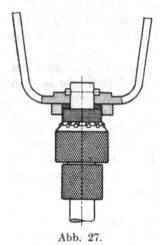

Abb. 27.

Bandage festgespannt wird. Diese wurde bis dahin teils an dem Zapfen, teils an dem Bügel angebracht. Es ist aber ohne weiteres klar, daß ein Armgerät, an dessen Zapfen die Spannvorrichtung sitzt, nicht in einen Bügel eingesetzt werden kann, an dem auch eine Spannvorrichtung angebracht ist, und daß ein Armgerät ohne Spannvorrichtung nicht in einem Bügel festsitzen kann, der gleichfalls keine Spannvorrichtung hat. Man mußte sich daher entschließen vorzuschreiben, daß die Spannvorrichtung entweder an dem Zapfen oder an dem Bügel angebracht werden muß. Die letztere Ausführungsart hat den Vorteil, daß sie gestattet, die zur Arbeit dienenden Ansatzstücke unmittelbar in den Bügel einzusetzen und festzuspannen. Das kann unter Umständen für die Ausführung gewisser Arbeiten, bei denen eine größere Kraft aufzuwenden ist, wichtig sein. Sie hat aber den Nachteil, daß sie die Herstellung der Bandage erschwert und verteuert, da man den Bandagenbügel durchbrechen oder daran eine Hülse mit Spannvorrichtung anschweißen muß. Ferner ist es häufig nötig, den Bügel zu biegen und nach dem Stumpf zu formen. Er soll daher möglichst einfach und leicht sein. Diese Gesichtspunkte erschienen so wichtig, daß man sich entschloß, allgemein vorzuschreiben, daß die Spannvorrichtung an dem Zapfen selbst oder dem Armgerät sitzen muß. Um dann auch die Ansatzstücke in den Bügel einsetzen zu können, ist es allerdings nötig, ein geeignetes Zwischenstück einzuschalten. (Siehe Abb. 27.)

Über die Art und die Ausführung der Spannvorrichtung Bestimmungen zu treffen, erschien nicht zweckmäßig. Ihre Einrichtung soll vielmehr den Herstellern überlassen bleiben. Dagegen erwies es sich als notwendig, vorzuschreiben, daß sie genügend weit heruntergeschraubt oder geschoben werden kann, um das Durchstecken des Zapfens mit Querstift durch die Durchlochung des Bügels zu gestatten. Mit Rücksicht auf die Stärke des Bügels und den Durchmesser des Stiftes wurde vereinbart, daß zwischen der Spannvorrichtung, wenn sie soweit als möglich heruntergeschraubt oder geschoben ist, und der Unterseite des Querstiftes ein Abstand von 7,5 bis 10,0 mm bleiben muß.

Auf Grund dieser Erwägungen sind die nachstehenden Normalien nebst Anleitung zu ihrer Prüfung ausgearbeitet worden.

1. Normalien für die Anschlußstücke zur Befestigung der Armgeräte an der Bandage.

a) Wenn ein Ersatzarm so eingerichtet ist, daß das Armgerät ausgewechselt werden kann, so muß der Bügel oder die Kappe der Bandage an dem untersten

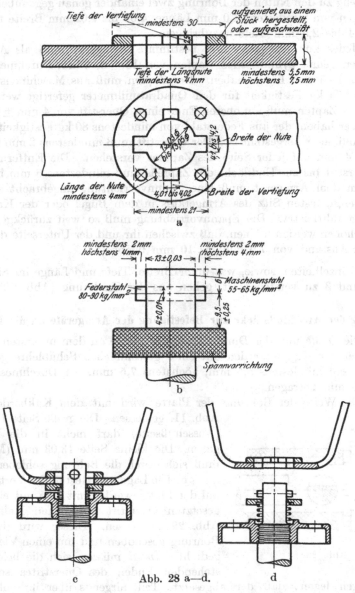

Abb. 28 a—d.

Teil eine Platte von mindestens 30 mm Durchmesser und mindestens 5,5, höchstens 7,5 mm Dicke haben. Sofern der Bügel selbst nicht die erforderliche Dicke hat, kann eine Platte aufgenietet, aufgeschraubt oder angeschweißt werden.

b) In der Mitte der unter 1 bezeichneten Platte ist eine genau zylindrische Bohrung von mindestens 13,03 mm und höchstens 13,05 mm lichten Durchmesser anzubringen. An zwei genau gegenüberliegenden Seiten dieser Bohrung sind zwei achsial laufende rechtwinkelige Längsnuten von mindestens 4,1 mm, höchstens 4,2 mm Breite und mindestens 4 mm Tiefe einzuschneiden.

c) In der oberen Seite der Platte, die nach der Bandage zu liegt, sind rechtwinkelig zu den Nuten der Bohrung zwei einander genau gegenüberliegende Vertiefungen von mindestens 4,0 mm Länge, 4,01 bis 4,02 mm Breite und mindestens 2,4 bis 2,5 mm Tiefe anzubringen.

d) Jedes zur Auswechselung bestimmte Armgerät muß als Anschlußstück einen genau zylindrischen Zapfen von 13 ± 0,03 mm Durchmesser und mindestens 15,5 mm Länge haben. Der Zapfen muß aus Maschinenstahl von mindestens 55 kg Festigkeit für den Quadratmillimeter gefertigt werden.

e) Der Zapfen muß am oberen Ende einen Querstift von 4 mm ± 0,01 mm Durchmesser haben, der aus Federstahl von mindestens 80 kg Festigkeit für den Quadratmillimeter hergestellt ist. Der Querstift muß mindestens 2 mm und darf höchstens 4 mm auf jeder Seite des Zapfens vorstehen. Die Entfernung von Mitte Querstift bis zur Endfläche des Zapfens muß mindestens 6 mm betragen.

f) An dem Armgerät muß eine Spannvorrichtung angebracht sein, die einen sicheren, festen Sitz des Armgerätes in dem Bügel oder der Kappe der Bandage gewährleistet. Die Spannvorrichtung muß so weit zurückgeschraubt oder -geschoben werden können, daß zwischen ihr und der Unterseite des Querstiftes ein Abstand von 7,5 mm bis 10 mm bleibt.

Die Einzelheiten, sowie, was unter Breite, Tiefe und Länge im Sinne von Ziffer 2 und 3 zu verstehen ist gehen aus der Zeichnung (Abb 28) hervor.

2. Prüfung der Anschlußstücke zur Befestigung der Armgeräte an die Bandage.

a) Die Dicke und der Durchmesser der Platte an dem untersten Teil des Bügels oder der Kappe werden mit einer gewöhnlichen Schublehre gemessen. Die Dicke soll mindestens 5,5 mm, höchstens 7,5 mm, der Durchmesser mindestens 30 mm betragen.

b) Die Weite der Bohrung der Platte wird mit dem Kaliberdorn, vgl. Abb. 11, gemessen. Die große Seite 13,05 mm (Ausschußseite) darf nicht in die Bohrung gehen. Die kleine Seite 13,03 mm (Meßseite) muß sich durch die Bohrung schieben lassen.

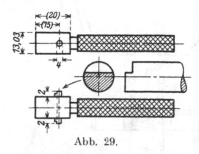

Abb. 29.

c) Die Lage und Gestalt der Vertiefungen auf der Platte werden mit dem mit einem abgesetzten Querstift versehenen Kaliberdorn, Abb. 29, gemessen. Dieser wird durch die Bohrung geschoben und um einen Viertelkreis gedreht. Dann müssen sich die beiden vorstehenden Enden des Querstiftes so in die Vertiefungen legen, daß der abgesetzte Teil nirgends über ihre obere Begrenzung hervorsteht.

d) Der Zapfendurchmesser wird mit einer Rachenlehre, vgl. Abb. 13, geprüft. Diese wird mit dem weiten Rachen 13,03 mm (Meßseite) über den Zapfen gesteckt und von oben nach unten geführt. Die Meßseite des Rachens muß an allen Stellen über den Zapfen gehen. Der enge Rachen 12,97 mm

(Ausschußseite) darf an keiner Stelle des Zapfens über diesen herübergeschoben werden können.

e) Der Querstift im Zapfen des Anschlußteiles wird mit der Rachenlehre, vgl. Abb. 14 und der Lehre, vgl. Abb. 16, geprüft. Die Prüfung der Stärke des Stiftes geschieht in gleicher Weise wie unter d für den Zapfen angegeben ist. Die Prüfung der Länge und Lage des Querstiftes erfolgt mit der Lehre. Der Zapfen mit Querstift wird durch die mittlere Durchbrechung der Lehre hindurchgesteckt, der Querstift muß hierbei durch die Lehre hindurchgehen; ferner muß, wenn man den seitlichen Ausschnitt der Lehre über die vorstehenden Enden des Querstiftes steckt, und die Grundfläche des Ausschnittes an der Oberkante des Querstiftes dicht anliegt, Spiel zwischen der Seitenfläche der Lehre und dem Zapfen vorhanden sein.

f) Der Abstand zwischen der Spannvorrichtung und der Mitte des Querstiftes wird mittels einer gewöhnlichen Schublehre, nachdem die Spannvorrichtung soweit als möglich zurückgeschraubt worden ist, gemessen.

Die Lehren zu a, c, d, e sind die gleichen, welche zur Prüfung der Ansatzstücke benutzt werden.

D. Riemenverbindungsschrauben — Riemendrehniete.

Zu den Teilen, welche bei fast allen Bandagen viel benutzt werden, gehören die Schnallen und die Riemenverbindungsschrauben oder Riemendrehnieten, welche dazu dienen, einen Riemen an einen anderen Riemen oder an Teile der Bandage so zu befestigen, daß er drehbar ist und nicht festgeklemmt werden kann. Diese Teile, deren gute und sachgemäße Ausführung für die Brauchbarkeit der Bandage von großer Bedeutung ist, werden in sehr verschiedenen Größen und Formen hergestellt, obgleich man bei den Schnallen mit wenigen Größen-Abstufungen einer guten Schnalle in allen Fällen auskommen könnte, während bei den Drehnieten voraussichtlich sogar eine Größe genügen könnte, da die bei den Bandagen verwendeten Riemen im allgemeinen ziemlich die gleiche Breite und Dicke haben. Es ist ohne weiteres klar, daß aus der verschiedenartigen Form und Größe der genannten Teile bei Abänderungs- und Ausbesserungsarbeiten

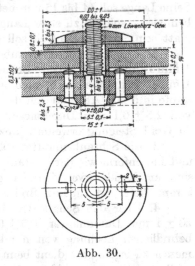

Abb. 30.

Schwierigkeiten entstehen müssen. Das wurde am deutlichsten in den Werkstätten der Prüfstelle für Ersatzglieder, in denen Bandagen aus den verschiedensten Fabriken oder Werkstätten verwendet, abgeändert und ausgebessert werden mußten, empfunden. Dabei zeigte sich zunächst, daß die marktgängigen Riemendrehnieten zum Teil recht mangelhaft waren und ihren Zweck nur schlecht erfüllten. Die Prüfstelle machte daher Versuche über ihre zweckmäßige Gestalt und Größe. Es gelang ihr, ein den berechtigten Anforderungen entsprechenden Drehniet herzustellen. Die Form und die

Abmessungen dieses Drehnietes gehen aus Abb. 30 hervor. Die Erfahrung zeigte, daß es möglich ist, damit für alle Arbeiten bei den gewöhnlichen Bandagen auszukommen.

Die Prüfstelle regte daher an, das von ihr ausgearbeitete Drehniet als Normaldrehniet anzuerkennen und dahin zu wirken, daß in Zukunft bei den Bandagen für Ersatzglieder nur solche normalen Drehniete verwendet werden dürfen. Der Vorschlag fand in den beteiligten Kreisen weitgehende Zustimmung, nur wurde darauf hingewiesen, daß es zur Zeit kaum möglich sei, überhaupt Riemendrehniete herzustellen oder auch nur das Rohmaterial für ihre Herstellung zu erhalten. Die Prüfstelle schlug daher vor, zunächst von einer bindenden Vorschrift, daß nur normale Riemendrehniete verwendet werden dürfen, abzusehen, aber die zuständigen Stellen zu veranlassen, daß sie den Herstellern von Drehnieten und von Bandagen für Ersatzglieder mitteilen, die Einführung der normalen Drehniete sei beschlossen und von einem bestimmten Zeitpunkt ab würden nur noch Bandagen, die mit diesen versehen sind, abgenommen werden. Sie würden daher gut tun, sich bald darauf einzurichten.

1. Normalien für Riemenverbindungsschrauben oder Drehniete.

Riemen-Verbindungs-Schrauben, welche dazu dienen, Riemen aneinander oder an Bandagenteilen so zu befestigen, daß sie drehbar sind, müssen nachstehende Abmessungen haben:

1. Der Schraubenschaft muß einen Durchmesser von 4 ± 0,3 mm haben. Seine Länge soll 14 bis 15 mm betragen. Der untere zylindrische Teil — Schraubenhals — soll bis zu einer Länge von mindestens 4 mm bis höchstens 4,5 mm glatt sein. Der obere Teil soll mit normalem Gewinde versehen sein.

2. Der Kopf der Schraube soll die Form einer halben Linse und 15 ± 1 mm Durchmesser haben. Seine Dicke soll in der Mitte 2 bis 2,5 mm betragen. Um die Schraube an Riemen usw. annieten zu können, sind im Schraubenkopfe in 5 mm Abstand von der Mitte zwei einander gegenüberliegende Löcher von 2,5 ± 0,1 mm Durchmesser, die sich nach oben hin trichterförmig mit 60 Grad Steigung erweitern, anzubringen.

3. Die Schraubenmutter soll den gleichen Durchmesser, die gleiche Dicke und Linsenform wie der Schraubenkopf haben. Um sie festspannen zu können, sind am Rande zwei einander genau gegenüberliegende Einschlitzungen von 2 mm Tiefe und 1,5 mm Breite anzubringen.

4. Über den Schaft der Schraube ist eine glatte Unterlegescheibe von 20 ± 1 mm Durchmesser, 0,5 ± 0,1 mm Stärke und einer genau in der Mitte befindlichen Lochung von mindestens 4,03 und höchstens 4,05 mm Durchmesser zu legen. Sie dient beim Annieten der Schraube als Gegenscheibe und muß daher in 5 mm Abstand von der Mitte zwei einander genau gegenüberliegende Löcher von 2,5 mm Durchmesser besitzen. Ferner ist über den Schraubenschaft eine Abstandsscheibe zu legen von 20 ± 1,0 mm Durchmesser, 0,8 ± 0,1 mm Stärke, die einen Hohlzapfen von 4,03 bis 4,05 mm lichten Durchmesser, 3 ± 0,1 mm Länge und 5 ± 0,1 mm äußeren Durchmesser hat.

2. Prüfung der Riemenverbindungsschrauben.

Die Abmessungen der normalen Riemenverbindungsschrauben werden mit einer gewöhnlichen Schublehre geprüft.

Von der Aufstellung einheitliche Abmessungen für die Schnallen ist mit Rücksicht auf die Knappheit an Rohmaterial usw. zunächst abgesehen worden.

Die Vereinbarungen über die Schraubengewinde, die Ansatzzapfen, die Aufnahmehülsen wurden als Merkblatt 2 der Prüfstelle für Ersatzglieder in der Zeitschr. d. Ver. deutsch. Ing. veröffentlicht. Sie wurden dann durch Vermittlung des Reichsamts des Innern dem Königlich Preußischen Kriegsministerium übersandt, welches verfügte, daß von einem bestimmten Tage ab alle für das Heer gelieferten Ersatzarme nur mit normalen Schraubengewinden, Ansatzzapfen und Aufnahmehülsen versehen sein dürften. Dem Vorgehen des Königlich Preußischen Kriegsministeriums schlossen sich die übrigen Deutschen Kriegsministerien an. Vom Reichsamt des Innern wurden die vereinbarten Normalien durch Vermittlung des Auswärtigen Amts auch dem k. und k. österreichisch-ungarischen Kriegsministerium, dem Königlich ungarischen Invalidenamte, der Kaiserlich osmanischen Regierung und der Königlich bulgarischen Regierung übersandt und ihnen anheimgestellt, gleichfalls vorzuschreiben, daß die für ihre Heeresangehörigen gelieferten Ersatzarme mit normalen Schraubengewinden, Ansatzzapfen und Aufnahmehülsen versehen werden müßten.

Das k. und k. Kriegsministerium in Wien hatte bereits durch einen Erlaß vom 16. März 1916 Vorschriften über die Normalisierung gewisser Teile der Ersatzglieder, besonders der Beine getroffen. In Ergänzung dieser Vorschriften wies das k. und k. Kriegsministerium durch Erlaß vom 25. Sept. 1916 alle ihm unterstellten Militärkommandos an, dafür zu sorgen, daß die vereinbarten Normalien für die Ersatzarme sowohl von den militärischen als von den privaten Prothesenwerkstätten beachtet würden.

Das Königl. Ungarische Invalidenamt hat eine gleiche Anordnung getroffen, mit dem Vorbehalt, daß zunächst die vorhandenen Vorräte an fertigen oder halbfertigen Ersatzarmen mit konischen Zapfen aufgearbeitet würden.

Die Normalisierung im Bau von Beinprothesen in Österreich.

Von

Zivilingenieur **Artur Ehrenfest-Egger**, k. k. Kommerzialrat.

Mit 17 Abbildungen.

Bis zum Beginne des Weltkrieges, somit bis zur zweiten Hälfte des Jahres 1914 bildete die Herstellung von künstlichen Ersatzgliedern ein Gewerbe, welches in der Hauptsache nur den einschlägigen Bedarf verunglückter Zivilpersonen zu decken hatte.

Die fortschreitend anwachsende Einwirkung aller Zweige der Technik auf die Lebensführung und Berufsausübung der Völker brachte es allerdings mit sich, daß auch die Zahl der zu Gliederverlusten führenden Unfälle sich steigerte, gleichwohl aber war die Anzahl dieser Unfälle dank der in gleichem Maße fortschreitenden Technik der Unfallverhütung verhältnismäßig gering geblieben, im Vergleiche zu den großen Einwohnerzahlen der in Betracht kommenden Kulturländer.

Bald nach Ausbruch des Weltkrieges änderte sich dieser Zustand in grundlegender Weise. Nun gab es in verhältnismäßig kurzer Zeit viele Tausende von Kriegsinvaliden, deren amputierte Glieder durch möglichst gut durchgebildete Kunstglieder ersetzt werden sollen.

Die vorher bloß für den geringen Friedensbedarf eingerichteten Werkstätten waren zumeist auf rein handwerksmäßige Herstellung beschränkt. Jeder Orthopädiemechaniker und Bandagist hatte sich eigene Modelle für die von ihm ausgeführten künstlichen Ersatzglieder zurechtgelegt und stellte die Traggerüste derselben entweder in der eigenen Werkstätte vom rohen Baustoff angefangen selbst her, oder bezog besten Falles schon teilweise vorbearbeitete Teile aus irgend einer größeren Werkstätte oder Fabrik, welche sich nebst anderem mit der Erzeugung der Einzelteile von Ersatzgliedern befaßten. Insbesonders bestanden schon seit einer Reihe von Jahren solche Fabriken beispielsweise in Deutschland, Frankreich, England und auch in Amerika, deren jede auf Grund ihrer eigenen Konstruktionen und Modelle diese Teile nach Gutdünken herstellte.

Für den geringen Bedarf normaler Zeitläufte war dieser Zustand, wenngleich vom Standpunkte der neuzeitlichen Herstellungstechnik keineswegs

befriedigend, doch immerhin nicht sehr störend, indem ja der einzelne Friedens-
beschädigte, entweder weil er selbst vermögend war, oder aber, weil er ja im
Falle einer Berufsbeschädigung im Genusse einer Unfallrente stand, in der Regel
zwei Ersatzglieder besaß, von denen gelegentlich eines derselben dem Orthopädiemechaniker oder Bandagisten zur Ausbesserung überlassen werden konnte.

Für die vielen Tausende der Kriegsinvaliden liegen diese günstigen Umstände nicht vor und für sie ist ein solcher Zustand, wie er bisher bestand, demgemäß auch unbefriedigend. Dazu kommt, daß der plötzliche große Bedarf
innerhalb angemessener Frist gedeckt werden muß und endlich erheischt auch
die Frage der Instandhaltung der Ersatzglieder innerhalb der Lebensdauer
der Prothesenträger eine sachgemäße Lösung, für die bislang ebenfalls keine
Einrichtung bestand. So sehr alle diese Fragen im ersten Augenblick als schwierige Probleme erscheinen mögen, ordnen sie sich bei näherem Zusehen doch
restlos in ein in der Technik seit langem ausgebildetes System ein.

Was vor allem die Möglichkeit der Herstellung großer Mengen von Ersatzgliedern in verhältnismäßig kurzer Zeit anlangt, so ist dieselbe vorhanden,
wenn die Einzelerzeugung aufgegeben und die Herstellung nach den bewährten
Grundsätzen der Massenerzeugung in Angriff genommen wird. Damit ist aber
gleichzeitig die Frage der Instandhaltung gelöst, weil die nach den Grundsätzen
der Massenerzeugung hergestellten Teile bei technisch vollendeter Herstellung
auch ohne weiteres austauschbar sind, so daß abgenützte oder gebrochene
oder sonstwie mangelhaft gewordene Teile ohne Schwierigkeit durch ganz
gleiche, dem Vorrat entnommene Teile ersetzt werden können.

Überträgt man diese in der Technik auf vielen Gebieten bereits seit vielen
Jahren bekannten und auch in Ausübung stehenden Herstellungsgrundsätze
auf die Erzeugung von Beinprothesen, dann wird man erkennen, daß gerade auf
diesem Gebiete die Verhältnisse nicht ungünstig liegen.

Trotz der vielfachen Verschiedenheiten, die in bezug auf Ausbildung,
Formgebung und Abmessungen der Einzelteile dieser Prothesen bisher bestehen,
zeigt es sich doch immerhin, daß im großen und ganzen der Aufbau der Beinprothesen ein Zusammensetzungsschema aufweist, welches im Laufe der Zeit
gewisse einheitliche Grundformen angenommen hat.

Abgesehen von einer Anzahl von Sonderausführungen bestehen die Beinprothesen in der Hauptsache aus einem Traggerüste aus Stahlteilen, in welches
einerseits oben die den Gliedstumpf aufnehmende Hülse eingefügt und an welches
andererseits unten ein den Vorfuß ersetzendes Auftrittorgan angesetzt ist. Das
Gebilde ist nicht sehr verwickelt. Eine Reihe von Einzelteilen desselben können
unter Bedachtnahme auf die im Maschinenbau gebotene Rücksicht auf Material-
eigenschaften einerseits und die leichte Ausführung andererseits eine Ausbildung
erfahren, welche sie für Massenerzeugung geeignet machen. Diese Erzeugungs-
art kann und soll sich auf alle jene Teile erstrecken, welche unabhängig sind
von den persönlichen, durch Stumpfform, Körpergröße, Körpergewicht usw.
bedingten Eigenschaften des Prothesenträgers. Sie wird im besonderen bezüglich der für die Kriegsinvaliden bestimmten Beinprothesen noch durch
den Umstand gefördert, daß durchwegs vollständig ausgewachsene Individuen
von nicht übermäßigem Unterschiede im Körpergewichte in Betracht kommen.

Würde es gelingen, alle Erzeuger solcher Teile dahin zu bringen, daß sie
diese Teile aus gleichen Materialien, in gleicher Konstruktion und in genau

gleicher Ausführung unter Benützung gleicher Schablonen und Lehren herstellen, dann wäre hiermit eine Normalisierung aller Teile innerhalb des ganzen Verwendungsgebietes erreicht.

Dies würde, wie man ohne weiteres einzusehen vermag, nicht nur die Herstellungskosten ganz bedeutend herabsetzen, sondern auch die rascheste Versorgung aller Kriegsinvaliden mit Prothesen ermöglichen. Gleichzeitig wäre aber dadurch auch die Instandhaltung der Ersatzglieder aller Kriegsinvaliden sichergestellt, da jeder zerbrochene oder unbrauchbar gewordene Teil sofort durch ein passendes Stück aus den Vorratslagern ersetzt werden kann.

Auf dem Gebiete der Beinprothesen hat vorerst in Österreich der in Wien durch Geheimrat Dr. Wilhelm Exner gegründete k. k. Verein „Die Technik für die Kriegsinvaliden" alsbald nach Aufnahme seiner Tätigkeit die Frage der Normalisierung der Beinprothesen als dringlich erkannt und deshalb die Bearbeitung derselben schon in den ersten Monaten seines Bestandes in Angriff genommen.

Die Dringlichkeit des Bedarfes ließ es als erforderlich erkennen, die Normalisierung in zwei Stufen zu bearbeiten. Vor allem galt es, die in ihrer Verwendung zeitlich aufeinanderfolgenden Prothesentypen, nämlich die Behelfsprothesen (Gipsstelzen und Übergangsprothesen) und die Kunstbeine, unter Belassung der gebräuchlichen Grundformen ihrer Traggerüste mit beiderseitigen Schienen, der Normalisierung zuzuführen. Es war zu erhoffen, daß dieser Teil der Arbeit schnell zum Abschluß gebracht und damit von Anfang an unseren mit Beinprothesen beteilten Invaliden alle Vorteile der Normalisierung gesichert werden konnten. Unabhängig hiervon erstrecken sich aber die Normalisierungsarbeiten des Vereins auch auf die Ersinnung einer neuen Form der Beinprothesen, die bei möglichster Vereinfachung des Zusammenbaues unter Benutzung aller neuzeitlichen Halbfabrikate und Behelfe ein Traggerüst erhalten soll, das einheitlich ebensowohl für die Übergangsprothese (Werkbein) wie für das Kunstbein zu dienen bestimmt ist.

Im folgenden werden nunmehr nacheinander die bisher auf diesem Gebiete seitens des Vereines geleisteten Arbeiten besprochen.

Die Stufe I behandelt die gebräuchlichen Typen.

Sie gliedert sich organisch in zwei Abschnitte, von denen

A) die Behelfsprothesen und

B) die Kunstbeine

umfaßt.

Nach der Reihenfolge ihres Gebrauches kommen bei den Behelfsprothesen (Abschnitt A) zwei Gruppen in Betracht, von denen die

1. Gruppe die als Spitalsbehelf verwendeten bekannten Gipsstelzen, die

2. Gruppe die Übergangsprothesen

betrifft.

A. Behelfsprothesen.

1. Gruppe: Gipsstelzen.

Den an die Invaliden als erster Behelf verabreichten Gipsstelzen kommt aus dem Gesichtspunkte der Normalisierung keineswegs die große Bedeutung zu, wie dies bei den eigentlichen Prothesen der Fall ist. Die Gipsstelzen bilden einen im Bestande des Spitales verbleibenden Behelf, den der Invalide nach Erhalt der ersten Prothese wieder ablegt. Für sein späteres Fortkommen, das ja wesentlich von der Haltbarkeit und von der dauernd befriedigenden Instandhaltung seiner Prothese beeinflußt wird, kommt somit die Gipsstelze nicht mehr in Betracht.

Gleichwohl erscheint es vom Standpunkte der billigeren Erzeugung allein schon wünschenswert, eine Vereinheitlichung auch in der Herstellung der Traggerüste der Gipsstelzen anzustreben. Diese Traggerüste bestehen in der Regel aus zwei durch Stege verbundenen, lotrechten, seitlich vom Stumpf emporgeführten Flachstahlschienen, in welche oben die gegipste Stoffhülse eingebunden ist und die am Unterende mit einer meistens einstellbaren Fußplatte ausgestattet sind.

Die in der Versuchs- und Lehrwerkstätte des Vereins durchgeführten praktischen Erprobungen haben gelehrt, daß für die Traggerüste einheitlich und für alle Fälle das Flachstahlprofil 4 × 14 vollständig ausreicht, wenn man anstatt der gebräuchlichen, statisch unzweckmäßigen Querstege, die beiden lotrechten Schienen mittels eines aus dem gleichen Profil 4 × 14 bestehenden, nach Schablone hergestellten Zickzackbandes miteinander durch Nietung verbindet. Bei dieser Ausführungsform ist größte Steifigkeit bei möglichst geringem Gewichte erzielt.

Die einstellbare Fußplatte gleicht jener, die für die folgend besprochene Übergangsprothese in Verwendung genommen und dortselbst im einzelnen dargestellt ist.

2. Gruppe: Übergangsprothese.

Der leitende Gedanke bei der Ausbildung dieser Prothesen lag in der Schaffung einer Type, welche zwischen Stelze einerseits und Kunstbein anderseits liegend, bei möglichster Einfachheit ihrer Teile die Verwendungsgebiete der beiden Grenztypen, soweit als dies tunlich ist, vereinigen soll. Diese Type wurde für Unterschenkel- und Oberschenkelamputierte ausgebildet. Deren hauptsächliche, von der persönlichen Anpassung unabhängigen Einzelbestandteile werden in der Werkstätte des durch Prof. Dr. Spitzy geleiteten k. und k. Res.-Spitals Nr. 11 in Wien in großen Mengen durchweg maschinell hergestellt.

Die wichtigsten dieser Teile sind in den Abbildungen 1—3 dargestellt. Die Zeichnung des Traggerüstes für die Oberschenkeltype (Abb. 4) zeigt den Zusammenbau der Normalteile. In dieser Abbildung sind die maschinell in Massenerzeugung hergestellten Normalteile voll ausgezogen, die innerhalb bestimmter Grenzen in abgestuften Abmessungen erzeugten, oder der Anpassung unterliegenden Teile gestrichelt dargestellt. In der Abbildung 4 sind die normalisierten Einzelteile mit den gleichen Ziffern bezeichnet wie auf den in den Abbildungen 1—3 dargestellten Normalienblättern. Wie diese Blätter zeigen, sind die Gelenkaugen mit Schienenansätzen versehen, an welche die Schienen selbst in abgestuften Längen autogen angeschweißt werden.

Alle normalisierten Formteile sind in Gesenken gepreßt oder gestanzt. Die Knieachsen sowie alle sonstigen Rundteile sind nach Schablonen bearbeitet, so daß beim Zusammenbau jede Handarbeit entfällt.

Zu jeder Behelfsprothese gehört ein Fußbügel und überdies ein Fußteil mit Sprunggelenk. Aus Abbildung 4 ist zu ersehen, daß beide Teile zufolge ihrer gleichen Bauhöhe ohne weiteres ausgetauscht werden können. Die Behelfsprothesen sind mit ungefütterten bestangepaßten, aus Leder gewalkten Stumpfhülsen ausgestattet. Bei Oberschenkelbeinen erhalten die Unterschenkel in der Regel eine kosmetische Hülse aus leichtem wetterfesten Material (zellonierter Preßpappe, Holzstoff od. dgl.).

Jeder Kriegsinvalide wird, abgesehen von dem ihm gebührenden Kunstbein, mit einer Normal-Behelfsprothese beteilt, der die beiden beschriebenen Fußteile beigegeben sind. Die Erfahrung hat gelehrt, daß Invaliden gewisser Berufe, besonders jene, die Landwirtschaft oder Schwerberufe betreiben, es vorziehen, an Stelle des Kunstbeines eine zweite Behelfsprothese zu erhalten, weil sie damit gegen Berufsstörungen am besten gesichert sind.

Professor Dr. Spitzy hat die Einrichtung getroffen, daß jeder Kriegsinvalide vor seinem Abgang im Zerlegen, Zusammenstellen und Instandhalten seiner Behelfsprothese unterrichtet wird und seine Entlassung erst dann erhält, wenn er den praktischen Beweis erbracht hat, daß er die vorgenannten Verrichtungen ohne fremde Hilfe auszuführen vermag. Diese Einrichtung hat sich bestens bewährt und ist allenthalben zu empfehlen.

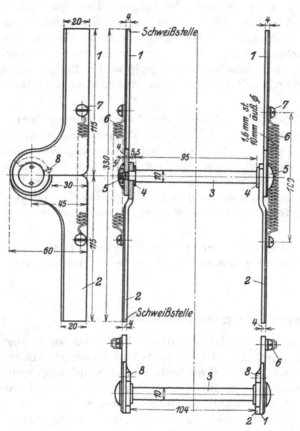

1 Äußeres Gelenkauge. 2 Inneres Gelenkauge. 3 Gelenkachse. 4 Unterlagscheibe. 5 Mutter. 6 Feder. 7 Schraube zur Feder. 8 Anschlagbolzen.

Abb. 1.   Knieachse der Normal-Oberschenkel-Behelfsprothese.

Die normalisierten Behelfsprothesen werden an alle Spitäler abgegeben, sind in einer Anzahl von mehreren Tausenden im Gebrauche und haben sich durchwegs bestens bewährt.

B. Kunstbeine.

Die zahlreichen in Gebrauch stehenden Arten der Kunstbeine, welche ein aus Stahl gebildetes Traggerüst besitzen, zeigen ebenso wie die vorstehend beschriebenen Behelfsprothesen eine Anzahl von Einzelteilen, die ganz unabhängig von der persönlichen Anpassung ausgebildet sind oder sein können, dann eine zweite Gruppe von Teilen, deren Abmessungen entsprechend jenen des Prothesenträgers Verschiedenheiten zwischen bestimmten Grenzen aufweisen und endlich solche Teile, die sich der körperlichen Beschaffenheit des Prothesenträgers völlig anpassen müssen.

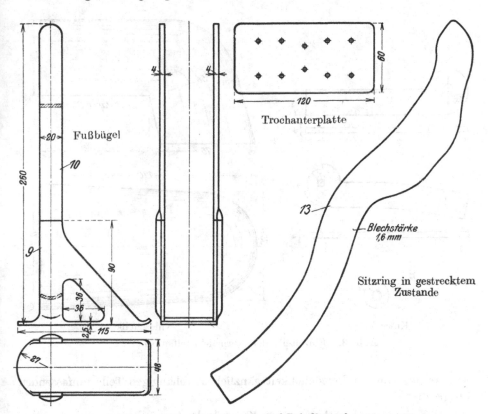

Abb. 2.   Einzelteile der Normal-Behelfsprothese.

Die Lösung der gestellten Aufgabe konnte demnach auch hier ohne weiteres wieder alle Teile der erstbenannten Gruppe umfassen, sich aber auch auf jene der zweiten Gruppe erstrecken, wenn man innerhalb der vorkommenden Grenzfälle eine ausreichende Anzahl von bestimmten Abstufungen für die Massenherstellung der Einzelteile festlegte.

Vor allem mußte die schwierige Entscheidung darüber getroffen werden, welche von den vielen in der Ausführungspraxis vorkommenden verschiedenen Modellen und Konstruktionen von Kunstbeinen der für die Hauptbestandteile festzulegenden Normalausführung zugrunde gelegt werden solle. Zu diesem

Behufe wurden eingehende Erprobungen und Studien an zahlreichen in Gebrauch stehenden in- und ausländischen Musterstücken vorgenommen. Nach
mehrfachen Vorversuchen erfolgte schließlich die Auswahl der als zweckmäßigst
erachteten Ausführungsform für die Hauptteile des Traggerüstes. Die Abmessungen der endgültig gewählten Hauptteile wurden zeichnerisch festgelegt
und hiernach die Urstücke angefertigt, welche als Muster für die Anfertigung
der zur Aufnahme der maschinellen Herstellung erforderlichen Werkzeuge und
Behelfe dienten.

Was nun die Einteilung jener Teile in die beiden vorgenannten Gruppen
anlangt, die für die maschinelle Herstellung geeignet erscheinen, so fallen in

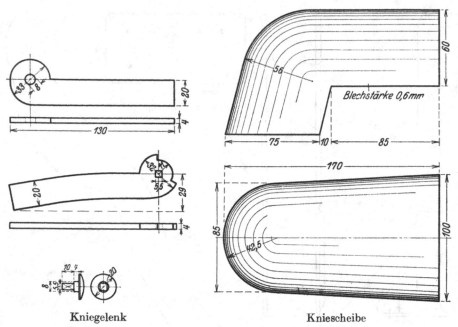

Kniegelenk   Kniescheibe
Abb. 3.   Einzelteile der Normal-Behelfsprothese.

die erste, die von der Persönlichkeit gänzlich unabhängigen Teile umfassenden
Gruppe die:

    a) Knieachsen beziehungsweise Kniegelenke,
    b) Knöchelgelenke,
    c) Trochanterteile,
    d) die Sprunggelenks- und Zehengelenksfedern.

Die Unabhängigkeit ist für den gegebenen Fall eine vollständige, weil die
praktische Erfahrung lehrte, daß für diese Teile der Beinprothesen der Kriegsinvaliden zufolge des bereits erwähnten Umstandes, daß hier nur völlig ausgewachsene Individuen mit nicht sehr erheblich verschiedenen Körpergewichten
in Betracht kommen, bei Verwendung von geeignetem Qualitätsmaterial für
jeden Teil ein einziges Modell ausreicht und Abstufungen nach Widerstandsfähigkeit entbehrlich sind.

Die zweite Gruppe umfaßt jene Teile, deren Normalformen innerhalb der vorkommenden Grenzabmessungen in bestimmten Zwischenmaßen nach Länge oder Größe abgestuft sind.

Hierzu gehören

e) die Beinschienen,
f) die Fußteile.

Die Beinschienen werden, mit Ausnahme der nur in einer einzigen Länge hergestellten Oberschienen für Unterschenkelgarnituren, in abgestuften Längen, jedoch durchwegs in einem einzigen Profil ausgeführt.

Die Unterschienen der Oberschenkel- und Unterschenkelgarnituren werden in einem Stück mit den Augen der Knie- und des Knöchelgelenkes (Sprunggelenkes) von 360 bis 450 mm Länge in Abstufungen von 5 mm im Gesenke fertiggeschmiedet. Die Länge ist jeweils von Mitte Kniegelenk bis Mitte Knöchelgelenk gemessen.

Von den Oberschienen der Oberschenkelgarnituren werden die Innenschienen in einem Stück mit dem Auge des Knie-

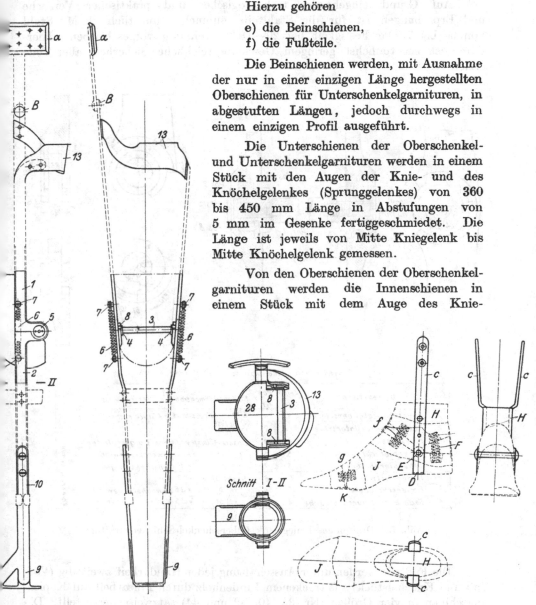

Abb. 4. Traggerüst der Normal-Oberschenkel-Behelfsprothese.

gelenkes in einer Länge von 350 mm im Gesenke vorgeschmiedet und bei der Anpassung nach Bedarf gekürzt. Die Außenschienen dieser Garnituren werden in einem Stück mit den Augen des Knie- und des Trochantergelenkes

von 360—420 mm Länge in Abstufungen von 10 mm im Gesenke fertiggeschmiedet. Die Länge ist jeweils von Mitte Kniegelenk bis Mitte Trochantergelenk gemessen.

Auf Grund eingehender technologischer und praktischer Versuche
und Erprobungen ist für die Stahlteile nunmehr einheitlich S. M. Stahl
von 65 bis 70 kg Festigkeit bei 20—18 % Dehnung vorgeschrieben. Hierdurch ist bei tunlichst geringem Gewichte reichliche Sicherheit aller Teile
erzielt.

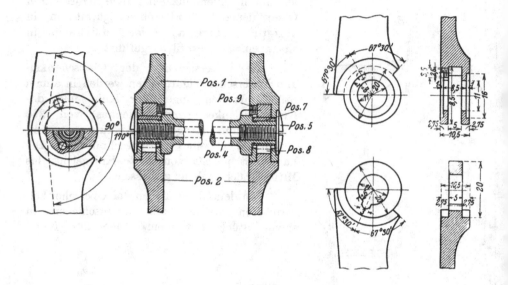

Stückliste für eine Oberschenkel-Garnitur

Stück	Gegenstand	Zeich. Nr.	Pos Nr.	Material	Dimension	Bemerkung	
2	Oberschenkel-Oberschiene	1	1	S.M. 80 kg Fest. 15% Dehn.	Press-Stück	Je 1 Stück rechts und links	
2	Oberschenkel-Unterschiene	1+2	2	" "	"	" " " " " " "	
1	Knieachse	4	4	Einsatz M Stange	⌀ 17	Gehärt. u. geschliffen	Knieachse komplett
2	Scharnierschrauben	5	5	" "	"	" " Löwenherzgewinde	
2	Scharnierhülsen	5	7	" "	" 12	Gehärt et und geschlif.	
2	Fixierstifte	5	8	Stahl bl.	" 3		
2	Fixierschräubchen	5	9	" bl.	" 3'5	Löwenherz-Gewinde	
1	Federbefestigungsschraube	4	10	" bl.	" 5'5	" "	

Abb. 5.   Dreiteiliges Kniegelenk (Oberschenkel-Schienengarnitur).

Die Fußteile werden unter Ausschaltung jeder Handarbeit zweiteilig (Vorfuß und Knöchelstück) aus trockenem Lindenholz durch Fräsarbeit auf Kopier-
maschinen in vier Größen (Nr. 38, 40, 42 und 44) satzweise hergestellt. Die
Aussparungen für die Lagerhülse der Knöchelachse (Pos. 12, Abb. 7) sowie für
die Sprunggelenk- und Zehengelenkfedern, dann die Bohrungen und Aus-
nehmungen für die Knöchelachsenschrauben samt Muttern (Pos. 13 und 14.
Abb. 7) werden nach einer einzigen Schablone für alle Fußgrößen einheitlich
ausgeführt.

Die beigesetzten Abbildungen 5—9 und 12—16 zeigen die wesentlichen Teile der nach den vorangegebenen Grundsätzen ausgebildeten Traggerüste der Kunstbeine.

Erläuternd sei hierzu folgendes bemerkt:

Von allem Anfang an befaßten wir uns mit der Ausbildung von zwei- und dreiteiligen Kniegelenken. Die von uns entworfenen Gelenke besitzen durchweg Lagerbüchsen behufs Vermeidung der Drehbewegung in den Augen der Beinschienen, die nur zum Tragen dienen.

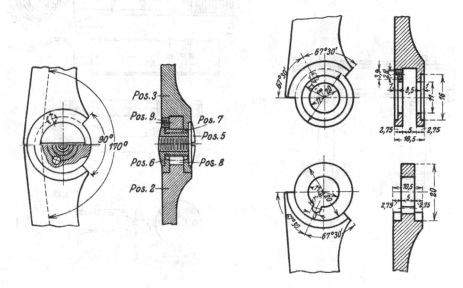

Stückliste für eine Unterschenkel-Schienengarnitur

Stück	Gegenstand	Zeich. Nr.	Pos Nr.	Material	Dimension	Bemerkung	
2	Unterschenkel-Oberschiene	2	3	S.M 80 kg festig.	Press-Stück	Je 1 Stück rechts und links	
2	Unterschenkel-Unterschiene	1+2	2	15% Dehnung	" "	" " " " " "	
2	Scharnierschrauben	5	5	Einsatz-M	Stange ⌀ 17	Löwenherzgewinde	Kniegelenke
2	Scharniermuttern	5	6	" "	" " 17	Gehärtet und geschlif.	
2	Scharnierhülsen	5	7	" "	" " 12	" " "	
2	Fixierstifte	5	8	Stahl bl.	" " 3		
2	Fixierschräubchen	5	9	" bl.	" " 35	Löwenherz-Gewinde	

Abb. 6. Dreiteiliges Kniegelenk (Unterschenkel-Schienengaritur).

Überdies ist unser zweiteiliges Kniegelenk mit einer eigenartigen gezackten Sicherungsscheibe (Pos. 9, Abb. 12—16) ausgerüstet, die bei etwaiger seitlicher Abnützung der Gelenkaugen eine feine Nachstellung der Scharnierschraube bis zu $^1/_{24}$ eines Ganges ermöglicht und die unbedingte Festhaltung derselben in der gewählten Einstellung gewährleistet. Dies ist dadurch erreicht, daß die eine 6 mm breite Zacke der Scheibe (Pos. 9) sich in eine Rast des Gelenkauges der Oberschiene (s. Abb. 12) einlegt, worauf nach erfolgter Einstellung der Scharnierschraube (Pos. 5) die jeweils unterhalb der Ausnehmung

des Schraubenkopfes liegende Zacke der Scheibe aufgebogen wird und hierdurch die Schraube gegen Verdrehung sichert. Durch die versetzte Anordnung
der Zacken um eine halbe Teilung sind bei beiderseitiger Benutzung der Scheibe
innerhalb einer Umdrehung doppelt so viele Einstellungen möglich, als Zacken
vorhanden sind. Durch diese Anordnung wird sowohl bei der ersten Zusammen-

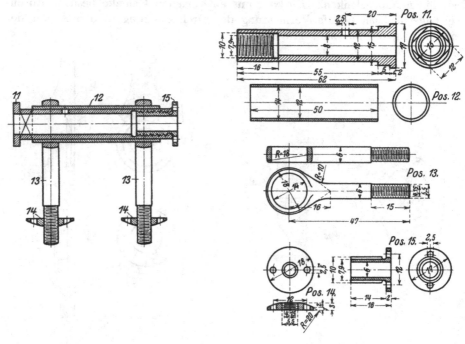

Stückliste für die komplette Knöchelachse.

Stück	Gegenstand	Zeich. Nr.	Pos. Nr.	Material	Dimension	Bemerkung
1	Knöchelachse	3	11	Siem. Mar.	Stange φ 18	
1	Lagerhülse	3	12	Stahl	Präz. Rohr 12×14	
2	Ösenschrauben	3	13	Siem. Mar.	Preß-Stück	Löwenherz-Gewinde
2	Ösenschraubenmuttern	3	14	,, ,, bl.	Stange φ 18	,, ,,
1	Knöchelachsenschraube	3	15	,, ,, ,,	,, ,, ,,	,, ,,

Abb. 7. Knöchelachse.

stellung wie auch späterhin jederzeit eine genaue Nachstellung und dadurch
ein schlotterfreier Gang im Kniegelenk erzielt.

Wir gingen ursprünglich von der Ansicht aus, daß die maschinelle Herstellung zweiteiliger Gelenke bei annähernder Gleichwertigkeit der Lagerkon-
struktion sich wesentlich billiger gestalten werde und aus diesem Grund für
Massenerzengung empfehlenswerter sein könnte.

Nach Vollendung der Sonderwerkzeuge für die Bearbeitung der dreiteiligen
Gelenke zeigte es sich aber bei der Durchführung der Bearbeitung auf hierzu

besonders hergerichteten Werkzeugmaschinen, daß im Vergleich zu den zweiteiligen Gelenken die Mehrkosten ganz geringfügig sind, und dies führte zu dem

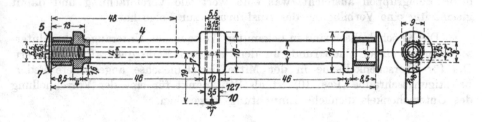

Stückliste für die komplette Knieachse zu einer Oberschenkel-Schienengarnitur.

Stück	Gegenstand	Zeich. Nr.	Pos. Nr.	Material	Dimension	Bemerkung
1	Knieachse	4	4	Einsatz M.	Stange φ 17	Gehärtet u. geschliff.
2	Scharnierschrauben	5	5	,,	,, ,, 17	Löwenherzgewinde
2	Scharnierhülsen	5	7	,,	,, ,, 12	Gehärtet u. geschliff.
1	Federbefestigungschr.	5	10	Stahl bl.	,, ,, 5,5	Löwenherz-Gewinde

Abb. 8. Dreiteiliges Kniegelenk. Knieachse zu einer Oberschenkel-Schienengarnitur.

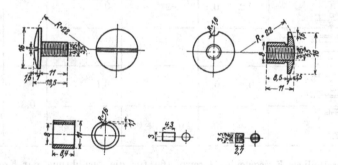

Stückliste für die Kniegelenke zu einer Unterschenkel-Schienengarnitur.

Stück	Gegenstand	Zeich. Nr.	Pos. Nr.	Material	Dimension	Bemerkung
2	Scharnierschrauben	5	5	Einsatz-M.	Stange φ 17	1 Stück per Gelenk
2	Scharniermuttern	5	6	,,	,, ,, 17	,, ,, ,, ,,
2	Scharnierhülsen	5	7	,,	,, ,, 12	,, ,, ,, ,,
2	Fixierstifte	5	8	Stahl bl.	,, ,, 3	,, ,, ,, ,,
2	Fixierschräubchen	5	9	,, bl.	,, ,, 3,5	,, ,, ,, ,,

Abb. 9. Dreiteiliges Kniegelenk. Kniegelenke zu einer Unterschenkel-Schienengarnitur.

Entschluß, vorerst die dreiteilige Konstruktion, für die es schon gute Vorbilder
gab, zu normalisieren, im Anschluß hieran aber alsbald auch die zweiteilige
Ausführung der Normalisierung zuzuführen.

Wesentlich ist noch der Umstand, daß für beide Beingruppen (Unter- und Oberschenkelbeine) die Scharnierschrauben, -muttern und -hülsen ganz gleiche Abmessungen besitzen und demnach eine einzige Ausführungsform für beide Beingruppen ausreicht, was eine wertvolle Vereinfachung und damit gleichzeitig eine Verbilligung der Ausführung zur Folge hat.

Die Knöchelachsen sind in bekannter Weise in den Unteraugen der Unterschienen an einem Ende rund, an dem anderen Ende quadratisch gelagert. Die für Oberschenkelbeine in der Mitte der Knieachse angeordnete Federbefestigungsschraube (Pos. 10) ist als Stützpunkt für eine der Vorschnellung des Unterschenkels dienliche Einrichtung vorgesehen.

Gegenstand	Toleranz der Rachenlehre		Toleranz der Lochlehre		Erzeugungstoleranz für		Größter Erzeugungsfehler	Anmerkung
	min.	max.	min.	max.	Bolzen	Bohrung		
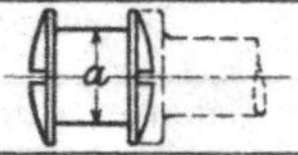 a	−0.01	+0.01			0.02			
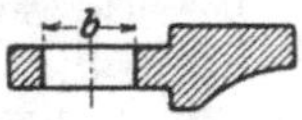 b			−0.005	+0.02		0.015	0.03	Schiebesitz
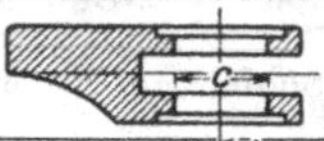 c			−0.01	+0.03		0.02		Laufsitz
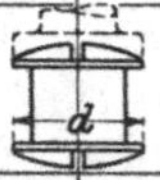 d	−0.2	−0.4			0.2			
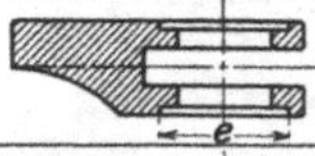 e			−0.1	+0.1		0.2	0.5	
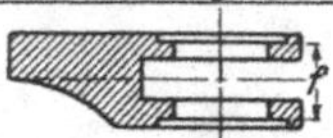 f	−0.1	−0.2			0.1		0.3	
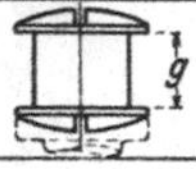 g			−0.1	+0.1		0.2		

Abb. 10. Dreiteiliges Kniegelenk. Grenzmaße für die Ausführung der Knieachse und Kniegelenke.

Die im vorstehenden beschriebenen Teile der Traggerüste wurden im Einvernehmen mit der führenden militärischen Fachstelle und der österreichischen Privatindustrie einheitlich festgelegt. Im Anschluß hieran erfolgte die Aufstellung der für die Erzeugung der Kniegelenke zugelassenen Toleranzen.

Hierbei wurde im Interesse der Austauschbarkeit grundsätzlich bestimmt, daß bei Defekt oder Abnützung der Ganzaustausch der Knieachse (Abb. 8 für das dreiteilige und Abb. 15 für das zweiteilige Kniegelenk) bei Oberschenkelgarnituren beziehungsweise des Kniegelenkes (Abb. 9 für das dreiteilige und Abb. 16 für das zweiteilige Kniegelenk) bei Unterschenkelgarnituren zu erfolgen habe. Durch diese Bestimmung wurde eine erhebliche Vereinfachung in der Erzeugung bei geringer Zahl von Grenzlehren erzielt. Auch wird hierdurch die Prüfung der nach diesen Grundsätzen hergestellten Schienengarnituren, Knieachsen und Kniegelenke sehr vereinfacht.

Die beigesetzten Abbildungen 10 und 17 geben eine Zusammenstellung der zugehörigen Grenzmaße, die Abbildungen 11 und 17 eine Darstellung der insgesamt erforderlichen Lehren. Der gleiche Grundsatz wird für die Festlegung von Toleranzen für die Normalausführung der Knöchelachse eingehalten.

In Österreich haben die in der Hauptsache für die Herstellung der Kunstbeine für Kriegsinvaliden in Betracht kommenden Stellen sich auf die dargestellten Ausführungen unter Einhaltung der mitgeteilten Grenzen geeinigt. Die maschinelle Erzeugung mit Benützung von bestausgebildeten

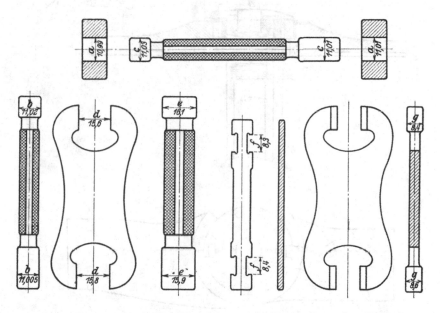

Abb. 11. Dreiteiliges Kniegelenk. Grenzlehren für die Prüfung der Knieachsen und Kniegelenke.

Sonderwerkzeugen ist seit einem Jahre im Gange. Die Prüfstelle des k. k. Vereines: Die Technik für die Kriegsinvaliden hat über Ersuchen eine Anzahl von Garnituren der abgebildeten Grenzlehren schon ausgegeben.

Bei allgemeiner Verwendung der durch diese Vorarbeiten und Maßnahmen festgelegten Erzeugungsgrundlagen erscheint für Österreich die Beteilung der Kriegsinvaliden mit normalisierten Traggerüsten der Kunstbeine und die für die weitere Instandhaltung derselben erforderliche Austauschbarkeit der der Abnützung unterworfenen Teile gewährleistet.

Die vorstehenden Mitteilungen mit den hierzu gegebenen Erläuterungen lassen erkennen, daß die Bemühungen auf dem Gebiete der Normalisierung der Beinprothesen im Rahmen der gebräuchlichen Typen in Österreich dank dem

Zusammenwirken der hierzu berufenen Stellen bis nun schon imstande waren, die Unterlagen für die Vereinheitlichung zu schaffen und ihre Anwendung in der Praxis in die Wege zu leiten.

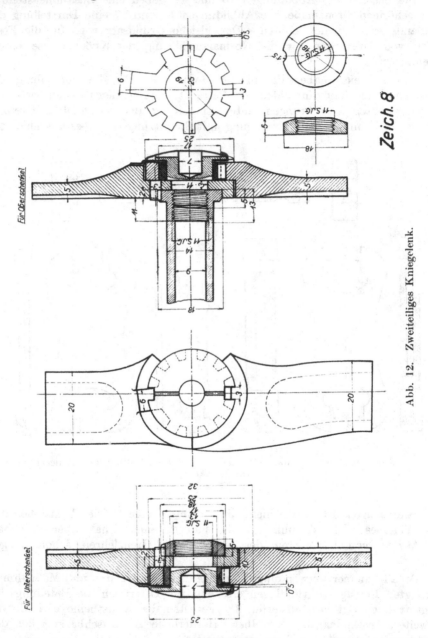

Zeich. 8

Abb. 12. Zweiteiliges Kniegelenk.

Von hoher Wichtigkeit wäre es, die Vereinheitlichung möglichst bald im ganzen Gebiete der befreundeten Staaten zur Wirksamkeit zu bringen. Die in Berlin und Wien bestehenden Prüfstellen sind in erster Linie dazu berufen, diese Einigung vorerst für Deutschland und Österreich zu erzielen. Ist das einmal gelungen, dann werden in Erkenntnis von dem großen Werte dieser

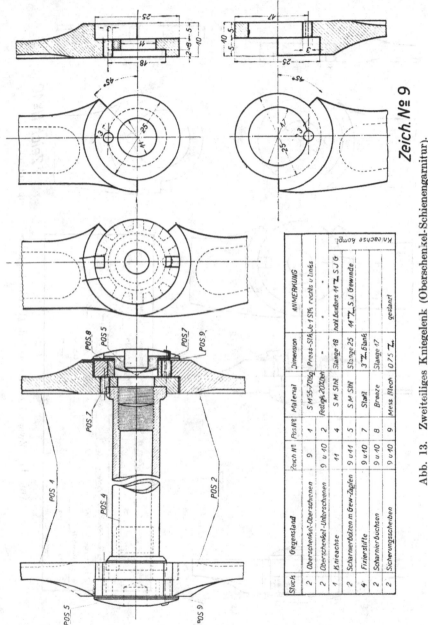

Abb. 13.   Zweiteiliges Kniegelenk (Oberschenkel-Schienengarnitur).

Einrichtung die anderen befreundeten Staaten sich alsbald und zu ihrem eigenen Vorteile anschließen.

Die Sicherung und möglichste Verbesserung der hinkünftigen bürgerlichen Betätigung unserer Kriegsinvaliden wird durch Beteilung derselben mit einheitlich normalisierten, nach dem Grundsatze der Austauschbarkeit der Teile hergestellten Ersatzgliedern unzweifelhaft in höchstem Maße gefördert. Die

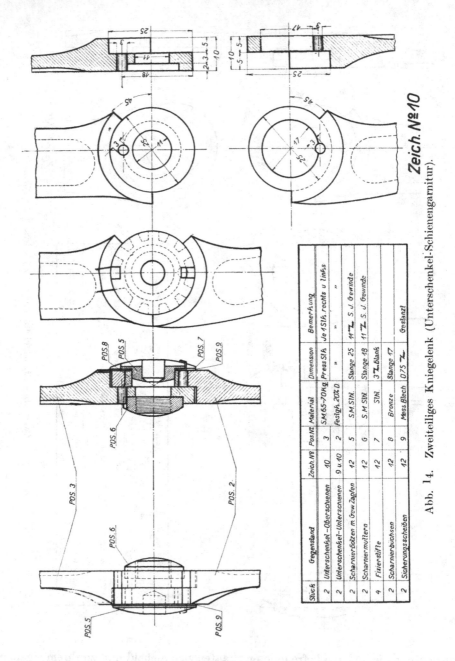

Zeich. №10

Stück	Gegenstand	Zeich.№	Pos№	Material	Dimension	Bemerkung
2	Unterschenkel–Oberschenen	10	3	S.M 65–70kg Press Stß		Je 1 Stß. rechts u. links
2	Unterschenkel–Unterschenen	9 u 10	2	Festigh. 20% D		"
2	Scharnierbölzen m Grew Zapfen	12	5	S.M.Stß.	Stange 25	11 ⌀ S.J Gewinde
2	Scharniermuttern	12	6	S.M Stß	Stange 18	11 ⌀ S.J Gewinde
4	Fixierstifte	12	7	Stß	3 ⌀ blank	
2	Scharnierbüchsen	12	8	Bronze	Stange 17	
2	Sicherungsscheiben	12	9	Mess Blech	0.5 ⌀	Grestanzt

Abb. 14. Zweiteiliges Kniegelenk (Unterschenkel-Schienengarnitur).

einheitlich und zwischenstaatlich durchgeführte Normalisierung der Prothese erweist sich damit als ein Problem von überragend volkswirtschaftlicher Bedeutung.

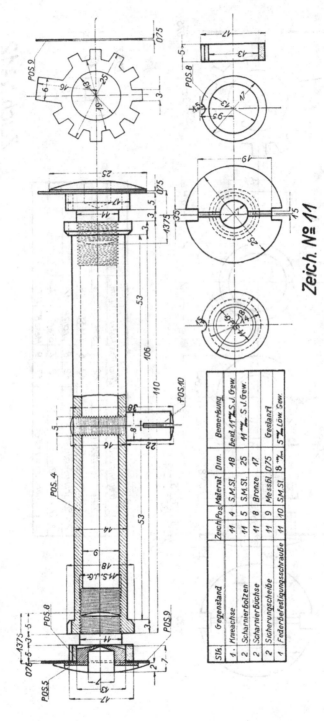

STK.	Gegenstand	Zeich.	Pos.	Material	Dim.	Bemerkung
1	Knieachse	11	4	S.M.St.	18	beid. 11 % S.J. Gew.
2	Scharnierbolzen	11	5	S.M.St.	25	11 ™ S.J. Gew.
2	Scharnierbüchse	11	8	Bronze	17	
2	Sicherungsscheibe	11	9	Messbl.	075	Gestanzt
1	Federbefestigungsschraube	11	10	S.M.St.	8 ™	5 % Löw Gew.

Zeich. № 11

Abb. 15. Zweiteiliges Kniegelenk. Knieachse zu einer Oberschenkel-Schienengarnitur.

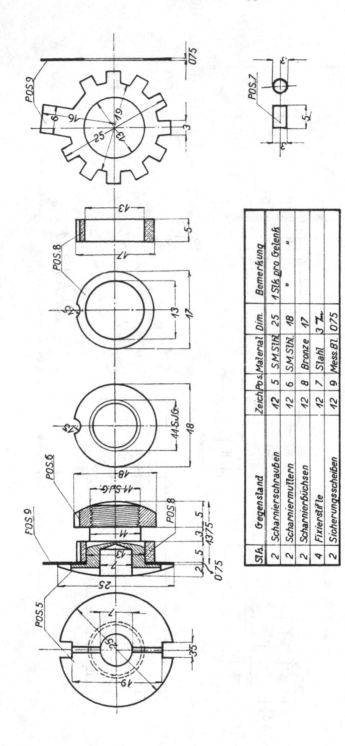

Stk.	Gegenstand	Zeich.	Pos.	Material	Dim.	Bemerkung
2	Scharnierschrauben	12	5	S.M.Sthl.	25	1 Stk. pro Gelenk
2	Scharniermuttern	12	6	S.M.Sthl.	18	"
2	Scharnierbüchsen	12	8	Bronze	17	"
4	Fixierstifte	12	7	Stahl	3 ∅	
2	Sicherungsscheiben	12	9	Mess.Bl.	075	

Zeich. № 12

Abb. 16.　Zweiteiliges Kniegelenk.　Scharnier zu einer Unterschenkel-Schienengarnitur.

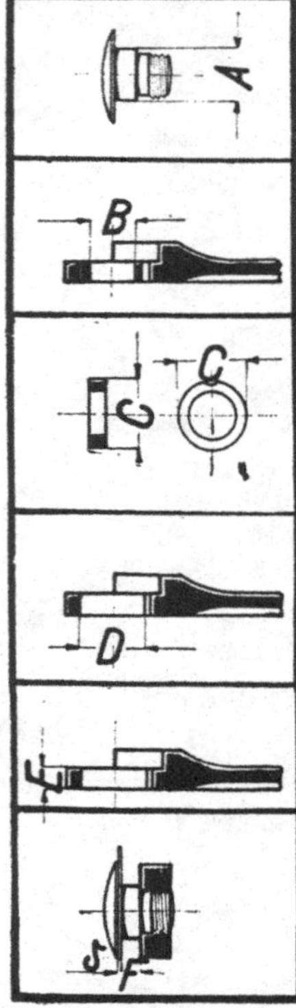

Gegenstand	Toleranz der Rachen und Lochlehre				Erzeugungs Tol. für Grössten			Anmerkung
	MIN.	MAX.	MIN.	MAX.	Bolzen	Bohrung	Erzeug. Fehler	
A	−0·01 13 +0·01				+0·02			Lauf-Sitz
B			+0·01 13 +0·003			+0·02	+004	
C	−0·01 17 +0·01				+0·02			Fest-sitz
D			−0·05 17 +0·01			+0·015	+002	
	−0·03 5 ±0·003				+0·06			Fest-sitz
S			+0·03 5 +0·1			+0·07	+013	

Zeich. 13

Abb. 17. Zweiteiliges Kniegelenk (Grenzmaße und Lochlehren).

V.

Beidseitig Armamputierte.

a) Ärztlicher Teil.

Von

Professor Dr. **Hans Spitzy**, Wien.

Mit 16 Abbildungen.

Nachdem wir anfänglich die doppelseitig Armamputierten in unsere 200—300 Mann zählende Einarmigen-Abteilung gelegt hatten, mußten wir bei einigermaßen steigender Zahl eine Trennung von den Einarmigen durchführen, sowohl weil die Pflege bedeutend größere Anforderungen an das Personal stellt, als auch weil Behandlung und Schulung, Prothesenbeteiligung und Beaufsichtigung der „Ohnarmer" nach ganz anderen Richtlinien sich abwickeln müssen, als dies bei den Einarmigen der Fall ist. Wenn bei den Einarmigen das Hauptgewicht auf die Schulung des Restarmes gelegt werden muß und die Übung mit dem Prothesenarm und der Gebrauch der Prothese immer nur eine untergeordnete, gewissermaßen helfende Rolle spielt, müssen alle Behelfe, die wir den beidseitig Amputierten geben, so beschaffen sein, daß sie die auf diese ganz allein angewiesenen Kranken instand setzen, sich womöglich ohne Zuhilfenahme anderer Personen durch die Anforderungen, die das tägliche Leben und der Gebrauch der zur Lebensführung notwendigen Gegenstände an sie stellen, selbst hindurchzuhelfen.

Ich trennte deshalb diese Abteilung von der Abteilung für Einarmige ab und richtete eine eigene Abteilung für doppelseitig Armamputierte ein, in welche laut Kriegsministerial-Erlaß vom 3. August 1916 alle doppelseitig Armamputierten Österreichs gewiesen werden. Dieses Zusammenlegen halte ich deshalb für wichtig, weil das Beispiel außerordentlich erziehlich wirkt. Während wir anfänglich mit den ersten Patienten große Mühe hatten und der leitende Arzt und Ingenieur, wie insbesonders die Pflegeschwestern, sich mit jedem einzelnen lange Zeit beschäftigen mußten, um sie möglichst selbständig zu machen, lernen jetzt die Neuhinzukommenden in dem bereits organisierten Betrieb nahezu von selbst alles, was ihre Kameraden schon leisten können und die ganze Unterrichtsgebung wird dadurch wesentlich erleichtert.

Anfänglich griffen wir zu einem anderen Aushilfsmittel. Wir legten die doppelseitig Amputierten verstreut in einzelne Krankenzimmer, damit ihre Nachbarn ihnen behilflich sein könnten. Doch auch dieser Methode ist die

Zentralisierung bei weitem vorzuziehen, da die Leute, wenn ihnen immer geholfen wird, wozu ja gerade bei so hilflos aussehenden Menschen jedermann geneigt ist, niemals selbständig werden und weniger gezwungen sind, auf alle möglichen Mittel zu sinnen, sich selbst zu helfen. In einer Abteilung zusammengetan, von einem Arzt und Ingenieur beaufsichtigt, wickelt sich ärztliche Überwachung und Unterricht jetzt glatt und ohne Schwierigkeit ab. Sie müssen sich möglichst alles selbst machen. Kleider und Prothesen müssen so eingerichtet sein, daß sie von den Invaliden selbst ohne Hilfe eines anderen angelegt und ausgezogen werden. Die Leute lernen schließlich alle Verrichtungen des täglichen Lebens, wie sie das An- und Auskleiden, das Reinigen des Körpers, Essen u. s. f. erfordern, räumen ihre Zimmer selbst auf, reinigen und putzen ihre Kleider, ja sie lernen mit ihren Prothesen und Behelfen schreiben, Maschineschreiben und führen auch kleine handwerkliche Arbeiten aus, an der Hobelbank, am Schraubstock, im Garten, so daß sie auch befähigt sind, in einem kleinen Anwesen bei der Hauswirtschaft mitzuhelfen. Den Gedanken, sie soweit zu bringen, ihr Brot in nennenswerter Weise selbst zu verdienen, mußten wir aufgeben, abgesehen von einzelnen Ausnahmen, bei denen der Wille, zu lernen und sich selbständig zu machen, alle Klippen und Hindernisse überwindet. So haben wir in der Abteilung einen beidseitig Armamputierten (links im Schultergelenk enukleiert, rechts mit einem Vorderarmstummel), der mit besonderer Intelligenz und außerordentlichem Pflichteifer begabt, sich dem Kanzleifach widmet und dies in einem Maße durch Fleiß und Ausdauer durchgesetzt hat, daß es möglich sein wird, ihn weiterhin als bezahlte Kraft in der Kanzlei anzustellen. Auch einzelne andere sind mit entsprechenden Prothesen bereits in Aufseherposten untergekommen, doch werden dies, wie gesagt, immer nur Ausnahmen sein. Im großen und ganzen werden wir uns damit zufrieden geben müssen, diese Unglücklichen wieder zur Führung ihres Lebens zu befähigen und dadurch alle jene Personen, die sonst zu ihrer Pflege nötig wären, für andere Zwecke frei zu machen, unter dem Gesichtswinkel der Volkswirtschaft betrachtet ein anstrebenswertes Ziel.

Die Schule der doppelseitig Armamputierten hat also mit der Massen- oder Gruppenschule die Vorteile, die in der Erziehung durch Vorbild und Nachahmung besteht, gemein und es ist vielleicht nirgends wie hier diese von sich selbst abwickelnde Methode so sehr von Vorteil, weil es sich ja hier fast ausschließlich oder doch größtenteils um Erlernung von Fertigkeiten handelt, die einer dem anderen absehen kann und soll. Sonst aber muß der Unterricht entgegen dem der Massenschule ein vollständig individueller sein, da wir kaum zwei gleichartige Fälle vor uns haben. Jeder, der sich mit Armamputierten beschäftigt, weiß, ein wie großer Unterschied in der Leistungsfähigkeit des Armes bei einem Vorderarm- oder einem Oberarmamputierten ist, wie jeder Zoll ein Kapital bedeutet, wie der Besitz eines Gelenkes mehr oder weniger ungeheuer die Wertigkeit des Stumpfes verändert, wie schließlich Kontrakturstellungen die Brauchbarkeit beeinflussen, wie auch Narben, Hautveränderung, Knochendeformitäten die Verwendungsmöglichkeit des Stumpfes in hohem Grad beeinträchtigen. Es ist also jeder einzelne Fall als solcher zu betrachten und eine nach einem Schema gehende Beteilung ist vollständig ausgeschlossen. Einige Grundsätze haben sich aber doch bereits entwickelt.

Bei den Einarmigen gehen wir von dem Grundsatz aus, ihnen eine Zweiheit der Prothese zu geben, womöglich einen Arbeitsarm und einen Sonntagsarm, wobei wir uns bewußt sind, daß diese landläufige Benennung, auch wenn wir statt Sonntagsarm „kosmetischer Arm" sagen, falsch ist. Wir wollen damit nur andeuten, daß wir eine Prothese geben wollen, die die anatomische Form des verlorenen Armes nachahmt und den Träger der Unannehmlichkeit „aufzufallen" entziehen soll, was auch nahezu alle Invaliden anstreben. Durchschnittlich ist dieser Wunsch eine Maske zu bekommen ein um so brennenderer, je geringer die Überlegungskraft des Kriegsbeschädigten ist, von jenen Fällen abgesehen, in denen der Beruf selbst und das notwendige Auftreten in der Öffentlichkeit Rücksicht auf derlei Äußerlichkeiten gebietet (Kirchendiener, Meßner). Erst die Überlegung, daß in kurzer Zeit in einem kleinen Ort ohnehin alle Leute den Fehler kennen und der doch immerhin ziemlich dürftige Scheinersatz den Mangel nicht zu decken vermag, bringt den Kriegsbeschädigten dazu, auf das Tragen der ihm sonst wenig nützenden kosmetischen Prothese zu verzichten. Im großen und ganzen aber bleibt die Forderung nach einem möglichst gut funktionierenden und nach außen dem verlorenen Arm möglichst ähnlich sehenden Ersatzstück nach mehrtausendfacher Erfahrung aufrecht. Die wenigsten Leute sind mit einem noch so zweckmäßig ausgestatteten Arbeitsarm zufriedengestellt. Der Arbeitsarm soll ja nur der Funktion entsprechend gebaut sein; alle der Funktion nicht dienenden kosmetischen Verkleidungen sind als tote Anhängsel bei der Arbeit eher hinderlich. Die Kombination von beiden ist bisher noch nicht geglückt. Weder der Carnesarm, noch die für die Muskelunterfütterung gebaute Hand sind zu einigermaßen schwerer Arbeit, wie sie z. B. die Landwirtschaft erheischt, geeignet, von ihrer immerhin nicht einfachen, Schäden leicht ausgesetzten Bauart abgesehen. Beide Arme so zu kombinieren, daß am Arbeitsarm der Maskenarm auswechselbar zu befestigen ist, hat viele Nachteile gegen sich. Ich zähle zum Maskenarm auch jene, bei welchen einzelne Finger oder die Hand mit Schulterzügen usw. mehr oder weniger vollständig beweglich sind, was sich ja bei jedem kosmetischen Arm unschwer anbringen läßt und mit einiger Übung erträglich funktioniert. Alle diese Konstruktionen können, da sie auf geringe Leistungsfähigkeit beansprucht werden, geringgewichtig gearbeitet sein, während der Arbeitsarm einfach, kräftig, mit leicht auswechselbaren Ansätzen hergestellt werden muß. Bei einer Kombination wird dies immer entweder für den Sonntagsarm zu schwer oder für den Arbeitsarm zu leicht gebaut sein. Unserer Erfahrung nach wird die Trennung vorgezogen und verursacht auch keine besondere Preiserhöhung. Auch Muskelanschlüsse sind mit dem Arbeitsarm so zu verbinden, daß sie eine willkürlich bewegliche Klaue haben, mit welcher einfache Berufsarbeit eher zu leisten ist als mit einer noch so schön funktionierenden Fünffingerhand, die immer nur für ganz bestimmte Tätigkeiten (Spitzzugreifen, Breitanfassen) geformt sein kann.

Ganz anders verhält es sich nun bei den doppelseitig Amputierten. Von ihnen verlangt man ja eigentlich keine Berufsarbeit und der Arbeitsarm spielt daher eine untergeordnete Rolle. Die Doppelseitigamputierten müssen vor allem lernen, sich selbst zu bedienen. Ihre Prothesen müssen daher so hergestellt sein, daß sie als solche ohne Hilfe, wie dies bei den Einarmigen von der gesunden Hand aus geschehen kann, das Größtmöglichste leisten. Wir waren deshalb von Anfang an bestrebt, Mittel und Wege zu finden und den Patienten Behelfe zu ersinnen, mit welchen sie sich selbst bedienen können. Ich erinnere hier mit Wehmut und dankbarer Anerkennung an unseren verstorbenen Hoeftman, der den größten Teil seiner Lebensarbeit an die Lösung dieser Frage setzte. An mehreren Kongressen hatten wir Gelegenheit, doppelseitig Amputierte mit einfachen Vorrichtungen ausgestattet, sich selbst bedienen zu sehen. An primitiv aussehenden Schienen und Hülsen, einfach, aber geistreich ersonnenen Apparaten, wurde eine Reihe von Ansätzen angesteckt, denen rein nur die Funktion, der sie dienten, die Form gab. Auch wir wandelten anfänglich ganz in den Fußtapfen Hoeftmans, erst allmählich bei zunehmender Höhe der Technik war es uns möglich, Prothesen für diese Leute zu konstruieren, die, der anatomischen Handform ähnlicher, in sich die Eigenschaften verschiedener Ansätze vereinigten, um so die Verrichtungen und den Gebrauch, der durch die Notwendigkeit, immer andere Ansätze zu nehmen, sehr erschwert war, zu vereinfachen. Der Anfang war bei uns schon gegeben. Gleich von Beginn unserer Einarmigen-Abteilung an benützten wir z. B. bei Vorderarmamputierten einfache Stulpen aus dünnem Leder, durch welche es dem Patienten möglich war, den berührten Gegenstand durchzutasten. An diese Stulpen, die ich „sensible Prothesen" nannte, waren Ansätze, Riemen usw. angebracht. Aus diesen Stulpen entwickelte sich der bei uns gebräuchliche Bauernarm aus Leder und Schienen bestehend und andererseits durch die Verbindung solcher Stulpen mit den Ärmeln mit einer Jacke bzw. dadurch, daß wir eine Jacke in derartige

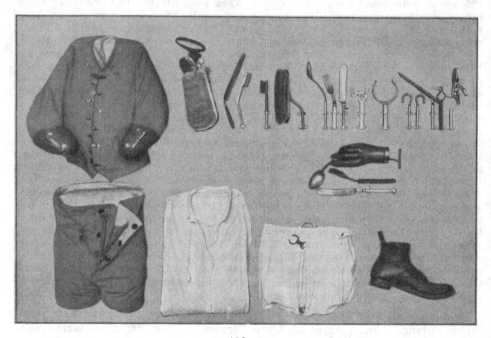

Abb. 1.

Stulpen enden ließen, die Prothesenjacke (Abb. 1). Gewiesen wurde dieser Weg dadurch, daß wir gleich zu Anfang des Bestehens in unserer Doppelseitig-Amputierten-Abteilung einen nahezu blinden doppelseitig Armamputierten zu betreuen hatten, bei dem diese Empfindlicherhaltung des Stumpfes notwendig war. An diesen Lederschlupfhülsen werden in metallene Aufnahmsorgane verschiedene von den erwähnten Ansätzen angebracht. Durch den technischen Leiter unserer Abteilung wurde eine Schnürvorrichtung ersonnen, die im nachfolgenden technischen Teil beschrieben ist. Diese Jacke bildet gewissermaßen die Behelfsprothese, die Arbeitsprothese für den Doppelseitig-Amputierten, durch diese ist er von der Pflege der Umgebung unabhängig und vermag sich damit in dem Sinne zu behelfen, wie Hoeftman es uns bei seinen Doppelseitig-Amputierten gelehrt hat. Die eigentlichen Arbeitsprothesen sind ganz im gleichen Sinne hergestellt. Wenn es sich z. B. um eine Vorderarmamputation handelt, so muß sie möglichst einfach und dauerhaft sein und dem Patienten ermöglichen, sie ohne fremde Hilfe anzuziehen (Abb. 3—10), eine Aufgabe, die ebenfalls gelöst ist (s. technischen Teil).

Das Schwierigste aber ist die Konstruktion und Beschaffung von Prothesen, die neben der kosmetisch einwandfreien Form die größtmögliche Verwendungsbreite bieten. Daß sich hierzu der gewöhnliche Kunstarm (Sonntagsarm) nicht eignet, ist aus dem Vorhergesagten klar. Nur ein „lebender" Arm, der durch irgendwelche Kraftquellen betätigt, Bewegungen auszuführen imstande ist, eignet sich für den Doppelseitig-Armamputierten. Sonst wäre er ihm eher eine Last, da bei geeigneter Übung auch doppelseitig Armamputierte mit ihren Stümpfen eine hochgradige Geschicklichkeit erreichen können, wie der Doppelseitig-Armamputierte von Biesalski und jener in Agram (von Dr. Spisic) uns zur Genüge bewiesen haben.

Auch die Benützung der noch vorhandenen Nachbargelenke soll bei den Doppelseitig-Amputierten nach Möglichkeit unterlassen werden, da dies die Freiheit der noch vorhandenen Bewegungen wesentlich einschränkt. Ich will damit sagen, daß es nicht gut angängig ist, die Ellbogenbeugung mit der Schulter-

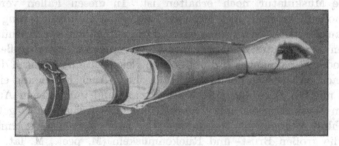

Abb. 2.

bewegung oder mit der Fingerbewegung zu binden. Die Schaffung solcher zwangsläufigen Bewegungen stört gerade bei Doppelseitig-Armamputierten, die ja nur mehr über wenig Gelenke an den oberen Extremitäten verfügen, und behindert die Ausnützung der Bewegungsreste.

Für Unterarmamputierte, die noch mehr als die Hälfte des Unterarmes besitzen, haben wir in unserem Spital eine Prothese im „Dreharm" durchgebildet, die in ihrer Ausführung wenig zu wünschen übrig läßt. Ist weniger als die Hälfte des Unterarmes vorhanden, so bietet der Dreharm (Abb. 13) schon eine geringere Verwendbarkeit, weil die Exkursionen, welche Pro- und Supination auslösen, um so kleiner werden, je näher die Prothese dem Ellbogengelenk rückt. Der Kreisbogen, den der Radius um die Ulna beschreibt, wird immer kürzer und dieser auf eine andere Bewegung umgesetzte Weg äußert sich natürlich im Kleinerwerden der Sekundärbewegungen, so daß z. B. die Breite des Fingeröffnens bei zunehmender Höhe der Amputation rasch abnimmt. Etwa eingeschaltete Übersetzungen vermindern wieder die Kraft, doch haben wir auch bei ganz kurzen Stümpfen die Möglichkeit, durch die Bewegungen des Stumpfes selbst, den wir mittels unserer Schnürfurchenvorrichtung fassen, und Umsetzen dieser Stumpfbewegungen Fingerbewegung und Ellbogenbewegung zu verbinden. Die Schnürfurchenbildung ist von der Anpassung der Prothesenhülse genommen

und findet bei uns die weitestgehende Verwendung. Sie besteht darin, daß an
einer bestimmten Stelle durch Führen von Bindentouren oder durch Festziehen
und längeres Liegenlassen von Riemen, sich eine Einsattelung im Unterhautzellgewebe und häufig in der Muskulatur bildet, die später als Leitfurche für einen
darin laufenden Riemen benützt wird. Wir verwenden die Schnürfurche größtenteils dazu, um der Hülse einen möglichst unverrückbaren Halt zu geben. Für
Kurzstumpfprothesen (Abb. 2) ist dies die einzig mögliche Anbringungsart, da
andere breitere Hülsen zu wenig Halt finden und insbesonders nicht in der
Lage sind, sich der bei den verschiedenen Gelenkstellungen veränderten Form
des Stumpfes anzupassen, während der sich anschmiegende Riemen auch bei
veränderter Stellung des Stumpfes (Beugung, Streckung) durch die Leitfurche
festsitzt und der mit diesem Riemen festsitzenden Prothese eine feste Bindung
mit dem Stumpf verschafft.

Ist der Stumpf noch kürzer, so gelingt es auf operativem Wege, den mitunter vorhandenen Ansatz des M. biceps mit einem Hautschlauch zu unterfüttern und auf diese Weise Kraft und Bewegung des Muskels auszunützen
(s. Muskelunterfütterung). Dasselbe gilt von langen Oberarmstümpfen, bei
welchen die Muskulatur noch erhalten ist. In diesen Fällen vereinen wir
beide Methoden, sowohl die Methode der Muskelunterfütterung wie die
Methode Sauerbruchs. Wir verwenden durchschnittlich zur Ausnützung des
vorhandenen Bizepsrestes die Muskelunterfütterung mit einem großen Lappen
aus Brust- oder Bauchhaut und durchbohren gleichzeitig das Fleisch des Trizeps
mit einer nach Sauerbruch gebildeten Hautröhre. Auch Freilegung eines Teiles
des Trizeps mit Überkleidung mittels Bauchhaut und mit kolbiger Auftreibung
dieses freien Muskelstückes oder Durchlochung des freien Endes geben guten
Muskelanschluß (Vanghettis Methode). Bei ganz kurzen Oberarmstümpfen,
die durch die großen Brust- und Rückenmuskeln (M. pect., M. lat. dors.) gewöhnlich in starker Adduktionskontraktur gehalten werden, ist die operative
Ausnützung dieser Muskeln bei Doppelseitig-Armamputierten jedenfalls anzustreben. Bei Enukleierten geben senkrecht zur Faserrichtung der breiten Brust-
und Rückenmuskeln verlaufende Hauttunnel (Sauerbruch) sehr gute und weit-
wegige Kraftquellen, die sehr gut zu Muskelanschlüssen an Prothesen zu verwenden sind, während bei Nichtausnützung dieser Kraftquellen auf technischem
Wege höchstens die Bewegung des Schultergürtels gegen den feststehenden
Thorax zur Kraftübertragung ausgenützt werden kann. Wir sind auch in der
Lage, bei Unterarmstümpfen durch Unterfütterung oder Durchbohrung der
Handbeuger und Handstrecker ausgezeichnete Erfolge zu erlangen, die die
Wirksamkeit des Dreharmes übertreffen, besonders da sie die oft lästige Um-
schaltung, die beim Dreharm notwendig ist, wegfallen lassen.

Vom ärztlichen Standpunkte ist also besonders bei Doppelseitig-Armamputierten darauf zu sehen, daß alle irgendwie vorhandenen Kraftquellen,
sei es auf operativem, sei es auf mechanischem Wege, so ausgenützt werden,
daß die Bewegungen des Stumpfes in allen noch vorhandenen
Gelenken möglichst frei und ungebunden bleiben.

Sowohl zu diesem Zweck als auch als unbedingt notwendige Vorbedingung
und zur Nachbehandlung ist ein gut eingerichtetes Stumpfturnen notwendig,
das unter Aufsicht eines Arztes und unter Leitung eines gut ausgebildeten
Turnlehrers zu erfolgen hat, um vorhandene Kontrakturen vollständig zu über-

winden und andererseits die Leute zu lehren, die einzelnen Muskelgruppen womöglich getrennt zu innervieren und zu betätigen. Dieses Turnen (Freiübungen, Widerstandsübungen) muß täglich abgehalten und solange fortgesetzt werden, bis volle Freiheit der Bewegungen und Ausnützung der Muskelreste erreicht ist. Sind die Leute mit den für sie möglichst individuell gearbeiteten Prothesen beteilt, so folgt ihre Schulung im Gebrauch der Prothesen und auch dies wird solange fortgesetzt, bis der Gebrauch der Prothese ihrem Träger so in das Bewegungsbewußtsein eingedrungen ist, daß die Bewegungen annähernd automatisch erfolgen. Es ist notwendig, daß sich eine Art Muskelgefühl für die Prothese ausbildet. Ein mit einem Dreharm beteilter Unterarmamputierter muß in der Lage sein, ohne auf die Hand zu schauen, durch das Muskelgefühl allein die Finger in einer gewissen Entfernung einzustellen. Er muß z. B. ohne darauf zu sehen, nur durch die auf Fingeröffnen übertragene Supination empfinden, wann die Finger 2 oder 3 oder 4 cm weit geöffnet sind. Ebenso muß die Kraft des Schlusses willkürlich einsetzen, es muß ein leicht gebrechlicher, ein weicher oder harter Gegenstand mit entsprechender Kraft angefaßt werden können. Ganz das gleiche gilt bei jenen Prothesen, bei welchen z. B. die Kraft des Bizeps auf Fingerschluß in Anspruch genommen wird. Auch muß dem Amputierten das Bild der Prothese und die Stellung der Finger bei jeweiliger Inanspruchnahme des Bizeps vor seinem geistigen Auge sinnfällig sein. Erst dann wird er die Prothese wirklich zu allen Handgriffen benützen und erst dann wird sie ihm mehr sein als ein gelegentlich vorgeführtes, aber nur ausnahmsweise gebrauchtes Instrument.

b) Technischer Teil.

Von

Ingenieur **E. Feldscharek**, Wien.

A. Behelfe und Vorrichtungen.

a) Reinigung des Körpers.

Die hierzu verwendete Waschvorrichtung besteht aus einer der Form des Armstumpfes angepaßten Zelluloidhülse, über welche eine mit innerer

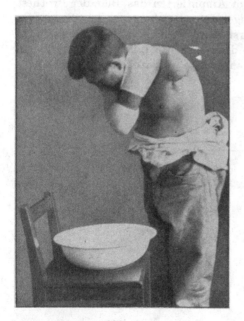

Versteifung versehenes Säckchen aus Frottierstoff gezogen ist. Länge und Form des Säckchens sind der Länge und Beweglichkeit des Stumpfes entsprechend angepaßt, damit der Invalide mit dieser Vorrichtung beim Waschen einen genügend großen Raum bestreichen kann. Abb. 3 zeigt einen Amputierten beim Waschen.

Zum Reinigen der Zähne bedient sich der beidseitig Amputierte einer gewöhnlichen Zahnbürste, die mit einem Ansatzstück versehen ist, das in den Hälter der später beschriebenen Prothesenjacke leicht eingeführt und ebenso wieder aus demselben entfernt werden kann. Ein gleiches Ansatzstück ist an dem Rücken des Kammes befestigt, der auf die geschilderte Art leicht und einfach zum Kämmen des Haares benützt werden kann (Abb. 4 und 5).

Abb. 3.

b) Prothesen-Wäsche und Schuhe.

Da keine wie immer geartete Prothese das Öffnen und Schließen der an Wäschestücken gebräuchlichen Schließknöpfe gestattet, mußte bei der für doppelt Amputierte verwendeten Wäsche ein entsprechendes Ersatzmittel ausfindig gemacht werden. Bei dem Hemd wird entweder der Brustschlitz weggelassen und dafür der Halsausschnitt so groß gemacht, daß der Mann

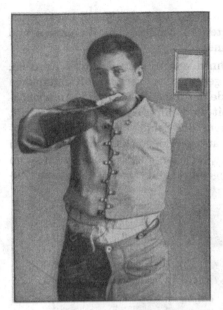
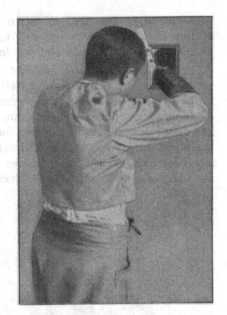

Abb. 4 und 5.

mit dem Kopf bequem durchschlüpfen kann, oder es wird am oberen Halsende der einen Seite des Brustschlitzes ein Band angenäht, das, durch einen an der Gegenseite befestigten Ring geführt, das Zu-sammenziehen des Hemdes am Halse ge-stattet (Abb. 6).

Als Hosenverschluß der Unterwäsche wird ein Ring samt zugehörigem Haken mit Stoffschlupfen am oberen Rande des Hosen-schlitzes verwendet, wie auf der obigen Tafel der Behelfe für beidseitig Armamputierte in der Abbildung 1 ersichtlich ist. Das Hinauf-gleiten der Hose über die Waden verhindern Sohlenspangen (Abb. 7).

Die Strümpfe tragen Anfaßschlupfen und können daher leicht mit dem Haken der Prothesenjacke, wie mit den Fingern der Kunsthand angezogen werden (Abb. 8).

Als Prothesenschuhe dienen gewöhn-liche Schnürschuhe mit Hakenösen, die am oberen Rande Klemmhaken zur Befestigung der Schnürschuhe nach erfolgtem Zuschnüren tragen.

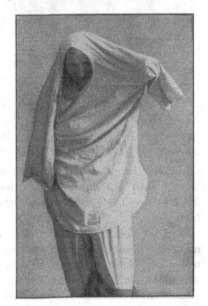

Abb. 6.

c) Die Prothesenjacke.

Die Jacke besteht aus einer dem Körper des Mannes angemessenen festen Stoffjacke, deren Ärmelenden mit der Stumpfform entsprechende Lederstulpen versehen sind. Die Stulpen tragen an ihrer Dorsalseite aus Metall angefertigte Hälter, in welche die von dem Amputierten zu benützenden Werkzeuge und Gegenstände leicht eingesetzt werden können.

Um die Jacke allein schließen zu können, ein früher ungelöstes Problem, sind an den Schließrändern derselben gegeneinander versetzte Klemmhaken vorgesehen, in welche eine am oberen Rande der Jacke befestigte Schnur nacheinander eingeschoben werden kann. Damit die Schnur entsprechend gespannt gehalten wird und während des Zuschnürens die Schließränder genügend zusammenzieht, ohne aus den Klemmhaken auszuspringen, wird sie durch einen mit Federzug versehenen Schnürer geleitet, welcher mittels eines Ansatzes in den Hälter der Prothesenjacke leicht eingeführt und nach vollendetem Zu-

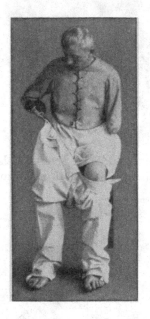
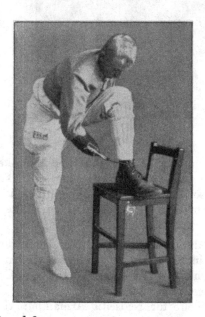

Abb. 7 und 8.

schnüren durch Unterstützung einer Ausstoßfeder wieder entfernt werden kann. Eine am unteren Ende der Schließkante vorgesehene federnde Klemme bewirkt das Festklemmen der Schnur, so daß die Jacke tatsächlich geschlossen bleibt.

Die Abbildungen 9 A bis D zeigen in Abb. 9 A die Verschließanordnung der Jacke in geschlossenem Zustande nach durchgeführter Schnürung, wobei der Schnürer noch in dem Hälter der Jacke eingesetzt ist; Abb. 9 B veranschaulicht in vergrößertem Maßstabe einen Schnürhaken; Abb. 9 C stellt den Werkzeughälter im Längsschnitt, Abb. 9 D denselben in der Daraufsicht dar.

In Abb. 9 A sind a die Schnur, b die Haken, die an der Jacke angenäht sind, c ist das gebogene Schnurröhrchen, das am Ende mit einem Griff e versehen ist. Ungefähr in der Längsmitte des Röhrchens ist ein Klemmröllchen eingesetzt, dessen Achse mit dem das Röhrchen umfassenden Bügel k verschraubt ist. Durch die in den Bügel eingesetzte Plattfeder m wird das Röllchen federnd und bremsend gegen die eingeführte Schnur a gepreßt.

Die Befestigung des Schnürers erfolgt mittels Griffes e, der eine starke Einkerbung besitzt, in dem Hälter p, welcher an dem Lederstulpen o angebracht ist. In dem Hälter ist eine Feder (Abb. 9 C) vorgesehen, welche sich auf dem Boden der Hülse aufstützt. Nahe dem offenen Ende der Lederhülse ragt durch ein Loch derselben der Zapfen u eines Hebels r, dessen anderes Ende

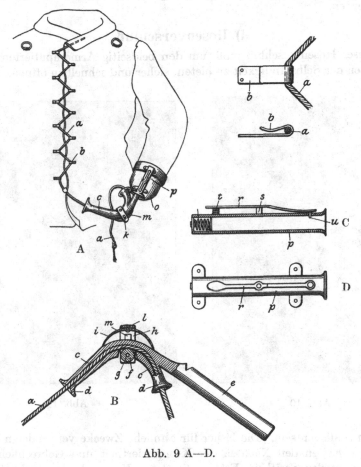

Abb. 9 A—D.

durch eine Feder stets nach aufwärts gedrückt, der Zapfen u daher niedergehalten wird.

Der Vorgang des Zuschnürens ist genügend augenfällig, um nicht erst beschrieben werden zu müssen. Derselbe geht überdies aus Abb. 10 hervor.

Naturgemäß bleibt der Schnürer auch nach erfolgtem Schließen der Jacke an der Schnur und wird in der Tasche der Jacke versorgt. Das Entfernen des Schnürers aus dem Hälter erfolgt durch einen schwachen Druck auf den Hebel t, (Abb. 9 C).

Zum leichteren Hineinschlüpfen in die Jacke, Abb. 11, sind an ihr zu beiden Seiten des oberen Randes Ringe so angeordnet, daß man die Jacke an zwei, in irgend einer Wand in entsprechender Höhe eingeschlagenen, Haken aufhängen kann, um so mit den Armstümpfen leicht in die Ärmellöcher hineinschlüpfen und hierauf den Rock selbst aus den Haken aushängen zu können. Das Einhängen kann selbst von einseitig Exartikulierten besorgt werden, da hierzu nur ein geringer Grad von Geschicklichkeit notwendig ist.

Die zur Prothesenjacke gehörenden Ansatzstücke und Werkzeuge sind auf der Abbildung 1 ersichtlich; es kann von deren Beschreibung wohl abgesehen werden.

d) Hosenverschluß.

Dieser Hosenverschluß muß, um den beidseitig Armamputierten wirklich den Vorteil der Selbständigkeit zu bieten, sicher und schnell zu öffnen und leicht

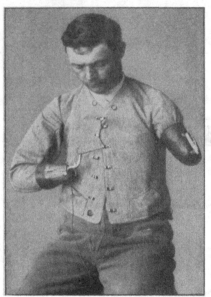

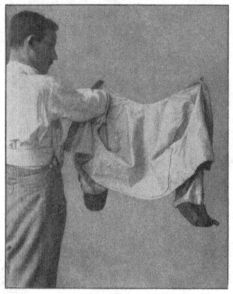

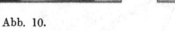

Abb. 10.   Abb. 11.

wieder zu schließen sein. Die bisher für ähnliche Zwecke verwendeten Kleiderverschlüsse hatten den Nachteil der Kompliziertheit und Gebrechlichkeit sowie der zu großen Steifheit, Fehler, die deren Verwendung ausschließen.

Der in nebenstehender Abbildung 12 gezeigte Verschluß besteht aus 4 Rohrspiralen aus Stahldraht. Zwei Schuhe am oberen Ende verbinden die erste und zweite bzw. die dritte und vierte Spirale miteinander, während am unteren Ende ein gemeinsamer Schuh alle vier Spiralenden zusammenfaßt. Zwei die inneren Spiralen gemeinsam umfassende Läufer, die miteinander durch ein Kettchen in der Distanz der halben Schlitzhöhe verbunden sind, bewirken beim Emporziehen mittels eines am Kettchenende befindlichen Ringes das Schließen des Verschlußes, ebenso wie das Hinabziehen des Ringes, das Abwärtsschieben der Läufer und mithin das Öffnen der mittleren Spiralen zur Folge hat. Da die erste und vierte Spirale an die Leiste des Hosenschlitzes angenäht sind, wird sich auf diese Weise naturgemäß der Hosenschlitz öffnen bzw. schließen müssen. Außerhalb dieser Schließvorrichtung angebrachte Druckknöpfe können, da die Stoffränder der Hose bei emporgezogenem Läufer übereinander liegen, leicht zugedrückt werden, was aus kosmetischen Gründen zweckdienlich ist.

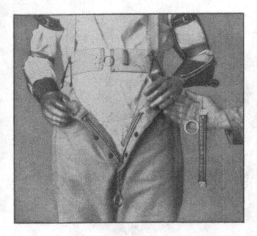

Abb. 12.   Abb. 13.

Die Tragvorrichtung der Hose besteht entweder aus einem Hüftgurt mit dem bereits beschriebenen Hakenverschluß und seitlichen Aufhängern, die in die an dem oberen Rande der Hose angeknöpfte Lederlaschen von dem Beschädigten leicht eingelegt werden können oder aus Hosenträgern, deren sich

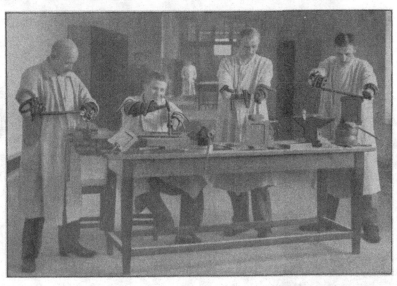

Abb. 14.

die meisten Amputierten bereits nach kurzem Üben entsprechend zu bedienen vermögen

e) Schließvorrichtung der Bluse.

Die bei der Prothesenjacke gebräuchliche Schnürart ist hier nicht anwendbar, da die Deckkante der Bluse das Anbringen von Hakenösen verhindern

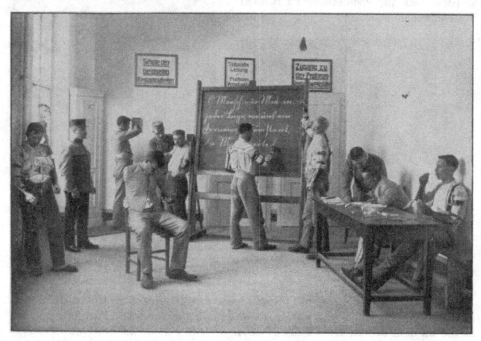

Abb. 15.

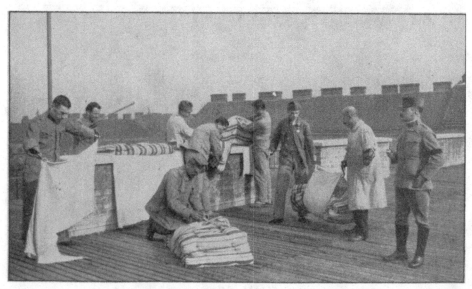

Abb. 16.

würde und da überdies nur selten ein Amputierter mit dem Schnürer den obersten Haken nächst dem Halse erreichen könnte. Es werden daher an der einen Innenseite der Blusenkante Schnurschlingen angenäht, die um entsprechende Hakenösen des gegenseitigen Blusenrandes geschlungen und an diesen festgeklemmt werden, Abb. 13. Die angeordneten Druckknöpfe vervollkommnen den Verschluß in kosmetischer Beziehung[1]).

B. Schule der beidseitig Armamputierten.

Die Bilder 14, 15, 16 gewähren einen Einblick in die „Schule" der beidseitig Armamputierten, die eben beschäftigt sind, dem häuslichen Leben und dem künftigen Berufe dienende Arbeiten zu verrichten, teils um sich im Gebrauche der Prothesen zu üben, teils um sich für die ihnen bevorstehende selbständige Lebensführung vorzubereiten.

---

[1]) Die angeführten Behelfe sind zwar zum Patent angemeldet, doch ist das Spital jederzeit bereit, bezüglich der Konstruktion Einzelangaben zu machen und sie anderen Anstalten zur Verfügung zu stellen.

Kurzstumpfprothesen.

Von

Regimentsarzt Dr. **Erlacher**, Wien u. Dr. **Radike**, Berlin-Westend.

Mit 39 Abbildungen.

Je länger der Stumpf, desto größer der Wert des amputierten Gliedes. Unser Streben muß daher dahin gehen, jeden erhaltenen Zentimeter des Stumpfes voll auszunützen. Dieser Grundsatz erscheint zwar selbstverständlich, wird aber doch, besonders wenn die Absetzung eines Gliedes knapp unterhalb eines Gelenkes stattgefunden hat, wegen der damit verbundenen technischen Schwierigkeiten häufig vernachlässigt.

Kurze Oberarmstümpfe wurden wie in der Schulter Exartikulierte behandelt; bei kurzen Unterschenkelstümpfen wurde die Prothese auf das gebeugte Knie aufgesetzt.

Für den Amputierten bedeutete aber dieser Verlust der Beweglichkeit eines Gelenkes eine Verarmung, die bei Armamputierten z. B. eine derartige Herabminderung der Arbeits- und Erwerbsfähigkeit zur Folge haben konnte, daß der Betreffende seinen Beruf wechseln mußte.

Erst in der letzten Zeit ist in dieser Frage Wandel geschaffen worden, und allmählich dringt die Anschauung durch, daß es durch geeignete Maßnahmen operativer oder technischer Natur gelingt, fast jeden noch so kurzen Stumpf zu fassen.

Der Umstand, daß es sich bei der Lösung der technischen Frage vielfach um Arbeitsprothesen handelt, sorgte dafür, daß man in erster Linie von dem Gedanken ausging auch in solchen schwierigen Fällen praktische Arbeitsbehelfe herzustellen.

Das Grundprinzip beruht im allgemeinen darauf, einen kurzen Stumpf so genau zu fassen, daß die Stumpffassung unbedingt allen Bewegungen des Stumpfes folgen muß; andererseits wieder die Stumpffassung so zu gestalten, daß sie die freien Bewegungen des Stumpfes in keiner Weise hindert. Dabei wird allgemein auf eine Rotationsmöglichkeit (Einwärts- und Auswärtsdrehen) des Armstumpfes mit der Prothese verzichtet, weil eine derartige Bewegung bei kurzen Stümpfen ohnehin nicht in Betracht kommt. Daher gilt es für die Kurzstumpfprothesen noch mehr wie für alle übrigen: Exakte Anpassung der Hülse mit vollkommener Ausnützung aller vorhandenen Stützpunkte, um die Prothese möglichst innig mit dem Stumpf zu verbinden.

Oberarmamputierte, mit ganz kurzen, dicht unterhalb des Oberarmkopfes endenden Stümpfen sind zwar nicht mehr in der Lage eine Prothese nach allen Richtungen zu führen. Bei Oberarmstümpfen von etwa 8—10 cm Länge dagegen kann bereits durch eine gutsitzende Bandage die Führung eines leichten Armes ermöglicht werden. Der Fehler der früher üblichen Oberarmbandagen bestand darin, daß die Lederhülse bis über das Akromion hinausreichte und dadurch eine Erhebung über die Horizontale unmöglich machte. In der Achselhöhle war die Lederhülse gewöhnlich zu tief ausgeschnitten, so daß der Arm beim Erheben leicht herausglitt. Auf diese Punkte muß bei der Konstruktion von Kurzstumpfprothesen für Oberarmamputierte besonders Rücksicht genommen werden.

Eine Reihe von neueren Konstruktionen tragen diesen Forderungen bereits Rechnung.

Bei der Kurzstumpfprothese von Riedinger (Abb. 1) ist um die Schulter des amputierten Armes ein Kummet aus Leder und Eisenschienen gelegt, von dem nach hinten und vorne je zwei Gurte ausgehen, die sich auf Brust bzw. Rücken zu einem vereinigen, der unter der Achsel des gesunden Armes hindurchgeht. Den Stumpf umgibt eine mit Eisenschienen besetzte Lederhülse, die mit dem Kummet oben durch einen drehbaren und in seiner Längsrichtung verschiebbaren Bolzen verbunden ist. An seinem untersten Teil trägt die Hülse eine Rolle, über die eine Lederschnur läuft, die von der Vorderseite des Kummets nach dessen Rückseite führt. Damit in der Schnur stets die nötige Spannung

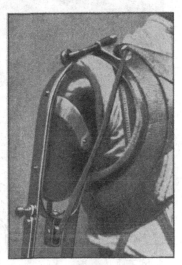

Abb. 1.   Riedinger.

vorhanden ist, ist zwischen Kummet und Schnurende auf der Rückseite eine Spiralfeder eingeschaltet.

Durch die Kurzstumpfprothese nach Bauer gelingt es sogar, Stümpfe bis 6,5 : 0 cm (gemessen außen vom Akromion, innen von der Achselfalte bis zum Stumpfende) noch zu fassen. Die Konstruktion dieser Prothese ist folgende (Abb. 2):

Durch ein Metallgerüst, bestehend aus 3 Bügeln, die vorne, lateral und hinten den Stumpf umfassen, oben ungefähr in der Höhe des Ansatzes des Musculus pectoralis durch ein Querstück verbunden sind und unten zum Träger der normalisierten Düse sich vereinigen, wird der Stumpf exakt gefaßt und durch einen runden, gut gepolsterten Riemen nach Art eines Schenkelriemens mit der Prothese möglichst innig verbunden (Abb. 2, A). Die vordere und rückwärtige Schiene wird soweit nach oben geführt, als es eben die freie Beweglichkeit im Schultergelenk erlaubt, während die mittlere Schiene zentralwärts vom Akromion endigt und durch zwei knapp übereinander liegende Gelenke — ein Scheibengelenk für die Vor- und Rückbewegung und ein Scharniergelenk für die Abduktion — mit dem oberen Bügel der Schulterkappe verbunden

Ersatzglieder und Arbeitshilfen.   51

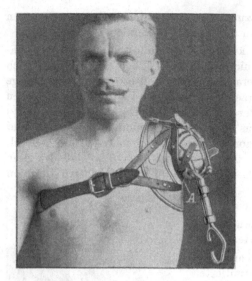

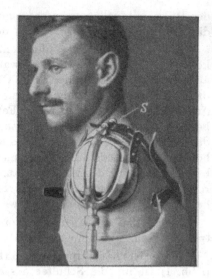

Abb. 2. Bauer.   Abb. 3. Bauer.

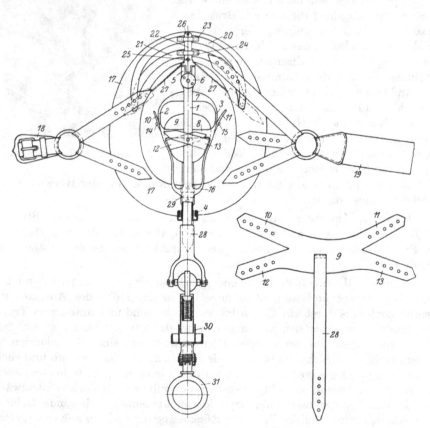

Abb. 2, A. Konstruktionszeichnung nach Bauer.

ist. Dieser Gelenkträger ist als bandförmiger Stab durch zwei Überleger mit der Metallversteifung der Schulterkappe beweglich verbunden. Dadurch wird eine Längsverschiebung von ungefähr 1 cm gestattet zur Verlängerung und Verkürzung der Aufhängung, die bei der Ab- und Adduktion des Stumpfes im Schultergelenk deshalb entsteht, weil die Aufhängung der Prothese nicht in der Achse des Gelenkes, sondern an der oberen Peripherie desselben erfolgt. Je kürzer der Stumpf, desto größer die Gefahr, daß er bei Abduktionsbewegungen herausschlüpft. Daher muß unter Umständen diese Bewegung entsprechend herabgemindert oder bei ganz kurzen Stümpfen ganz aufgehoben werden. Dies geschieht entweder durch einen Riemen, der den Achselwulst gegen die Schulterkappe entsprechend fixieren kann oder durch Weglassen eines Schultergelenkes überhaupt. Die mittlere Schiene setzt sich in solchen Fällen direkt in den Gelenkträger nach oben fort; dieser wird aber rund gemacht (S) und gestattet unter den ebenfalls runden Überlegern eine leichte Vor- und Rückbewegung der Prothese (Abb. 3). Die Form der Schulterkappe ist die allgemein gebräuchliche; ihre Befestigung ist derart gewählt, daß sie alle Bewegungen des Armstumpfes und der Schulter erlaubt und erfolgt durch einen gegabelten Riemen, der vorn und hinten durch je einen zwischengeschalteten Ring mit einem breiten Gurt in Verbindung steht, der unter der gesunden Achsel verlaufend, die Prothese an den Körper anpreßt. Durch die Zwischenschaltung des Ringes werden alle notwendigen Bewegungen ermöglicht. Mit derartigen Prothesen können einerseits Lasten getragen, andererseits dabei entsprechend der Stumpflänge alle Bewegungen desselben voll verwertet werden. Sie wurden

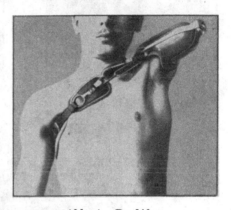

Abb. 4. Radike.

seit 1½ Jahren in den verschiedensten Betätigungen erprobt, wie Chemiker, Techniker, Buchdrucker, Kellermeister, Waldheger, ferner von Bauern und verschiedenen Hilfsarbeitern und haben sich gut bewährt. Das Gewicht einer derartigen Prothese beträgt 800—1000 g, wovon 450—650 g auf den Befestigungsteil entfallen.

In vielen Fällen hat sich eine Oberarmbandage bewährt, die auf dem Prinzip der Verklemmung beruht (Pauvels, Blumenthal, Radike) (Abb. 4).

Es handelt sich um eine geschlossene oder offene, an die Stumpfform angewalkte oder schnürbare Kappe aus Walkleder mit angenieteten Schienen zur Anbringung des Armgerätes. Die Befestigung am Oberkörper erfolgt durch zwei sich über der Schulter kreuzende, unter einer Schlaufe verschiebbar angeordnete Gurte, von denen je ein Ende mittels Drehnieten an der Stumpfkappe befestigt ist, während das freie Ende eine schnurartige Verlängerung trägt, die über Rollen an den Befestigungsteilen hinübergeführt sind und in einen Riemen endigen, der mittels Drehnieten an der Stumpfkappe befestigt ist. Statt der beiden Nieten kann auch eine genommen werden. Die Rollen liegen auf Schutzplatten, die auf dem Rücken zweckmäßig unter

Einschaltung eines Gummibandes an einem unter der gesunden Achsel hindurch geführten Traggurt befestigt sind, an der Brust ist Haken und Öse
zum Lösen und Befestigen der Bandage vorgesehen.

Die Verklemmung erfolgt durch die beiden Zungen an der Vorder- und
Hinterseite der Schulter und durch die dritte Zunge, die in die Achselhöhle
hineingreift. Statt dieser dritten Zunge kann in der Achselhöhle auch eine
Pelotte als Widerhalt angebracht werden.

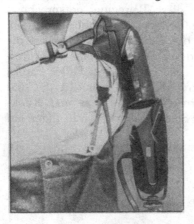
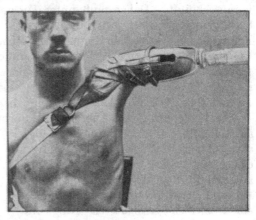

Abb. 5.   Haase-Berlin.   Abb. 5a.   Haase-Berlin.

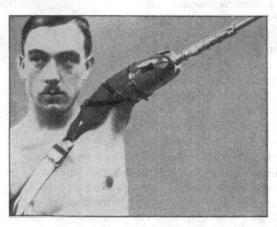

Abb. 5b.   Haase-Berlin.

Eine von Haase-Berlin nach den Angaben von Borchardt angefertigte
Konstruktion ist folgende: Eine Walklederhülse umfaßt den Stumpf; sie ist
innen mit einer elastischen Masse (Faktis) ausgefüttert und schmiegt sich dem
Stumpf eng an. Über die Hülse ist eine zweite oben offene Hülse geschoben,
die durch Schnallenriemen an der ersten Kappe befestigt ist. Die erste Kappe
ist mit einer Schulterkappe vernäht, von der der Traggurt ausgeht, der über
die Brust und den Rücken verläuft. Ein Riemen, der am Rückenteil des Gurtes
ansetzt, geht über die Schulterkappe nach vorne zur Achselhöhle und endet
an der inneren Hülse (Abb. 5, 5a, 5b).

In einzelnen Fällen von zwar kurzen, aber gut beweglichen und muskelkräftigen Oberarmstümpfen kann eine von der Berliner Prüfstelle konstruierte Bandage in Anwendung kommen. Diese besteht nur in einer sehr gut angepaßten Lederhülse, die durch Spiralfederzüge vorn, hinten und oben auf der Schulter gegen ein Lederkummet herangezogen wird (Abb. 6).

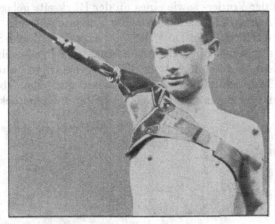

Abb. 6. Berliner Prüfstelle.

Die Wahl derartiger Bandagen für kurze Oberarmstümpfe wird immer von der Art des Stumpfes und seiner Leistungsfähigkeit abhängen. Das Armgerät wird im allgemeinen möglichst leicht zu wählen sein. Der Amputierte kann mit dem Kurzstumpf unter Umständen nur noch einen leichten Arm nach allen Richtungen bewegen, während er einen schweren Arm nicht mehr genügend zu erheben vermag. Andererseits kommen Fälle vor, in denen sehr muskelkräftige und sehr geschickte Amputierte auch einen schwereren Arm gut zu bewegen imstande sind (s. Abb. 5a, 5b, 6).

Bei der Kurzstumpfprothese von Böhm findet die Bewegung in zwei Achsen statt: 1. um die Abduktionsachse (Seitwärtsheben), 2. um die Pendelachse (Vorwärts- und Rückwärtsbewegung).

Böhm zieht die Abduktionsachse schräg durch die Mitte des Oberarmkopfes von hinten unten und lateral nach vorn oben und medial. Der vordere Endpunkt der Achse liegt am unteren Rande des Schlüsselbeines und am

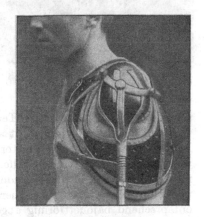

Abb 7. Böhm.

lateralen Ende der Unterschlüsselbeingrube; der hintere wird folgendermaßen gefunden: Man verbindet Akromion mit dem Scheitel der hinteren Achselfalte; durch die Mitte dieser Linien wird eine Horizontale gezogen; wodurch letztere sich mit der hinteren Mittellinie (Vertikalachse) des Oberarmes schneidet, liegt der fragliche Punkt. Die Pendelachse liegt in einer Linie, die vom Mittelpunkt der Schulterpfanne durch die Mitte des Oberarmkopfes

zieht, die senkrecht auf der durch. den chirurgischen Hals gebildeten Scheibe
steht und den Körper etwa daumenbreit unterhalb des Akromions verläßt.

Die Bandage besteht aus einem starken Lederkummet, das die Schulter
und einen Teil des Rumpfes umfaßt und einer besonderen Lederhülse für den
Oberarmstumpf. Zwischen diesen beiden besteht eine gelenkige Verbindung
in Form eines an der Vorder- sowie eines an der Rückseite gelagerten Scharniergelenkes, deren Achse der Abduktionsachse entspricht (Abb. 7). Von diesen
Scharniergelenken geht ein Bügel aus, der quer über die seitliche Schulterwölbung
verläuft und etwa in seiner Mitte dem Endpunkte der Pendelachse entsprechend
ein Scharniergelenk aufnimmt. Von diesem geht eine Stahlverbindung zur
Oberarmhülse. Die Verbindung zwischen dieser und dem Oberarmrohr stellt
ein Bügel dar, der aus einem größtenteils gespalteten Rohrstück besteht, dessen

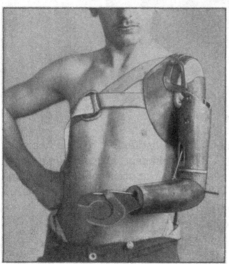 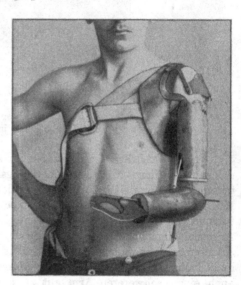

Abb. 8. Schede.   Abb. 8a. Schede.

gespaltenen oder gegabelten Teile becherförmig die Stumpfhülse umgreifen,
während der ungespaltene Rest auf dem Oberarmrohr gleitend angebracht ist.
Letzteres trägt einige Zentimeter unterhalb des Verbindungsbügels einen Ring
und zwischen beiden eine Spiralfeder, der die Aufgabe zukommt, bei Bewegungen
im Schultergelenk in regulierender Weise die. enge Verbindung zwischen Stumpf
und Hülse zu sichern. Das Oberarmrohr muß den Stumpf umgeben und dementsprechend bajonettförmig abgeknickt sein, so daß der Hauptteil des Rohrs
in die Längsachse des Stumpfes fällt.

Schede verzichtet bei ganz kurzen Oberarmstümpfen unter Umständen
auf die Bewegung im Schultergelenk; die Prothese wird so angebracht, als
ob es sich um einen Exartikulierten handle. Jedoch trägt der Stumpf mit der
Schulterbandage eine gelenkig verbundene Platte, an der Zugschnüre zur Bewegung einer Klaue oder einer künstlichen Hand angebracht sind. Der Stumpf
hat also nur die Aufgabe, das Greifwerkzeug zu öffnen und zu schließen. Durch
den Schulterhub wird außerdem der Ellbogen gebeugt (Abb. 8, 8a).

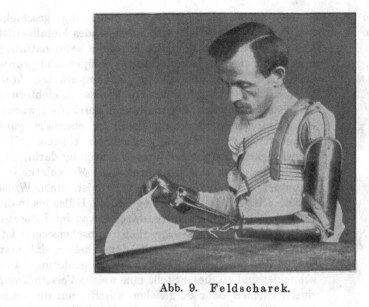

Abb. 9. Feldscharek.

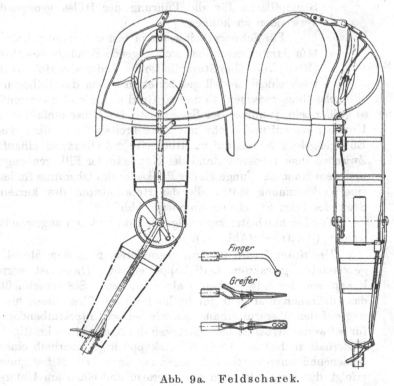

Finger

Greifer

Abb. 9a. Feldscharek.

Nur für kosmetische Arme kommt eine Lösung von Feldscharek in Betracht, der die Vor- und Rückbewegung eines sonst nicht mehr faßbaren Oberarmstumpfes dazu benützt, durch eine einfache Übersetzung das Ell-

bogengelenk zu beugen und zu strecken. Die Stumpffassung geschieht
dabei durch ein den Stumpf vorn und rückwärts umfassendes Metallgerüst
(Abb. 9, 9a). Eine derartige Prothese kann natürlich

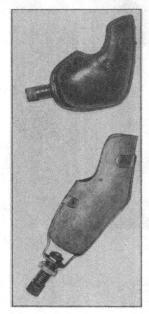

nur bescheidenen Anforderungen genügen und wurde
zuerst für einen doppelseitig Armamputierten konstruiert, dem dadurch doch eine gewisse Erleichterung
bei den einfachsten Verrichtungen geschaffen wurde.

Unterarmkurzstümpfe bedürfen ebenfalls ganz
genau nach dem Modell gearbeiteter Hülsen. Eine
Schwierigkeit besteht bei ihrer Anfertigung darin, daß
bei der Beugung des Unterarmes die Muskulatur des
Stumpfes, besonders wenn sie kräftig ist, einen Wulst
bildet. Dieser macht es unmöglich, die Hülse bis in die
Ellbogenbeuge hinein fortzusetzen, was im Interesse
eines sicheren Haltes eigentlich wünschenswert ist.
Man kann sich in diesem Falle damit helfen, daß man
die Hülse in der Ellbogenbeuge bogenförmig ausschneidet und an dieser Stelle eine weiche Verschnürung
durch Riemen oder dergleichen schafft, um die kurze
Stumpffläche für die Führung der Hülse genügend
verwenden zu können.

Für Schwerarbeiter, die ja fast immer mit gebeugtem Arm arbeiten, hat sich folgende Bandage bewährt

Abb. 10. Radike.

(Radike): Eine Stumpfhülse aus Leder oder Holz wird
nach einem Modell gearbeitet, bei dem das Ellbogen-
gelenk in einer Winkelstellung zwischen 45 und 90 Grad steht, und zwar muß
der Winkel um so größer sein, je kürzer der Stumpf ist. Die Hülse umfaßt den
Unterarmstumpf und reicht mit einer breiten Zunge über das
Ellbogengelenk hinaus auf die Rückseite des Oberarms hinauf.
Zwischen dem vorderen Rand der Kappe in der Ellbogenbeuge
und dem Rand der Zunge an der Rückseite des Oberarms findet
eine Verklemmung statt, die das Herausgleiten des kurzen
Stumpfes beim Strecken verhindert (Abb. 10).

Für Leichtarbeiter kann folgende Konstruktion angewandt
werden (Radike) (Abb. 11).

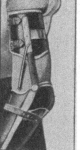

Der Stumpf wird in einer besonderen, nach dem Modell,
gearbeiteten gewalkten Lederkappe gefaßt. Diese ist vorn
knapp vor der Ellbogenbeuge abgeschnitten. Sie umschließt
das Olekranon und geht im leichten Winkel über dieses hinweg auf den Oberarm hinaus, um wie bei der Unterarmbandage
für schwerere Arbeiten beim Strecken des Armes einen kräftigen
Widerhalt zu bieten. Diese Schutzkappe liegt innerhalb eines
Schienenhülsenapparates mit Scharniergelenk. Die Befestigung

Abb. 11.
Radike.

erfolgt durch zwei Riemen am Oberarm und einen am Unterarm in der Ellbogenbeuge. Die Unterarmhülse darf nur wenig
länger als der Stumpf sein, um das Gewicht so leicht wie möglich zu gestalten. Die Verbindung zwischen Stumpfkappe und Unterarmhülse
erfolgt durch zwei seitliche Stifte an der Stumpfkappe, die in zwei entsprechenden

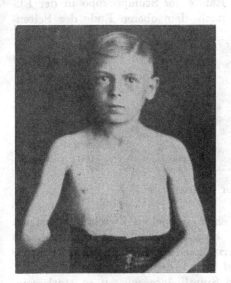

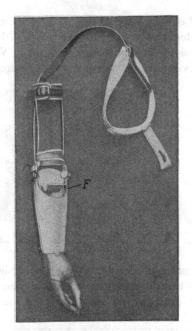

Abb. 12. Wiener orthop. Spital.

Abb. 12a. Wiener orthop. Spital.

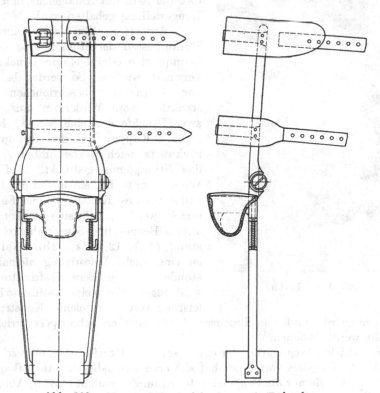

Abb. 12b. Konstruktionszeichnung nach Erlacher.

Löchern oder in Schlitzen der Unterarmschiene verlaufen und so eine Führung der Unterarmhülse erwirken. Der Schlitz wird zweckmäßig nach aufwärts leicht bogenförmig gestaltet. Von dem Rande der Stumpfkappe in der Ellbogenbeuge gehen zwei Spiralfederzüge nach dem oberen Ende der Seiten-

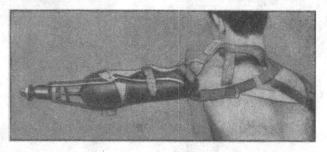

Abb. 13. Berliner Prüfstelle.

schienen der Oberarmhülse. Sie haben einen doppelten Zweck: erstens die Stumpfkappe dauernd an den Stumpf heranzupressen und dadurch sein Herausgleiten aus der Kappe zu verhindern, zweitens die Last des Unterarmes und damit die Beugung zu erleichtern. Die Spiralfedern müssen so stark sein, daß der Arm mit Handgelenk in leichter Beugestellung gehalten wird.

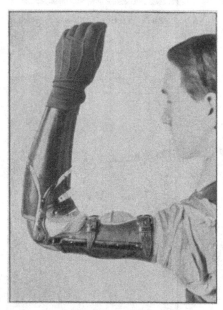

Abb. 13a. Loth.

Anstatt der Zugfedern kann zum Heranpressen der Stumpfkappe an den Stumpf eine oder mehrere Druckfedern verwandt werden. So werden bei einer von Erlacher beschriebenen Konstruktion vom Vorderarm aus durch zwei Druckfedern eine kleine, hakenförmige Kappe, die den Stumpf von rückwärts nach vorne umfaßt, gegen das Stumpfende gedrückt. Auf diese Weise konnte bei einem 2,5 cm langen Stumpf eines Kindes so viel Führung erzielt werden, daß eine vollkommene aktive Beuge- und Streckfähigkeit entstand (Abb. 12, 12a, 12b). Natürlich ist eine solche Befestigung niemals imstande, eine größere Kraftleistung zu vollbringen. Wenn eine bestimmte Kraftleistung von einer solchen Konstruktion beansprucht wird, muß die Prothese durch eine einfache Sperrvorrichtung festgestellt werden können.

Ein ähnlicher Weg wurde von der Berliner Prüfstelle eingeschlagen (Abb. 13). Als besonders vorteilhaft hat sich erwiesen, dabei die Stumpfkappe so einzurichten, daß sie nur die Beugeseite des Stumpfes umfaßt (Loth, Abb. 13a). Bei einer Beugung des Unterarmes und dem damit verbundenen Zusammen-

schieben der Haut in der Ellbogenbeuge hebt sich die Kappe gegen die Federwirkung etwas vom Arm ab, da sie an der Unterarmschiene drehbar befestigt ist.

Wenn der Stumpf irgendwie zirkulär gefaßt werden kann, während es
noch nicht möglich ist, eine wirkliche Stumpfkappe aufzusetzen, so genügt
es, knapp unter dem Ellbogengelenk an
der Hinterseite einen Halbzirkel anzu-

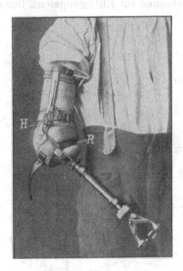

Abb. 14. Erlacher.

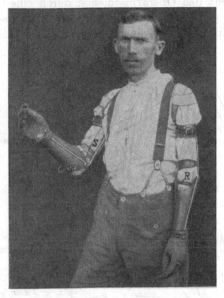

Abb. 15. Erlacher.

bringen, der sich nach vorn nur in einen schmalen Riemen (R) fortsetzt (Abb. 14)
(Erlacher). Diese Art der Stumpffassung ist auch für leichte Arbeitsarme
vollkommen ausreichend, nur muß manchmal
eine Zapfensperre (H) als Unterstützung angewendet werden, die immer dann, wenn eine
Stellung längere Zeit eingehalten werden soll,
dem kurzen Stumpf die Arbeit abnehmen
kann. Eine Umdrehung des Sperrhebels hebt
die Zapfen aus und gestattet wieder die freie
Beweglichkeit. Bei Stümpfen über 12 cm ist
nur noch die Schienenführung, die eine Vor-
biegung (S) gegen die Beugeseite aufweisen
muß, zu beachten (Erlacher), damit die
Prothese den Bewegungen des Stumpfes
besser folgen und ein Herausschlüpfen aus
der Stumpfkappe vermieden werden kann
(Abb. 15). Riedinger hat ebenfalls eine
solche Schienenführung angegeben. Ein

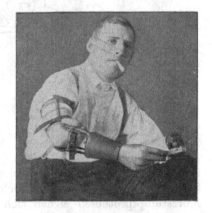

Abb. 16. Feldscharek.

Gummizug an der Hinterseite kann bei kurzen Stümpfen, die oft nur mit
geringer Kraft mögliche Streckung etwas verbessern.

Biesalski verwendet in seiner Konstruktion eine gelenkige Übertragung
mit Doppelhebel, die bewirkt, daß, wenn der Stumpf sich etwa nur um 45 Grad

beugt, der Unterarm um 135 Grad in die Höhe geht. Zu diesem Zweck ist die
Unterarmschiene in zwei Teile zerlegt, deren oberer die Stumpfkappe einschließt
und ihren Drehpunkt entsprechend der Gelenkachse besitzt. Der untere Teil
der Unterarmschiene ist mit dem oberen Teil derselben durch ein Drehgelenk,
mit den Oberarmschienen durch einen Hebel verbunden.

  Die Kurzstumpfvorderarmprothese wird nach den bisherigen Erfahrungen
am besten an einer Oberarmhülse mit Seitenschienen im Ellbogengelenk beweg-

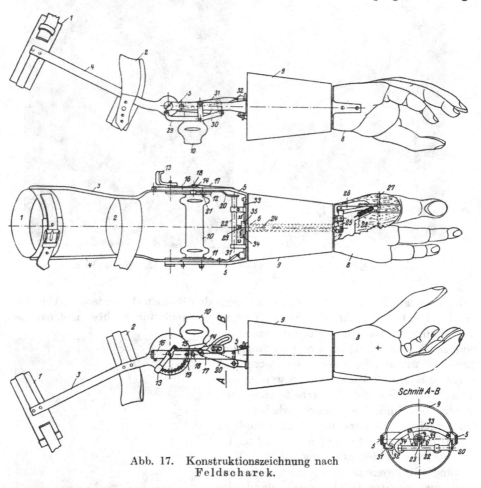

Abb. 17.   Konstruktionszeichnung nach
Feldscharek.

lich befestigt. Das einfache Scharniergelenk genügt, weil bei nicht sehr langen
Stümpfen eine Drehbewegung nicht ausgeführt werden kann. Diese Arten von
Kurzstumpfprothesen eignen sich in gleicher Weise für den Schönheitsarm
wie für leichte Arbeitsarme. Unschwer läßt sich bei kosmetischen Prothesen
durch einen einfachen Schaltmechanismus die Beuge- und Streckbewegung des
kurzen Stumpfes auch zur Bewegung von Hand und Finger ausnützen (Feldscharek). Zu diesem Zweck wird der vom Stumpf bewegte Teil der Prothese
von dem den Vorderarm und Hand maskierenden Teil getrennt, so daß sie nur
die Ellbogengelenksachse gemeinsam haben. Während nun bei der einen Schalt-

stellung der Stumpf die Prothese im Ellbogen beugt und streckt, wird durch die Umschaltung das Ellbogengelenk festgestellt und gleichzeitig durch die Stumpfbewegung die Finger geöffnet und geschlossen (Abb. 16, 17).

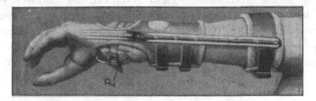

Abb. 18. Erlacher.

In zwei Fällen, wo das Handgelenk und ein Teil der Mittelhand erhalten war, ist die Daumenbewegung in einfacher Weise so ausgeführt worden, daß der Daumen mit einer Pelotte (P) verbunden wurde, gegen die der kurze Stumpf

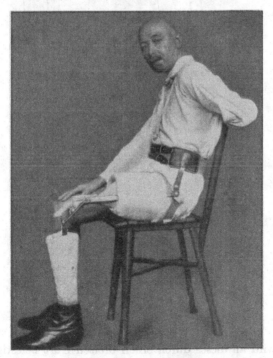

Abb. 19. Hoffmann.

drückt. Die Beugung des Stumpfes schließt gleichzeitig den Daumen (Abb. 18) (Erlacher).

Ähnlich wie mit den Armprothesen steht es mit den Beinprothesen. Hier wäre nur noch zu erwähnen, daß die ohnehin bestehenden Schwierigkeiten durch die in den seltensten Fällen tragfähigen Narben nach Absetzung des Gliedes mittels des einzeitigen Zirkelschnittes noch bedeutend erhöht werden. Bei kurzen Oberschenkelstümpfen, selbst wenn die „Bein-Zuzieher“ bereits

geschädigt sind, gelingt es unschwer, einen guten Gebrauch der Prothese dadurch zu erzielen, daß die Außenschiene mit einem Hüftbügel nach oben fortgesetzt wird. Ein eingebautes einfaches Scharniergelenk gestattet nur Beugung
und Streckung, keine Abduktion. Dem Nachteil, der dadurch entsteht, daß
beim Sitzen leicht eine Klemmung eintritt, kann dadurch begegnet werden,
daß wir ein doppeltes Hüftgelenk — zwei einfache Scharniergelenke mit fron-
talen Achsen übereinander — anwenden (Hoffmann) (Abb. 19). Oben stützt
sich der Bügel in der Höhe des Darmbeinkammes mit einer breiten Platte gegen

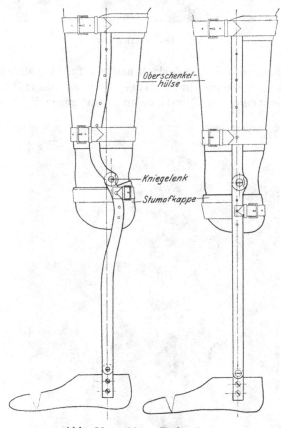

Abb. 20 u. 20a. Erlacher.

das Becken und wird an dieses durch einen breiten Gurt befestigt. Außerdem
kann dieser Hüftbügel noch mit der Marxschen Rolle, die wir bei fast allen
kurzen Oberschenkelstümpfen anbringen, verbunden werden. Außen ein nur
um eine frontale Achse bewegbarer Hüftbügel, innen die Marxsche Rolle und
außerdem ein Schultergurt, der die Last der Prothese dem Oberkörper überträgt, sichern zusammen auch bei sehr kurzen Stümpfen eine gute Führung
und Brauchbarkeit der Oberschenkelprothese.

Man kann auch den Stumpf in einer besonderen festen Kappe fassen,
die in einer derartigen Stellung in der Oberschenkelhülse befestigt wird, daß
beim Anheben des Beines kein toter Gang eintritt, also keine Muskelkraft ver-

loren geht, sondern der Stumpf sofort zur Führung der Prothese benutzt wird. Als zweckmäßig hat sich die Anbringung eines Führungsgurtes erwiesen, der vom Fuß ausgehend an der Vorderseite des Beines entlang läuft, über die Schulter hinweggeht und an der Rückseite des Oberschenkels endet. Die Last des Kunstbeines wird dadurch erleichtert, und der Gang von der Schulter willkürlich geregelt. Damit der Gurt beim Gehen nicht auf- und abgleitet und dadurch scheuert, sondern gut anliegt, empfiehlt es sich ein Stück Gummigurtband oder eine Spiralfeder einzuschalten.

Bei kurzen Unterschenkelstümpfen besteht die Schwierigkeit nicht nur in der mangelnden Führung der Prothese, sondern auch in dem nicht genügend festen Sitz.

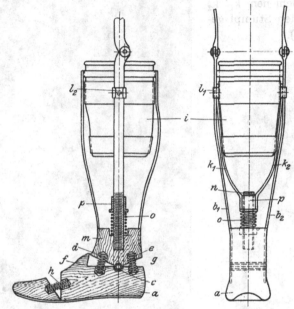

Abb. 21. Prüfstelle.

Es ist eben nicht möglich, dem kurzen Stumpf die Last der Prothese anzuvertrauen und gleichzeitig von ihm zu verlangen, daß er außerdem beim Stehen die Körperlast trägt und beim Gehen die volle Beweglichkeit im Knie gewährleisten soll. Vor allem aber ist es schwierig, den kurzen Stumpf so zu fassen, daß die Fassung alle Bewegungen des Stumpfes wirklich mitmacht.

Bei genauer Berücksichtigung des anatomischen Baues der Knochen und Gelenke gelingt durch eine besondere Schienenführung (Erlacher) bei kurzen Unterschenkelstümpfen, diese so fest zu fassen, daß eine gute, exakte Führung der Prothese, somit eine willkürliche Bewegung des Kniegelenks möglich wird; in solchen Fällen muß die Achse der Schienen mit der des Kniegelenks vollkommen übereinstimmen und genau in der Höhe der Epikondylen zu liegen kommen. Nur darf die Unterschenkelschiene nicht gerade nach abwärts geführt werden (Abb. 20), sondern muß entsprechend dem anatomischen Bau des Unterschenkels etwas nach hinten, rückwärts gebogen, rekurviert sein (Abb. 20a). Außerdem muß die äußere Schiene gemäß der leichten Valgusstellung des oberen Teils des Unterschenkels etwas länger sein als die innere. Dadurch gelingt es, selbst noch sehr kurze und etwas gebeugte Unterschenkelstümpfe für eine ausreichende Bewegung der Prothese auszunutzen.

Gut bewährt sich eine federnde Anpressung der Stumpfkappe ähnlich der oben erwähnten Unterarmprothese (Prüfstelle, Erlacher). Die Konstruktion ist folgende:

Die Stumpfhülse i ist mit den Schienen k_1 und k_2 vernietet, die bei l_1 und l_2 auf den Unterschenkelschienen b_1 und b_2 gleiten. Die Stumpfhülse i wird dauernd von der im Unterschenkelteil m auf den Zapfen n aufgesteckten Spiralfeder o, die gegen den Bund p der Schienen k_1, k_2 drückt, gegen den Stumpf gepreßt (Abb. 21).

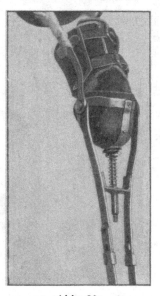

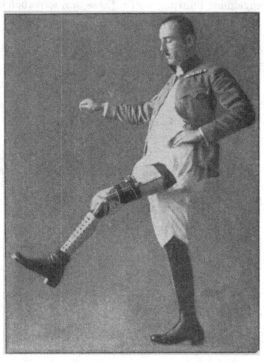

Abb. 22.   Erlacher.   Abb. 22a.

Oder die leicht nach rückwärts ausgebogenen Unterschenkelschienen tragen im oberen Drittel auf einem Querträger eine viereckige Hülse, in der sich ein vierkantiger Stab im Sinne der Längsachse bewegen kann, der oben in die genau passende Stumpfkappe übergeht. Durch den Druck einer leichten Stahldrahtfeder wird die Stumpfkappe, die sonst mit dem Unterschenkelteil in keiner Verbindung steht, an den Stumpf ständig angepreßt (Abb. 22, 22a). Die Oberschenkelschiene ist oberhalb der Kondylen sehr gut angepaßt und stützt sich außerdem durch einen Sitzring gegen den Sitzknorren. Dadurch wird die vollständige Beherrschung der Prothese auch bei einem sehr kurzen Stumpf gewährleistet.

Durch eine andere Konstruktion ist der Versuch gemacht, eine verhältnismäßig leichte Prothese für besonders empfindliche Stümpfe zu schaffen (Radike). Sie besteht in einem Schienenhülsenapparat, der nur etwas über die Mitte des

Oberschenkels hinaufgeht; dadurch ist die Möglichkeit für ein bequemeres Sitzen, Reiten und Radfahren gegeben. Der Stumpf wird in einer glattanschließenden, weichen Kappe gefaßt, der Rand der Kappe wird durch einen Polsterring gebildet. Der mit der Kappe bekleidete Stumpf ruht in einer festen Lederhülse, in deren oberem Rand ein Stahlring von 2 cm Breite und 0,25 cm Stärke verläuft. Zwischen dieser Lederhülse und dem Stahlgerüst der Unterschenkelprothese besteht eine Führungsverbindung durch zwei seitliche Rollen, die in Schlitze der Seitenschienen verlaufen. Am unteren Ende der über den Stumpf verlängerten Lederhülse erfolgt in

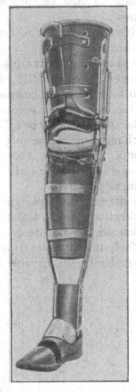

Abb 23. Radike.

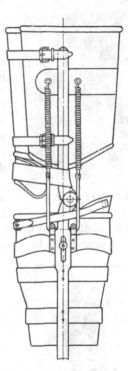

Abb. 23a. Radike.

dem Verstärkungsring der Prothese die zweite Führung. Damit diese gleichmäßig erfolgt, muß die Hülse entsprechend der Länge der Verschiebung den gleichen Durchmesser behalten. Am oberen Rande der Lederhülse ist an beiden Seiten vorn und hinten je eine Rolle angebracht, durch die zwischen den Stahlschienen und dem Kniegelenk eine Darmsaite verläuft. Ihre beiden Enden sind mit Spiralfederzügen befestigt, die an den Seitenschienen der Oberschenkelhülse endigen. Durch diesen Federzug wird die Hülse beim Sitzen wie beim Gehen dauernd an den Stumpf angepreßt. Dadurch, daß der Zug beiderseits stets gleichmäßig vorn und hinten erfolgt, wird jede ungewollte Bewegung der Lederhülse und dadurch jeder ungleichmäßige Druck vermieden. Damit die Rollen tadellos laufen, müssen die Seitenschienen genau gerichtet

sein, um beim Auf- und Abgleiten den Führungsrollen genügenden Spielraum
zu gewähren (Abb. 23, 23a).

Auf das Genu valgum ist insofern Rücksicht zu nehmen, als ein Ausgleich
herbeizuführen ist in der Unterschenkelschiene und der Lederhülse. Bei der
Streckung des Kniegelenkes erfolgt jedesmal
eine gewisse Korrektur, die vom Patienten deutlich empfunden wird. Es ist dafür Sorge zu
tragen, daß der Druck an der Außenseite des
Stumpfendes nicht zu stark wird. Die Prothese
ist 1 kg leichter als die entsprechende Oberschenkelprothese.

Eine Konstruktion ähnlicher Art ist
folgende (Erlacher):

Die gut angepaßte Stumpfkappe trägt
auf beiden Seiten je einen Stift, der sich in
je einem Schlitz der Unterschenkelschienen bewegen kann. Sie wird durch zwei kleine Federn
beiderseits, die durch einen beweglichen Quer-
balken an der Kniegelenksachse aufgehängt sind,
an den Stumpf angepreßt (Abb. 24). Auch
diese Prothese stützt sich auf die Femurkondylen und den Sitzknorren.

Bei Amputierten im Chopartgelenk oder bei
atypischer Operation, wobei außer Talus und
Kalkaneus auch das Navikulare ganz oder teil-

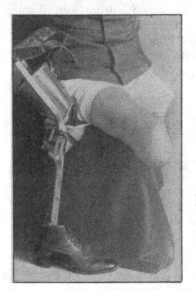

Abb. 24. Erlacher.

weise erhalten bleibt, wird den Patienten vielfach nur ein fester Stiefel gegeben.
Der Gang mit demselben kann ganz zufriedenstellend sein. In einer Anzahl von

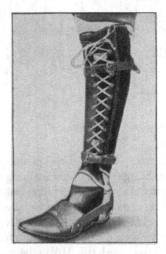

Abb. 25. Radike.

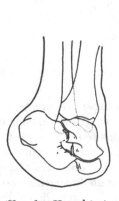

(Vor der Korrektur).
Abb. 25a. Radike.

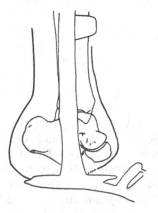

(Nach der Korrektur).
Abb. 25b. Radike.

Fällen läßt sich aber nach einigen Monaten eine Veränderung der Fußstellung
beobachten, die dem Amputierten das Gehen außerordentlich erschwert. Durch

die allmählich sich entwickelnde Verkürzung der Achillessehne oder auch durch die willkürliche Fußsenkung beim Gehen, bildet sich eine Spitzfuß-stellung oft mit Klumpfuß kombiniert aus, die zu einem Abrutschen des Unterschenkels nach vorne auf der Talusrolle führen kann. Die Korrektur kann durch folgenden Apparat herbeigeführt werden: Der Unterschenkel ist in einem Schienenhülsenapparat gefaßt mit einer festen vorderen und anschnall-baren hinteren Lederhülse. Den Fußstumpf umgibt eine vollkommen an-schließende, hinten schnürbare Lederkappe. Der Stumpf ruht auf einer Platte von Leichtmetall, die auf Gummipuffern, je einem an der Innen- und Außenseite, federt. Die Gummipuffer stecken in einem vorn breiter werdenden Filzkeil. Dadurch wird das vordere Ende des Stumpfes elastisch gehoben. Statt der Gummipuffer können auch starke Spiralfedern genommen werden. Nach-dem die Schnürung der Stumpfkappe geschlossen ist, wird eine Fersenkappe durch zwei Riemen an zwei Knöpfen an der Innen- und Außenseite des Mittelfußes fest angezogen. Danach wird die hintere Lederhülse an den Seitenschienen fest angeschnallt. Der im Fußgelenk befindliche Anschlag er-laubt zum Abwickeln des Fußes nach vorne eine Beugung von 30 Grad, nach hinten von nur 10 Grad, um der Spitzfußstellung entgegenzuarbeiten. Der Beginn der Korrektur läßt sich im Röntgenbilde sofort nachweisen (Abb. 25, 25a, 25b).

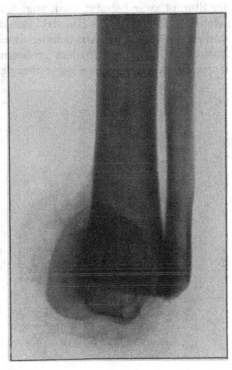

Abb. 26.

Die Pirogoffstümpfe gehören im eigentlichen Sinne nicht zu den Kurz-stümpfen. Aus technischen Gründen empfiehlt es sich, jedoch sie an dieser Stelle mit zu besprechen. In der Art der Versorgung der Pirogoffstümpfe hat man bisher zwischen zwei Extremen geschwankt. Die einen nahmen den Standpunkt an, daß ein nach Pirogoff Amputierter nur eines orthopädischen Stiefels bedürfe, indem der Stumpf fest gefaßt wird. Der Schuh wird im Fußteil mit Kork oder Filz ausgefüllt. Die anderen gaben einen vollständigen Unterschenkelapparat mit Knöchelgelenk und einem Zehengelenk.

Die Erfahrung an dem großen Amputiertenmaterial des Krieges hat gelehrt, daß die Versorgung der Amputierten nach der einen oder anderen der angeführten Methoden leicht mit gewissen Unzuträglichkeiten verbunden ist. Die Amputierten klagen darüber, daß der orthopädische Stiefel sich sehr bald schief tritt und eine häßliche Form annimmt, andererseits daß der Apparat am vorderen Stumpfende gewöhnlich scheuert. Vor allem ist aber folgendes zu berücksichtigen: Bei den Pirogoffamputierten tritt bei der jedesmaligen

Abrollung des Fußes eine starke Beanspruchung im Sinne einer Drehbewegung am untersten Stumpfende auf. Dadurch erfolgt in einer Reihe von Fällen eine Lockerung an der Verwachsungsstelle zwischen Knochenstumpf und knöcherner Fersenkappe. Die Ferse rutscht dann nach vorn oder nach hinten ab; infolge dieser Lockerung wird der Gang außerordentlich unsicher (Abb. 26). Dieser Gefahr ist der Pirogoffamputierte sowohl im orthopädischen Schuh als auch im Unterschenkelapparat ausgesetzt, wenn dieser ein Knöchelgelenk besitzt. Es empfiehlt sich daher, für die Pirogoffamputierten zunächst Unterschenkelapparate ohne Knöchelgelenk aber mit zwei Sohlengelenken zu geben, bei denen der Stumpf zwar belastet wird, zugleich aber eine Stützung unterhalb des Kniegelenkes erfolgt. Bei der Konstruktion des Pirogoffapparates muß berücksichtigt werden, daß seine Beanspruchung durch die Amputierten eine außerordentlich starke ist. Das liegt in dem größeren Gefühl der Sicherheit, das schon den Unterschenkelamputierten gegenüber den Oberschenkelamputierten ganz andere

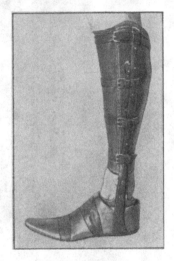

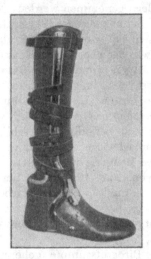

Abb. 27. Radike.   Abb. 28. Erlacher.

Anforderungen an die Leistungsfähigkeit seiner Prothese stellen läßt. Die ständigen Klagen der Pirogoffamputierten sind einerseits, daß der Apparat zu starr ist, drückt und ihnen kein gutes Abwickeln des Fußes gestattet, auf der anderen Seite, daß die Gelenke wenig haltbar sind. Der Pirogoffstumpf muß fest gefaßt sein, es muß aber bei der Lagerung der Sohlengelenke auf die Abwickelung des Fußes besonders Rücksicht genommen werden. Der Amputierte tritt mit der Ferse zunächst auf. Beim Beginn der Abwickelung des Fußes ruht die Körperlast auf dem Unterstützungspunkt unter dem Stumpfende. Hier liegt also der erste Drehpunkt. Wird die Ferse weiter gehoben, so wird die Last auf den nächsten Drehpunkt, das erste Sohlengelenk, verlegt. Ist die Entfernung zwischen erstem und zweitem Drehpunkt verhältnismäßig groß, so ist auch die Beanspruchung im Sohlengelenk eine große. Daher beobachten wir immer wieder, daß die Schrauben, durch die die Sohlenplatte mit den Scharnieren an dem Holzfuß befestigt ist, aus dem Holz ausreißen oder daß das Scharniergelenk zerbricht.

Es erscheint daher zweckmäßig (Abb. 27), das erste Sohlengelenk in schräger Schnittführung möglichst nahe an die Ferse heranzuverlegen. Beide Scharniere für die Sohlengelenke sind auf einer einheitlichen Platte anzubringen. Zur Erleichterung des Ganges kann man den Metallteller, auf dem der Stumpf ruht, etwas federn lassen durch untergelegte Gummipuffer oder Pufferfedern. Die Führung dieses federnden Tellers erfolgt durch seitliche Stifte in Schlitzen der Seitenschienen (Radike).

Eine andere Lösung (Erlacher) besteht darin, daß die Schienen, um den Umfang des Apparates möglichst wenig zu vermehren, nicht gerade nach abwärts geführt, sondern in der Gegend der Malleolen etwas nach vorn ausgebogen werden. Auch hier wird, besonders um die Standfestigkeit des Beines zu erhöhen, auf ein Sprunggelenk verzichtet und, wie bei dem von Spitzy angegebenen Schuh bei Lähmung der Kniestrecker, die Unterschenkelschiene unter einem Winkel von etwas mehr als 90° nach vorn umgebogen, und an der Sohle bis ungefähr in die Mitte zwischen Chopart und Lisfranc fortgeführt. Diese Umbiegungsstelle muß außerordentlich stark und kräftig gearbeitet sein! (Abb. 28). Durch die leichte Spitzfußstellung wird erreicht, daß beim Stehen die Prothese, die rückwärts zu schließen ist, sich fest gegen den Schienbeinknorren anstemmt, wodurch wohl ein Einknicken im Knie verhindert, als auch die Balancierfähigkeit mit der Prothese wesentlich erhöht wird. Die notwendige Beweglichkeit für das Abwickeln wird durch ein Gelenk ungefähr zwischen dem Chopartschen und Lisfranc-Gelenk in ausreichendem Maße hergestellt.

Literaturverzeichnis.

Bauer, Kurzstumpfprothesen für Vorderarm (Heft 6), für Oberarm (Heft 7) Techn. f. Kriegsinvaliden. 1917.

Biel, Befestigung künstlicher Arme. Aus dem Archiv für Orthopädie, Mechanotherapie und Unfallchirurgie. XV. Band, 1. Heft.

Biesalski, Die Kunstglieder der Versuchs- und Lehrwerkstätte des Oskar Helene-Heims. Aus „Gesammelte Arbeiten über Prothesenbau". 1917.

Erlacher, Die Technik für die Kriegsinvaliden. Heft 5. Riedingers Archiv f. Orthop. 1916. XIV/3.

Erlacher, Die Versorgung unserer Armamputierten. Aus „Gesammelte Arbeiten über Prothesenbau".

Hoffmann, Über ein doppeltes Hüftscharnier für Oberschenkelprothesen. Münch. med. W. 1917. 49.

Radike, Prothesen für kurze Stümpfe. Aus „Gesammelte Arbeiten über Prothesenbau". 1917.

Riedinger, Über Kriegskrüppelfürsorge. Aus dem Archiv für Orthopädie, Mechanotherapie und Unfallchirurgie. XIV. Band, 2. Heft.

Apparatbehandlung der Pseudarthrosen und Lähmungen.

Von

Dr. **Radike**, Berlin-Westend.

Mit 42 Abbildungen.

Pseudarthrosen.

Die Apparatbehandlung der Pseudarthrosen bildet in der Orthopädie ein besonders schwieriges Kapitel. An der unteren Extremität, wo es nur darauf ankommt, eine starre Stütze zu bilden, werden die technischen Schwierigkeiten durch Anlegung eines Schienenhülsen-apparates sich leichter überwinden lassen. Dasselbe gilt für Pseudarthrosen im Unterarm. Ganz anders liegen die Verhältnisse am Oberarm und gerade hier finden wir die weitaus häufigsten Verletzungen dieser Art. Fast jeder Fall zeigt von dem anderen mehr oder weniger erhebliche Abweichungen. Aufgabe des orthopädischen Apparates ist es, auf der einen Seite die falsche

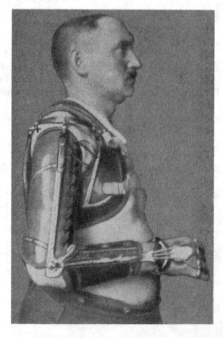

Abb. 1a. Schlee.

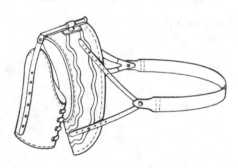

Abb. 1. Collin.

Beweglichkeit zu beseitigen, auf der anderen Seite die noch erhaltene Bewegungsfähigkeit möglichst wenig zu behindern und etwaige Komplikationen, bestehend in Versteifung oder Lähmung, zu berücksichtigen. Eine Erschwerung liegt darin, daß Apparate, die konstruktiv für den einzelnen Fall richtig sind, doch von den Verletzten nicht getragen werden, weil sie durch Druck oder durch nicht genügende Befestigung Schmerzen an der Stelle der Pseudarthrose verursachen. Es heißt dann in solchen Fällen die mittlere Linie finden und lieber auf eine etwas größere Bewegungsmöglichkeit verzichten, damit der Verletzte das Gefühl der Brauchbarkeit des Apparates gewinnt und ihn wirklich dauernd trägt. Die Beobachtungen haben ergeben, daß erhebliche Besserungen in dem Ge-

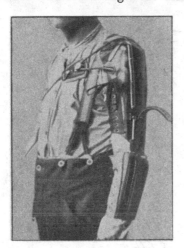

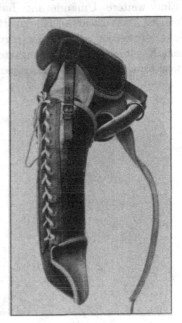

Abb. 2.   Abb. 3.

brauch des Armes eintreten können, wenn der Verletzte den Apparat dauernd trägt.

Schlottergelenke, die durch Defekt eines Gelenkteiles, z. B. des Humeruskopfes oder des ganzen Gelenkes, wie bei völligem Verlust des Oberarm- und Unterarmteils im Ellbogengelenk entstanden sind, können in der Art ihrer Behandlung von den eigentlichen Pseudarthrosen nicht getrennt werden. Die für sie geeigneten Apparate sind daher hier für sie mitaufgeführt worden.

Zu therapeutischen Zwecken und als Behelfsprothese können Gipsschienen (Beely) verwandt werden.

Für Schulterschlottergelenk hatte Billroth einen Apparat angegeben, bestehend in einer Lederweste, an deren Schulterteil mit einem Kugelgelenk eine Oberarmhülse befestigt ist. Von Collin ist dieser Apparat (Abb. 1) dadurch verbessert, daß er zur Befestigung der Oberarmhülse ein Kummet an der kranken Schulter verwendet, das durch einen Gurt am Oberkörper gehalten wird. Das Kugelgelenk zwischen dem Kummet und der Oberarmhülse ist in zwei Scharniergelenke und ein Schiebegelenk zerlegt, um Vorwärts-, Rückwärts- und Seitwärtsbewegungen zu ermöglichen. Die Verbindung ist eine sehr feste, das Gewicht des Armes wird gut aufgenommen. Für Schwerarbeiter wird diese Art von Konstruktion immer ihren Wert behalten. Ein Mangel liegt in der behinderten Bewegungsfähigkeit im Schultergelenk. Um die Vorwärts- und Rückwärtsbewegung des Armes zu erleichtern, kann das Schiebegelenk auf dem Kummet an einer drehbaren Scheibe befestigt werden. In einzelnen Fällen ist es möglich, statt der beiden Scharniere ein Ringgelenk wie bei der Riedingerschen Oberarmprothese anzubringen.

Eine weitere Umänderung hat dieser Apparat dadurch erfahren, daß die Gelenke für Vorwärts-, Rückwärts- und Seitenbewegung den Gelenkachsen des Schultergelenks entsprechend gelagert sind, und zwar so, daß an einem mit dem Kummet in Verbindung stehenden Stahlbügel je ein Scharniergelenk vorn und hinten für die Seitwärtsbewegung und eins außen für die Vorwärts-

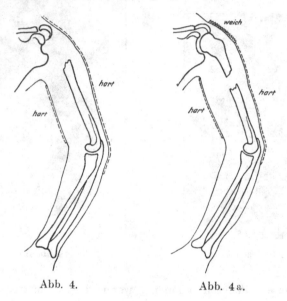

Abb. 4.   Abb. 4a.

und Rückwärtsbewegung angebracht ist. Derartige Konstruktionen sind von Nieny und Böhm zunächst als Bandagen für Oberarme angegeben worden, sie können aber ebensogut bei Pseudarthrosen Verwendung finden. Auf die Drehbewegung im Oberarm ist bei dieser Art von Apparaten verzichtet.

Schlee, dessen Konstruktion von vornherein für Pseudarthrosen (Schlottergelenk) bestimmt war, hat, um eine allseitige Beweglichkeit zu erzielen, deshalb die Gelenke vorn, hinten und seitwärts als Kugelgelenke ausgebildet (Abb. 1a).

Eine andere Art der Befestigung des Apparates am Körper ist die durch Schulterkappen oder Gurtbandagen. Die Verbindung zwischen den Schulterkappen und der Oberarmhülse kann verschiedener Art sein.

Bei ganz schweren Defekten am Schultergelenk und Pseudarthrosen, die oft noch durch Lähmungen kompliziert sind und bei denen von vornherein auf Bewegungen im Schultergelenk verzichtet werden muß, umfaßt eine starre Kappe Schulter und Oberarmteil (Abb. 2 u. 4). In Fällen von nicht zu

großen Knochendefekten kann die Verbindung zwischen Schulter- und Armteil aus weichem Leder (Abb. 5a), Gurten oder auch Spiralfedern hergestellt
werden (Abb. 3, 4a, 5, 5a).

Wenn irgend angängig, ist die Verlängerung des Schienenhülsenapparates
bis auf den Unterarm zu vermeiden. Bei genauerer Beobachtung einer ausreichenden Verklemmung läßt die Pseudarthrose sich gut feststellen, der
Apparat kann dabei aber doch recht leicht sein. Die harte Hülse, die den
Oberarm umfaßt, beginnt auch bei größeren Defekten oberhalb des Akromions
und greift mit einem zungenartigen Fortsatz hinten über das Ellenbogengelenk
hinweg und gewährt so dem Unterarm eine feste Stütze (Hoffa) (s. Abb. 3
und 4). Je weiter die Pseudarthrose vom Schultergelenk nach dem Humerus-

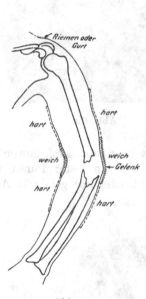

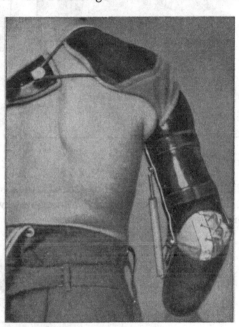

Abb. 5.   Abb. 5a.

schaft zu liegt, desto tiefer liegt auch der obere Verklemmungspunkt. Bei
Pseudarthrosen im Humerusschaft reicht die harte Hülse nur etwa bis zur
Höhe des Tuberculum maius (Abb. 4a). Für Defekte im Ellbogengelenk
kommt der Schienenhülsenapparat am Ober- und Unterarm mit Scharnier-
gelenk, Feststellung im Ellbogengelenk und Spiralfederzügen in Anwendung
(Abb. 5 und 5a).

Durch eine Innenschnürung mit einer weichen Ledermanschette, die das
Ellbogengelenk umgreift, kann eine größere Kraft erzielt werden, allerdings
unter gleichzeitiger Einschränkung eines Teiles der Beweglichkeit.

Bei der Konstruktion von Pseudarthrosenapparaten für die obere Extremität sind außerdem eine Reihe von Gesichtspunkten zu berücksichtigen,
die nicht nur für diese Erkrankung allein in Frage kommen, sondern auch
für die Armlähmungen. Daher sollen diese hier gemeinsam behandelt werden.

Zunächst muß ein ganz besonderer Wert auf die gute Befestigung des Apparates am Rumpfe gelegt werden. Wenn für eine Reihe von Fällen die Anbringung eines einfachen schrägen, nach der gesunden Seite hin laufenden Gurtes (s. Abb. 3) zur Aufhängung des Apparates genügt, so muß in allen denjenigen

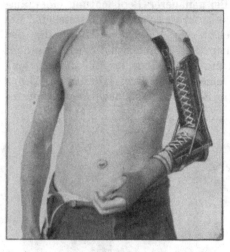   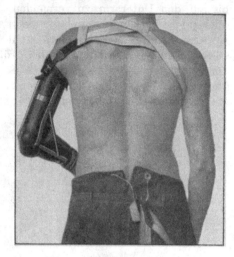

Abb. 6.   Abb. 6a.

Fällen, in denen die Hebung des Armes erschwert oder unmöglich geworden ist, die Tragvorrichtung so konstruiert werden, daß ein fester Punkt am Körper gewonnen wird. Von diesem aus kann entweder der gelähmte Arm

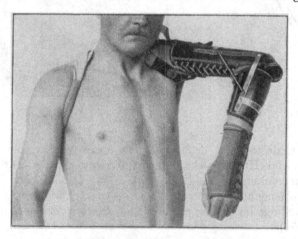

Abb. 7.

von unten her gestützt oder von oben her gehalten werden. Dieser feste Punkt liegt im ersteren Fall am Becken oder der Hüfte der kranken Seite, im zweiten Falle am Becken oder an der Schulter der gesunden Seite.

Sowohl für Lähmungen wie für Pseudarthrosen hat sich die dieser Forderung entsprechende Carnesbandage gut bewährt (Abb. 6 und 6a).

Eine besondere Schwierigkeit bei der Befestigung der Apparate für Oberarmpseudarthrosen und Lähmungen besteht darin, daß bei der seitlichen Erhebung eine Rotation des Armes nach innen eintritt. Der Unterarm sinkt infolge seiner Schwere herab (Abb. 7) und die Betätigung der oft noch gebrauchsfähigen Hand wird dadurch außerordentlich erschwert. Es genügt zur Beseitigung dieser fehlerhaften Stellung eine Zugverbindung zwischen

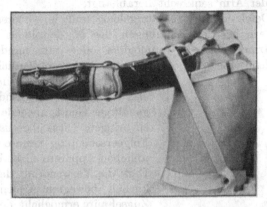

Abb. 8. Radike.

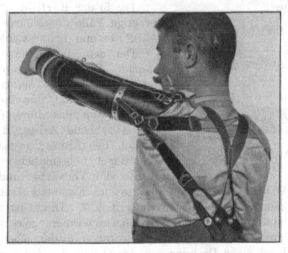

Abb. 8a. Radike.

dem Armapparat und einem festen Punkt am Körper zu schaffen, um die Innenrotation des Armes zu verhindern (Abb. 8 und 8a) (Radike).

Der von Schede angegebene Apparat (Abb. 9) soll nicht nur die Innendrehung des Armes, sondern auch das Zurückweichen des Oberarmes bei der Vorderarmbeugung durch einen Anschlag im Gelenk g beliebig verhindern. Die Achselhöhle wird von einer Gabel a umgriffen. Der Stiel der Gabel b steckt drehbar in dem Rohr c, welches der seitlichen Brustwand angebogen ist und sich mit dem Bügel d auf den Beckenkamm stützt. Die Enden der Gabel, e und e, sitzen im Drehpunkt des Schultergelenks. Sie sind miteinander verbunden durch den halbrunden Bügel f, der den Musc. deltoides umgreift und in e und e, im Sinne der seitlichen Armhebung beweglich ist. Der Bügel f trägt auf seinem Scheitelpunkt das Gelenk g, mit dem die äußere Schiene des Apparates oder der Prothese verbunden ist und das die Vorhebung des Armes gestattet. Es handelt sich also um ein Cardanigehänge, das alle Bewegungen gestattet, wenn der Arm senkrecht herabhängt.

Bei den Defekten im Schultergelenk und im oberen Teil des Humerusschaftes sowie bei den Lähmungen des M. deltoideus ist die seitliche Erhebung des Armes entweder unmöglich oder zum mindesten stark beschränkt. Es fehlt die für die Arbeit so außerordentlich wichtige freie Bewegung des Armes im Raum, die es erst ermöglicht, die Hand und das in ihr gehaltene Gerät an jede beliebige Stelle zu bringen. Diese überaus schwerwiegende Folgeerscheinung konnte bisher durch die üblichen Apparate nicht beseitigt werden. Erst die Verwendung der von den willkürlich bewegten Armen her bekannten Zugschnüre ermöglicht den teilweisen Ersatz dieser fehlenden Bewegung.

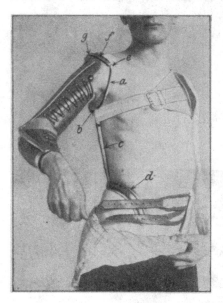

Abb. 9. Schede.

Die in der Berliner Prüfstelle für derartige Fälle ausgeführte Konstruktion (Abb. 10a und 10b) ist folgende:

Der den Ober- und Unterarm umfassende Schienenhülsenapparat ist an einem Kummet mit einem Nienyschen Gelenk aufgehängt, das eine Drehung des Bügels 1 um eine durch die Gelenke 2 und 3 gehende Achse, d. h. die Abduktion des Armes, gestattet. Ein an dem Bügel 1 befindliches Gelenk 4 gestattet die Vorwärts- und Rückwärtsbewegung des Armes. Von der Rückseite des Kummets läuft von Kugelgelenk 5 eine Stange 6 zu dem Scharniergelenk 7. Dieses ist an der Unterarmhülse ca. 4 cm unterhalb des Ellenbogenscharniers gelegen. Bei einer Beugung des Unterarms wird durch die Stange 6 der Oberarm vorwärts bewegt entsprechend einer Drehung um das Gelenk 4. Auf der oberen Seite des Kummets ist ein Drahtseil 8 bei 9 befestigt, das neben dem Gelenk 4 über eine Rolle 10 läuft und am Ellenbogengelenk bei 11 befestigt ist. Dieser Punkt 11 ist an der Außenseite ca. 2 cm hinter die Ellenbogengelenksachse gelagert. Beim Vorwärtsbewegen des Oberarms in der oben beschriebenen Weise wird durch dieses Drahtseil der Arm um die Gelenke 2 und 3 gedreht, d. h. abduziert.

In derselben Weise läßt sich eine willkürliche Bewegung bei Bizepslähmung und in Fällen, in denen der Defekt im Ellbogengelenk so groß ist, daß trotz des Apparates eine aktive Beugung des Unterarmes gar nicht oder nur wenig ausgeführt werden kann, durch Anbringung einer Zugverbindung folgender

Art herstellen (Radike): Eine Schnur läuft von der Vorderseite der Unterarmhülse über eine Rollenverbindung an der Außenseite des Oberarms nach hinten
zu einer Schlaufe, die an der Tragvorrichtung des Apparates oberhalb des Schulterblattes befestigt ist. Von dort geht sie hinten über den Nacken nach vorn
zur gesunden Schulter und Achselhöhle, um an einem Hosenknopf derselben

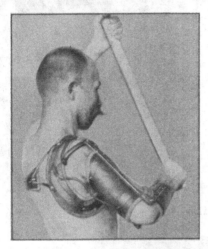 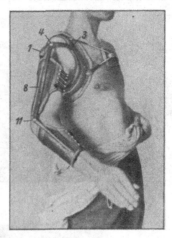

<table>
<tr><td>Abb. 10.</td><td>Berliner Prüfstelle.</td><td>Abb. 10a.</td></tr>
</table>

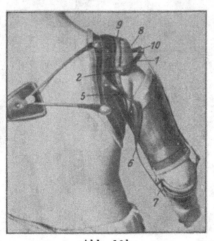

Abb. 10b.

Seite zu endigen. Durch Wölben beider Schultern wird eine willkürliche Beugung
des Unterarmes erreicht. Die entwickelte Kraft ist eine sehr erhebliche, die
einmal eingenommene Beugestellung hält auch gegen starke Belastung stand
(Abb. 11 und 11a).

Schede verwendet bei Plexuslähmung ein Schienengestell mit halbkreisförmigen Metallschellen. Der Schulterhub bewirkt durch einen Flaschenzug
die Hebung des Armes und Beugung des Ellbogens (Abb. 12).

Die Verwendung der Zugschnüre zur
Erreichung willkürlicher Bewegungen
bei Pseudarthrosen und Lähmungen
stellt somit einen sehr wichtigen Be-
standteil der zur Behandlung dieser
Erkrankungen konstruierten Apparate

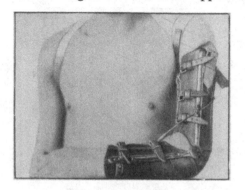 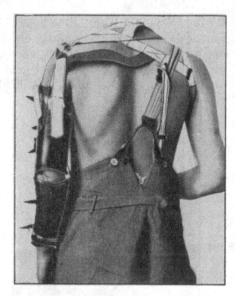

Abb. 11.   Radike.   Abb. 11a.

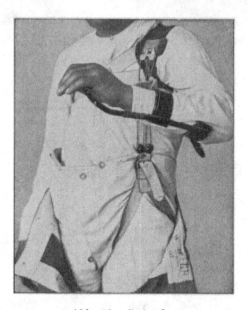

Abb. 12. Schede.

dar. Ihr weiterer Ausbau wird sicher dazu dienen, in vielen schwierigen
Fällen die geschädigte Gebrauchsfähigkeit von Arm und Hand zu bessern oder
wieder herzustellen.

Lähmungen.

Bei den Lähmungen der Extremitätenmuskeln ist schon früher der Versuch gemacht worden, einen Ersatz für ihren Ausfall zu schaffen. Derselbe

bestand in der Anwendung des elastischen Zuges, der durch Heinicke, Volkmann, Collin, Barwell, Sayre teils eingeführt, teils vervollkommnet worden ist, und der auch heute noch die Grundlage der meisten Apparate bildet. Als Material kommt entweder gewebter Gummistoff, Gummischlauch, Gummischnur, Stahldraht, Stahlstäbe, runde oder flache Spiralfedern in Anwendung.

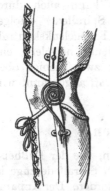

Beinlähmungen.

Bei Lähmung der gesamten Beinmuskulatur ist ein Schienenhülsenapparat, um das Gehen und Stehen zu ermöglichen, notwendig (unter Umständen mit

Abb. 14.   Krukenberg.

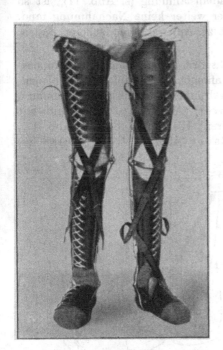

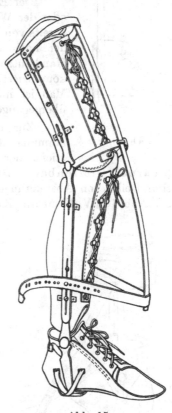

Abb. 13.   Hessing.

Abb. 15.

Hüftbügeln und Stützkorsett).   Hüft- und Kniegelenk (nach hinten verlagert) haben eine mechanische Feststellung, das Fußgelenk hat hinten einen Anschlag bei 180 Grad und ist vorne frei, um die Abwickelung des Fußes zu ermöglichen.   Der Fuß wird durch zwei gekreuzte Gummizüge gehoben.   Ist die Hüftmuskulatur erhalten, so fällt die Feststellung im Hüftgelenk fort.

Bei Quadrizepslähmung wird ein Bügel über dem Kniegelenk angebracht, der gelenkig mit der Kniegelenksachse verbunden ist; über ihn hinweg laufen zwei sich kreuzende Gummizüge, die ober- und unterhalb des Kniegelenks befestigt sind (Abb. 13). Der Ersatz des Quadrizeps kann auch durch

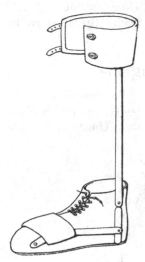

eine am Kniegelenk angebrachte Spiralfeder erfolgen (Krukenberg). Bei Neigung zur Kniegelenkskontraktur wird an dem Bügel über dem Kniegelenk eine Stahlklinge befestigt, die durch zwei Riemen ober- und unterhalb der Kniescheibe straff angespannt wird (Abb. 15).

Fußlähmungen.

Der Ersatz einzelner Muskeln, wie der Fußheber oder der Wadenmuskulatur, durch Spiralfederzüge ist bereits von Duchenne versucht worden. Der Apparat, der nach demselben Prinzip gebaut war wie seine Handstütze bei Radialislähmung (s. Abb. 11), ist so kompliziert, daß er weiter keine Nachahmung fand. Man ist mit Recht zu Apparaten einfacherer Bauart übergegangen.

Abb. 16. Scarpa-
Dieffenbach.

Zur orthopädischen Behandlung der Peroneuslähmung diente anfänglich ein einfacher Schienenstiefel, der das Herabsinken der Fußspitze verhindern sollte (Scarpa, Dieffenbach, Strohmeyer) (Abb. 16). Dieser Schuh hat dann eine Reihe von Abänderungen erfahren; Heinicke, Sayre (Abb. 17), Barwell (Abb. 18), Volkmann, Kolbe, Bauer (Abb. 19), Hessing (Abb. 20)

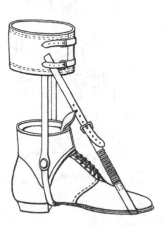

Abb. 17. Sayre.

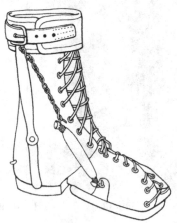

Abb. 18. Barwell.

haben diesen Apparat erheblich verbessert dadurch, daß sie außer zwei seitlichen Schienen den elastischen Zug zur Hebung der Fußspitze in Anwendung brachten. Es entstand so allmählich der Typ des Schienenstiefels, wie er zur Zeit noch in zahlreichen Modifikationen gebräuchlich ist. An Stelle des

Schienenstiefels wird jetzt meistens der Hessingsche Schienenhülsenapparat mit vorne gekreuzten Gummizügen gegeben (s. Abb. 20).

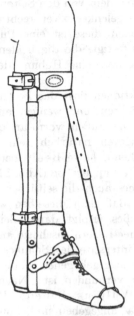

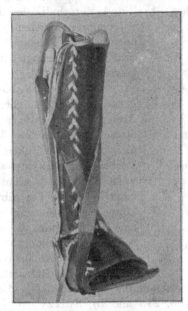

Abb. 19. Kolbe-Bauer.

Abb. 20. Hessing.

Eine besondere Konstruktion ist die von Goldschmidt, bei der die eine Seitenschiene des Schuhes mit einer Stahlfeder versehen ist, durch deren Druck die Fußspitze gehoben wird (Abb. 21).

Auf demselben Prinzip beruht der von Biesalski angewandte Apparat (Abb. 22), bei dem die Fußhebung in derselben Weise wie bei Krukenbergs

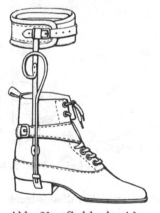

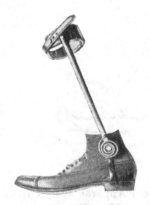

Abb. 21. Goldschmidt.

Abb. 22. Biesalski.

Kniegelenksfeder durch eine an dem Scharniergelenk angebrachte Spiralfeder erfolgt. Um die Federkraft dosieren zu können, sind um das Scharniergelenk in kreisbogenförmiger Anordnung Löcher angebracht, deren jedes zur Aufnahme des umgebogenen Stahlfederendes dienen kann.

Stracker hat einen Apparat angegeben, bei dem von den Seitenschienen des Schuhes ober- und unterhalb des Knöchelgelenkes zwei rechtwinkelige Eisensporen abgehen. Zwischen diese ist eine Pufferfeder oder eine Druckspiralfeder befestigt, die die beiden Sporen auseinander drängt und dadurch eine Hebung des Fußes bewirkt (Abb. 23).

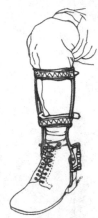

Diesen letzten Konstruktionen liegt das Bestreben zugrunde, einen möglichst leichten und weniger auffälligen Apparat zu schaffen; denn die außen vorn an der Fußspitze angebrachten Züge wirken natürlich sehr störend. Von diesem Gedanken ausgehend, hatte Beely bereits eine Verbesserung des Schienenstiefels angegeben (Abb. 24). Zwar weist das Modell seines Schuhes auch die seitlichen Gummizüge auf, aber er gibt an, daß man dieselben weglassen könne; die Stützung des Fußes erfolgt dann allein durch eine Stahlschiene, die von einer Ledermanschette am Unterschenkel ausgeht, auf der Hinterseite des Schuhes entlang läuft und mit einem, rechtwinkelig gebogenen, in den Absatz eingelassenen eisernen Ansatz verbunden ist. Nach diesem Prinzip sind auch die Spitzfußstiefel, die von Vulpius, Schede, Ritschl, Kübel (Abb. 24a und b), Spitzy, Welty u. a. angegeben sind, konstruiert.

Abb. 23.
Stracker.

Moskopf verwendet eine an der Hacke befestigte Schiene, die oberhalb des Knöchelgelenks ein Kugelgelenk besitzt, an dem vorn und seitlich Spiralfederzüge angebracht sind, die die Hebung des Fußes bewirken (Abb. 25).

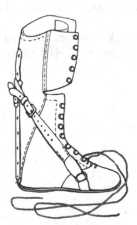
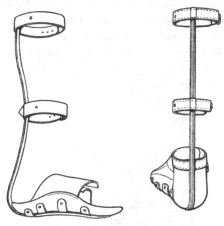

Abb. 24. Beely.   Abb. 24a. Kübel. Abb. 24b.

Bei dem Apparat von Nußbaum wird durch Spiralfederdruck der Fuß gehoben, während seitliche Bewegungen durch Anbringung von Zapfengelenken ausführbar sind (Abb. 26).

Biesalski wendet einen ähnlichen Apparat an für Lähmung sämtlicher Fußmuskeln. Von der Schelle unterhalb des Kniegelenkes geht zu einer Spange an der Ferse eine doppelgelenkige Stange, die ein Rohr passiert mit doppeltem Deckelverschluß, in welchem sich ein Spritzenstempel zwischen zwei Spiralfedern bewegt (Abb. 27).

Heidenhayn, Davis u. a. erzielten die Fußhebung dadurch, daß sie Bindentouren um die Fußspitze und den Oberschenkel herumlegten, durch Klebemittel

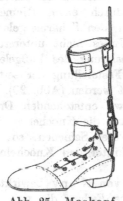

Abb. 25. Moskopf.

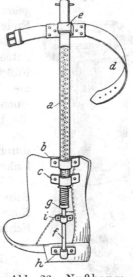

Abb. 26. Nußbaum.

befestigten und durch elastische Züge miteinander verbanden (Abb. 28). Diese Art der Fußhebung hatte zwar den Vorteil, äußerlich nicht aufzufallen,

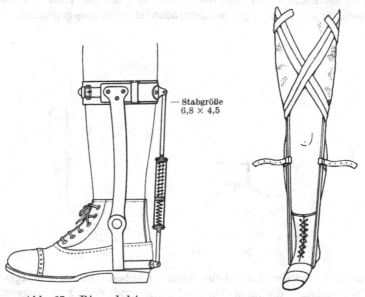

— Stabgröße
6,8 × 4,5

Abb. 27. Biesalski.

Abb. 28. Heidenhayn.

die Befestigung am Körper selbst konnte aber nicht von langer Dauer sein. Die Methode ist dann in anderer Form weiter ausgebildet worden, dadurch, daß ein elastischer Zug innerhalb des Schuhes auf dem Fußrücken angebracht wird. Hoffa verwandte dazu einen von dem Orthopädiemechaniker Weiß gebauten kleinen Apparat, bestehend aus zwei seitlichen, durch ein Scharniergelenk miteinander verbundenen Schienen, deren Enden durch Gummizüge einander genähert werden, die von den Querverbindungen der Schienen ausgehen. Der Apparat wird auf den Fußrücken gelegt, oberhalb der Knöchel erfolgt die Befestigung durch einen Riemen. Durch einen Anschlag in den Scharniergelenken wird die Hebung des Fußes nicht unterstützt. Eine Art von Arthrodesierung des Fußgelenkes kann durch die völlige Feststellung der seitlichen Gelenke herbeigeführt werden (Abb. 29).

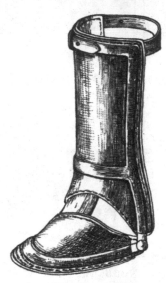

Abb. 29. Hoffa.

Um einen etwa entstehenden Druck durch Scharniergelenke auf die Knöchel zu verhindern, führt Helbing die Schienen so, daß die Scharniergelenke hinter den Knöcheln zu liegen kommen.

Der Apparat von Nieny bewirkt die Fußhebung durch eine Feder, die von einer über den Knöcheln befestigten Manschette ausgeht und auf dem Fußrücken entlang läuft (Abb. 30 u. 30a).

Lehr verwendet zur Frühbehandlung der Peroneuslähmung einen Apparat aus Telegraphendraht. Dadurch, daß in der Gegend des Knöchelgelenkes der Draht in mehrfachen Windungen aufgewunden ist, wird eine genügende elastische

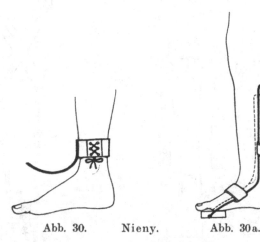

Abb. 30. Nieny. Abb. 30a.

Kraft gewonnen, um den Fuß in die Höhe zu heben. Dieses Drahtgestell wird an zwei Gipshülsen, die dem Unterschenkel und dem Fuß angepaßt sind, angebracht. Der Apparat kann in dieser Form sowohl als Nachtapparat wie als provisorische Fußstütze während der Behandlungszeit benutzt werden (Abb. 31, 31a, b). Bei Verwendung von Lederhülsen statt der Gipshülsen würde der Apparat sich auch für den Dauergebrauch eignen.

Bei ganz leichten Fällen von Fußlähmung kann ein kräftig gearbeiteter, hochheraufgehender Schuh, der in spitzwinkeliger Stellung festgeschnürt wird, unter Umständen zum Ausgleich genügen.

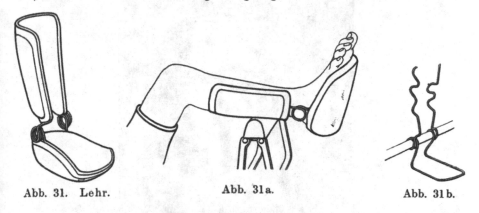

Abb. 31. Lehr. Abb. 31 a. Abb. 31 b.

Die Behandlung während der Zeit der Bettruhe kann durch Zugapparate erfolgen etwa in der Art, wie sie in Abb. 32 dargestellt ist oder durch

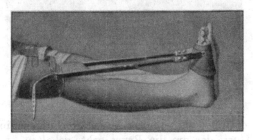

Abb. 32.

eine Schiene, wie Nieny entsprechend der Langemakschen Radialisstütze verwendet (Abb. 30 a).

Schulter- und Armlähmungen.

Zum Ausgleich der fehlerhaften Stellung bei Herabhängen der Schulter infolge von Lähmung der Schultermuskulatur (Mm. levator scapulae, oberer Rand des trapezius und rhomboidei) dient ein Apparat, bei dem ein kummetartiger Gurt, der um die verletzte Schulter herumgelegt wird, durch elastische Züge mit einem entsprechenden Kummet an der gesunden Schulter in Verbindung steht. Falls die Schulterhebung dadurch nicht genügend erfolgt, kann ein noch stärkerer Zug durch elastische Verbindung zwischen gesunder Schulter und Oberschenkel erfolgen (Abb. 33).

Für Serratuslähmung hat Neumeister eine Bandage angegeben, die aus zwei Blechpelotten für die Schulterblätter, die über dem Gipsabguß gut anmodelliert und entsprechend gepolstert wurden, besteht (Abb. 34). Diese Pelotten sind durch Querstangen miteinander verbunden. Die Querstangen laufen unter den Achselhöhlen durch nach vorn und enden dort in Pelotten, die den Brustpelotten der Stützkorsette entsprechen. Diese Pelotten drücken die Schultern zurück und fixieren sie gegen die Schulterblattpelotten, mit denen

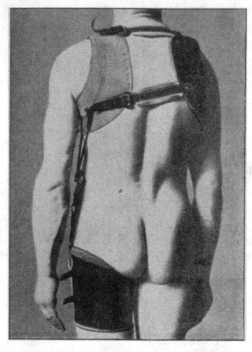

Abb. 33.

sie durch Riemen, die über die Schulter laufen, verbunden sind. Der Apparat wird durch einen Gurt, der um die Brust geht, gehalten.

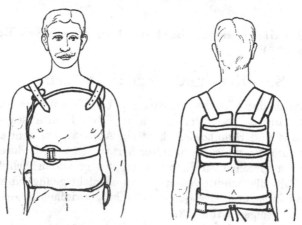

Abb. 34. Neumeister.

Bei Lähmung des ganzen Armes werden im allgemeinen Schienenhülsen-apparate oder auch Schienenapparate mit leichten Lederschellen gegeben.

Das Ellbogengelenk kann wie beim Kunstarm durch Anbringen von Rasten in verschiedenen Lagen feststellbar eingerichtet, das Gewicht des Unterarmes durch Spiralfederzüge erleichtert werden (Abb. 35).

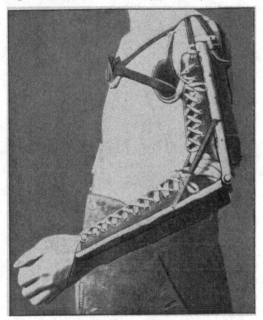

Abb. 35.

Zum Ersatz der verlorenen Handfunktion dienen Ring, Haken und Lederschlaufe, sowie etwaige besondere Geräte, die dem Beruf des Verletzten entsprechend angefertigt werden.

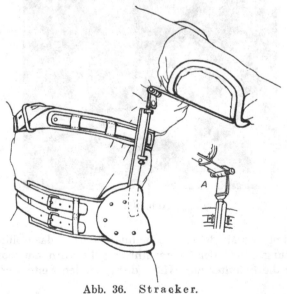

Abb. 36. Stracker.

Bei den einzelnen Abstufungen der Plexuslähmung ist auf die möglichste Verwertung etwaiger vorhandener Funktionsreste besonders Rücksicht zu

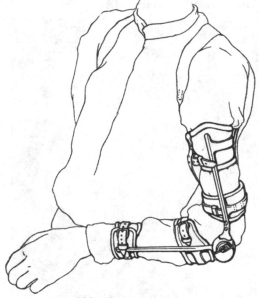

Abb. 37. Stracker.

nehmen. Dementsprechend dient eine Reihe von Konstruktionen zum Ausgleich einzelner Muskeln oder Muskelgruppen des Armes.

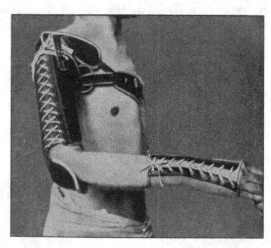

Abb. 38.

Bei Lähmung des M. deltoideus benutzte Hoffa das Collinsche Kummet als Tragvorrichtung. Von der Oberarmhülse geht vorn ein Gummiband aus, das schräg über die Schulter zur Hüfte der gesunden Seite verläuft und dort befestigt wird.

Zum Ausgleich derselben Lähmung hat Stracker einen Apparat (Abb. 36) angegeben, der den Arm vom Körper federnd abhält, ohne die noch erhaltene Beweglichkeit einzuschränken. Der Apparat besteht aus zwei Schenkeln, dessen einer eine gebogene Platte zur Aufnahme des Oberarmes trägt. Der andere Schenkel endet in einem Stift, der in zwei Ringen sich drehen kann, die an einem besonderen Gestell angebracht sind, das durch zwei starke Gurte am Rumpf befestigt ist. Die beiden Schenkeln sind durch ein Scharniergelenk miteinander verbunden, um dessen nach beiden Seiten verlängerte Achse ein federnder Draht gewunden ist, der sich mit seinen Enden gegen die beiden Schenkel stützt und sie so auseinander sperrt.

Bei Bizepslähmung wird die Beugung im Ellbogengelenk durch Anbringung von Spiralfederzügen zwischen Ober- und Unterarm ermöglicht bzw. erleichtert. Statt dieser Zugfederverbindung zwischen Ober- und Unterarm können am Ellbogenscharniergelenk Spiralfedern angebracht werden (Stracker, Abb. 37), ähnlich den von Krukenberg (Abb. 14), Goldschmidt (Abb. 21) und Biesalski (Abb. 22) bei ihren Apparaten für Quadrizeps- und Peroneuslähmung angewandten Federn.

Ist die Pro- und Supination im Unterarm nicht erhalten, so darf dieselbe durch Anbringung eines Scharniergelenkes im Ellbogengelenk nicht stillgestellt werden. Die starre Hülse wird zweckmäßig, ähnlich wie die Hoffasche Prothese bei Pseudarthrose, nur den Oberarm umfassen und mit einer festen Zunge sich über das Ellbogengelenk hinaus auf den Unterarm erstrecken (Abb. 38). Der Unterarm bleibt frei. Die Stützung des Handgelenkes erfolgt, wenn nötig, durch eine für die Handlähmung angegebene Handstütze.

Handlähmungen.

Ulnarislähmung.

Ausschließlich dem Zwecke der Behandlung dient die Schiene von Luft (Abb. 39).

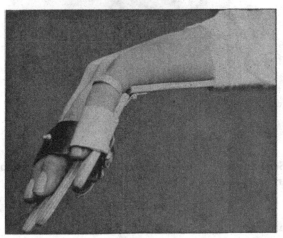

Abb. 39. Luft.

Handstützen zur Verwendung im Beruf sind die Schiene von Erlacher (Abb. 40 und 40a), durch die die Überstreckung der Grundgelenke ausgeglichen

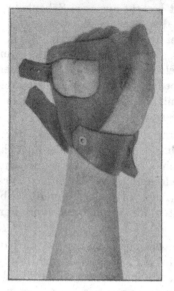 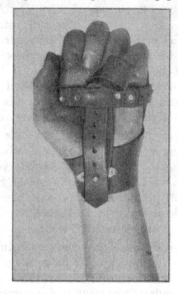

Abb. 40. Erlacher. Abb. 40a.

wird, und die Handstütze von Port (Abb. 41), durch die die Grundgelenke gebeugt und die Endgelenke gestreckt werden. Als praktisch hat sich bei der

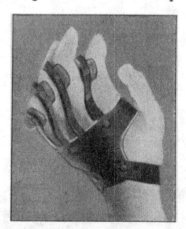

Abb. 41. Port.

Erlacherschen Schiene die Anbringung der Schlaufe im Handinneren bei Stielarbeiten bewährt.

Medianuslähmung.

Die Medianuslähmung tritt fast nie isoliert auf, sondern in der Regel in Verbindung mit Radialis- und Ulnarislähmung. Mit Rücksicht auf die Versteifung der Fingergelenke und Gefühlsstörungen kann es daher bei der Konstruktion der Prothese sich nicht mehr darum handeln, einen Ausgleich in der gestörten Bewegungsfähigkeit wie bei der Radialis- und Ulnarislähmung zu schaffen Man muß sich vielmehr damit begnügen, die Hand zum Gegenhalten

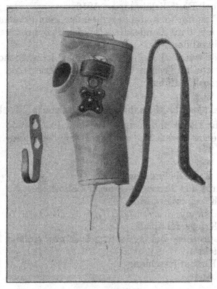

Abb. 42.

bei grober Arbeit und zum Tragen zu befähigen, z. B. durch eine gewalkte Wildledermanschette, an der ein Haken und eine Lederschlaufe angebracht sind (Abb. 42). In einzelnen Fällen kann die ganze Hand in einer Kappe gefaßt werden, an der eine Düse zum Befestigen der Ansatzstücke angebracht ist.

Literaturliste.

Mellet, Manuel pratique d'orthopédie ou traité élémentaire 1836.
Langgaard, Zur Orthopädie. 1868.
Bauer, St. Louis, Handbuch der orthopädischen Chirurgie. 1870.
Knight, Orthopaedia or a practical treatise on the aberrations of the human form. 1874.
Sayre, Lectures on orthopedic surgery and diseases of the joints. 1874—75.
Bigg, Orthopraxy, the mechanical treatment of deformities, debilities and deficiences of the human frame. 1877.
Heinicke, Compendium der chirurgischen Operations- und Verbandlehre, mit Berücksichtigung der Orthopädie. 1884.
Beely, Zentralbl. f. orthopädische Chirurgie. 1884—87.
Schreiber, Allgemeine und spezielle orthopädische Chirurgie mit Einschluß der orthopädischen Operationen. 1888.
Redard, Traité pratique de chirurgie orthopédique. 1892.
Hoffa, Lehrbuch der orthopädischen Chirurgie. 1898.
Schanz, Handbuch der orthopädischen Technik für Ärzte und Bandagisten. 1908.
Hoeftman, Beziehungen der orthopädischen Chirurgie zur Arbeiterschutzgesetzgebung. 1910.

Scheutz, Bericht über die Privatklinik des Herrn Prof. Dr. Hoeftman in Königsberg i. Pr. aus dem Archiv für Orthopädie, Mechanotherapie und Unfallchirurgie. 1913.

Muskat, Hilfsmittel bei Radialislähmung aus dem Archiv für Orthopädie, Mechanotherapie und Unfallchirurgie. 1915.

Beckmann, Bericht über eine im Vereinslazarett der Akkumulatoren-Fabrik A.-G. gebaute Handstütze für Radialislähmung. 1916.

Radike, Handstützen bei Radialislähmung. 1916.

— Kriegsbeschädigten-Fürsorge des stellvertretenden Sanitätsamts des III. Armeekorps, in Gemeinschaft mit dem Landesdirektor der Provinz Brandenburg. 1916.

Spitzy, Unsere Kriegsinvaliden.

Stracker, Die orthopädischen Behelfe des Wiener kriegsorthopädischen Spitales aus Bruns Beiträgen zur klinischen Chirurgie. 29. kriegschir. Heft. 1916.

Die Technik für die Kriegsinvaliden.

Feldärztliche Beilage zur Münchener medizinischen Wochenschrift 1915.

Nr.		
6	Hebeapparat für Hand und Finger bei Radialislähmung	Spitzy
„ 14	Elastische Schienenvorrichtung zur Streckung des Handgelenkes	Ritschl
„ 23	Spitzfußstiefel	Ritschl
„ 24	Zur Frage der Radialislähmung	Croissant
„ 31	Fußstützmaschine für Peroneus-Tibialis-Lähmungen	Welty
„ 35	Apparate zur Kriegsorthopädie	Heymann
„ 36	Zur Peroneuslähmung	Horwitz
„ 42	Apparate zur Kriegsorthopädie	Heymann
„ 46	Schultergelenksprothese bei Schlottergelenk mit großem Humerusdefekt	Lewy
„ 47	Eine einfache Handstützschiene	Langemak
„ 48	Elastische Verbände	Fuchs

Feldärztliche Beilage zur Münchener medizinischen Wochenschrift 1916.

„ 2	Einfache Stütze für Peroneuslähmung	Nieny
„ 6	Kriegsorthopädie in der Heimat	Hohmann, Lange, Schede
„ 10	Ein neuer Stützapparat bei Radialislähmung	Hildebrand
„ 13	Stütze für Peroneuslähmung	Batsch
„ 16	Zwei Apparate bei Verletzungen des Plexus brachialis	Stracker
„ 19	Eine Schiene zur Verhütung und Behandlung bei Interosseuslähmung	Luft
„ 20	Über Peroneuslähmungen	Frensdorf
„ 20	Apparate für Peroneuslähmung	Moskopf
„ 23	Eine einfache Radialisschiene	Mosberg
„ 31	Stützapparate bei Peroneuslähmung	Kübel
„ 35	Bandage für Radialislähmung	Port
„ 39	Ein neuer besonders einfacher Apparat für Peroneuslähmungen	Schmid
„ 42	Eine Ulnaris-Bandange	Port
„ 44	Eine einfache Radialisschiene	Staffel
„ 49	Eine Bandage für Serratuslähmungen	Neumeister

Deutsche medizinische Wochenschrift 1916.

„ 45	Eine Schiene bei Radialislähmung	Degenhardt

Feldärztliche Beilage zur Münchner Medizinischen Wochenschrift 1917.

„ 19	Apparat für Peroneuslähmung	Nußbaum
„ 43	Eine federnde Gipshülse als Vorbeugungsmittel gegen die Deformität der Peroneuslähmung	Lehr

Lähmungen der peripheren Nerven.

Von

Professor Dr. F. Kramer, Berlin.

Die Lähmungen, die bei Verletzungen der peripheren Nerven auftreten, sollen hier insoweit geschildert werden, als sie für die Prothesenlehre von Bedeutung sind. Es werden daher nur diejenigen Nerven berücksichtigt, die Einfluß auf die Bewegungen der Extremitäten haben, dagegen nicht diejenigen, die den Bewegungen des Kopfes und des Rumpfes dienen. Auch auf die gleichzeitig mit den motorischen Ausfällen auftretenden Sensibilitätsstörungen wird nicht näher eingegangen.

Nervus radialis.

Der Nerv versorgt den Trizeps, den Brachioradialis, den Supinator, die Hand- und Fingerstrecker, den Abductor pollicis longus, den Extensor pollicis longus und brevis. In der Mehrzahl der Fälle von Läsionen des Radialis ist der Trizeps verschont, da die diesen versorgenden Zweige bereits im obersten Teil des Nerven abgehen. Er ist nur mitbetroffen, wenn die Verletzung unmittelbar am Austritt des Nerven aus dem Plexus geschieht. Da der Ast für den langen Trizepskopf am weitesten proximal abgeht, ist dieser Teil des Muskels in manchen Fällen erhalten, während die anderen Köpfe gelähmt sind. Ausfall des gesamten Trizeps hebt die Ellenbogenstreckung völlig auf. Erhaltensein des Caput longum ermöglicht eine Streckung, jedoch mit verhältnismäßig geringer Kraft. Die Mehrzahl der Radialisläsionen findet im Verlauf des Nerven am Oberarm statt, so daß der Trizeps erhalten ist, die vom Nerven versorgten Vorderarmmuskeln gelähmt sind. Die Lähmung des Brachioradialis gibt sich darin kund, daß bei Ellenbogenbeugung in Pronation das charakteristische Vorspringen des Muskels fehlt. Die Kraft der Ellenbogenbeugung ist jedoch nicht wesentlich beeinträchtigt. Infolge des Ausfalles des Musc. supinator ist die Supination sehr schwach, jedoch nicht aufgehoben, da der Bizeps diese Bewegung ausführen kann. Die Schädigung der Supination ist bei gestrecktem Ellenbogen deutlicher als bei gebeugtem, da bei letzterer Stellung die kompensatorische Wirkung des Bizeps stärker zur Geltung kommt. Die Handstreckung ist völlig unmöglich, bei ausgestrecktem Vorderarm hängt die Hand herunter.

Beim Händedruck klappt die Hand in Beugestellung um, im Gegensatz zu
der normalerweise erfolgenden synergistischen Handstreckung bei dieser Bewegung. Da durch diese Mitbewegung infolge der Entfernung der Ansatzpunkte der Fingerbeuger eine erhöhte Wirkung dieser Muskeln und damit
eine Verstärkung des Händedruckes bewirkt wird, ist bei der Radialislähmung
die Kraft des Händedruckes erheblich herabgesetzt. Daß dies nicht auf einer
Parese der Fingerbeuger beruht, läßt sich dadurch nachweisen, daß bei Fixierung
des Handgelenkes in Streckstellung die Kraft des Händedruckes normal wird.
Infolge der Lähmung sämtlicher Fingerstrecker hängen die Finger bei ausgestreckter Hand herunter und können nicht gehoben werden. Auch die Streckung
der Mittel- und Endphalangen kann nur in mangelhafter Weise ausgeführt
werden, obgleich diese Bewegungen nicht von den Fingerextensoren, sondern
von den vom Ulnaris versorgten Interossei bewirkt werden. Es liegt dies
daran, daß die Interossei infolge der mangelnden Fixation der Grundgelenke
ihre Wirkung auf die Phalangen nur in unzureichender Weise ausüben können.
Da infolge der Beugestellung der Finger auch die Abduktion und Adduktion
unmöglich ist, so kann eine gleichzeitige Parese der Interossei vorgetäuscht
werden. Die normale Funktion dieser Muskeln kann jedoch dadurch nachgewiesen werden, daß bei Fixation der Grundphalangen in Streckstellung sowohl
die Streckung der Mittel- und Endphalangen als auch die Abduktion und Adduktion in normaler Weise ausgeführt wird.

Infolge der Lähmung der drei vom Radialis versorgten langen Daumenmuskeln hängt der Daumen mit seinem Metakarpus bei ausgestreckter Hand
herunter, er kann nicht dorsal gehoben, nicht radialwärts abduziert werden.
Die Streckung der Grundphalanx ist nicht möglich, auf die Endphalanx kann,
insbesondere bei fixierter Grundphalanx, trotz des Fehlens des Extensor pollicis
longus noch durch die Muskeln des Daumenballens eine Streckwirkung ausgeübt werden.

Bei Verletzungen am Vorderarm wird der Nerv häufig unterhalb des
Abganges der Äste für die Extensores carpi radiales betroffen. Es sind dann
nur der Extensor carpi ulnaris, die Fingerstrecker und die vom Radialis versorgten langen Daumenmuskeln gelähmt. Der Brachioradialis und der Supinator sind in ihrer Funktion erhalten. Die Handstreckung erfolgt mit Hilfe der
beiden radialen Handstrecker mit leidlich guter Kraft, doch weicht die Hand
dabei nach radialwärts ab.

Nervus ulnaris.

Der Nerv versorgt den Flexor carpi ulnaris, den Flexor digitorum profundus in seiner ulnaren Hälfte, die Interossei, die Lumbrikales für den 5. und
4. (mitunter auch für den 3.) Finger, den Kleinfingerballen, den Adductor pollicis
und den tiefen Kopf des Flexor pollicis brevis. Bei Läsion des Ulnaris bleibt
infolge der Lähmung des Flexor carpi ulnaris bei der Handbeugung die ulnare
Hälfte der Hand zurück und wird mit weniger Kraft gebeugt als die radiale.
Eine deutliche Abweichung der Hand nach der radialen Seite findet dabei nicht
statt. Der Ausfall des Flexor digitorum profundus gibt sich darin zu erkennen,
daß am 4. und 5. Finger die Endphalangen nicht gebeugt werden und beim
Einschlagen in die Hohlhand gerade bleiben. Auch am Mittelfinger ist in der

Regel eine mehr oder minder deutliche Abnahme der Kraft in der Beugung der Endphalanx nachweisbar. Die Lähmung der Interossei prägt sich in der Klauenstellung der Finger aus. Dadurch, daß die Beugewirkung der Interossei auf die Grundphalangen und die Streckwirkung auf die Mittel- und Endphalangen ausfällt, überwiegen in den Grundgelenken die Strecker, in den Mittel- und Endgelenken die Beuger, so daß die charakteristische Krallenstellung zustande kommt. Diese Stellungsanomalie ist stets deutlich ausgeprägt am 4. und 5. Finger, am 2. und 3. ist sie meist nur angedeutet und fehlt am zweiten Finger oft ganz. Der Ausgleich wird in diesen beiden Fingern bewirkt durch die Lumbrikales, die die gleiche Wirkung auf die Phalangen haben wie die Interossei und am 2. und 3. Finger vom Medianus versorgt werden. Bei gleichzeitiger Ulnaris- und Medianuslähmung ist die Krallenstellung an allen Fingern gleichstark ausgeprägt. Die Lähmung der Interossei bewirkt ferner eine Aufhebung der Adduktion der Finger. Der Ausfall der von den Interossei hervorgebrachten Abduktionswirkung wird zum Teil ausgeglichen durch den Extensor communis, der gleichzeitig mit der Streckung der Grundphalangen auch die Finger spreizt. Bezüglich der Adduktionswirkung ist nur für den Zeigefinger eine geringfügige Kompensationsmöglichkeit vorhanden, indem der Extensor indicis proprius eine leichte Adduktion dieses Fingers bewirken kann. An den anderen Fingern ist bei Lähmung der Interossei jede Adduktionsbewegung unmöglich. Die Adduktion des Daumens ist ebenfalls durch den Ausfall des Adductor pollicis stark beeinträchtigt, doch kommt sie noch durch die Wirkung des Flexor pollicis longus zustande. Es wird dann mit Hilfe dieses Muskels die gebeugte Endphalanx des Daumens mit guter Kraft gegen die Grundphalanx des Zeigefingers gedrückt. Wird jedoch der Kranke aufgefordert, die Adduktion ohne Beugung der Endphalanx auszuführen, so geschieht sie nur mit geringer Kraftleistung.

Nervus medianus.

Bei Lähmungen des Medianus ist infolge des Ausfalles des Pronator teres und Pronator quadratus die Pronation sehr stark beeinträchtigt, geschieht jedoch bei gebeugtem Vorderarm noch durch die Wirkung des Brachioradialis, doch gelangt der Vorderarm hierbei nicht über die Mittelstellung hinaus. Für die Beugung des Handgelenkes fallen der Flexor carpi radialis und der Palmaris longus aus, doch kommt die Handbeugung noch zustande durch die Wirkung des Flexor carpi ulnaris und des Abductor pollicis longus. Durch die Wirkung des letzteren Muskels wird auch bewirkt, daß ein starkes Zurückbleiben der radialen Hälfte der Hand bei der Beugung nicht zu beobachten ist. Immerhin ist die Kraft der Handbeugung, besonders die der radialen Seite merklich herabgesetzt. Zu bemerken ist, daß durch die Wirkung des Abductor pollicis longus auch bei gleichzeitiger Medianus- und Ulnarislähmung, wo sämtliche Handbeuger fehlen, auch die bei der Handbeugung mitwirkenden langen Fingerbeuger, noch unter Umständen eine Beugung der Hand — wenn auch nur mit geringer Kraft — herbeigeführt werden kann. Bezüglich der Beeinträchtigung der Fingerbeugung durch den Ausfall des Flexor digitorum sublimis und des radialen Teiles des Flexor digitorum profundus ist folgendes zu bemerken. Am Zeigefinger besteht eine völlige Unmöglichkeit der Beugung der Mittel- und

Endphalanx. Am 4. und 5. Finger kommt durch die Wirkung des vom Ulnaris versorgten Anteils des Flexor profundus eine gute und kräftige Beugung der Endphalanx zustande; in geringerem und individuell etwas wechselndem Maße gilt das gleiche für den dritten Finger. Durch die Wirkung des tiefen Fingerbeugers werden jedoch nicht lediglich die Endphalangen gebeugt, sondern es werden die anderen Phalangen naturgemäß aus mechanischen Gründen mitgenommen und deutlich, wenn auch weniger kräftig als normal gebeugt. Bei oberflächlicher Betrachtung ist daher überhaupt nur ein gröberer Ausfall der Beugung am Zeigefinger, ein leichterer am 3. Finger bemerkbar. Am Daumen kann das Endglied infolge der Lähmung des Flexor pollicis longus überhaupt nicht gebeugt werden. Die Beugung der Grundphalanx ist möglich durch die Wirkung der vom Ulnaris versorgten kurzen Daumenmuskeln. Am Daumenballen fehlt der Abductor pollicis brevis, der oberflächliche Kopf des Flexor brevis und der Opponens. Es resultiert daraus eine Beeinträchtigung der Oppositionsbewegung. Diese kommt jedoch immerhin noch, wenn auch in etwas modifizierter Weise, zustande, in manchen Fällen oft überraschend gut, durch die Wirkung des vom Ulnaris versorgten tiefen Kopfes des Flexor pollicis brevis. Der Daumen kann allen anderen Fingern bis zum kleinen Finger gegenübergestellt werden. Das, was ausfällt, ist die spezifische Wirkung des Abductor pollicis brevis, die Rotation des Daumens um seine Achse, so daß bei der Opposition nicht die Fläche der Daumenkuppe die Kuppe des kleinen Fingers berührt, sondern nur die ulnare Kante des ersteren. Es ist dies ein Ausfall, der bei oberflächlicher Betrachtung sich der Aufmerksamkeit entziehen kann, jedoch für den praktischen Gebrauch der Hand störend ist, da das feste Erfassen von Gegenständen zwischen Daumen und Zeigefinger durch das mangelhafte Aufeinanderpassen der Fingerflächen stark beeinträchtigt ist. Der gute Ausgleich der Opposition ist besonders bei tiefen Läsionen des Medianus über dem Handgelenk zu konstatieren, bei denen außer der Lähmung der Daumenballenmuskeln kein anderer Ausfall besteht. Hier hilft auch der erhaltene Flexor pollicis longus bei der Erreichung des kleinen Fingers durch den adduzierten Daumen mit.

Nervus musculocutaneus.

Der Nerv versorgt den Korakobrachialis, den Bizeps und den Brachialis. Sein Ausfall äußert sich lediglich in der Lähmung der Armbeugung. Diese Bewegung ist jedoch nicht ganz aufgehoben, da der Brachioradialis sie bei Pronation des Vorderarmes mit leidlich guter Kraft ausführen kann. Auch ist häufig der radiale Teil des Brachialis erhalten, da dieser einen Zweig vom Radialis erhält. Bei gleichzeitiger Lähmung des Muskulokutaneus und des Radialis sind sämtliche Armbeuger ausgefallen, doch kann noch ein geringer Ersatz durch die vom Condylus internus entspringenden Vorderarmmuskeln — allerdings nur in geringem Maße und mit geringer Kraft — geleistet werden. Der Ausfall des Korakobrachialis, dessen wesentliche Funktion wohl in der Fixierung des Oberarmkopfes im Gelenk bei der Adduktion des Armes besteht, macht sich praktisch nicht merklich geltend. Auch ist dieser Muskel in den meisten Fällen von Verletzungen des Nerven erhalten, da diese gewöhnlich unterhalb des Abganges des für diesen Muskel bestimmten Zweiges erfolgen.

Nervus axillaris.

Die Folgeerscheinung der Läsion dieses Nerven wird vor allem durch den Ausfall des Delta bedingt, während sich die Lähmung des Teres major praktisch nicht geltend macht. Die Schwere der Beeinträchtigung der Armhebung bei Deltalähmung ist in weitgehendem Maße davon abhängig, ob die Fixation des Humeruskopfes im Gelenk erhalten ist oder nicht. Bei isolierter Deltalähmung, also bei alleiniger Läsion des Axillaris pflegt die Fixation keinen Schaden zu leiden, dagegen häufig bei ausgedehnterer Lähmung, wie dies insbesondere bei der Poliomyelitis oft der Fall ist. Es kommen hierfür vor allem der Supra- und Infraspinatus, der Korakobrachialis, der lange Kopf des Bizeps und des Trizeps in Betracht. Entsteht durch den gleichzeitigen Ausfall dieser Muskeln eine Diastase im Schultergelenk, so ist jede Armhebung unmöglich, der Arm hängt vollkommen schlaff herunter und kann nicht gehoben werden. Ist die Fixation des Humeruskopfes dagegen erhalten, so kommt eine nicht unerhebliche Armhebung zustande durch Drehung des Schulterblattes. Es wird dann der Humeruskopf durch die erwähnten Muskeln mit erheblicher Kraft gegen die Pfanne gepreßt und so fixiert, so daß er mit der Skapula eine mechanische Einheit bildet. Entfalten dann die Muskeln, die das Schulterblatt in einer Weise drehen, daß das Akromion gehoben wird, ihre Wirksamkeit, also der Serratus anticus major und der Kukullaris, so wird der ganze Arm gleichzeitig mitgehoben, ohne daß eine Abduktion erfolgt. Doch kommen auch für die Abduktion Ersatzmechanismen in Frage, so daß in manchen Fällen, besonders bei intelligenten Patienten, die auf die Übung große Aufmerksamkeit verwenden, trotz gänzlichen Deltaausfalls eine überraschend gute Armhebung zustande kommt. Die Muskeln, die hierbei mitwirken, sind vor allem der obere Teil des Pektoralis und der Supraspinatus. Die abduzierende Wirkung des Pektoralis kommt besonders gut zustande, wenn gleichzeitig eine Auswärtsrotation des Armes durch Kontraktion des Infraspinatus erfolgt.

Nervus thoracicus longus.

Der Nerv versorgt den Serratus anticus major. Die Funktion dieses Muskels besteht darin, daß er die Skapula nach außen zieht, sie von der Wirbelsäule entfernt und sie um die sagittale und vertikale Achse dreht. Die Drehung um die sagittale Achse erfolgt derart, daß das Akromion gehoben und der untere Winkel nach außen gebracht wird, während bei der Drehung um die Vertikale der innere Rand an den Thorax angedrückt wird. Der Serratus wirkt vor allem, wie schon bei der Besprechung der Deltafunktion hervorgehoben wurde, bei der Hebung des Armes mit. Normalerweise wirken bei dieser Bewegung Delta und Serratus stets zusammen, indem der erstere die Abduktion des Armes ausführt, während der letztere durch die Drehung der Skapula die Elevation bis zur Vertikalen ermöglicht. Die Lähmung des Serratus äußert sich in einer Stellungsanomalie der Skapula und in einer Beeinträchtigung der Armhebung. Das Schulterblatt steht in der Ruhe der Wirbelsäule näher als normal infolge der überwiegenden Wirkung des Kukullaris und Rhomboideus. Es steht mit seinem unteren Winkel vom Thorax etwas abgehoben. Dies wird hervorgerufen durch den Zug des Pektoralis und der am Processus coracoideus ansetzenden

Muskeln. Das Abstehen der Skapula nimmt zu, wenn der Arm nach vorn gehoben wird, und ist dann besonders ausgeprägt, wenn der Patient sich bei erhobenem Arm mit der Hand gegen eine Wand anstemmt. Bei seitlicher Armhebung rückt die Skapula an die Wirbelsäule heran. Die Störung der Armhebung ist in vielen Fällen nicht so erheblich, als man es theoretisch vermuten sollte. Als Ersatz für den fehlenden Serratus kommt insbesondere der Kukullaris in Betracht, der die gleiche Drehwirkung um die sagittale Achse herbeiführen kann. Infolgedessen kann der Arm meist über die Horizontale hinaus und öfters auch nahezu bis zur Vertikalen gehoben werden. Vielen Kranken gelingt dies allerdings nur dann, wenn sie durch Schleudern des Armes die Bewegung unterstützen.

Nervus suprascapularis.

Der Nerv versorgt den Supraspinatus und den Infraspinatus. Der Ausfall des Supraspinatus macht sich nur wenig geltend, der Muskel wirkt bei der Hebung des Armes mit, seine wesentliche Bedeutung liegt in der Fixierung des Oberarmkopfes im Schultergelenk; deshalb ist es bei der Lähmung des Delta, wie bei der Axillarislähmung hervorgehoben wurde, nicht gleichgültig, ob dieser Muskel mitgelähmt ist oder nicht. Der Infraspinatus vollführt die Außenrotation des Armes, doch ist diese Bewegung bei der Lähmung des Muskels nicht aufgehoben, da der hintere Teil des Delta und der Teres minor der gleichen Bewegung dienen. Immerhin geschieht bei Ausfall des Infraspinatus die Außenrotation mangelhaft und ist auch in der Kraft erheblich herabgesetzt.

Nervus subscapularis.

Dieser versorgt den gleichnamigen Muskel, den Teres major, den Latissimus dorsi. Der Ausfall des Subskapularis macht die Innenrotation des Armes unmöglich; er kann durch andere Muskeln nicht ersetzt werden. Der Latissimus dorsi hat die Aufgabe, zusammen mit dem Pektoralis die Adduktion des Armes zu besorgen. Wirkt er allein, so adduziert er den Arm und zieht ihn gleichzeitig nach hinten. Seine Lähmung ist besonders dann bedeutungsvoll, wenn sie sich mit Pektoralislähmung kombiniert. Eine kräftige Senkung des Armes ist dann unmöglich. Außerdem ist in der Regel bei Lähmung des Latissimus ein leichtes Abstehen des unteren Schulterblattwinkels zu konstatieren.

Die Nervi thoracici anteriores

versorgen den Pectoralis major und geben außerdem noch einen Zweig zu der vorderen Deltaportion ab. Der Pektoralis adduziert den Arm und zieht ihn gleichzeitig nach vorn. Die obere Portion zieht die Schulter nach vorn und oben und wirkt daher beim Tragen von Lasten mit. Auch dient die gleiche Portion dazu, den Arm zu heben, weswegen — wie schon erwähnt wurde — dieser Muskelteil als Ersatz für den Delta wesentlich in Betracht kommt. Aus der Funktion des Muskels geht hervor, daß bei Lähmungen die kräftige Adduktion des Armes behindert ist, insbesondere bei Kombination mit Lähmung des Latissimus, und daß das Tragen von Lasten auf der Schulter erschwert ist.

Der Nervus dorsalis scapulae

versorgt den Rhomboideus, den Levator scapulae. Die Lähmung des Rhomboideus, der die Skapula adduziert, bewirkt, daß das Schulterblatt von der Mittellinie absteht. Die Lähmung des Levator scapulae kommt praktisch nur in Betracht, wenn gleichzeitig die obere Kukullarisportion gelähmt ist. Es ist dann jede Schulterhebung unmöglich.

Nervus accessorius.

Der Nerv versorgt den Sternokleidomastoideus und den Kukullaris. Für die Extremitätenbewegungen kommt nur der letzte Muskel in Betracht. Wichtig ist, daß die akromiale Portion des Kukullaris außerdem von direkten Zweigen des Plexus cervicalis versorgt wird, so daß bei Akzessoriusläsion in der Regel dieser Teil des Muskels erhalten bleibt. Bei Verletzungen, die den Nerven am hinteren Rande des Sternokleido treffen, ist es jedoch auch nicht ganz selten, daß die zervikalen Zweige mitbetroffen sind und infolgedessen der ganze Muskel gelähmt ist.

Die obere Portion des Kukullaris hebt die Schulter und führt gleichzeitig eine Drehung des Schulterblattes aus, indem der äußere Winkel gehoben wird. Die mittlere Portion nähert das Schulterblatt der Wirbelsäule, die untere Portion übt ebenfalls eine, wenn auch nicht sehr erhebliche, Adduktion aus und zieht gleichzeitig den inneren Schulterblattwinkel nach unten. Bei gleichzeitiger Kontraktion des ganzen Muskels wird das Schulterblatt der Mittellinie genähert, gleichzeitig etwas gehoben und gedreht.

Ist der Kukullaris gelähmt, so hängt die Schulter herab. Die Skapula steht von der Mittellinie weiter entfernt und etwas höher als die der anderen Seite, sie ist gedreht, so daß der äußere Winkel nach unten, der untere nach innen abweicht. Das Heben der Schulter erfolgt noch durch den Levator anguli scapulae, ist jedoch weniger ausgiebig und schwächer als normal. Beim Zurücknehmen der Schulter ist das Fehlen der normalen Kontur des Kukullaris auffällig, dafür treten die des Rhomboideus und des Erector trunci stärker als gewöhnlich hervor. Bei diesem Versuch rückt infolge der Wirkung des Rhomboideus die Skapula in die Höhe. Die Armbewegungen sind durch die Kukullarislähmung vor allem insofern beeinträchtigt, als die Fixation des Schulterblattes durch den Muskel fehlt. Es gilt dies besonders für die Armhebung, bei welcher auch der Kukullaris durch die Drehung des Schulterblattes die Wirkung des Serratus begünstigt. Die seitliche Armhebung ist stärker beeinträchtigt als die Hebung nach vorn. Ferner leidet auch die Außenrotation, die normalerweise vom Kukullaris durch Zurücknehmen des Schulterblattes und dessen Fixation gegen den Zug des Infraspinatus unterstützt wird. Ist die akromiale Portion erhalten, so ist die Schulterhebung in normaler Weise möglich; das Schulterblatt steht dann infolge des Ausfalls der unteren Portion höher als normal.

Nervus cruralis.

Da Verletzungen dieses Nerven meist nach seinem Austritt aus dem Becken erfolgen, so ist der von ihm in seinem proximalen Verlauf versorgte

Iliopsoas in der Mehrzahl der Fälle von der Lähmung nicht mitbetroffen. Ist dieser Muskel gelähmt, so kann das Bein nicht gehoben werden. Der bei dieser Bewegung sonst noch mitwirkende Tensor fasciae latae reicht allein nicht aus, um die Hüftbeugung zu ermöglichen. Das Aufsetzen aus Rückenlage ist erschwert und kommt bei doppelseitiger Lähmung überhaupt nicht zustande. Beim Gange ist das Vorwärtssetzen des Beines erschwert und geschieht nur insoweit, als das passive Pendeln es ermöglicht. Besonders beeinträchtigt ist das Indiehöhesteigen. Beim Treppensteigen wird das betreffende Bein nachgezogen, beim Hinlegen muß das Bein mit der Hand gehoben werden.

In der Mehrzahl der Fälle beschränkt sich, wie gesagt, der Ausfall auf die von dem Nerven versorgten Muskeln des Oberschenkels. Es sind dies der Quadrizeps, der Sartorius und der Pektineus. Die Lähmung des Pektineus ist bei Erhaltensein der anderen Adduktoren praktisch ohne Bedeutung, ebenso gibt der Ausfall des Sartorius, der bei der Hüft- und Kniebeugung, beim Vorwärtsschwingen des Beines mitwirkt, keinen Anlaß zu gröberen Störungen. Die Lähmung des Quadrizeps hebt die Kniestreckung völlig auf, das Bein kann infolgedessen nicht gestreckt gehoben werden. Das Stehen ist möglich, auch wenn der Muskel doppelseitig gelähmt ist. Es besteht dabei naturgemäß die Gefahr des Einknickens und des Hinfallens. Die Kranken müssen es daher sorgfältig vermeiden, daß das Knie in Beugestellung gerät und stehen daher in der Regel mit nach hinten durchgedrückten Knien. Bei einseitiger Lähmung ist die Gefahr des Hinfallens erheblich geringer. Der Gang auf ebener Erde ist verhältnismäßig wenig gestört, nur muß der Kranke es vermeiden, daß das betroffene Bein in dem Augenblick, wenn es Stützbein wird, sich in Beugestellung befindet. Durch Verlegung des Schwerpunktes des Körpers nach vorn gelingt es nach einiger Übung dem Patienten, mechanisch das Knie nach hinten durchzudrücken und so in gestreckter Stellung zu erhalten. Stark gestört ist auch hier das Indiehöhesteigen. Wenn das vorschreitende Bein auf die höhere Stufe gestellt ist, muß normalerweise der Körper durch das Zusammenwirken der Hüft- und Kniestrecker und der Plantarflexoren des Fußes gehoben werden. Der Ausfall des Quadrizeps macht diese Hebung unmöglich; daher muß der Kranke das betroffene Bein nachziehen und kann es nie als erstes in die Höhe stellen. Auch bei geringem Bergaufgehen macht sich die Störung im Gegensatz zum Gehen auf ebener Erde stark geltend. Bei doppelseitiger Lähmung kann die Hebung des Körpers nur durch Indiehöheziehen am Geländer mit Hilfe der Hände zustande kommen. Auch das Aufstehen aus dem Sitzen ist bei doppelseitiger Quadrizepslähmung ohne Zuhilfenahme der Arme unmöglich.

Nervus obturatorius.

Der Nerv versorgt den Adductor magnus, brevis, longus, den Pektineus, den Obturator externus und den Grazilis. Von diesen Muskeln erhält der Pektineus einen Zweig vom Kruralis, der Adductor magnus vom Ischiadikus. Läsionen des Nerven, die verhältnismäßig selten sind, äußern sich vor allem in der Schädigung der Adduktion des Oberschenkels; doch ist diese in der Regel nicht ganz aufgehoben wegen der Doppelversorgung des Pektineus und Adductor magnus. Beim Erheben des Beines, beim Gange, wobei die Adduktoren und Abduktoren als kollaterale Synergisten wirken und die gerade Vorwärtsbewegung des Beines garantieren, weicht infolge der Lähmung der ersteren und des Überwiegens der letzteren das Bein leicht im Sinne der Abduktion ab. Die Lähmung des Obturator externus macht sich bei Erhaltensein der anderen Außenrotatoren nicht erheblich geltend. Das gleiche gilt von dem Grazilis bei Erhaltensein der anderen Kniebeuger; nur ist wesentlich, daß bei gleichzeitiger Ischiadikuslähmung durch den Ausfall des Grazilis die letzte Möglichkeit der Kniebeugung in Fortfall kommt.

Nervus glutaeus superior.

Bei Verletzungen dieses Nerven ist gelähmt der Glutaeus medius, der Glutaeus minimus, der Pyriformis und der Tensor fasciae latae. Bei der Funktion des Glutaeus medius — der Minimus wirkt im wesentlichen in der gleichen Weise — ist zu unterscheiden seine Wirkung auf das Bein bei fixiertem Becken und seine Wirkung auf das Becken bei fixiertem Bein. In ersterem Falle abduziert er das Bein; außerdem macht seine vordere Portion eine kräftige Innenrotation, seine hintere Portion eine schwache Außenrotation, während die mittlere Portion reiner Abduktor ist. Bei fixiertem Bein richtet der Muskel das Becken auf dem Bein der entsprechenden Seite auf, so daß es hier gesenkt, auf der anderen Seite gehoben wird. Diese Bewegung ist von Bedeutung beim Gange, da hierdurch der Schwerpunkt des Körpers auf das Stützbein verlegt wird.

Bei Lähmungen des Glutaeus medius und minimus ist die Abduktion des Beines aufgehoben, ferner ist die Innenrotation stark geschädigt. Diese ist unmöglich, wenn auch der andere Innenrotator des Beines, der Tensor fasciae latae, wie es bei Verletzungen des Glutaeus superior der Fall ist, gleichzeitig mitgelähmt ist. Die mangelnde Aufrichtung des Beckens gibt dem Gange ein charakteristisches Gepräge. Anstatt daß das Becken sich auf der Seite des Stützbeines senkt, kippt es in dem Augenblick, wo das Bein der betroffenen Seite Stützbein wird, nach der anderen Seite um. Bei doppelseitiger Lähmung bekommt dadurch der Gang einen ausgesprochen watschelnden Charakter. Stehen auf einem Bein ist unmöglich; bei dem Versuche hierzu ist ebenfalls das Umkippen des Beckens zu beobachten.

Die Lähmung des Tensor fasciae latae äußert sich — wie schon erwähnt — in einer Beeinträchtigung der Einwärtsrotation des Beines. Der Muskel hat vor allem die Aufgabe, bei der Hüftbeugung die auswärtsrotierende Wirkung des Iliopsoas zu kompensieren. Wenn der Muskel ausfällt, weicht das Bein beim Erheben und insbesondere auch in der Schwungphase des Ganges in Auswärtsrotation ab.

Die Lähmung des Pyriformis macht beim Erhaltensein der anderen Auswärtsrotatoren sich nicht wesentlich bemerkbar.

Nervus glutaeus inferior.

Bei Verletzungen dieses Nerven fällt nur der Glutaeus maximus aus. Die Hauptfunktion des Muskels ist die Streckung des Hüftgelenkes, außerdem rotiert er den Oberschenkel nach außen. Die Lähmung des Glutaeus maximus veranlaßt beim Gange auf ebener Erde auch bei doppelseitiger Affektion keine wesentliche Störung. Sehr erheblich beeinträchtigt ist dagegen das Indiehöhesteigen, Bergaufgehen, Treppensteigen usw., da hier ebenso wie der Quadrizeps der Glutaeus maximus zur Hebung des Körpers erforderlich ist. Das gleiche gilt vom Aufstehen aus dem Sitzen, dem Aufrichten aus gebückter Stellung. Die Kranken müssen beim Treppensteigen das Bein der gelähmten Seite nachziehen. Bei doppelseitiger Lähmung klettern die Patienten, wenn sie den Körper aus gebückter Stellung aufrichten wollen, mit den Händen an den Oberschenkeln in die Höhe und bringen so den Rumpf in aufrechte Stellung. In Rückenlage des Kranken prägt sich die Lähmung des Muskels in der Unfähigkeit, das Bein kräftig gegen die Unterlage zu drücken, aus. Beim Stehen sinkt infolge der mangelnden Streckung des Beckens dieses nach vorn; hierdurch wird eine kompensatorische Lordose der Lendenwirbelsäule bedingt, die sich jedoch im Sitzen wieder ausgleicht.

Nervus ischiadicus.

Da die Verletzungen dieses Nerven meist erst nach Abgang der obersten Zweige erfolgen, so sind die von diesen versorgten Muskeln, der Obturator internus, die Gemelli und der Qudratus femoris in der Regel nicht gelähmt. Sind diese ausgefallen, so äußert sich dies in einer Abschwächung der Außenrotation, die jedoch noch durch die vorhandenen anderen Auswärtsroller zustande kommt. Der Nerv ist schon von seinem Austritt aus dem Becken an in den Peroneus und Tibialis geteilt, die zunächst noch eine Strecke weit zusammen verlaufen. Der Tibialis versorgt am Oberschenkel den langen Bizepskopf, den Semimembranosus und den Semitendinosus, am Unterschenkel die Wadenmuskeln, den Tibialis posticus, den Flexor digitorum longus, sämtliche Muskeln der Fußsohle und die Interossei. Der Peroneus versorgt am Oberschenkel nur den kurzen Bizepskopf, am Unterschenkel den Tibialis anticus, den Extensor digitorum communis longus und brevis, den Extensor hallucis longus und die Peronei. Bei totaler Ischiadikuslähmung ist jede Bewegung des Fußes und der Zehen unmöglich. Der Kranke vermag sich nicht auf das Bein zu stützen, da die Fixation des im Fußgelenk lose schlotternden Fußes fehlt. Die Kniebeugung ist sehr stark beeinträchtigt, kann jedoch mit geringer Kraft noch durch den Grazilis ausgeführt werden. Bei den häufigen Verletzungen des Ischiadikus am Oberschenkel sind die Kniebeuger erhalten, der Ausfall beschränkt sich auf sämtliche Muskeln des Fußes und Unterschenkels.

Liegt die Läsion distal von der Teilungsstelle des Ischiadikus, so werden der Tibialis und der Peroneus in der Regel gesondert betroffen, doch kommt es auch bei Verletzungen des Ischiadikusstammes nicht selten vor, daß nur einer von beiden Teilen betroffen ist.

Die Peroneuslähmung äußert sich darin, daß die Dorsalflexion des Fußes unmöglich ist. Der Fuß hängt in Equinusstellung herunter; es besteht infolge des Überwiegens der Wadenmuskulatur die Gefahr, daß es in dieser zu einer sekundären Kontraktur und infolgedessen zu einer fixierten Spitzfußstellung kommt. Ferner bildet sich infolge des Fehlens der abduzierenden Wirkung des Peroneus brevis eine Varusstellung. Die Dorsalflexion der Zehen ist unmöglich infolge der Lähmung des langen und kurzen Zehenstreckers und der Lähmung des Extensor hallucis longus. Die Plantarflexion des Fußes ist insofern gestört, als durch die Wadenmuskulatur nur der laterale Fußrand kräftig gesenkt wird, während der mediale Fußrand zurückbleibt, da der Peroneus longus, der für die Senkung des inneren Fußrandes zu sorgen hat, gelähmt ist. Beim Senken des Fußes gegen Widerstand kippt der Fuß infolgedessen in Varusstellung um. Beim Gehen hängt der Fuß herunter. Während des Vorwärtsschwingens des Beines bleibt die Dorsalflexion aus. Um das Schleifen der Fußspitze am Boden zu verhindern, wird das Hüftgelenk und das Kniegelenk stärker als normal gebeugt, wodurch insbesondere bei doppelseitiger Lähmung der Gang ein charakteristisches Gepräge bekommt. Bei isolierter Läsion des Peroneus profundus sind die Musculi peronei erhalten und die Störung beschränkt sich auf die Lähmung der Dorsalflexion des Fußes und der Zehen, während die Plantarflexion und die Abduktion des Fußes in normaler Weise erfolgen. Bei isolierter Schädigung des Peroneus superficialis macht sich dagegen nur der Ausfall der Musculi peronei in der beschriebenen Weise geltend. Auch distale Läsionen des Peroneus profundus, bei denen nur der kurze Zehenstrecker und der Extensor hallucis gelähmt sind, kommen zur Beobachtung.

Die Lähmung des Nervus tibialis äußert sich vor allem in dem Ausfall der Wadenmuskulatur. Es kommt zur Ausbildung eines Pes calcaneus. Der Fuß kann nicht plantar flektiert werden. Die plantarflektierende Wirkung des Peroneus longus ist, wenn er ohne die Wadenmuskeln wirkt, nur geringfügig und geschieht unter gleichzeitiger Abduktion des Fußes. Stehen auf den Zehenspitzen ist unmöglich. Beim Gange ist das Fehlen der Plantarflexion vor allem von Bedeutung, wenn im Beginn der Schwungphase der Fuß vom Boden abgestoßen und dann das Körpergewicht auf das Standbein herübergeschoben werden soll. Auch beim Indiehöhesteigen macht sich die Unfähigkeit, den Unterschenkel gegen den Fuß kräftig zu strecken, störend geltend.

Die Adduktion des Fußes ist infolge der Lähmung des Tibialis posticus aufgehoben. Die Zehen können nicht plantarflektiert, nicht gespreizt und nicht adduziert werden. Die Lähmung der Interossei führt in gleicher Weise wie an der Hand zu einer Krallenstellung der Zehen.

Bei distaler Verletzung des Nervus tibialis kommt es nicht selten vor, daß nur die von diesem Nerven versorgten Fußmuskeln gelähmt sind. Es besteht dann Krallenstellung der Zehen mit Unfähigkeit, sie zu abduzieren und adduzieren. Ferner findet sich eine Abschwächung der Zehenbeugung. Diese Beugung kann noch erfolgen durch den erhaltenen Flexor digitorum longus, doch ist die Kraftleistung erheblich geringer und erstreckt sich vorwiegend auf die Beugung der Endphalangen, während eine kräftige Beugung der Grundphalangen nicht möglich ist. Insbesondere gilt dies für die große Zehe, bei der die Beugung der Grundphalanx mit Streckung der Endphalanx durch die Muskeln des Großzehenballens ausgeführt wird. Ausfall dieser Bewegung ist praktisch wichtig, da sie beim Gange zum Abstoßen des Fußes im Anfang der Schwungphase notwendig gebraucht wird. Die Folge ist, daß das Abstoßen nicht mit der großen Zehe, sondern mit dem Metatarsalköpfchen geschieht, was zu Schmerzen Veranlassung gibt. Ferner führt die durch die Lähmung der Sohlenmuskeln bewirkte Schädigung der Statik des Fußgerüstes ebenfalls zu Schmerzen im Fuße, so daß der äußerlich unscheinbare und leicht zu übersehende Muskelausfall doch eine erhebliche Beeinträchtigung des Ganges und starke Beschwerden verursacht.

Stützen bei Radialislähmungen.

Von

Dr. Radike, Professor Dr.-Ing. Schlesinger, Direktor Volk.

Mit 69 Abbildungen.

Die Handstützen bei Radialislähmungen zerfallen in zwei Gruppen: Stützen, die nur den Zweck haben, therapeutisch zu wirken, und Stützen, die dem Verletzten wieder die Arbeit mit der gelähmten Hand ermöglichen sollen. — Die Stützen der ersten Gruppe sind naturgemäß einfach und gestatten im allgemeinen nur geringe Bewegungsmöglichkeit; ihr Zweck ist, der Gefahr der Überdehnung der Strecksehnen und der Versteifung in fehlerhafter Stellung entgegenzuarbeiten. (Beispiele: Stützen von Langemak, Abb. 11, Kirchberg, Engelmann usw.) Die Handstützen der zweiten Gruppe sind Arbeitshilfen, und daher muß bei ihrer Konstruktion das Hauptaugenmerk auf ihre Gebrauchsfähigkeit bei der Arbeit gerichtet werden. Wie sehr durch Stützen die Ausführung gewisser Arbeiten erleichtert wird, zeigen die Abbildungen 1—6.

I. Auswahl der Handstützen.

Bei der Wahl der Handstützen muß Rücksicht genommen werden:
1. Auf die Art der Lähmung.
2. Auf die Art der Berufstätigkeit.

Diese doppelte Abhängigkeit macht es fast unmöglich, ein objektives und allgemein gültiges Urteil über eine Handstütze abzugeben. Eine und dieselbe Stütze kann für einen bestimmten Beruf und einen bestimmten Grad der Lähmung sehr geeignet und für etwas andere Verhältnisse völlig unbrauchbar sein.

1. Auswahl der Stützen mit Rücksicht auf die Lähmung.

Handelt es sich um Lähmungen, bei denen die Greiffähigkeit der Finger wenig beeinträchtigt ist, so wird nur die Hand zu stützen sein. In manchen Fällen genügt es dann schon, wenn die Stützung durch eine gewalkte Wildledermanschette (Abb. 13) erfolgt, die halb starr ist, das Herabsinken der Hand verhindert und die Bewegung der Finger völlig, die des Handgelenkes genügend frei läßt. Ist die Bewegungsmöglichkeit der Hand durch Versteifung beschränkt, so kann auch bei der Konstruktion der Stütze auf die Ausführbarkeit der entsprechenden Bewegungen verzichtet werden. Sinkt die Hand ulnarwärts herunter, so kann durch den Bau der Stütze ein gewisser Ausgleich herbeigeführt werden. Die einzelnen Finger sollen nur dann gehoben werden, wenn infolge der Störung des Muskelgleichgewichts ihre Beweglichkeit vermindert ist, der Beruf des Gelähmten aber einen vielseitigen Gebrauch der Finger notwendig macht. Durch Zug- oder Hebevorrichtung an Hand und Fingern oder durch gleichzeitige Anwendung beider Mittel läßt sich die Tätigkeit aller gelähmten Streckmuskeln ziemlich vollständig ersetzen. Diese in technischer Hinsicht möglichen Lösungen befriedigen aber in vielen Fällen den Verletzten nicht, denn die Handstützen werden dadurch oft so kompliziert, daß der Träger sie bei gröberen Arbeiten nicht benutzen kann, da sie nicht widerstandsfähig genug sind oder daß er sie nicht tragen will, da sie lästig sind oder unschön wirken.

Von einem völligen mechanischen Ausgleich der Lähmung und von der Ausführbarkeit sämtlicher Bewegungen in den Hand- und Fingergelenken wird daher meist abzusehen sein.

Im allgemeinen muß das Bestreben dahin gehen, die Handstützen immer mehr zu vereinfachen. Denn die früheren Erfahrungen an Unfallverletzten und die bisherigen an Kriegsbeschädigten zeigen, daß die Handgelähmten nur solche Stützen wirklich benutzen, die einfach und dauerhaft sowie unter Umständen auch unauffällig sind.

2. Auswahl der Stützen mit Rücksicht auf den Beruf.

Es sind zu unterscheiden:

a) Berufe, bei denen die gelähmte Hand Griffe oder Stiele mit kräftigem Faustschluß längere Zeit festhalten soll, bei denen aber die einzelnen Finger nicht unabhängig voneinander bewegt werden müssen und auf die Beweglichkeit des Handgelenkes teilweise und manchmal sogar ganz verzichtet werden kann. — Hierher gehören manche Berufe der Industrie und fast alle landwirtschaftlichen Berufe, die möglichst einfache und widerstandsfähige Stützen erfordern. Durch Lederschlaufen oder Ringe im Innern der Hand kann das Festhalten der Werkzeuge erleichtert werden, falls die Kraft der Finger dazu nicht ausreicht.

Zu beachten ist auch, ob der Verletzte mit beiden Händen gleichzeitig oder mit der gelähmten Hand allein schwere Gegenstände oft anheben muß, und ob die Belastung ein Strecken oder ein Beugen des Handgelenkes herbeizuführen sucht. Überwiegt die zuletzt genannte Beanspruchung, so sind Stützen zu wählen, welche das Handgelenk nahezu ganz feststellen oder Stützen, die von Fall zu Fall eine Feststellung gestatten (Abb. 30 bis 32 und 37) oder die eine stärkere Anspannung der Feder ermöglichen, welche das Handgelenk stützt (Abb. 28, 29).

b) Berufe, bei denen vielseitig geformte, nicht zu schwere Gegenstände erfaßt und nach verschiedenen Seiten ohne besonderen Kraftaufwand bewegt werden müssen. Dazu ist eine gute Greiffähigkeit der Finger, namentlich des Daumens, erforderlich, ferner das Beugen, oft auch das Kreisen der Hand im Handgelenk sowie die Pro- und Supination. Die Handstützen müssen daher Hand und Finger heben, ohne ihre Beugefähigkeit wesentlich zu beeinträchtigen. — Hierher gehören die meisten Tätigkeiten der mechanischen Industrie und des Handwerks. Tätigkeiten, die größere Kraft erfordern, z. B. Arbeiten mit schweren Hämmern, müssen dann fast immer mit der gesunden Hand ausgeführt werden. Man wird ferner möglichst leichte Stützen wählen, falls die gelähmte Hand vorwiegend in wagerechter Unterarmlage gebraucht wird, während das Gewicht der Stütze wenig von Einfluß ist, wenn der Arm bei der Hauptberufstätigkeit meist herabhängt oder die Hand sich auf das Werkzeug stützen kann.

c) Berufe, bei denen die gelähmte Hand nur sehr wenig gebraucht wird (Lähmung der linken Hand bei Kopfarbeitern; Handlähmung bei Boten, Pförtnern) oder bei denen die Stütze möglichst unauffällig sein soll. In diesen Fällen genügen leichte Stützen, die das Herabhängen der Hand verhindern. Zuweilen kann auch die Stütze ganz entbehrt werden, doch empfiehlt es sich, wenigstens des Nachts eine einfache Stütze anzulegen, um eine übermäßige Dehnung der Strecksehnen und eine Versteifung im Handgelenk zu verhindern.

II. Konstruktion der Handstützen.

Die ältesten bekannt gewordenen Handstützen bei Radialislähmung zeigen bereits die Grundsätze, nach denen fast alle späteren Handstützen konstruiert worden sind. Am bekanntesten sind die Apparate von Duchenne und Collin-Mathieu. Der Apparat von Duchenne (Abb. 7) hat sich aus der Handstütze von Delacroix entwickelt; diese bestand aus einer Metallfeder, die von einer Hülse am Oberarm ausging und sich auf dem Handrücken in vier kleinere Schienen teilte, an deren Enden Ringe befestigt waren, durch welche die Grundglieder der Finger dicht oberhalb des Gelenkes zwischen Handglied und Mittelglied gehoben wurden. In ähnlicher Weise, nur sehr viel einfacher war die Schiene des Amerikaners Knight (Abb. 8) konstruiert. — Eine andere Handstütze von Duchenne (Abb. 9), aus der sich wohl die Collin-Mathieusche Stütze (Abb. 10) entwickelt hat, zeigt die Anwendung von Zugfedern in Richtung der Finger. Heußner hat diesen Apparat durch die Anbringung von Gummizügen noch weiter vereinfacht.

Die Handstützen bestehen im wesentlichen aus zwei Teilen:

1. Aus den am Unterarm befestigten Hülsen, Schellen oder Riemen,
2. aus den die Hand oder die Finger stützenden Teilen.

Zu 1. Unterarmhülsen usw. Den besten Halt und die gleichmäßigste Übertragung der auftretenden Druckwirkungen ergeben Hülsen aus Walkleder, die aber für jeden einzelnen Fall nach Gipsabguß angefertigt werden müssen. Bei der Verwendung von Schnürhülsen aus Weichleder, bei denen eine derartige genaue Anpassung nicht erforderlich ist, muß für möglichst günstige Druckübertragung gesorgt werden. Wird bei einer Stütze nach Abb. 23 oder 24, bei welcher der Druck der Feder f im wesentlichen gegen eine schmale Stelle am Handrücken ausgeübt wird, die Walklederhülse durch eine Weichlederhülse ersetzt, so muß die Stütze so umgeändert werden, daß eine Verteilung des Druckes auf eine größere Fläche eintritt (vgl. Abb. 25, 26).

Soll die Pro- und Supination des Unterarmes möglich sein, so müssen die Unterarmhülsen kurz gehalten werden.

Fest anliegende Hülsen befördern die Schweißabsonderung und verschmutzen leicht durch Staub. In vielen Fällen wird es daher erwünscht sein, die Hülse durch Riemen oder Schellen zu ersetzen, die so angeordnet sind, daß sie die Stütze genügend festhalten, ohne einen zu starken Druck auszuüben (vgl. Abb. 27, 34, 36). Für Sonderzwecke hat man auch Schellen aus Leichtmetall hergestellt (Abb. 38).

Zu 2. Hand- und Fingerstützen. Zu unterscheiden ist zwischen der Stützung des Daumens und der Stützung der Hand mit den vier übrigen Fingern. Der Daumen soll nur gestützt werden, wenn er nicht abgehoben werden kann und wenn die Lage, die er einnimmt, der Ausübung des Berufes hinderlich ist. Die Stützung erfolgt fast immer durch einen Lederring in Verbindung mit einem Gummizug (Abb. 49), einem Riemen (Abb. 37) oder einer Feder (Abb. 28, 33, 46 usf.). Der Lederring soll ziemlich breit und an den Rändern weich, in der Mitte fest sein, damit eine ausreichende Berührungsfläche zwischen Daumen und Ring vorhanden ist. Falls die Berufstätigkeit es erfordert, kann die der Abnutzung ausgesetzte Seite des Ringes mit einem Schutzplättchen aus Metall versehen werden. Die Abspreizung soll in der Richtungswirkung der Abduktoren erfolgen. Die Wirkung der Stützfeder soll durch die Bewegung der Hand oder des Daumens möglichst wenig beeinflußt werden. In Abb. 44 wird der Daumen nicht mit einem Ring, sondern mit einer ganzen Kappe gefaßt.

Die Stützung der Hand kann grundsätzlich in vierfacher Weise erfolgen.

a) Die Stütze wirkt gegen die Hohlhand. (Unterstützung in der Nähe der Handwurzel: Abb. 14. — Unterstützung der Handmitte: Abb. 17, 18 usw. — Unterstützung in der Nähe der ersten Fingergelenke: Abb. 23 bis 26 und Abb. 28 usw.)

b) Die Stütze wirkt gegen die Grundgelenke oder hebt die 4 Grundglieder der Finger gemeinsam an (Abb. 20, 22, 33, 36, 40).

c) Die Stütze hebt jeden Finger einzeln an (Abb. 49 bis 62).

d) Die Stütze bewirkt das Heben der Finger durch einen Zug, der bei gestreckten Fingern in Richtung der Fingerlängsachse wirkt (Abb. 63 bis 67).

Als Vorteile und Nachteile der einzelnen Stützungsarten wären anzuführen:

1. Stützen, die einen großen Teil der Hohlhand verdecken (Abb. 15 bis Abb. 18 usw.), erschweren das Festhalten von Griffen und Stielen. Manche Berufsausübungen, bei denen der Handballen auf die Werkstücke gelegt oder das Gefühl der Handfläche ausgenutzt werden muß, werden durch das Verdecken der Hohlhand behindert.

2. Stützen, die sich nach Abb. 20, 22, 36 gegen die Grundglieder legen, heben zwar die Finger besser an als Stützen nach Abb. 23, 24, 28, sie erschweren aber die Faustbildung, sind also für Berufe, bei denen längeres, kräftigeres Festhalten der Werkzeuge in der geschlossenen Faust erforderlich ist, nicht zu empfehlen. Macht die Lähmung eine Stützung der Grundglieder erforderlich und bedingt die Berufstätigkeit häufige und anhaltende Faustbildung, so muß die zum Anhaben der Grundglieder dienende Schiene verschiebbar angeordnet werden (Abb. 40) oder es sind Stützen nach Abb. 46 zu wählen, bei denen die Hohlhand durch stärkere und die Finger durch schwächere Federn angehoben werden und die Drehachsen mit den Achsen der natürlichen Gelenke zusammenfallen. Gute Faustbildung ermöglichen auch die mit Fingerstützen versehenen Schienen (Abb. 42 und Abb. 53). In beiden Fällen sind die Fingerträger nachgiebig und unter Zwischenschaltung von Spiralfedern an den stützenden Teilen befestigt.

3. Stützen, welche die Finger einzeln anheben, ermöglichen ein gutes Spielen der Finger und sind zu wählen, wenn die Beweglichkeit der Finger durch

die Verletzung beeinträchtigt ist, die Berufsausübung aber bedingt, daß kleine, vielseitig gestaltete Gegenstände ergriffen und zwischen den Fingerspitzen festgehalten werden sollen (Uhrmacher, Feinmechaniker usw.).

Die zum Anheben der Finger dienenden Federn spannen sich um so mehr, je mehr die Finger gebeugt werden. Der von den ohnehin geschwächten Fingern ausübbare Druck nimmt also mit stärkerer Beugung rasch ab, der Faustschluß erfolgt mit geringerer Kraft und kann nicht lange ausgeübt werden, da die Finger bald ermüden und die um die Finger gelegten Ringe oder Lederschlaufen einen lästigen Druck gegen die Grundglieder ausüben. Diese Übelstände machen sich besonders dann störend bemerkbar, wenn die Drehachsen (Scharniergelenke) der stützenden Teile mit den Drehachsen der natürlichen Hand- und Fingergelenke nicht zusammenfallen (Abb. 55). Die stützenden Teile verschieben sich dann beim Beugen gegen die Hand und die Finger, die Bewegung wird außerordentlich erschwert. Die Relativverschiebung der Stütze gegen die Hand tritt teilweise auch bei Stützen nach Abb. 22, 57 bis 59 usw. auf, bei denen eigentliche Gelenke nicht vorhanden sind. Es hängt dies mit der Verlängerung zusammen, welche die Abstände der Punkte a, b und c beim Beugen erfahren (Abb. 68). In einem bestimmten Fall war bei überstreckter Hand $a\,b = 75$ mm, $b\,c = 55$ mm, bei gebeugter Hand und gebeugten Fingern $a\,b = 90$ mm, $b\,c = 80$ mm.

Ein Vergleich der Abb. 18 und 58 zeigt, wie sehr die Faustbildung durch Stützen behindert wird, deren Hebefedern über den Fingergelenken liegen. Bei längerem Faustschluß macht sich auch der Druck der Federn gegen die Knöchel störend bemerkbar.

4. Bei den Stützen nach Abb. 64 bis 66 werden die Finger (und damit die Hand) nicht unmittelbar angehoben, sondern nur durch einen in der Fingerlängsachse wirkenden Zug gestreckt. Ist zum Aufrichten der (gegebenenfalls belasteten) Hand nach Abb. 69 ein an den Fingern angreifender Druck D erforderlich und ist Z der zum Heben der Hand dienende Federzug, so läßt sich die Hand mit einem Winkelhebel vergleichen, wobei D am Hebelarm b und Z am Hebelarm a angreift. Da der Hebelarm a (Abstand des Handgelenkmittelpunktes von der Oberfläche) sehr klein ist, wird Z 6 bis 8 mal so groß als D. Durch Z werden die Finger dauernd beansprucht. Stützen dieser Art, die den Vorzug der Unauffälligkeit besitzen, kommen daher in erster Linie für die Verrichtungen des täglichen Lebens in Frage, ferner für Schreiben, Zeichnen und leichte Arbeiten, bei denen volle Faustbildung selten erforderlich ist und die Federn oder Gummibänder nur schwach angespannt werden müssen, da eine geringe Anhebung der Hand ausreicht. In einfachen Fällen werden die im vorstehenden angegebenen Gesichtspunkte und die Ergebnisse der Erfahrung zur Wahl der richtigen Stütze ausreichen. Handelt es sich aber um schwere Lähmungen und um einen Beruf, bei dem die Mithilfe der gelähmten Hand in erheblichem Umfang erforderlich ist, so empfiehlt es sich, zunächst eine Versuchsschiene zu geben, die so eingerichtet ist, daß sie die Hand vor oder hinter den Grundgelenken zu stützen vermag. Zeigt sich nach längerer Einübung, daß keine dieser Stützungsarten für die Berufstätigkeit ausreicht, so ist die Schiene noch mit einem Fingerheber zu versehen und der Versuch damit fortzusetzen.

I. Ausführung von Arbeiten ohne und mit Stütze.

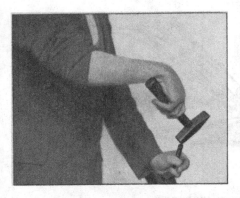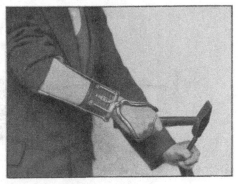

Abb. 1 und 2. Hämmern ohne und mit Stütze.

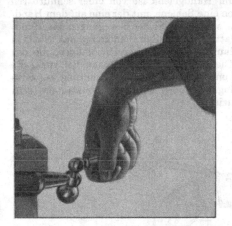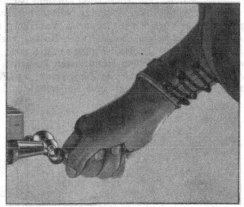

Abb. 3 und 4. Kurbeldrehen ohne und mit Stütze.

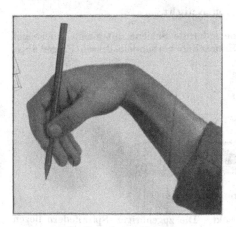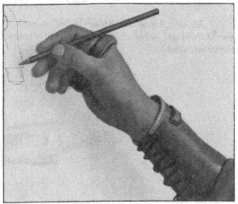

Abb. 5 und 6. Zeichnen am stehenden Brett ohne und mit Stütze.

II. Ältere Stützen aus dem 19. Jahrhundert (Abb. 7 bis 10).

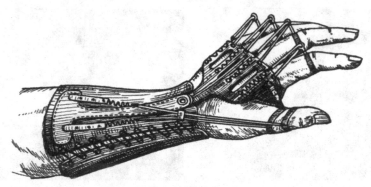

Abb. 7.   Stütze von Duchenne.

Der untere Teil des Vorderarmes bis zum Handgelenk ist von einer schnürbaren Lederhülse umgeben. Diese trägt auf dem Rücken eine Schiene, mit der eine auf dem Handrücken liegende Platte gelenkig verbunden ist, so daß seitliche Bewegungen im Handgelenk ausgeführt werden können. Von der Platte gehen 4 Spiralfederzüge aus, die sich in Riemen fortsetzen, welche über Rollen verlaufen und an Schlaufen endigen, die das Grundgelenk des 2. bis 5. Fingers umfassen. Die Rollen befinden sich an Schienen, die von der Platte auf dem Handrücken ausgehen und in etwas schräger Richtung aufwärts verlaufen, so daß durch die Zugwirkung die Finger gehoben werden. Der Daumen wird durch 2 Züge am Grund- und Endgelenk abduziert.

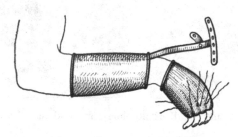

Abb. 8.   Stütze von Knight.

An der Unterarmhülse befindet sich eine federnde Schiene mit einem Querbügel. Der Querbügel wird durch Nähte mit einem Handschuh verbunden, dessen Finger abgeschnitten sind.

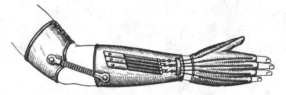

Abb. 9.   Stütze von Duchenne.

Die Finger werden durch Schnüre gestreckt. Die zugehörigen Spiralfedern liegen auf der Unterarmhülse.

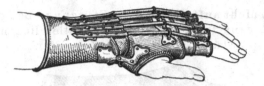

Abb. 10. Stütze von Collin-Mathieu.

Die Finger werden einzeln durch Spiralfedern gestreckt, die an Lederriemen befestigt sind. Die Spannung der Züge läßt sich nach Bedarf einstellen und verändern.

III. Therapeutische Stütze.

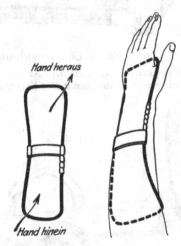

Abb. 11 und 12. Stütze von Langemak (Münch. Med. Nr. 47, 1915).

IV. Halbstarre Stütze.

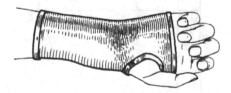

Abb. 13. Halbstarre Stütze aus gewalktem Wildleder. (König, Reservelazarett Görden.)

V. Stützen mit unten liegenden Schienen.

Einfach, meist nicht auffallend, gute Stützung. Beugung des Handgelenkes nicht ganz frei. Die im Handteller liegenden Teile der Stütze stören beim Zugreifen.

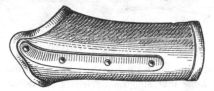

Abb. 14.   Stütze von Radike.   (Münch. Med. Nr. 40, 1916).

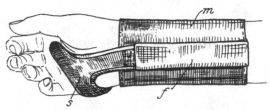

Abb. 15.   Stütze nach Loos, Reichenberg.

(Die Technik für die Kriegsinvaliden, Heft 4.)   An der Armmanschette *m* ist die federnde Schiene *f* befestigt, die mit dem im Handteller liegenden Teil *s* die Hand stützt.

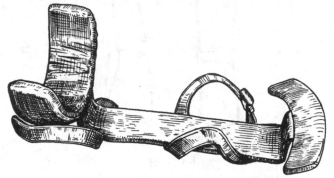

Abb. 16.   Stütze von Muskat, Berlin.

Die Schiene stützt die Grundgelenke. Die beiden Riemen sitzen zu beiden Seiten des Handgelenkes. (Vgl. auch die Stütze nach Stoffel, Münchener Med. Nr. 44, 1916.)

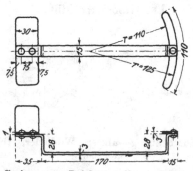

Abb. 17.   Gerippe aus Leichtmetall zur Stütze Abb. 16.

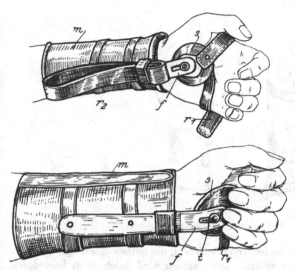

Abb. 18 und 19. Stütze aus dem Reservelazarett Görden (Stockhausen).

An der Unterarmhülse *m* befinden sich eine oder mehrere übereinandergelegte, schwach federnde Stahlschienen *f* (20 . 0,75 mm). Der Handteller legt sich gegen eine mit Leder gefütterte Scheibe *s*, die sich beim Beugen der Hand in einem Schlitz *t* der Schiene *f* verschieben kann. Der Riemen r_1 hält die Scheibe *s* an der Hand fest. Er hat eine Breite von 10 mm. Riemen r_2 dient zum Befestigen schweren Arbeitsgerätes.

VI. Stützen mit obenliegender Schiene.

Meist einfach, Beugung des Handgelenkes leichter ausführbar, Faustbildung gut möglich, falls die Hand und nicht die Finger gestützt werden.

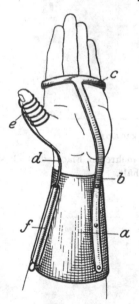

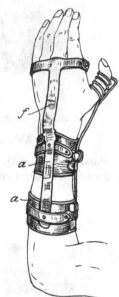

Abb. 20. Stütze von Spitzy, Wien. (Münch. Med. Nr. 6, 1915.)

An der Armmanschette *a* ist die federnde Schiene *b* befestigt, die mit dem Bügel *c* die Fingergrundgelenke stützt. Der Daumen wird durch die in die Spirale *e* endigende, an der Manschette *a* befestigte Feder *d* abduziert. In der Hülse *f* ist die Feder *d* verschiebbar.

Abb. 21. Stütze nach Spitzy, Wien.

Die beiden Armschellen *a* sind durch die federnde Schiene *f* verbunden, die in einem Querstreifen ausläuft und mittels Riemen die Hand hält. Der Daumen wird durch besonderen Zug abduziert.

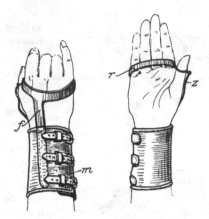

Abb. 22.   Stütze nach Heymann.   (Münch. Med. Nr. 40, 1915.)

Die Armmanschette *m* trägt die federnde Schiene *f*, die mittels Querbügel und Riemen *r* die Grundgelenke der Finger stützt.   Der Daumen wird durch einen besonderen Zug *z* abduziert.

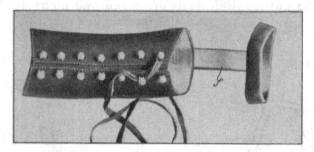

Abb. 23.   Stütze nach Beckmann.

Die Walklederhülse trägt die aus einer oder mehreren Flachfedern bestehende Schiene *f*, die mit Querbügel und Riemen die Hand hält.

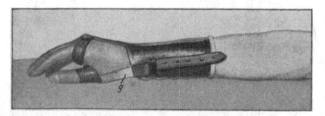

Abb. 24.   Handstütze aus dem Vereinslazarett Städtisches Krankenhaus Berlin-Lichtenberg.   (Köhler, Sonderabdruck aus der Deutschen Zeitschrift für Chirurgie, Band 137.)

Wie Stütze nach Abb. 23.   Der Daumen wird durch besonderen Gummizug *g* abduziert.

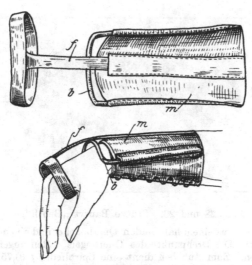

Abb. 25 und 26. Handstütze mit Weichlederhülse und Druckverteilungsbügel. (Angefertigt in den Werkstätten der Beuth-Schule, Berlin.)

Die Armmanschette m trägt den Bügel b (5 mm Durchmesser) und die über ihn laufende federnde Schiene f (12,8 . 0 9 mm), die mit Querbügel und Riemen die Hand hält.

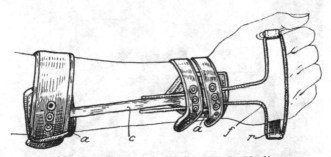

Abb. 27. Stütze von Julius Loth, Köslin.

Die beiden Armschellen a sind durch die Schiene c miteinander verbunden. In die Schelle am Handgelenk wird ein federnder Bügel f (2 mm Durchmesser) eingeschoben, der mittels Riemen r die Hand hält.

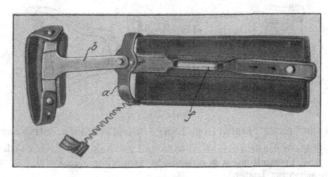

Abb. 28.

55*

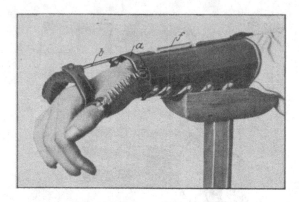

Abb. 28 und 29.   Stütze Bauart „Beuth".

Die Stütze besteht aus einem halbrunden Querbügel *a* und einem **T**-förmigen Längsbügel *b* (1,5 mm stark).   Die Drehpunkte des Querbügels fallen ungefähr mit der Handgelenksachse zusammen.   Zum Anheben dient eine Spiralfeder *f* (0,75 mm Drahtstärke), deren Spannung geändert werden kann.   Der Längsbügel ist an den Querbügel gelenkig angeschlossen, so daß die Hand ab- und adduziert werden kann.

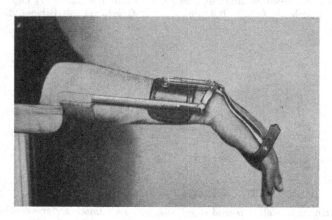

Abb. 30.

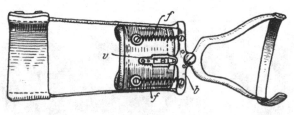

Abb. 31.

Abb. 30 bis 32.   Stütze nach Lange (Stephanienheim, Straßburg).

Querbügel *b* wie bei Stütze nach Abb. 28 und 29.   Anheben durch 2 Federn *f* (0,6 mm Drahtstärke).   Die Feststellung *v* gestattet das Festhalten der Hand in der Strecklage (beim Anheben schwerer Lasten).

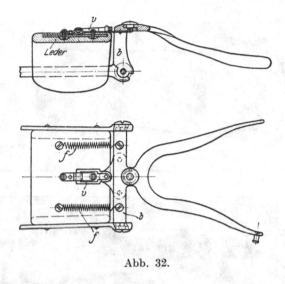

Abb. 32.

VII. Stützen mit seitlich liegenden Schienen.

Eigenschaften im wesentlichen wie bei VI. Beugung im Handgelenk gut ausführbar. Die seitlich liegenden Schienen können störend wirken. Seitliche Bewegung der Hand mitunter erschwert.

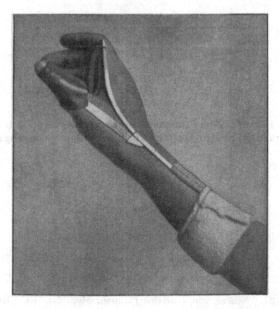

Abb. 33. Stütze aus der orthopädischen Werkstatt des Hamburgischen Landesausschusses für Kriegsbeschädigte.

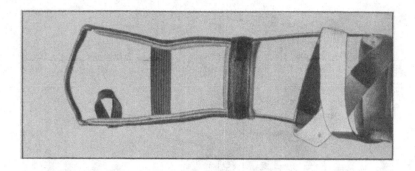

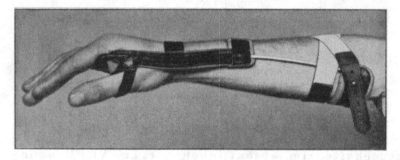

Abb. 34 und 35.   Stütze aus dem Reservelazarett I, Stuttgart.

Mittels Schnallen und Riemen wird der die Hand stützende Drahtbügel (2,4 mm Durchmesser) am Arm befestigt. Der Daumen wird durch eine besondere Schlinge gehalten.

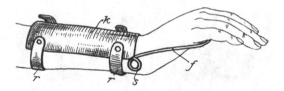

Abb. 36.   Stütze nach Kahleyß, Dessau.

Der federnde Bügel f (2,5 mm Durchmesser) ist an einer Kappe k befestigt, die durch zwei Riemen r (15 mm breit) am Arm befestigt wird. Zur besseren Federung ist der Bügel bei s spiralförmig gebogen.

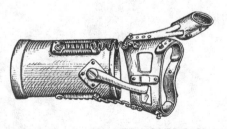

Abb. 37.   Stütze von Radike (Münch. Med. Nr. 40, 1916).

Seitlich liegende Wellenfedern. Der die Hand umfassende Bügel aus Leichtmetall kann gegen die Unterarmhülse verriegelt werden (beim Heben schwerer Lasten).

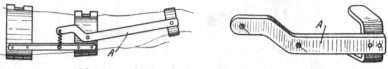

Abb. 38 und 39. Stütze nach Pochhammer.

Die Stütze und die Schellen sind aus Leichtmetall. An der vorderen Schelle sind zwei Bügel *A* drehbar befestigt. Jeder Bügel trägt eine U-förmige Klammer zum Anheben der Hand; der Handteller ist ziemlich frei.

VIII. Stützen mit Fingerhebung.

a) Unmittelbare Stützung.

Stützen mit Fingerhebung sollen nur gewählt werden, wenn die Art der Lähmung das Anheben der Finger für die Berufsarbeit erforderlich macht. Stützen wirken meist auffällig; das Anheben der einzelnen Finger wirkt auf die Dauer oft ermüdend. Faustbildung in manchen Fällen erschwert.

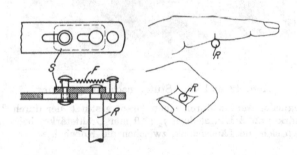

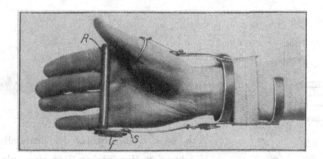

Abb. 40 und 41. Stütze nach Lengfellner.

Abb. 40 und 41. Bei gestreckten Fingern liegt *R* unter dem Mittelgelenk. *R* ist an einem kleinen Schlitten *s* befestigt und kann sich beim Beugen der Finger gegen Wirkung der Feder *F* verschieben. Durch eine seitlich liegende Feder wird die Hand gehoben; der Daumen wird durch besonderen Zug abduziert.

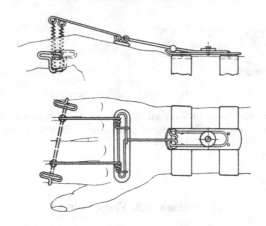

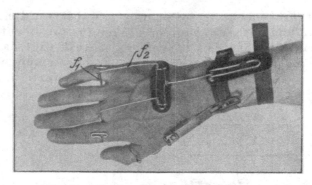

Abb. 42 und 43.   Stütze nach Lengfellner.

Die Grundglieder werden durch einen Draht gestützt, der durch 2 Spiralfedern f_1 (0,3 mm Drahtstärke) an 2 Längsfedern f_2 (2,0 mm Drahtstärke) befestigt ist.   Bei der Faustbildung legen sich die Längsfedern zwischen die Knöchel.

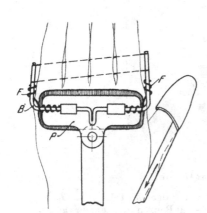

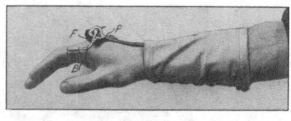

Abb. 44 und 45.   Stütze der Prüfstelle Danzig.

Über dem Handrücken liegt eine federnde Schiene und eine Platte P; an dieser Platte P ist ein federnder Bügel R befestigt, der infolge der Wirkung der Feder F (1,0 mm Drahtstärke) die Finger anhebt. (Ähnlich ist eine in der orthopädischen Werkstätte des Fürsorge-Reservelazaretts München nach Angaben von Dr. Schede ausgeführte Schiene. Der Bügel B liegt dabei ganz über den Fingern und hebt die Grundglieder mit Hilfe von Lederringen an.)

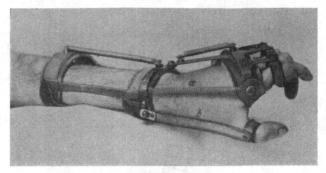

Abb. 46.

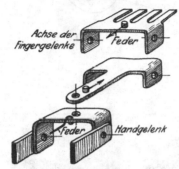

Abb. 47. Einzelteile zu Abb. 46, 28 und 29.

Der Fingerheber kann abnehmbar ausgeführt werden, so daß er sich nach der Arbeit abnehmen läßt. (Schematisch dargestellt.)

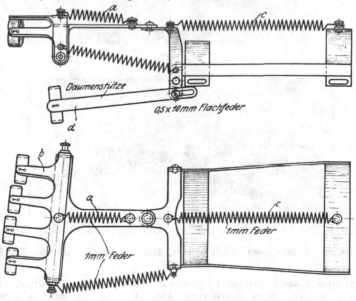

Abb. 48. Stütze nach Engel, Kaiser Wilhelm-Haus, Berlin.

Verbindung der Stütze nach Abb. 28 und 29 mit einem Fingerhebebügel *b*, dessen Drehachse mit den Gelenkachsen zusammenfällt. (Vgl. Abb. 28, 29 und 46.) Verschiebbare Daumenstütze und Feder zum Anheben der ulnarwärts heruntersinkenden Hand.

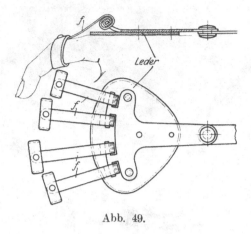

Abb. 49.

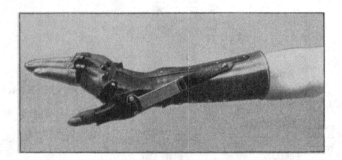

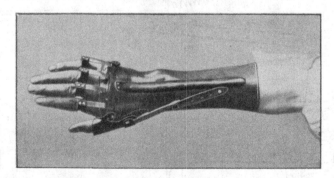

Abb. 49 bis 51. Stütze nach Hildebrand, Marburg, ausgeführt von Kaphingst, Marburg.

Finger einzeln durch Uhrfedern *f* gestreckt. Handgelenk unbeweglich. Hand kann nicht gebeugt werden. Nach Ausführung Abb. 51 kann die Hand ab- und adduziert werden.

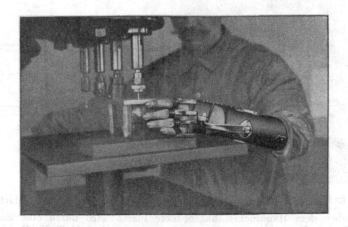

Abb. 52. Verbindung der Stütze Abb. 37 mit den Fingerstützen
nach Abb. 49 bis 51.

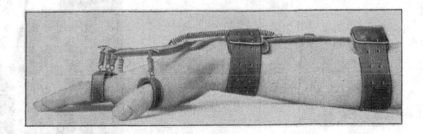

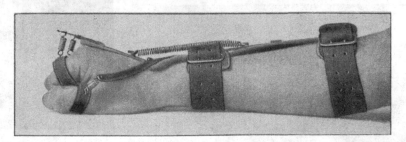

Abb. 53 und 54. Stütze nach Reiß (Festungslazarett Metz-Kriegsschule).

An der Oberseite des Unterarmes liegt eine kräftige Schiene, die durch ein Scharnier-gelenk mit einer über dem Handrücken angeordneten Platte verbunden ist. Die Platte trägt 4 Ansätze mit den Spiralfedern zum Strecken der Finger.

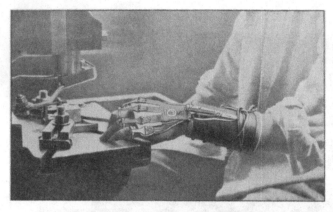

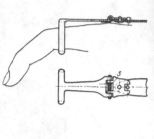

Abb. 55 und 56. Stütze nach Hagemann, Modell Holzhauer, Marburg.

Die über dem Handrücken angeordnete Platte wird durch eine Zugfeder angehoben. Sie ist derart mit der Unterarmhülse verbunden, daß die Hand im Handgelenk ab- und adduziert werden kann. Die Finger werden einzeln durch kleine Spiralfedern *s* angehoben, die in den Scharniergelenken untergebracht sind, die über den
Fingergelenken liegen.

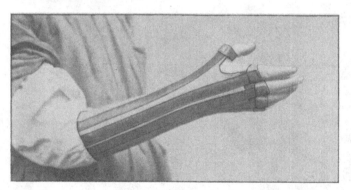

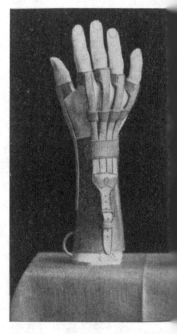

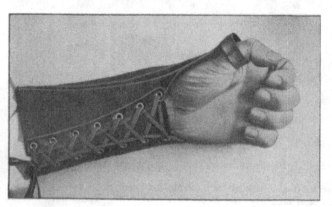

Abb. 59. Stütze von R. Haase
Berlin.

Die Finger werden durch
wellenförmig gebogene Federn
gestützt. Eine Nachstellvorrich-
tung ermöglicht es, die Schiene
verschiedenen Handgrößen anzupassen. Gleichzeitig wird eine
gewisse Nachgiebigkeit erreicht.

Abb. 57 und 58. Radialis-Handschuh nach Bunge, Bonn.

Jeder einzelne Finger wird durch eine wellenförmig
gebogene Feder *f* (1,0 mm Drahtstärke) angehoben. (Vgl. Faustbildung Abb. 18.)

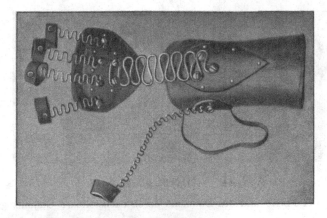

Abb. 60.

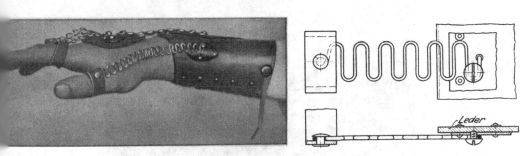

Abb. 60 bis 62. Stütze nach König, Marburg.

Wellenförmige Federn zur Hebung der Hand (2,4 mm Drahtstärke) und der Finger (1,4 mm Drahtstärke).

b) Mittelbare Stützung durch Zug.

Der zum Stützen der Hand erforderliche Federzug wirkt stauchend. Faustschluß behindert. Ausführung in Handschuhform.

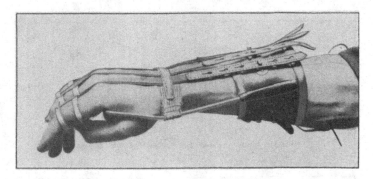

Abb. 63. Stütze von Nicolai, Hannover.

Stützung der Hand durch starren Bügel. Stützung der Finger durch nachstellbare Gummizüge.

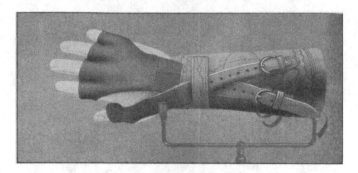

Abb. 64. Stütze nach Heußner.

Stützung der Finger und des Daumens durch nachstellbare Gummizüge.

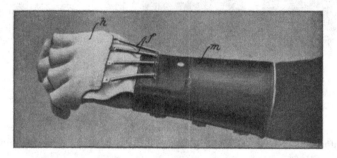

Abb. 65. Radialis-Handschuh von Zuelzer, Potsdam.

Die Finger liegen in dem handschuhartigen Teil h, der mittels 4 Federn f (0,3 mm Drahtstärke) an der Armmanschette m gehalten wird.

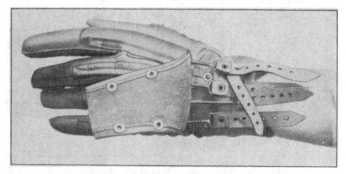

Abb. 66. Radialis-Handschuh von Kirchberg, Berlin.

(Federn als Fingerkappen wirkend, einzeln nachstellbar.)

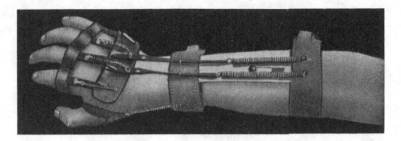

Abb. 67. Stütze von Degen-hardt (Deutsche med. Wochenschr. Nr. 45, 1916).

Auf der Streckseite des Unterarmes liegt eine schmale, je nach der Länge des Armes verstellbare Metallspange, die am Unterarm durch 2 Metallschellen und Riemen befestigt ist. Von der oberen Schelle gehen 2 Spiralfederzüge aus, die durch Riemen an einer auf dem Handrücken liegenden Platte befestigt sind. Von dieser laufen 4 Spiralfederzüge zu Lederringen, die das Grundglied des 2. bis 5. Fingers fassen. Durch die Spiralfederzüge wird eine Hand- und Fingerhebung bewirkt. Der Daumen wird durch einen besonderen Zug abduziert.

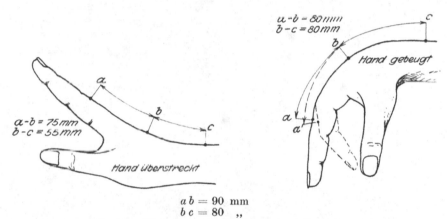

$a\,b = 90$ mm
$b\,c = 80$,,

Abb. 68. Einfluß der Handbewegung auf die Stütze.

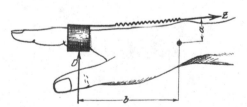

Abb. 69. Stützung der Hand durch einen Zug Z.

VI.

Hilfsmittel des täglichen Lebens.

Von

Professor Dr. Eberhard Frhr. v. Künßberg, Heidelberg,

derzeit Leiter der Schulen und Werkstätten am Reservelazarett Ettlingen.

Mit 31 Abbildungen.

Hilfsmittel [1]) des täglichen Lebens sollen Erleichterungen bringen. Damit ist noch nicht gesagt, daß sie nötig oder gar unentbehrlich sind; z. B. wird jede selbstschließende Tür von dem Einarmer, manche auch vom Einbeinigen als sehr bequem empfunden werden, beide sind einverstanden, wenn ihnen das Schließen der Türe erspart wird, aber es geht selbstverständlich auch anders. Der Einbeiner kann Treppen steigen, wenn er auch lieber eine schiefe Ebene emporgeht, oder im Fahrstuhl fährt usw. Einseitige Treppengeländer, z. B. in Bädern, sind sowohl Einarmern wie Einbeinern unbequem. Wer sich das Leben bequem einrichten will, wird immer wieder neue Möglichkeiten finden. Im folgenden sollen aber nicht alle erdenklichen Hilfen namhaft gemacht werden, sondern nur besonders zweckdienliche Gebrauchsgegenstände, die überflüssiges Abmühen entbehrlich machen. Ihre Brauchbarkeit ergibt sich meist schon daraus, daß sie bereits vor dem Kriege in Gebrauch waren und zwar nicht nur bei Einarmern, sondern auch bei Unverstümmelten. Vor allzu viel solcher Bequemlichkeitsstützen muß gewarnt werden, sie machen unselbständig und unfrei.

---

[1]) Es sei hervorgehoben, daß dieser Abschnitt sich mit den Behelfen befaßt, also mit den künstlichen Hilfsmitteln des Verstümmelten; die künstlichen Glieder werden an anderen Stellen dieses Buches abgehandelt. Die natürlichen Hilfen, die der eigene Körper bietet — vor allem die Vertretung des verlorenen Gliedes durch ein anderes —, die Fertigkeiten, die sich der Verstümmelte aneignen muß und dgl. m., die bleiben hier außer Betracht. Von diesen handelt ausführlich und mit vielen Bildern die „Einarmfibel" (Verlag Braun, Karlsruhe, 2,25 M.). Die Fibel bildet auch die Grundlage der vorliegenden Darstellung. — Armlose seien auf das reichhaltige Buch C. H. Unthan, „Ohne Arme durchs Leben" (Verlag Braun, Karlsruhe, 1,50 Mark) hingewiesen, ferner auf Engessers Bericht im Augustheft 1916 von Roseggers „Heimgarten", sowie auf die Berichte und Bilder von Dr. Grob und Lehrer Riemenschneider in H. Würtz, „Der Wille siegt". Von Dr. Grob handelt auch das 5. Merkblatt der Prüfstelle Charlottenburg.

Ersatzglieder und Arbeitshilfen.

I. Für Einarmer.

1. Körperpflege. Da nicht mehr eine Hand die andere waschen kann, muß man für den Handrücken eine Bürste nehmen (s. Abb. 1). Das einfachste ist, sie auf den nassen Lappen zu legen. Bequemer im Einzelfall, aber unbequemer auf Reisen, sind die verschiedenen festgeschraubten, festgeklammerten,

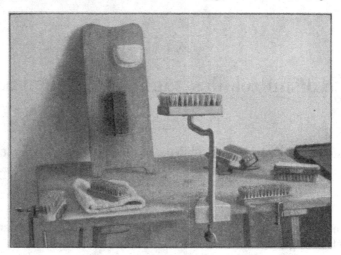

Abb. 1. Verschiedene Bürsten.

festgenagelten Handbürsten. Man sieht auch 2 Bürsten in verschiedenster Weise zueinander gestellt und festgehalten. Eine sehr sinnreiche Art ist die in Abb. 2 abgebildete (DRGM. des Herrn Bollmohr). Je nach Beschaffenheit des Unterarmstumpfes genügt es auch, an der Bürste eine Lederschlaufe anzubringen,

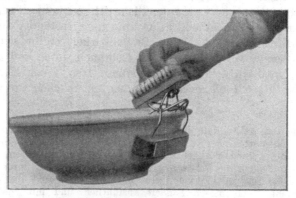

Abb. 2. Bürste Bollmohr.

die den Stumpf grade umfaßt. Wie dabei zweckmäßig der Sauerbruch-Stift verwendet werden kann, zeigt Abb. 3. Da die Nagelzange (Nagelknipser) mit den Knien oder mit dem Stumpf gehalten werden muß, so wäre die Herstellung einer solchen mit langen breiten Seitenteilen sehr erwünscht. In Wien und in

Stuttgart verwendet man in den Einarmschulen Nagelzangen, die im Drehpunkt um 90⁰ umgebogen sind.

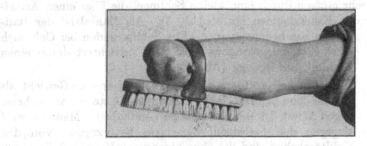

Abb. 3. Waschbürste mit Sauerbruch-Stift.

Um sich selbst rasieren zu können, hat ein Handloser an seinem Rasierhobel einen längeren Stiel angebracht (Abb. in Zeitschr. f. orthop. Chir. 37 (1917), S. 273).

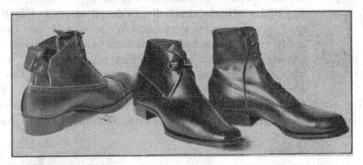

Abb. 4. „Kondorschuh", Schnallenschuh, Schuh mit Patentknopf.

2. Kleidung. Wer das Schuhschnüren noch nicht zuwege bringt, wähle Schuhe mit einem einzigen Schnürband und Patentknopf (solche Knöpfe liefert die Firma Veth in Odenkirchen-Rheinland), Spangenschuhe, Zugschuhe, Tacks

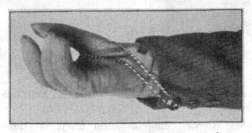

Abb. 5. Schlinge zum Festhalten des Rockärmels.

„Kondor"-Schuhe oder verwende den elastischen endlosen Schnürriemen Imbovo (s. Abb. 4); doch sind, wie die „Einarmfibel" lehrt, diese Hilfen gut entbehrlich. — Beim Schuhputzen kann der Schuh mit einer kleinen Krücke festgehalten werden (Einarmfibel 3. Aufl. Abb. 12). — Die Kleider sollen glattes

56*

Ärmelfutter haben, große und viele Taschen. Hosentaschen von oben zugänglich. Das Hinaufschlüpfen des Rockärmels über den Kunstarm verhindert man beim Mantelanziehen sehr einfach durch eine kleine Schlinge, die über einen Ärmelknopf und über den Kunstdaumen läuft (Abb. 5). Als Mantel ist der Rad-

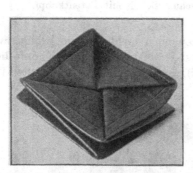

kragen am bequemsten. — Das Schlipsbinden bei Gebrauch eines Stehumlegekragens wird sehr erleichtert durch einen Stahlreif als Einlage (Abb. 6).

Der Selbstöffnerschirm, etwas schwerer an Gewicht als gewöhnliche Schirme, aber durch seine feste Bauart sicherer gegen Wind, ist sehr schnell zu handhaben. Mancher wird dagegen den Selbstschließerschirm bevorzugen. Von den Geldtäschchen sind die ohne besonderen Verschluß die handlichsten (als Beispiel siehe Abb. 7 u. 8). Noch einfacher ist es, wenn man sich die Westentasche mit Leder füttern und mit einem Verschluß versehen läßt.

Über das Bemerkenswerteste von Neumanns Handlosen-Kleidung berichtet Flemming, 2. Aufl. S. 68 (vgl. die Bilder ebenda) und die Bilder 9 bis 12. Die Strümpfe sind mit Schlaufen versehen, in die er mit den Haken ein-

Abb. 6. Kragenein-
lage (aus „Einarm-
fibel" 3. Aufl. S. 22.)

greift. Die Unterhosen werden von besonderen Trägern gehalten und sind mit Druckknöpfen versehen, die Weste wird durch Haken und Ösen geschlossen. Außen hat sie aber gewöhnliche Knöpfe zur Zierde. Kragen, Vorhemd und Schlips sind fest miteinander verbunden. Der Kragen ist hinten offen und wird durch zwei Riemen, die kreuzweise übereinander gehen, geschlossen

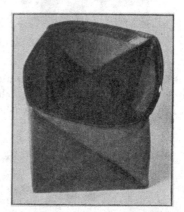

Abb. 7. Falttäschchen, geschlossen.   Abb. 8. Falttäschchen, geöffnet.

und mit den in den Riemen eingelassenen Ösen an den im Vorhemd angebrachten Haken festgehalten.

In der Wiener Invalidenschule bekommen die Handlosen sogenannte Prothesenjacken. Auf dem Wege der sensiblen Prothese kam man dazu, diese einfachen Stulpen, durch die man noch durchfühlen kann, unmittelbar an den Ärmel anzunähen. Die Jacken werden durch Verschnürung geschlossen. Der Wiener Hosenverschluß für Handlose (von Ingenieur Feldscharek) besteht aus zwei angenähten Längsspiralen, die mittels eines über sie gehenden Ringes geschlossen werden. Vgl. Spitzy und Feldscharek „Versorgung beidseitig Armamputierter", Münch. med. Wochenschr. 1916, Nr. 33; Erlacher, „Die Versorgung unserer Armamputierten", Zeitschr. f. orthop. Chir. 37 (1917), 434 ff.

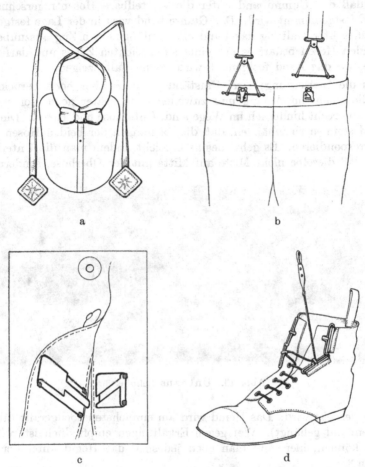

a

b

c

d

Abb. 9—12. Neumanns Handlosenkleidung. (Aus dem Preisausschreiben Heinrich Waldes.)
a) Hemdbrust mit Kragen und Schlips. b) Hosenträger. c) Westenschluß. d) Schuhschnürung.

Ein ganz selbständiger Handloser hat diese Frage folgendermaßen beantwortet:

„Die Hosen werden vom Schneider angefertigt wie üblich, es sollte aber darauf gesehen werden, daß die Hosen übers Gesäß nicht zu enge sind und nicht in den Knöpfen spannen, daß weiter der Verschluß des „Hosentürle" nur drei Knöpfe hat und nicht vier, da sonst der Abstand zwischen den Knöpfen zu enge wird. An der Stelle des untersten Knopfes macht mir der Schneider ein kleines kreisrundes Loch, 5 mm im Durchmesser, welches ebenso wie ein Knopfloch mit Seide gut umnäht wird, es scheuert sich sonst bald durch. Ein schwarzes Gummiband wird auf der inneren Seite der Knopflochleiste, also da, wo sonst im geschlossenen Zustand der Knopf sitzt, angenäht, von außen nach innen durch das kleine Loch, zwischen Ober- und Unterhose nach oben zum linken Hosenträger geführt und dort befestigt. Die Befestigung geschieht am einfachsten dadurch, daß das Gummiband unter die verstellbare Hosenträgerschnalle gesteckt und festgeklemmt wird. Das Gummiband wird in der Lage festgehalten, daß bei aufrechter Haltung das Band eben anfängt einen Zug auszuüben. Bei gut sitzenden Hosen bedarf es nur eines ganz leichten Zuges und darf sich an der Stelle, wo das Band festgenäht wird, keine Falte zeigen.

Dies die Einrichtung; zwei Umstände müssen aber noch berücksichtigt werden, die einem im Anfang und zuweilen auch später noch, der gewollten Erleichterung recht hinderlich im Wege sind, Unterhose und Hemd. Die Unterhosen sind stets so einzuhängen, daß die Öffnungen der beiden Hosen miteinander korrespondieren. Es geht dies ganz leicht, indem man die Unterhose so einhängt, daß dieselbe nicht Mitte auf Mitte mit der Oberhose, sondern etwas

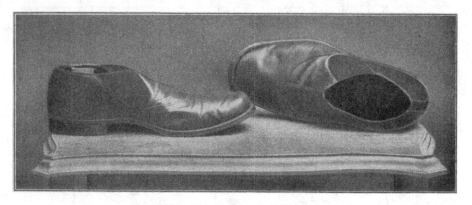

Abb. 13. Unthans Schuhe.

nach links gerückt wird. Das Hemd wird am einfachsten hochgerafft (über den Unterhosenbund gehängt). Wer gegen Erkältungen empfindlich ist, wird dies nicht gut können, hier muß man eben jedesmal das Hemd unter der Weste hochziehen."

Während Neumann Unterhosen nach Frauenschnitt trägt, empfiehlt Zachmann, ein im Oskar Helenenheim ausgestatteter Handloser, einfach die Hemdhose.

Über sehr zweckmäßige Hosenverschlüsse und Stuhlgangsprothesen berichtet Hoeftman in der Zeitschr. f. orthop. Chir. 37 (1917), 521 ff.; vgl. ebenda S. 227 u. 231 die Bilder Biesalskis. Sanitätsrat Dr. Maurer (Darmstadt) schlägt für Hosen- und Rockverschluß federnde Spangen vor nach Art des patentierten Schützenhalters „Blitz". Über eine Ettlinger Lösung des Hosenverschlusses für einen beidseitig Hochamputierten wird Dr. Wildermuth demnächst in der Münch. med. Wochenschr. berichten.

Unthans Kleidung ist kaum von der eines vollgliedrigen Menschen unterschieden. Er betont in seinem Buche vor allem, daß die Kleider bequem weit sein müssen. Der Hut soll steif sein. Den Kragen knöpft Unthan auch seitlich

rechts und links an. Das Nachthemd ist knopflos. Besonders erprobt — und
bei „Handgebrauch der Füße" vor allem wichtig — sind seine Schuhe (s. die
Abb. 13, aus Unthans Buch „Ohne Arme durchs Leben" S. 27).

Dr. Grob berichtet in „Der Wille siegt" (herausgeg. H. Würtz), daß er
den Kragen mit fünf Knöpfen an den Rockkragen knöpft und nicht ans Hemd;
da der Rock hochgeschlossen ist, so erübrigt sich eine Halsbinde. Zum Verschluß des Rockes dienen große Druckknöpfe, die an eingenähten Fischbein-
stäben befestigt sind. Lehrer Riemenschneider bedient sich beim Kragen-
anziehen und Schlipsbinden seiner langstieligen Knopfgabel (s. Bild und Beschreibung in der Zeitschr. f. Krüppelfürsorge 9 (1916), S. 36).

Einen großen Schritt vorwärts in der Frage der Armlosen und Handlosen
bedeutet das Preisausschreiben des Knopfmuseums Heinrich Waldes in Prag-

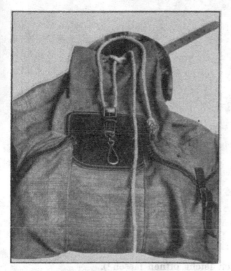

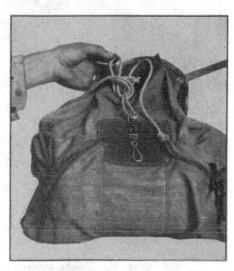

Abb. 14. Rucksackschließen I.   Abb. 15. Rucksackschließen II.

Wrschowitz, veröffentlicht in „Berichte aus dem Knopfmuseum" 1917, Heft 2;
dem sind auch unsere Bilder von Neumanns Kleidung entnommen.

Um die Hand frei zu behalten, wird der Einarmer viel den Rucksack
benützen. Er schließt ihn dann mit dem einfachen Weberknoten oder indem
er entsprechend den Abb. 14 und 15 die Schnalle des Kappenriemens beim
Schleifenbinden mitbenutzt.

3. Essen. Das Messer ist für den Einarmer am empfehlenswertesten, das
am wenigsten auffällt und am einfachsten ist; ein gewöhnliches Tischmesser,
stark abgeschliffen nach vorn zu, so daß eine leicht geschwungene Rundung
entsteht (Abbildung in der Einarmfibel). Gegen die bisweilen abenteuerlich
geformten sog. „Einarmmesser", die im Handel auftauchen, bestehen vor allem
ästhetische und psychologische Bedenken; aber auch technisch praktische.
Manche sind schwer zu reinigen, andere sind zu kompliziert oder durch die
Verbindung von Gabelzinken und Messerschneide gefährlich. Höchstens als
Notbehelf in der ersten Zeit kommen sie in Frage. Ob man dann der Messer-
gabel (eine Gabelzinke geschliffen) oder dem sichelförmig gebogenen Gabel-

messer (an der Spitze hat es Gabelzinken) den Vorzug gibt, ist Geschmacksache.

Unter den Taschenmessern sind empfehlenswert solche, die durch Druck aufspringen oder mit einem seitlich angebrachten Drehbügel zu öffnen sind (s. Abb. 16 und die Abb. 69 und 70 in der Einarmfibel).

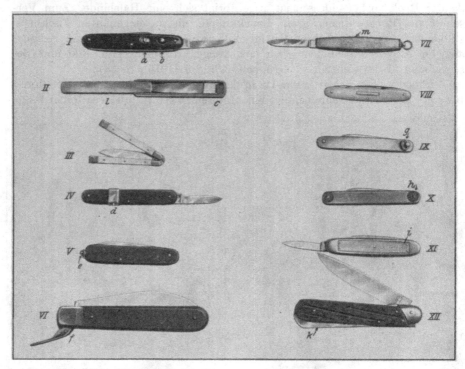

Abb. 16. Taschenmesser, die sich leicht öffnen lassen[1]).

Schneiden von Fleisch, Käse, Butterbrotstreichen usw. ist auf einem Holzteller leichter auszuführen als auf einem Porzellanteller. Auf der Kölner

---

[1]) Zum Messerbild:

    I. Die Klinge springt auf, wenn man den Riegel *a* öffnet und auf den Knopf *b* drückt.

    II. Wenn man den Schieber *l* aufzieht, dreht sich die Klinge bei *c* aus der Schale (nicht empfehlenswert).

    III. Das Heft des Messers ist geteilt. (Englische Arbeit.)

    IV. Die Metallhülse *d* ist verschiebbar; wird sie von der Mitte aus verschoben, so springt die eine Klinge auf. Verschiebung nach der anderen Seite löst die andere Klinge.

    V. Drehen des Bügels *e* öffnet die Klinge.

    VI. Der Bügel *f* löst bei Druck die Klinge.

    VII. Druck auf den Knopf *m* läßt die Klinge aus der Hülse gleiten.

    VIII. Bei Druck auf die kleine Klinge springt die große auf und umgekehrt.

    IX. Drehung des Bügels *g* öffnet die Klinge.

    X. Drehung des gerieften Knopfes *h* öffnet die Klinge.

    XI. Druck auf die Messerschale bei *i* läßt die Klinge aufspringen.

    XII. Bei Verschieben der Schale bei *k* springt die Klinge auf. (Das festeste der dargestellten Messer.)

Ausstellung war ein Einarm-Speiseteller zu sehen aus Porzellan. Dieser hatte ein senkrechtes Porzellanband quer durch den Fassungsraum. Dadurch, daß das Band einen Schlitz hat, soll das Schneiden ermöglicht werden, da das Fleisch vom Porzellanband am Wegrutschen verhindert wird, das schneidende Messer aber durch den Schlitz durchgeführt werden kann.

Als standfeste Eierbecher sind solche mit breitem Fuß zu empfehlen (s. Abb. 17).

Zum Trinken, eigentlich Schlürfen, benützt der Armlose Engesser ein 20 cm langes Glasröhrchen, das er in der äußeren oberen Brusttasche bei sich trägt und bei Bedarf von dort mit den Lippen selbst herausholen kann.

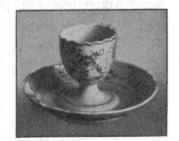

Abb. 17. Standfester Eierbecher.

4. Schreiben. Wer das Blatt Papier weder mit dem Stumpf noch mit der Kunsthand festhalten kann, braucht dazu einen Beschwerer. Am zweckmäßigsten ein Eisenlineal, nicht zu lang und nicht zu leicht. Für schräge Pulte zu empfehlen ist das sogenannte „Zichy“-Lineal, dessen Unterseite Haftscheiben hat (Hersteller D. Reiß, Schwäbisch Hall). Kinnstützenlineale sind augenschädlich. Die Stuttgarter Verwundetenschule schuf für einen Handlosen ein Lineal

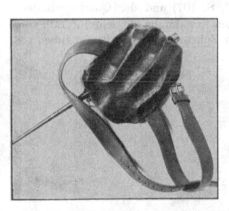

Abb. 18. Federhalter „nach Maß“.

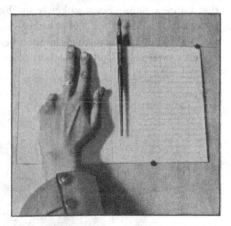

Abb. 19. Drei linke Finger mit Federhalter und Schriftprobe.

mit Mundgriff. — Der Klemmhebelhalter von L. C. Hardtmuth, in dem die Feder durch einen kleinen seitlichen Hebel eingeklemmt ist, ermöglicht ein bequemes Auswerfen der gebrauchten Feder, ohne die Finger zu beschmutzen. Bei Handbeschädigungen, Fingerverletzungen usw. muß der Federhalter individuell hergestellt werden, was am einfachsten durch Abformen in Gips oder Plastellin geschieht (Abb. 18). Daß aber auch drei linke Finger mit einem gewöhnlichen Federhalter auskommen, zeigt die Abbildung 19.

Schreiben ist dem Handlosen möglich, wenn er den gewöhnlichen Federhalter zwischen die beiden Armstummel klemmt. Eine Vorrichtung zum Schreiben bei Lähmung aller Finger bringt das Kraissche Buch Figur 135; der Federhalter

mit zwei Strumpfbändern festgemacht ebenda Fig. 140; der Federstiel in die
Manschette gesteckt ebenda S. 307. Schreiben mit Radialisschiene bei Spitzy
„Unsere Kriegsinvaliden" Fig. 46. Die vorzügliche Schreibklammer des Heidel-
berger Krüppelheimes bringt das Flemmingsche Buch 2. Aufl. S. 63. Von

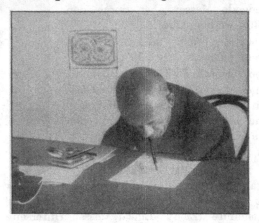

Abb. 20. Mundmaler Engesser beim Schreiben.

der bunten Schar Soenneckenscher Federhalter ist bisweilen nützlich der Ring-
federhalter (Abb. bei Flemming 2. Aufl. S. 107) und der Querbügelhalter.

Wegen ihrer sinnreichen Idee verdienen Erwähnung die Schreibgeräte von
Ingenieur Rath (Budapest); zur leichteren Führung über das Papier ruhen sie

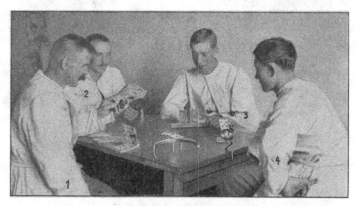

Abb. 21. Spielkartenhalter.

auf einer Unterlage, die aus dem Kranz eines Kugellagers besteht; der Griff
wird der Verstümmelung angepaßt. Klein oder schnell läßt sich damit zwar nicht
schreiben, aber in manchen Fällen wird ein Schreibgerät dieser Art die beste
Hilfe sein.

Natürlich läßt sich auch mit dem Ersatzglied ein Schreibgerät verbinden.
Hugo Neumann hat eine Hülse für Federhalter und Bleistift stets fest daran.
Beim Schreiben mit dem Rotaarm wird empfohlen, den Arm durch eine elastische
Binde zu stützen und den Federhalter in der Längsachse des Armes einzustecken.

Für Armlose gibt es noch den Ausweg, mit dem Mund zu schreiben (s. Abb. 20 und Roseggers „Heimgarten" August 1916). Unthan kann es mit dem Mund und mit den Füßen. Der „patentierte Mundfederhalter" wird von Unthan energisch abgelehnt.

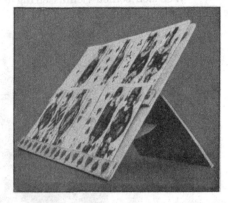

Abb. 22. Einfacher Kartenhalter aus Pappe.

Wer viel Briefe zu öffnen hat, spart viel Zeit mit dem Brieföffner „Tom" (Abb. in der Einarmfibel 3. Aufl. S. 43).

5. Sonstiges. Nicht nur die Not, auch der Spielteufel macht erfinderisch. Es gibt zahlreiche Methoden die Spielkarten zu halten. Abgesehen von den Spielkartenhaltern, die an den Kunstarm angesetzt werden, sind drei Hauptgruppen zu unterscheiden.

a) Brettchen mit einer Reihe von queren Einschnitten, in denen die Karten dann senkrecht stehen (auf der Abb. 21 Figur 1 und 3); b) fächerartige Halter aus Blech oder Holz, die an den Tisch gesteckt oder mit der Kunsthand gehalten werden (Figur 2 der Abb. 21; vergleiche das Bild 125 in der Einarmfibel, 3. Aufl.); c) Drahtspiralen, wie z. B. der Spielkartenhalter „Donau" (Abb. 21, Figur 4). Der auf dem Bilde unbenützte Spielhalter besteht aus Eisen und ist halbrund, so daß er für stark abgespielte Karten zweckmäßig ist.

Für das Rauchen bedarf der Einarmer keiner Hilfe, höchstens der Armlose. Unthan braucht keine. Neumann hat an seinen vielseitigen Greifgeräten auch einen Zigarrenabschneider, Zigarrenhalter, Streichholzhalter. Die Wiener Verwundetenschule versorgt ihre Armlosen mit „Rauchprothesen".

Der Einarmer, vorab der Exartikulierte, hat Schwierigkeiten bei der Benützung des Fernsprechers, insofern als er nicht mit seiner einen Hand gleichzeitig den Hörer halten und Notizen niederschreiben kann. Dies wird ihm beim Wandapparat

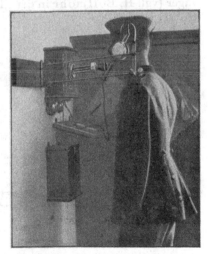

Abb. 23. Hörerhalter.

durch einen verstellbaren Wandarm ermöglicht (s. Abb. 23), an dem er den Hörer einhängen kann; bisweilen genügt einfach eine Federklammer an der Wand. Für die Wand und für den Tischapparat verwendbar ist der Ettlinger Fernsprechständer (s. Abb. 24, Musterschutz angemeldet; lieferbar durch J. Wunder u. Sohn, Mannheim U 4, 20) bestehend aus einem Spiralschlauch mit Fuß. Umständlicher ist die in der Zeitschrift „Die Büroindustrie" 1916, Heft 19 abgebildete amerikanische „neue Telephonarmatur"; ähnlich die Fernsprechhilfe des schwedischen Handlosen (Bilder in

31:sta årsberettningen från föreningen för bistand åt vanföra i Göteborg år 1915).

Wer sich seinen Schlüsselring mit Bedacht auswählt, wird sich viel Ärger ersparen (vgl. Abb. 25).

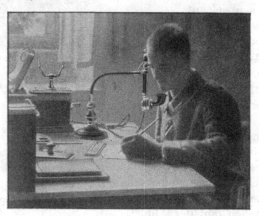

Abb. 24. Ettlinger Fernsprechständer.

Bei Ausübung des Sportes sind mancherlei Behelfe üblich, so ein kleines Ballnetz am Gürtel des Tennisspielers (Abb. 26), Zielstock und Laufstütze für Jäger (vgl. H. Bollmohr in der ,,Deutschen Jägerzeitung" 1917 S. 701), Ruder-

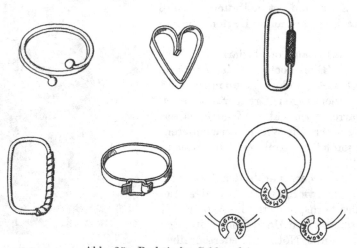

Abb. 25. Praktische Schlüsselringe.

sielen und allerlei Vorrichtungen an Fahrrädern (darüber ,,Einarmfibel" 3. Aufl. S. 79 f.).

Um einen zweihenkeligen Korb mit einer Hand oder mit Handersatz tragen zu können, empfiehlt es sich, die Henkel mit Strick oder Riemen zu verbinden (Abb. 27).

6. Musik. Der Einarmer kann bei der Ausübung der Musik in verschiedenster Weise gehindert sein. Je nachdem ist es wünschenswert, einen Ersatz für die haltende Hand oder für die ausübende, spielende Hand zu finden. Ersteres ist der Natur der Sache nach regelmäßig leichter. Bisweilen ist ein Umbauen des Instrumentes für die linke Hand oder ein Vereinfachen des Instrumentes erforderlich. Daß aber selbst der musikalische Handlose nicht ganz zu verzichten braucht, lehrt das Beispiel Unthans (s. die Bilder „Violinspiel" und „Trompetenblasen" in seinem Buche „Ohne Arme durchs Leben" S. 17).

Die haltende Hand kann ersetzt werden entweder ganz einfach durch einen Tragriemen um den Hals (s. die Abbildung des Waldhornbläsers in der Einarmfibel) oder durch ein besonderes Stützgerät (Abb. bei Flemming, 2. Aufl., S. 98) oder durch den Kunstarm (z. B. Spitzy, „Unsere Kriegsinvaliden" Abb. 41a und b). Eine sehr glückliche Lösung bildet der hosenträgerartige

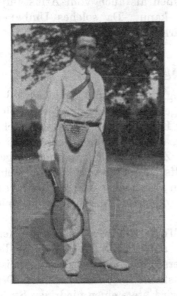

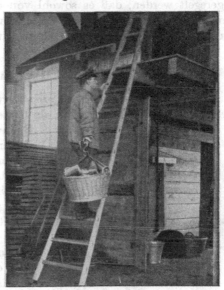

Abb. 26. Gürtelnetz.   Abb. 27. Korbträger.

Musikergürtel, den Pokorny in der Wiener medizinischen Wochenschrift 1916, Nr. 30 beschrieben und abgebildet hat. Für das Flötenspiel hat man einen Flötenständer vorgeschlagen, der das Instrument hält.

Viel schwieriger ist das Halten des Violinbogens, weil da die Haltehand gleichzeitig spielt und weil dabei die feinfühlige Beweglichkeit des Handgelenkes und des Ellbogens sehr wichtig ist. Zäher Wille und gute musikalische Anlage haben auch diese Schwierigkeit überwunden. Ein exartikulierter Ungar hält den entsprechend veränderten Frosch des Bogens mit den Knien fest und führt daran die Geige vorbei. Hoeftman hat eine sinnreiche Bogenführung konstruiert (Abb. in der Einarmfibel, 3. Aufl.); ebenda ein Bild von einem Geiger, der den Bogen mit der linken Kunsthand hält. Flemming (2. Aufl. S. 34) bringt das Bild eines Geigers, der rechts nur einen Finger hat; er klemmt den Bogen in einen Metallhalter der auf dem künstlichen Kleinfinger aufgeschraubt ist.

Für das Klavierspiel [1] [2]) hat man begreiflicherweise nur selten einen Handersatz zu schaffen versucht. Ein begeisterter Harmoniumspieler steckt sich links einen einfachen Tupfer (ähnlich wie zum Maschinenschreiben) an. Kunstreicher ist die Klavierhand Hoeftmans (s. Abbildung in der Einarmfibel, 3. Aufl.), wo die Entfernungen der Fingerspitzen den Intervallen der Klaviatur entsprechen.

Anpassen an die Linkshändigkeit ist bei Streichinstrumenten möglich durch verkehrtes Aufziehen der Saiten, bei Blasinstrumenten durch Verlegen der Ventile. Vereinfachung für die Benützung durch Einarmer ist möglich bei Flöten (s. Einarmfibel, 3. Aufl.); für Klaviere wurde vorgeschlagen, nach dem Muster der Orgel Tastaturen für die Füße anzubringen und den Füßen das Baßspiel zu überlassen; gleichzeitig könnte etwa auch der Gebrauch des Pedals so geregelt werden, daß es sowohl von den Füßen als auch vom Armstumpf oder Ersatzglied abwechselnd bedient werden kann. Da solches Umbauen sehr teuer ist, so wird es wohl kaum oft verwirklicht werden.

II. Für Einbeinige.

Entsprechend der vielseitigeren Verwendung von Arm und Hand wird der Verlust dieser Glieder viel öfter als harter Mangel gefühlt, als der Verlust des Beines. Der Einarmer hat es in viel mehr Fällen nötig, sich zu behelfen, als der Einbeiner. Die Zahl der für Einarmer ausgedachten Hilfsgegenstände ist kaum mehr zu übersehen, sie mehrt sich täglich, von Hilfsgegenständen für Einbeiner ist fast nie die Rede.

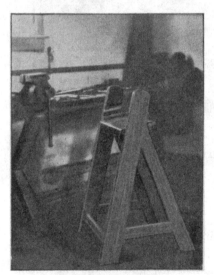

Abb. 28. Stehstuhl.

Als Einbeinhilfen im täglichen Leben sind aufzufassen die Stühle, die auf die Verstümmelung beziehungsweise auf das Kunstbein Rücksicht nehmen. Der Einbeinige wird stets einen niedrigen Stuhl bevorzugen, der ihm ermöglicht, das Kunstbein fest auf den Boden zu stellen. Für langes Sitzen wird ein Stuhl als Wohltat empfunden werden, dessen Sitzfläche auf der Seite des Kunstbeines etwas abgenommen ist. Das Sitzen bei versteiftem Kniegelenk wird erleichtert durch Stühle, deren Sitzfläche auf der einen Seite mehr oder minder abschüssig, ev. verstellbar ist. Solche Stühle werden für den Einzelfall anzupassen sein, die Firma P. Johannes Müller, Charlottenburg, hat auch fertige Typen, sog. „Albisstühle" auf Lager; sog. „Berufsstühle" ver-

---

[1]) Vgl. dazu außer der Einarmfibel 3. Aufl. S. 85 ff. den Aufsatz von A. R. St. Hoffmann (Wien) über amputierte Musiker in der Zeitschrift für Krüppelfürsorge 10 (1917) 402 ff.

[2]) Vgl. „Einhändiges Klavieralbum, zusammengestellt aus den Werken von Gluck bis Wagner." Herausgeg. Schultze-Biesantz, Kollektion Litolff, Nr. 2585.

treibt H. Förster u. Co., Leipzig R. Auch am Schreibtisch kann eine bequeme Ruhebank für das kranke Bein angebracht werden. Langes Stehen

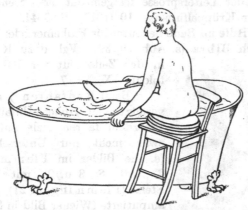

Abb. 29. Drehscheibe von Bibra.

wird dem Einbeinigen oder Beinverletzten erleichtert durch Stehstühle, auf denen man mit dem einen Schenkel aufsitzt, wodurch das Standbein

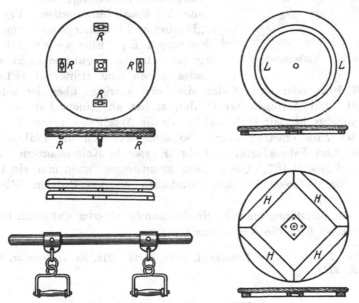

Abb. 30. Drehscheibe von Bibra.

entlastet wird (z. B. der in Abb. 28 abgebildete, geliefert von Hermann Romberg, Achern in Baden).

Ganz anderen Zwecken dient der Gehstuhl, den Bonnet in der Zeitschrift für Krüppelfürsorge IX, 54f. schildert und abbildet (vgl. ebd. S. 271). Es ist ein vierbeiniges Stühlchen, das sich ein beidseitig Beinamputierter angeschnallt hat; die verschiedene Höhe der Stuhlbeine ermöglicht ihm eine Fortbewegung.

In Wien wurde für Beinamputierte ein einfacher Behelf für längeres Stehen auf der Leiter erdacht, eine Art Fußstütze (Trittplatte aus starkem Eisenblech), die an der Leitersprosse festgemacht ist. Siehe die Abbildung in der Zeitschrift für Krüppelfürsorge 10 (1917), S. 354f.

Eine wertvolle Hilfe im Bade bedeutet für Einbeiner oder Beingeschwächte die Drehscheibe nach Bibra (s. Abb. 29, 30). Vgl. dazu R. Frhr. v. Bibra in der Zeitschrift für Balneologie, Klimatologie IX, Nr. 7.

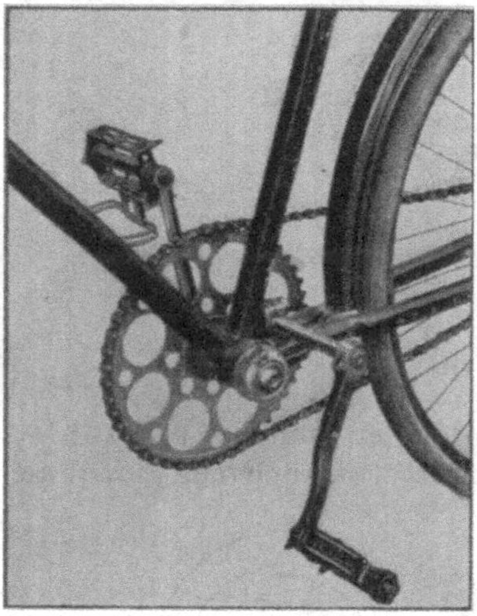

Beim Radfahren[1]) nimmt der Beinverletzte eine größere Unfallsgefahr auf sich. Trotzdem fahren viele auf dem Rade und zwar nicht nur Unterschenkelamputierte (s. die Bilder im Flemmingschen Buche 2. Aufl. S. 8 u. 9) mit Kunstbein oder Stelze (Flemming, S. 21), ja auch Doppeltamputierte (Wiener Bild in Spitzy, „Unsere Kriegsinvaliden" S. 10) und selbst der bekannte Königsberger vierfach Amputierte. Zum mindesten aber ist es bei verlorenem Kniegelenk notwendig, auf der Verlustseite das Pedal festzustellen. Vgl. Abb. 31 („Deutsches Ideal-Kriegsrad", von J. Weiß, Freiburg i. B.). Eine weitere Erleichterung ist etwa die Anbringung eines kleinen Laufrades neben dem Hinterrad (Flemming,

Abb. 31.   Einbeinrad.

2. Aufl. S. 10a), oder einer Feder, die beim Antreten über den toten Punkt hinweghilft. Der Amtssekretär O. Jaquet hat an seinem Fahrrad eine Vorrichtung angebracht, mit Hilfe welcher er die Arbeit des rechten Beines durch den rechten Arm ersetzen kann. So auch das von der Pfälzischen Nähmaschinen- und Fahrräderfabrik Gebr. Kayser in Kaiserslautern vertriebene Invalidenrad Modell 107. Um sicherer aufzusteigen, kann man ein Damenrad nehmen. Ein Fußloser benützt Rennhaken an den Pedalen (Flemming, 2. Aufl., S. 25).

Wo die Benützung eines Zweirades unmöglich oder untunlich ist, da hilft oft ein Dreirad über die Verlegenheit hinweg.

---

[1]) Vgl. J. Lewy in der Zeitschr. f. ärztl. Fortb. 1916, Nr. 1; Zeitschr. f. Krüppelfürsorge IX. 272f.

Ansatzstücke für gewerbliche Arbeiter.

Von

Geheimen Regierungsrat **Karl Hartmann**, Regierungs- und Gewerberat zu Berlin.

Mit 229 Abbildungen.

Der vermittels der Bandage an den beschädigten Arm befestigte künstliche Arbeitsarm (das Armgerät) kann nutzbringende Arbeit erst dann leisten, wenn er mit einem geeigneten Ansatzstück versehen wird, das bis zu einem gewissen Grade die Tätigkeit der Hände und der Finger ersetzt. Da zur Zeit Kunsthände mit willkürlich bewegten Fingern zu größeren Kraftleistungen, wie sie im gewerblichen Leben in jedem Berufe unvermeidlich sind, noch nicht verwendbar sind und nur für leichtere Verrichtungen in Betracht kommen, und da ferner ein Ersatzgerät von allumfassender Verwendungsfähigkeit, d. h. ein solches, das die Auswechselung von verschieden gestalteten Ansatzstücken für die verschiedenen Arbeitsmöglichkeiten unnötig macht, etwa wie es die Kellerhand für den landwirtschaftlichen Arbeiter ist, für den gewerblichen Arbeiter noch nicht gefunden ist, so muß man sich mit Ansatzstücken begnügen, die zwar nur immer einen Teil der mannigfaltigen Betätigungen der gesunden Hand übernehmen können, dafür aber den oft erheblichen Kraftanspannungen gewachsen sind. Sie müssen ferner für jeden Beruf besonderen Anforderungen genügen, die diesem eigentümlich sind. Ihre Einstellung in die notwendigen Arbeitsstellungen sowie ihre sichere und feste Stützung besorgt das Armgerät, dessen Einstellbarkeit der Bewegungsnotwendigkeit des natürlichen Gelenkes, das er ersetzen muß (Hand-, Ellbogen-, Schultergelenk) angepaßt und dessen Festigkeit und Stärke durch die Anstrengungen des Berufes bestimmt werden.

Im allgemeinen werden die Ansatzstücke starre Gebilde sein. Bewegliche Teile, die durch die gesunde Hand eingestellt werden müssen, kommen nur bei einigen Ansatzstücken vor, beispielsweise bei der Gebrauchshand und bei der Rosset-Klaue der bewegliche Daumen, bei dem Rundschieberhalter des Bäckers die Feder, bei der Klemme des Sattlers und des Lackierers das Exzenter, beim Feilkloben des Schlossers die Flügelschraube. Die Ansatzstücke werden somit, und damit im Zusammenhange der ganze Arbeitsarm, niemals einen gesunden Arm oder die Hand voll ersetzen und können nur bei gewissen Teilarbeiten die volle Leistung eines unbeschädigten Mannes ermöglichen. Den

Ansprüchen an die Leistungsfähigkeit der Ersatzarme und Ansatzstücke sind somit gewisse, oft sehr enge Schranken gezogen. Die allgemeinen Gesichtspunkte, unter denen sie betrachtet werden müssen, und die Forderungen, die man an sie stellen darf und soll, lassen sich dahin zusammenfassen:

1. Der Ohnhänder, also ein Mann, dem beide Hände fehlen, kann nur in äußerst seltenen Fällen bei der gewerblichen Arbeit mit einem im Vollbesitz seiner Glieder befindlichen in Wettbewerb treten. Versucht er es, so bedarf er dazu einer ganz besonderen Ausrüstung, die über das, was ein Einhänder nötig hat, weit hinausgeht, und das ist als ein Ausnahmefall zu betrachten. In den nachstehenden Ausführungen soll daher nur von Arbeitsverhältnissen von Einhändern, also von Leuten, die noch eine gesunde Hand besitzen, gesprochen werden.

2. Der erhalten gebliebenen, gesunden Hand fällt fast immer die Hauptarbeit zu; der Ersatzarm kann im allgemeinen nur Hilfsdienste leisten. Fehlt die rechte Hand, dann muß der Beschädigte Linkser werden, d. h. er muß, falls er nicht schon vorher linkshändig war, umlernen; der rechte Arm mit dem Ersatzglied übernimmt die bisherigen Hilfsdienste der linken Hand. Es wäre ein Fehler, dem Ersatzglied die volle Leistungsfähigkeit einer gesunden Hand zuzumuten. Auch mit den besten Ersatzstücken — und beim besten Willen — kann, Ausnahmen unter besonderen Umständen zugestanden, die Kunsthand die Fertigkeiten einer gesunden Hand nicht erreichen.

3. Es ist im allgemeinen ausgeschlossen, daß ein Armamputierter alle Arbeiten seines bisherigen oder des neu angelernten Berufes verrichten kann. Es bestehen dabei große Unterschiede bei den verschiedenen Gewerben. Diese Einschränkung ist auf Grund der bisherigen Erfahrungen z. B. verhältnismäßig gering bei unterarmamputierten Tischlern, Stellmachern, Schlossern und Schneidern, erträglich bei Oberarmamputierten, weitgehend bei Bäckern, sehr groß bei Schustern und Sattlern.

4. Die volle Leistung eines gesunden Menschen kann der Beschädigte nur in sehr seltenen Fällen erreichen. Am ungünstigsten stehen sich Leute, die ein Gewerbe für sich allein, also ohne weitere Hilfe ausüben, so der alleinstehende Handwerker. Wesentlich günstiger gestalten sich die Verhältnisse, wenn auch nur ein Helfer (Gehilfe oder Lehrling) vorhanden ist. Die größte Leistung wird in Betrieben mit weitgehender Arbeitsteilung erzielt. Hier kann der Verletzte bei geeigneter Auswahl der Arbeit mit dem Gesunden in erfolgreichen Wettbewerb treten und vollen Verdienst erzielen.

5. Die Ansatzstücke müssen schnell und mit möglichst wenig Griffen auswechselbar sein. Jede Befestigung durch Einschrauben oder ähnliche Verschlüsse ist zeitraubend und daher zu verwerfen. Am besten hat sich die Normalbefestigung bewährt (siehe Leymann: Die Normalisierung einzelner Teile der Ersatzglieder).

6. Die Ansatzstücke müssen den an sie gestellten Kraftanstrengungen entsprechend stark gebaut und gegen Zug, Druck, Biegung und Stoß widerstandsfähig sein. Wo Einwirkungen durch Nässe, Säuren und dergleichen zu befürchten sind, ist geeigneter Baustoff zu wählen.

7. Sie müssen in der Gestalt einfach gehalten werden, einerseits, weil dadurch ihre Instandhaltung und Reinigung erleichtert wird, andererseits,

damit sie gegebenenfalls mit einfachen Hilfsmitteln auch von weniger geübten Leuten angefertigt werden können.

8. Sie dürfen der Unfallgefahr möglichst wenig Angriffspunkte bieten, daher sind vorstehende Teile, wie Schrauben, Federn, Stifte, Knöpfe und dergleichen mehr tunlichst zu vermeiden.

9. Die Zahl der Ansatzstücke ist möglichst niedrig zu halten. Erfahrungsgemäß verursacht ihr Auswechseln immer Zeitverluste und wird nach Möglichkeit unterlassen. Deshalb sind sie so auszugestalten, daß sie für möglichst viele Werkzeuge oder Arbeitsverrichtungen passen.

10. Es ist dahin zu streben, daß die Ansatzstücke nach Möglichkeit keine besonderen Einrichtungen an den Werkzeugen, zu deren Betätigung sie dienen sollen, erfordern. Solche Einrichtungen sind nicht immer zu vermeiden; sie können wohl an sich zweckmäßig und auch leicht durchführbar sein, wie z. B. die Druck-Näpfe des Siemens-Schuckert-Armes an Hobeln und Sägen, ferner besonders gestaltete Hammerstiele und dergleichen, sind aber nach Möglichkeit zu beschränken. Sie erfordern eine sehr weitgehende Ausstattung des Beschädigten nicht nur mit Ansatzstücken, sondern auch mit besonders gestalteten Werkzeugen. Meist müssen diese Einrichtungen von dem Arbeitgeber getroffen werden, und machen dann die Arbeiter von diesem abhängig.

Nachstehend sind nur solche Ansatzstücke zur Darstellung gebracht, zu deren Erprobung sich ausreichend Gelegenheit bot. Ebenso werden nur Berufe besprochen, bei denen man zu einem einigermaßen sicheren Urteil gelangte. Da aber die bisherige Beobachtungsdauer nur verhältnismäßig kurz war und die Versuche nicht als völlig erschöpfend angesehen werden dürfen, so kann von einem abgeschlossenen Urteil noch nicht gesprochen werden, vielmehr ist zu erwarten, daß die weiteren Erfahrungen, insbesondere die angestrengte Benutzung der Ansatzstücke im Dauerbetriebe, noch weitere Vervollkommnungen zeitigen werden.

Von besonderer Bedeutung ist der Gesichtspunkt, und er muß auch immer im Vordergrund stehen bleiben, daß für die Beurteilung der Brauchbarkeit eines Ansatzstückes nicht die alleinige Tatsache maßgebend sein darf, daß sich mit seiner Hilfe irgend ein Werkzeug unter besonders günstigen Verhältnissen betätigen oder eine Arbeit verrichten ließ. Derartige Geräte sind außerordentlich viele bekannt geworden, doch hat sich die überwiegende Mehrzahl nicht bewährt und hat den Anforderungen der gewerblichen Dauerarbeit nicht entsprochen, manche waren geradezu gefährlich. Ausschlaggebend für die Bewertung soll vielmehr die weitestgehende Leistung sein, die mit Hilfe des Ansatzstückes bei Dauerarbeit erzielt werden konnte und die den damit Ausgerüsteten befähigt, in einen Wettbewerb im wirtschaftlichen Leben einzutreten.

Der Art nach zerfallen die Ansatzstücke in zwei Gruppen:

1. solche, die in allen oder doch fast allen Berufen gebraucht werden können,
2. solche, die im wesentlichen nur für den Sonderberuf verwendet werden und besonderen Anforderungen genügen müssen.

A. Allen Berufen gemeinsame ·Ansatzstücke.

1. Gewisse Betätigungen des gewerblichen und des täglichen Lebens sind allen Berufen gemeinsam. Bei allen besteht das Bedürfnis, einen Gegenstand zu tragen, sei es ein Arbeitsstück oder einen Werkzeugkasten, einen Korb oder ein Paket, oder es besteht die Notwendigkeit, einen Gegenstand von geringerem oder größerem Gewicht zu fassen, zu heben, zu schieben, umzulegen oder sonstwie zu bewegen. Hierfür eignet sich der einfache Haken,

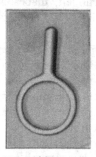

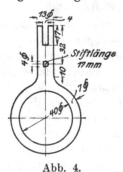

Abb. 1.   Abb. 2.

Abb. 1 und 2, der unter den verschiedensten Verhältnissen Verwendung finden kann. Man gibt ihm eine tunlichst einfache Form.

2. Bei Gegenständen von besonderer Gestalt, wie den Stielen von Besen, Spaten, Hacken, den Griffen von Karren usw., genügt der Haken nicht, weil der zu führende Gegenstand, der verschiedenartige Stellungen einnimmt, heraus-

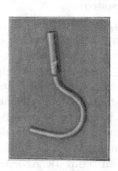

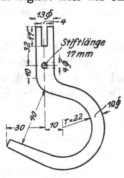

Abb. 3.   Abb. 4.

springen kann. Bei derartigen Betätigungen ist er durch einen Ring, Abb. 3 und 4, zu ersatzen.

Je nach der Schwere der Arbeit sind der Haken oder der Ring kräftiger oder leichter zu machen, für durchschnittliche Verhältnisse genügen die vorstehend angegebenen Abmessungen.

3. Für zahlreiche leichtere Verrichtungen, wie das Festhalten von Stoffen, dünnen Platten, leichten Werkzeugen, von Zeichen- und Schreibgeräten, von Zeichnungen und Briefen, genügt die Gebrauchshand (Abb. 5 und 6). Nach ihrer besonderen Ausgestaltung ersetzt sie im täglichen Leben auch den Haken,

wenn es sich um das Tragen von Lasten, von Koffern, Handtaschen und dergleichen handelt. Wegen ihres gefälligen Aussehens ist sie auch als Sonntagshand

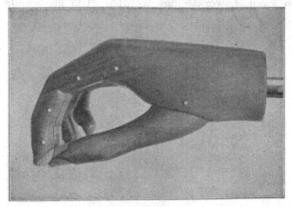

Abb. 5.

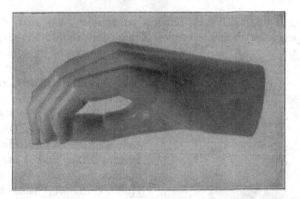

Abb. 6.

zu gebrauchen. Sie besitzt vier feste Finger und einen beweglichen federnden
Daumen in Gegenstellung (Oppositionsstellung). Eine Feder zieht diesen Dau-

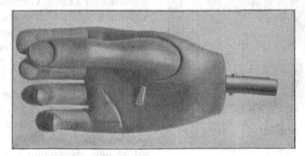

Abb. 7.

men stets in die Lücke zwischen Mittel- und Zeigefinger hinein (Abb. 7 und 8).
Die Abspreizung nach außen, um Gegenstände in die durch Daumen, Zeige- und

Mittelfinger gebildete Zange zu bringen, kann entweder mit Hilfe der gesunden
Hand oder durch Anbringung eines einfachen Schnurzuges, der von der Schulter
betätigt werden kann, bewerkstelligt werden.   Um genügende Festigkeit für

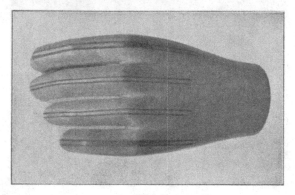

Abb. 8.

die Verrichtungen des täglichen Lebens zu erzielen, hat man die beiden am
meisten beanspruchten Finger, nämlich Zeige- und kleiner Finger, durch Stahllamellen verstärkt, die nach Art der
Furniere in die Finger eingelegt und
nach dem Handrücken zu durch Holz-
leistchen verdeckt und durch seitliche
Querstifte im Holz teils starr, teils mit
Spiel vernietet sind. Die Einlagen bestehen aus Stahlblechen von etwa
10 mm Höhe und 1 mm Stärke, die
hochkant gestellt sind und, mit dem
Holz vernietet, seitlich nicht ausweichen können. Diese eisenarmierten
Finger können dauernd mit 20 kg belastet werden, so daß die Hand bezüglich ihrer Festigkeit allen im gewöhnlichen Leben vorkommenden Beanspruchungen außer starken Stößen
gewachsen ist und insbesondere zum
Tragen von Lasten, von Koffern,
Kisten und dergleichen (Abb. 9) gut
benutzt werden kann. Zum Zwecke
des Tragens ist der kleine Finger zum
Haken gekrümmt, in den die zu
tragende Last bequem eingehängt
werden und aus dem sie nicht von
selbst herausrutschen kann, besonders

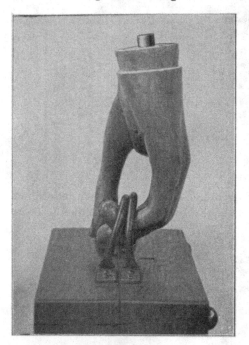

Abb. 9.

da der federnde Daumen nach Art einer Karabinersicherung wirkt. Der zweite
und der dritte Finger treten so weit zurück, daß die eingehängte Last in der
Hauptsache nur von den beiden eisenverstärkten Fingern getragen wird.   Die

mittleren Finger haben an Stelle von Eiseneinlagen Holzeinlagen, weil diese hier ausreichen und weil es Schwierigkeiten macht, das Holz mit dem Eisen bei diesen seitlich unzugänglichen Fingern haltbar zu verbinden.

Das Greifen erfolgt unter Beihilfe der gesunden Hand durch den federnden Daumen, dessen Drehpunkt so tief gelagert ist, daß sich eine weitere Öffnung

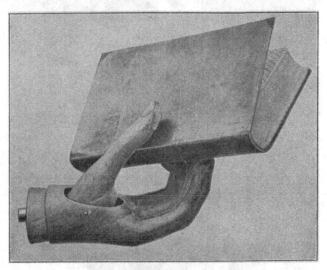

Abb. 10.

zwischen Daumen und Zeigefingerkuppel ermöglichen läßt (4—5 cm), um auch größere Gegenstände, z. B. ein Buch (Abb. 10) einführen und halten zu können. Zeige- und Mittelfinger liegen verhältnismäßig nahe aneinander, haben aber

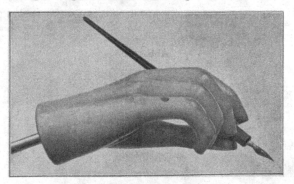

Abb. 11.

soviel Zwischenraum, daß man den normalen Handschuh bequem herüberziehen kann.

Die Dreipunkt-Berührung der drei greifenden Finger genügt, um eine gewöhnliche Gabel oder einen Federhalter (Abb. 11) zu halten. Die Federung ist so kräftig, daß auch ein Stück Papier ebenso fest gehalten wird wie ein dickeres Stück. Die äußere Form der Hand ist, um ein gutes Aussehen zu erzielen, der

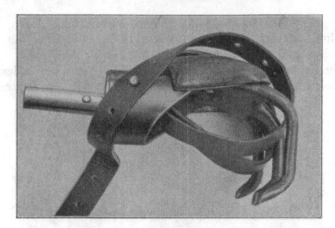

Abb. 12.

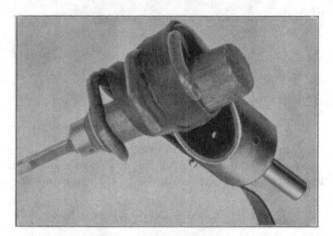

Abb. 13.

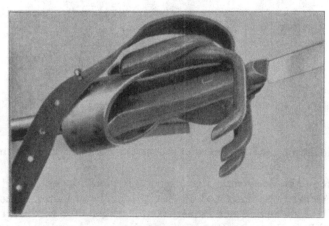

Abb. 14.

natürlichen Handlage bei herabhängender entspannter, leicht geschlossener Hand nachgebildet. Eine solche Holzhand wiegt 150 bis 300 g, je nachdem sie aus Pappelholz, Lindenholz oder aus Weißbuchenholz gefertigt wird.

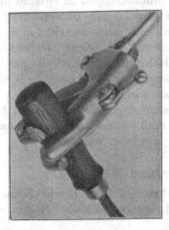
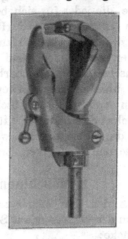

Abb. 15. Abb. 16.

Für besondere Zwecke, z. B. für die Arbeit des Schneiders, bedarf die Hand einer Abänderung in der Lage des Daumnes (siehe weiter unten bei B, Schneider, Seite 929).

4. Wo es sich um kräftige Hantierungen und schwierige Beanspruchungen handelt, die sich über eine größere Zeitdauer erstrecken, ferner wo das Festhalten glatter und runder Griffe durch den leicht hin- und hergleitenden Ring und die auch Witterungseinflüssen gegenüber empfindliche Holzhand nicht

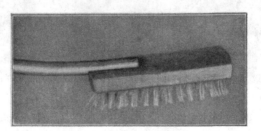

Abb. 17.

möglich ist, da ist vorteilhafter verwendbar die Kellerhand (Abb. 12, 13 und 14). Sie kann in vielen Fällen auch den Haken ersetzen.

5. An bestimmten Stellen hat sich die der Kellerhand ähnliche Rosset-Klaue bewährt, so im Rohrleger- und Grobschlosserberuf, bei Fliegerbeobachtungen und dergleichen (Abb. 15 und 16).

6. Es besteht immer das Bedürfnis, die gesunde Hand nach getaner Arbeit oder bei sonstigen Verschmutzungen zu reinigen. Hierzu dient die als Ansatzstück ausgestaltete Bürste (Abb. 17).

B. Ansatzstücke für einzelne Berufe.

Die Eigenart der Betätigungen in den einzelnen Gewerben erfordert Ansatzstücke, die jedes für sich besonderen Anforderungen zu entsprechen haben. Um diese festzustellen, bedurfte es einer eingehenden Untersuchung und Beobachtung der einzelnen Handhabungen und Arbeitsverrichtungen, wie sie die Art der betreffenden beruflichen Arbeit mit sich bringt. Dabei waren auch die Eigenschaften der zu bearbeitenden Rohstoffe von Einfluß, gleichermaßen auch die üblichen, zur Anwendung gelangenden Werkzeuge. Diese Untersuchungen sind in dem Abschnitt: „Das wirtschaftliche Ergebnis beruflich tätiger Schwerbeschädigter" für sich zusammengefaßt und es soll hier nicht nochmals darauf eingegangen werden. Es muß vielmehr auf die dort gefundenen Ergebnisse und besonderen Erwägungen verwiesen werden.

1. Maschinenschlosser und Mechaniker.

Nach den sehr eingehenden Ausführungen über handwerksmäßige Betätigungen des Schlossers auf Seite 1041 ff. ergeben sich als bewährt befundene Ansatzstücke:

1. Feilenhalter (Abb. 18 bis 34). Sie dienen zum Festhalten des wichtigsten Werkzeuges des Schlossers, der Feile, die in sehr verschiedenen Gestalten, Größen und Gewichten zur Anwendung kommt. Dementsprechend kommt für sie nicht ein einzelnes Ansatzstück in Betracht, vielmehr ein ganzer Satz,

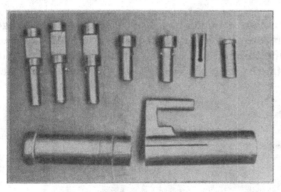

Abb. 18 bis 26.

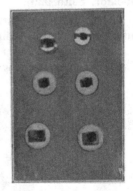

Abb. 27 bis 32.

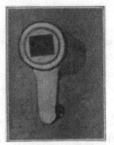

Abb. 33. Vorderansicht zu Abb. 25 und 26.

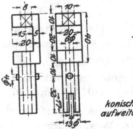

Abb. 34. Normale Bauart.

entsprechend den verschiedenen Größenverhältnissen und der ebenfalls wechselnden Gestalt der Feilenangel (des Stieles). Die wesentlichste an sie zu stellende

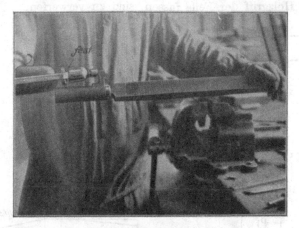

Abb. 35.

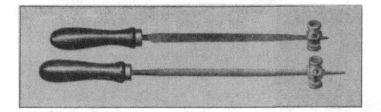

Abb. 36.

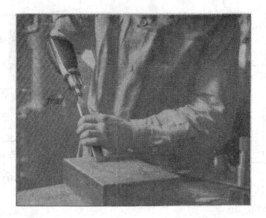

Abb. 37.

Forderung ist, daß sie so kurz wie irgend möglich sein müssen. Deshalb mußte für schwere Feilen die gekröpfte Bauart (Abb. 26 und 33), bei der der Ansatzzapfen oberhalb des Ansatzstückes angeordnet ist, gewählt werden (Abb. 35).

Ansatzstücke, durch welche die Entfernung zwischen dem Kunstarm und der wirksamen Fläche der Feile erheblich vergrößert wird, z. B. Klauen oder Klemmen, die den Holzgriff der Feile fassen, sind zu verwerfen.

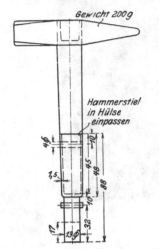

Abb. 38. Leichter Hammer mit Ansatzzapfen.

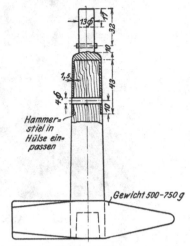

Abb. 39. Schwerer Hammer mit starrem Stiel.

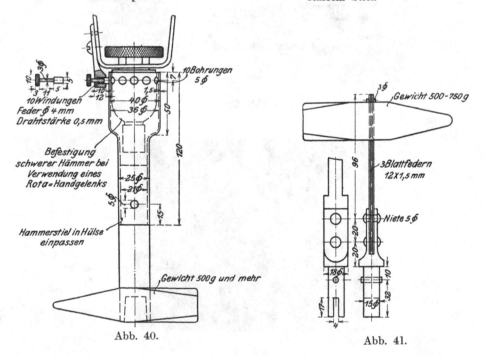

Abb. 40.

Abb. 41.

Wenn die Feile mit der gesunden Hand geführt, d. h. am Griff gefaßt wird dann drückt der Kunstarm die Feilenspitze entweder lediglich mit dem Kugelhalter herab, oder er faßt sie mit einem besonderen Halter mit Drucknapf (Abb. 36).

Der Feilenhalter kommt auch beim Hantieren mit der eisernen Säge und mit dem Schaber zur Anwendung (Abb. 37).

Beim Drikantschaber muß sich das Ansatzstück im Normalverschluß drehen können.

2. **Hammerhalter.** Der armamputierte Schlosser ist, wenn er mit dem Meißel oder Körner arbeitet oder das Arbeitsstück mit der gesunden Hand halten muß, gezwungen, den Hammer mit dem Ersatzarm zu führen. Er wird mit dem Ersatzarm entweder in völlig starre Verbindung gebracht (Abb. 38, 39 und 40) oder er erhält einen federnden Stiel (Abb. 41).

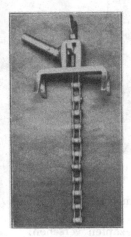

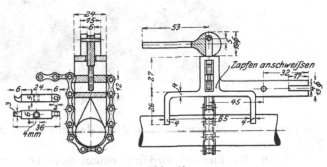

Abb. 42.   Abb. 43.

Die Befestigung (Abb. 40) bezweckt die Ausschaltung des nicht völlig sicheren Handgelenkes und ermöglicht eine Drehung des Hammers um die Längsachse.

3. Wenn auch im allgemeinen der Meißel, der Körner oder ein ähnliches Werkzeug mit der gesunden Hand gefaßt werden müssen, weil sie einer völlig sicheren Führung bedürfen, so kann doch in gewissen Fällen die Notwendigkeit eintreten, den Hammer mit

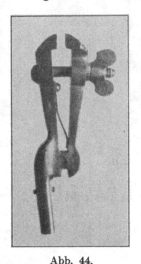

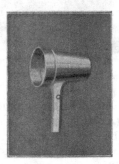

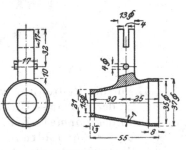

Abb. 44.   Abb. 45.   Abb. 46.

der gesunden Hand zu fassen, z. B. beim Meißeln mit schrägem Schlag. Handelt es sich dabei um einfachere, auf längere Dauer sich erstreckende Arbeitsvorgänge, so kann das Werkzeug mit der **Rossetklaue** (Abb. 15 und 16) oder mit der

4. Kettenklemme (Abb. 42 und 43) gehalten werden.

5. Zum Festhalten von kleineren Arbeitsstücken, die einer Bearbeitung durch die gesunde Hand unterworfen werden sollen, Arbeiten, wie sie beim

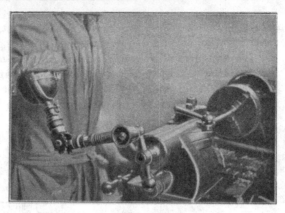

Abb. 47.

Mechaniker sehr oft vorkommen, dient der mit einem Normalzapfen versehene Feilkolben (Abb. 44).

6. Die Reißnadel wird mit einem einfachen Ansatzzapfen versehen.

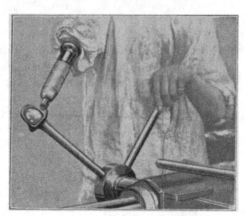

Abb. 48.

7. Für die Bedienung von Maschinen kommen in Betracht:
   a) der normale Haken (Abb. 1),
   b) der normale Ring (Abb. 3),
   c) der Kurbeldreher (Abb. 45, 46 und 47),
   d) der Korbring (Abb. 48).

2. Tischler.

In der Tätigkeit des Tischlers herrschen Arbeiten vor, bei denen verschiedenartige Betätigungen oft schnell hintereinander hergehen. Schneiden, Hobeln, Stemmen, Fügen, Bohren, Schrauben, Nageln sind Vorgänge, die wechselnd an demselben Stück zu verrichten sind, zum Teil unter Zuhilfenahme von Werkzeugmaschinen. Eine weitgehende Arbeitsteilung, bei der eine und dieselbe Handhabung längere Zeit geübt werden kann, kommt hier selten vor. Das gilt besonders von der Möbeltischlerei, wo nur gewisse Arbeitsvorgänge, wie z. B. das Polieren, besonderen Arbeitergruppen übertragen werden. Die Zahl der abwechselnd zu benutzenden Werkzeuge ist sehr groß; es sei allein auf die verschieden gestalteten Hobel und Sägen verwiesen. Würde man für jedes der zahl-

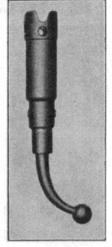

reichen Werkzeuge ein Ansatzstück vorsehen, so würde ihre Zahl ins Ungemessene steigen, entgegen der Forderung des allgemeinen Gesichtspunktes 9, der aus triftigen Gründen die Zahl gering erhalten sehen will. Dieser Forderung wird entsprochen, wenn man ein Zwischenglied schafft, das die Bedienung verschiedener Werkzeuge mit demselben An- satzstück gestattet, dafür aber entgegen dem allgemeinen Gesichtspunkt 10 erfordert, daß die Werkzeuge selbst mit besonderen Einrichtungen versehen werden, welche die Betätigung des Ansatzstückes ermöglichen. Nur auf diesem Wege ist es möglich, die Zahl der Ansatzstücke ganz er- heblich herabzusetzen; er ist von den Erbauern des Siemens- Schuckert-Armes beschritten und erschöpfend durchge- arbeitet worden.

1. Als das wesentlichste Ansatzstück erscheint der		Abb. 49.
Kugelhalter, dem verschiedene Gestalt gegeben werden kann. Man kann ihn nur mit einer Kugel versehen (Abb. 49), doch wird der mit zwei Kugeln versehene (Abb. 50 und 51) bevorzugt. Die eine Kugel erhält einen ganz kurzen Stiel, der andere ist länger und entweder gerade oder

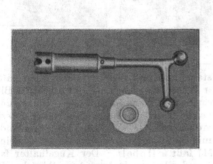

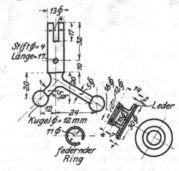

Abb. 50.						Abb. 51.

gebogen, rechtwinkelig oder schräg abstehend gestaltet. Des Kugelhalters ohne weitere Hilfsmittel bedient man sich beim Sägen an der Kreissäge (Abb. 53) oder Bandsäge (Abb. 54), beim Feilen und Raspeln (Abb. 64 und 65), beim Einspannen in die Hobelbank, beim Anlegen der Schraubzwinge (Abb. 66), beim Tragen und bei manchen anderen Ver- richtungen. Ebenso beim Drechseln, wobei das Werkzeug (Hohleisen, Lochbeitel), dessen Stellung schnell wechselt, von der gesunden Hand geführt wird, während der Ersatzarm nur einen Druck auf die Spitze des Werkzeuges

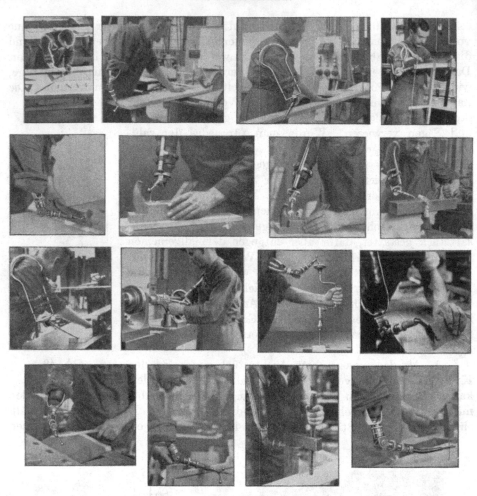

Abb. 52—67.

Zeichnen und Aufreißen. Der Kunstarm hält und verschiebt mit Kugelhalter und Druckplatte nach Abb. 68 das Dreieck oder Lineal, die gesunde Hand führt den Bleistift oder die Reißnadel. Schneiden auf der Band- oder Kreissäge. Die gesunde Hand und der mit Kugelhalter oder Druckplatte ausgerüstete Kunstarm führen das Material gemeinsam zu. Arbeiten mit der Trenn- und Handsäge. Die Säge muß mit beiden Händen geführt werden. Der Kunstarm wird mit dem Kugelhalter ausgerüstet, der einen an der Säge angebrachten Druckknapf (Abb. 71) faßt. Hobeln. Der Kugelhalter faßt in den auf den Hobel geschraubten Drucknapf und gibt den nötigen Anpreßdruck. Die gesunde Hand übernimmt die Führung. Maschinenhobeln. Die gesunde Hand und der Kunstarm, mit Schieber oder Druckplatte ausgerüstet, führen das Material gemeinsam zu. Drechslerarbeit. Die gesunde Hand führt das Werkzeug, der Kunstarm mit Kugelhalter erzeugt den erforderlichen Druck. Bohren mit Bohrleier. Die gesunde Hand kann die Drehbewegung übernehmen, während der Ersatzarm den Druck auf dem Handknopf ausübt. Arbeit mit Ziehklinge. Die Klinge ist mit dem Ersatzarm beweglich verbunden, während die gesunde Hand die Führung übernimmt. Feilen und Raspeln. Beim Oberarmamputierten übernimmt die gesunde Hand die Führung des Werkzeuges, der Kunstarm übt mit dem Kugelhalter den notwendigen Druck auf die Spitze aus. Der Unterarmamputierte arbeitet umgekehrt. Zulegen der Schraubzwinge. Das Festhalten der beiden zu vereinigenden Stücke und Hantieren der Zwinge ist für den Amputierten recht schwierig. Nageln. Der Hammer wird mit der gesunden Hand geführt, der Nagel selbst vorher in die Nagelklemme eingeführt; die Arbeit ist zeitraubend.

auszuüben hat (Abb. 61). Beim Feilen und Raspeln gewährleistet die Rauh-
heit des Werkzeuges ein genügend sicheres Auflager.

Die Betätigung anderer Geräte mit dem Kugelhalter erfordert ein sichereres, weniger leicht verrückbares Festhalten, deshalb wird er mit einem Druck-

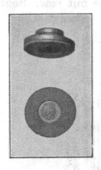 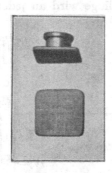 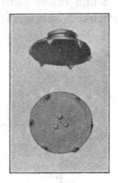

Abb. 68. Abb. 69. Abb. 70.

napf (Abb. 68, 69 und 70) versehen, der die Gestalt einer runden oder recht-
eckigen Platte erhält, deren Unterseite entweder mit Gummi oder einem rauhen
Stoff (Filz, Tuch) belegt (Abb. 68), wenn es sich um das Festhalten von glatten
oder empfindlichen Gegenständen (Papier,
gehobelte oder sonst bearbeitete Flächen)
handelt oder gerauht (Abb. 69) oder gar
mit Zacken (Abb. 70) versehen wird. Mit
diesen Vorrichtungen wird gezeichnet
(Abb. 52), vorgezeichnet, an der Bandsäge
geschnitten oder rauhes Holz auf der
Hobelmaschine vorgeschoben. Im letzteren Falle genügt wohl auch ein Schieber
oder ein Kugelhalter mit langem Stiel
(Abb. 60).

Der Drucknapf ist, um ein Heraus-
springen der Kugel zu erschweren, mit
einem eingelegten federnden Ring versehen
(Abb. 51).

Bei noch anderen Verrichtungen muß
der Drucknapf mit dem Werkzeug in unverrückbare Verbindung gebracht werden, wenn
es sich um starke Kraftanstrengungen und
schnell wechselnde Bewegungsrichtungen
handelt. So beim Handsägen (Abb. 55

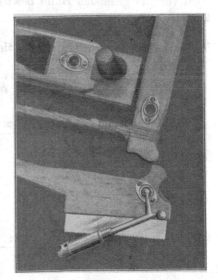

Abb. 71.

und 56) und Hobeln (Abb. 57, 58 und 59), ebenso beim Bohren (Abb. 62).
Die hierfür besonders gestalteten Drucknäpfe werden etwas versenkt auf das
Werkzeug geschraubt und sind ebenfalls mit einem eingelegten stärkeren Feder-
ring versehen (Abb. 71). Abb. 62 zeigt das Arbeiten mit der Brustleier.
Letztere kann auch, wenn es sich um mittelgroße Bohrer handelt, bei denen

die Leier mit der Hand gehalten werden muß, mit einem Ring als Ansatzstück gedreht werden (Abb. 83) oder mit der Rossetklaue.

2. Der Ziehklingenhalter (Abb. 72 und 63) dient zur Betätigung
der Ziehklinge. Da diese in beiden Richtungen nach vorn und nach hinten
arbeitet und öfters gedreht werden muß, so muß das Ansatzstück eine große
Beweglichkeit haben. Die Ziehklinge wird an jedem Ende mit einer Bohrung

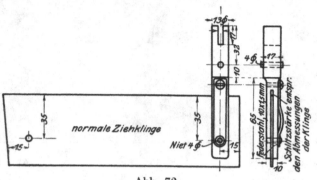

Abb. 72.

versehen, in die ein Stift des Ansatzstückes einfällt. Um diesen Stift als Achse
ist das Ansatzstück beweglich. Die Führung und Einstellung der Ziehklinge
wird von der gesunden Hand bewirkt, während der Ersatzarm nur Hilfsdienste
leistet.

3. Der Nagelhalter (Abb. 67) kommt nur für den Oberarmamputierten
in Betracht. Der Unterarmamputierte bedient sich keines Ansatzstückes, weil

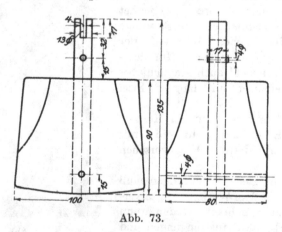

Abb. 73.

er in der Lage ist, den Hammer mit dem Kunstarm genügend sicher zu führen,
daher hält er den Nagel lieber mit der gesunden Hand.

4. Die Ansatzstücke für Hämmer sind dieselben wie beim Schlosser.
Hinzu kommt noch der Holzhammer (Abb. 73).

5. Die Feilenhalter, wie für den Schlosser.

Der Tischler bedarf gelegentlich eines Beiles oder eines Zugmessers.
Diese sind nachstehend beim Stellmacher besprochen.

Die Betätigung des für den Tischler besonders wichtigen Stemmeisens ist eine so schwierige, daß sie nur von einer gesunden Hand bewirkt werden kann. Von der Hantierung mit einer Kunsthand oder mit einem Ansatzstück muß abgesehen werden.

3. Stellmacher.

Die Arbeitsweise des Stellmachers ist derjenigen des Tischlers sehr ähnlich, zumal es sich um denselben Rohstoff, Holz, handelt. Es kommen somit für ihn im wesentlichen dieselben Werkzeuge und Ansatzstücke in Betracht.

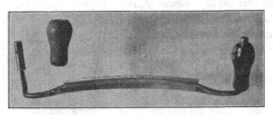

Abb. 74.

Hinzu kommen noch zwei besondere Werkzeuge, die für den Stellmacher besondere Bedeutung haben:

1. Das Zugmesser (Abb. 74, 75, 86 und 95) ist für den Stellmacher ebenso wichtig, wie für den Tischler der Hobel, und dient zum Bearbeiten der Felgen, Speichen, Naben, Deichseln und sonstiger Wagen- und Radteile. Es ist schwach

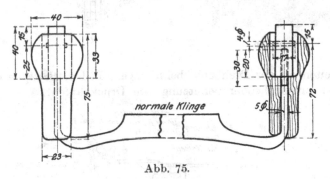

normale Klinge

Abb. 75.

gebogen und muß je nach Bedarf mit der hohlen oder der gewölbten Seite benutzt werden. Dadurch wird ein öfteres Wechseln der Griffe bedingt, die bald von der rechten, bald von der linken Hand gefaßt werden. Daraus ergibt sich die Notwendigkeit, sie für den Armamputierten so zu gestalten, daß sie beide vom Kunstarm gefaßt werden können, d. h. beide Griffe müssen mit Ansatzstücken versehen werden. Dieser Forderung genügt das Messer (Abb. 75). Die über den Ansatzzapfen geschobenen Holzhülsen gestatten auch ein bequemes Zufassen mit der gesunden Hand und weichen von den gewöhnlichen Griffen fast gar nicht ab.

2. Das jetzt vielfach von der Maschine verdrängte, aber doch nicht völlig entbehrliche Zimmermannsbeil (Abb. 76 und 77) dient zum Vorbearbeiten

der Wagen- und Radteile. Es kann von einem Unterarmamputierten noch
leidlich gehandhabt werden und erhält entweder einen normalen Ansatzzapfen
(Abb. 77) oder sein Stiel wird mit einer Überschiebhülse versehen (Abb. 78),
um das etwa vorhandene Handkugel-
gelenk auszuschalten.

Für den Stellmacher kommen somit nachstehende Ansatzstücke in Betracht:

1. Der Kugelhalter wie beim
Tischler (Abb. 49 bis 51). Seine Anwendung beim Anreißen und Hobeln
zeigen Abb. 91 und 93. Ferner bedient
man sich seiner ebenso wie bei den

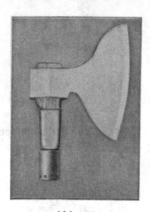

Abb. 76.

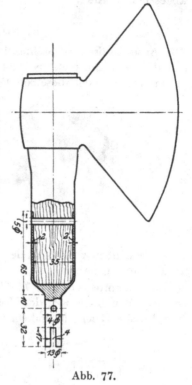

Abb. 77.

Tischlerarbeiten an der Drehbank, beim Sägen, Feilen, Bewegen der Arbeitsstücke unter entsprechender Benutzung von Drucknäpfen.

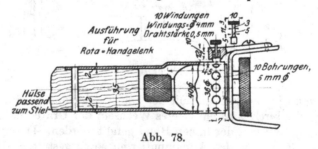

Abb. 78.

2. Hammeransatzstücke wie beim Schlosser oder Tischler (Abb. 38
bis 41, 73, 84 und 92).

3. Halter für Feilen und Raspeln wie beim Schlosser (Abb. 18 bis 34
und 94).

4. Ziehklingenhalter wie für Tischler (Abb. 72).

5. Zugmesserhalter siehe vorstehend (Abb. 74 und 75).

6. Beilhalter (Abb. 77 und 78).

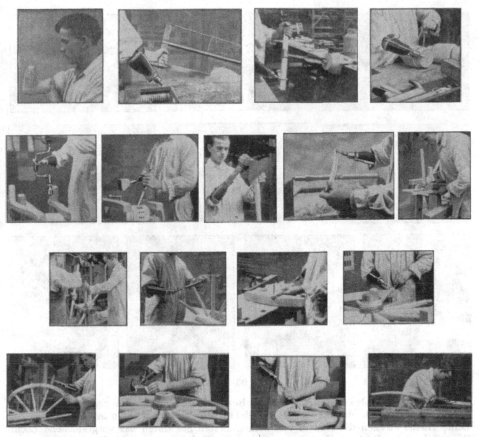

Abb. 79—95.

Schneiden mit der Handsäge. Die gesunde Hand führt die Säge. Mit dem
Ersatzarm stützt sich der Mann dabei auf die Hobelbank. Kein Ansatzstück. Bohren
der Nabe. Gesunde Hand und Kunstarm mit Kugelhalter drehen und drücken gemeinsam den Bohrer. Anreißen der Speichenlöcher. Die gesunde Hand führt den Zirkel;
mit Ersatzarm (ohne Ansatzstück) wird die Nabe festgehalten. Bohren der Speichenlöcher. Anpressen der Bohrleier geschieht mit der gesunden Hand, der Ersatzarm mit
Ring führt die Drehbewegung aus. Anstemmen der Speichenlöcher. Das Stemmeisen wird, da dem Ersatzarm das Gefühl fehlt, mit der gesunden Hand geführt, der Ersatzarm trägt den Holzhammer. Arbeiten mit dem Zimmermannsbeil. Das Holzstück
wird mit der gesunden Hand gehalten, der Ersatzarm führt das schwere Beil. Genaues
Arbeiten ist besonders für den Oberarmamputierten nicht möglich. Putzen der Speichen
mit dem Zugmesser. Die gesunde Hand und der Stumpf mit dem Ersatzgerät ziehen
gleichmäßig am Messer. Das Handgelenk, lose gestellt, paßt sich jeder Zugrichtung an.
Kontrollmessung des Speichensturzes. Mit einer Hand, die das Meßwerkzeug führt,
ausführbar. Eintreiben der Speichen in die Nabe. Für den Amputierten allein nicht
mehr möglich, er kann den schweren Hammer nicht mehr regieren. Nacharbeiten der
Speichenzapfen mit der Raspel. Die Arbeit ist mit lose gestelltem Handgelenk (Rota-
gelenk) gut ausführbar. Die gesunde Hand führt das Werkzeug an der Spitze. Anreißen
der Felgen mit dem Bleistift. Die gesunde Hand führt den Bleistift, während der
Ersatzarm mit beliebigem Ansatzstück das Meßgerät festhält. Zusammenschlagen
des Rades. Die gesunde Hand hält die Felge, der Kunstarm mit dem Hammer führt
die Schläge. Anspulen des Rades mit Hobel und Raspel. Die gesunde Hand führt
das Werkzeug und wird dabei durch den Ersatzarm mit Ansatzstück unterstützt. Herrichten der Deichsel. Handhabung wie beim Speichenputzen.

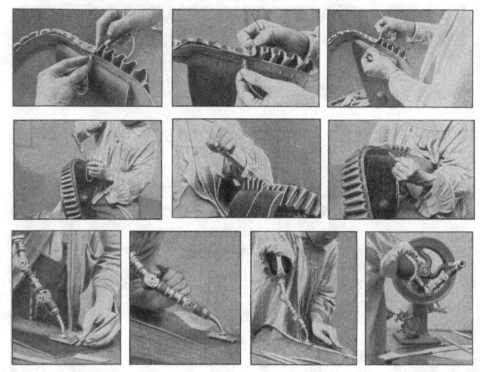

Abb. 96—105.

Nähen des Gesunden. Lochstechen mit der Ahle. Die rechte Hand sticht das Loch mit der Ahle, die linke setzt die Nadel an die Ahle an. Nähen mit zwei Nadeln. Beide Hände stechen die Nadeln von beiden Seiten her durch das vorgestochene Loch. Festziehen der Fäden. Nach Durchstechen der Nadeln ziehen beide Hände gleichmäßig die Fäden an. Nähen des Amputierten. Lochstechen mit der Ahle. Die Ahle ist im Ersatzarm befestigt und wird bei festgestelltem gebeugten Ellbogengelenk betätigt, doch muß die gesunde Hand wie beim normalen Handwerker die Nadel ansetzen. Das Lochstechen kann nur als Notbehelf angesehen werden, die Arbeit wird unsauber und ist, da sie nur mit großem Zeitverlust ausführbar, sehr unwirtschaftlich. Durchstechen der beiden Nadeln nacheinander. Die linke gesunde Hand arbeitet allein und sticht zuerst die eine, dann die andere Nadel durch. Die Arbeit ist sehr zeitraubend und unwirtschaftlich. Festziehen der Fäden nach einer Seite. Eine Nadel eilt dabei um einen Stich vor. Die linke gesunde Hand arbeitet wieder allein und zieht beide Fäden gleichzeitig an. Es entsteht dabei großer Zeitverlust und die Ausführung wird mangelhaft. Anreißen und Aufzeichnen. Die gesunde Hand führt den Bleistift. Der Kunstarm mit Kugelhalter und Drucknapf mit Gummiring hält das Material, Dreieck oder Lineal fest. Leistungsfähigkeit 80—90%. Zuschneiden des Leders. Auch hier wird der Kunstarm mit Ansatzstücken nur zum Festhalten benutzt, während die gesunde Hand das Messer führt. Leistungsfähigkeit bis 70% des Gesunden. Ausschärfen des Leders. Wie vorher hält der Kunstarm mit Ansatzstück nur das Leder fest, die gesunde Hand schärft an. Leistungsfähigkeit bis 50% des Gesunden. Bei den drei letzten Verrichtungen besteht die Gefahr der Verletzung des Materials durch das metallene Armgerät und die Ansatzstücke. Arbeiten an der Lochstanze. Die gesunde Hand führt das Leder zu, der Ersatzarm mit Kurbeldreher als Ansatzstück setzt das Schwungrad in Bewegung. Der Ersatzarm ist im Ellbogengelenk lose gestellt, das Handgelenk ist fest. Leistungsfähigkeit 80—90%.

Auch der Stellmacher kann bei der für ihn wichtigen Arbeit des Setmmens das Eisen nur mit der gesunden Hand halten und lenken und muß den Hammer mit dem Ersatzarm führen (Abb. 84).

Bei manchen Arbeiten kann auf jegliches Ansatzstück verzichtet werden, wenn die gesunde Hand die Hauptarbeit verrichtet, während der verletzte Arm nur bescheidene Hilfsdienste leistet. So bei manchen Hantierungen an der Hobelbank (Abb. 80 und 82).

4. Sattler.

Der Wiederbeschäftigung des einer Hand oder auch nur des Zeigefingers und des Daumens beraubten Sattlers treten sehr große Schwierigkeiten entgegen, die sich aus der Art des Rohstoffes und der Arbeitsweise ergeben. Die

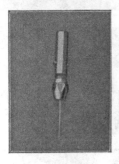

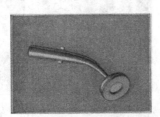

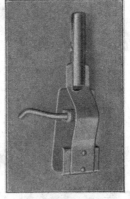

| Abb. 106. Ahle. | Abb. 107. Haltenapf mit Kugelhalter. | Abb. 108. Klemme (ältere Bauart). |

wichtigste Handarbeit in diesem Berufe ist das Nähen mit Ahle und Nadel, also das Herstellen der Sattlernaht. Für diese Arbeit sind brauchbare Ansatz-

Werkstattzeichnungen der Ansatzstücke.

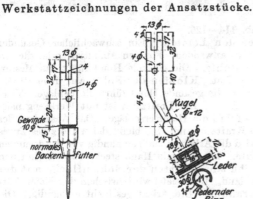

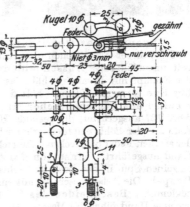

| Abb. 109. Ahle. | Abb. 110. Haltenapf mit Kugelhalter. | Abb. 111—113. Klemme (neuere Bauart). |

stücke bis jetzt nicht bekannt geworden. Unter Umständen kommt nur eine Ahle (Abb. 106 und 109) in Betracht.

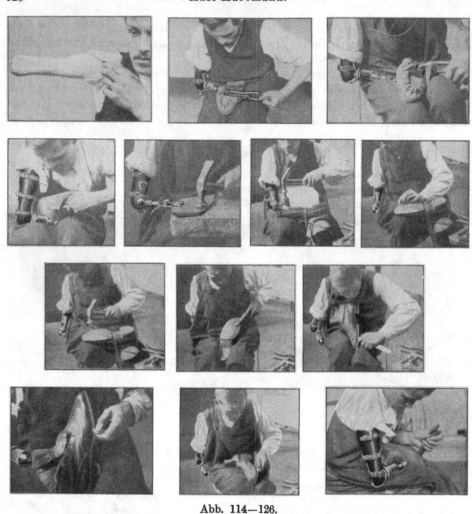

Abb. 114—126.

Spannen des Oberleders über den Leisten. Ein schwächlicher Gesunder muß bei dieser Arbeit schon eine Hilfszange anwenden. Für den Amputierten ist die Arbeit unausführbar. Ausschneiden der Sohle. Die gesunde Hand führt das Messer, der Stumpf mit Ersatzarm hält das Leder fest. Klopfen der Sohle auf dem Stein. Der Ersatzarm mit Klemme hält das Leder, die gesunde Hand führt die Schläge. Vorstechen der Speichenlöcher mit der Ahle. Der Ersatzarm ist mit Werkzeug nach Abb. 127 ausgerüstet, die gesunde Hand führt die Hammerschläge. Das Ausziehen der Ahle aus der Sohle erfordert erheblichen Kraftaufwand. Sie bleibt daher trotz des Zuges der starken Feder oft stecken. Vielfach wird die Arbeit deshalb einhändig von der gesunden Hand ausgeführt. Einsetzen der Spule. Die gesunde Hand steckt abwechselnd den einzelnen Spul in das Loch und schlägt ihn ein. Glätten der Sohlenfläche mit der Raspel. Die Arbeit geschieht mit einer Hand. Der Stiefel wird zwischen den Knien festgeklemmt. Beschneiden des Sohlenrandes. Die Arbeit geschieht einhändig. Die gesunde Hand führt das Messer. Der Stiefel ist zwischen den Knien und der Brust eingeklemmt. Abziehen des Sohlenrandes mit der Glasscherbe. Der Stiefel wird zwischen den Knien eingeklemmt, während die gesunde Hand die Glasscherbe führt. Bearbeiten des Sohlenrandes mit der Raspel. Die Arbeit geschieht einhändig mit der gesunden Hand. Der Stiefel ist zwischen den Knien und der Brust eingeklemmt. Glätten des Sohlenrandes mit dem Glättholz. Das Glättholz wird mit der gesunden Hand geführt. Der Stiefel ist zwischen den Knien eingeklemmt. Der Kunstarm hilft den Stiefel festklemmen ohne besonderes Ansatzstück.

Günstiger steht es bei einigen anderen Arbeiten, so beim Anreißen (Abb. 102), Zuschneiden (Abb. 103) und Schärfen des Leders (Abb. 104). Hierbei wird durch den Kunstarm das Leder mit Hilfe eines Kugelhalters und eines geeignet geformten Drucknapfes (Abb. 107 und 110) oder einer Platte (Abb. 102 bis 104) festgehalten, während die gesunde Hand den Stift oder das Messer führt. Die Platte oder der Napf sind auf der Unterseite

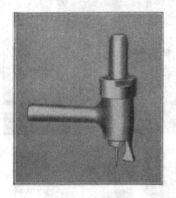

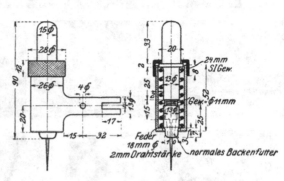

Abb. 127.   Abb. 128.

mit Gummi belegt oder etwas gerauht. Jedoch ist zu beachten, daß feiner zugerichtete Lederarten unter dem Druck des harten Ansatzstückes leiden, so daß die Handarbeit eines gelernten Sattlers für bessere Arbeiten nicht in Betracht kommen kann. Dagegen können Amputierte sich bei der Bedienung der ver-

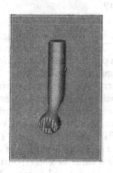

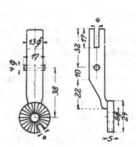

Abb. 129.   Abb. 130.

schiedenen Sattlereimaschinen betätigen; Abb. 105 stellt die Arbeit an einer Lochstanze dar, wobei der Kurbeldreher (Abb. 45 und 46) gute Dienste leistet.

Zum Festhalten oder Spannen des Leders dient eine Klemme (Abb. 108 und 111 bis 113).

Es ergeben sich als Ansatzstücke:

1. Die Ahle (Abb. 106 und 119),
2. der Kugelhalter mit Haltenapf oder Platte (Abb. 107 und 110).
3. die Klemme (Abb. 108 und 111 bis 113),
4. der Kurbeldreher (Abb. 45 und 46).

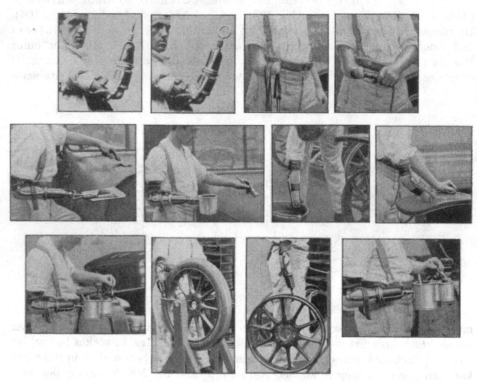

Abb. 131—142.

Unterarmamputierter mit Bandage, die die Ausnutzung der vorhandenen Pro- und Supination des Unterarmes gestattet. Der Ring in beiden Abbildungen zeigt die Verdrehung um 90°. Waschen mit Lederlappen. Das Auswringen des Leders geschieht mit dem bloßen Stumpf ohne jede Bandage und Ersatzgerät. Das Spachteln geschieht, indem die gesunde Hand die Spachtel führt. Am Ersatzarm wird mittels Ansatzzapfens ein Blech befestigt, auf dem die zu verarbeitende Spachtelmasse aufgebracht wird und das zum Ablegen von Schwamm und Spachtelmesser benutzt werden kann. Grundieren. Die gesunde Hand führt den Pinsel. Der mit Ansatzzapfen versehene Farbtopf wird am Ersatzgerät befestigt. Schleifen mit Bimssteinpulver. Die gesunde Hand bewegt den nassen Lappen, der in Bimssteinpulver getaucht wird, auf dem Schleifgrund hin und her. Unmittelbar am Stumpf ist der Schwamm befestigt, mit dem der Schleifstelle Wasser reichlich zugeführt wird. Streichen und Lackieren. Die gesunde Hand führt den Pinsel. Am Ersatzgerät ist das Gefäß für den Lack mit Ansatzzapfen befestigt. Ein kleines Vordergefäß dient zum Abstreichen des gebrauchten Lackes. Hochheben des Rades auf den Arbeitsständer. Das mit doppeltem Kugelhalter ausgerüstete Ersatzgerät hebt das Rad gleichzeitig mit der gesunden Hand an. Tragen einer Felge. Das Ansatzstück, einfacher Kugelhalter im Ersatzgerät, wird durch die Ventilöffnung gesteckt, das Rad angehoben und mit der gesunden Hand ein Eisenstab durch das Achsloch gesteckt. Beim Abnehmen des Rades wird so der frische Anstrich nicht beschädigt.

5. Schuhmacher.

Für den armamputierten Schuhmacher ist die Möglichkeit, sich in seinem Gewerbe zu betätigen, ebenso gering wie für den Sattler, handelt es sich doch um dieselben Schwierigkeiten bei der Verarbeitung des Leders. Es kommen somit auch nur wenige Ansatzstücke in Betracht.

1. Der Kugelhalter mit Druckplatten zum Festhalten des Leders beim Vorzeichnen oder Schärfen (siehe Sattler).

2. Die Lederklemme tut Dienste beim Klopfen des Leders (Abb. 118).

3. Die Ahle wie beim Sattler.

4. Ein Nagelort, bei dem die Ahlenspitze durch eine Feder selbsttätig wieder herausgezogen wird (Abb. 119, 127 und 128).

5. Der Zwicker, dessen Oberfläche gerauht ist, um ein Gleiten auf dem Leder zu verhindern (Abb. 129 und 130).

Die Betätigung dieser Ansatzstücke ist, abgesehen von dem Kugelhalter und der Lederklemme, eine sehr schwierige, erfordert viel Geschick und große Übung und ihre Anwendbarkeit ist beschränkt. Ihr Wert darf daher nicht hoch angeschlagen werden.

6. Lackierer.

Bei den handwerksmäßigen Betätigungen des Lackierers kommen wenige Ansatzstücke in Betracht.

Zum Waschen bedient man sich im allgemeinen eines Lederlappens, der mit der gesunden Hand gefaßt wird. Beim Auswringen wird der Armstumpf oder das Armgerät zu Hilfe herangezogen (Abb. 133 und 134), indem man das Leder darumschlägt. Bei dieser Arbeit ist ein Ansatzstück nicht erforderlich.

Beim Spachteln trägt die gesunde Hand die Spachtelmasse mittels des Spachtels (Abb. 145 und 151) auf. Das Spachtelblech mit der darauf gehäuften Spachtelmasse wird mit Hilfe einer Klemme (Abb. 146 und 152) vom Kunstarm festgehalten (Abb. 135). Das Blech wird auch zum Ablegen des Spachtelmessers oder des Schwammes benutzt. Bei Vorhandensein eines langen Unterarmstumpfes kann auch dieser den als Ansatzstück ausgebildeten Spachtel (Abb. 145 und 151) tragen.

Auch beim Grundieren, d. h. bei dem mehrmaligen Überstreichen mit einer Grundiermasse, fällt der gesunden Hand die Hauptarbeit zu; sie führt den Pinsel. Der beschädigte Arm leistet Hilfe, indem er den Farbentopf an einem Ansatzstück hält (Abb. 136).

Durch das Schleifen soll eine völlig glatte, von allen Unebenheiten befreite Oberfläche geschaffen werden. Es geschieht, indem die gesunde Hand einen angefeuchteten Lappen mit Bimssteinpulver versieht und hiermit eine auf- und abstreichende Bewegung auf dem Schleifgrund ausführt. Es ist nötig, daß bei dieser Arbeit öfter Wasser zugeführt wird; dies besorgt der beschädigte Arm mittels einer Sonderbandage, die vorn einen Schwamm trägt (Abb. 137, 138 und 147), mit dem das Wasser durch Eintauchen in einen Eimer dem sonst schnell auftrocknenden Bimssteinpulver zugeführt wird. Das Eigenartige dieser Sonderbandage besteht darin, daß sie unten keinerlei harte Elemente besitzt, die bei der Arbeit sonst unbedingt Kratzer und Schrammen auf der vorgearbeiteten Fläche erzeugen und diese verderben würden.

Das Streichen unterscheidet sich mechanisch wenig vom Grundieren, ebenso von dem Lackieren. Bei diesem ist indessen bei sorgfältiger Arbeit ein besonders gestalteter Lacktopf, der aus zwei

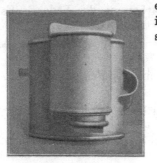

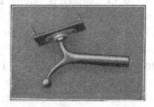

Abb. 143. Lacktopf.   Abb. 144. Doppelkugelhalter.

getrennten Gefäßen besteht, Abb. 149—150, üblich. In dem einen befindet sich das streichfertige frische Material, das durch den Pinsel mittels der gesunden Hand

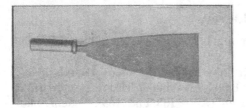

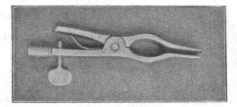

Abb. 145. Spachtel.   Abb. 146. Klemme.

auf die Fläche aufgetragen wird (Abb. 139). Der nach diesem Aufstrich am Pinsel haftende überflüssige Lack wird in das zweite Gefäß abgestrichen (Abb. 142).

Von besonderen Arbeiten sei noch das Lackieren von Wagenrädern erwähnt, wobei große Sorgfalt geübt werden muß. Die Räder

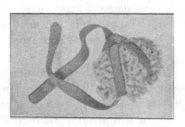

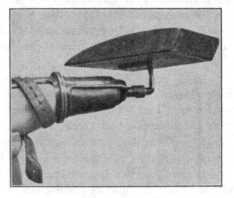

Abb. 147. Schwammhalterbandage.   Abb. 148. Abstreichbrett.

werden mit beiden Armen angehoben und auf den Arbeitsständer gebracht (Abb. 140 und 141). Hierbei dient dem Armgerät als Ansatzstück der Doppelkugelhalter (Abb. 144).

Werkstattszeichnungen für die Ansatzstücke.

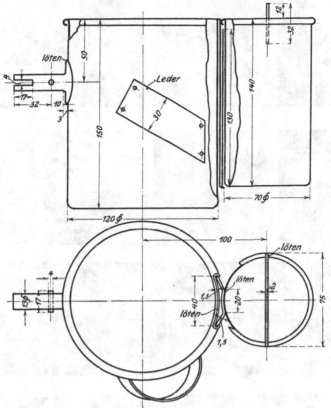

Abb 149 u. 150. Lacktopf mit vorderem schnell abnehmbarem Abstrichgefäß.

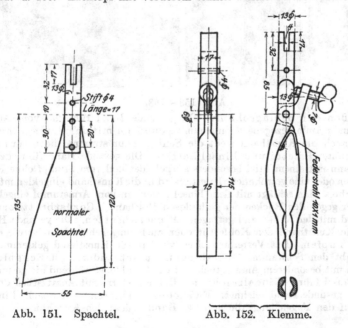

Abb. 151. Spachtel.   Abb. 152. Klemme.

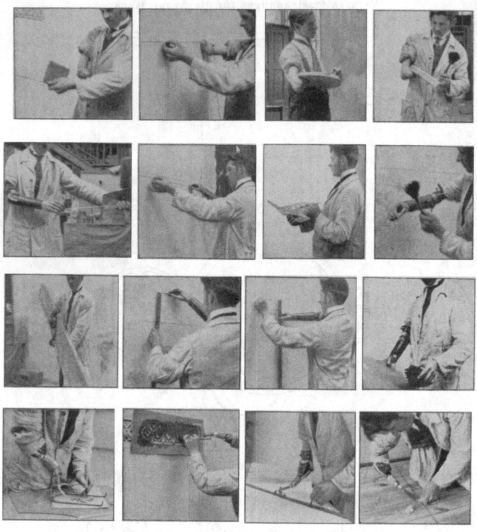

Abb. 153—168.

Einrußen der Schlagschnur. Die gesunde Hand rußt die vom Armstumpf oder Kunstarm stramm gezogene Schnur ein. Schnüren mit der Schlagschnur. Der Stumpf oder auch die Kunsthand zieht die Schlagschnur stramm, die natürliche Hand quellt die Schnur. Palette und Pinsel halten. Die gesunde Hand führt den Pinsel. Die Palette kann mit einem Stiel besonders ausgebildet und vom Stumpf ohne Kunstarm gehalten werden oder eine gewöhnliche Palette wird in die Kunsthand eingeklemmt. Spritzen der Farbe. Man schlägt mit dem Pinsel gegen ein vom Armstumpf eingeklemmtes Holzstück oder gegen den Rücken der gefühllosen Holzhand. Gerüstbrett forttragen. Das Brett wird mit der Kellerhand getragen. Pinsel absetzen. Die gesunde Hand hält das Lineal, die Kunsthand den Kohlestift oder auch umgekehrt, doch ist die erste Art vorzuziehen. Tupfen. Das Verteilungsblech wird in die Kunsthand geklemmt, die gesunde handhabt den Schwamm. Schablonen ausschneiden und Schablonieren. Der Kunstarm mit besonderem Ansatzstück hält die Schablone, während die gesunde Hand Messer oder Pinsel führt. Linealzeichnen. Der Kunstarm mit Ansatzstück drückt das Lineal an, die gesunde Hand zeichnet. Fußboden verkitten. Die Spachtel im Kunstarm gleitet auf den Fugen lang, die gesunde Hand drückt den Kitt hinein.

Für den Lackierer sind daher an Ansatzstücken erforderlich:
1. Der Farbtopf (Abb. 136),
2. der Lacktopf (Abb. 143 und 149 bis 150), beide mit Ansatzzapfen,
3. der Spachtel (Spachtelmesser) (Abb. 145 und 151),
4. die Klemme (Abb. 146 und 152),
5. das Abstreichbrett (Abb. 148),
6. die Schwammhalterbandage aus weichem Leder (Abb. 147),
7. der Doppelkugelhalter (Abb. 144).

7. Zimmermaler und Tapezierer.

Die Arbeiten des Zimmermalers und Tapezierers erfordern weniger Kraftaufwand als Geschick. Nur selten sind schwerere Lasten zu tragen, so beim Aufbau und Abbau der Gerüste oder beim Abheben und Tragen der Bretter (Abb. 161). Hierbei dient als Ansatzstück entweder der normale Haken (Abb. 1) oder die Kellerhand (Abb. 12 bis 14). Da die Gerüstarbeit immer nur kurze Zeit dauert, kann man auch eines Ansatzstückes entraten und sich mit dem Armstumpf oder dem Armgerät behelfen.

Bei den meisten eigentlichen Malerarbeiten bedient man sich mit gutem Erfolge der normalen hölzernen Gebrauchshand (Abb. 169, auch 5 bis 11).

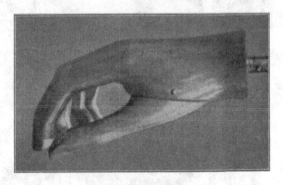

Abb. 169. Holzgebrauchshand.

Sie ist fähig, die Kreide, den Kohlenstift, die Schnur, die Palette oder den leichten Pinsel zu halten oder das Lineal an die Wand oder auf den Tisch anzudrücken. Beim Paneelabsetzen (Abb. 162 und 163) können gesunde Hand und Kunsthand abwechselnd Lineal oder Kohlenstift halten, doch scheint es angenehmer zu sein, wenn man den leichten Kohlenstift mit der Kunsthand faßt. Das Einrussen der Schlagschnur (Abb. 153 und 157) erfordert ein gewisses Nachfühlen beim Durchziehen durch das schwärzende Papier. Daher legt man dieses in die gesunde Hand, während die Kunsthand den Faden faßt. Das Schnüren (Abb. 154 und 158) wird mit der Kunsthand ebensogut bewirkt, wie mit der natürlichen. Beim Tupfen mit dem Schwamm (Abb. 164) hält die Kunsthand das Verteilungsblech.

Das Spritzen der Farbe geschieht mit der gesunden Hand, die Holzhand dient nur als Unterlage (Abb. 160). Beim Malen von Mustern, Blumen, Figuren kommt ein leichter Pinsel zur Verwendung und eine Palette. Beide

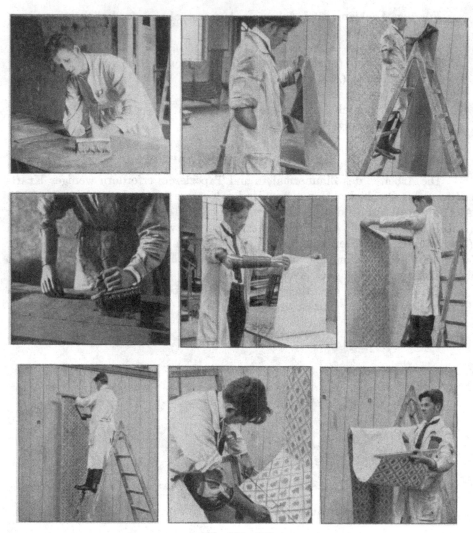

Abb. 170—178.

Tapete mit Kleister einstreichen. Die Arbeit ist sowohl ohne wie mit Ersatzarm ausführbar. Beim Arbeiten mit dem bloßen Stumpf verschmiert der Arbeitskittel, es sind starke Zwangslagen nötig und die Ausnutzung der gesunden Hand wird erheblich beschränkt. Tapete zusammenlegen. Der bloße Stumpf kann nicht benutzt werden, wird er jedoch mit dem Kunstarm ausgerüstet, so geht das Zusammemlegen wie bei einem Gesunden. Ankleben der Tapete. Das Ankleben geht mit der Holzhand wie beim Gesunden. Die Arbeit gelingt ohne Ersatzgerät nur durch ganz besondere Übung. Ankleben mit der Hilfsvorrichtung. Die Benutzung des bloßen Stumpfes erfordert starke Zwangslagen. Mit der Klemme wird die Arbeit mit geringem Zeitverlust wie beim Gesunden ausgeführt. Abschneiden der Tapete auf der Fußleiste. Die Kunsthand ermöglicht ein Anziehen und Spannen der Tapete zum glatten Abschneiden. Ein Zeitverlust kommt kaum in Frage. Mit bloßem Stumpf ist gerades Schneiden unmöglich. Einklemmen in die Hilfsvorrichtung. Die Hilfsvorrichtung verhindert ein Einreißen schlechter Tapeten; sie würde auch für einen gesunden Menschen sehr nützlich sein.

Geräte können je nach der Kunstfertigkeit des Malers nach Belieben von der natürlichen oder der Kunsthand gehalten werden (Abb. 159). Ebenso der Malstock.

Anders gestaltete Ansatzstücke verlangt das Schneiden der Schablonen. Hierbei wird mit dem Gerät das Schablonenpapier auf dem Tisch festgehalten, während die gesunde Hand ausschneidet (Abb. 165).

Dasselbe Ansatzstück kommt beim Schablonieren zur Anwendung (Abb. 166). Hierbei würde die Holzhand versagen, weil eine größere Fläche gefaßt und gegen die Wandfläche gleichmäßig angedrückt werden muß.

Zum Streichen oder Lackieren von größeren Wand- oder Bodenflächen bedient man sich eines größeren Pinsels und eines Farbentopfes. Letzterer wird an dem Kunstarm befestigt. Ebenso der Lacktopf (s. Lackierer, Abb. 136 und 139). Der Maler muß vor dem Streichen des Fußbodens diesen noch verkitten. Dazu dient der Spachtel, der mit dem Kunstarm gehalten und geführt wird, während die Finger der natürlichen Hand den Kitt in die Ritzen und Löcher eindrücken (Abb. 168).

Die Zahl der Ansatzstücke ist somit verhältnismäßig gering. Außer der bei den meisten Arbeiten verwendbaren Gebrauchshand und dem Haken oder der Kellerhand kommen als besondere Stücke in Betracht:

1. Das Gerät zum Anpressen der Schablone,
2. der Spachtel,
3. der Farbentopf,
4. der Lacktopf.

Ähnlich günstig liegen die Verhältnisse für den Tapezierer, der fast allein mit der Kunsthand auskommen kann.

Das Abloten bereitet keine Schwierigkeiten. Die Kunsthand hält die Schnur. Beim Einstreichen der linken Seite der Tapete mit dem Kleister führt die gesunde Hand den Pinsel, die Kunsthand die Tapete (Abb. 173). Das Zusammenlegen der gestrichenen Tapete geht mit der Holzhand ebenso gut wie mit einer gesunden Hand (Abb. 174). Die über den Kunstarm geschlagene Tapete wird auf die Leiter und an die Wand (Abb. 175) gebracht, dann mit der Bürste in der gesunden Hand oder in der Kunsthand festgeklebt (Abb. 176) und unten auf Länge geschnitten (Abb. 177).

Bei schwachen, leicht zum Reißen neigenden Tapeten bedient man sich einer aus schräg durchschnittenen Leisten gebildeten Hilfsvorrichtung, (Klemme) (Abb. 178) und zum Ankleben des oben beim Maler geschilderten Gerätes (Abb. 165 und 166).

8. Schneider.

Als Ansatzstücke werden benutzt:

1. Der Halter zum Maßnehmen (Abb. 179 und 205) hat an der einen Seite eine Feder, in deren Schleife das Bandmaß eingeklemmt werden kann (Abb. 188). Auf der anderen Seite ist er mit einem Lederstück belegt, mit dem das Bandmaß eingedrückt werden kann (Abb. 187).

2. Die Schneiderhand ist von besonderer Bedeutung, denn sie kann bei den meisten Arbeiten (Aufzeichnen, Zuschneiden, Handnähen, Maschinennähen) benutzt werden. Sie muß der Eigenart der Arbeit entsprechend gebaut

sein. Der Daumen legt sich hier nicht wie der der normalen Gebrauchshand (Abb. 5) in die Lücke zwischen Zeige- und Mittelfinger, sondern drückt un-

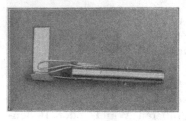

mittelbar auf die Zeigefingerspitze. Der Stoff wird mit nur 2 Fingern gefaßt. Die Federung des Daumens muß so stark gewählt werden, daß der Stoff zwar beim Nähen festgehalten wird, aber auch durch die von Daumen und Zeigefinger gebildete Zange hindurch gehen kann. Die Kuppen vom Daumen und Zeigefinger müssen mit Filz oder Leder belegt sein. Die Hand kann auch mit einem Nackenzug ausgerüstet werden, der das Öffnen und Schließen

Abb. 179.

des Daumens willkürlich gestattet (Abb. 180 und 181).

3. Der Tupfer (Abb. 182 und 208) wird bei längerem Nähen mit der Maschine benutzt, wo er sehr handlich ist und ein leichtes Führen des Stoffes

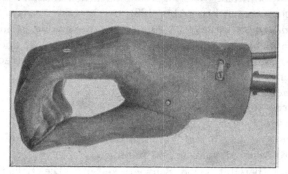

Abb. 180.

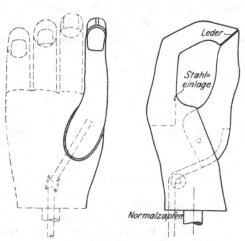

Abb. 181.   Schneiderhand.

ermöglicht. Für kürzere Dauer der Arbeit an der Maschine reicht die Kunsthand aus, doch ist sie sperriger. Der Tupfer trägt an der Spitze eine Gummikappe oder ein Stück Filz.

4. Das Trennmesser (Abb. 183 und 206).

5. Der Bügeleisenhalter (Abb. 184 und 207). Zum Bügeln werden zwei verschiedene Eisen benutzt. Ein leichteres, das mit der gesunden Hand

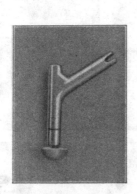

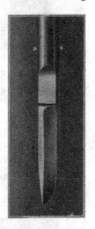

Abb. 182.   Abb. 183.

geführt wird (einfaches Bügeln, Abb. 201 und 202) und ein schweres, bei dem die gesunde Hand für die Streckung und Formgebung des Stoffes unentbehrlich ist, so daß das etwa 10 kg schwere Eisen mit dem Kunstarm, der unter den fortgesetzten Stößen sehr leidet, geführt werden muß (Abb. 199 und 200). Es empfiehlt sich nicht, diese Arbeit dem Amputierten zuzumuten.

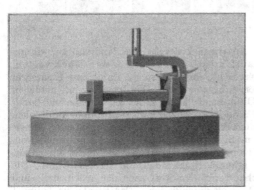

Es ist auch allgemein üblich, daß diese schwere Verrichtung einer besonderen Arbeitergruppe, den Büglern, übertragen wird.

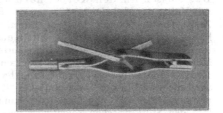

Abb. 184.   Abb. 185.

6. Die Klemme (Abb. 185 und 209) dient gelegentlich an Stelle der Kunsthand zum Festhalten und Führen des Stoffes, wenn es sich um länger dauernde gleichartige Arbeit handelt.

In den nachstehenden Bildern sind einige der verschiedenartigen Arbeiten des Schneiders dargestellt:

Manche von den Arbeiten des amputierten Schneiders gehen verhältnismäßig flott vor sich, andere mit merklichen Zeitverlusten (Riegelmachen, Mantel-

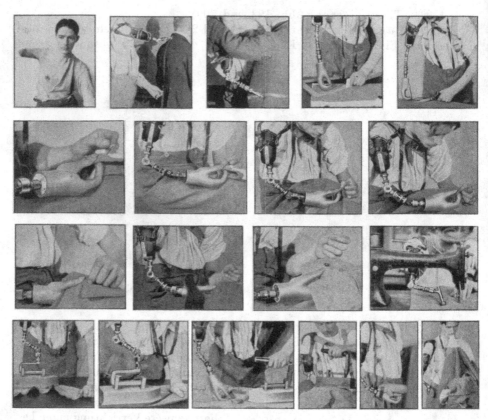

Abb. 186—204.

Maßnehmen. Der Kunstarm mit Ansatzstück drückt das Bandmaß an, die gesunde Hand greift das Maß ab. Leicht ausführbar. Feststellen der Rockweiten. Das Messen um den Körper herum geschieht, indem gesunde Hand und Ersatzarm mit Halter das Maß gleichmäßig um den Körper herumziehen. Die Arbeit ist mit mäßigem Zeitverlust ausführbar. Aufzeichnen. Die gesunde Hand führt die Kreide und handhabt den Stoff und das Futter. Die Kunsthand hält Dreieck und Stoff durch Aufdrücken fest. Zuschneiden. Die gesunde Hand führt die Schere. Der Stoff wird mit der Kunsthand gehalten. Der Amputierte kann mit mäßigem Zeitverlust die Arbeit gut ausführen. Einfädeln der Nadel. Da die Kunsthand zum Halten der feinen Nadel nicht brauchbar, wird die Nadel in den Stoff gesteckt. Die gesunde Hand fädelt ein. Handnähen. Die gesunde Hand führt die Nadel, die Kunsthand hält den Stoff nahe der Arbeitsstelle und läßt den Stoff zwischen Zeigefinger und Daumen durchgleiten. Der Ersatzarm befindet sich in der typischen Arbeitsstellung. Der Ersatzarm muß daran in sämtlichen vorhandenen Gelenken (Sichelgelenk, Beugegelenk, Unterarmdrehgelenk, Handbeugegelenk, Handdrehgelenk) eingestellt werden. Die Arbeit ist gut ausführbar. Arbeiten an der Nähmaschine. Die gesunde Hand und der Ersatzarm mit Tupfer führen den Stoff gleichmäßig unter der Maschine durch. Dressieren des Mantelkragens geschieht, indem die gesunde Hand den Kragen in Form zieht. Große Kraftanstrengung im Handgelenk ist dazu nötig, daher muß das Bügeleisen (10 kg) vom Ersatzarm geführt werden, der stark beansprucht wird. Die Arbeit ist für den Amputierten sehr schwer und nur mit sehr erheblichem Zeitverlust ausführbar. Abbügeln geschieht, indem die gesunde Hand das Eisen führt. Die Kunsthand wird nur zum Festhalten des Stoffes benutzt. Die Arbeit ist, wenn auch mit Zeitverlust, gut ausführbar.

Werkstattzeichnungen der Ansatzstücke.

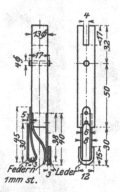

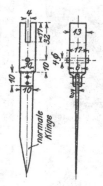

Abb. 205. Halter zum Maßnehmen.

Abb. 206. Trennmesser.

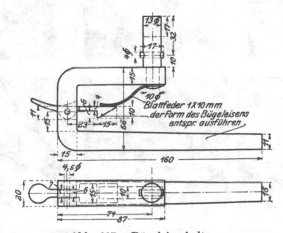

Abb. 207. Bügeleisenhalter.

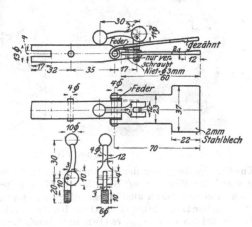

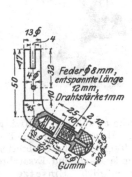

Abb. 208. Tupfer.

Abb. 209. Klemme.

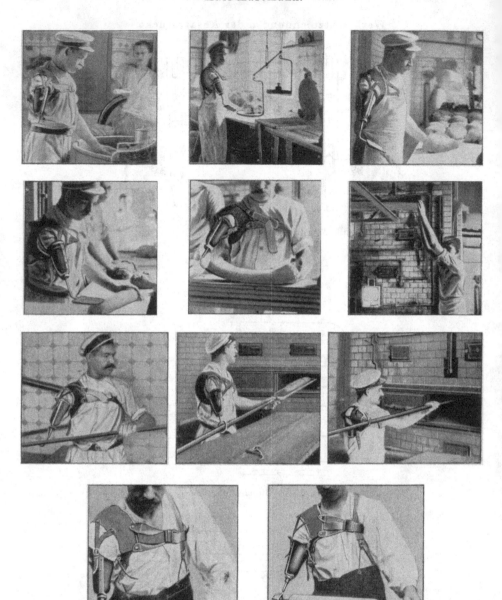

Abb. 210—220.

Kneten des Teiges in der Knetmaschine leicht einhändig ausführbar. Abwiegen des Teiges auf der Wage unter Beihilfe des Holzbrettchens. Handkneten des Teiges nur mit der gesunden Hand ausführbar. Formgebung des Teiges durch Holzbrettchen unterstützt. Absetzen der geformten Brote durch gesunde Hand und Ersatzbrettchen. Hochstellen der Gasbretter nur durch Gesunden möglich. Einsetzen der Brote in den Backofen und Herausziehen mit Ring oder Hacken im Kunstglied gut ausführbar. Ausrollen des Teiges mit Korbring als Ansatzstück gut ausführbar.

knopf annähen, Schlitz mit Leiste am Mantel herstellen). Andere wiederum sind mit solchen Kraftanstrengungen verbunden (Dressieren), daß das Armgerät übermäßig beansprucht wird.

9. Bäcker.

Im Bäckergewerbe herrscht der handwerksmäßige Betrieb noch weit vor, fast die ganze Feinbäckerei fällt ihm zu; der Fabrikbetrieb hat nur für die Brotherstellung Bedeutung, doch auch hierbei überwiegt noch stark die Erzeugung durch den Kleinbäcker. Deshalb ist der kriegsbeschädigte Bäcker genötigt, die überwiegende Mehrzahl der verschiedenen Betätigungen seines Gewerbes selbst auszuführen.

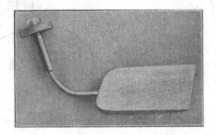

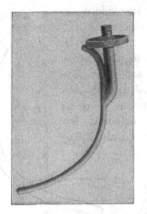

Abb. 221. Absetzbrett.   Abb. 222. Offener Schieberhaken.

Das Kneten des Brotes wird jetzt auch im Handwerksbetriebe vielfach von Maschinen bewirkt, zu deren Bedienung eine Hand genügt (Abb. 210). Wo Knetmaschinen nicht vorhanden sind und mit den Händen geknetet werden muß, sind bei der Eigenart der Arbeit und des Rohstoffes Ansatzstücke nicht verwendbar. Der Bäcker taucht bei dem Durcharbeiten mit beiden Armen bis an den Ellbogen in

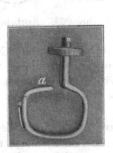

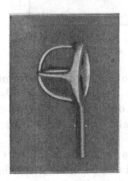

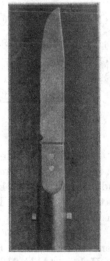

Abb. 223. Gelenkring mit   Abb. 224. Korbring.   Abb. 225. Teilmesser.
Karabinerverschluß (a).

den Teig; dabei würde der ganze Ansatzarm sofort verschmiert und unbrauchbar werden.

Beim Abwiegen des Teiges (Abb. 211) kommt ihm ein brettchen-
förmiges Ansatzstück (Abb. 221) zustatten.

Das Kneten des bereits abgeteilten Teiges (Abb. 212) kann wiederum nur mit einer Hand bewirkt werden.

Beim Formen des Teiges (Abb. 213) arbeitet der mit dem Absatzbrett
versehene Armstumpf mit. Beim Formen von Brötchen, wo sonst jede Hand
für sich allein arbei-
tet, kommt ein An-
satzstück nicht in
Betracht.

Das Absetzen
der geformten Brote
läßt sich mit Zu-
hilfenahme des Ab-
satzbrettes ohne
Schwierigkeiten be-
wirken (Abb. 214).

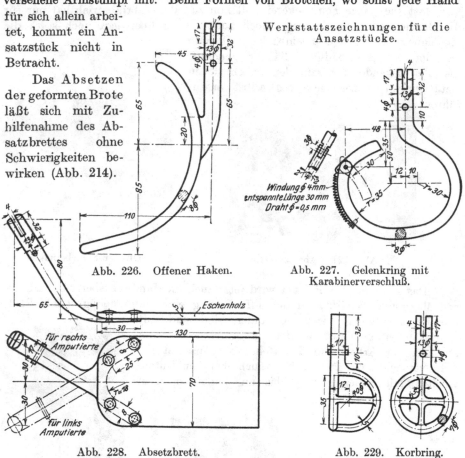

Werkstattszeichnungen für die
Ansatzstücke.

Abb. 226.　Offener Haken.

Abb. 227.　Gelenkring mit
Karabinerverschluß.

Abb. 228.　Absetzbrett.

Abb. 229.　Korbring.

Das Hochstellen der mit dem geformten Gebäck besetzten Gar-
bretter (Abb. 215) auf die Gestelle erfordert besondere Kraftleistungen und
Handgeschick. Hier kann der Amputierte nicht mitwirken und kommt ein
Ansatzstück nicht in Betracht. Zum Einrichten des Ofens bedarf er nur
einer Hand.

Das Einschieben des Gebäckes in den Ofen bereitet keine Schwierigkeiten. Bei Schiebern mit einem flachen Stiel (Flachschieber) bedient man sich
eines Hakens (Abb. 216 und 218), bei Schiebern mit rundem Stiel eines Ringes
(Abb. 217). Ebenso beim Herausziehen des Gebäckes.

Bei der Kuchenbäckerei ist das Ausrollen des Teiges ein wichtiger
Vorgang. Hier faßt der Amputierte das eine Ende der Teigwalze (Abb. 219)
oder des Rollholzes (Abb. 220) mittels eines Korbringes (Abb. 224).

Für besondere Zwecke bedarf man noch eines Messers (Abb. 225).

Die Zahl der Ansatzstücke für einen Bäcker ist somit gering und beschränkt sich auf:

1. Das Absatzbrett (Brettchen, Schippe),
2. den Haken für Flachschieber,
3. den Ring für Rundschieber,
4. den Korbring für Teigwalze und Rollholz,
5. das Messer.

Diese Geräte sind einfach gestaltet und müssen aus einem Baustoff bestehen, der der Einwirkung des feuchten und gesäuerten Teiges widersteht und sich leicht reinigen läßt.

Das Absetzbrett (Abb. 221 und 228) besteht zweckmäßig aus Eschenholz und hat einen Stiel, der, je nachdem es sich um den linken oder rechten Arm handelt, nach der einen oder der anderen Seite schräg zur Längsachse des Brettchens steht (Abb. 228). Die Länge des Stieles muß dem Armstumpf angemessen sein.

Der Haken für den Flachschieber (Abb. 222 und 226) ist ziemlich flach gehalten und nach der Außenseite überhöht, um das Abgleiten des Stieles zu verhindern. Der Ring für den Rundschieber (Abb. 223 und 227) besitzt ein nach innen schlagendes Stück a, das sich unter der Einwirkung einer Feder von selbst schließt. Die Hantierung mit dem Ring ist sehr leicht. Der Stiel des aus dem Ofen zurückgezogenen Schiebers springt von selbst in den Ring hinein und wird so geführt, daß man den Schieber völlig sicher lenken kann. Wesentlich ist dabei, daß der Stiel des Ansatzstückes möglichst kurz ist, daß es also nahe am Körper liegt und für die Kraftleistung einen möglichst kurzen Hebelarm erfordert (Abb. 217).

Der Korbring (Abb. 224 und 229) und das Messer (Abb. 225 und 206) bedürfen keiner besonderen Erläuterung.

Von besonderer Wichtigkeit für den Bäcker ist noch die normale Bürste zum Reinigen (Abb. 17).

Wie die vorstehenden Ausführungen zeigen, hat die auf Dauerleistung berichtete Erprobung der Ansatzstücke aus deren ursprünglich vorhandenen großen Anzahl nur eine verhältnismäßig geringe Auswahl von wirklich brauchbaren übrig gelassen. Neben den für alle im Gewerbe verwendbaren Ansatzstücken (Ring, Haken, Holzgebrauchshand, Kellerhand, Bürste) bleiben für einzelne Berufe nur wenige besondere, von denen viele eine ganze Reihe von Betätigungen ermöglichen. Darin ist ein besonderer Vorteil zu sehen.

Arbeitsansätze für die landwirtschaftlichen Arbeiten.

Prof. Ing. L. v. Karlovitz, Direktor der Kgl. Ungarischen Prothesenwerkstätten in Budapest.

Mit einem Anhang über landwirtschaftliche Arbeiten nach Hoeftman und nach Riedinger.

Mit 43 Abbildungen.

Bei den Ansatzstücken für landwirtschaftliche Arbeiten muß besonders auf Einfachheit und große Widerstandsfähigkeit gesehen werden. Glücklicherweise ist die Handhabung der landwirtschaftlichen Geräte recht einfach. Im allgemeinen handelt es sich dabei um „Stielarbeit", d. h. längere oder kürzere, im Querschnitt meistens kreisrunde, etwa 4—5 cm dicke Stiele sind mit den Vorrichtungen anzufassen und sicher festzuhalten, ohne daß ihre freie Beweglichkeit gehindert wird und ein gewisses Spiel im Ansatzstück erhalten bleibt.

Die zahlreichen, bereits eingeführten Vorrichtungen sollen entweder einem bestimmten Zweck oder für die Handhabung eines bestimmten Werkzeuges dienen oder auch mehreren Zwecken. Schließlich sind auch sogenannte Universalapparate angegeben worden, die für alle vorkommenden Werkzeuge und damit verbundene Handhabungen gleich gut geeignet sein und das zeitraubende, in einzelnen Fällen umständliche Austauschen der Vorrichtungen überflüssig machen sollen.

Derartige universale Ansatzstücke, welche für die meisten vorkommenden Arbeitsleistungen geeignet sind, werden vielleicht, wie es schon bei der Keller-Hand geschehen ist, durch möglichst weitgehende Nachbildung der natürlichen Hand erhalten werden.

Im folgenden werden die bis jetzt bekannt gewordenen und zum Teil mit befriedigendem Ergebnis benutzten Arbeitsbehelfe beschrieben und vom technischen Standpunkte beleuchtet werden.

I. **Ansatzstücke zum wahlweisen Gebrauch** ohne Befestigungsvorkehrung:

1. Einfache Vorrichtungen zum Ausführen von Zug- oder Druckkraftäußerungen die nicht an dem Gerät befestigt sind. Hierher gehört der von früher her bekannte einfache runde Ring von Emil Jagenberg in Düsseldorf und von den Rotawerken in Aachen mit einem lichten Durch-

messer von etwa 45 mm (Abb. 1). Der Ring ist mit dem in seiner Ebene liegenden 13 mm starken Normaleinsteckzapfen starr verbunden. In der Abbildung ist mit Z_1 der Einsteckzapfen, mit Z_2 ein Querstift bezeichnet, der das unbeabsichtigte Verdrehen und Herausziehen des Einsteckzapfens hindert. In den folgenden Abbildungen sind die gleichen Teile mit den gleichen Buchstaben bezeichnet. Dieses Ansatzstück wird vorzugsweise bei langen Stielen ange-

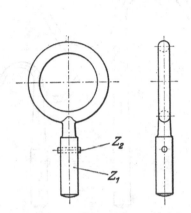

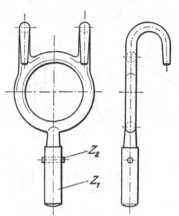

Abb. 1. Ring mit Normaleinsteckzapfen Z_1 und Sicherungsstift Z_2.

Abb. 2. Ring mit zwei Haken nach Jagenberg.

wendet, indem sie lose durch den Ring gesteckt werden. Der Stiel kann durch die unversehrte Hand leicht und frei gedreht werden und der Ring ohne jede Schwierigkeit am Stiel auf und abgleiten. Er gestattet also ein schnelles Einstellen des Angriffpunktes. Eine besondere Bedeutung hat dieses sehr einfache Gerät für Amputierte, denen beide Unterarme fehlen. In solchen Fällen ist der eine Armstumpf mit einem Ring, der andere mit einem Ansatzstück, welches das Werkzeug oder Arbeitsgerät sicher festhält, zu versehen. Mit diesem werden dann die Kraftwirkungen in der Längsrichtung des Stieles ausgeübt und der Stiel gedreht. Der Ring am anderen Arme gestattet dies

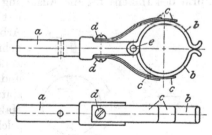

Abb. 3. Federnder Ring.

ohne weiteres und kann dabei selbst den Stiel kräftig nach den Seiten hin bewegen.

Abb. 2 zeigt den runden Ansatzring von Jagenberg mit zwei kleinen, an der Vorderseite angebrachten Haken. Diese ermöglichen es einen Zug auszuüben, zugleich bilden die parallel stehenden Haken eine Gabel, mit deren Hilfe ein Druck ausgeübt werden kann. Unter Umständen kann der Ring aber Anlaß zu Unfällen geben. Dann muß er entsprechend umgeändert oder durch ein anderes Gerät ersetzt werden. So ist es z. B. durchaus notwendig, daß ein Arbeiter, der pflügt, den Griff des Pfluges oder den Zügel im Augenblicke der Gefahr sofort loslassen, oder sich mit einer einfachen Bewegung ohne schwieriges Handgriffe vom Pfluge freimachen kann. Um dies zu ermöglichen, ist der

Arbeitsring so geändert worden, daß er auf Druck starr, auf Zug aber nachgiebig wirkt.

Der federnde Ring wird mittels des normalen Zapfens a in der Prothese
befestigt. Er besteht aus den beiden Teilen b, die durch das Gelenk mit dem
Zapfen a in Verbindung stehen. Dieses Gelenk ermöglicht ein Öffnen des

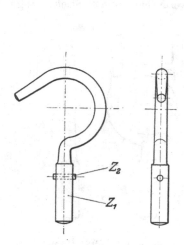

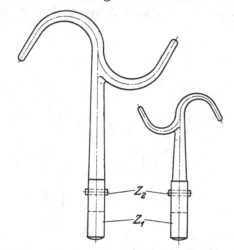

Abb. 4. Zughaken.   Abb. 5. Doppelhaken für Zug und Druck.

Ringes. Beide Ringhälften werden zusammengehalten durch die Blattfedern c,
die durch die Schrauben d an dem Zapfen a befestigt sind (Abb. 3).

Abb. 4 stellt einen einfachen Zughaken dar. Obwohl sich die gewöhnliche
Form des Hakens für die Ausübung von Zug und für das Einhängen bewährt

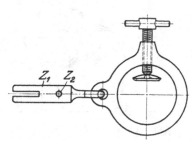

hat, so empfiehlt sich doch, für gewisse
Arbeiten eine kleine Veränderung vorzunehmen, indem man den oberen Teil des
Hakens etwas flacher und länger gestaltet
und zugleich die Hakenspitze schärfer zu-
spitzt. In dieser Ausführung wird sich der
Haken auch für ganz grobe Arbeiten, wie
solche besonders bei land- und forstwirt-
schaftlichen Arbeiten vorkommen, besser und
allgemeiner verwenden lassen, so z. B. beim
Heranziehen von Körben, Säcken, Hölzern
und dergleichen.

Abb. 6. Klemmring mit beweglicher Kuppelung.

Abb. 5 veranschaulicht den großen und den kleinen Doppelhaken von
Professor v. Karlovitz. Beide sind bestimmt, wahlweise Zug und Druck auszuüben, z. B. zum Heranziehen und Wegschieben von Henkeln, Schlaufen, zum
Verrichten der Bindearbeiten an mit Heu oder Stroh beladenen Wagen, zum Festhalten des eigenen Körpers beim Besteigen eines Wagens oder einer Leiter. Mit
Vorliebe wird dieser Doppelhaken in Ungarn auch zum Handhaben des Pfluggriffes angewendet, um ihn zu heben, und nieder zu drücken. Scharfes Zu-
spitzen der beiden Hakenspitzen wird für die vorher angeführten Zwecke manchmal notwendig werden.

2. Vorrichtungen zum Ausführen von Zug-, Druck- oder Drehbewegungen und Kraftleistungen, welche am Stiel befestigt
werden.

Eine der einfachsten dieser Vorrichtungen ist der in der Abb. 6 dargestellte Ring mit Klemmschraube, welcher mit dem Einsteckzapfen nicht starr,
sondern durch eine nahe am Rande des Ringes angebrachte Öse kettenartig

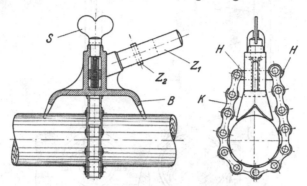

Abb. 7. Kettenklammer von Jagenberg.

verbunden und daher ziemlich frei beweglich ist. Als vorteilhaft ist hier zu bezeichnen, daß der Drehpunkt mit der Ösenkuppelung ziemlich nahe an den
Ring und daher auch nahe an den angefaßten Stiel kommt. Vielleicht wäre
es noch vorteilhafter, die Ösen-
bohrung um etwa 8 mm näher an
den Ring anzubringen.

In der Abb. 7 ist die Kettenklammer von Jagenberg mit
starrem Ansteckzapfen zu erkennen.
Wie aus der Seitenansicht (rechts)
ersichtlich ist, hat der Apparat den
Vorzug, daß die verwendete Fahrradkette den Stiel mindestens auf
den halben Umfang berührt und dadurch beim Anspannen der Kette
ein kräftiges und sicheres Festhalten erreicht. Ein Querstück H—H
besitzt in seinem Mittelteil eine
Schraubenmutter für die Hand-
schraube S und wird durch rechts-

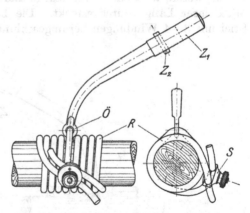

Abb. 8. Stielhalter mit Schnurbefestigung
von Karlovitz.

seitiges Drehen der Schraube, da es mit einer Führung versehen ist, gehoben.
Dadurch werden die beiden angekuppelten Kettenenden gleichmäßig angezogen.
Das eine Ende der Kette ist in dem Endglied mit dem einen Seitenarm von H
unlösbar gekuppelt, das andere Ende kann dagegen vom gegenüberstehenden
Arm des Querstückes H abgestreift werden, nachdem S ein wenig gelüftet ist.
Die längliche Form der Grundplatte des Hauptkörpers und die klauenförmige
Ausbildung ihrer Enden bei B ermöglicht einen sicheren Sitz und sein festes
Halten des Stiels.

In der Abb. 8 ist ein Stielhalter mit Schnurbefestigung von Prof. v. Karlovitz dargestellt, bei welchem eine besondere einfache Form angestrebt wurde. Eine kurze, etwas gebogene Stange trägt an dem einen Ende den 13 mm starken zylindrischen Einsteckzapfen Z, und an dem anderen Ende die Schnuröse Ö.

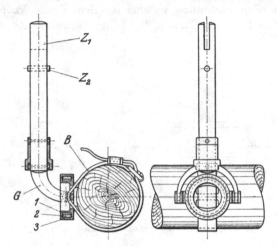

Abb. 9. Stielhalter mit Bandbefestigung und universaler Beweglichkeit von Karlovitz.

Durch letztere wird eine 5 mm starke und ca. 50 cm lange Lederschnur bis zur Mitte ihrer Länge durchgesteckt. Die beiden Enden werden dann um den Stiel mit 3—4 Windungen herumgeschlungen und zusammen in das Schloß S

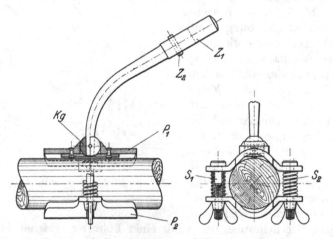

Abb. 10. Stielhalter mit Druckplatten und Kugelgelenk von Karlovitz.

eingeklemmt. Die durch die mehrfachen Windungen der Lederschnur ausgeübte Seilreibung sichert einen genügenden Halt der Öse am Stiel. Ein besonderer Vorteil bei diesem wie auch bei dem vorher beschriebenen Jagenbergschen Kettenapparat besteht darin, daß die Kette, die Schnur oder das Band (wie bei Abb. 9) es gestatten, Stiele der verschiedensten Dicke zu benutzen.

In der Abb. 9 ist eine Vorrichtung mit Bandbefestigung gezeigt, welche die Grundzüge der vorher beschriebenen Vorrichtung aufweist. Sie ist zwar in der Ausführung weniger einfach, gewährleistet dafür aber auch eine sehr große Beweglichkeit des Arbeitsgeräts.

Das Band B (Lederriemen mit Schnalle) ist über einen engen Steg des inneren Ringes 1 — eines Doppelringes — gesteckt, um den Stiel herumgeschlagen und festgeschnallt. Der äußere Ring 3 ist mit dem inneren (1) durch einen Springring 2 derart verbunden, daß er sich leicht um den inneren Ring drehen, aber nicht von ihm abziehen läßt. Die kleine Gabel G greift an zwei kurze Drehzapfen des Außenringes 3. Im Mittelstück dieser Gabel, welche als Hülse ausgebildet ist, ist das vordere Ende des Einstechzapfens drehbar gelagert. Dadurch ist eine freie ungehinderte Bewegung der drei zueinander rechtwinklig

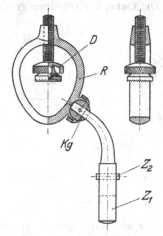

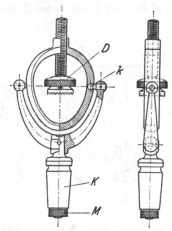

Abb. 11. Klemmring mit Kugelgelenk von Karlovitz.

Abb. 12. Klemmring mit universaler Beweglichkeit, gerader Gabel, Normal-Konuszapfen.

stehenden Achsen gesichert. Der Arm kann daher jede beliebige Stellung zu dem angefaßten Stiel annehmen.

In Abb. 10 ist eine Vorrichtung dargestellt, die mit zwei gebogenen Druckplatten P_1 und P_2 versehen ist. Die hohlen Seiten der Druckplatten sind einander zugewendet, so daß ein Holzstiel fest und sicher zwischen ihnen eingeklemmt werden kann. Die beiden Druckplatten sind in der Mitte verstärkt zur Aufnahme der Klemmschrauben S_1 und S_2. Auf die Schraubenbolzen S_1 und S_2 sind zylindrische Stahldrahtfedern aufgestellt, damit die Druckplatten auch nach dem Lüften der Schrauben in ihrer Lage bleiben. Dadurch wird das Aufstecken auf dem Stiel wesentlich erleichtert. Der Einsteckzapfen ist wieder etwas abgebogen, an seinem vorderen Ende ist eine gehärtete Kugel angebracht und durchgestiftet, so daß sie mit der an der einen Druckplatte angebrachten Kugellagerung ein Kugelgelenk bildet.

Die Abb. 11 zeigt einen eiförmigen Klemmring R, der mit dem Einsteckzapfen durch das Kugelgelenk Kg beweglich gekuppelt ist. Kreisrunde Klemmringe sind in der Herstellung wohl einfacher, sie fassen jedoch mit ihrer Druckschraube den eingeklemmten Stiel immer nur an zwei gegenüberliegenden

Stellen, daher muß die Druckschraube, um genügend fest zu sitzen, sehr stark angezogen werden, wodurch der Holzstiel unliebsame Einkerbungen erleidet. Bei einem eiförmigen Ring wird dagegen der Stiel in ein keilförmiges Lager gepreßt und der Druckklotz der Druckschraube D steht immer genau der Mitte der beiden Auflageflächen gegenüber. Man kann in dieser Weise durch die drei am ganzen Umfange des Holzstieles nahezu gleichmäßig verteilten Stützstellen auch bei viel schwächerem Anziehen der Schraube einen genügend festen Sitz des Ringes erreichen.

In der Abb. 12 ist ein eiförmiger Klemmring dargestellt, der in einer geraden Gabel durch zwei Kugelzapfen gelagert ist. Die kugelige Oberfläche dieser Zapfen ist gehärtet und poliert. Durch die federnden Arme der Gabel werden sie kräftig in ihre Lager eingepreßt gehalten. Dadurch ist ein besonders guter und sicherer Gang dieser Zapfen erreicht. Die Gabel besitzt einen größeren

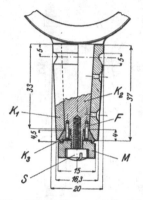

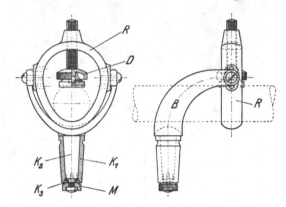

Abb. 13. Form und Abmessungen des konischen Einsteckzapfens von Karlovitz.

Abb. 14. Klemmring mit universaler Beweglichkeit, abgebogener Gabel, konischen Einsteckzapfen von Karlovitz.

Einsteckzapfen von Kegelgestalt nach den früheren Normalvorschriften der königl. ung. Uhrmacher- und Mechanikerschule zu Budapest, die gleich zu Beginn ihrer Arbeiten für die Prothesenherstellung aufgestellt worden sind. Die Bauart, Form und Abmessungen dieses Normalkegelzapfens sind aus der Abb. 13 näher zu ersehen. Die Zapfen verjüngen sich im Verhältnis 1 : 10, das heißt, sie nehmen auf je 100 mm Achsenlänge um 10 mm in der Dicke ab. Kegelzapfen von solcher Form werden oftmals im Maschinenbau und auch in der Feinmechanik angewendet. Daher sind entsprechend geformte Reibahlen in genauer Ausführung käuflich zu haben. Der dargestellte Kegelzapfen hat bei 40 mm Achsenlänge an seiner Grundfläche einen Durchmesser von 20 mm, an seiner Spitze einen solchen von 16 mm. Später wurde die Spitze noch etwas verkürzt, und hier eine Feststellschraube M angeordnet, um nötigenfalls die Drehbarkeit des inneren Zapfens aufheben zu können. Zu dem Zweck wird der in der Abb. 13 mit K_3 bezeichnete Gegenkonus durch geringes Drehen von M_1 fest angezogen. Die zwei Stifte F verhindern eine Drehung von K_3 gegen den inneren Zapfen K_2. Die Vorrichtung ermöglicht es, daß die Prothese in zwei Richtungen zu dem eingeklemmten Stiel frei bewegt und eingestellt werden kann. Dies geschieht nämlich einmal um die Achse, welche durch die Kugelzapfen am Ring gebildet wird und dann noch um den Einsteckzapfen selbst. Da letzteres für gewisse Fälle nicht nur unnötig, sondern sogar unbequem sein kann, so kann diese Bewegung durch ein gelindes Anziehen der Mutter M aufgehoben werden.

Eine etwas abweichende Form ist in der Abb. 14 dargestellt. Bei dieser ist ebenfalls der eiförmige Klemmring mit der gleichen Druckschraube ange-

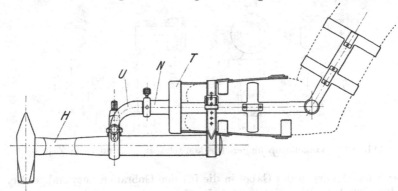

Abb. 15a. Festklemmen eines Hammerstieles an die Prothese mittelst des universalen Klemmringes.

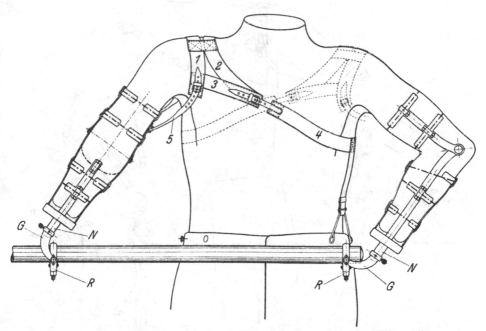

Abb. 15b. Links- und rechtshändiger Gebrauch des universalen Klemmringes.

wendet; die Gabel erfuhr jedoch eine wesentliche Abänderung und gestattet, dadurch eine erweiterte Anwendung. Form und Teile des Einsteckzapfens sind wie die des vorigen ausgeführt. Die Krümmung der Gabel B in der gezeigten Form wurde gewählt, um dem mit dieser Vorrichtung ausgerüsteten Arm zu ermöglichen, sich besser an den angefaßten Stiel anzuschmiegen.

Das ist beim Handhaben von langen Stielen vorteilhaft und läßt sich auch in besonderen Fällen sehr gut ausnützen. Als Beispiel dafür kann das — in der Abb. 15 dargestellte — Festklemmen eines Hammerstieles dienen. Dieser kann

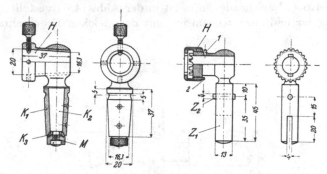

Abb. 16. Winkelkuppelungen für konische und zylindrische Zapfen.

nur durch das Abbiegen der Gabel in die für den Gebrauch notwendige Stellung, nämlich parallel zu dem Unterarm gebracht werden.

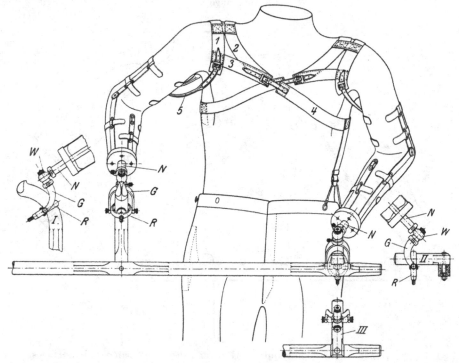

Abb. 17. Gebrauch des universalen Klemmringes mit der Winkelkuppelung, es wird durch diesen eine allseitige Beweglichkeit der Prothese zum Stiel erreicht.

Die Abb. 15 b stellt diese Vorrichtung sowohl für den links-, als auch für den rechtshändigen Gebrauch dar. Die Abbildung läßt die großen Vorteile erkennen, die sich aus der Abbiegung der Gabel ergeben. Dadurch wird es möglich, den Stiel so zu fassen, wie es von der Hand mit dem Daumen und Zeigefinger geschieht.

Um beim Gebrauch dieser Vorrichtung die für manche Zwecke erwünschte Beweglichkeit nach einer dritten Richtung zu sichern, kann damit noch die in der Abb. 16 in zwei Ausführungen dargestellte Winkelkuppelung verbunden werden. Diese besteht aus einem Normaleinsteckzapfen K_1 und einer Normaleinsteckhülse H. Beide stehen nahezu rechtwinkelig zueinander oder bilden einen etwas größeren Winkel. Dadurch, daß man nun diese vorerst am Normalzapfen der Vorrichtung mit ihrer Hülse aufsteckt, erhält man eine dritte Drehachse, die zu den beiden ersteren wieder normale Richtung hat. Der Arm kann daher gegen den angefaßten Stiel auch in eine beliebig seitliche Stellung gebracht werden, wie aus der Abb. 17 für beide Arme deutlich zu erkennen ist.

Vorrichtungen für besondere Zwecke.

Zuerst ist zu erwähnen die einfache Verlängerungsstange mit Normaleinsteckzapfen und Normalhülse nach Abb. 18 und 19. Die Verlängerungsstange läßt sich in vielen Fällen bei einfachen landwirtschaftlichen Arbeiten

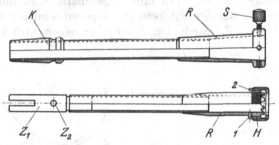

Abb. 18 und 19. Verlängerungsstangen von Karlovitz für kurze Oberarmstümpfe.

als bester Ersatz für einen mit Ellenbogengelenk versehenen Unterarm verwenden. Sie sollte wegen ihrer großen Einfachheit diesen gegenüber immer bevorzugt werden. Obgleich die Oberarmstümpfe sehr verschieden lang sind, kommt

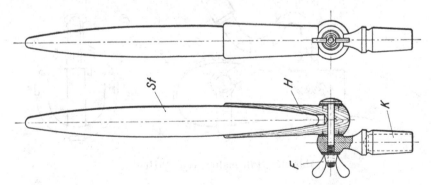

Abb. 20. Sensen-Wetzsteinhalter von Karlovitz.

man im allgemeinen mit zwei Stangen von 16 cm und 20 cm Länge aus. Die Verlängerungsstange wird mit ihren Normalzapfen in die Hülse der Prothese und dann das eigentliche Arbeitsansatzstück in die Hülse der Stange eingesteckt.

In der Abb. 20 ist ein Sensen-Wetzsteinhalter mit eingestecktem Stein dargestellt. Zum Festhalten des Steines ist eine konische Holzbüchse H angebracht, die durch einen Schraubenbolzen und Flügelmutter F an den kugeligen Kopf des Einsteckzapfens K in jeder erforderlichen Stellung festgestellt werden kann.

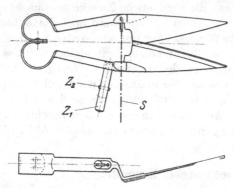

Die Abb. 21 stellt eine Gärtnerschere für Einarmige oder auch für solche, die an beiden Armen amputiert sind, dar. An den einen Arm der Schere ist der Einsteckzapfen Z_1 eingenietet, an dem anderen ist das Ende einer Zugkette eingehängt. Das andere Ende der Kette wird an einem Leibriemen der arbeitenden Person befestigt, nachdem ihre Länge durch einen Versuch festgestellt ist. Der eine Scherenarm wird infolge der gleichbleibenden Länge der Kette nicht bewegt, dagegen wird ihr der andere Arm vermittels des Zapfens Z_1 durch den Stumpf entgegengedrückt.

Abb. 21. Gärtnerschere mit zylindrischen Einsteckzapfen (Rotawerke).

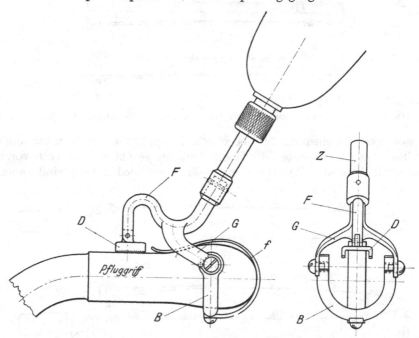

Abb. 22. Pflughalter von Philipp.

In der Abb. 22 ist ein vom Orthopädiemechaniker Philipp erdachter Pflughalter dargestellt. Der für seine Bauart grundlegende Gedanke besteht darin, daß er sich bei einer plötzlich eintretenden Gefahr leicht löst. Der Bügel B hängt mit der Gabel G durch zwei lose Seitenschrauben zusammen. Die schwache

Blattfeder F dient zum Einstellen für die Aufsitzstelle des Bügels. Die Gabel besitzt noch einen Drehzapfen, der in einer mit dem Einsteckzapfen verbundenen Lagerhülse ruht und außerdem noch den Finger F mit der Druckplatte D.

Die Wirkungsweise ist aus der Abbildung ersichtlich: Beim Anschieben des Pfluggriffes, beim Niederdrücken und Heben desselben in der Weise, daß sich der spitze Winkel der Prothese zu dem Pfluggriff vergrößert, bleibt die Kuppelung fest, hingegen beim Voreilen des Pfluggriffes, verursacht durch etwaiges Scheuwerden der Zugtiere, wird der spitze Winkel verkleinert und dadurch der Apparat ohne Klemmung abgezogen.

Die Kellersche Hand, ein Vorbild einer universalen Arbeitsvorrichtung.

Diese Universalersatzhand für Landarbeiter, deren Unterarm amputiert ist, wurde im Merkblatt Nr. 1 vom 1. April 1916 der Prüfstelle für Ersatzglieder in Charlottenburg und in der Zeitschrift des Vereines deutscher Ingenieure, 1916, S. 269, eingehend beschrieben unter Beifügung von photographischen Ansichten der verschiedenen Arten sie zu benutzen. Hier sei nur die Konstruktion kurz geschildert: Die Hauptteile sind, wie aus der Abb. 23 ersichtlich ist:

1. Ein Eisengerippe, welches die Handfläche und Handwurzel der Naturhand nachahmt, von deren vorderer Seite drei eiserne Krallen oder fingerartige Haken nahezu parallel zueinander angebracht sind. An der gegenüberliegenden Seite geht die eiserne Handfläche in ein kurzes Röhrenstück über, welches als Handwurzel dient und in einem weiteren Ring der Le-

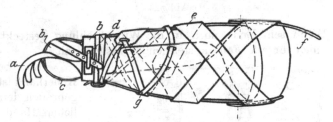

Abb. 23. Keller-Hand mit Eisenschienen und Lederbindung.

derstulpe festpaßt, jedoch lösbar eingesteckt werden kann. Die Rückenfläche ist, wie aus den photographischen Aufnahmen, siehe Aufsatz Schlesinger S. 337, Abb. 34 u. 35 genau zu erkennen ist, mit einer aus Holz geschnitzten Auflage versehen, die nur dazu dient, der Vorrichtung eine handähnliche Gestalt zu geben.

2. Eine doppelte Lederschlaufe c (in der Abb. 23). Sie besteht aus einem einzigen, ca. 60 cm langen, etwa 20 mm breiten, recht starken und dennoch genügend weichen Riemen. Das eine Ende dieses Riemens ist am Rückenteil der Handwurzel befestigt. Von hier wird er über den Rücken der Hand nach vorn, zwischen die letzte und mittlere Kralle durchgeführt, kommt von hier über die Handfläche bis in die Höhlung der Handwurzel, wodurch eine Schlaufe zustande kommt. Die zweite wird dadurch gebildet, daß man den Riemen über einen in der Handwurzelhöhlung angebrachten festen Bolzen, dann abermals über die Handfläche und endlich zwischen der ersten und mittleren Kralle durch über den Holzrücken der Hand das Ende führt. Der Riemen ist hier mit einer Reihe von Löchern versehen. Nachdem der zu fassende Stiel durch die Doppelschlaufe in der Weise durchgesteckt ist, daß er zwischen der inneren Handfläche und den doppelten Riemenzug zu liegen kommt, wird das zweite Ende des Riemens fest angezogen und dann mittels des Stiftes am Rückenteil der Handwurzel durch ein passendes Loch der genannten Lochreihe abgestiftet.

Der doppelt geführte Riemen verhindert sicher das Herausfallen des

Stieles aus der starren Handfläche, indem er ihn genügend stark dagegen anpreßt, zugleich gestattet er, die Reibung nach Gefühl zu regeln und dadurch
den Stiel nach Wunsch zu verschieben.

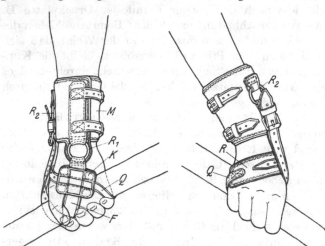

Die drei Krallen dienen vorzugsweise als Haken beim Heben von Lasten, beim Tragen von Körben, Eimern usw. Sie sind
aber auch bei Be-
nützung von kleineren Geräten in der mannigfaltigsten Weise zu verwenden. So z. B. kann ein Messerstiel
u. dergl. zwischen die erste und mittlere Kralle genügend fest
eingeklemmt werden.

Abb. 24.

Wenn sein Ende noch in die Wurzelhöhlung gesteckt wird, so bekommt er
einen für alle Fälle ausreichenden festen Halt.

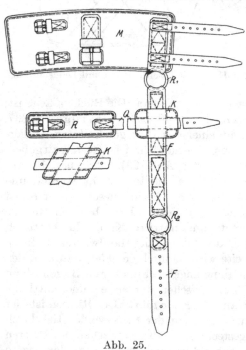

Ein besonderer Vorzug der Kellerhand ist, daß sie beim Arbeits-
gebrauch den Eindruck einer natür-
lichen Hand macht.

Endlich sei hier noch einer
ebenso einfachen wie nützlichen
Arbeitshilfsvorrichtung gedacht, die
ebenfalls für die Landwirtschafts-
arbeiter, namentlich für solche, die
wegen Nervenlähmung zum Anfassen
von Stielen viel zu kraftlose Finger
haben oder abgefrorene amputierte
Fingerstümpfe, gänzlich deformierte
Hände mit verwachsenen Fingergliedern haben, gleich gut dienen kann.

Die Gestaltung dieser Prothese
und das Anlegen an der Hand zum
Gebrauch ist aus Abb. 24 und 25 zu
ersehen. Sie besteht in der Hauptsache aus drei Lederteilen: Aus einer
Ledermanschette, die am Unterarm
an der Handwurzel mittelst zwei
Abb. 25.   Riemen und Schnallen angelegt wird,
aus einem starken, jedoch recht
weichen Tragriemen F, ca. 19 cm lang, welcher um den anzufassenden Stiel
eine Schlupfe bildend, diesen an der Hand resp. an die Ledermanschetten

mittels zweier polierter Stahlringe anhängt. Die Stahlringe bewahren die vollständige freie Beweglichkeit des etwa intakten Handgelenkes. Der dritte Teil ist die Quer-Riemenvorrichtung Q, welche mit den früheren Hauptriemen durch die Kreuzungsschlupfe K in zwei Richtungen verschiebbar verbunden ist. Bei letzteren ist der breitere Lederteil R mit weichem Filz unterlegt und kommt beim Anlagen an den Rückenteil der Hand zu liegen. Dieser Querriemen wird nun so um die Mittelhand und zugleich den angefaßten Stiel gelegt und mit der Riemenspitze und Schnalle in sich geschlossen. Beim Anlegen der Vorrichtung ist darauf zu achten, daß die Wurzelstelle des Daumens etwa in die Mittelstelle der zwei Anhängestellen des Hauptriemens zu liegen kommt. Der Hauptriemen kommt also von dem Ring R_1 unterhalb des Daumens über den Stiel, etwa neben den Zeigefinger zurück in die Hauptschnalle der Manschette und wird hier nicht allzu stramm angezogen. Die Kreuzschlupfe kommt hierbei an der Flachseite der Hand über den Stiel und der Querriemen wird nun in dieser Schlupfe so weit verschoben, daß der breite filzunterlegte Teil an den Rücken der Hand zu liegen kommt. Die Funktion des Hauptriemens ist also das Wirken gegen solche Reaktionskräfte, die den Stiel in der Richtung des Armes von diesen abziehend auftreten und der Querriemen hat die Aufgabe, die Hand an den Stiel anzupressen.

Anhang.

Ansatzstücke für landwirtschaftliche Arbeiten nach Hoeftman.

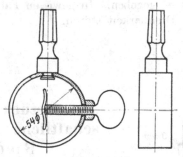

1. Arbeitsring mit drehbarem Ansatzstift ist gut verwendbar.

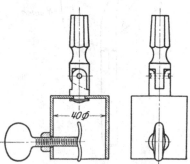

2. Stielhalter mit Beugegelenk und Schraube zur Befestigung des Arbeitsstieles. — In gewissen Fällen, z. B. bei Oberarmamputierten, kann dieser Stielhalter eine Hilfe abgeben. Im allgemeinen wird durch die Anwendung der Keller-Hand bei landwirtschaftlichen Arbeiten dieses Ansatzstück nur sehr selten Anwendung finden, da der Stiel nur in gerader Richtung gehalten werden kann.

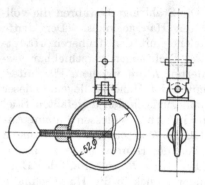

3. Beweglicher Arbeitsring mit Beugegelenk. An dem Zapfen zur Befestigung
dieses Ringes in der Prothese ist ein Beugegelenk angebracht. Dieses Gelenk ersetzt
bei leichteren Arbeiten, z. B. beim Hacken
und Harken, das lose Handgelenk und
ist mit dieser Vorrichtung eine bessere
Verwendung als der Arbeitsring unter 1
möglich.

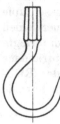

4. Dieser Haken ist beim Tragen von Lasten und auch beim
Zugreifen ein gutes Hilfsmittel.

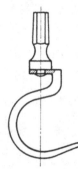

5. Arbeitshaken mit drehbarem Gelenk. Durch die Anwendung des festen Hakens ist die Arbeitshilfe beim Tragen
— Nr. 4 — gegeben. In gewissen Fällen wird die nicht feststellbare Drehbarkeit stören.

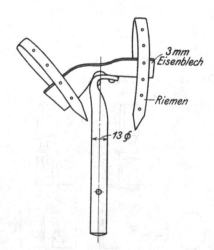

Ansatzstücke für landwirt-
schaftliche Arbeiten nach
Riedinger.

1. Pflughalter, bestehend aus An-
satzstift, gebogener Metallplatte und zwei
Lederriemen zur Befestigung an dem
Pflug.

Dieser Pflughalter läßt die Betriebssicherheit vermissen. Der Pflüger ist an
den Pflug fest gekettet. Er kann sich bei
eintretenden Störungen — Fallen, plötz-
liches Anspringen oder Durchgehen der
Pferde — nicht sofort lösen. Hierin besteht eine Gefahr.

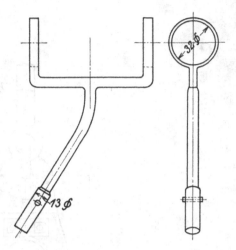

2. Sensenhalter, bestehend aus gebogenem Ansatzstift und einem Quergriff mit zwei hieran angeschmiedeten Ringen. Es fehlt eine Beweglichkeit im Handgelenk. Das Ansatzstück ist zu starr. Aus diesem Grunde ist seine Verwendbarkeit doch nur bedingt möglich.

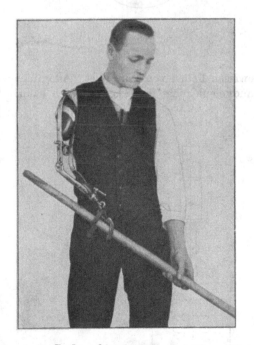
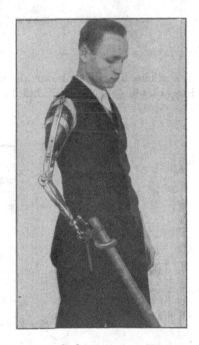

3. Lederschlaufe mit Gelenk. Dieses Ansatzstück bietet eine Hilfe bei Befestigung des Arbeitsgerätes. Die Stärke des Arbeitsstieles muß allerdings der Öffnung des Ringes immer angepaßt werden. An der gebogenen Metallplatte kann der Stiel des Arbeitsgerätes vermittels des Riemens gut befestigt werden. Die Beweglichkeit des Ansatzstiftes an der Metallplatte stellt ein

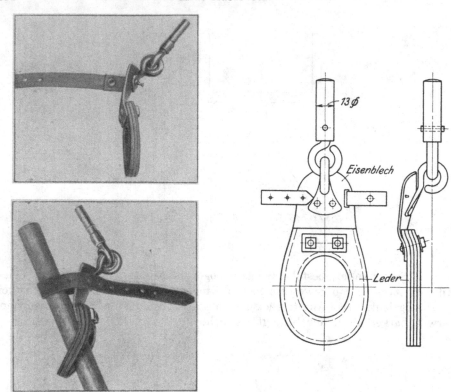

bewegliches Handgelenk dar, die in gewissen Fällen von Vorteil ist. Allerdings hat es auch den Nachteil, daß das Handgelenk nicht festgestellt werden kann.

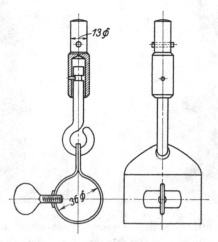

4. Stielhalter für Hacke. Dieser Stielhalter hat einen in sich drehbaren Ansatzstift und einen beweglichen Haken an der Tülle. Diese Vorrichtungen lassen dieses Ansatzstück gut verwendbar erscheinen.

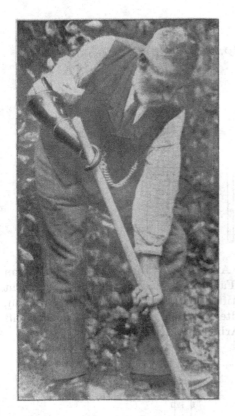
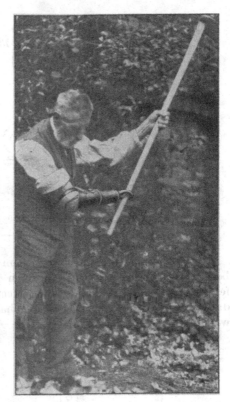

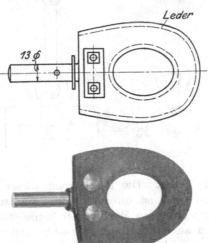

5. Lederschlaufe mit Ansatzzapfen. Als einfachstes Behelfsstück zum Greifen des Arbeitsstieles ist dieses Ansatzstück denkbar. Es braucht aber nur wenig Anwendung zu finden, da in dem Ansatzstück Nr. 3 ein besseres Ansatzstück gegeben ist.

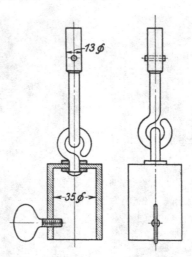

6. Spatenhalter mit beweglichem Ansatzstift. Dieses Ansatzstück kann bei Oberarmamputierten in einzelnen Fällen Verwendung finden. Die nicht feststellbare Beweglichkeit des Ansatzstiftes mit der Tülle stört das Arbeiten, da der Stiel in gerader Richtung gehalten werden muß. Ein seitlicher Griff wie bei der Keller-Hand ist für die Arbeit praktischer.

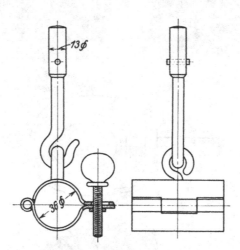

7. Halter für die Sense. Die Befestigung dieser Eisentülle durch die Schraube an dem Sensengriff ist unbequem und zeitraubend, was besonders beim häufig notwendig werdenden Wetzen der Sense störend wirkt. Der Ansatzstift muß beweglich an der Tülle angebracht werden. Diese Einrichtung würde einen Vorzug gegen den unter Nr. 2 beschriebenen Sensenhalter vorstellen.

Vorkehrungen an Maschinen, Werkzeugen und Arbeitsgeräten, um Kriegsbeschädigten und Unfallverletzten die Handhabung und Bedienung ohne Benutzung von Ersatzgliedern zu ermöglichen und zu erleichtern.

Von

Dr.-Ing. e. h. **Konrad Hartmann**, Senatspräsident und Hon.-Professor, Berlin-Grunewald.

Mit 59 Abbildungen.

Die Ausübung gewerblicher und landwirtschaftlicher Berufstätigkeiten durch Personen, die an den zur Arbeit notwendigen Körpergliedern erheblich geschädigt sind oder solche verloren haben, erfordert in den meisten Fällen die Benutzung besonderer Vorkehrungen. Diese bestehen entweder in der persönlichen Ausrüstung mit künstlichen Gliedern oder Gliedstützen und den nötigenfalls damit verbundenen Hilfsgeräten oder in einer besonderen Gestaltung der zu handhabenden oder zu bedienenden Maschinen, Apparate, Werkzeuge oder anderen Arbeitsgeräte.

Die persönliche Ausrüstung mit einem künstlichen Ersatz der verloren gegangenen Finger, Hände, Arme, Füße, Beine, ferner mit Stützapparaten bei Lähmungen dieser Körperglieder, sowie auch die an dem Hand- oder Armansatz oder an solchen Stützungsteilen vielfach anzubringenden Arbeitsansatzstücke sind in anderen Teilen des Handbuchs eingehend geschildert. Ebenso ist die Ausgestaltung von Betriebseinrichtungen derart, daß Gliedbeschädigte sie zur Arbeitsausführung gebrauchen können, bereits für den Fall besprochen, daß das Arbeitsmittel unmittelbar mit dem Ersatzglied oder dem daran befestigten Arbeitsansatzstück in Verbindung zu bringen ist und hierzu eine bestimmte Form erhalten muß. Es bleiben also nur noch diejenigen besonderen technischen Vorkehrungen an den Betriebseinrichtungen zu erläutern, die den Gliedbeschädigten die Ausführung von Arbeiten ermöglichen oder erleichtern, ohne daß dazu Ersatzglieder und ihre Ansatzstücke oder Gliedstützen notwendig sind.

Die besondere Gestaltung der Betriebsmittel wird aber nicht nur in vielen Fällen zweckdienlich und sogar notwendig sein, um eine lohnende Arbeitsleistung zu ermöglichen, sondern auch um der Unfallsicherheit zu genügen. Durch den Krieg ist die Arbeitskraft von vielen Tausenden verloren gegangen oder geschädigt worden. Es liegt daher nicht nur im Interesse des einzelnen, sondern auch in dem der Gesamtheit, daß die verbliebene Arbeitsfähigkeit der Kriegsbeschädigten wieder nutzbar gemacht wird. Die wieder der Arbeit zugeführten Kriegsbeschädigten sind aber infolge ihrer Gebrechen, ihres geschwächten Körper- und Gesundheitszustandes in weit höherem Grade den Unfallgefahren der gewerblichen und landwirtschaftlichen Arbeit ausgesetzt als Personen mit unbeschädigten Gliedmaßen. Es wird daher die Arbeiterschutztechnik für die unfallsichere Ausgestaltung der Betriebe mehr als bisher sorgen müssen unter besonderer Berücksichtigung der Handhabung und Bedienung der Betriebseinrichtungen durch Kriegsbeschädigte.

Viele Betriebseinrichtungen eignen sich schon in ihrer gebräuchlichen Bauart auch zur Bedienung und Handhabung durch Gliedbeschädigte. Maschinen mit selbsttätiger Zuführung des zu bearbeitenden und Beseitigung des bearbeiteten Werkstücks können meistens mit nur einer Hand bedient werden. Maschinen, die nur durch einen Griff, ein Stellrad, einen Hebel ein- und auszuschalten sind und ihre Arbeit ohne weitere Zuhilfenahme der Hand verrichten, Apparate, die in gleicher Weise leicht in und außer Wirkung zu bringen sind, bedürfen vielfach nur einer Hand zur Benutzung. Bei Fußbeschädigung wird die Behinderung in noch weniger Fällen eintreten, wenn die Hände arbeitsfähig geblieben sind; denn die Fußbetätigung ist nur selten angeordnet, und mehr als sonst gebräuchlich lassen sich Maschinen und Apparate im Sitzen bedienen, wie die Erfahrung der letzten Zeit erweist. Immerhin aber bleiben eine erhebliche Zahl von Betriebseinrichtungen, in denen nicht ohne weiteres Gliedbeschädigte tätig sein können. Es entsteht dann die Frage, ob es möglich, notwendig und zweckmäßig ist, solche Betriebsmittel von vornherein brauchbar für verminderte Arbeitskräfte zu bauen oder nachträglich umzugestalten. Diese Frage wird in vielen Fällen zunächst dahin zu beantworten sein, daß es technisch durchaus möglich ist, durch eine entsprechende Bauart, die gleich beim Entwerfen angeordnet, bei der Herstellung oder später ausgeführt wird, die Benutzung durch Gliedbeschädigte zu ermöglichen. Eine solche Änderung in der Gestaltung wird auch zweckmäßig sein, wenn zugleich ein betriebstechnischer Vorteil erreicht wird, also der Umbau das Betriebsmittel zugleich leistungsfähiger und neueren Bauarten entsprechend macht. Beispiele hierfür bietet die Ausrüstung von Maschinen mit selbsttätig wirkenden Mechanismen, die zu einem Wegfall der bei älteren Bauarten noch weitgehend notwendigen Handbedienung führen. Sonst aber wird die Umgestaltung meist unzweckmäßig sein, abgesehen von den Fällen, in denen das Betriebsmittel nicht für lange Zeit im ausschließlichen Gebrauch des Gliedbeschädigten bleibt.

Im Großbetrieb wird die Umgestaltung vielfach unterbleiben müssen, weil sie das betreffende Betriebsmittel für Arbeiter, die der normalen Bedienung und Handhabung fähig sind, schwer anwendbar, hinderlich in der Arbeitsleistung, vielleicht sogar gefährlich im Gebrauch macht. Die Umgestaltung wird dann aber auch nicht notwendig sein, denn die Beschäftigung der schwerer Gliedbeschädigten wird im Großbetrieb an anderen Stellen erfolgen können. Es wird im allgemeinen keine großen Schwierigkeiten bieten, die im Verhältnis zur gesamten Zahl der Arbeiter geringe Zahl solcher beschädigten Personen auf Arbeitsstellen zu beschäftigen, die keiner besonderen technischen Vorbereitung bedürfen.

Anders liegt es im Kleinbetrieb und ganz besonders im Handwerk und in der Landwirtschaft. Hier ist eine Arbeitsteilung nur in geringem Maße durchführbar. Der einzelne Arbeiter muß die verschiedensten Tätigkeiten ausüben und dazu die erforderlichen Maschinen, Werkzeuge, Geräte selbst verwenden können. In diesen Fällen aber wird sich eine Umgestaltung des Betriebsmittels rechtfertigen, wenn es längere Zeit im Gebrauch des Gliedbeschädigten bleibt. Dabei ist zu beachten, daß ohnehin eine solche Umgestaltung nur an wenigen Betriebsmitteln notwendig ist. Denn wenn der Gliedbeschädigte überhaupt mit dem normal gestalteten Werkzeug oder Gerät arbeiten kann, wird es immer zu verwerfen sein, diesem eine andere Form zu geben. Es wird durch das Anlernen anzustreben sein, daß die Gliedbeschädigten mit normalem Betriebsmittel auskommen. Nur wenn damit eine besondere Arbeitsleistung schwer oder gar nicht möglich ist, wird eine Umänderung in Frage kommen, wenn nicht ein Arbeitsstellenwechsel vorzuziehen ist.

Bei den vorstehenden Erörterungen ist noch gar nicht der sehr viel häufigere Fall in Rechnung gezogen, daß dem Gliedbeschädigten durch Ausrüstung mit Ersatzglied oder Gliedstütze und mit den für die auszuführende Arbeitstätigkeit passenden Arbeitsansatzstücken die Handhabung und Bedienung normaler Betriebsmittel ermöglicht wird. An anderen Stellen des Handbuchs sind diese Fälle eingehend behandelt.

Auch wird häufig der noch vorhandene Armteil mithelfend wirken können, auch ohne daß er eine besondere Ausrüstung als vielleicht einer zum Schutze des Armstumpfes über ihn gestülpten Hülse oder weichen Strumpfes erhält. Ist der Armstumpf sehr kurz oder der Arm im Schultergelenk exartikuliert, dann wird allerdings mehr der Fall vorliegen, daß eine besondere Gestaltung des Betriebsmittels Hilfe bringen muß.

So würden also nur verhältnismäßig wenige Ausnahmefälle übrig bleiben, die eine außergewöhnliche Gestaltung der zu benutzenden Maschinen, Werkzeuge und Arbeitsgeräte rechtfertigen. Aber die Erfahrung lehrt bereits, daß doch viele Fälle vorliegen werden, in denen der Armbeschädigte ohne Ersatzarm oder Handstütze zur Arbeit befähigt sein muß. Viele Verletzte sind nicht zu bewegen, solche am Arm oder an der Hand anzubringende Hilfsmittel bei der Arbeit zu benutzen. Andere können wegen Schmerzhaftigkeit des verletzten Gliedes, wegen Entzündung und anderer im körperlichen Zustand begründeten Verhältnisse einen künstlichen Arm oder eine Handstütze nicht tragen.

Es wird dann je nach Lage des Einzelfalles in verschiedener Weise vorgegangen werden können.

Bei Verlust und schwerer Schädigung eines Armes oder einer Hand wird sich vielfach die noch vorhandene Hand und ihr Arm bei Änderung des Betriebsmittels so verwerten lassen, daß eine lohnende Arbeitsleistung entsteht. Um so mehr kann häufig in dieser einfachen Weise vorgegangen werden, da erfahrungsgemäß durch den verstärkten Gebrauch der unversehrte Arm sich kräftigt und leistungsfähiger wird. Es wird sich in anderen Fällen die Tätigkeit, die jetzt die verlorene oder beschädigte Hand ausübt, durch Verwendung eines anderen

Körperteiles, also eines Fußes, Beines, des Rumpfes, der Schulter, auch des Kopfes erzeugen lassen. Ferner lassen sich zum Ersatz andere Kräfte verwenden, z. B. die Schwere, Federkraft, Reibungswiderstand, Elektromagnetismus. Ist bei Amputation des Armes noch ein größerer Teil von ihm, namentlich das Ellbogengelenk, vorhanden, so wird er sich in vielen Fällen noch sehr gut verwerten lassen. Ebenso wird eine gelähmte, versteifte, verkrüppelte Hand bei geeigneter Formung des Betriebsmittels noch Arbeit leisten können.

Vielfach wird die unbeschädigte Hand auch dann die Hauptarbeit, namentlich die mit besonderer Kraftentfaltung oder mit fortwährender Richtungsänderung der Handhabung verbundene Tätigkeit übernehmen müssen und können, wenn sonst diese Hand mehr die Nebenarbeit zu leisten hat. Der an der rechten Hand Beschädigte, der gewohnt ist, diese hauptsächlich zu benutzen, wird lernen, an ihrer Stelle die linke Hand zu verwenden, die dann erfahrungsgemäß in ihrer Kraft und Beweglichkeit erheblich leistungsfähiger wird. Der Linkshänder wird die rechte Hand mehr als früher zur Arbeit heranziehen, wenn er die linke nicht mehr gebrauchen kann. Dabei wird auch in manchen Fällen dem zu handhabenden Werkzeug oder Arbeitsgerät eine andere Form zu geben sein. Beispiele hierfür bieten die Sicheln und Sensen, die sonst für Linkshänder gebaut werden und sich demgemäß jetzt auch für Handbeschädigte eignen, die nicht mehr wir früher ihre rechte Hand zur Führung des Gerätes benutzen können. Solche Sensen für Linkshänder verfertigen z. B. Jakob Kade, Sensenwerke in Achern, Andreas Schilli & Co., Sensenwerk in Oberursel bei Frankfurt a. M., die Steirische Sensenwerks-A.-G. in Graz (Steiermark). Scheren, Messer, Hobel, die Hobelbank usw. werden für Linkshänder zu gestalten sein.

Das Bein, der Fuß werden nur selten zur Ausübung besonderer Arbeitstätigkeit gebraucht. In diesen verhältnismäßig wenigen Fällen wird bei Unbrauchbarkeit des Fußes oder Beines zum Ersatz eine Hand, ein Arm, der Rumpf, die Schulter oder eine besondere Vorkehrung verwertet werden können. Bei entsprechender Gestaltung des Betriebsmittels läßt sich auch das beschädigte Bein, das noch vorhandene Knie benutzen.

Diese verschiedenen Möglichkeiten lassen sich auch kombinieren, wenn nach Lage des einzelnen Falles dadurch ein zweckmäßiges Verfahren entsteht.

Eine erschöpfende Behandlung der technischen Anordnungen, die sich aus den vorstehenden Ausführungen ergeben können, ist zur Zeit noch nicht möglich. Die Wiederverwendung der Kriegsbeschädigten zur Arbeit hat das Bedürfnis nach solchen Anordnungen wohl gesteigert, aber erst die Zukunft wird weitere Lösungen der Aufgabe bringen. Somit kann nur an Beispielen, die den praktischen Verhältnissen entsprechen, gezeigt werden, wie sich der hier zu behandelnde Teil der Kriegsbeschädigtenfürsorge entwickelt hat.

Für die besondere Gestaltung der Betriebsmittel zu ihrer Bedienung und Handhabung durch Kriegsbeschädigte können verschiedene Wege eingeschlagen werden, die sich durch folgende Gesichtspunkte kennzeichnen lassen:

I. Arm- oder Handverlust.

1. Nur der unbeschädigte Arm wird gebraucht, der beschädigte bleibt zur Arbeit unbenutzt.

a) Die Betriebseinrichtung wird so gestaltet, daß zu ihrer Bedienung oder Handhabung die eine Hand genügt und die sonst von der beschädigten Hand ausgeübte Tätigkeit wegfällt.

b) Die Betriebseinrichtung wird so gestaltet, daß die unbeschädigte Hand nacheinander die Tätigkeiten, die sonst von beiden Händen auszuüben sind, ausführt.

c) Die sonst von der jetzt beschädigten Hand geäußerte Kraftwirkung wird durch einen anderen unversehrten Körperteil (Rumpf, Schulter, Knie, Fuß usw.) erzeugt und hierzu die Betriebseinrichtung entsprechend gestaltet.

d) Die Betriebseinrichtung wird mit einer Vorkehrung versehen, die eine besondere Kraft (Schwere, Reibung, Federung, Elektromagnetismus) zum Ersatz der sonst von der jetzt beschädigten Hand ausgeübten Tätigkeit verwendet.

2. Der beschädigte Arm wird weiterbenutzt.

II. Handbeschädigung.

1. Bei Verkrüppelung oder Verstümmelung der Hand wird das Betriebsmittel so gestaltet, daß es von der beschädigten Hand weiter gehandhabt werden kann.

2. Bei Lähmung der Hand wird ihre Weiterbenutzung durch entsprechende Form und Befestigung des Betriebsmittels erzielt.

III. Bein- oder Fußbeschädigung (Verlust oder Lähmung).

1. Die Betriebseinrichtung wird so gestaltet, daß das beschädigte Bein nicht mehr gebraucht wird.

a) Als Ersatz wird die Hand benutzt.

b) Als Ersatz wird ein anderer Körperteil (Arm, Rumpf, Knie) verwendet.

c) An Stelle des beschädigten Beines tritt eine besondere Vorkehrung.

2. Die Arbeitsbehinderung durch das beschädigte Bein wird durch geeignete Gestaltung des Betriebsmittels beseitigt.

I. 1a. Es ist schon erwähnt worden, daß viele Bauarten von Maschinen, Apparaten, Werkzeugen, Arbeitsgeräten sich mit einer Hand bedienen und handhaben lassen. Dazu gehören die zahllosen Betriebsmittel mit weitgehender selbsttätiger Wirkung. Sie werden sich daher besonders zur Verwendung bei der Beschäftigung von Handbeschädigten eignen. Wie schon betont, werden sich gegebenenfalls Betriebsmittel nachträglich mit solchen, die Handbedienung nur auf ein geringes, durch eine Hand zu leistendes Maß von Bewegung und Kraftäußerung beschränkenden Vorkehrungen versehen lassen. Eine Umgestaltung anderer Art wird bei Maschinen usw., die sich mit einer Hand bedienen lassen, nicht selten eintreten müssen, wenn die Bedienungsteile nur zur Benutzung durch die rechte Hand geeignet gestaltet sind, nun aber infolge Verlustes oder Unbrauchbarkeit dieser Hand die linke verwendet werden soll.

Abgesehen von diesen vielen Fällen werden sich auch manche besondere Gestaltungen finden lassen, die eine Handhabung durch eine Hand ermöglichen. Als Beispiel sei der von Albert Osterwald in Leipzig gelieferte Selbstordner erwähnt, dessen Form (Abb. 1) es ermöglicht, mit einer Hand leicht Papiere zu ordnen oder zu durchblättern. Ingenieur Widemann in München hat eine tragbare Vorrichtung angegeben, die dem einarmigen Straßenbahnschaffner die Ausgabe von Fahrscheinen ermöglicht.

Ersatzglieder und Arbeitshilfen.   61

Auch wird manchmal ein einfaches Vorgehen genügen. So läßt sich z. B. vielfach das Führen des Pflugs mit einer Hand ausführen; die Leine wird an einem Pflugsterz befestigt, so daß sie leicht erreichbar ist. Fr. Waap in Kiel-Gaarden hat einen Spaten angegeben, der an einem Stützbock beweglich ist.

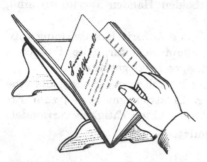

Zum Umgraben wird der Bock auf die Erde gesetzt, der mit der unversehrten Hand gehaltene Spaten mit dem Fuß eingedrückt und dann mit der Hand hebelartig so bewegt, daß die Schaufel wagrecht herausgehoben und seitlich umgewendet wird.

Es wird auch manchmal durch eine besondere Handhabung erreicht werden können, daß nur eine Hand notwendig wird, wo sonst der Gebrauch beider Hände üblich ist. So läßt z. B. der Zeichenlehrerr Stein

Abb. 1. Selbstordner von Osterwald.

der Invalidenschule in Nürnberg Einarmige ohne Hilfsmittel auf dem Reißbrett an der Reißschiene oder dem Zeichendreieck Linien mit dem Bleistift oder der Reißfeder dadurch ziehen, daß die dieses Gerät haltende gesunde Hand mit dem vierten und fünften Finger über das Zeichengerät wegstreicht und es dabei auf das Brett drückt, so daß es nicht wegrutscht.

Für das Binden von Knoten mit der Hand sind einfache Vorrichtungen erdacht worden. Der einarmige Ferd. Mayr in Gumpoldskirchen bei Wien hat einen Fadenhalter (Abb. 2 und 3) erdacht, der entweder an dem Kunst-

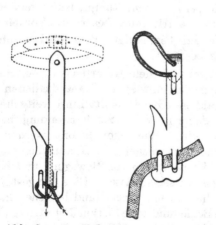
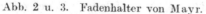
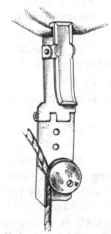

Abb. 2 u. 3. Fadenhalter von Mayr.   Abb. 4. Fadenklemme von Gschladt.

arm drehbar angebracht wird oder auch, wenn ein solcher nicht getragen wird, an einem Knopf der Kleidung oder in einem Knopfloch durch eine Schlinge sich aufhängen läßt. Handgelähmte können das Gerät an einem um das Handgelenk gelegten Riemen tragen. Der Fadenhalter besteht aus einer hakenförmigen Stahllamelle, aus der zwei Zungen ausgestanzt sind, die etwas aufgebogen werden Der zu bindende Faden wird in eine dieser Zungen eingehängt (Abb. 2), durch Anziehen der beiden Enden festgeklemmt und mit dem einen

Ende eingehakt und festgezogen, wodurch er festsitzt und sich binden oder knüpfen läßt. Ein Band läßt sich in beiden Zungen festklemmen, wie Abb. 3 veranschaulicht.

Werkmeister Gschladt von der Invalidenschule in Wien hat den in Abb. 4 dargestellten Fadenklemmer angegeben, der durch eine gezahnte Feder beliebig an einem Kleidungsstück befestigt wird. Die Vorkehrung ist mit Scharniergelenk versehen, um sie in beliebige Lage bringen zu können, und trägt eine geriffelte Rolle. Zwischen sie und ein seitlich vorstehendes Blech kann eine bis zu 8 mm dicke Schnur oder ein Band eingeführt und durch Anziehen festgeklemmt werden, um dann zum Binden oder Knüpfen festzusitzen. Durch entgegengesetztes Ziehen löst sich die Klemmung und gibt den Faden frei.

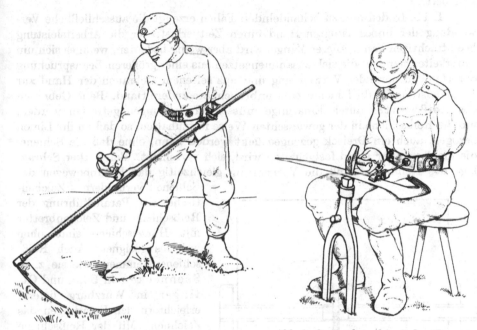

Abb. 5. Mähen mit dem Bauerngürtel von Pokorny.

Abb. 6. Sensendengeln mit dem Bauerngürtel von Pokorny.

Für landwirtschaftliche Arbeiten hat Regimentsartz Dr. Pokorny[1]) vom orthopädischen Spital in Wien einige einfache Behelfe angegeben, die sich bei der praktischen Anwendung bewährt haben. Er ging hierbei von der Beobachtung aus, daß bei solchen Arbeiten die Hand fast ausschließlich als Klaue oder als Zange benutzt wird. Der Stiel des Gerätes wird hierbei entweder festgehalten oder gleitet in der halbgeschlossenen Hand. An deren Stelle tritt eine Klemme oder ein Ring. Dieser sitzt an einem starken Leibgurt, dem sogenannten Bauerngürtel. Der Gerätestiel wird durchgesteckt und mit der unversehrten Hand bewegt. Spaten, Rechen, Haue werden auf diese Weise

---

[1]) Pokorny-Bindermann, Über Arbeitsbehelfe für Einarmige. Wien. med. Wochenschr. 1916. Nr. 30.

gehandhabt. Zum Mähen muß der Stiel eine größere Bewegung machen, als
sie der Ring erlaubt; es wird dazu zwischen Ring und Stiel ein Kettchen mit
Knebel geschaltet, einem täglichen Gebrauchsgegenstand des Bauern, mit
dem er umzugehen versteht (Abb. 5). Zum Dengeln der Sense wird sie durch
eine dem Feilkloben ähnliche Zange mittels Klemmschraube festgehalten
(Abb. 6). Dieses Werkzeug wird durch Bajonettverschluß in einem Ansatz
befestigt, der an einer am Gürtel durch Nieten festgehaltenen, mit Leder überzogenen Eisenplatte sitzt. Das Schärfen der Sense besorgt der Einarmige in
der Weise, daß er sie mit der Spitze in den Boden steckt und den Stiel zwischen
die Beine einklemmt.

Lubienski-Rakowice läßt für Stielarbeiten einen Brustgürtel mit Ring
anwenden. Gegen Abrutschen wird der Gürtel durch hosenträgerartige Gurten
gesichert.

I. 1 b. In den hier zu behandelnden Fällen erzeugt die ausschließliche Verwendung der unbeschädigten Hand einen Zeitverlust, der die Arbeitsleistung
beeinträchtigen kann. Dieser Mangel wird aber wenig bedeuten, wenn es sich um
Tätigkeiten handelt, die sich zusammensetzen aus einer größeren Beanspruchung
der Hand in normaler Verwendung und aus seltenem Gebrauch der Hand zur
Ersatzleistung für die fehlende oder unbrauchbare andere Hand. Beim Gebrauch
des Reißbrettes durch Einarmige müssen Vorkehrungen getroffen werden,
um die Reißschiene in der gewünschten Weise festzuhalten, so daß an ihr Linien
gezogen, auch ein Dreieck gegengedrückt werden kann, ohne daß die Schiene,
die nicht von der Hand festgehalten wird, sich verschiebt. Bei starker Schräglage des Reißbretts muß die Vorkehrung gleichzeitig das Herabbewegen der
Schiene verhindern. Zeichen-
tische mit Parallelführung der
Reißschiene und Zeichenbretter
mit Hängeschiene sind ohne
weiteres geeignet. Auch Reiß-
schienenklemmen, wie sie z. B.
Soennecken in Bonn und Ot-
tinger in Würzburg liefern,
erleichtern den Einarmigen das
Zeichnen. Mit der Reißschiene
läßt sich ein Lineal oder Dreieck so verbinden, daß senkrechte und schräge Linien gezogen werden können, ohne daß
das Zeichengerät festgehalten
wird.

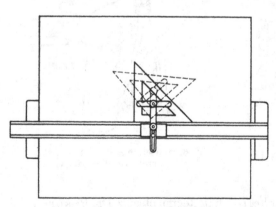

Abb. 7. Reißbrett von Gärtner und Schmitt.

Die Gewerbelehrer Jakob Gärtner und Josef Schmitt in Aachen
haben ein Reißbrett erdacht, bei dem die Schiene beiderseits in Nuten der Brett-
kanten geführt ist. Eine federnde Klammer stellt die Schiene beim Loslassen
fest. Das Dreieck wird durch eine an der Reißschiene verschieb- und feststellbare
Führungsschiene auf dem Reißbrett gehalten (Abb. 7), das daher auch schräg
und senkrecht gestellt werden kann, ohne daß das Dreieck abfällt. Es läßt sich
dieses dann in jede Lage bringen; statt seiner läßt sich auch ein Kurvenlineal
einsetzen.

Albert Martz in Stuttgart, Fachgeschäft für Zeichen- und Malbedarf, liefert ein Reißbrett, das an einem Querholz mit einer Schraubzwinge gegen die Tischkante befestigt werden kann, mit Verwendung geeigneter Unterlagen auch in beliebiger Schräglage. Die Reißschiene ist im Anschlag durch einen Eisenstab geführt und auf der anderen Seite durch eine Schleppfeder abgebremst, so daß sie in jeder Stellung festhält. Zwei an der Schiene angebrachte Federn drücken sie an das Brett an, gestatten aber auch ein Abheben, um über Reißnägel u. dgl. hinwegzukommen. Das Zeichendreieck ist mittels eines Schiebers an der Reißschiene leicht verschiebbar, eine Bremsfeder stellt die gewünschte Lage fest. Am Schieber kann es gedreht werden, die eingestellte Lage wird durch eine Klemmschraube festgehalten.

Der Schulleiter H. Eisenhardt in Bensheim a. d. Brenz hat ein Reißbrett angegeben, bei dem die Schiene am Anschlag in einer dort am Brett angebrachten Nute geführt wird. An einem auf der Schiene beweglichen Schieber ist ein Lineal drehbar angebracht, das sich in jede Winkellage einstellen und festklemmen läßt. Um dabei bestimmte Winkellagen zu erhalten, ist auf dem Gelenk eine Schiene mit Winkelteilung angebracht. Um mit einer Hand den Bleistift spitzen zu können, wird ein Geräte am Reißbrett angebracht, das mit einem Messer und einer Auflage von Zunder und Schmirgel versehen ist (Abb. 8).

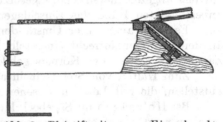

Professor Brandes von der Kriegsverletztenschule hat ein Reißbrett angegeben, bei dem die Reißschiene durch eine federnde Rolle, die auf einer Stirnseite des Brettes läuft und nach Bedarf unter Spannung angedrückt werden kann, leicht und genau parallel geführt

Abb. 8. Bleistiftspitzer von Eisenhardt.

und ständig angezogen wird. Das Zeichendreieck ist an einem Schieber um eine Schraube drehbar, der Schieber umfaßt die Schiene und wird durch ein Schräubchen in seiner Verschiebbarkeit geregelt.

Der Feinmechaniker Aderhold in Breslau hat ein Reißbrett angegeben, dessen Schiene sich auch einerseits durch das Querholz, andererseits durch eine einstellbare Rolle, die durch eine Feder leicht gegen die Reißbrettkante gedrückt wird, sicher führt. Das Dreieck sitzt drehbar an einem Schieber, der aus zwei Greifern besteht, die miteinander gelenkig verbunden sind und sich durch eine zwischen zwei Backen liegende Feder leicht an die Schiene klemmen. Durch Zusammendrücken dieser Backen wird die Feder zusammengepreßt, die Greifer heben sich etwas von der Schiene ab, und die Vorrichtung kann leicht an ihr entlang geführt und von ihr abgehoben werden. Beim Loslassen der Backen wirkt die Feder auf die Greifer und klemmt sie an die Schiene fest. Zum Ablesen der Einstellung des Dreiecks ist am Drehgelenk eine Teilung angebracht. Die Hauptwinkelstellungen werden durch eine Einschnappfeder festgehalten.

Professor Brandes hat auch einen Zeichenhelfer konstruiert, der am Tisch oder Reißbrett durch eine Klemmschraube festgehalten wird und ermöglicht, die etwa festsitzenden Korke von Tuscheflaschen zu öffnen, Zirkeleinsätze auszuwechseln, die Ziehfeder bequem zu füllen und zu reinigen und den Bleistift zu spitzen.

Da bei vielen Arbeitsleistungen das Halten von Gegenständen notwendig ist, wird der Schraubstock vielfach dem Einarmigen eine große Hilfe bieten. Seine Feststellung kann dabei, wie noch zu erwähnen ist, auf verschiedene Weise erfolgen.

Die Ausnutzung der unbeschädigten Hand erfolgt ferner z. B. beim Ankörnen, wozu nach Angabe von Gottschalck besondere Werkzeuge benutzt werden. Das eine von ihnen ist eine lotrechte Hülse, die mit einem scheibenförmigen Fuß auf das anzukörnende Blech gestellt wird. Der Körner ist in der Hülse genau lotrecht geführt, kann aber nicht herausfallen. Damit die Körnerspitze genau auf den vorgezeichneten Punkt kommt, sind auf dem Scheibenfuß zwei senkrecht zueinander verlaufende Linien angebracht, auch kann am Scheibenrand das Ende dieser Linien durch eine Einkerbung markiert werden. Die Linien und Kerben werden dann auf die vorgezeichneten Linien des Blechs gebracht. Somit wird der Körner mit der unbeschädigten Hand zunächst genau aufgesetzt und dann mit derselben Hand angeschlagen. Diese Arbeitsweise wird nicht immer mit Sicherheit wirken. Zweckmäßiger wird ein anderes Werkzeug sein, das aus einem kleinen Ständer besteht, an dem ein mit einigen Gelenken versehenes Gestänge so beweglich ist, daß der in das Endauge gesteckte Körner auf den angezeichneten Punkt gesetzt werden kann, worauf mit der gleichen unbeschädigten Hand das Einschlagen erfolgt.

Es kann auch unter Umständen ein einfacher Ständer benutzt werden, an dem ein Arm lotrecht eingestellt werden kann, dessen Ende als federnde Zange zum Halten des Körners gebildet ist

Zum Halten von Steinmeißeln an lotrechter Wand läßt sich eine Stange aufstellen, die mit Löchern versehen ist, in die der Meißel gesteckt wird.

Bei Holzsägen im Sägebock kann das Holz statt mit der Hand dadurch gehalten werden, daß eine Kette herumgeschlagen und durch einen Knebel oder sonst in einfacher Weise festgezogen wird. Der einarmige Meister Ruppe der Einarmschule in Ettlingen hat einen Sägebock gebaut, bei dem ein gezahnter Halbring das Holz festhält, der durch Feder und Kette festgezogen wird.

Bei Maschinen und Apparaten, denen bei normaler Arbeitsweise ein Werkstück oder sonst ein Arbeitsteil mit der einen Hand zugeführt wird, während die andere Hand den Gegenstand weiter zu bewegen hat oder nach seiner Bearbeitung entfernt, können diese Tätigkeiten vielfach mit derselben Hand nacheinander ausgeführt werden. Das läßt sich z. B. beim Pressen und Stanzen vielfach erzielen. Ein anderes Beispiel bietet der von G. F. Müller, Druckutensilien-Fabrik in Berlin NW, Emdener Straße 55, angegebene Setzapparat für Einhändige. Bei ihm wird der mit der unversehrten Hand gefaßte Buchstabe in einen Trichter des am Setzkasten festgeschraubten Apparates gelegt, in dem er herabgleitet. Durch Druck des Daumens wird eine federnde Taste niedergedrückt, wodurch der Schieber den Buchstaben an die vorhergesetzten heranschiebt.

I. 1c. Die Verwendung anderer Körperteile zum Ersatz für die fehlende oder unbrauchbare Hand wird vielfach ausgeübt.

Schippen, Schaufeln, Spaten lassen sich dadurch abstützen, daß sie mit langem Stiel versehen werden, der bis unter die Achselhöhle reicht. Zweckmäßig ist es, das Stielende nach Art des Achselholzes der Krücke zu gestalten und diese Stützform oder den oberen Teil des Stiels um dessen Längsachse drehbar zu machen. Dann kann die Schulter zum Abstützen und Wenden des Geräts benutzt werden (Abb. 9 nach einer Ausführung im Reservelazarett in Offenbach a. M.) (vgl. auch den Pflugsterzführer S. 978).

Oder es wird der Stiel mit einer Verdickung (runder Knopf oder dgl.) am Ende versehen, mit der er beim Abwerfen von Erde usw. gegen die Hüfte gestemmt wird. Eine andere Arbeitsweise besteht darin, daß der Stiel mit dem Oberschenkel in die Höhe geworfen wird, dazu braucht der Stiel nicht geändert zu werden.

Griffstangen z. B. am Schraubstock, an Stellkreuzen, lassen sich durch Verlängerung für das Knie oder den Oberschenkel erreichbar machen, so daß sie damit betätigt werden können.

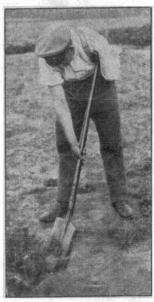

Abb. 9. Abstützung der Schaufel etc. durch Krücke in der Achselhöhle (Reservelazarett Offenbach a. M.).

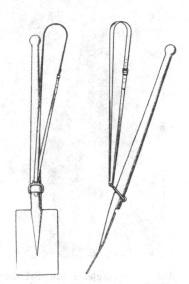

Abb. 10. Spaten von Grell.

Um den Spaten kräftig bis zu seinem oberen Rand in die Erde stoßen zu können, läßt sich etwas über diesem Rand an der Tülle ein Eisenbügel anbringen, gegen den der Fuß drücken kann.

Als zu manchen Arbeiten brauchbar hat sich ein von O. Grell in Haynau erdachter Spaten erwiesen, an dem mit einem Ring ein einstellbarer Gurt angebracht ist (Abb. 10). Der Arbeiter legt sich sich diesen so um den Hals, daß er in etwas gekrümmter Stellung mit dem von einer Hand nahezu lotrecht gehaltenen Spaten die Erde erreicht. Wird nun der Spaten mit dem Fuß eingedrückt, so bückt sich der Arbeiter unwillkürlich, richtet er sich wieder auf, so zieht er den Spaten mit der aufgenommenen Erdmasse hoch, die dann durch Drehen des Spatens seitlich abgesetzt werden kann. Diese Arbeit ist bei schweren Boden nicht leicht auszuführen, so daß der Spaten sich mehr zum Umgraben als zum Ausschaufeln eignet.

Beim Tragen, Bewegen von Schiebkarren läßt sich statt der fehlenden oder beschädigten Hand die Schulter verwenden, indem ein Traggurt um sie gelegt wird, der dann beim Karren den einen Griff umfaßt (Abb. 11 nach einer Anwendung im Reservelazarett Offenbach a. M.).

Zur Führung mancher Geräte bei der Feldarbeit läßt sich ein am Gürtel befestigter Riemen benutzen, so daß ein Widerhalt entsteht. Auch beim Rudern kann der Einarmige Riemen oder Gurte benutzen, die um den Rücken gelegt sind und zum Ruderstiel führen.

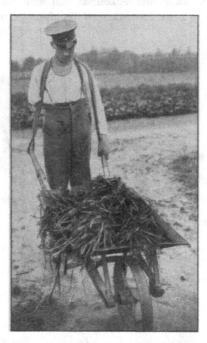

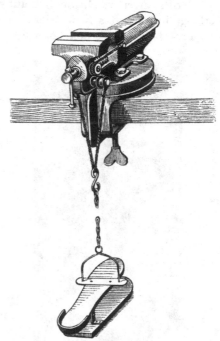

Abb. 11. Tragleine am Schubkarren (Reservelazarett Offenbach a. M.).

Abb. 12. Schraubstock mit Fußverstellung von Osterwald.

Für Handbeschädigte eignen sich natürlich die Maschinen, Werkzeuge und Arbeitsgeräte besonders gut, bei denen die sonst übliche Verwendung der Hand zum Festhalten, Drücken, zum Bewegen oder Einstellen eines Hebels oder Griffes oder manche andere Handbetätigung durch die Einwirkung einer Fußbewegung ersetzt und hierzu die Maschine von vornherein passend gebaut ist oder nachträglich eingerichtet wird.

Ein solcher Ersatz der Hand durch den Fuß läßt sich in zahlreichen Fällen ausführen. Fast jede durch die Hand bewegte Ein- und Ausrückvorrichtung von Maschinen kann für die Einstellung durch einen Fußtritt umgestaltet werden. Bei Vorkehrungen zum Festhalten läßt sich der Druck der Hand leicht durch den Fußdruck unter Anwendung einer ihn auf das zu haltende Stück übertragenden Vorkehrung ersetzen, die, je nachdem nur Zug oder auch Druck ausgeübt werden soll, als Zugschnur, Kette oder Gestänge, mit gelenkig am Boden oder am Maschinengestell befestigtem Fußtritt oder mit Steigbügel auszuführen ist. Statt des Fußes kann gegebenenfalls auch das

Knie benützt werden. Man kann allgemein sagen, daß die Bewegungs- und Kraftäußerung der Hand auch durch den Fuß ausgeübt werden kann, wenn es sich um rohe Wirkungen handelt, die ein feines Einstellen, ein Regeln der Kraft, ferner komplizierte Bewegungen nicht erfordern. Abgesehen von diesen Fällen wird aber der Ersatz der Wirkung der Hand durch die eines Fußes praktisch nur dann herbeizuführen sein, wenn dabei nicht eine weitgehende Umgestaltung der Maschinen usw. notwendig wird. Einige Beispiele mögen zur Erläuterung dienen.

In der Lederwarenfabrik von Ludwig Matthias in Frankfurt a. M. werden Handbeschädigte mit dem Falzen, Schneiden usw. von Leder an Werktischen beschäftigt, über denen kleine runde Druckplatten so angebracht sind, daß sie durch Drücken auf einen Fußtritt sich mit der hiermit verbundenen lotrechten Stange senken und auf das Lederstück setzen. Beim Loslassen des Trittes geht die Druckplatte durch Federwirkung hoch. Um die Druckplatte seitlich und in der Höhe verstellen zu können, ist der sie tragende Arm mit zwei Gelenken versehen.

In gleicher Weise wird ein Lochapparat durch einen Fußtritt getrieben und eine Kreisplatte, auf welche das zu bearbeitende Material gelegt wird, durch Drücken auf einen Tritt gedreht. Diese Vorrichtungen werden auf einem Arbeitstisch vereinigt, der auch für Buchbinder, Kartonnagenarbeiter sich eignet und von Wenzel & Co., Dreieichenhain-Frankfurt a. M., hergestellt wird. Diese Vorkehrung ist von dem Meister Ruppe der Einarmschule in Ettlingen dahin verbessert worden, daß das vom Fußtritt zur Druckplatte führende Gestänge sich durch ein Zahnstangengesperre feststellt, wodurch der Fuß während des Festhaltens des Arbeitsstücks den Tritt nicht dauernd wieder zu drücken braucht, sondern ein einmaliger Druck genügt.

Auch das Einklemmen eines Werkstücks zwischen Backen läßt sich mit Hilfe eines Fußtrittes ausführen. So lassen sich Schraubstöcke nach Angabe von Gottschalck mit einem Schalträdchen auf der Spindel ausführen, in das eine Schaltklinke greift, die durch einen Fußtritt mittels eines von ihm nach der Klinke führenden Gestänges auf- und niederbewegt wird, wobei das Schaltrad sich ruckweise dreht und dadurch die Spindel bewegt. Der Arbeiter hält mit der unbeschädigten Hand das Werkstück zwischen die Backen, klemmt es durch Treten mit dem Fuße ein, so daß es nicht mehr herausrutschen kann und zieht dann die Schraube mit der gleichen Hand fest an.

Einen durch Fußtritt zu verstellenden Schraubstock liefert in der durch Abb. 12 veranschaulichten Bauart Albert Osterwald in Leipzig. Durch Druck auf den schwingend angebrachten Tritt öffnen und schließen sich die Backen. Das dabei erreichte Festhalten eines zwischen die Backen gehaltenen Werkstücks genügt bei manchen Bearbeitungsarten. Ist ein stärkeres Einspannen notwendig, dann wird mit der gesunden Hand die Spindel wie beim gewöhnlichen Schraubstock festgezogen. Statt des Fußtritts mit Kettenzug kann auch ein einfacher Steigbügel angeordnet werden.

In der Kriegsverletztenschule in Breslau wird ein von Professor Brandes angegebener Apparat zum Einstellen von Werkzeugen an der Werkbank verwendet, der mit einem Fußtritt versehen ist, mit dem ein an einer verstell- und verschiebbaren Vorrichtung befestigter Werkzeugkopf mit dem an ihm auswechselbaren Werkzeug, z. B. einem Körner, Durchschlag, Meißel, auf einen

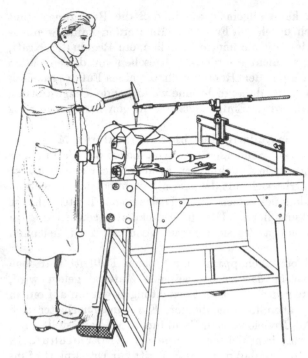

Abb. 13. Einstellvorrichtung für Werkzeuge von Brandes.

bestimmten Punkt herabgedrückt werden kann (Abb. 13). Dazu ist die den Werkzeugkopf tragende verstellbare Stange mit einem Drahtseilzug verbunden, der zum Tritt führt. Nach der Einstellung des Werkzeuges kann der Einarmige darauf den Hammerschlag ausführen.

Die Verwendung des Fußes und des Knies zum Einstellen einer Vorkehrung, mit der ein Werkzeug oder ein Werkstück gefaßt, gehalten, gedrückt und innerhalb eines gewissen Raumes bewegt oder eingestellt werden kann, zeigt auch die von Albert Osterwald in Leipzig ausgeführte „mechanische Arbeitshilfe" (Abb. 14). Der Fußtritt wird an dem schon erwähnten Schraubstock angebracht, und der Druck auf ihn erzeugt einen Teil der erwähnten, sonst von der Hand auszuführenden Bewegungen und Kraftwirkungen an einer Zange.

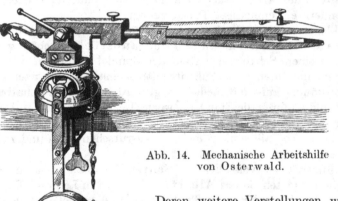

Abb. 14. Mechanische Arbeitshilfe von Osterwald.

Deren weitere Verstellungen werden dadurch erzielt, daß das Knie mittels eines Bügels auf ein Zahnräderpaar wirkt.

Der Ersatz der Handbetätigung durch Fußtritt wird z. B. auch bei einer Ausführungsart der von der Nähmaschinenfabrik G. M. Pfaff in Kaiserslautern hergestellten Nähmaschine mit eingebautem Elektromotor benutzt. Beim Niederdrücken des Fußtritts wird die volle Geschwindigkeit der Nähmaschine eingerückt; beim Nachlassen des Druckes vermindert sich die Nähgeschwindigkeit. Durch Abheben des Fußes vom Tritt erfolgt das Ausrücken (vgl. S. 986).

Ein Beispiel des Ersatzes der Handbedienung durch einen Fußtritt bietet ferner die von der Maschinenfabrik Fahr in Gottmadingen (Baden) angefertigte Mähmaschine, bei der der die Schneidemesser tragende Fingerbalken nicht mit der Hand, sondern durch Druck auf einen Fußhebel aufgezogen, lotrecht gestellt und herabgelassen wird.

Ein Beispiel für das Ein- und Ausrücken sowie für die Regelung der Geschwindigkeit einer Maschine mit Hilfe eines durch die Schulter zu betätigenden Hebels bietet eine Ausführung der von der Pfälzischen Nähma-

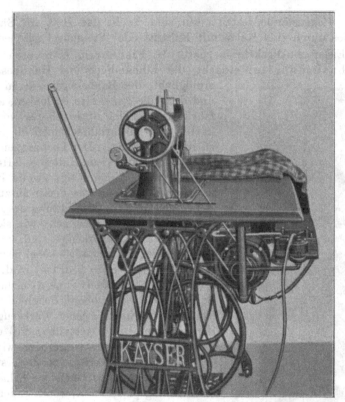

Abb. 15. Nähmaschine mit Regelung durch Schulterhebel. Pfälzische Nähmaschinen- und Fahrräder-Fabrik.

schinen- und Fahrräderfabrik vorm. Gebrüder Kayser in Kaiserslautern hergestellten Nähmaschine mit elektrischem Antrieb. Der am Tisch weit vorstehende Hebel (Abb. 15) kann leicht durch Vor- und Rückwärtsbeugen des Oberkörpers verstellt werden und wirkt dann auf die Antriebsvorrichtung. Beim Vorneigen wird durch den Hebel der Regulierwiderstand eingerückt; je weiter sich der Arbeiter nach vorn beugt, je weiter wird der Widerstand bewegt und je mehr Strom erhält der Motor. Beim Zurückbiegen der Schulter geht der Hebel unter Wirkung einer Feder wieder in seine ursprüngliche Lage zurück, der Regulierwiderstand rückt sich aus und der Motor bleibt stehen.

Wie Salchert aus eigener Erfahrung feststellte, kann zum Einstellen des Pflugs der Fuß zu Hilfe genommen werden. Während die Stellscheibe abgeschraubt wird, verhütet der einarmige Pflüger ihr Herunterfallen, indem er die Fußspitze unter die Zugstange setzt und sie dadurch hochhält.

Wenn die unversehrte Hand zum Lenken des Pflugs gebraucht wird (vgl. S. 967), so werden die Oberschenkel zur Führung des Pflugs herangezogen.

Auch das Aufheben schwerer Eggen zu ihrer Reinigung läßt sich mit Hilfe der Füße ausführen, wie das sonst schon häufig geschieht, um das häufige anstrengende und unbequeme Bücken zu vermeiden.

Zum Halten des Leitseils beim Pflügen, Eggen u. dgl. läßt sich der Hals benutzen.

Wenn Gegenstände festzuhalten sind, z. B. das Holz im Sägebock, so kann dies durch eine Kette mit Fußtritt oder Steigbügel geschehen.

Der Eisenbahn-Verkehrsinspektor G. Fischer in Mülhausen i. E. hat einen Lochzangenhalter erdacht, der Einhändigen und Handbeschädigten ermöglicht, die Bahnsteigsperre zu bedienen und dazu die Fahrkarte zu lochen, aus Buchfahrkarten Scheine zu entnehmen, von Doppelkarten und Militärfahrscheinen die Hälfte abzutrennen und dgl. Der Lochzangenhalter ersetzt also die sonst zum Halten und Handhaben der Datumlochzange nötige zweite Hand und kann auch sonst die von dieser auszuführende Arbeit leisten. Die Einrichtung des Apparates ist zum Ersatz von Zangen, wie sie auf der Reichsbahn gebräuchlich sind, konstruiert, an denen der untere Zangenhebel beweglich ist und daher nach oben gedrückt wird. Bei den Preußischen Staatsbahnen sind Zangen im Gebrauch, deren oberer Schenkel beweglich ist. Für den Ersatz solcher Werkzeuge ist der Zangenhalter so zu gestalten, daß der obere Zangenhebel nach unten gezogen wird.

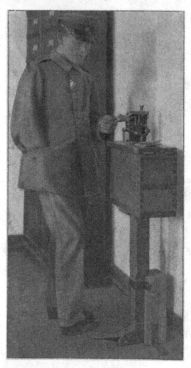

Abb. 16. Lochzangenhalter von Fischer.

Die Bewegung erfolgt bei der ersteren Anordnung dadurch, daß sich der Schaffner auf die Unterlagsplatte stellt, womit er den Zangenhalter, in dessen oberen Teil er die Zange einspannt, festhält. Durch Niedertreten der Fußtaste schließt sich die Zange; beim Aufheben des Fußes öffnet sie sich durch Federkraft wieder. Durch die gleichen Fußbewegungen schließt und öffnet sich gleichzeitig eine Klemmvorrichtung, die zum Festhalten der Karten und Fahrscheine dient (Abb. 16).

Bei einer in Baden gebräuchlichen Vorrichtung wird eine gewöhnliche Lochzange benutzt, die durch Fußtritt so bedient wird, daß man zum Lochen der Fahrkarte einmal niedertreten muß.

Einen ähnlichen Fahrkartenlochapparat nach Angaben von Schmidt verwendet die Kgl. Eisenbahndirektion Breslau.

Der Chirurgiemechaniker Ehm in Braunschweig hat einen tragbaren Zangenhalter angegeben, der aus einem in Brusthöhe am Körper durch einen um

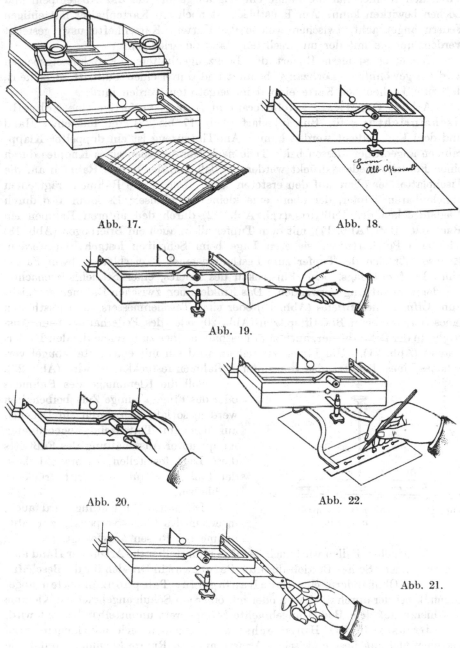

Abb. 17.   Abb. 18.

Abb. 19.

Abb. 20.   Abb. 22.

Abb. 21.

Abb. 17—22. Schreibtischvorrichtung von Osterwald.

den Hals gelegten Brusthalter mit durch Klammer daran befestigter Lochzange und einem verstellbaren Zugriemen besteht, der dicht unter dem Knie durch

eine Beinmanschette befestigt wird und durch einen leicht auslösbaren Kara-
binerhaken mit der Zange verbunden wird. Beim Durchdrücken des Knies wird
durch den Riemen auf die Zange ein Zug ausgeübt, der das Abstempeln und
Lochen bewirken kann. Am Brustblech ist noch ein Kartenhalter mit einigen
Federn angebracht, zwischen welche die Karten, Kartenhefte usw. gesteckt
werden, um sie mit der unversehrten Hand zu erledigen.

Bei einer anderen Bauart des Lochzangenhalters für Bahnsteigsperren
wird die gewöhnliche Lochzange benutzt und durch einen Fußtritt so bedient,
daß zum Lochen der Karte einmal niedergetreten werden muß.

Albert Osterwald, Hoflieferant in Leipzig, verfertigt eine Schreib-
tischeinrichtung für Bureaubedarf (Abb. 17 bis 22), die mit einer Hand
und dem Fuß bedient werden kann. Am Tintenzeug ist ein doppelter Klapp-
rahmen angeordnet, dessen beide Teile nach Herausziehen eines Knopfes durch
einen Fußtritt niedergedrückt werden, so daß sich der untere Rahmen auf die
Tischplatte, der obere auf den ersteren setzt. Der untere Rahmen trägt einen
abnehmbaren Tupfer, der obere eine kleine Steckhülse. Es kann also durch
Niederdrücken des Fußtritts (vgl. Abb. 12) durch den unteren Rahmen ein
Buch oder Heft (Abb. 17), mit dem Tupfer allein auch ein Briefbogen (Abb. 18)
oder eine Postkarte zur sicheren Lage beim Schreiben festgehalten werden.
Ebenso läßt sich der Tupfer zum Festhalten eines Papierblattes, beim Falzen
eines Briefumschlags, beim Einstecken des Briefes, einer Streichholzschachtel
bei deren Benutzung verwenden. Das Einklemmen zwischen Rahmen geschieht
zum Öffnen eines Briefes (Abb. 19) oder eines Taschenmessers, zum Festhalten
eines Spitzers beim Bleistiftspitzen (Abb. 20) oder des Federhalters beim Auswechseln der Schreibfeder, auch zum Festhalten eines zu beschneidenden Papierblattes (Abb. 21). Um Linien zu ziehen, wird ein mit einem Haltebügel versehenes Lineal benutzt, das vom unteren Rahmen festgeklemmt wird (Abb. 22).

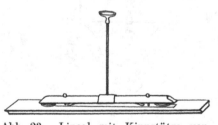

Abb. 23.   Lineal mit Kinnstütze von
Soennecken.

Soll die Klemmlage des Rahmens
oder des Fingers einige Zeit beibehalten
werden, so läßt sich durch ein Drücken
auf den am Tintenzeug angeordneten
Knopf unter Ausschaltung des Fußtritts
diese Lage feststellen; es braucht dann
der Fuß nicht auf dem Tritt drückend
zu bleiben.

Die ganze Einrichtung wird auch,
in einem Kästchen verpackt, zur Mitnahme bei Reisen angefertigt.

In manchen Fällen wird auch der Fuß unmittelbar die Arbeit der Hand ausführen können. So hat Betriebsdirektor Peterhans in Dresden für die Beschäftigung von Ohnhändern eine Schaltanlage für Telephonzentralen angegeben[1]), bei der durch die Zehen oder mit einer am Schuh angebrachten Klemme
das hierzu auf dem Boden angebrachte Stöpselbrett unmittelbar bedient wird.

Drehstähle für Holzdrechselarbeit lassen sich mit langem Stiel
versehen und mit diesem zwischen Armstumpf und Rumpf klemmen, so daß die
Führung durch die gesunde Hand allein ausreicht. Wenn der Stumpf

---

[1]) Die Kriegsverletzten und die Industrie. Von Betriebsdirektor Peterhans.
Vaterländischer Verlag Chemnitz.

dazu zu kurz ist oder der Arm am Schultergelenk abgenommen ist, dann läßt sich ein Hilfsgerät verwenden, das aus einer nach dem Körperumriß abgeänderten starken Holzplatte besteht, die mit Brust- und Schulterriemen am Körper befestigt und in die dann der Drehmeißel eingesetzt wird.

Es wird auch das Kinn zum Halten des Zeichenlineals benutzt, indem das Kinn auf das schalenförmige Ende einer Stange gestützt wird, die mit einer Klammer federnd über den Holzgriff des Lineals faßt und dieses auf die Schreib- und Zeichenfläche drückt, wobei auf diese zwei Gummischeiben sich pressen, die dann das Verschieben des Lineals auf der Fläche hindern. Solche Lineale liefert Fr. Soennecken in Bonn (Abb. 23). Mit dem Kinn lassen sich auch leicht gehende Griffe, z. B. an kleinen Schraubstöcken, andrehen.

Mit dem Mund und den Zähnen kann eine Stange gehalten und gegen ein z. B. beim Zimmermalen senkrecht zu stellendes Lineal gedrückt werden.

Um ein Abgleiten zu verhüten, kann das Lineal mit Vertiefungen versehen werden, in welche die Stange eingesetzt wird.

Eine weitere Form der Verwendung des Kinnes hat bei einer Kinnstütze Verwendung gefunden, die nach Angabe von Dr. Sippel von Karl Berg in Stuttgart ausgeführt wird. Um das Kinn wird eine Binde befestigt, an der gelenkig ein Stangenrohr angebracht ist, in dem sich eine Stange der Länge nach verstellen läßt. Diese Stange trägt am Ende gelenkig eine mit Gummi oder einem weichen Stoff belegte Scheibe, mit der die Stange durch den Druck des Kinns auf den zu haltenden Gegenstand gestützt wird. Als Stoßfänger ist in das Stangenrohr eine Feder eingeschaltet. In einer einfacheren Ausführung fällt die Längeneinstellung weg. Es läßt sich ein solcher Stangenhalter auch mit den Zähnen festhalten. Die Verwendung des Kinns ist unbequem, so daß andere einfachere Mittel (vgl. S. 964 u. f.) vorzuziehen sein werden.

Beim Ziehen von Strichen an lotrechten Flächen, wie es beim Anstreichen, Malen vorkommt, kann das Lineal mit dem Knie gehalten werden, wozu es nötigenfalls etwas länger als üblich sein muß. Das Knie oder der Fuß lassen sich auch zum Halten des Holzes beim Zersägen in einem Sägebock verwenden.

Große Bohrer lassen sich am Griff mit dem Bein und der gesunden Hand drehen.

Auch die Brust kann manchmal zur Druckausübung benutzt werden.

Rosenbaum hat einen Zungentaster angegeben, mit dem die Morsezeichen beim Telegraphieren sich geben lassen.

Einarmige und Handbeschädigte, die am Fernsprecher (Fernsprechklappenschrank) verwendet werden, sind mit Kopfhörer auszurüsten, damit sie die unbeschädigte Hand frei haben.

I. 1d. Bei manchen Betriebsmitteln, die sonst mit der einen Hand auf einer Fläche angedrückt festgehalten werden müssen, um mit der anderen Hand an ihnen eine Verrichtung auszuüben, genügt das verstärkte Gewicht, um das Festhalten durch die Hand entbehrlich zu machen. Von diesem Hilfsmittel wird namentlich Gebrauch gemacht bei Zeichen- und Schreibgeräten, die auf wagerechter Fläche benutzt werden. So liefert z. B. F. Soennecken, Schreibwarenfabrik in Bonn, Blockschreibhefte mit schweren Einlagen, die sich beim Schreiben nicht verschieben und daher nicht mit der Hand festgehalten zu werden brauchen. Albert Martz in Stuttgart, Fachgeschäft für Zeichen- und Malbedarf, verfertigt Lineale, die durch eine in den Holzkörper eingelegte

Metallplatte beschwert und auf der Unterlage zur Erhöhung der Reibung mit einem weichen Stoff belegt sind.

　　H. Eisenhardt, Schulleiter in der Kriegsbeschädigtenabteilung der Gewerbe- und Malschule Bensheim, hat beschwerte Lineale und Winkel angegeben, die mit einer Filzunterlage versehen sind (Abb. 24). Ein recht schweres Lineal mit Griff wird von Deimann & Schröder in Hagen i. W. hergestellt. Auf der einen Längsseite ist eine Rille angebracht, an der die Schreib- und

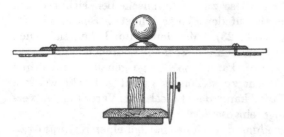

Zeichenfeder vorbeigezogen wird; die andere Längsseite ist als schräge Kante mit Millimetereinteilung gestaltet. Auf der unteren Fläche wird Löschpapier durch Federdruck festgehalten, das sich leicht auswechseln läßt.

Abb. 24. Beschwertes Lineal von Eisenhardt.

　　Gegenstände aus magentisierbarem Material, z. B. Eisen, Stahl, die sonst mit einer Hand festgehalten werden müssen, lassen sich in manchen Fällen dadurch gegen Veränderung ihrer Lage sichern, daß sie magnetisch gemacht werden.

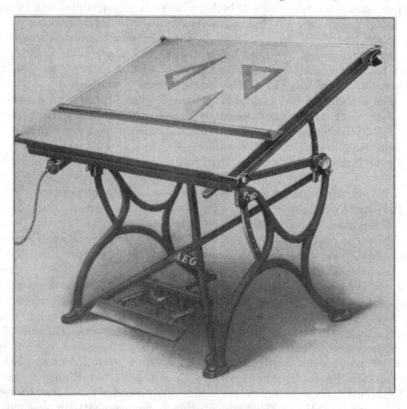

Abb. 25. Elektromagnetischer Zeichentisch der Allgemeinen Elektrizitäts-Gesellschaft.

Dieses Verfahren ist seit einigen Jahren bei den **elektromagnetischen Spannfuttern** an Drehbänken im Gebrauch und wird sich auch in anderen Fällen gut verwerten lassen, um eine Hand aus der Arbeit auszuschalten. Die unversehrte Hand legt dann den Gegenstand auf die Eisenplatte der Maschine oder der Werkbank, auf der er festgehalten werden soll; der elektrische Strom wird eingeschaltet und der Gegenstand sitzt bis zum Ausschalten fest. Damit dann das Werkstück nicht noch kleben bleibt, ist eine Entmagnetisiervorrichtung anzubringen, so daß beim Ausschalten zugleich ein Umschalten des Gleichstroms erfolgt.

Zum Nägeleinschlagen hat man Hämmer mit magnetischem Belag verwendet. Die Nägel werden in eine besondere Kiste mit Ritzen so eingesetzt, daß sie den Nagel bis zum Kopf durchlassen. Dann wird mit dem Hammer der Nagel herausgehoben und eingeschlagen.

Eine sinnreiche Verwendung **elektromagnetischer Kräfte** ist in der **Turbinenfabrik der Allgemeinen Elektrizitäts-Gesellschaft** in Berlin bei der Gestaltung eines Zeichentisches erfolgt (Abb. 25—27), bei dem die Zeichengeräte auf der beliebig eingestellten Platte ohne Zuhilfenahme der Hände in jeder gewünschten Lage festgehalten und dann leicht wieder verschoben werden können. Zeichenwinkel und Kurvenlineale behalten die gewöhnliche Form, in der sie aus magnetisierbarem Material herzustellen sind. Die Reißschiene wird dagegen, wie sich durch Versuche herausgestellt hat, besser aus Holz hergestellt und mit Parallelführung am Brett versehen. Der Zeichenmaßstab wird zweckmäßig gleich an den Zeichenwinkeln angebracht. Das Festhalten auf der Reißbrettplatte wird dadurch bewirkt, daß unter diese in nicht zu großen Abständen Elektromagnete angeordnet sind (Abb. 26 und 27). Wenn nun über ihren Magnetpolen die aus magnetisierbarem Material bestehenden Zeichengeräte so liegen, daß geschlossene Kraftlinienbahnen entstehen,

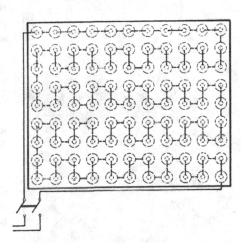

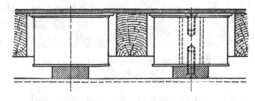

Abb. 26 und 27. Elektromagnetischer Zeichentisch der **Allgemeinen Elektrizitäts-Gesellschaft.**

so werden die Geräte in der Lage festgehalten. Durch eine genügende Zahl von Magneten ist dafür gesorgt, daß dies praktisch in jeder Lage des Zeichengerätes auf der Zeichenplatte erfolgt. Zum Betrieb kann der Zeichentisch an ein vorhandenes Lichtleitungsnetz angeschlossen werden; es können aber auch Akkumulatoren die Erregung der Elektromagnete bewirken. Nach Angabe der Allgemeinen Elektrizitäts - Gesellschaft beträgt die aufzuwendende

Energie bei dauernder Einschaltung sämtlicher Magnete etwa 0,3 KW. stündlich. Sind längere Zeit nur kleinere Zeichnungen anzufertigen, so läßt sich
eine Schaltung vornehmen, die es ermöglicht, zur Stromersparnis nur einen Teil
der Magnete unter Strom zu setzen.

Die Einschaltung der Magnete erfolgt durch einen Quecksilber-Fußkontakt
dadurch, daß ein Fußbrett niedergedrückt wird. Beim Loslassen wird ausgeschaltet. Es wird also eingeschaltet, wenn die Zeichenapparate zum Zweck des
Reihenziehens festliegen sollen. Das Verschieben geschieht im stromlosen Zustande, so daß es leicht und schnell erfolgt, auch der sonst vorhandene Anpressungsdruck die Zeichnung nicht beschädigt und mit dem Graphit der auf ihr
befindlichen Bleistiftlinien nicht beschmutzt und auch Strom gespart wird.

Das Magnetwerk A.-G. in Eisenach versieht die Zeichengeräte, wie Lineal,
Dreieck, Reißschiene, mit Elektromagneten und bildet das Zeichenbrett als mit
Holz bekleidete Eisenplatte. Durch Einleiten des elektrischen Stromes werden die
Geräte festgehalten. — Die Verwendung
solcher elektromagnetischer Einrichtungen wird nur eine sehr beschränkte
sein können.

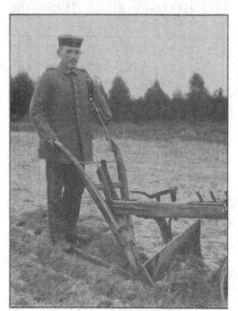

Abb. 28. Pflughalter (Reservelazarett
Offenbach a. M.).

I. 2. Die weitere Benutzung des
beschädigten Armes läßt sich mit der
Verwendung des unversehrten in manchen Fällen gut vereinigen.

Mit einem nicht zu kurzen Armstumpf läßt sich beim Zeichnen die
Reißschiene, das Zeichendreieck, das
Lineal, ebenso beim Malen das Lineal,
auch sonst manches Werkzeug fest-
drücken. Der Ellbogen kann auch manchmal zum Festhalten durch Einklemmen
benutzt werden.

Leichte Schläge bei senkrechter
Haltung des Hammers lassen sich dadurch ausführen, daß dieser in den Ellbogen eingeklemmt wird. Es kann auch
der Hammerstiel am Unterarm festgeschnallt werden.

Griffe, Stell- und Steuerhebel las-
sen sich nötigenfalls so anlegen und gestalten, daß der Armstumpf auf sie
drücken oder an ihnen ziehen kann. Namentlich wird eine Verlängerung in vielen
Fällen helfen, so daß der Stumpf den Griff usw. leicht erreicht.

Bei Zuhilfenahme des Armstumpfes können Zugtiere landwirtschaftlicher Maschinen geleitet werden, wobei die Leine über Schulter und Rücken
gelegt wird; die freie unversehrte Hand kann den Stell- und Schalthebel betätigen.

Zur Führung des Pflugs durch den Handbeschädigten läßt sich an dem
Sterz, den er nicht mehr mit der Hand fassen kann, eine Stange anklemmen,
die in einem Bügel endigt, der wie bei einer Krücke gestaltet ist und unter die
Achsel gestemmt wird, so daß diese den Druck in der erforderlichen Richtung
auf den Sterz ausüben kann (Abb. 28).

Auch die S e n s e läßt sich so führen, daß ihr Stiel mit einem bogen-förmigen Achselholz gegen den Oberarm und unter die Achsel des beschädigten Armes gestemmt wird; die unbeschädigte Hand faßt den Quergriff (Abb. 29). Die Sense ist dann bei beschädigtem rechten Arm wie eine solche für Links-händer zu gestalten. Andere Geräte mit Abstützung unter der Achsel sind S. 967 angegeben.

Manchen Werkzeugen, wie z. B. Holzdrehstählen, läßt sich mit dem Armstumpf dadurch ein Widerhalt geben, daß sie am Stiel mit zwei dicken Wülsten versehen werden, zwischen denen der Stumpf sich gegen den Stiel preßt und ihn gegen den Rumpf drückt.

Bei Verlust beider Hände kann unter Zuhilfenahme besonders vorgerichteter Betriebsmittel einer der Armstümpfe noch zur Arbeit benutzt werden oder

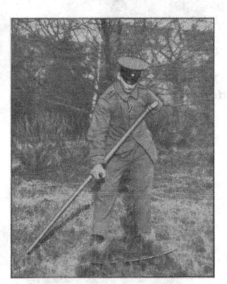

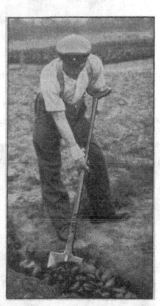

Abb. 29. Sense mit Armkrücke
(Reservelazarett Offenbach a. M.).

Abb. 30. Abstützung im Ellbogengelenk
(Reservelazarett Offenbach a. M.).

beide Stümpfe lassen sich verwenden. Ein Beispiel hierfür bietet der vom Betriebsdirektor Peterhans in Dresden angegebene Zähltisch. Eine Tisch-platte ist mit 100 Ausschnitten versehen. Auf ihr ist ein Behälter verschiebbar angebracht, in dem sich die zu zählenden Teile befinden. Aus diesem Behälter schiebt der Handlose mit einer am Armstumpf angebrachten einfachen Vor-kehrung die Teile in die Öffnungen der Tischplatte. Wenn alle Öffnungen belegt sind, wird ein Schieber gezogen und die gezählten Teile gleiten gemeinsam in die zur Verpackung verwendete Schachtel oder Tüte oder in einen Sammel-behälter. Die gezählten Hunderte oder Tausende zeigt ein automatisches Zählwerk an. Auf diese Weise lassen sich z. B. kleine Nieten, Schrauben, Stanz-, Dreh- und Gußteile aller Art zählen. Sehr kleine Teilchen werden durch einen Trichter aus dem Sammelbehälter in die Tüte usw. gebracht.

II. 1. Werkzeuge, die mit den Händen gehalten und bewegt werden, lassen sich an der Griffstelle so gestalten, daß eine verkrüppelte oder verkrümmte Hand, sofern sie noch Kraft auszuüben vermag, sie umklammern kann. Häm-

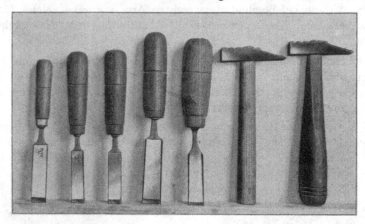

Abb. 31. Werkzeuge für Handbeschädigte (Orthopädisches Spital in Wien).

mer, Meißel, Schaber, Stemmeisen, Messer lassen sich gegebenenfalls mit dicken Griffen versehen, auch mit Griffen, die nach der Fingerstellung ge-

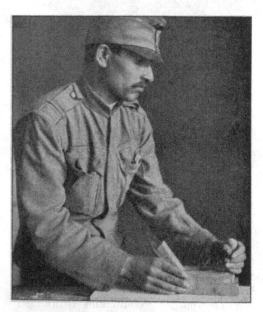
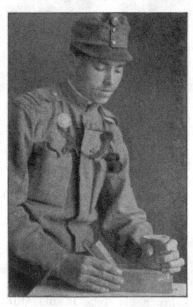

Abb. 32 und 33. Hobel für Handbeschädigte (Orthopädisches Spital in Wien).

formt sind, so daß sich die Finger in die Vertiefungen des Griffs einlegen und auf ihn eine Kraft ausüben können (Abb 31).

Bei Hobeln läßt sich entsprechend das Horn nach der verkrüppelten Finger- und Handgestaltungsform gestalten (Abb. 32 u. 33).

Es kann auch manchmal zweckmäßig sein, am Werkzeug einen nach der Hand gestalteten besonderen Griff anzubringen, wie Abb. 34 für eine Säge veranschaulicht.

Wenn die Hand nicht mehr genügend Kraft hat, um bei schweren Stielarbeiten, z. B. beim Erdeschaufeln, Mistladen, den Stiel zu halten, so läßt sich um den Arm über dem Ellenbogen ein Riemen legen, von dem andere Riemen zur Hand führen und dort mit einer Schleife den Stiel umfassen. Die Schleife trägt dann die Last und die Hand braucht dem Stiel nur die Führung zu geben.

II. 2. Gelähmte Hände können, wie an anderer Stelle (S. 858) erläutert wird, durch Ausrüstung mit einfachen Manschetten und dgl., an denen Hilfsgeräte, wie z. B. Ringe, Haken usw. befestigt werden, wieder leistungsfähig gemacht werden. Bei der Hand- und Fingerlähmung kann bei Arbeiten, die ein Verschieben des zu bearbeitenden Gegenstandes, z. B. eines Holzstücks bei Holzbearbeitungsmaschinen bedingen, an der Hand ein Brett mit Haken, ein gezahntes Blechstück, eine Schiebelade z. B. durch Gurt oder Riemen befestigt werden, so daß die Hand unter Vermittelung dieses Hilfsgeräts das Werkstück halten und bewegen kann.

Im übrigen können bei der Handbeschädigung die unter I behandelten Verfahren ebenso angewendet werden wie beim Handverlust.

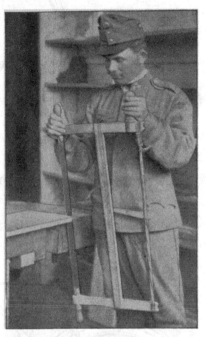

Abb. 34. Säge für Handbeschädigte (Orthopädisches Spital in Wien).

III. Wie bei Verlust oder Unbrauchbarkeit der Hand in vielen Fällen ein anderer Körperteil, besonders der Fuß zur Ergänzung von Bewegung und Kraftäußerung benutzt werden kann, so läßt sich bei Verlust oder Unbrauchbarkeit des Fußes oder Beines eine Hand oder ein anderer Teil des Körpers verwerten und dabei das zu verwendende Betriebsmittel entsprechend gestalten. Auch eine besondere Vorkehrung kann die vom Bein ausgeübte Tätigkeit ersetzen. Schließlich läßt sich auch durch eine besondere Formung der Betriebsvorrichtung dafür sorgen, daß das beschädigte Bein die Arbeit nicht hindert.

III. 1a. Die Benutzung gewöhnlicher Fahrräder ist Bein- und Fußbeschädigten, die nur ein Pedal treten können, nur nach langer Übung und mit starker Anstrengung möglich, und dann höchstens auf gerader Strecke, da die Überwindung des toten Punktes der Tretkurbel Schwierigkeiten macht. Es werden daher Räder gebaut, bei denen die fehlende Kraft des einen Beins durch eine besondere Antriebsvorrichtung ersetzt wird.

Die Nürnberger Herkules-Werke A. G. in Nürnberg verfertigen ein Invaliden-Zweirad mit einem Handkurbelantrieb, der durch Kettenübertragung auf die Tretachse wirkt (Abb. 35). Bei der Anwendung wird die Lenkstange in der Mitte am Schaftrohr festgehalten und mit der anderen Hand die Kurbel gedreht. Das Aufsteigen geschieht von der Seite, indem der Fahrer sich auf eine Erhöhung, z. B. den Rand des Bürgersteigs oder einen Stein stellt und

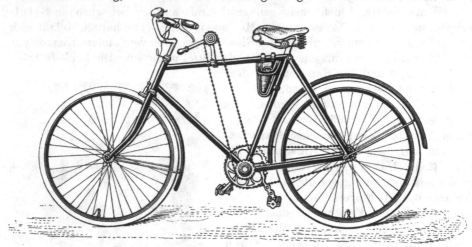

Abb. 35. Handkurbelantrieb für Fahrräder. Nürnberger Herkules-Werke.

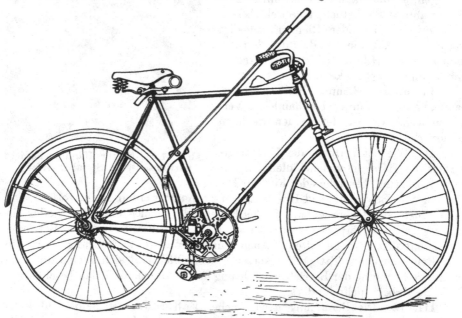

Abb. 36. Fahrrad mit Hebelantrieb von Jaquet.

das beschädigte Bein über den Sattel legt. Mit dem gesunden Fuß wird dann bei entsprechend eingestelltem Pedal das Rad abgestoßen und in Gang gebracht.

Amtsvorsteher Jaquet in Beesenlaublingen, dem das rechte Bein bis über das Kniegelenk fehlt, fährt seit 13 Jahren ein gewöhnliches Zweirad, das statt des rechten Pedals eine von ihm erdachte, einfache Hebelvorrichtung hat (Abb. 36), mit der die Tretachse angetrieben wird. Bei steifem oder gelähmtem

Bein ist eine Fußruhe anzubringen, die bei künstlichem Bein nach der Angabe von Jaquet überflüssig ist.

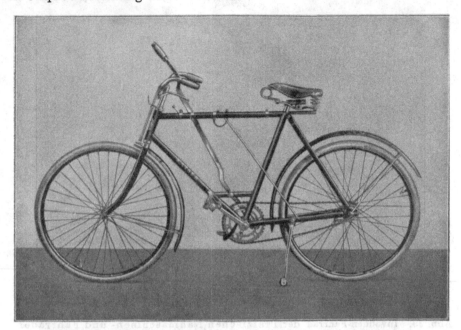

Abb. 37. Invalidenrad der Pfälzischen Nähmaschinen- und Fahrräder-Fabrik.

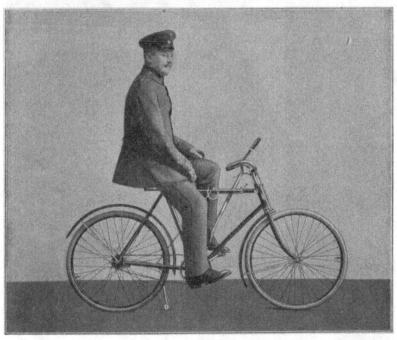

Abb. 38. Invalidenrad der Pfälzischen Nähmaschinen- und Fahrräderfabrik.

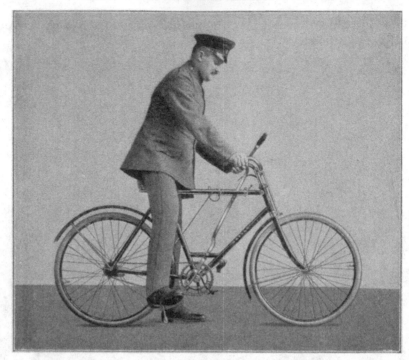

Abb. 39. Invaliden-Fahrrad der Pfälzischen Nähmaschinen- und Fahrräder-Fabrik.

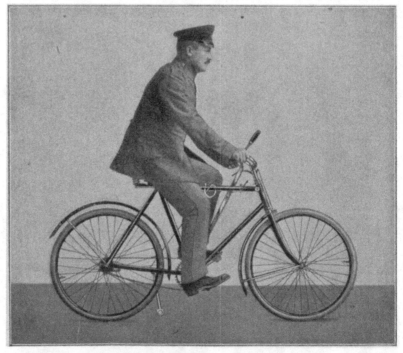

Abb. 40. Invaliden-Fahrrad der Pfälzischen Nähmaschinen- und Fahrräder-Fabrik.

Das von der Pfälzischen Nähmaschinen- und Fahrräderfabrik vorm. Gebrüder Kayser in Kaiserslautern hergestellte Invalidenrad benutzt gleichfalls einen auf die Tretachse wirkenden Handhebel, der am unteren Rahmenverbindungsrohr drehbar gelagert ist (Abb. 37). Um das Aufsteigen für Lernende zu erleichtern, befindet sich am Hinterbau des Rades eine Rahmenstütze, die das Sitzenbleiben auf dem ruhenden Rade ermöglicht (Abb. 38). Zum Aufsteigen wird das künstliche oder beschädigte Bein langsam von der Seite her auf eine an Stelle des einen Pedals festangebrachte Fußruhe gesetzt

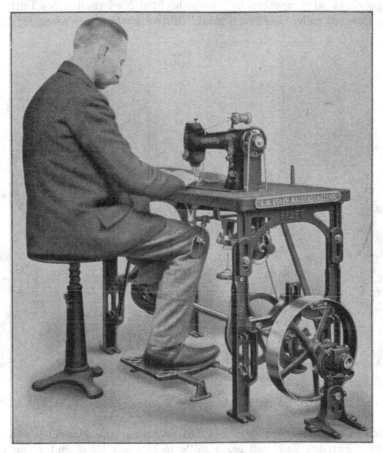

Abb. 41. Antrieb an Nähmaschinen der Nähmaschinenfabrik G. M. Pfaff.

und dann die Sitzstellung eingenommen (Abb. 39). Hierauf erfaßt der Fahrer mit beiden Händen die Lenkstange und setzt durch das Treten mit dem gesunden Bein das Fahrrad in Bewegung (Abb. 40). Dabei hebt sich die Rahmenstütze mittels eines an dem Hebel angebrachten Zapfens selbsttätig aus, so daß ungehindert weiter gefahren werden kann. Der Armhebel wird bei Überwindung von Geländeschwierigkeiten und Gegenwind benutzt; auf ebener Strecke ist seine Mithilfe nicht erforderlich. Die niedrige Lagerung des Tretlagers gestattet ein bequemes Aufsteigen, so daß die Bauart des Damenrades nicht notwendig ist.

Solche Handantriebe werden auch von anderen Fahrradfabrikanten ausgeführt.

III. 1 b. Ein Beispiel für den Fall, daß Füße und Beine nicht mehr gebrauchsfähig sind und die Hände auch nicht verwendet werden können weil sie mit der
eigentlichen Arbeitsleistung der Maschine zu tun haben, bietet eine von der Nähmaschinenfabrik G. M. Pfaff in Kaiserslautern hergestellte Ausführungsart
von Nähmaschinen mit Kraftantrieb. Zur Ein- und Ausrückung sowie zur
Regelung der Ganggeschwindigkeit ist ein Fußtritt, der mit einem oder beiden
Füßen gedrückt wird, angebracht. Beim leichten Niederhalten des Trittes läuft
die Maschine mit voller Geschwindigkeit. Ein schwaches Nachlassen des Druckes

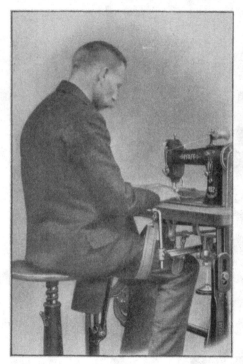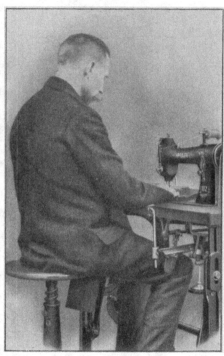

Abb. 42 und 43. Antrieb an Nähmaschinen der Nähmaschinenfabrik G. M. Pfaff.

vermindert sie. Beim Aufhören des Druckes steht die Maschine sofort still
(Abb. 41). Für den Fall, daß beide Füße nicht mehr fähig sind, einen Druck
auf den Tritt, durch den der Antrieb ein- oder ausgerückt, sowie die Geschwindigkeit geregelt wird, auszuüben, baut die vorgenannte Fabrik Nähmaschinen
mit einem Antriebshebel, der durch einen Gurt mit dem noch gebrauchsfähigen
Oberschenkel verbunden wird (Abb. 42). Durch volles oder schwaches Anziehen des Gurtes wird schneller oder langsamer Gang der Maschine erzeugt,
durch Loslassen des Gurtes der Stillstand. Wenn sowohl die Füße wie auch die
Beine nicht mehr gebrauchsfähig sind, wird ein Antriebshebel angebracht,
der mit einer Druckplatte versehen ist (Abb. 43). Ein voller Druck des rechten
Unterarmes auf die Platte erzeugt die volle Nähgeschwindigkeit, der verminderte Druck verlangsamt den Gang. Durch Abheben des Armes wird die

Maschine stillgesetzt. Der Arm hat dabei so viel Bewegungsmöglichkeit, daß er bei der Führung des Stoffes aushelfen kann, soweit dies erforderlich ist.

Sind Füße und Beine nicht mehr gebrauchsfähig, und sind die Hände zur Bedienung der Maschine am Werkzeug notwendig, so daß sie nicht zum Regeln der Ganggeschwindigkeit verwendet werden können, so läßt sich der dafür

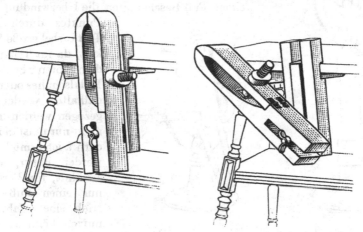

Abb. 44. Nähkloben von Temme & Co.

sonst angeordnete Griff als Stange so hochführen, daß diese durch Gegendrücken der Schulter umgestellt werden kann.

III. 1c. Im Sattlergewerbe wird noch vielfach ein Nähkloben verwendet, der mit den Beinen gehalten werden muß. Für Beinbeschädigte eignet sich dann ein Geräte, das sich nach der von Temme & Co. in Dortmund hergestellten Ausführung (Abb. 44) durch eine einfache Vorkehrung verstellbar an einem Tisch befestigen läßt. Für schwerere Arbeiten wird das von der gleichen Firma in der Form (Abb. 45) gelieferte Nähroß verwendet, das auf dem Fußboden befestigt wird.

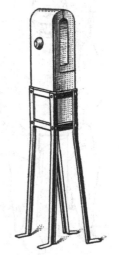

Beinbeschädigte Schuhmacher können vielfach das Knie zum Auflegen des Schuhes beim Klopfen und Hämmern schlecht oder gar nicht benutzen. Dann läßt sich ein Arbeitsständer verwenden, wie ihn der Schuhmachermeister der Kriegsverletztenschule in Breslau angegeben hat. Der bei der Schoßarbeit zu bearbeitende Schuh ruht dabei auf dem gesunden Bein und auf einen Ständer, der das fehlende oder verletzte Bein ersetzt. Eine andere Bauart liefert Gust. Rafflenbeul in Schwelm i. W. in einigen Formen (Abb. 46 u. 47). Der Schuh wird unmittelbar zwischen gepolsterte Sättel oder auf ihnen mit Hilfe eines Riemens festgeklemmt. Der Ständer wird zum Arbeiten im Stehen (Abb. 46) oder Sitzen (Abb. 47) geliefert; im letzten Fall wird aus der Säule ein Stück herausgenommen. Für die verschiedenen Stiefelarten werden geeignete Formen von Sätteln und Leisten verwendet.

Abb. 45. Nähroß von Temme & Co.

Einfachen Ansprüchen genügt ein Schusterholz (Abb. 48), das aus einem Holzstiel besteht,
der am Bein durch einen Riemen gehalten wird
und sich auf den Fußboden mit einem Dorn stützt.

Bei Fahrrädern mit Freilauf bietet dem an
einem Fuß Beschädigten die Überwindung des toten
Punktes durch nur eine
Tretkurbel große Schwierigkeit, da ihr Trittpedal über
dem toten Punkt mittels
Pedalschuhes oder eines Pe-
dalhalters wieder mit hoch-
gezogen werden muß, was
nicht nur umständlich, sondern auch ermüdend ist. Es
werden daher, wie schon
erwähnt, für Personen, die
nur einen Fuß zum An-
trieb eines Fahrrades be-
nutzen können, besondere
Räder ausgeführt. Eine dieser Konstruktionen, von
Josef Weiß in Freiburg
i. B. angefertigt, vermittelt zum Ersatz der
sonst von dem zweiten
Fuß ausgeübten Wirkung
einen Federmechanis-
mus, der bei jedem Tritt
des gesunden Beins ge-
spannt wird wird und
der die Tretkurbel wieder
hochtreibt. Diese nach-
spannbare Vorkehrung
ist, von einem Schutz-
gehäuse umgeben, an der
Hinterradachse befestigt.
Sie wirkt auf eine an
Stelle der zweiten Tret-
kurbel angeordnete Hilfs-
kurbel, die das Trittpedal
über die Totpunktlage
wegbringt. Zur Unter-
stützung des Kunstbeins
oder steifen Beins ist an
der Hinterradgabel eine

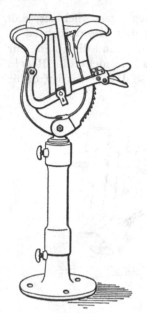

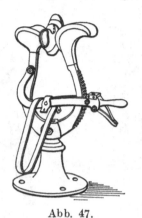

Abb. 46.   Abb. 47.
Arbeitsständer für Schuhmacher von Rafflenbeul.

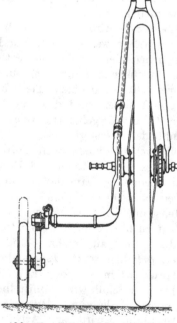

Abb. 48. Schusterholz   Abb. 49. Stützrädchen für Fahr-
  für Schuhmacher.   räder von Josef Weiß.

verstellbare Fußstütze starr befestigt. In einer besonderen Ausführung ist
für Gliedbeschädigte mit schweren Bewegungsstörungen, z. B. leichten ein-

seitigen Lähmungen, oder für ängstliche Personen ein drittes Rädchen angebracht (Abb. 49), das ein Umfallen des Rades beim Auf- und Absteigen ausschließt, also dieses erleichtert und zugleich das Anfahren und Halten wie mit
einem Dreirad gestattet. Während der Fahrt wird das Rädchen hochgestellt.

III. 2. Es sind noch die Vorkehrungen zu erwähnen, die bei Beinbeschä-
digung angewendet werden können, um die sonst durch sie entstehende
Behinderung in der Ausübung einer Tätigkeit möglichst gering zu erhalten.

Bei Maschinen mit Fußsteuerung wird es
manchmal notwendig werden, den Fußtritt, der sonst

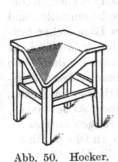

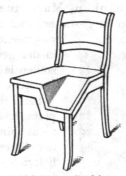

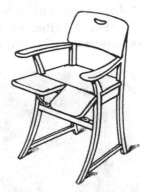

Abb. 50. Hocker.   Abb. 51. Stuhl.   Abb. 52. Stuhl.

von dem jetzt verlorenen Bein betätigt wurde, so zu verlegen, daß das unbeschädigte Bein ihn leicht bedienen kann.

Das Auf- und Absteigen ist bei Zweirad-Fahrrädern den Beinbeschädigten natürlich erschwert. Um diesem Übelstand abzuhelfen, bringt,
wie erwähnt, Josef Weiß, Fahrradfabrikant in
Freiburg i. B. neben dem Hinterrad ein kleines
Laufrädchen an, das als Stütze dient und während
des Fahrens durch einen Hebel hochgestellt wird.

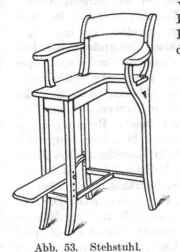

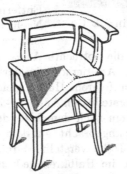

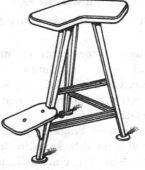

Abb. 53. Stehstuhl.   Abb. 54. Sessel.   Abb. 55. Schemel.
Abb. 50 bis 55. Albisstühle von P. Joh. Müller.

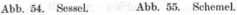

Weiß hat auch einen Dreirad-Hintersatz angegeben, der in das gewöhnliche Zweirad eingebaut wird, um es für Beinbeschädigte, die sich einem
Zweirad nicht anvertrauen können, brauchbar zu machen.

Bei Fahrrädern ist es ferner zweckmäßig, ein Rad mit nicht zu hohem Rahmen zu wählen, um das Auf- und Absteigen gut durchzuführen. Bei schwerbeschädigtem Bein wird ein Rad mit offenem Rahmen (Damenrad) zu benutzen sein.

Damit beim Sitzen am Werktisch oder an der Maschine das beschädigte Bein eine bequeme Lagerung und auch das unbeschädigte eine sichere Auflage erhält, wird dem Stuhl, Schemel oder Hocker eine besondere Form, dem Stehstuhl auch ein in der Höhe verstellbares Fußbrett gegeben. Abb. 50 bis 55 veranschaulichen verschiedene Formen der sogenannten Albisstühle, die von P. Johannes Müller in Charlottenburg, Spandauerstraße 10a, geliefert werden.

Für Arbeiten an Werkbänken, Maschinen, Setzkästen usw. wird es notwendig sein, den Sitz so zu gestalten, daß er sich leicht drehen, ferner wagerecht und lotrecht einstellen und in der gewünschten Lage sicher feststellen läßt, auch daß er in eine Lage gebracht werden kann, bei der er ein näheres Herankommen an den Arbeitsplatz, z. B. beim Arbeiten im Stehen, nicht hindert. Einen Arbeitssitz, der diesen Anforderungen entspricht, liefern Prinz & Co. in Ohligs, Rheinland, in der durch die Abb. 56 und 57 veranschaulichten Bauart. Am Arbeitsplatz wird eine Platte mit starken Schrauben befestigt, die einen um eine lotrechte Achse drehbaren Fußrastenhalter trägt, an dem der Tragarm für den Sitz lotrecht verstellbar ist. Der Sitz kann auf dem Arm verschoben und etwas von ihm abgehoben werden. Federnde Nocken halten ihn dann in der gewünschten Entfernung vom Arbeitsplatz fest. Nach dem Abheben läßt sich der Sitz seitlich umklappen. Mit dem Fußrastenhalter kann er um die lotrechte Achse nach beiden Richtungen geschwenkt und durch einen Arretierstift in der gewünschten Lage festgestellt werden. Die Fußraste ist auf ihrem Halter gleichfalls verstellbar. Die Firma verfertigt außerdem einen verstellbaren Arbeits-Steh-Sitz. An der am Arbeitsplatz befestigten Platte ist ein nach dem besonderen Gebrauch verschieden gekrümmter Tragarm drehbar angebracht, auf dem ein Sitz federnd ruht. Der Arm mit dem Sitz kann in der Höhe verstellt, durch einen Stift an einer Rastenscheibe fest eingestellt und im Halbkreis gedreht werden, so daß er sich auch an den Arbeitstisch zurücklegen läßt, in welcher Lage er beim Nichtgebrauch nicht hinderlich ist. Der Sitz nimmt auch beim Stehen die Körperlast zum großen Teil auf, so daß sie nicht mehr voll auf den Beinen ruht. Abb. 58 veranschaulicht eine der Bauarten, an der ein lotrechter Stab drehbar ist, der je nach der Art der Arbeitsstelle abgebogen ist und einen federnden Sitz trägt. Der Stab kann durch einen Nocken an einer Raste verstellt werden. Die

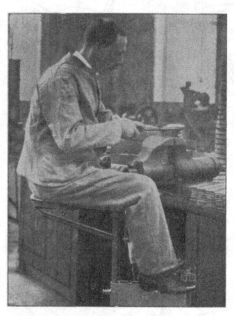

Abb. 56. Arbeitssitz von Prinz & Co.

ganze Vorkehrung kann unter den Tisch gedreht werden, so daß sie eine am Arbeitstisch stehend tätige Person nicht behindert.

Bei Maschinen, die im Fahren arbeiten und dabei bedient werden müssen, kann Beinbeschädigten, die nicht oder nur mit Schwierigkeit neben der Steue-

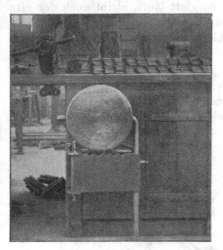 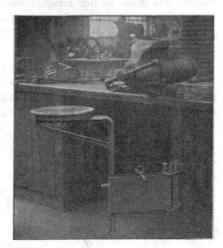

Abb. 57. Arbeitssitz von Prinz & Co.

rung hergehen können, die Handhabung dadurch ermöglicht werden, daß auf der Maschine ein Sitz angebracht wird. Diese Anordnung wird namentlich bei landwirtschaftlichen Maschinen ausgeführt. Es wird dabei manchmal eine Verlegung und sichere Ausgestaltung der Fußtritte notwendig werden, um das Auf- und Absteigen zu erleichtern.

Gebrüder Eberhardt, Pflugfabrik Ulm a. Donau, Rud. Sack in Leipzig-Plagwitz u. a. bauen Ein- und Zweischar-, Sitz- und Fahrpflüge, die zur Bedienung durch Fußbeschädigte mit einem Führersitz versehen sind, von dem aus das Steuern, Ausheben und Einrücken des Pflugs durch zwei leicht erreichbare und an den Rasten von Stellbogen ein- und feststellbare Hebel erfolgt. Abb. 59 veranschaulicht die Bauart von Gebr. Eberhardt.

Auch die oberbayerische Pflugfabrik Joh. Gg. Dobler in Landsberg a. Lech baut Pflüge, die sich von einem Führersitz aus steuern lassen. Der Sitz ist als Sattel gestaltet und kann lotrecht und wagrecht nach der Größe des Arbeiters eingestellt werden. Zur Stütze des künstlichen Beines wird eine Hülse angeschraubt.

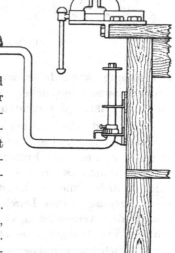

Abb. 58. Arbeits-Stehsitz von Prinz & Co.

Gebrüder Lesser, Maschinenfabrik in Posen, bringt an den von ihr gebauten Kartoffelerntemaschinen eine Sitzvorrichtung an, die sich für

Beinbeschädigte besonders gut eignet, weil sie nicht den Stößen des Kartoffel-
ausgrabers ausgesetzt ist. Hierzu ist der Sitz nicht mit der Maschine starr verbunden, sondern auf einem Rahmen angebracht, der um die beiden Laufrad-
achsenenden pendelnd schwingen kann und unter dem Sitz sich auf eine Rolle
stützt. Da diese in der ausgehobenen Furche glatt läuft, bleibt auch der Sitz
ruhig und der darauf befindliche Beinbeschädigte läuft weniger Gefahr abzu-
stürzen. Eine Handhabe und ein Schutzblech unten am Sitz bieten weitere
Sicherung.

　　　W. Siedersleben & Cie., Fabrik landwirtschaftlicher Maschinen in
Bernburg (Anhalt), baut Drillmaschinen, die vor dem Säkasten mit einem
über die ganze Breite der Maschine laufenden Sitzbrett versehen sind. Entsprechend ist ein langes Fußbrett und an beiden Seiten ein Auftritt angebracht.

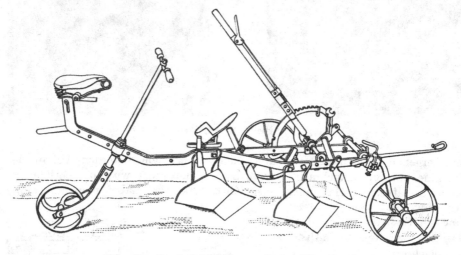

Abb. 59.　Zweischarpflug von Gebr. Eberhardt.

Der Arbeiter kann daher sowohl auf der einen wie auf der anderen Seite den
umklappbaren Steuerhebel bedienen, je nachdem er die vorhergehende Radspur
mit dem linken oder rechten Rade zu verfolgen hat.

　　　Gegen die Anbringung von Sitzen auf dem Pflug oder der Egge wird von
sachverständiger Seite allerdings eingewendet, daß das häufige Auf- und Absteigen, wie es zum Entfernen des zusammengeschobenen Düngers, zu Verrichtungen am Geschirr usw. notwendig wird, für den Einbeinigen sehr umständlich und nicht ohne Gefahr ist. Eine weitere Unfallgefahr besteht dadurch, daß
beim Anspringen und Durchgehen der Zugtiere der Pflüger vom Sitz herab-
geschleudert werden kann, vielleicht mit dem Kunstbein hängen bleibt und dann
schwere Verletzungen erleidet.

　　　Es wird sich daher manchmal durchführen lassen, daß der Einbeinige
nicht im Gehen, sondern reitend die Gespannführung, z. B. beim Eggen,
ausübt.

　　　Wie schon betont worden ist, muß die Arbeiterschutzfürsorge bei der
Beschäftigung von Kriegsbeschädigten im weitesten Maße durchgeführt werden,

dazu sind nicht nur die Betriebseinrichtungen den in den Unfallverhütungsvorschriften der Berufsgenossenschaften sowie in den nach der Reichsgewerbeordnung und nach den landesgesetzlichen Bestimmungen erlassenen Verordnungen und Anweisungen festgesetzten Anforderungen entsprechend zu gestalten und zu benutzen, sondern es müssen unter Umständen auch darüber hinaus noch weitere Schutzmaßnahmen getroffen werden.

So ist dafür zu sorgen, daß die etwa nach den vorstehenden Darlegungen umgestalteten Betriebsmittel durch die Änderung keine größere Unfallgefahr bieten als in der normalen Ausführung. Nebenbei sei bemerkt, daß auch die von den Kriegsbeschädigten benutzten Ersatzglieder und Gliedstützen sowie Arbeitsansatzstücke möglichst unfallsicher sein müssen. Diese Forderung ist für die Formgebung und Umwandlungsweise dieser Hilfsmittel maßgebend; an anderen Stellen des Handbuchs ist hierüber das Nötige gesagt.

Die staatliche Gewerbeaufsicht und die berufsgenossenschaftliche Überwachung der Betriebe werden aber nicht nur die etwa in diesen im Interesse der Beschäftigung von Kriegsbeschädigten vorgenommenen Änderungen in den Betriebseinrichtungen auf ihre Unfallgefährlichkeit prüfen und nötigenfalls Abhilfe veranlassen müssen, sondern auch die sonst bei den normalen Betriebsmitteln angebrachten Sicherheitsvorkehrungen werden einer scharfen Überwachung zu unterziehen sein, damit die Kriegsbeschädigten in Hinsicht auf ihren Körperzustand nicht einer größeren Unfallgefahr als die unverletzten Arbeiter ausgesetzt werden. Dabei ist besonders zu beachten, daß die Kriegsbeschädigten in den Ersatzgliedern, Gliedstützen, Arbeitsansatzstücken und Arbeitshilfen kein Gefühl haben, und daher nicht so schnell merken, wenn diese von der Maschine erfaßt werden.

Die in den letzten Jahren mit wachsendem Nachdruck erhobene, von einsichtigen Maschinenfabrikanten auch immer mehr erfüllte Forderung, die Maschinen und andere Betriebseinrichtungen schon gleich bei ihrer Herstellung mit Schutzvorkehrungen zu versehen und diese organisch mit dem ganzen Aufbau der Maschine usw. zu vereinigen, muß künftig noch mehr, als es bisher geschah, durchgeführt werden. Ebenso ist darauf hinzuwirken, daß die Schutzvorrichtungen möglichst selbsttätig, unabhängig vom Verhalten der Arbeiter, wirksam sind. Die automatische Bedienung der Maschinen, die dem Arbeiter ermöglicht, von den gefährlichen Teilen entfernt zu bleiben, ist mehr als bisher einzuführen, wobei gleichzeitig nicht selten eine Erhöhung der Arbeitsleistung erzielt werden kann. Ein- und Ausrückvorrichtungen an den Maschinen sind so zu gestalten daß auch der Gliedbeschädigte sie unter Zuhilfenahme unbeschädigter Körperteile schnell und von jedem Standort aus zur Wirkung bringen kann.

Die Arbeiterschutztechnik hat in den letzten Jahren große Fortschritte gemacht und gezeigt, daß sie durchaus befähigt ist, die Unfallsicherheit der Betriebe in weitestgehendem Maße zu erzeugen. Wenn daher die berufenen Stellen das gleiche große Interesse, das sonst der Kriegsbeschädigtenfürsorge entgegengebracht wird, der Aufgabe der Unfallverhütungsfürsorge für die Kriegsbeschädigten widmen, so wird die Technik dabei nicht versagen, sondern mit Erfolg mitwirken, um die Kriegsbeschädigten wieder der Arbeit zuzuführen, ohne daß sie dabei einer erhöhten Gefahr ausgesetzt werden.

Literatur.

Mitteilungen des K. K. Vereins „Die Technik für die Kriegsinvaliden". 1916. Heft 5. 1917. Heft 6 u. 7. K. K. Universitäts-Verlagsbuchhandlung Wilhelm Braumüller, Wien und Leipzig.

Wie Kriegsbeschädigte und Unfallverletzte auch bei Verstümmelung ihr Los verbessern können. Von Bergrat E. Flemming. 2. Aufl. Verlag der Sektion I der Knappschafts-Berufsgenossenschaft. Saarbrücken 1916.

Der Kriegsbeschädigte in der Landwirtschaft. Landwirtschaftliche Sonderausgabe der Zeitschrift für die Kriegsbeschädigten-Fürsorge in Ostpreußen. Königsberg i. Pr., Juli 1916.

Einarm-Fibel. Von Professor Dr. Eberhard Freiherr von Künssberg-Ettlingen. 3. Aufl. G. Badische Hofbuchdruckerei und Verlag. Karlsruhe 1917.

Unsere Kriegsinvaliden. Einrichtungen zur Heilung und Fürsorge. Von Professor Dr. Hans Spitzy. Verlag von L. W. Seidel & Sohn. Wien 1915.

Die Verwendungsmöglichkeiten der Kriegsbeschädigten in der Industrie, in Gewerbe, Handel, Handwerk, Landwirtschaft und Staatsbetrieben. Von Felix Krais. Kommerzienrat Felix Krais-Verlag. Stuttgart 1916.

Zeitschrift für Krüppelfürsorge. Bd. 10. Heft 8: Bd. 11. Heft 5. Verlag von Leopold Voß, Leipzig.

VII.

Amputierte und Schwerverletzte in der Industrie.

Von

Oberingenieur Dr. Beckmann, Oberschöneweide und Zehlendorf.

Mit 12 Abbildungen.

Nach Heilung des Schwerverletzten und nach seiner Ausrüstung mit einem Kunstgliede ist die Verpflichtung noch nicht erfüllt, die der Heeresverwaltung und der bürgerlichen Fürsorge, dem Volk und dem Einzelnen obliegt unseren schwerverletzten Kriegern gegenüber.

Fast wichtiger noch und schwieriger sogar als bloße Ausrüstung mit bestem Kunstglied ist die Forderung, die weiter ersteht, den schwerverletzten Mann wieder fürs Leben zu ertüchtigen, ihn zu ernster Berufsarbeit zu ermuntern, ihn wieder zu befähigen, ein freudig schaffendes Glied unseres Volkes zu werden und wieder von seiner Hände Arbeit sich zu nähren.

Der Krieg hat Volkswerte mit einer Gründlichkeit zertreten, deren Furchtbarkeit wir noch nicht annähernd zu übersehen vermögen. Was aus dieser tiefgehenden Zerstörung von Persönlichkeitswerten sich noch erhalten läßt, das muß mit allen Mitteln als edles Gut herausgerettet werden.

Kostbar ist die Gesamtsumme volkswirtschaftlicher Arbeitskraft, die es zu erhalten gilt, unermeßlich kostbar ist aber auch der Einzelwert jeder Arbeitshand, die stark wird, am schweren Werk der Rüstungen wieder mitzuschaffen.

Unsere Kriegsverletzten und Verstümmelten sollen nicht nur mit Aufbietung aller ärztlichen Kunst lebend und durch Zahlung einer mageren Rente noch dürftig wirtschaftlich über Wasser gehalten werden; sie sollen auch nicht als ein Heer von Bettlern, Drehorgelspielern und Hausierern herumwandern, verbittert über ihr hoffnungsloses Geschick, als Männer, denen das Vaterland zwar Großes verdankt und die doch von Tür zu Tür mißachtet irren, als Männer ohne ernstes Streben und ohne höhere Ziele.

Es koste an Mühen und Opfern für unser Volk was es wolle, ein solcher Ausgang mit unausdenkbarem Elend muß verhütet bleiben; dazu sind die Opfer zu blutig, die Kämpfe zu bitter gewesen, die alle diese Männer für uns gelitten haben.

Wer nun mit daransteht, diese Arbeit durchzuführen, der ist sich darüber indessen keinen Augenblick unklar, daß sich einer solchen Aufgabe

der Rückführung Schwerverletzter, so wichtig und edel diese Arbeit an sich
auch ist, doch gewaltige Schwierigkeiten entgegentürmen.

Die ersten Hemmungen, die zu überwinden sind, liegen natürlich in den
tiefen körperlichen Störungen selbst, die ein Schwerverletzter erlitten hat,
und die ihn zunächst für viele seiner früheren Berufsaufgaben als ungeeignet
erscheinen lassen. Indeessn gilt es, ehe ersprießliches Schaffen beginnen kann,
nicht allein diese äußeren Hinderungen zu überwinden; innere Widerstände
in unerwartetem Maße kommen hinzu und wirken lähmend, ja lassen nicht selten, stärker als die vorhandenen äußeren Schäden, auch leidlich gute Arbeitsmöglichkeiten völlig verkümmern. Bald hält unüberwindliche Mutlosigkeit von straffer Arbeit zurück, bald natürliche Trägheit oder auch tiefe Verbitterung über das erlittene schwere Ungemach; dann wieder wird die Arbeitsfreudigkeit durch Rentenfurcht oder durch den Gedanken, genug für das Vaterland getan zu haben, gehemmt. Diese und manche anderen Erwägungen, Stimmungen und Gefühle wirken nicht selten so stark auf den Geist des Schwerverletzten ein, daß sie ihn, oft mehr als die Verstümmelung selbst, am Arbeiten und Vorankommen hindern. Man denke nun nicht, daß diese seelischen Widerstände leichthin durch gutes Zureden überwunden werden könnten. Wer oberflächlich sich mit Schwerverletzten beschäftigt, mag oft glauben, alles erreicht zu haben, wenn er einem Mann unter Aufbietung vernünftiger Gründe

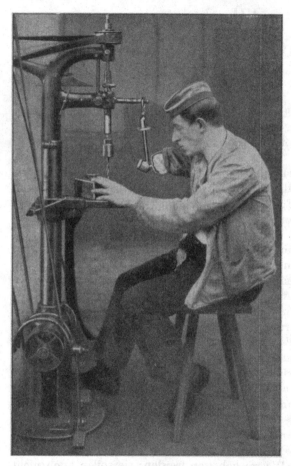

Abb. 1. Beschädigung: Rechter Arm amputiert.
Arbeitet: mit Jagenberg-Kunstarm in der Schlosserei der Accumulatoren-Fabrik A.-G.

warmen Herzens eingehend zugesprochen hat. Indessen, der dauernde Umgang
mit Schwerverletzten zeigt nur zu bald, daß diese inneren Wunden oft zu tief
sitzen, als daß sie sich durch wohlmeinenden Zuspruch heilen ließen. Schweigen
oder scheinbares Eingehen auf gute Lehren und Ratschläge ist für manchen
Schwerverletzten oft nur ein letztes Mittel, um endlich unbequemem Zureden
sich zu entziehen.

Soll das Ziel erreicht werden, soll wieder ein arbeitsfreudiger Mann an der Werkbank stehen, der mit fester Hand wieder seine Arbeit meistert, so muß gleichermaßen eine äußerliche und eine innerliche Ertüchtigung zielbewußt einsetzen, um den, der sich führen lassen will, zu führen und zu erziehen, soweit überhaupt durch Üben und festes Wollen sich die erlittenen schweren Schäden einebnen lassen.

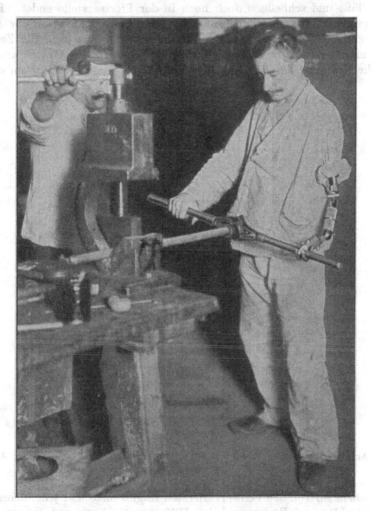

Abb. 2. Beschädigung: Linker Oberarm amputiert. Arbeitet: mit Rota-Kunstarm als Rohrleger in der Rohrlegerei der Accumulatoren-Fabrik A.-G.

Natürlich aber gibt es auch bei besten Mitteln und Methoden unübersteigliche Grenzen, die einmal durch die Größe des Schadens selbst gegeben sind, dann aber auch in dem Willen des Mannes ihre Schranken finden. Wie hoffnungslos eng ist zum Beispiel das Arbeits- und Verwendungsgebiet für jenen bedauernswerten, jungen, kräftigen Metallarbeiter, der beide Augen verlor, dessen Gehör schwer beschädigt ist und der dazu noch einer Hand beraubt wurde. Oder andererseits, was für Erwartungen kann man weiter für jenen gescheiten,

kräftigen Arbeiter hegen, der zwar nach Armverlust seinen vorzüglichen Kunstarm erhielt und in mühsamer Anleitung ein halbes Jahr lang gründlichst in der
Werkstatt zu arbeiten und zu verdienen lernte, dazu noch eine gute Arbeitsstelle, wie er sie sich wünschte, erhielt, der dann aber doch nach seiner Entlassung
sich plötzlich zu schade für Handarbeit dünkt, einen Platz nach dem anderen
im Stich läßt und schließlich doch noch in der Pförtnerstelle endet. Es gibt
eben Hemmungen, die imstande sind, auch die besten Absichten der Kriegs-
fürsorge gänzlich zu durchkreuzen. Bei manchen bringt wohl die Zeit eine
ruhige Umkehr zur Vernunft und zum eigenen Bessern; bei einigen aber muß
vorerst die Hoffnung, sie zu ernster Berufsarbeit zu erziehen, aufgegeben werden.

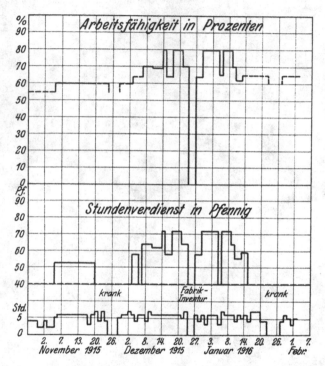

Abb. 3.   Arbeitskurve eines Mannes mit Schultergelenkversteifung   Tätigkeit: Arbeit in
der Schlosserei.

So entfallen von den Schwerverletzten fraglos diese und jene, denen auch
bester Ratschlag und Erziehung keine Hilfe bringen kann und die zur Arbeit
und zum Schaffen, zunächst wenigstens, ungeeignet sind. Das muß von vornherein offen in Rücksicht gezogen werden. Indessen ist glücklicherweise die Zahl
dieser, sozusagen hoffnungslosen Fälle nicht so groß, und die Enttäuschungen,
die bei ihnen zu tragen sind, werden weit ausgeglichen durch die erfreuliche
Zahl derer, die froh, und einige sogar dankbar, die helfende Hand ergreifen,
um sich wieder zu brauchbaren, nützlichen Arbeitern erziehen zu lassen.
     Die erste Aufgabe in der Wiederertüchtigung eines Mannes, der ein Kunst-
glied erhalten hat, besteht naturgemäß darin, daß er dieses neue, dem Körper
noch gänzlich fremde Glied erst einmal recht kennen und gebrauchen lernt.

So selbstverständlich diese Aufgabe auch erscheint, wird doch ihre Wichtigkeit leider zum großen Schaden unserer Amputierten oft gänzlich außer acht gelassen. Es genügt eben nicht, daß dem Manne kurz bevor er entlassen werden soll, ein Kunstglied umgehängt wird. So mancher einfache Arbeiter weiß dann oft nicht das Geringste mit dem Kunstarm anzufangen; das schwere, plumpe Eisengerät, das ihm an der Seite hängt, an das er sich nicht durch längeren Gebrauch gewöhnt hat, ist ihm nur lästig und wird bald beiseite gelegt. Gewiß gibt es Arbeiten, die ein Amputierter, besonders einer mit langem Unterarmstumpf, ohne Kunstglied ausführen kann; aber andererseits gibt es auch sehr viele Tätigkeiten, zu denen der Amputierte einen Kunstarm haben muß und die ihm verschlossen bleiben, wenn er den künstlichen Arm nicht zu benutzen versteht oder sich nicht an seinen Gebrauch gewöhnt hat.

Indessen reicht es aber noch nicht aus, daß der Mann nur gelernt hat, im Lazarett sein Kunstglied leidlich für die Anforderungen des täglichen Lebens zu gebrauchen. Er muß darüber hinaus auch noch verstehen, es für seine besondere Berufsarbeit flott und sicher zu verwenden. Dazu gehört dann gleichzeitig auch, daß er herausfindet, welche Ansatzwerkzeuge sich für seine Berufsarbeiten am besten eignen. Manches Kunstglied oder Ansatzstück ist zwar für das tägliche Leben brauchbar, zeigt aber bei den viel stärkeren Beanspruchungen der Berufsarbeit, besonders im Fabrikbetriebe grundlegende Mängel, so daß es dafür vielleicht als ganz unbrauchbar erscheint. Zunächst steht der schwerverletzte Handwerker oder Fabrikarbeiter, auch wenn er ein gutes Kunstglied besitzt, seinen alten Berufsaufgaben doch unter völlig geänderten Vorbedingungen gegenüber. Zwar weiß er genau, wie gute Werkstättenarbeit aussehen muß, weiß natürlich auch wohl, wie die Arbeit anzugreifen ist; aber es fehlt ihm, je nach dem Grade seines körperlichen Verlustes, doch das Wichtigste, nämlich das Organ, um das Werkzeug ordnungsgemäß anzugreifen und zu führen. Statt des natürlichen Armes und der Hand, die in unbeschreiblicher Weichheit und Feinheit sich völlig dem Werkzeug anpaßt, steuert er jetzt mit schwachem Stumpf ein schweres Eisengerät, das nur langsam, grob und von ungefähr sich für die Arbeit einstellen läßt, das kaum wirklich zugreifen, meist nur plump gegenhalten kann, dem aber die Feinheit des Gefühles und der Führung gänzlich mangelt. Darum müssen erst starke Umstellungen der Handgriffe und Verrichtungen vorgenommen werden, ehe brauchbare Arbeitsergebnisse sich erreichen lassen. Der Mann muß sein altbekanntes Arbeitsgebiet sich erst Schritt für Schritt in mühseliger Arbeit, mit Versuchen und unter manchen Fehlschlägen wiedergewinnen.

Wenn es also erste Aufgabe dieser Arbeitsbehandlung ist, dem Amputierten unbedingte Sicherheit und Geschicklichkeit im Gebrauch seines Kunstgliedes zu geben, so ist es weiter ebenso notwendig, daß er gleichzeitig auch einen gewissen Ausgleich seines Schadens dadurch erreicht, daß er die Geschicklichkeit seiner gesund verbliebenen Glieder möglichst weitgehend steigert. Ist etwa die rechte Hand verloren, so muß unbedingt die linke jetzt die gleiche oder höhere Geschicklichkeit wie früher die rechte erwerben; ebenso muß die fehlende Hand hin und wieder durch geschickte Hilfe vom Knie ersetzt werden, kurz: eine Reihe geeigneter Hilfsgriffe oder Kniffe müssen gefunden und geübt werden, die dann wesentlich zur Erleichterung der Arbeit beitragen können.

Allerdings muß man sich doch auch darüber klar sein, daß die Geschicklich-

keit und allgemeine Arbeitsfähigkeit des verletzten Mannes sich trotz aller
Übung nicht unbegrenzt steigern läßt, auch nicht etwa soweit, daß der Mann
trotz schwerer Beschädigung imstande wäre, es in allen Stücken voll mit dem
gesunden Mann in der Arbeit aufzunehmen. Es bleiben vielmehr für den Schwerverletzten, den Amputierten, sofern er Handarbeit verrichten soll, gewisse
Unmöglichkeiten, die er nicht überwinden kann; manche Verrichtungen, und
nicht selten sind es gerade die besten und die lohnendsten Arbeiten, bleiben
ihm endgültig versagt und nicht Geschicklichkeit oder noch so große Mühe
und Fleiß können ihm diese verlorenen Gebiete wieder erschließen. Hingegen
aber, und das muß stark hervorgehoben werden, gibt es doch auch eine
ganze Reihe von lohnen-

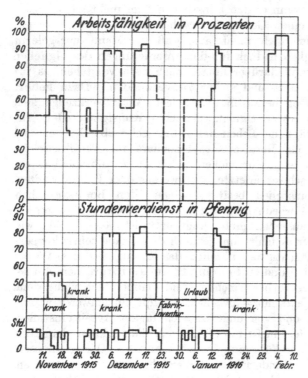

den Berufsarbeiten, die der
Schwerbeschädigte noch annähernd oder fast ebensogut
auszuführen vermag wie ein
Gesunder, und zwar sind das
ganz allgemein solche Tätigkeiten, bei denen die Art der
erforderlichen Handgriffe
begrenzt ist und bei denen
ausschließlich oder zur
Hauptsache nur solche
Handgriffe gefordert wer-
den, die ein Zugreifen mit
dem beschädigten Gliede nur
selten nötig machen und wo
dann dies Zugreifen nur in
möglichst einfachen Hilfsbe-
wegungen, etwa in einem
Drücken, Schieben, Ziehen
besteht.

Abb. 4. Arbeitskurve eines Mannes mit schwerer Hüft-
gelenksversteifung. Tätigkeit: Autogenlöten.

Hat nun die Arbeits-
fähigkeit bei einem Verletzten ihre harten und uner-
bittlichen Schranken, die
nicht niedergelegt werden
können, so lassen hin-
gegen die Arbeitsbedingungen eines Mannes durch Entgegenkommen seines
Arbeitgebers sich sehr wohl schmiegen. Das Auge geschärft durch Wohlwollen
und das Herz geleitet durch das Gefühl der Dankbarkeit gegenüber den Schwerverletzten vermag bald aus der Fülle von Aufgaben, die eine Industriewerkstatt
in wechselnder Mannigfaltigkeit bietet, Arbeit heranzuholen, die lockt und lohnt
auch für die Schwerverletzten, Arbeit, die kein Almosen, sondern eine würdige
Aufgabe, keine Qual, sondern frisches Spiel der Kräfte und Anreiz des Geistes ist.

Mit dem Auswählen von Arbeit im allgemeinen ist die Industrie seit Jahren
wohl vertraut, angeregt durch das bekannte Taylorsystem, nach welchem es
darauf ankommt, die besonderen Fähigkeiten oder die Mängel jedes Arbeiters
klar festzustellen und sodann zu bestimmen, für welche Art von Arbeit er auf

Grund dieser seiner besonderen Veranlagung sich verhältnismäßig am besten eignet. Eigentlich ist es ja selbstverständlich, daß eine wohlwollende, gute Arbeitsauswahl auch bei den Schwerverletzten sehr wohl möglich ist und daß sie ferner eine starke Steigerung der Arbeitsfähigkeit im Gefolge haben muß. Es ist aber nicht immer so selbstverständlich, diese Auswahl wirklich gut zu treffen und eine gerade für Schwerverletzte wirklich geeignete Tätigkeit festzustellen. Es läßt sich auch nicht eine allgemeine Vorschrift oder eine Art Schema geben, wonach gewisse Arbeitsverrichtungen sich allgemein ohne weiteres durch Amputierte gut ausführen lassen; dazu sind meistens die Arbeitsaufgaben von einem Betriebe zum anderen zu verschiedenartig. Persönliche Erfahrung und Interesse und nur das unmittelbare Eingehen auf den Einzelfall kann

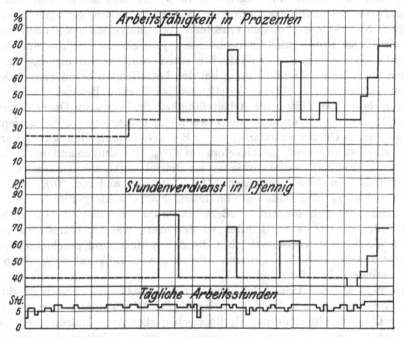

Abb. 5. Arbeitskurve eines Mannes mit Verlust des rechten Armes im Oberarm. Tätigkeit: Arbeiten in der mechanischen Werkstatt.

zum guten Ergebnis führen. Denn immer, das sei offen nochmals betont, verlangt die befriedigende Einstellung und dauernde Beschäftigung eines Schwerverletzten ein großes Maß Rücksichtnahme, der Nachsicht mancherlei Art und des besonderen Wohlwollens von seiten seines Arbeitgebers.

Um augenfällig zu zeigen, welchen Unterschied es macht, ob ein Schwerbeschädigter beliebig an die Arbeit gestellt oder ob ihm besonders geeignete Tätigkeit ausgewählt wird, seien einige Kurven gegeben, auf denen die Arbeitsfähigkeit schwerverletzter Soldaten, die während der Lazarettzeit wieder zu arbeiten lernten, eingetragen ist, ausgedrückt in Prozenten derjenigen eines gesunden Durchschnittsarbeiters. Dabei ist dann die Lohnarbeit gestrichelt eingetragen, Akkordarbeit ausgezogen. Das Verhältnis der Arbeitsfähigkeit zwischen Gesunden und Schwerbeschädigten wurde bei der Lohnarbeit

von der Betriebsleitung geschätzt, bei der Akkordarbeit aber nach den
bezüglichen Einnahmen, die bei Verrichtung der Arbeit erzielt wurden, berechnet. Es ist sofort aus den verschiedenen Kurven gleichmäßig zu ersehen,
daß die Arbeitsleistung eines Amputierten besonders im Anfang nur mit etwa
30 % derjenigen eines Gesunden bewertet werden kann. Das ist die Zeit, wo
er sich einarbeiten muß und wo er zunächst erst mit allgemeinen Werkstatts-
arbeiten beschäftigt wird, Arbeiten, bei denen dann wahllos beliebige Handgriffe
von dem Manne verlangt werden. Die Leistungsfähigkeit hebt sich aber sofort
auf 50 oder 75% oder noch weiter, sobald der Verletzte nach einiger Zeit auch
an Akkordarbeiten gestellt wird, die ihm liegen. Jedesmal bei geeignet aus-
gewählter Akkordarbeit geht die Leistung des Mannes sprungweise in die Höhe.
Ist der Akkord beendet und beginnt etwa wieder allgemeine Lohnarbeit, so
schrumpft die Arbeitsfähigkeit sofort wieder zu dem alten, geringen Wert zusammen. Natürlich ist bei den einzelnen Akkordarbeiten auch noch wieder
ein gradmäßiger Unterschied zu beobachten, je nachdem wie die eine Arbeit
sich mehr oder weniger vorteilhaft für einen Amputierten eignet. Ebenso
läßt sich auch die wachsende Übung bei den betreffenden besonderen Akkordarbeiten klar erkennen. Diese Verhältnisse sind zum Beispiel aus Abb. 5
gut zu ersehen. Die allgemeine Arbeitsfähigkeit des rechts im Oberarm amputierten Mannes betrug anfangs nur etwa 25%, später etwa 35% derjenigen
eines gesunden Durchschnittsarbeiters. Bei geeignetem, ihm gut liegenden
Akkord verbesserte sie sich jedoch sofort auf 87%. Bei einigen anderen Akkordarbeiten, die er später bekam, sowie sie der Betrieb ergab, die ihm aber weniger
lagen, betrug sein Arbeitsvermögen 77%, bei einer anderen 70%, bei einer
weiteren nur 45%. Am Ende des von diesem Manne wiedergegebenen Kurven-
zuges handelt es sich um eine größere Akkordarbeit, die sich über mehrere
Wochen hinzog, und es ist deutlich zu erkennen, wie der betreffende Mann
sich von Woche zu Woche allmählich in die Arbeit hineinfand, geschickter wurde
und höhere Arbeitsfähigkeit gewann. Er stieg von 49% auf 60%, dann auf
69% in seiner Arbeitsfähigkeit.

Es liegt auf der Hand, daß eine Arbeitsauswahl am ehesten da durchführbar ist, wo in einem Betriebe weitgehende Arbeitsteilung vorhanden ist,
in erster Linie also in modernen Großbetrieben aller Art. Indessen soll damit
nicht gesagt sein, daß nicht auch manche kleinere Fabriken durchaus gute
Möglichkeiten besitzen, Schwerverletzte in besonders geeigneter Weise wohl
zu beschäftigen, ohne sie gleich auf den Portierposten stellen zu müssen, der
für einen an sich gesunden, jungen und strebsamen Arbeiter, besonders für einen
gelernten Mann, eigentlich immer unbefriedigend ist.

Bei Beurteilung der Leistungen Verwundeter wird nun vielfach von seiten
der Lazarette der Fehler gemacht, daß man ganz zufrieden ist, wenn ein Mann
nur wieder gelernt hat, einen Gegenstand, der in sein Arbeitsgebiet hineinfällt,
mit Mühe und Not herzustellen, daß man aber dabei nicht berücksichtigt, wie
lange Zeit er zur Herstellung brauchte, oder welche besonderen Vorkehrungen
oder Nachhilfen ihm diese Arbeit überhaupt nur möglich machten. Der Mann ist
aber nur dann erst richtig und zureichend arbeitsfähig, wenn er sein Stück
innerhalb einer zulässigen Zeit und unter den gewöhnlichen technisch und
wirtschaftlichen Bedingungen herzustellen vermag. Arbeitet er zu langsam,
oder ist er beim Arbeiten stark auf fremde Hilfe angewiesen, so nützt ihm die

schönste Lazarettarbeit nichts, um ihn später im Leben wirklich dauernd weiter zu bringen. Der schwerverletzte, erfahrene Arbeiter selbst aber kennt nur zu gut die hohen Anforderungen des praktischen Betriebes und wird sich über seine Unfähigkeit so leicht nicht, weder durch Zureden, noch auch dadurch, daß er eine Arbeit unter praktisch unbrauchbaren Bedingungen leistet, hinwegtäuschen lassen. Im Gegenteil neigt er meistens dazu, seiner eigenen Leistungsfähigkeit mit verhältnismäßig starkem Mißtrauen zu begegnen, da er selbst nur zu genau weiß, wie eine brauchbare Arbeit aussehen muß und wie sehr er sich dabei schon in früheren Zeiten als Gesunder heranhalten mußte, um mit Geschick und Fleiß Brauchbares zu erzielen und sich durchzuschlagen.

Dieses Mißtrauen gegenüber der eigenen Leistungsfähigkeit oder mangelndes Selbstvertrauen, wie man es nennen mag, läßt sich nur dadurch beheben, daß der Mann Gelegenheit bekommt, sich selbst davon zu überzeugen, wie weit er wirklich noch imstande ist, praktisch brauchbare Arbeit zu liefern. Arbeit, deren Bewertung er letzten Endes an der Höhe der Zahlung abschätzt, die er unter den gewohnten Verhältnissen dafür bekommt; dabei vergleicht er unwillkürlich seine Einnahme, und damit seine Arbeitsleistung, mit derjenigen seiner gesunden Kollegen. Soll er von dem Endergebnis befriedigt sein, und dies zu erreichen, darauf kommt es der Kriegsbeschädigtenfürsorge letzten Endes doch an, so muß der

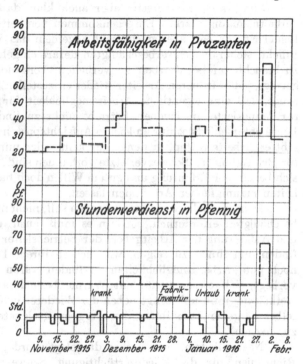

Abb. 6. Arbeitskurve eines Mannes mit Verlust des rechten Armes im Oberarm. Tätigkeit: Arbeiten in der mechanischen Werkstatt.

Mann selbst die Überzeugung haben, daß er imstande ist, angemessen, verglichen mit seinen gesunden Kollegen, zu verdienen. Bleibt ihm die Möglichkeit dazu versagt, dann wird er verbittert und verliert schließlich die Lust am Arbeiten ganz. Aus diesen Erwägungen und Erfahrungen heraus halte ich es auch nicht für richtig, die Schwerkriegsbeschädigten durchgehends mit Arbeiten zu beschäftigen, die in der allgemeinen Massenfabrikation ausschließlich von Frauen ausgeführt werden. Tagelohn und Akkordsätze, die für die Frauenarbeit festgesetzt sind, liegen in der Regel nennenswert tiefer als die Sätze für männliche Arbeiter; ein Schwerbeschädigter, der ein für allemal mit seiner Leistung und Zahlung in die Reihen der weiblichen Arbeiter eingeordnet wird, empfindet das als eine unbillige Zurücksetzung.

Abgesehen aber ganz von diesen Gesichtspunkten ist es auch eine schwere Zumutung, wenn ein Arbeiter, der früher als geschickter Handwerker nur hochwertige Arbeiten leistete, bei der er mit Kopf und Hand zu arbeiten hatte, nun Tag um Tag eintönigste Massenarbeit verrichten soll. Er hat nicht ganz mit Unrecht den Eindruck, daß er Frondienste zu leisten gezwungen ist und tut dann seine Arbeit mit Widerwillen. Gewiß bleibt in sehr vielen Fällen für den Schwerbeschädigten nur die Massenarbeit als Tätigkeitsfeld übrig; das muß aber unbedingt von Fall zu Fall mit wirklich persönlichem Interesse abgewogen werden; niemals soll irgend eine Arbeit ihm wie ein Brocken kaltherzig hingeworfen werden.

Nun ist es andererseits aber auch klar, daß solche Anforderungen ein verhältnismäßig starkes Entgegenkommen von seiten der Industrie verlangen. Leider ist zur Zeit aber noch nicht allgemein das Verständnis für diese ernste Pflicht, sich mit Schwerbeschädigten derart eingehend zu befassen und ihnen zu brauchbarer Berufsarbeit zu verhelfen, vorhanden. Man ist zwar durchaus geneigt, jeden früheren Arbeiter wieder einzustellen, ist aber doch vielfach überzeugt, daß eine eigentliche Arbeitsmöglichkeit für Schwerverletzte, besonders für Amputierte, im eigenen Betriebe nicht zu finden ist, sondern stellt diese Leute unterschiedslos nur an leichte Aufsichtsposten oder Pförtnerstellen. Gewiß gibt es Arbeitsstätten, in denen gar keine oder nur sehr geringe Möglichkeiten für Betätigung für Schwerverletzte vorhanden sind; aber im allgemeinen werden sich bei einiger Erfahrung und gutem Willen doch bald geeignete Arbeitsmöglichkeiten mannigfacher Art finden lassen.

Es ist deshalb, wenn man so sagen soll, nicht nur eine Schulung des Kriegsbeschädigten erforderlich, sondern es muß auch eine gewisse Beeinflussung und Aufklärung der Arbeitgeber, der Betriebsleiter und der Werkmeister stattfinden, um ihnen zu zeigen, wo auch in ihrem Betriebe für Schwerverletzte noch gute Arbeitsmöglichkeiten zu finden wären und welche Pflicht für sie vorliegt, sich dieser Leute mit Wärme besonders anzunehmen. Eine solche Aufklärung muß unbedingt neben der Wiederertüchtigung der Schwerverletzten selbst hergehen, um ihnen den Weg zu geeigneten Arbeitsgelegenheiten frei zu machen.

Nach alledem, was vorher dargelegt wurde, lassen sich die wichtigsten Richtlinien für die Wiederertüchtigung Schwerverletzter wie folgt geben:

1. Erziehung zu möglichster Geschicklichkeit im Gebrauch des Kunstgliedes, Steigerung von Geschicklichkeit und Kraft der gesunden Glieder.
2. Auswahl geeigneter Werkzeuge und Ansatzstücke je nach der zu leistenden Arbeit.
3. Auswahl geeigneter Arbeitstätigkeiten.
4. Wiedergewinnung des Selbstvertrauens und des Mutes zur Arbeit.
5. Gewöhnung auch der Arbeitgeber, der Meister und der Mitarbeiter an die Einstellung Schwerbeschädigter.

Nun ist es aber leider Tatsache, daß eine Wiederertüchtigung nach diesen Gesichtspunkten von vornherein nicht immer den vollen Beifall der Schwerverletzten selbst findet, daß einer oder der andere bald aus Trägheit, bald aus Verzagtheit zunächst nicht recht an die Arbeit heran will. Bei der Einstellung zur Arbeit ist, wie bei den meisten Dingen, das Schwierigste der erste, schüchterne Anfang. Hier geht es dann und wann ohne irgend einen Zwang überhaupt nicht ab.

In manchen Fällen wird ja nun diese Schulung zur Arbeit nachher, wenn der Mann entlassen ist, von selbst einsetzen. Er muß verdienen und wird ohne viel Anleitung schon selbst nach einem Platze streben, wo sein Können möglichst lohnende Anwendung findet. Er wird selbst lernen, geeignete Ansatzstücke für sein Armgerät zu finden und sich selbst solche Arbeit suchen, bei der er möglichst viel zu leisten vermag. Dieses alles wird dann aber immer nur ein planloses Tasten bleiben und wird auch nicht immer zu voll befriedigendem Ergebnis führen können; es bringt vielmehr manchen Umweg, manche Enttäuschung, kostet den Mann vielleicht sogar unter Umständen seine Stellung. Will man all das gründlicher und besser anstellen, will man Erfahrungen sammeln und anwenden, so muß diese Einschulung unter zielbewußter Leitung vor sich gehen; sie muß möglichst früh einsetzen und muß sich unter Umständen auch in gewisser Weise mit Nachdruck durchsetzen oder erzwingen lassen. Dies alles ist aber nur denkbar, wenn die Rückführung in das Berufsleben, die Ertüchtigung zur Arbeit schon im Lazarett einsetzt, zu der Zeit also, wo ihm, wenn es sein muß, die Arbeit noch befohlen werden kann, wo der Arbeit aber auch durchaus noch der Charakter einer „Arbeitsbehandlung" gegeben werden kann, wo demnach die Arbeit dauernd auch vom Arzt mitüberwacht, beobachtet und nach dem Gesundheitszustand des Mannes abgemessen wird. Der Zwang zur Arbeit, oft allein schon die Möglichkeit für Anwendung eines solchen Zwanges genügt, um über die ersten, manchmal nicht geringen inneren Hemmungen glatt hinweg zu führen. Deswegen aber muß unbedingt die Erziehung zur Arbeit schon während der Lazarettzeit beginnen und muß dort methodisch gründlich auch mit unter ärztlicher Aufsicht unternommen werden.

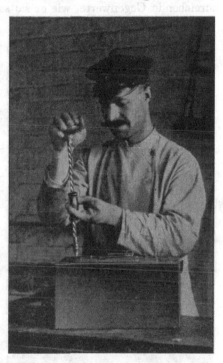

Abb. 7. Beschädigung: Verlust des 2., 3. und 4. Fingers der linken Hand. Arbeitet: in der Tischlerei der Accumulatoren-Fabrik A.-G.

Als man sich mit dieser Aufgabe ernstlich zu beschäftigen begann, als man einsah, daß nicht mit Flechten und Kleben oder auch nur mit theoretischen Kursen allein die Rückkehr ins Leben der Arbeit genügend vorbereitet werden kann, war es naheliegend, daß man zunächst daran ging, die vorhandenen Lazarettwerkstätten kleinerer oder größerer Art auszubauen oder sie vor allem für die neuerwachsenen Aufgaben heranzuziehen. Man erweiterte darum dementsprechend die Aufgaben der Lazarettwerkstatt, stellte auch wohl einen erfahrenen Meister hinein, ward aber damit doch immer noch nicht den vielseitigen Anforderungen einer wirklich gründlichen Wiederertüchtigung gerecht. Der Lazarettwerkstatt sind ihrer Natur nach Schranken gezogen, über die man nur in seltenen Fällen hinauszukommen vermag.

Es fehlt der Lazarettwerkstatt meistens die stets abwechslungsreiche, eilig drängende Betriebsarbeit; es fehlt die strenge, fachliche Beurteilung; es fehlt die reiche Auswahl tüchtiger, moderner Arbeits- und Betriebsmaschinen; es fehlt auch der anreizende Wettstreit, den die Arbeit zwischen gesunden Kameraden im Fabrikbetriebe bietet; schließlich aber fehlt auch fast stets das wichtigste Triebmittel, eine wirklich zulangende, befriedigende Lohnzahlung, die der Arbeiter in der Industrie zu finden gewohnt ist. Bekommt jedoch ein Mann nicht volle, gute Zahlung für seine Arbeit, dann fesselt sie ihn auf die Dauer auch nicht. Wie soll ein Mann, der weiß, was seine Arbeit sonst wert ist, Lust zur Sache behalten, immer weiter schaffen und liefern, wenn er nicht zureichende Gegenwerte, wie er sie sonst allerorten finden würde, dafür erhält.

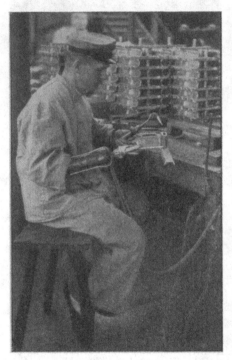

Abb. 8 Beschädigung: Rechte Hand amputiert. Arbeitet: mit Rosset-Klaue als Autogenlöter in der Klempnerei der Accumulatoren-Fabrik A.-G.

Besonders heute bei den überspannten Lebensverhältnissen, wo die gesunden Kameraden schwindelnd hohe Verdienste heimtragen, wird kein Mann, der etwas versteht und sich noch Arbeit zutraut, von Löhnen befriedigt sein, wie sie die Lazarettwerkstatt, etwa in Gestalt von kleinen Prämien, zu bieten vermag.

Es gibt nichts, was so sehr die Arbeitskraft und -lust eines Mannes herauszulocken vermag, wie eine zureichende Lohnzahlung. Man mag nun in guten Lehrwerkstätten diese oder jene Einrichtungen schaffen, um sich den Verhältnissen der Industrie mehr zu nähern, ganz läßt sich der große Abstand, der zwischen einer Fabrikwerkstätte und einer Werkstube des Lazarettes nun einmal vorhanden ist, kaum ausgleichen. Der Arbeiter nimmt sie nicht recht für voll und darum kann man auch aus ihm nicht das in der Lazarettwerkstatt heraus holen, was er eigentlich geben könnte und sollte.

Vor längerer Zeit ist darum für die Wiederertüchtigung gerade der schwerverletzten Industriearbeiter ein weiterer Schritt dadurch getan, daß man mit Erfolg versuchte, sie unmittelbar in der Fabrik noch während der Lazarettzeit mitarbeiten zu lassen. Zunächst entschloß sich seit Oktober 1915 die Accumulatorenfabrik Aktiengesellschaft, dauernd 30 Schwerverletzte noch als Lazarettinsassen in ihrem Werke in Oberschöneweide einzustellen, nachdem schon vorher die Phönix Aktiengesellschaft in Düsseldorf Leichtverletzte beschäftigt hatte.

Die Anlernung Schwerverletzter in der Accumulatorenfabrik ist ohne Unterbrechung dann weiter durchgeführt; sobald die zunächst eingestellten Schwerverletzten als hinreichend arbeitsfähig anzusehen waren, sind immer neue zur Ausbildung wieder eingestellt. Nachdem gute Erfahrungen in der genannten Fabrik dauernd vorlagen und mehrfach darüber in Veröffentlichungen berichtet war [1]), nachdem auch der Elektrotechnische Verein gute, klare Leitsätze über die Wiederertüchtigung aufgestellt, insbesondere auch die Prüfstelle unmittelbare Anregungen zur weiteren Einführung dieses Gedankens gegeben hatte [2]), entschloß sich eine Anzahl weiterer Fabriken zu ähnlichen Einstellungen, mit dem Zweck also, Schwerverletzten Gelegenheit zu geben, in Werkbetrieben, mitten zwischen gesunden Arbeitern, sich langsam an geeignetem Platze wieder einzuarbeiten. Die Schwerverletzten werden mit den laufenden Arbeiten des Betriebes wie die gesunden Kameraden neben ihnen betraut, und sie erhalten auch wie jene vollen Lohn für ihre Arbeitsleistung. Ein Unterschied wird mit ihnen nur darin gemacht, daß sie ihrer geschwächten Gesundheit wegen im Anfang nicht die volle Arbeitszeit inne zu halten brauchen und daß in der Auswahl der Arbeit Rücksicht auf Zustand und Arbeitsmöglichkeit der Schwerverletzten geübt wird, kurzum, daß ihnen so viel Wohlwollen entgegengebracht wird, wie der Betrieb das zuläßt.

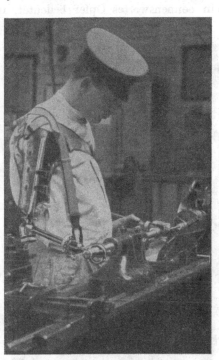

Um nun den Schwerverletzten, besonders den Amputierten, trotzdem sie anfangs erst sehr wenig mit noch ungeübten Kräften auszurichten vermögen, doch von vornherein Mut zur Arbeit zu wecken, wird in den Fabriken, jedem ein Mindestlohn in Höhe von 40 oder 50 Pfennigen für die Stunde zugebilligt und zwar auch schon für die Zeit des ersten Anlernens und Übens [3]). Sobald aber die Leute imstande sind im Akkord zu arbeiten, erhalten sie vollen Akkordlohn, wie die Gesunden; sofern sie aber im Akkord einmal wieder zurückbleiben, tritt immer doch ihr Mindestlohn mit stündlich 40 oder 50 Pfennigen in Kraft [3]). Sie verdienen also, auch wenn sie anfangs nur 6 Stunden am Tage arbeiten,

Abb. 9. Beschädigung: Rechter Oberarm amputiert. Arbeitet: mit Jagenberg-Kunstarm als Mutternschneider in der Mechanischen Werkstatt der Accumulatoren-Fabrik A.-G.

neben der Lazarettlöhnung, neben voller Verpflegung, die sie vom Lazarett aus erhalten, doch schon mindestens 2,40 ℳ täglich, immerhin ein brauch-

---

[1]) Dr. Beckmann, „Werkstätten für Kriegsbeschädigte." Zeitschrift des Vereins deutscher Ingenieure. Jahrg. 1916. S. 289. — Dr. Beckmann, „Die Wiederertüchtigung kriegsbeschädigter Industriearbeiter." Elektrotechnische Zeitschrift. Jahrg. 1916. H. 35 und 36. — Dr. Beckmann, „Die Beschäftigung Kriegsbeschädigter in der Industrie." Verhandlungen des Vereins zur Beförderung des Gewerbefleißes. Jahrg. 1916. H. 10.
[2]) „Leitsätze für die Wiederertüchtigung im Kriege schwerbeschädigter Industriearbeiter." Elektrotechnische Zeitschrift. Jahrg. 1916. H. 33.
[3]) Der Mindestlohn für Schwerbeschädigte ist inzwischen auf 85 Pfennige für ungelernte und auf 1 Mark für gelernte Arbeiter erhöht.

barer Anfang in Anbetracht ihrer schweren Verletzung [1]). Wenn aber erst der höhere Akkordlohn lockt und wenn sie sehen, daß Kameraden mit gleichen Beschädigungen doch schon weit mehr verdienen, dann lernt jeder Einzelne auch bald herauszufinden, welche Art der mancherlei Werkstattarbeiten um ihn herum auch er noch gut tun könnte, versucht, erst fast vorsichtig, eine Akkordarbeit und geht bald mit allerlei Hilfsmitteln und Erfahrungen munter an die Arbeit heran, und der Lohn steigt gleichzeitig zu erfreulicher und befriedigender Höhe.

Es soll nun aber nicht unerwähnt bleiben, daß die ganze Einstellung, Beschäftigung und Zahlung von Schwerbeschädigten für eine Fabrik, die solche Leute mit immerhin zunächst sehr stark verminderten Arbeitskräften einstellt, ein nennenswertes Opfer bedeutet, und zwar ist das Opfer tatsächlich noch größer, als es auf den ersten Blick erscheint. Es hat ausführlich Dressel [2]) darauf hingewiesen, daß bei der Lohnbemessung für solche Leute mit stark geminderter Arbeitskraft nicht nur diese unmittelbare Minderleistung störend für den Betrieb wirkt, sondern, daß weiter auch die Werkstattunkosten, berechnet auf den einzelnen Arbeitsplatz, dadurch wesentlich ungünstig beeinflußt werden. Neben unmittelbaren Kosten für Löhne, Verbrauch an Rohstoffen und Kraft, hat jede Werkstatt bekanntlich noch allgemeine Unkosten durch Miete, Verzinsung, Beleuchtung, Meistergehälter und ähnliches zu tragen. Diese Unkosten müssen neben den Löhnen für geleistete Arbeit auf jedes Stück, das zur Anfertigung kommt, entsprechend verteilt, aufgeschlagen werden, um die Gesamtunkosten zu finden, die für Anfertigung eines Werkstückes entstehen. Wird nun ein Werkplatz nicht genügend ausgenutzt, weil ihn ein Arbeiter etwa nur mit halber Arbeitsfähigkeit innehat, so belaufen sich bei dem Stück, das er anfertigt und für das er den Platz doppelt so lange als ein Gesunder in Anspruch nimmt, die allgemeinen Unkosten auf den

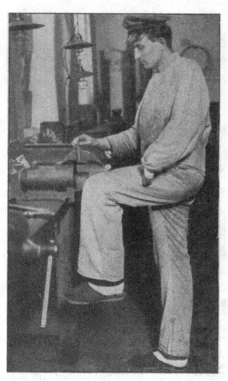

Abb. 10. Beschädigung: Fast völlige Versteifung des linken Armes und Krallenstellung der Finger. Arbeitet: als Schlosser in der Schlosserei der Accumulatoren-Fabrik A.-G.

doppelten Betrag, wie sie sonst bei dem Stück erwachsen würden. Will dann die liefernde Fabrik, um leistungsfähig zu bleiben, das angefertigte Stück für den gleichen Gesamtpreis wie sonst auch herstellen, so könnte das nur geschehen, wenn der Lohn des Mannes um den Betrag gemindert wird, der jetzt durch langsameres Arbeiten des Schwerbeschädigten an höheren allgemeinen Unkosten entstanden ist. Mit anderen Worten, der Lohn müßte also dann

---

[1]) Tagesverdienst also inzwischen bei Mindestlohn 5,10 oder 6 Mark.
[2]) Dressel, Zeitschrift für Krüppelfürsorge.

noch niedriger ausfallen, als wenn er nur einfach im Verhältnis zu der verminderten Arbeitsfähigkeit gezahlt würde; es würde also ein Mann mit der halben Arbeitsfähigkeit und Leistung eines Gesunden nicht den halben Lohn wie jener erhalten, sondern noch nennenswert weniger. Das Verhältnis könnte dann tatsächlich so ungünstig werden, daß etwa bei sehr geringer Arbeitsfähigkeit eines Amputierten der Fabrik durch seine Mitarbeit mehr Unkosten entstehen, als er selbst durch seine Arbeit an nutzbringenden Werten schafft, auch wenn er Lohn überhaupt nicht erhalten würde, daß er also eigentlich noch zuzahlen müßte, nur für die Inanspruchnahme des Werkplatzes.

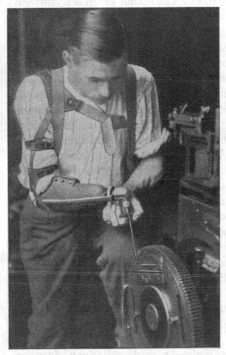

Abb. 11. Beschädigung: Verlust des rechten Unterarmes, Verlust der Sehkraft des linken Auges, Versteifung von mehreren Fingern der linken Hand. Arbeitet: als Maschinensetzer in der Druckerei von Otto Elsner. (Formatwechsel.)

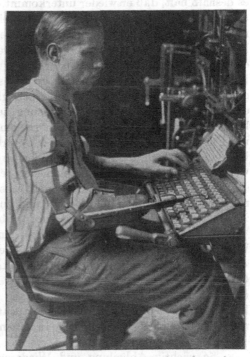

Abb. 12. Beschädigung: Verlust des rechten Unterarmes, Verlust der Sehkraft des linken Auges, Versteifung von mehreren Fingern der linken Hand. Arbeitet: als Maschinensetzer an der Lynotype in der Druckerei von Otto Elsner.

Natürlich läßt sich diese theoretisch berechtigte, weitere Lohnminderung für die an sich schon stark geminderten Arbeitskräfte Schwerbeschädigter keinesfalls zur praktischen Durchführung bringen, würde vielmehr auf schwersten Widerspruch und Unwillen der Betroffenen stoßen und fraglos auch das Rechtsempfinden der Leute auf das Allerschwerste verletzen. Die Erwägung zeigt aber doch, was für ein beträchtliches Opfer die Fabriken tatsächlich bringen, wenn sie derartig gebrochenen Arbeitskräften Plätze zur Verfügung stellen und sodann beweisen die Überlegungen im Grunde genommen auch wieder, wie notwendig eine richtige Arbeitsauswahl schon im Interesse des Arbeitgebers selbst ist. Denn nur dann wird es möglich, einen Mann, dessen allgemeine Arbeitsfähigkeit, wie zum Beispiel bei fast allen Armamputierten, nur etwa ein Drittel eines Gesunden beträgt, nicht nur ohne Schaden für die Fabrik, vielmehr wirklich nutzbringend zur Arbeit heranzuziehen. Rechte Arbeitsauswahl dient also beiden Teilen, dem Kriegsbeschädigten, wie auch dem Arbeitgeber, zum Vorteil und zur gegenseitigen Zufriedenheit.

Noch auf einen erziehlich wirkenden Vorgang, den die Arbeitsbehandlung in der Fabrikwerkstatt bietet, möchte ich kurz hinweisen.

Nur zu deutlich ist dem Schwerverletzten, dem Amputierten, zum Bewußtsein gekommen, wie gering seine Arbeitsmöglichkeit ist und wie schwer es deshalb hält, daß er wieder unterkommt. In der Tat macht es im allgemeinen auch große Mühe, bei seiner Entlassung einen geeigneten Platz zu bekommen, mag der Schwerverletzte seine Ansprüche von vornherein auch noch so sehr herabdrücken. Das ist dem bedauernswerten Mann meist bald völlig klar; er fühlt tief dieses lähmende Unvermögen und sieht ein, wie sehr er auf fremde Hilfe auch für die Unterbringung angewiesen ist. Bietet ihm nun eine Fabrik die Möglichkeit wieder arbeiten zu lernen, gibt sie ihm weiter noch die Hoffnung, daß sie ihm endlich bei der Entlassung helfen wird irgendwo wieder unterzukommen, so schätzt der Mann in seinem starken Abhängigkeitsgefühl nicht mit Unrecht gerade diese Hilfe bei der Unterbringung gewöhnlich am allermeisten. Er weiß aber auch, daß ihm wohlwollendes Weiterhelfen nur dann werden wird, wenn er selbst sich gut führt und sich bei der Arbeit Mühe gegeben hat. Die sehnsüchtig erwartete Entlassung und Einstellung dient darum wesentlich noch mit dazu, den vielfach gehinderten und zur Arbeit unlustig gewordenen Mann zu ernstem Streben und Lernen anzutreiben.

Aller Kriegsbeschädigtenfürsorge Endziel ist die möglichst gründliche Wiederherstellung, möglichst weitgehende Rückführung der einzelnen Persönlichkeit in gewohnte, geordnete Verhältnisse, aus denen Krieg und schweres Geschick ihn mit rauher Hand riß. Dieses Endziel verlangt, um es zu erreichen, zunächst gesundheitliche Abheilung und Festigung von den unmittelbaren Folgen der Verletzung, dann Wiederertüchtigung zur Arbeit, endlich aber auch noch unmittelbare Rückführung in einen geeigneten Arbeitsplatz, demnach eigentliche Arbeitsvermittlung.

So wichtig Abheilung und Wiederertüchtigung sind, soll doch darüber auch der letzte Teil der großen Aufgabe nicht vergessen oder gering veranschlagt werden: dem Kriegsbeschädigten eine wirklich geeignete Stelle zu verschaffen, in der er später seine verbliebenen Kräfte möglichst gut zur eigenen Freude und Nutzen und im Interesse des Vaterlandes anzuwenden vermag. Es ist hier nicht der Platz auch darauf noch ausführlicher einzugehen, so wichtig als Vollendung aller vorangegangenen Arbeiten gerade diese Aufgabe auch ist. Nur sei darauf hingewiesen, daß eine gründliche und sachgemäß durchgeführte Arbeitsbehandlung in der Fabrik meistens gleichzeitig auch diese Aufgabe noch von selbst mit zum Erfolge führt, da die Leute, wenn sie Gutes bei der Arbeit geleistet haben, vielfach in der Fabrik oder durch die Fabrik, bei welcher sie ihre Arbeitsbehandlung genossen haben, auch Einstellung finden. So ist auch das wieder ein wichtiger Vorteil, den nur die Arbeitsschulung in der Fabrik während der Lazarettzeit zu bieten vermag.

Viele Kräfte haben allerorts begonnen an dieser allgemeinen und gründlichen Wiederertüchtigung unserer Kriegsbeschädigten mitzutun. Möchten in edlem Wettstreit alle zusammenwirken: Militärbehörden und Volkskreise, Lazarette und Fabriken, Ärzte und Ingenieure!

Wenn sie alle sich einmütig die Hand reichen, alle sich einordnen, jeder das Seine beiträgt nach Kräften und aus dem Besten, was er zu geben vermag, wenn alles zusammengebunden und gehalten wird durch das Gefühl wahrer Dankbarkeit und warmer Liebe zu Leuten, die viel für uns gelitten und gekämpft haben, dann wird auch dieses schöne Werk mit dazu helfen, einmal die Wunden heilen zu lassen, die heute noch schwer blutend unser Vaterland trägt.

Anlernen der Arbeiter mit Ersatzgliedern und Arbeitshilfen im landwirtschaftlichen Betriebe.

Von

Oberinspektor **L. Salchert**, Görden.

Mit 25 Abbildungen.

Von besonderer Wichtigkeit für das Anlernen von Verletzten zum Arbeiten unter Benutzung von Ersatzgliedern ist, daß ihnen so schnell wie nur möglich ein Ersatz des verlorenen Gliedes gegeben wird; denn es hat einen ganz außerordentlich großen Einfluß auf die weitere seelische Entwicklung und die Arbeitsleistung des Beschädigten, wenn er sich so schnell wie möglich wieder als ganzer Mensch fühlt. Daß sich der Amputierte oder anderweitig Schwerverletzte erst wieder als gleichwertiger Teil der Allgemeinheit fühlt, wenn ihm der Gebrauch des verletzten Gliedes wieder möglich ist, das habe ich täglich von vielen Kriegsbeschädigten erfahren. Aber auch für die Arbeitsleistung ist es durchaus nötig, daß das verloren gegangene oder beschädigte Glied ersetzt oder gestützt wird. Gewiß kann ein Arbeiter einzelne Arbeiten ausführen, wenn er einen Arm verloren hat und um so leichter, je größer der Rest des verbliebenen Armes ist, aber wirkliche dauernde und schwere Arbeit kann er nur leisten, wenn er mit beiden Armen oder beiden Händen zugreifen kann. Wie soll z. B. ein im Schultergelenk Amputierter mähen ohne Behelfsarm oder wie stakt ein Oberarmamputierter Getreide oder drischt mit dem Flegel ohne Ersatz des Armes? Durch das Behelfsglied muß die durchaus notwendige Verbindung zwischen dem Arbeitsgerät und dem verbliebenen Stumpf hergestellt werden, und wenn dann der Wille zur Arbeit vorhanden ist, kann auch jede schwere Arbeit dauernd verrichtet werden. Die richtige Verwendung des Ersatzgliedes oder der Stützapparate muß durch den Willen zur Arbeit unterstützt werden. Eine große Aufgabe ist deshalb, den Willen zur Arbeit anzuregen. Gebe ich dem Amputierten das beste Kunstglied, und hat er nicht auch den ernsten Willen, damit etwas zu schaffen, so ist alle Mühe vergebens. Bei meinen Erfolgen mit landwirtschaftlichen Arbeitern ist es erreicht, den mitunter nicht vorhandenen Willen anzuregen und zu stärken durch den Hinweis auf den schönen Beruf. Auch der Vergleich des Lebens auf dem Lande in der schönen gesunden freien Gottesnatur mit dem Leben in der Stadt in engen Wohnungen und verstaubten Fabrikräumen oder dumpfen Büros hat manchmal überzeugend gewirkt. Bei anderen genügte der Hinweis auf die Erhaltung des in Aussicht stehenden Landbesitzes mit der Begründung, daß sich ein jeder auch mit dem Rest seines Könnens den ererbten Besitz selber erwerben muß. Also, Behelfsglied und Wille, beides vereint läßt alles überwinden, eins ist ohne das andere nichts nütze!

Das Behelfsglied für landwirtschaftliche Arbeiter soll beschaffen sein:
1. So einfach wie möglich und
2. so dauerhaft wie möglich.

Zu 1. So einfach wie möglich: Der landwirtschaftliche Arbeiter kann nicht vor und während der Arbeitszeit viele schwierige Einstellungen und Anschraubungen vornehmen. Bei dem häufig nicht sehr ausgebildeten technischen Begriffsvermögen des landwirtschaftlichen Arbeiters wird ihm ein weitverzweigter Mechanismus nicht leicht verständlich sein. Gelingt ihm aber die Einstellung nicht oder versagt sie während der Arbeit, so wird er verdrießlich und legt das Behelfsglied überhaupt weg.

Zu 2. So dauerhaft wie möglich: Der Arbeitende ist auf dem Lande fast immer auf sich selber angewiesen. Er hat nur geringe Unterstützung an den Handwerkern auf dem Lande, wenn an dem Ersatzglied eine Schraube nicht hält, ein Teil bricht oder versagt. Die Handwerker auf dem Lande haben fast alle gegen schwierig zusammengesetzte Werkzeuge einen Widerwillen. Es besteht deshalb die Gefahr, daß ein Arbeiter durch einen kompliziert zusammengesetzten Kunstarm eine Quelle des Ärgers statt der Hilfe erblickt.

Die Bestrebungen, dem Amputierten einen möglichst vollwertigen Ersatz für das verlorene Glied zu geben, sind sehr vielfältig. Die Technik bringt mit dem besten Vorsatz, den Verletzten zu helfen, viele Ersatzteile heraus. Hier muß nun die praktische Erprobung mit den wissenschaftlichen Berechnungen zusammenarbeiten.

Als sachverständiger Mitarbeiter der ,,Prüfstelle für Ersatzglieder" und selbst am oberen Drittel des rechten Unterarmes amputiert, habe ich die Prüfung der verschiedensten Ersatzarme für landwirtschaftliche Zwecke durchgeführt, die unter vielen anderen Verbesserungsmöglichkeiten folgendes ergab:

Die Einstellung der Gelenke ermöglichte nicht immer das Feststehen des Kunstarmes in einer gewünschten Stellung. Wenn das Gelenk beim Arbeiten nachgibt und immer wieder festgeschraubt werden muß, um bei der nächsten größeren Anstrengung doch wieder aus der eingestellten Lage zu weichen, so ist ein sicheres Arbeiten mit dieser Einrichtung nicht möglich.

Die Anbringung und Loslösung der einzelnen Ansatzstücke konnte häufig nur unter zeitraubenden schwierigen Verschraubungen ausgeführt werden. Durch diese Unbequemlichkeiten wird der Gebrauch eines solchen Kunstarmes direkt in Frage gestellt.

Die Vorrichtungen zur Anbringung der Ansatzstücke und die Einstellung der Gelenke waren vielfach nicht vor der bei den landwirtschaftlichen Arbeiten ganz besonders zu berücksichtigenden Verschmutzung geschützt.

Das Gelenk, welches die Drehung des Unterarmes um die Achse des Oberarmes gestattet (Sichelbewegung), war zuweilen nicht feststellbar, wodurch das Arbeiten ganz unmöglich wird. Ferner konnte das Ellbogengelenk nicht lose gestellt werden, wodurch einzelne Arbeiten nicht richtig ausgeführt werden können (z. B. Flegeldrusch).

Bei den Verbindungen der Bandage mit dem Kunstarm waren Vorrichtungen getroffen, die die leichte Beweglichkeit des Kunstarmes stören, so daß zur Überwindung dieser Schwierigkeit ein nicht unwesentlicher Kräfteaufwand nutzlos verbraucht wird.

Bei den einzelnen Ansatzstücken war die Betriebssicherheit nicht immer ausreichend berücksichtigt, auch waren einzelne Arbeiten deshalb nicht auszuführen, weil eine Drehung des Arbeitsgerätes entweder mit oder in dem Ansatzstück nicht möglich war (Umwerfen der Erde beim Graben).

Als nicht zweckmäßig mußte beanstandet werden, wenn die Ansatzstücke so angefertigt waren, daß der damit Arbeitende immer auf ein bestimmtes dazu passendes Handwerkszeug angewiesen ist.

Den Verletzten nach der Verheilung der Wunde so schnell wie möglich wieder arbeitsfähig zu machen, ermöglicht sehr gut die in Görden in Anwendung gebrachte Gipshülsenbandage. Sie kann in sehr kurzer Zeit angefertigt und die sehr einfachen Ansatzstücke — beweglicher Ring, federnder Ring, Haken und Pflughalter — können je nach Gebrauch darin befestigt werden. In rund 24 Stunden kann dieses Behelfsglied fertiggestellt werden. Das ist ein nicht hoch genug zu schätzender Vorzug. Der Amputierte ist befähigt, mit der Gipsprothese und dem für die zu verrichtende Arbeit erforderlichen Ansatzstück jede landwirtschaftliche Arbeit zu verrichten. Als Mangel muß es nur gelten, daß die Ansatzstücke häufiger gewechselt werden müssen. Die Gipsprothese mit Zubehör soll ja aber auch nur ein Notbehelf sein, um die Beschädigten bis zur Fertigstellung eines dauernden Ersatzarmes schnell in die Lage zu versetzen, arbeiten zu können. Diesem Zweck entspricht die GipsProthese völlig.

Für landwirtschaftliche Arbeiten hat sich als besonders zweckmäßig die Kellerhand erwiesen. Sie ist so einfach gebaut und so leicht zu gebrauchen, daß sie als landwirtschaftliche Universal-Ersatz-Hand wohl den ersten Platz behaupten wird. Außer beim Pflügen, wobei der verklemmende Griff nicht betriebssicher ist, sind keine Ansatzstücke nötig.

Die verschiedenen landwirtschaftlichen Arbeiten z. B. Dung in die Karre laden, die Karre schieben, Abb. 1, Viehfutter in den Korb werfen und den Korb tragen — können mit der Kellerhand ohne zeitraubendes Wechseln von Ansatzstücken ausgeführt werden. Auch bei den schwersten Arbeiten gibt die Verklemmung der Riemen in der Hand dem Arbeitsgerät einen völlig festen Halt. Die Hand ist ursprünglich für einen Handamputierten — den Bauern Keller — von diesem selber nach jahrelangen Versuchen in dieser vollkommenen Bauart ausgearbeitet. Sie war also ursprünglich nur ein Ersatz für die Hand, läßt sich aber ohne Schwierigkeit auch an passende Ersatzglieder für Unter- und Oberarmamputierte und in der Schulter Exartikulierte anbringen, so daß sie für alle Armamputierte einen guten Ersatz bietet.

Der „Brandenburg-Arm" ist dauerhaft und einfach gebaut. Das Ellbogengelenk ist ganz sicher und fest einzustellen und gestattet die Sichelbewegung auszuführen. In Verbindung mit der Kellerhand gibt er auch den am schwersten Beschädigten — den in der Schulter Exartikulierten — die Möglichkeit, alle landwirtschaftlichen Arbeiten zu verrichten; selbst Mähen, Abb. 2,

Flegeldrusch, Arbeiten mit der Rodehacke gelingen überraschend gut. Nach den heutigen Erfahrungen ist dieser Arm als der „landwirtschaftliche" Ersatz-

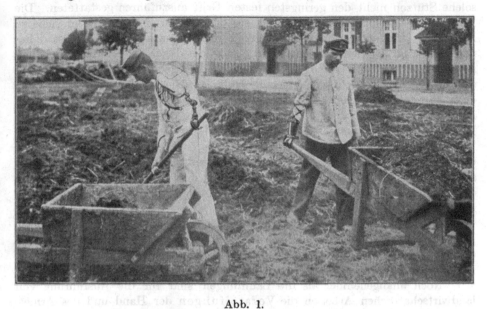

Abb. 1.

arm anzusehen, wenn sich vielleicht auch noch kleinere Änderungen und Verbesserungen finden werden.

Nicht nur für die Amputierten sondern auch für die Verletzten, die eine Versteifung des Armes oder einzelner Teile zurückbehalten haben oder deren

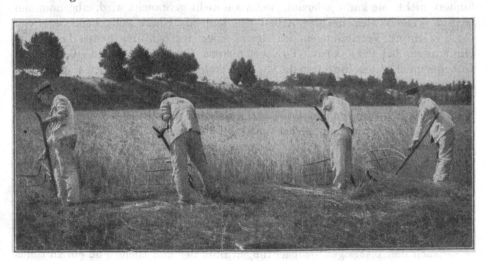

Abb. 2.

Arm oder Hand durch Nervlähmung erschlafft ist, muß ein Ersatzglied oder eine Stütze geschaffen werden.

Eine Lederhandstütze leistet bei Lähmungen ganz vorzügliche Dienste. Sie ermöglicht Arbeiten bei solchen Erschlaffungen zu machen, die ohne solche Stützen nicht den geringsten festen Griff auszuführen gestatteten. Die Handstütze ist so eingerichtet, daß sie der gelähmten Hand einen sicheren Halt gibt, aber doch ihre Beweglichkeit nicht ganz aufhebt. Sie ist daher mit Federn an der Seite versehen und ermöglicht daher die bei vielen Arbeiten nötige Beugung des Handgelenkes. Soll der gelähmten Hand bei den schwersten Arbeiten ein völlig fester Halt gegeben werden, so wird durch einen feststellbaren Hebel die Beweglichkeit der Feder ausgeschaltet. Zum Halten des Handwerkzeuges für solche Verletzte, denen dies durch besondere Fingerschwäche wenigstens für längere Zeit sehr erschwert ist, ist an der Innenfläche der Handstütze ein auswechselbarer Riemen ähnlich demjenigen der Kellerhand angebracht. In dieser Ausstattung bildet die Handstütze einen so vorteilhaften Hilfsapparat, daß Personen mit schweren Handlähmungen damit auch die schwersten landwirtschaftlichen Arbeiten wieder dauernd verrichten können.

Ist der Arm bis zum Oberarm gelähmt, so leistet eine Armstütze gute Dienste. Wenn damit auch schwere Arbeiten nicht auszuführen sind, so ist der Verletzte doch in der Lage, dem Arbeitsgerät einen Stützpunkt und Halt zu geben. Die Hauptarbeit muß dann der gesunde Arm ausführen.

Noch unangenehmer als die Lähmungen sind für die Ausführung von landwirtschaftlichen Arbeiten die Versteifungen der Hand und des Armes. Eine vollständig versteifte Hand ist für die Arbeit unbrauchbar; denn fast immer geht mit der vollständigen Versteifung eine vollständige Gefühllosigkeit nebenher. Sie kann deshalb nicht einmal als Stütze des Handwerkszeuges Verwendung finden, vielweniger kann sie es halten. Eine Kunsthand wird in diesen Fällen eine solche tote Hand viel besser ersetzen; denn die Kunsthand hindert nicht, sie kann jederzeit, wenn sie nicht gebraucht wird, abgenommen werden, ersetzt aber bei der Arbeit die fehlende Hand weitgehend.

Leichtere Versteifungen des Armes oder der Schulter bieten fast keine Hindernisse bei der Arbeit. Es ist meistens Gewohnheitssache, die kleinen Unbequemlichkeiten, die durch die leichte Versteifung hervorgerufen sind, schnell zu überwinden.

Für die Fuß-Amputierten ist es zur Ausführung von landwirtschaftlichen Arbeiten notwendig, daß der Fußersatz ein möglichst gleichmäßiges Gehen auch auf unebenem Boden und losem Acker gestattet. Dies wird nach den bisherigen Erfahrungen am besten erreicht, wenn der künstliche Fuß die gleiche Beweglichkeit und die gleichen Gelenke wie der natürliche Fuß erhält. So notwendig wie das Kniegelenk zum Gehen gebraucht wird, so notwendig ist dazu auch das Fuß- und das Zehengelenk. Nur ein mit diesen Gelenken ausgestatteter Fuß kann sich den Unebenheiten leicht anpassen und sie überwinden. Weitere Versuche und Beobachtungen sind noch nötig um festzustellen, welches Kunstbein für fußamputierte Landwirte sich am besten eignet.

Nach den bisherigen Beobachtungen muß der künstliche Fuß ein zu tiefes Einsinken in den losen Boden verhindern, er darf also nicht in die Form des Stelzfußes auslaufen. Auch das Überwinden von Steigungen kann leichter bewältigt werden, wenn die ganze Fußfläche aufgesetzt werden kann. Beim Heruntergehen auf einer schrägen Ebene, z. B. auf einem Brett in der Dunggrube, muß der ganze Fuß aufgesetzt werden können. Die Hackenstellung muß ein Herunterbiegen des Fußes so weit ausführen lassen, daß mit der ganzen Sohle der Boden berührt wird, so daß er nicht wie der Stelzfuß wirkt und wie dieser leicht abrutscht.

Vor allem aber und bei allen Kunstbeinen muß von der Benutzung eines Stockes beim Gehen so schnell als möglich abgesehen werden. Den landwirtschaftlichen Arbeiter hindert die Benutzung eines Stockes sehr beim Arbeiten, deshalb muß er unbedingt ohne ihn fertig werden. Die Erfahrung hat zur Genüge gelehrt, daß selbst Oberschenkel-Amputierte beim Arbeiten ohne Stock fertig werden können.

Wenn nun den Amputierten oder sonst Schwerbeschädigten ein passendes Ersatzglied oder eine Stütze gegeben ist, so muß zunächst das Anlernen mit den verschiedenen leichteren Arbeiten begonnen werden. Hierbei ist in erster Linie darauf zu halten, daß die Arbeit mit der verbliebenen kräftigen gesunden Hand

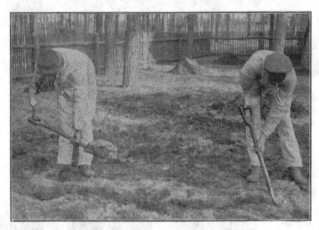

Abb. 3.

ausgeführt wird. Wenn es erforderlich ist, muß umgelernt werden. Sowohl die Kunsthand wie der verletzte Arm mit seinen Hilfsstützen können nur Hilfe und Unterstützung bei der Arbeit bieten. Hat sich der Beschädigte mit dem Kunstarm oder Fuß vertraut gemacht, so ist es leicht, ihn bei gutem Willen sehr schnell auch an die schweren und schwersten Arbeiten heranzubringen. Es kommt auch vor, daß arbeitsfreudige und intelligentere Arbeiter schon beim ersten Versuch, z. B. mit der Kellerhand, so sicher und fest zugreifen und schwierige Arbeiten, wie das Getreidemähen mit dem Gerüst, verrichten, als ob sie mit der gesunden Hand arbeiteten. Diese Leute haben eben sofort Verständnis für die Kunsthand.

Darüber muß man immer klar sein, daß ein amputierter Arbeiter, auch wenn er das beste Ersatzglied hat, und den besten Willen und die größte Veranlagung zur geschickten Arbeit mitbringt, doch nie ein voll leistungs- und erwerbsfähiger landwirtschaftlicher Arbeiter werden kann. Gewiß wird es ja Abstufungen geben. Ein Hand-Amputierter wird sich mit der Kellerhand bei fast allen Arbeiten getrost wieder mit in die Reihe seiner früheren Mitarbeiter stellen können, er wird aber nach einer gewissen Zeit doch schneller ermüden als diese. Unter- und Oberarm-Amputierten wird das Schritthalten mit gesunden Arbeitsgenossen im Verhältnis des Grades der Amputation schwerer werden. Bein-Amputierte werden verhältnismäßig leichter arbeiten können,

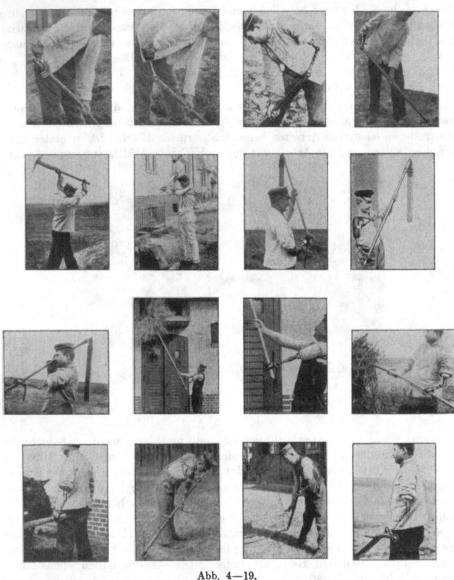

Abb. 4—19.

wenn die Arbeit im Feststehen oder beim Gehen auf ebenem festen Boden verrichtet werden kann. Im Nachteil bleiben sie natürlich auf weichem, unebenen Boden. Als landwirtschaftliche Arbeiter können diese Schwerverletzten immer nur unter wohlwollender Berücksichtigung ihrer verbliebenen Leistungsfähigkeit beschäftigt werden.

Hat der Durchschnitts-Amputierte sich mit leichteren Arbeiten wie Hacken, Fegen, Gemüsehacken, Schaufeln, Graben, Abb. 3, vertraut gemacht, so steigern sich die Leistungen beim Dungstreuen und -laden, Arbeiten mit der Rode-hacke, Dreschen mit dem Flegel, Mähen, Lastenkarren, Abb. 4—19. Nebenher werden sie mit Pflügen, anderen Ackerarbeiten, Gespannführen und -bedienen beschäftigt.

In einem zur Wiedereinführung kriegsbeschädigter Landwirte in ihren alten Beruf zur Verfügung gestellten und von Kriegsbeschädigten bewirtschaf-

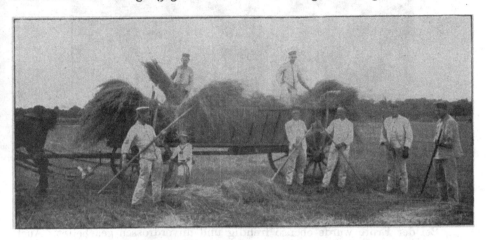

Abb. 20.

teten landwirtschaftlichen Betriebe von rund 600 Morgen sind im Sommerhalb-jahr 205 solcher Landwirte unter meiner Anleitung beschäftigt worden.

Von diesen waren

42 Arm- oder Handamputierte,
  7 Fingeramputierte,
  1 Hand- und Fußamputierter,
24 Bein- oder Fußamputierte,
38 Arm- oder Handgelähmte,
39 mit Arm- oder Beinversteifungen,
10 mit Schulterversteifungen,
  6 mit Bein- oder Fußlähmungen,
16 mit Fußverkürzungen,
19 mit Fußversteifungen,
  3 mit sonstigen Beschwerden.

Sämtliche vorkommende Arbeiten sind von den Verletzten ausgeführt, so daß die Bestellungszeiten innegehalten werden konnten und die Ernte rechtzeitig und gesund eingebracht wurde. Nebenher sind auch noch größere Erdbewegungen ausgeführt worden.

Die Arbeiten mit den Gespannen auf dem Acker konnten hierbei von allen Kriegsbeschädigten ausgeführt werden. Die Handhabung der Harke und Forke boten keine Schwierigkeiten, Abb. 20. Die Kartoffeln wurden mit dem Spaten gelegt, wobei sowohl beim Markieren, als auch beim Einlegen,

Löchermachen und Kartoffelnzutragen die Kriegsbeschädigten in bunter Reihe tätig waren, der Oberschenkelamputierte neben dem Oberarmamputierten, der Handgelähmte neben dem mit Fußversteifung. Bei dieser Arbeit konnte z. B.

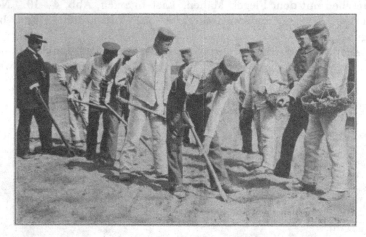

Abb. 21.

beobachtet werden, daß ein geschickter Oberschenkelamputierter eine Leistungsfähigkeit von 80 % einer Normalleistung entwickelte, Abb. 21.

Bei der Ernte wurde ebenso freudig und unverdrossen gearbeitet. Auch die Oberarmamputierten mähten ausdauernd in der Reihe mit, wie es auch schon

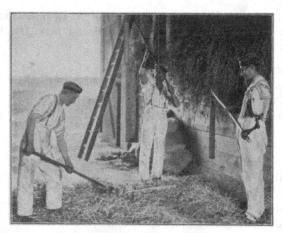

Abb. 22.

beim Grasschnitt geschehen war. Das Auf- und Abstaken wurde von Handgelähmten und Amputierten so geschickt und dauernd ausgeführt, daß es dem Nichteingeweihten schwer wurde zu erkennen, ob der Arbeitende überhaupt eine Beschädigung hätte. Das Saatgetreide wurde z. B. mit dem Flegel gedroschen, Abb. 22. Auch hierbei hielten Ober- und Unterarmamputierte mit Oberschenkelamputierten gleichen Takt und zeigten gleiche Ausdauer. Bei der

Kartoffelernte traten wieder alle Kriegsbeschädigten in bunter Reihe ohne Berücksichtigung der Beschädigung an, und die verhältnismäßig gute Ernte hielt
die Arbeitsfreudigkeit mit aufrecht.

Die Entwicklung zu der zu erreichenden Arbeitsleistung geht nicht immer
schnell und sprungweise vor sich. Die Gewöhnung an das Behelfsglied, die Aufrechterhaltung des guten Willens und die Berücksichtigung der seelischen
Verfassung der Beschädigten sprechen hierbei bedeutend mit. Hierfür einige
Beispiele:

Der Bauernsohn D. hatte den linken Arm in der Schulter verloren. Er
war anfangs sehr schwer zugänglich und blieb auch etwas zurückhaltend und
verschlossen, war aber auf gutes Zureden doch immer willig zur Arbeit. Er war

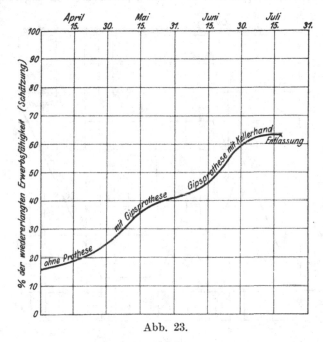

Abb. 23.

zuerst fest der Meinung, daß er für landwirtschaftliche Arbeiten unbrauchbar
sei und wollte deshalb Bürobeamter werden. Nachdem D. einige Zeit mit der
Gipsprothese gearbeitet hatte, trat ein Umschwung ein. Er überzeugte sich,
daß das Arbeiten doch wieder ginge. Er konnte bald während seines Urlaubes in
der väterlichen Wirtschaft tüchtig helfen. Die Leistungsfähigkeit steigerte sich
dann dauernd, so daß er mit der „Kellerhand", die an einem Kunstarm mit
verstellbarem Ellbogen angebracht wurde, auch die schwersten landwirtschaftlichen Arbeiten verrichten konnte. Die weitere Gewöhnung und die
Einübung mit der Prothese wird D. noch leistungsfähiger machen, Abb. 23.

Der landwirtschaftliche Arbeiter Sch. hatte die linke Hand verloren.
Sch. litt sehr unter diesem Verlust. Unglückliche Familienverhältnisse beeinträchtigten außerdem seine seelische Heilung. Hierdurch beeinflußt schwankte
Sch. stark, so daß er in seiner Arbeitsleistung sehr behindert wurde. Er wechselte
zwischen Mutlosigkeit bis zur Verzweiflung und einer verbissenen Arbeitswut.

Sein Können ist wohl immer gleich geblieben. Als Sch. die Kellerhand bekam, war eine innere Befriedigung und ein Emporschnellen seiner Leistung zu beobachten, Abb. 24.

Der landwirtschaftliche Knecht Schn. hatte das linke Bein verloren. Nur ein kurzer Stumpf ist ihm geblieben. Er kam mit frohem Sinn, nur glaubte er zuerst nicht daran, daß er mit seinem Kunstbein in der Landwirtschaft noch dauernd würde tätig sein können. Er ging daher mit Mißtrauen an die Arbeit.

Nach recht kurzer Zeit hatte er Vertrauen zu der Brauchbarkeit des Kunstbeines und nun stieg die Arbeitsfreudigkeit und damit die Leistungsfähigkeit schnell. Alle Arbeiten erledigte er leicht und im wahrsten Sinne des Wortes spielend. Beim Kartoffelpflanzen mit dem Spaten hielt er tagelang in einer

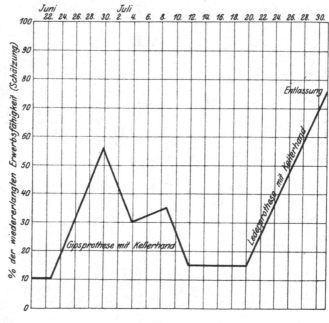

Abb. 24.

achtstündigen Arbeitszeit in recht losem Sandboden fast vollständig gleichen Schritt mit Leuten mit gesunden Beinen. Schn. hatte sich in der verhältnismäßig kurzen Zeit von 7 Wochen so mit dem Gebrauch des Kunstbeines eingelebt, daß er z. B. aus Übermut hohe Baugerüste von außen erkletterte. Beim Abklettern sprang er dann regelmäßig ungefähr ein Meter über dem Boden mit beiden Beinen zugleich ab. Sein sehnlichster Wunsch, auf dem Lande wieder tätig sein zu können, ist erfüllt, Abb. 25.

Durch vorstehende tatsächliche Beobachtungen ist der Beweis erbracht, daß auch die Schwerverletzten mit den erforderlichen Prothesen oder Stützen wieder dauernd arbeiten können. Bestanden bei sehr vielen der beschäftigten und ausgebildeten Landwirte vor ihrer praktischen Betätigung und Anleitung auf dem Gutshofe große Bedenken, ob sie wieder für die Landwirtschaft und für wirkliche Arbeit brauchbar sein würden, so sind doch fast alle der Landwirtschaft erhalten geblieben. Hatten mehrere vorher die feste Absicht, den alten Beruf aufzugeben mit Rücksicht auf ihre schwere Verletzung, und lieber Briefträger, Bahnsteigschaffner oder Pförtner zu werden, so hat sie die praktische Ausbildung wieder vollständig davon abgebracht.

Die Hälfte der so ausgebildeten kriegsbeschädigten Landwirte waren und sind bäuerliche Besitzer oder Besitzersöhne, die alle wieder in die eigene oder väterliche Wirtschaft zurückgekehrt sind. Von den landwirtschaftlichen Arbeitern sind Arm- und Beinamputierte als Aufseher oder Wirtschaftsmeier, andere Verletzte als Knechte, Viehfütterer usw. angestellt.

Für die dauernde Einarbeitung und die Erreichung der höchsten Leistungsfähigkeit ist für die Schwerbeschädigten naturgemäß eine längere Übung er-

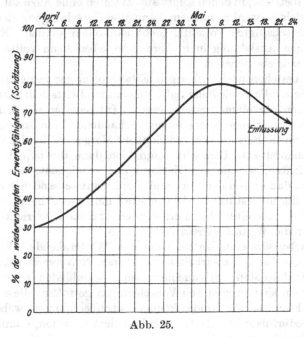

Abb. 25.

forderlich. Eine kurze Beschäftigung genügt nicht, um die volle Leistungsfähigkeit zu erreichen, sie wird sich erst nach Übernahme eines bestimmten Wirkungskreises gegen angemessene Bezahlung, durch längere Übung und eigene Erziehung wieder einstellen. Wenn also der landwirtschaftliche Arbeiter als solcher im Erwerbsleben wieder als möglichst vollwertiges Glied eintreten soll, so geschieht das am besten so, daß ihm in einem Großbetriebe Gelegenheit gegeben wird, sich zunächst unter wohlwollender Berücksichtigung seiner augenblicklichen Leistungsfähigkeit zu vervollkommnen. Es sind ja in Großbetrieben immer solche Beschäftigungsmöglichkeiten vorhanden — Beinamputierte als Aufseher, Maschinenheizer, Motorführer, — Armamputierte als Aufseher, Wirtschaftsmeier, Feldhüter, Viehfütterer usw. In diesen Stellungen ist den Verletzten dann Gelegenheit gegeben, sich auch in anderen Arbeiten, zunächst durch gelegentliches Mitarbeiten bis zur voll zu erreichenden Leistungsfähigkeit auszubilden.

Für den betreffenden Betriebsleiter gehört allerdings das nötige Verständnis hierfür und auch das Mitgefühl mit den Beschädigten. Dann muß aber auch bei aller inneren Hingabe für die Beschädigten eine Willensstärke bei dem Betriebsleiter vorhanden sein, um die Weiterentwicklung der Kriegsbeschädigten ohne Rücksicht zu überwachen und anzuregen. Sind letztere Eigenschaften nicht vorhanden, so erlischt das erste aufflackernde Bestreben, an der großen Arbeit durch Übernahme einiger Kriegsbeschädigten zu helfen, doch zu schnell. Die ersten, voraussichtlich nicht ausbleibenden Mißerfolge lassen dann den betreffenden Arbeitgeber schon erlahmen. Für die Kriegsbeschädigtenfürsorge ist es aber jetzt schon eine der dringendsten Aufgaben, im vorstehenden Sinne geeignete Betriebsleiter zu finden.

Für Kleinbetriebe, in denen sofort alle Arbeiten ohne Auswahl und dauernd vollwertig verrichtet werden müssen, kann die Unterbringung der schwerverletzten Kriegsbeschädigten vorläufig nicht empfohlen werden. Erst die Vorstufe der fertigen Ausbildung in größeren Betrieben kann vollwertige Kräfte auch im Kleinbetriebe schaffen.

Dagegen bestehen nach bisherigen Erfahrungen gar keine Bedenken, den Kriegsbeschädigten die Ansiedlung auf kleineren landwirtschaftlichen Betrieben anzuraten. Wenn der Mann weiteres regeres Interesse an der Landwirtschaft behält, so wird er vermöge seiner schon vorhandenen Kenntnisse sehr gut in der Lage sein, einen Betrieb von vielleicht 40 Morgen zu bewirtschaften. Der bein- oder armamputierte Landwirt kann sich dann die täglich zu leistende Arbeit so einrichten, wie sie sein Zustand ihm ermöglicht. Grundbedingung hierfür ist aber, daß er von der Frau und den heranwachsenden Kindern in der Arbeit sachkundig unterstützt wird. Die Frau muß ländliche Verhältnisse und landwirtschaftliche Arbeiten durchaus kennen und diese verrichten, wenn sie eine Stütze für die Wirtschaft sein soll.

In den arbeitsärmeren Zeiten, auch den Winterabenden, kann sich der Kriegsbeschädigte durch Hausarbeit einen kleinen Nebenverdienst verschaffen, z. B. durch Korbflechten, Schaufelnmachen, Besenbinden oder dergleichen. In den Lazaretten sind ja zum Teil Vorkehrungen getroffen, diese Arbeiten zu erlernen. Die Frau und die Kinder können nebenbei spinnen, weben usw. und dadurch die Bedürfnisse für die Häuslichkeit decken helfen, damit teure Einkäufe für vielleicht nicht so haltbare Kleidungs- und Wäschegegenstände erspart werden können.

Die Mittel zur Anschaffung eines Rentengutes können dem Kriegsbeschädigten durch das Rentenabfindungsgesetz verschafft werden. Das hierdurch zu erreichende Kapital wird zur Anzahlung wohl immer genügen. Der verbleibende Rest der Rente dient dann als Beihilfe für Zinsen und als Notgroschen. Den auskömmlichen sorgenfreien Unterhalt liefert die Wirtschaft.

Werden die bisher mit gutem Erfolge eingeleiteten Bewegungen zur weiteren praktischen Durchführung gebracht, so werden der Landwirtschaft eine große Anzahl wertvoller Arbeitskräfte zurückgeführt und erhalten werden. Die so überaus wichtige Versorgung unseres Vaterlandes mit landwirtschaftlichen Erzeugnissen wird hierdurch weiter sichergestellt werden.

Die wirtschaftliche Wiederertüchtigung Kriegsbeschädigter durch Schulung.

Von
Professor Dipl.-Ing. C. E. Böhm, Regierungs- und Gewerbeschulrat, Potsdam.

Wenige Wochen nach Ausbruch des Krieges, als die ersten Heimats-lazarette sich mit Kriegsbeschädigten füllten, erwachte allenthalben aus dem Gefühl der Dankbarkeit heraus das Bedürfnis, den in der Genesung begriffenen Kriegern in der Zeit ihrer unfreiwilligen Muße Zerstreuungen zu bieten. Wohl-tätigkeitsvereine und warmherzige Menschenfreunde wetteiferten miteinander, den Lazarettinsassen Theateraufführungen, Konzerte, Lichtbildervorführungen, Vorträge usw. unentgeltlich zugänglich zu machen.

Nach kurzer Zeit schon brach sich jedoch die Überzeugung Bahn, daß es eine unbedingte Notwendigkeit sei, an die Stelle der Zerstreuung nutzbringende Beschäftigung treten zu lassen. Aus ersten tastenden Versuchen heraus, die Genesenden zur Selbstbeschäftigung anzuregen und anzuleiten, entwickelte sich Schritt um Schritt eine zielstrebige, unser ganzes Vaterland ebenso wie das verbündete Österreich und Ungarn umfassende, planmäßige Unterrichts-Organisation. Sie wird getragen teilweise von freier Hilfstätigkeit, teilweise von Gemeinden und Gemeindeverbänden, teilweise von der Heeresverwaltung selbst; teilweise nimmt sie der Staat als pflichtmäßige Aufgabe für sich in Anspruch.

Diese Bildungsfürsorge setzt — soweit angängig — sowohl wegen der Kostenersparnis wie auch um die Kriegsbeschädigten möglichst bald der Un-tätigkeit mit ihren unheilvollen Folgeerscheinungen zu entreißen, schon während der militärischen Heilfürsorge ein.

Je nach den örtlichen Verhältnissen und den Trägern sind vorhandene Fach- und Fortbildungsschulen höherer und niederer Gattung mit ihren be-währten Lehrkräften und umfangreichen Lehr- und Lernmitteln diesem Zwecke nutzbar gemacht worden. Dazu sind im Laufe der Zeit mehr oder weniger festgefügte Beschulungseinrichtungen besonderer Art (Verwundetenschulen, Kriegsbeschädigtenschulen, Invalidenschulen, Lazarettschulen u. dgl.) ge-kommen. Sie alle lassen sich hinsichtlich ihrer Stellung zur Heeresverwaltung, insbesondere zu den Lazaretten, im allgemeinen in drei Hauptgruppen scheiden:

1. Beschulungseinrichtungen, die den Lazaretten eingegliedert sind,
2. Beschulungseinrichtungen, die den Lazaretten angegliedert sind,
3. Beschulungseinrichtungen, die unabhängig sind.

Dabei ist es ohne wesentliche Bedeutung, ob die Schule räumlich mit dem Lazarett verbunden oder von ihm getrennt ist.

Unter die erste Gruppe sind alle diejenigen Schulen zu zählen, die in ihrer Gesamtheit — also mit Lehrern und Schülern — dem leitenden Lazarettarzt dienstlich unterstellt sind. Unter die zweite Gruppe fallen diejenigen, die zwar unabhängig vom leitenden Arzte sind, deren Schüler aber durch ihn dienstlich zugewiesen werden. Die dritte Gruppe endlich umfaßt alle die Schulen, die sich zwar die Ausbildung Kriegsbeschädigter hauptamtlich oder nebenamtlich zur Aufgabe gemacht haben, aber in keinerlei unmittelbarer Beziehung zu den Lazaretten oder ihren Leitern stehen.

Welche der drei Gattungen ihre Aufgabe am besten zu erfüllen vermag, soll hier nicht näher untersucht werden. Jedenfalls haben alle drei Arten, wie die Erfahrung gezeigt hat, Ersprießliches geleistet.

Das Ziel aller Beschulungseinrichtungen für Kriegsbeschädigte — gleichviel welcher der vorerwähnten drei Gruppen sie zuzuzählen sind — ist im allgemeinen ein zweifaches; es umfaßt:

1. Die Einarbeitung in den erlernten Beruf,
2. die Umlernung in einen neuen Beruf.

In beiden Fällen kann es sich — das bedarf für den einsichtigen Fachmann keiner weiteren Erörterung — in der Hauptsache nur um die Vermittelung von Grundlagen handeln, wie ja jede Schule — und handle es sich um die besteingerichtete und bestgeleitete Fachschule — nicht mehr — aber auch nicht weniger — als Grundlagen bieten will, auf die die weitere Ausbildung im Berufsleben aufgebaut werden kann.

Innerhalb dieses scheinbar engen — vielen vielleicht zu eng erscheinenden — Rahmens vermögen die Beschulungseinrichtungen für Kriegsbeschädigte reichen Segen zu stiften.

Aus dem eben gestreiften Ziele ergeben sich folgerichtig Aufbau und Einrichtung. Wenn man bedenkt, daß naturgemäß die überwiegende Mehrzahl aller Kriegsteilnehmer den unteren oder mittleren Schichten der Bevölkerung entstammt, so ergibt sich ohne weiteres, daß die Beschulungseinrichtungen in erster Linie den Bedürfnissen dieser Klassen angepaßt sein müssen. Diesem Umstande haben die Kriegsbeschädigtenschulen im Laufe der Zeit mehr und mehr Rechnung getragen. Ihr Aufbau ist demgemäß in der Hauptsache nach zwei Richtungen hin entwickelt worden; er hat sich gegliedert in:

1. Betriebe für werktätige Arbeit,
2. Lehrgänge für Wissensbildung.

Die Betriebe für werktätige Arbeit wieder zerfallen in:

    a) handwerkliche,
    b) landwirtschaftliche.

Daß die werktätige Arbeit im Mittelpunkte der Ausbildung aller handarbeitenden Berufe stehen muß, bedarf keiner weiteren Begründung.

Nach dem übereinstimmenden Urteil aller maßgebenden Fachärzte bildet sie von einem gewissen Zeitpunkte ab ein wesentliches Hilfsmittel zur Förderung der körperlichen Heilung, sei es lediglich durch geistige Ablenkung, sei es durch unmittelbare oder mittelbare allmähliche Gewöhnung geschwächter oder beschädigter Gliedmaßen an Arbeitsleistung.

Diese Erkenntnis hat in weitem Umfange zur Einführung der sog. „Arbeitstherapie" in fast allen in Betracht kommenden Lazaretten geführt. Hand in Hand gehen hier der rein militärische Zweck, die Kriegsbeschädigten möglichst wieder dienstfähig in irgend einer Form zu machen, und der wirtschaftliche, ihre Arbeitsfähigkeit auf das höchst erreichbare Maß zu steigern.

Neben der Förderung der körperlichen Heilung bietet die mit der Werkarbeit in den Kriegsbeschädigtenschulen verbundene Arbeitstherapie die Möglichkeit der Erprobung und ständigen Verbesserung der Ersatzglieder mit ihren verschiedenartigen Arbeitsansätzen sowie der Anpassung der Werkzeuge, soweit diese geboten erscheint. Nur in wochenlanger innigster Zusammenarbeit zwischen Arzt und Kriegsbeschädigten gelingt es erfahrungsgemäß, Amputierte von den Vorteilen der ihnen überwiesenen Arbeitsarme zu überzeugen. Wird hingegen der Amputierte kurze Zeit nach Auslieferung des Ersatzgliedes entlassen, so steht nachgewiesenermaßen zu befürchten, daß das Ersatzglied sehr bald unbenutzt beiseite gestellt wird; denn in den Betrieben des freien Wettbewerbs ist gegenwärtig bei dem allgemeinen Mangel an Arbeitskräften — von verschwindend wenigen Ausnahmen abgesehen — weder die Zeit noch die Neigung vorhanden, sich auf langfristige Versuche einzulassen. Die unausbleibliche Folge ist dann in der Mehrzahl der Fälle, daß der Amputierte in der Überzeugung, in seinem erlernten Berufe nicht mehr leistungsfähig zu sein, sich einem ungelernten Berufe zuwendet und dadurch nicht selten in eine sozial tiefer stehende Schicht hinabgleitet.

Endlich bietet die Werkarbeit in den Kriegsbeschädigtenschulen auf Beobachtung und Erfahrung sich stützende Grundlagen für die Berufsberatung. Denn durch bloßes Befragen kann diese — vielleicht schwierigste — Aufgabe der Kriegsbeschädigtenfürsorge — namentlich bei Schwerverstümmelten, Hirnverletzten, Nervenkranken, Lungenkranken, Tauben, Blinden usw. — nicht immer befriedigend gelöst werden. In der Handhabung der vertrauten Werkzeuge, in der Ausübung gewohnter Arbeitsweisen, im Umgange mit Fachgenossen und im Meinungsaustausch mit dem Lehrer schwindet bald die anfängliche Mutlosigkeit und Verschlossenheit, erwacht wieder Lust und Liebe zum früheren Beruf und damit der Wille zur Arbeit — oder aber werden die Grenzen der Leistungsfähigkeit erkannt. Ohne erhebliche äußere Schwierigkeiten kann dann gegebenenfalls die Einarbeitung in ein Sondergebiet des früheren Berufs oder die Überleitung in einen neuen erfolgen. Freilich muß die Einführung in einen neuen Beruf mit ganz besonderer Vorsicht behandelt werden. Bestimmte, klar erkennbare Neigungen und Anlagen und nicht zu hohes Lebensalter des in Betracht kommenden Kriegsbeschädigten auf der einen Seite und eingehende Prüfung der wirtschaftlichen und gewerbehygienischen Seite des in Aussicht genommenen Berufes auf der anderen Seite sind die notwendigen Grundlagen. Häufiger wird statt einer Umschulung die Anlernung auf Teilarbeit in einem maschinellen Betrieb, wobei der erlernte Beruf berücksichtigt wird, anzustreben sein.

Soll die Arbeitstherapie nicht Selbstzweck werden, sondern ein brauchbares Mittel, den Kriegsbeschädigten wieder in den bürgerlichen Beruf einzu-

führen, so muß darauf Bedacht genommen werden, daß die Arbeitsbedingungen annähernd dieselben sind wie im freien Wettbewerbe. Wie in der Werkstelle des Handwerkers, im Arbeitssaale einer Fabrik, im Betriebe des Landwirts nicht neben jedem Facharbeiter ein Helfer steht, um Handreichungen
einfachster Art auszuführen, so darf dem Schüler einer Kriegsbeschädigtenschule nicht dauernd jeder unbequeme Handgriff erleichtert, nicht jedes erforderliche Werkzeug oder Gerät zugereicht, nicht jeder Arbeitsansatz eingespannt werden. In dieser Hinsicht ist ohne Zweifel gerade in den Kriegsbeschädigtenschulen viel gefehlt worden. In falscher Warmherzigkeit hat man
anfangs den Glauben erweckt, aus jedem Amputierten einen „Prothesen-
künstler" heranbilden zu können, hat man leider sogar Filme an die Öffentlichkeit gebracht, deren innere Unwahrhaftigkeit jedem Fachmanne auf den
ersten Blick klar ersichtlich war. Darauf ist es auch zurückzuführen, daß der
anfängliche Optimismus sehr bald in das Gegenteil umschlug, und daß —
sowohl bei den Kriegsbeschädigten wie auch bei den Arbeitgebern — den
Kriegsbeschädigtenschulen ein nicht ganz unberechtigtes Mißtrauen entgegengebracht wurde.

Daß unter diesen Arbeitsbedingungen auch das Vorhandensein aller
allgemein gebräuchlichen Arbeitsmaschinen zu verstehen ist, sei nur beiläufig
erwähnt. Es ist nicht nur unwirtschaftlich, sondern in hohem Maße geisttötend
und entmutigend, einfachste Arbeiten, die mittels Maschine in wenigen Minuten
sauber hergestellt werden können, in vielstündiger Handarbeit anfertigen zu
lassen. Ein Beispiel für viele: Selbst der kleine Dorftischler verfügt heute wohl
allenthalben wenigstens über eine Bandsäge. Es ist also widersinnig, in einer
Kriegsbeschädigtenwerkstätte, sofern sie nicht nur als bloße Beschäftigungs-
werkstätte angesprochen sein will, die Leute zu zwingen, ohne diese einfachste
Arbeitsmaschine auszukommen. Man wende nicht ein: „Der Kriegsbeschädigte
soll aber aus bestimmten ärztlichen Gründen gerade die beim Sägen in Bewegung
und Spannung tretenden Muskeln und Sehnen üben." Es bleiben — auch
beim Vorhandensein der Bandsäge — noch hinreichend viele Sägearbeiten
übrig, die auf der Maschine nicht oder nur schwer ausführbar sind. Und ferner
vergesse man nicht, daß die Kriegsbeschädigtenschulen eine wichtige Aufgabe
erfüllen, wenn sie die ihnen anvertrauten Handwerker in der vielseitigen Verwendbarkeit einfacher Arbeitsmaschinen unterweisen und ihnen damit Finger-
zeige geben, wie sie nicht selten mit ihrer Hilfe ihre herabgesetzte Arbeitsfähigkeit und damit ihre wirtschaftliche Kraft steigern können.

Soweit gelernte Arbeiter — Handwerker — in Betracht kommen,
sind sie möglichst bald den Werkstätten ihres Berufes zuzuführen.

Die Aufgaben, mit denen sie zu beschäftigen sind, dürfen nicht auf die
Herstellung von Spielereien oder etwa auf die Ausbesserung zerbrochenen
Lazarettgerätes beschränkt bleiben, wenn sie nicht sehr bald Arbeitsunlust
hervorrufen sollen. Es müssen vielmehr Kundenaufträge ausgeführt werden,
so daß die Möglichkeit besteht, ein Arbeitsstück in seinem ganzen Werdegang
zu verfolgen, gegebenenfalls auch neue, lehrreiche Arbeitsweisen kennen zu
lernen.

Der Arbeitsgang in den Werkstätten muß sich — gegebenenfalls unter
Berücksichtigung der militärischen Verhältnisse — in möglichst engem An-
schlusse an den Handwerksbetrieb vollziehen. So müssen Bestellzettel, Arbeits-

zettel, Lieferzettel, Lagerbücher usw. geführt und ordnungsgemäße Bücher angelegt werden, die jederzeit einen Überblick über den Stand der einzelnen Werkstatt ermöglichen.

Die Arbeitsstücke können entweder nach Mustern oder Zeichnungen, die entweder in den Werkstätten selbst oder in gesonderten Fachzeichenkursen — jedenfalls aber unter verantwortlicher Leitung — angefertigt werden, zur Ausführung gelangen. Dabei ist besonderer Wert darauf zu legen, daß jedes Arbeitsstück — auch das einfachste — stofflich wahr, technisch richtig und geschmacklich einwandfrei ist, so daß die Werkstelle zugleich eine Erziehungsstätte zur Qualitätsarbeit wird. Bei Beachtung dieser Forderung kann von den Kriegsbeschädigtenschulen eine Befruchtung unseres gesamten Handwerkes ausgehen und zugleich in die weitesten Kreise unseres Volkes Verständnis für Qualitätsarbeit getragen werden.

Einzelne Kriegsbeschädigtenschulen haben sich neuerdings mit gutem Erfolge der Herstellung von Heeresbedarf, andere der Anfertigung des am meisten im Handel fehlenden Hausgeräts (Möbel, Wirtschaftsgegenstände u. dgl.) in großem Umfange zugewendet und damit neue Aussichten für möglichst weitgehende Nutzbarmachung der Kriegsbeschädigtenwerkstätten eröffnet.

Die Preisbildung hat im allgemeinen nach den Grundsätzen des freien Handwerksbetriebes unter Berücksichtigung der jeweiligen Marktlage zu erfolgen, so daß jede Schädigung Gewerbetreibender vermieden wird.

Die Arbeitszeit sollte im allgemeinen der ortsüblichen entsprechen, wobei natürlich für jeden einzelnen Beschädigten die täglich zu leistende Stundenzahl nach Maßgabe seines Gesundheitszustandes vom Arzte festzusetzen ist.

Daß die fachliche Leitung jeder Werkstätte in der Hand eines erfahrenen, geprüften Handwerksmeisters liegen muß, wenn anders Erfolge erzielt werden sollen, bedarf nur des Hinweises. Diese Meister können entweder abkommandierte Soldaten oder freie Gewerbetreibende sein. In letzterem Falle stellen sie entweder nur ihre Person zur Verfügung oder haben ihren Betrieb ganz oder teilweise in die Kriegsbeschädigtenschule verlegt. Sie beziehen meist für ihre Leistungen besondere Vergütungen.

Für ungelernte Arbeiter — Fabrikarbeiter — können Kriegsbeschädigtenschulen naturgemäß nur ausnahmsweise Beschäftigung im Rahmen des vor der Einziehung zum Heeresdienst ausgeübten Berufes bieten. Es fehlen in den weitaus meisten Fällen die grundlegenden Arbeitsbedingungen: Massenaufträge, Arbeitsmaschinen, Arbeitsteilung u. dgl. Gleichwohl ist es möglich und zweckmäßig, auch diese Gruppe der Kriegsbeschädigten wenigstens solange in verwandten Handwerksbetrieben — z. B. die Metallarbeiter in der Schlosserei, die Holzarbeiter in der Tischlerei — zu beschäftigen und unter günstigen Umständen ihre Überleitung zu angelernten Arbeitern vorzubereiten, bis die Unterbringung in entsprechenden Fabrikbetrieben aus ärztlichen und wirtschaftlichen Gründen angängig und zweckmäßig erscheint. Soweit verwandte Werkstätten nicht in Betracht kommen, müssen reine Beschäftigungsarbeiten, die leicht zu erlernen sind, — wie Korbflechterei, Mattenflechterei, einfache Holzarbeiten — als Notbehelfe dienen.

Landwirte und ländliche Arbeiter können naturgemäß nutzbringend nur dann beschäftigt werden, wenn die Kriegsbeschädigtenschule einen regelrechten landwirtschaftlichen Betrieb einschließt, wie das in der vorhergehenden Abhandlung eingehend dargelegt worden ist. Mit dem vielverbreiteten Irrtum, daß es ausreichend sei, einem ländlichen Arbeiter Sense oder Spaten in die Kunsthand zu drücken und ihn gelegentlich — etwa bei Besichtigungen — einige Minuten arbeiten oder auch einen doppelseitigen Beinamputierten für eine Filmaufnahme einige Meter hinter einer Maschine im Sturzacker laufen zu lassen, muß endgültig aufgeräumt werden.

Von großem Wert erscheint es mir, die landwirtschaftlichen Arbeiter soweit als irgend möglich in einem leicht erlernbaren Nebenberuf — etwa in der Korbflechterei, in der Flickschusterei, in den Grundlagen der Stellmacherei oder Böttcherei — auszubilden. Dadurch können die Kriegsbeschädigtenschulen in hohem Maße zur Seßhaftmachung ländlicher Arbeiter beitragen; denn die erwähnten Fertigkeiten werden einem großen Teile über die langen, oft recht kärglichen Wintermonate gut hinweghelfen. Ländliche Scharwerkerei hat noch immer ihren Mann genährt.

Eine schwierige, noch keineswegs geklärte Frage ist die der Arbeitsentlohnung. Sollen die Kriegsbeschädigten eine ihrer Arbeitsleistung voll entsprechende Löhnung beziehen? Wird die Arbeit als reine Arbeitstherapie aufgefaßt und vollzieht sie sich infolgedessen auf Anordnung und unter Aufsicht von militärischen Behörden, so besteht naturgemäß keinerlei Anspruch auf Löhnung, selbst wenn es sich um die Erzeugung marktfähiger Ware handelt. Das Abrechnungsverfahren würde überdies, da von den einzelnen Leuten in der Regel nur stundenweise und wohl selten mit voller Kraft gearbeitet wird, sich außerordentlich schwierig gestalten. An einzelnen Stellen wird deshalb jede besondere Lohnzahlung abgelehnt, während an anderen das Bestreben besteht, voll zu entlohnen. Eine Mittelstellung nehmen diejenigen Kriegsbeschädigtenschulen ein, die eine geringe Prämie für jede geleistete Arbeitsstunde eingeführt haben und zudem für besonders anerkennenswerten Fleiß eine feststehende monatliche Zusatzprämie zahlen. Die mit diesem Verfahren gemachten Erfahrungen sind gut und haben bislang zu keinerlei Mißhelligkeiten Veranlassung gegeben. Soweit hingegen Kriegsbeschädigte zur Anlernung oder Arbeitsleistung in Betriebe beurlaubt oder abkommandiert werden, wird man ihnen eine ihrer Arbeitsleistung entsprechende Vergütung nicht vorenthalten können.

Eine gewisse, wenn auch unbegründete Unsicherheit besteht noch immer hinsichtlich der etwa den Kriegsbeschädigten zustehenden Haftansprüche bei Unfällen, die ihnen in ursächlichem Zusammenhange mit ihrer Ausbildung zustoßen. Es kann kaum einem Zweifel unterliegen, daß für Unfälle, die sich aus Anlaß einer militärischen Dienstleistung — und als solche ist jede Abkommandierung eines noch im Heeresverbande stehenden Kriegsbeschädigten zur Arbeit oder Ausbildung aufzufassen — zutragen, die Heeresverwaltung haftet. Liegt hingegen eine solche Abkommandierung nicht vor, so unterscheidet sich naturgemäß ein etwa noch im Militärverhältnis stehender Arbeiter in keiner Weise von seinem bürgerlichen Arbeitsgenossen; etwaige Haftansprüche regeln sich demnach nach den einschlägigen gesetzlichen Bestimmungen.

Zu den praktischen Übungen — ohne Betonung des Berufes — sind in gewissem Sinne die in einigen Lazarettorten eingerichteten besonderen

Einarmerlehrgänge

ferner

Linksschreiblehrgänge

und das

Maschinenschreiben

zu zählen.

In den **Einarmerlehrgängen**, an denen alle in Betracht kommenden Leute pflichtmäßig teilnehmen sollten, werden in erster Linie Unterweisungen in allen Verrichtungen des täglichen Lebens erteilt mit dem Ziele, die Schüler völlig unabhängig von ihrer Umgebung zu machen. Spiel und Sport bilden eine wesentliche Ergänzung. Diese Lehrgänge, die selbstverständlich von einem gewandten Einarmer geleitet werden müssen, sind ganz besonders dazu angetan, das seelische Gleichgewicht in den so hart Betroffenen wiederherzustellen und sie wieder zu lebensfrohen, arbeitswilligen Menschen zu machen.

Auch an den **Linksschreiblehrgängen** sollten alle, die den Verlust der rechten Hand zu beklagen haben oder in ihrem Gebrauche behindert sind, zwangsweise teilnehmen müssen. Erfreulicherweise entwickeln denn auch die Linksschreiber — wie allenthalben festgestellt wird — besonders anerkennenswerten Eifer, und mancher von ihnen hat es mit der Linken zu größerer Fertigkeit gebracht als früher mit der Rechten. Wichtig ist, daß die Linksschrift nicht — wie das leider noch vereinzelt gelehrt wird — von der Rechtsschrift in ihrer Lage abweicht. Auch kein besonderes Schreibgerät — bis auf die Fälle, wo auch die verbliebene linke Hand verkrüppelt ist — oder besondere Federn dürfen verwendet werden, weil sie zu einer unliebsamen Abhängigkeit davon führen.

Einarmer- wie Linksschreib-Lehrgänge sind lediglich als kurze Vorkurse anzusehen, die neben ihrem eigentlichen Ziel durch das hier besonders naheliegende Zusammenarbeiten des Lehrers mit den Schülern dazu bestimmt sind, die Berufsberatung und die darauf folgende Überweisung in die in Frage kommende Berufsausbildung sachgemäß vorzubereiten.

Eine besondere Stellung nimmt das **Maschinenschreiben** ein. Der Andrang gerade zu diesem Unterrichtsfach pflegt sehr groß zu sein. Die Verletzten sind vielfach der irrigen Ansicht, daß sie als Maschinenschreiber späterhin eine leichtere, einträglichere Stellung finden werden als in ihrem erlernten Beruf, oder daß sie damit ein bequemes Beamtenpöstchen erhaschen können. Wer die Heranzüchtung des schier unübersehbaren Schreiberheeres in Friedenszeiten kennt, wer einen Einblick in diese meist überaus kümmerlichen Verdienstmöglichkeiten hat, wird streng darauf achten, daß nur Kaufleute, Beamte, selbständige Gewerbetreibende u. ä. zur Ausbildung zugelassen werden, Berufsgruppen also, für die das Maschinenschreiben lediglich eine ergänzende Fertigkeit darstellt. Man wende nicht ein, daß das Maschinenschreiben eine unentbehrliche Übung der Hand- und Finger-Muskulatur darstelle. Selbst auf die Gefahr hin, diese Übungen durch keinerlei Werkarbeit annähernd ersetzen zu können, darf die weitaus größere Gefahr, berufsmäßige Maschinenschreiber heranzuzüchten, nicht heraufbeschworen werden.

Während im Regelfall die Tastatur der Schreibmaschine mit allen zehn Fingern nach festliegenden Grundsätzen bedient wird, auch für Leute mit nur einer — aber vollständig gebrauchsfähiger — Hand der Fingersatz geklärt ist, muß bei Verstümmelung einer oder beider Hände für jeden Einzelfall ein besonderer Fingerersatz erfunden und — wenn er einmal festgelegt ist — stetig angewendet werden. Für Einhänder empfehlen sich die bereits in den Handel gebrachten Maschinen mit Fuß- oder Kniehebel-Umschaltung, eine Vorrichtung, die übrigens in einfacher, aber durchaus zweckdienlicher Form durch eine einfache Fuß- oder Knieschlinge ersetzt und an jeder Maschine vom Schreiber selbst angebracht werden kann.

Selbst Handlosen ist unter Verwendung zweier einfacher, hammerartiger Prothesen-Ansätze das Maschinenschreiben bis zu einem gewissen, wenn auch nicht sehr großen Schnelligkeitsgrade möglich.

Die Ausbildung Erblindeter im Maschinenschreiben erfordert naturgemäß besondere Unterrichtsmethoden und besonderes Lehrgeschick; die Bedienung der Maschine erfolgt jedoch im allgemeinen nach denselben Grundsätzen wie bei Sehenden.

Während, wie eingangs betont, die Werkarbeit im Mittelpunkt der Beschulungseinrichtungen stehen muß, ist die Wissensschulung Kriegsbeschädigter fast allenthalben früher aufgenommen worden und hat — nicht immer im Interesse der Sache — eine weitaus größere Ausdehnung angenommen. Nach einigen unsicheren Versuchen, die mehr vom guten Willen als von Sachkenntnis eingegeben und geleitet waren, wurden im Laufe der Zeit allgemein gültige Richtlinien aufgestellt und anerkannt. Es brach sich die Erkenntnis Bahn, daß es nicht darauf ankomme, überhaupt Unterricht zu erteilen, sondern den Unterricht, der allein für die in Betracht kommenden Kreise nutzbringend sein kann. Man machte sich die in den Fach- und Fortbildungsschulen in jahrzehntelanger Arbeit gesammelten Erfahrungen zunutze, erkannte, daß für die für die Beschulung in Frage kommenden Kreise außer den jeweiligen besonderen Fachkenntnissen die Beherrschung der Buchführung, des Fachrechnens, des Schriftverkehrs und — für eine Anzahl Berufe — des Fachzeichnens die Grundlage für eine gesicherte Existenz bilden, und daß die Kenntnis staatlicher Einrichtungen und einfachster Rechtsgrundsätze eine wünschenswerte Ergänzung dazu bildet. Man stellte infolgedessen in den Mittelpunkt der Ausbildung:

1. Fachkunde,
2. Fachrechnen,
3. Buchführung,
4. Schriftverkehr,
5. Bürgerkunde,
6. Fachzeichnen

als Hauptunterrichtsgegenstände und nahm als Grundlage Volksschulbildung an.

Ähnlich wie bei den Fortbildungsschulen werden die verschiedenen Berufe getrennt voneinander unterrichtet. Es ergibt sich demnach im allgemeinen eine Dreiteilung, so daß

1. gewerbliche,
2. kaufmännische,
3. landwirtschaftliche

Abteilungen anzutreffen sind.

In der **gewerblichen Abteilung** wird bei weiterentwickelten Schuleinrichtungen naturgemäß Wert darauf gelegt, die einzelnen Berufsgruppen — wie Holzgewerbe, Metallgewerbe, Steingewerbe, Nahrungsmittelgewerbe, Bekleidungsgewerbe usw. — in den fachkundlichen Gegenständen getrennt von einander zu unterrichten, um eben das Fachliche genügend betonen zu können. Daß dabei die angeführten 6 Hauptunterrichtsgegenstände je nach den vorhandenen Schülern und den verfügbaren Lehrkräften eine weitgehende Unterteilung erfahren können, liegt auf der Hand. So kann — um nur ein Beispiel zu nennen — im Baugewerbe die Stoffgruppe „Fachkunde" in sich einschließen: Holz- und Steinkonstruktion, Baukunde, Veranschlagen, Festigkeitslehre usw.

Zu einer Sondergruppe werden ferner alle diejenigen vereinigt, die sich zur Ablegung der **Meisterprüfung** vorbereiten wollen. In Betracht kommen ältere Handwerksgesellen, die die Selbständigkeit erstreben oder vielleicht vor dem Kriege ihr Handwerk schon selbständig ausgeübt haben. Legen diese Leute die Prüfung, für die die Handwerkskammern und Innungen weitgehendes Entgegenkommen zeigen, im Anschluß an die Lazarettausbildung mit Erfolg ab, und erwerben sie damit das Recht, Lehrlinge anleiten zu dürfen, so werden damit nach Möglichkeit die Lücken ausgefüllt, die der Krieg in die Reihen der Handwerker gerissen hat, werden auch wohl einer großen Anzahl Verstümmelter auskömmliche Existenzmöglichkeiten geschaffen. Denn die in Rede stehenden Leute vermögen — unter nicht allzu ungünstigen Bedingungen — ihre an sich verringerte Erwerbsfähigkeit durch die Mithilfe eines oder mehrerer Lehrlinge vielleicht zu normaler Höhe zu steigern.

Eine wichtige Stellung nimmt das **Fachzeichnen** ein. Hier ist jede Schematisierung ausgeschlossen; die Berufsteilung muß bis ins kleinste durchgeführt, den Vorkenntnissen und Anlagen jedes einzelnen Schülers Rechnung getragen werden, so daß in der Regel Einzelunterricht an die Stelle des Klassenunterrichts tritt.

Weitere Schwierigkeiten erwachsen, sofern der Schüler Einarmer oder gar Linkshänder ist. Reißbrett, Schiene und Winkel sind die Arbeitsgeräte des Zeichners; Bleistifte, Ziehfeder, Zirkelzeug usw. seine Arbeitsmittel. Während unter normalen Verhältnissen die Linke die Zeichengeräte festhält oder verschiebt, arbeitet die Rechte mit den Zeichenmitteln. Der Einhänder ist darauf angewiesen, sich auf die Verschiebung der Zeichengeräte und die Bedienung der Zeichenmittel zu beschränken, das Festhalten aber durch irgendwelche Hilfsmittel zu bewirken.

Am allereinfachsten kann dieser Zweck dadurch erreicht werden, daß — sofern nur in wagerechter Brettlage gezeichnet wird, wie das für viele zeichnende Berufe genügt — auf Schiene und Winkel flache Metallplatten aufgeschraubt werden, die bei genügender Schwere, wie die Erfahrung gezeigt hat, jedes unbeabsichtigte Verschieben verhindern.

Ein besonderes **Reißbrett für Einarmer** hat Professor Brandes, Breslau, konstruiert. Die Reißschiene wird durch eine federnde Rolle, die an der rechten Stirnseite des Brettes läuft und nach Bedarf gespannt werden kann, parallel geführt und angepreßt, während das Zeichendreieck an einem auf der Schiene laufenden Schieber drehbar befestigt ist.

Eine andere **Zeichenvorrichtung für Einarmer** stammt von Aderhold. Sie weist im wesentlichen die vorher angedeutete Einrichtung auf.

Die Zeichengeräte mittels Kinnstütze, die mit einem Bande am Kopfe des Zeichners befestigt wird, festzuhalten, kann ich nicht empfehlen, weil der Zeichner dadurch gezwungen wird, während der Arbeit den Kopf in immer gleicher Entfernung vom Zeichenblatt in völliger Ruhestellung zu halten. Ausdauerndes, sicheres Zeichnen in dieser Stellung dürfte nur in ganz besonders gelagerten Ausnahmefällen möglich sein und auch dann vermutlich sehr bald zu Augenerkrankungen führen.

Ein zweckmäßiger „Zeichenhelfer" von Brandes gibt die Möglichkeit, Tuscheflaschen am Zeichentisch zu befestigen, sie ohne fremde Hilfe zu öffnen, Zirkeleinsätze auszuwechseln, Ziehfedern bequem zu füllen und zu reinigen sowie Bleistifte zu spitzen.

Soweit der Einarmer auch noch Linkshänder ist, bedarf es naturgemäß einer allmählichen Eingewöhnung, die übrigens durch Teilnahme am Linksschreiben und Einarmerlehrgang in zweckmäßiger Weise vorbereitet werden kann. Ein irgendwie abweichender Lehrgang ist ebensowenig erforderlich wie etwa die Anwendung besonders gearteter Zeichengeräte und Zeichenmittel, abgesehen etwa von den vorher angedeuteten, die für Einarmer allgemein bestimmt sind.

Innerhalb der gewerblichen Abteilung können auch gewerbliche ungelernte Arbeiter unterwiesen werden. Für sie kommen ebenfalls die erwähnten Hauptunterrichtsgegenstände — lediglich unter Wegfall des Fachzeichnens und der Buchführung — in Betracht.

Bei der Beschulung gewerblicher Arbeiter — seien sie nun gelernte oder ungelernte — ist insofern mit besonderer Vorsicht zu verfahren, als streng darauf zu halten ist, daß in den Teilnehmern nicht der Irrtum erweckt wird, als sollten sie durch die Beschulung künftighin der werktätigen Arbeit enthoben werden. Auch in dieser Hinsicht haben — es darf dies nicht verschwiegen werden — einzelne Kriegsbeschädigtenschulen gefehlt und dadurch Material gegen die Beschulungseinrichtungen geliefert. Immer und immer wieder muß betont werden, daß die Werkarbeit im Mittelpunkte der Ausbildung stehen muß und daß die Überleitung in gehobene Stellungen nur in zwingenden Fällen erfolgen darf.

In die kaufmännische Abteilung einer Kriegsbeschädigtenschule sollen im allgemeinen nur gelernte Kaufleute Aufnahme finden, Handwerker oder andere Gewerbetreibende nur dann, wenn sie ein selbständiges Geschäft betreiben oder die Übernahme eines solchen in sicherer Aussicht haben oder in Fällen, in denen der Übergang in einen kaufmännischen Beruf besonders begründet und von der zuständigen Berufsberatungsstelle anerkannt worden ist. Diese Einschränkung ist durchaus erforderlich, um zu verhüten, daß die Kriegsbeschädigtenschulen zur Heranzüchtung mangelhaft ausgebildeter „Auch-Kaufleute" beitragen.

Es könnte auf den ersten Blick befremdlich erscheinen, gelernte Kaufleute in den einfachsten kaufmännischen Grundlagen ausbilden zu wollen. Es darf indessen nicht übersehen werden, daß der im kaufmännischen Kleinbetriebe Ausgebildete nicht selten erhebliche Lücken seines Wissens aufzuweisen hat, daß ferner die Lehrzeit in Großbetrieben sehr einseitig zu sein pflegt, und daß eine ganze Reihe von im Außendienst tätig gewesenen Kaufleuten infolge der Verwundungen zum Innendienst überzugehen gezwungen ist.

Von den erwähnten Hauptunterrichtsgegenständen kommt naturgemäß Fachzeichnen in Wegfall, hinzutreten können Maschinenschreiben, Kurzschrift, Schön- und Kunstschrift sowie Fremdsprachen, sofern es sich um Weiterbildung Fortgeschrittener handelt. Den Unterricht in einer Fremdsprache zu beginnen, erscheint zwecklos, da der verhältnismäßig kurze Lazarettaufenthalt zu nennenswerten Ergebnissen nicht führen kann.

An die kaufmännische Abteilung können unschwer Lehrgänge für Bürohilfsarbeiter angeschlossen werden. Aufnahme finden solche Kriegsbeschädigte, die nach dem Urteil der zuständigen Berufsberatungsstelle ihren erlernten Beruf nicht mehr ausüben können, aber hinreichende Befähigung haben, die erworbenen Fachkenntnisse im niederen Bürodienst kaufmännischer oder gewerblicher Betriebe nutzbar zu verwenden. Ihre Beschäftigung besteht im wesentlichen im Registrieren, Kopieren, Vervielfältigen und ähnlichen untergeordneteren Tätigkeiten, bei denen einfachste kaufmännische Kenntnisse neben unbedingter Zuverlässigkeit ausreichen. Die Anfangsgründe der mehrfach angeführten „Hauptunterrichtsgegenstände" — unter Wegfall des Zeichnens —, wobei die Fachkunde in der Hauptsache durch „Kontorkunde" ausgefüllt wird, bilden den Unterrichtskern; hinzutreten können noch Maschinenschreiben und Kurzschrift, sowie Unterweisungen in der Handhabung neuzeitlicher Büromaschinen.

In der landwirtschaftlichen Abteilung finden kriegsbeschädigte Landwirte und landwirtschaftliche Arbeiter Aufnahme; zugelassen werden können auch Gewerbetreibende und Arbeiter, soweit sie neben ihrem eigentlichen Beruf Landwirtschaft mit ihren Abarten (Gartenbau, Kleintierzucht usw.) als Nebenerwerb betreiben oder bäuerliche Ansiedelung aus besonderen Gründen — z. B. bei Lungenkrankheit — erstreben.

Als Hauptunterrichtsgegenstände kommen

1. Ackerbau, Viehhaltung, Gartenbau,
2. Schriftverkehr, Bürgerkunde, Rechnen

in Betracht. Die selbständigen Landwirte werden weiter in

3. Buch- und Rechnungsführung

und die besonders Befähigten in

4. Geschäftsführung der Guts-, Gemeinde- und Amtssekretäre

unterwiesen.

Eine Sonderstellung nehmen die Lehrgänge für Unterbeamte im Staats- und Gemeindedienst ein. Aufnahme finden nur solche Kriegsbeschädigte, die entweder schon vor dem Kriege in ähnlichen Stellungen tätig waren oder auf Grund des Zivilversorgungsscheines ein Anrecht auf eine Beamtenstellung haben. Als Unterrichtsgegenstände kommen:

1. Kanzleikunde,
2. Schriftverkehr,
3. Geschichte,
4. Geographie

in Betracht, zu denen als Ergänzung:

5. Maschinenschreiben,
6. Kurzschrift

treten können.

Der in den verschiedenartigen Lehrgängen gebotene Unterrichtsstoff hält sich allenthalben nach Umfang und Inhalt etwa im Rahmen einer guten Fach- oder Fortbildungsschule, wird aber naturgemäß dem vorgeschrittenen Alter und der reiferen Lebenserfahrung der Schüler entsprechend vertieft.

Die Stoffpläne sind so aufgebaut, daß sie im allgemeinen in 8 bis höchstens 12 Wochen ein in sich geschlossenes, abgerundetes Wissensgebiet behandeln. Das einzelne Fach ist demgemäß teilweise mit einer verhältnismäßig großen Wochenstundenzahl ausgestattet. Dieses Verfahren ist angewendet worden, weil die Mehrzahl der Leute erfahrungsgemäß — von besonderen Ausnahmefällen abgesehen — nicht länger in demselben Lazarett verbleiben.

Die Unterrichtszeiten liegen sehr verschieden. In den meisten Schulen wird nur nachmittags unterrichtet, in anderen nur vormittags, während in einzelnen ganztägig gearbeitet wird. Irgendwelche Richtlinien lassen sich nicht aufstellen; es müssen die örtlichen Verhältnisse ausschlaggebend sein.

Als Lehrer wirken im Fach- und Fortbildungsschuldienst erfahrene Staats-, Gemeinde- und Privatbeamte teils hauptamtlich, teils nebenamtlich. Sie sind je nach dem Träger der Schule oder den örtlichen Verhältnissen militärisch abkommandiert oder als Zivillehrer tätig. Zum Teil arbeiten sie ehrenamtlich, zum Teil gegen Vergütung.

Über die Kosten der in den vorstehenden Zeilen skizzierten Beschulungseinrichtungen für Kriegsbeschädigte lassen sich keinerlei allgemeine Richtlinien aufstellen; sie hängen von zu vielerlei Umständen ab, die von Ort zu Ort wechseln. So können die einmaligen, der ersten Einrichtung dienenden Ausgaben sehr erheblich sein, falls neben allen Beschulungseinrichtungen — also z. B. Werkstätten mit ihren Maschinen und Arbeitsgeräten, Ausstattung der Unterrichtsräume, Beschaffung der Lehr- und Lernmittel usw. usw. — etwa auch die Räume, umgebaut oder gar neu errichtet werden müssen. Sie können aber auch auf ein Geringstmaß zusammenschwinden, wenn — wie das an vielen Orten möglich gewesen ist — bestehende gewerbliche oder landwirtschaftliche Betriebe oder Fachschulen in weitestem Maße zur Verfügung gestellt oder doch nutzbar gemacht werden. Auch die laufenden Kosten schwanken naturgemäß in weiten Grenzen, je nachdem Mieten zu entrichten, Vergütungen für Lehrer und Meister, Löhne oder Arbeitsprämien für Kriegsbeschädigte zu zahlen sind. Landwirtschaftliche und gewerbliche Betriebe vermögen bei geschickter Leitung sich im allgemeinen selbst zu halten, zum Teil sogar Gewinne zu erzielen, während Wissenslehrgänge selbstverständlich ausnahmslos, je nach Umfang, größere oder geringere Zuschüsse erfordern. Die Deckung der entstehenden Kosten erfolgt, wie eingangs erwähnt, teilweise durch freiwillige Beiträge von Einzelpersonen, Vereinen, Korporationen, Gemeinden oder Gemeindeverbänden, teilweise aus Mitteln der Heeresverwaltung oder des Staates.

Daß mit den Ausbildungsstätten, die alle Fähigkeiten der ihrer Obhut anvertrauten Kriegsbeschädigten — wenn anders es sich um ernste Ausbildung, nicht Spielerei und Zeitvertreib handelt — kennen, nicht selten Stellenvermittelung verbunden ist, liegt auf der Hand und ebenso, daß ihre Leistungen hierin in jeder Richtung anerkennenswert sind.

In den vorstehenden Zeilen sollte nur im Umriß das Wesen der Kriegsbeschädigtenbeschulung einer bestimmt begrenzten Bevölkerungsschicht, der werktätig arbeitenden (also mit Ausschluß der akademisch Gebildeten und der Berufsoffiziere) dargetan werden. Einen Überblick über die bestehenden Einrichtungen zu geben oder auf einzelne einzugehen, verbot der zur Verfügung stehende knappe Raum. Die bedeutungsvolleren unter ihnen haben in zum Teil umfangreichen Schriften ihre Einrichtungen und Erfolge niedergelegt. Auf diese müssen alle diejenigen, die der so überaus wichtigen Frage der Wiederertüchtigung Kriegsbeschädigter durch Beschulung tieferes Interesse entgegenbringen, verwiesen werden.

Das wirtschaftliche Ergebnis beruflich tätiger Schwerbeschädigter.

Von
Prof. Dr. Ing. G. Schlesinger, Berlin.

Mit 59 Abbildungen.

Von entscheidender Bedeutung für die Beurteilung der Brauchbarkeit der Ersatzglieder ist ihre berufliche Anwendung durch die Amputierten selbst. Ermittelungen sind möglich

1. in besonderen Übungswerkstätten für Schwerbeschädigte,
2. in normalen Betrieben von Handwerk, Industrie und Landwirtschaft.

1. Besondere Übungswerkstätten.

Darunter sollen keine Lazarettwerkstätten verstanden sein, sondern fachmännisch geleitete Betriebe mit allen Ausrüstungen und der Organisation des Normalbetriebes, nur mit dem Unterschiede, daß in ihnen im wesentlichen Schwerbeschädigte beschäftigt sind. Die Posten der Betriebsleiter und bestimmter von Schwerbeschädigten keinesfalls ausfüllbaren Tätigkeiten sind von Gesunden besetzt. Meister und Vorarbeiter sind unter Umständen geeignete Amputierte.

Dadurch wird vermieden, daß die erste ernste Tätigkeit als Zeitvertreib oder auch nur als eine Art „Beschäftigung" angesehen wird.

Gewiß dienen diese Übungswerkstätten im Anfange der Übergangszeit vom Lazarett zur Arbeit auch der Arbeitstherapie insofern, als die Beschäftigten die Gelenke ihrer beschädigten Glieder voll geschmeidig machen sollen, der ärztlichen Überwachung dauernd unterliegen und häufig untersucht werden, ob sie der Arbeit überhaupt bzw. in welchem Grade gewachsen sind. Nervenknoten, schmerzhafte Stellen, Wundwerden sollen beseitigt, nervöse Störungen behoben werden, kurz, der Beschädigte soll unter kundiger Hand, technisch wie ärztlich, wieder zur Berufsarbeit ertüchtigt werden.

Der springende Punkt ist aber, daß diese Wiederertüchtigung an Hand von Arbeitsausführungen erfolgt, die produktiv und auch im Akkord, mindestens aber im Stundenlohn, der dauernd mit dem Akkord Gesunder verglichen wird, verrichtet und bezahlt werden.

Alle anderen Beschäftigungsarten sind, so glaube ich, zur Unfruchtbarkeit verurteilt, weil der Maßstab zur Beurteilung durch den Amputierten selbst und infolgedessen der Ernst der Auffassung fehlt. Dadurch wird der Neigung des Beschädigten Vorschub geleistet, seine Arbeit doch nur als „Zeitvertreib" aufzufassen.

Ernsthafte Übungswerkstätten für Schwerbeschädigte müssen daher auch auf ernsthafter Arbeitsleistung aufgebaut werden. Sie können nur Erfolg haben, wenn man sicher ist, sie mit Dauerarbeit versorgen zu können, an der der Schwerbeschädigte richtige, langsam steigende Leistung bis zum Höchstmaß erlernen kann, ohne daß hinter der Fabrikleitung dauernd die Verantwortung für die Unkostendeckung und der Gewinnerzielung steht.

Nicht jeder Schwerbeschädigte muß eine solche Lehrwerkstatt durchmachen. Eine ganze Anzahl mit angeborener hoher Geschicklichkeit und vor allem mit dem eisernen Willen begabt, wieder vollkräftige Arbeiter zu werden, können unmittelbar nach eingetretener Heilung, und nachdem der Stumpfrest seine volle schmerzlose Beweglichkeit erreicht hat, wieder in den normalen Betrieb eintreten. Jedoch ist die Wertung ihrer Tätigkeit im Normalbetrieb naturgemäß eine andere als in der Übungswerkstatt.

2. Normale Arbeitsbetriebe.

Grundsatz für die Wiederbeschäftigung ist: Jeder Kriegsbeschädigte ist, wenn möglich, in seiner alten Arbeitsstelle, wo das nicht angängig, doch in seinem alten Berufe wieder unterzubringen. Dazu müssen in den Staats- und städtischen Betrieben, bei Bahn-, Post-, Telegraphenwesen, in Waffen- und Munitionsfabriken, auf den Werften, in Gas-, Wasser- und Elektrizitätsanlagen, auf den Gütern, in jeder Fabrik von den leitenden technischen Beamten die Stellen herausgesucht und wirklich freigemacht werden, die von Schwerbeschädigten voll ausgefüllt werden können. An erster Stelle sind die Armamputierten zu berücksichtigen.

Es gibt keinen noch so tüchtigen Berufsberater, der nach „Richtlinien", die doch immer nur den Durchschnitt der gesammelten Erfahrungen vorstellen, im Einzelfall das Richtige trifft. Fehlberatungen aber sind, weit über den Einzelfall hinaus, von größter Tragweite. Ihre schlimmen Folgen sprechen sich mit Windeseile weiter und richten leicht einen nicht wieder gut zu machenden Schaden an.

Der im Betrieb eingestellte Schwerbeschädigte wird erst nach und nach das Höchstmaß seiner Leistung erreichen, das fast nie dem des Gesunden gleichkommen kann.

Fraglos wird die wachsende Übung und Schulung im Laufe der Zeit unsere heutige Ansicht wandeln und zwar hoffentlich nach der günstigen Seite. Zur Zeit müssen wir mit den Erfahrungen arbeiten, die wir innerhalb der Kriegsjahre gesammelt haben.

Leitend müssen hier die Dauerleistungen von arbeitswilligen, zähen, normalgeschickten Leuten sein, an deren Beispiel sich der vorläufig noch Zurückstehende und Mutlose emporarbeiten kann und muß.

Maßgebend für den Fabrikleiter, Handwerksmeister und Gutsherrn bei der Beurteilung der Arbeitstätigkeit des Schwerbeschädigten muß noch auf lange

Zeit hinaus der menschenfreundliche Gesichtspunkt des Helfenmüssens sein. Man muß sich klar darüber sein, daß die Rentabilität (!) solcher Arbeiter geringer ist als die der Gesunden. Aber die Rechnung muß dann so aufgemacht werden, daß mit dem Fehlbetrag der Leistung das Unkostenkonto belastet wird, nicht etwa so, daß man aus der Erhöhung der Unkosten durch die langsamere Arbeit und den dadurch entgangenen Gewinn die effektive Geldleistung des Schwerbeschädigten und damit den diesem zukommenden Stundenlohn errechnet[1]). Damit nimmt man dem Krüppel die für die nächsten Jahre so notwendige Lust und Liebe zur Arbeit.

Ein Betriebsleiter, der so kraß materialistisch vorgehen wollte, hat den tieferen Sinn der Staatsnotwendigkeit, das Heer von Schwerbeschädigten produktiv zu beschäftigen, nicht erfaßt. Wo ein Wille ist, ist auch ein Weg! Das gilt gleichmäßig von Krüppeln beim Wiederarbeitenlernen, wie von Betriebsleitern beim Suchen der dem Schwerbeschädigten zuzuweisenden Arbeiten.

Die Pflicht des Betriebsleiters oder Gutsherrn ist es, die Kriegsbeschädigten nur solchen Arbeiten zuzuführen, die er trotz seiner Beschädigung noch als Vollarbeiter oder annähernd als solcher verrichten kann. Am falschen Platz stehen und halbe Arbeit leisten, darf auch kein Gesunder, und doch wird in recht vielen Betrieben gegen diesen Grundsatz oft schwer gesündigt. Andererseits muß der Arbeitgeber schließlich nüchtern rechnen. Patriotismus und Mitleid, Hilfeleistung und Rücksichtnahme dürfen nicht dauernd beansprucht werden. Auf sich allein gestellt muß der Beschädigte arbeiten können; er will auch selbständig und verantwortlich sein, will sich nichts schenken und nicht helfen lassen. Daher wurden in einer Reihe wichtiger Berufe praktische Betriebserfahrungen gesammelt und Verfahren ausgearbeitet, um die Leistungsfähigkeit Schwerbeschädigter zu bestimmen, Werkzeuge und Arbeitsarme konstruiert, um diese Erfahrungen nun auch nutzbar zu machen.

Sie sind der erste Anfang betriebswissenschaftlicher Untersuchungen dieser Art. Sie sollen dem Kriegsbeschädigten zeigen, daß überhaupt etwas geleistet worden ist und was geleistet werden kann. Sie sollen den Arbeitgeber anregen, mit seiner eigenen überragenden Sachkenntnis diese ersten Erfolge auszunützen und auszubauen. Beim Maschinenschlosser ist die Durcharbeit in voller Ausführlichkeit wiedergegeben. Bei den übrigen Berufen wird die kurze Kennzeichnung der Arbeitsverrichtung und die Zusammenfassung des Wirtschaftlichkeitsgrades genügen.

Die Ergebnisse sind vorsichtig gewertet, aber sie entsprechen der Wirklichkeit. Sie werden manchen allzu rosigen Optimismus zerstören, aber auch manchen glimmenden Funken zur Flamme entfachen, der sonst erloschen wäre.

Die Untersuchungen erstrecken sich auf:

1. Maschinenschlosser[2]) und Mechaniker,
2. Tischler[3]),
3. Stellmacher[4]),
4. Sattler[5]),
5. Schuhmacher[6]),

---

[1]) Vgl. A. Dreßler und P. Ewald, Zeitschr. f. Krüppelfürsorge 1917, Bd. 10, Heft 5. L. Voß-Leipzig: Der spätere Beruf der schwerbeschädigten Kriegsinvaliden.

[2]) Merkblatt Nr. 13.   [3]) Ebd. Nr. 12.   [4]) Ebd. Nr. 12.   [5]) Ebd. Nr. 10.   [6]) Ebd. Nr. 10. Ferner: Absch. d. Buches über Ansatzstücke für gewerbliche Arbeiter" von Karl Hartmann.

   6. Lackierer[1]),
   7. Maler und Tapezierer[2]),
   8. Schneider[3]),
   9. Bäcker[4]),
  10. Landwirt[5]).

1. Der amputierte Maschinenschlosser.

Die wichtigsten handwerksmäßigen Betätigungen des gelernten Maschinen-
oder Werkzeugschlossers und Mechanikers sind:

   I. Feilen (Sägen).
  II. Schaben.
 III. Hämmern (Meißeln, Nieten, Körnern, Stauchen, Strecken, Richten).
  IV. Bohren, Reiben, Gewindeschneiden.
   V. Schweißen und Löten.
  VI. Zusammensetzen und Auseinandernehmen (Montieren).
 VII. Messen, Anreißen, Vorzeichnen.
VIII. Maschinenbedienung.

Der Grob- oder Bauschlosser hat dieselben Verrichtungen nur in geringerer
Güte auszuführen.

Der Grad der Amputation spielt bei dem Handwerk des Schlossers, der
insbesondere beim Feilen und Hämmern, seinen Haupttätigkeiten, und beim
Montieren auf hochgradiges Gefühl angewiesen ist, eine entscheidende Rolle.
Der Unterarmamputierte ist hier durch den Besitz des Ellbogengelenkes dem
Oberarmbeschädigten derart überlegen, daß man dem unterarmbeschädigten,
geschickten und geübten Handwerker die Beibehaltung des Berufes bei Verwendung richtiger Ersatzglieder mit gutem Gewissen anraten darf.   Das gilt
auch dann noch, wenn der Verlust die rechte Hand betrifft und wenn der vorhandene Vorderarmstumpf keine Drehbeweglichkeit (Pro- und Supination)
mehr besitzt.   Ja, eingehende, monatelang fortgesetzte Versuche mit rechts-
seitig Amputierten scheinen zu beweisen, daß diese insbesondere im Gebrauch
des Hammers dem Linksbeschädigten überlegen sind; denn sie können ohne
Schwierigkeit den Hammer mit einem Ersatzglied am Stumpf sicher hantieren
und Meißel und Körner links in üblicher Weise führen, während der Links-
beschädigte bei diesen Tätigkeiten erst vollkommen umlernen muß.

Der oberarmamputierte Schlosser aber sollte seinen Beruf wechseln, am
zweckmäßigsten, unter Ausnutzung seiner Fachkenntnisse, zu den Maschinen
übergehen, die infolge ihrer heutigen Durchbildung ein schnelles und nahezu
gefahrloses Arbeiten bei hohem Verdienst gestatten.   Die Abneigung der Ober-
armverletzten gegen die Maschinenbedienung, in der sie einen gefährlichen
Feind ihres noch verbliebenen gesunden Armes sehen, ist bei ruhiger und zielbewußter Einschulung bei vernünftigen und willenskräftigen Kriegsbeschädigten
unter Berücksichtigung des heutigen weitgehenden Unfallschutzes noch stets
zu überwinden gewesen.

Daher sind hier Unterarm- und Oberarmamputierte bei Ausführung der
gleichen Arbeiten miteinander verglichen und zum Schluß an den Maschinen

---

[1]) Merkblatt Nr. 9.   [2]) Ebd. Nr. 5.   [3]) Ebd. Nr. 11.   [4]) Ebd. Nr. 9.   [5]) Ebd. Nr. 14.
Ferner: Absch. d. Buches über „Ansatzstücke für gewerbliche Arbeiter" von Karl
Hartmann.

geprüft worden, die zur Dauerbeschäftigung auch der Oberarmbeschädigten geeignet erscheinen.

Ob der Gliedverlust den rechten oder den linken Arm betrifft, spielt, wie bereits erwähnt, keine ausschlaggebende Rolle. Einmal weil auch der gesunde Schlosser bei bestimmten Verrichtungen bald die rechte, bald die linke Hand zur Führung, d. i. zur Gefühlsarbeit, benutzt, dann weil bei zähem Willen etwa 6 Monate genügen, um die notwendigen gewohnheitsmäßigen Griffe von rechts auf links und umgekehrt umzulernen.

Beim Oberarmamputierten muß jedoch alle führende Arbeit von dem gesunden Arm übernommen werden, daher werden Verrichtungen mit Doppelführungen [1]), wie Feilen, Meißeln, Montieren, das sind gerade die wichtigsten und unentbehrlichsten, nur mit großen Schwierigkeiten oder gar nicht ausgeführt werden können. Dauerarbeiten, womöglich im Wettbewerb, sind hierbei ausgeschlossen.

Dazu kommt dann die kinematische Unmöglichkeit, mit nur einem Gelenk (Schulter) bei in Ruhe verharrendem Oberkörper ein Werkzeug in einer genauen Arbeitsebene zu bewegen und die physiologische Unmöglichkeit, die Druckverteilung, z. B. beim Feilen, bei den unaufhörlich wechselnden Hebelarmen der gesunden und der beschädigten Hand so anzupassen, daß eine wirkliche Ebene entsteht.

Nichtfachleute kennen fast ausnahmslos die Schwierigkeiten gerade des Strichfeilens nicht, haben sich nie mit der eigenartigen bauchigen Form der Feile und ihrem Hiebe beschäftigt und dürften überrascht sein zu hören, daß sogar unter 10 gesunden sog. Schlossern unter Umständen nur einer eine wirklich ebene Fläche in angemessener Zeit feilen kann.

Man zeige uns daher nicht immer und immer wieder den oberarmamputierten Schlosser am Schraubstock mit der Feile oder mit Hammer und Meißel tätig. Wir wissen, daß gerade diese Tätigkeiten als Normalarbeiten für diesen schweren Verletzungsgrad ein für allemal ausscheiden müssen, wenn man überhaupt von Arbeit und nicht von Zeitvertreib reden will.

Soll der Oberarmamputierte vorübergehend mit dem Stumpf und dem Ersatzglied den Hammer führen, so erfordert das sehr kräftige Bandagen und ganz kurze und äußerst feste Haltevorrichtungen für den Hammer. Durch das Fehlen der beiden unteren Gelenke, Hand- und Ellenbogengelenk, mit denen der Schlosser an der Werkbank fast allein arbeitet, geht die Wucht des Schlages unmittelbar in die Schulter, durchdröhnt und erschüttert sie derart, daß sogar sehr willige und geübte oberarmamputierte Schlosser nach kurzer Zeit die Arbeit einstellen müssen [2]).

---

[1]) Unter Doppelführung sei die gleichzeitige und gleichmäßig wichtige Tätigkeit beider Hände verstanden, wie z. B. beim Meißeln; hierbei führt die linke Hand das eine Werkzeug: Meißel, die rechte das zweite Werkzeug: Hammer. Beim Schaben dagegen führt immer nur eine Hand, die andere übt nur eine untergeordnete Hilfstätigkeit aus. Man kann daher mit einer Hand schaben, nicht aber meißeln.

[2]) Der Nachweis für die Richtigkeit dieser Feststellung wurde in der Prüfstelle durch einen gelernten, besonders tüchtigen und willigen oberarmamputierten Dorfschmiedemeister gemacht, unter Verwendung des für Schmiedearbeiten hervorragend geeigneten Armes von Dr. Zuelzer-Potsdam, vgl S. 488, Abb. 291. Der Mann hat über drei Monate mit täglich achtstündiger Schicht sehr fleißig und geschickt gearbeitet, hat aber dann doch die Schmiedearbeit wegen der beim besten Willen unvermeidlichen Behinderungen

Forts. S. 1044

Von völliger Verkennung der bei Hämmerarbeiten, wie insbesondere beim Meißeln, auftretenden Schlagwirkungen zeugt die Tatsache, daß in vielen Veröffentlichungen der Meißel mit dem Ersatzarm gehalten und geführt werden

Stereoskop-Kreislaufbilder vom Feilen.

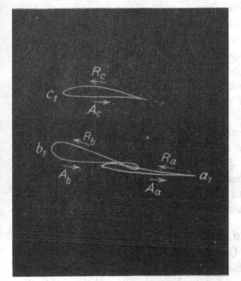

Abb. 1. Gesunder.

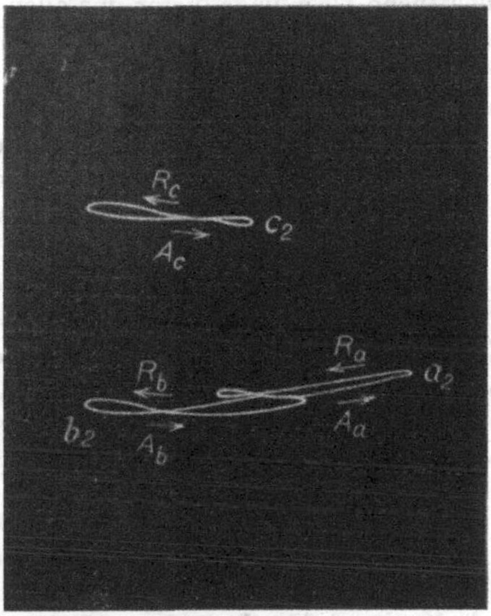

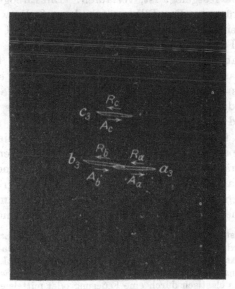

Abb. 2. Unterarmamputierter.

Abb. 3. Oberarmamputierter.

soll, während die gesunde Hand den Hammer schwingt. Jeder Prellschlag — und diese werden hier viel häufiger als beim Zweihänder auftreten müssen, weil der künstlich eingespannte Meißel stets unsicher steht — löst zunächst

66*

die Einspannung [1]), dann fliegt bei weiteren Prellungen im günstigsten Falle der Meißel heraus, oder aber der Ersatzarm geht in Stücke. Wer selbst Stahl gemeißelt hat, weiß, wie Prellschläge schon den gesunden Fingern mitspielen können.

Es soll nun versucht werden, auch für den Nichtfachmann die wissenschaftliche Grundlage dieser uns allen scheinbar so geläufigen praktischen Verrichtungen zu klären. Dazu wurden vom gesunden zweihändigen Arbeiter, vom unterarm- und vom oberarmamputierten Einhänder beim Feilen, Meißeln und Hämmern (Blechrichten, Nieten usw.) stereoskopische [2]) Kreislaufbilder aufgenommen und mit lebenden Photographien in den Abb. 1—3, 22, 26—28 zusammengestellt. Wir Ingenieure sind seit Jahren gewöhnt, in der Werkstatt Vorgänge bei der Massenfabrikation auf diese Weise festzuhalten und zu zergliedern.

In allen genannten Kreislaufbildern sind die Gelenkpunkte mit a für die Hand, mit b für den Ellbogen, mit c für die Schulter und zwar mit dem Zeiger 1 für den Gesunden, mit Zeiger 2 für den Unterarmamputierten, mit Zeiger 3 für den Oberarmamputierten bezeichnet.

Die durch Pfeil bezeichnete Arbeitsrichtung hat den Buchstaben A, der Rückgang den Buchstaben R erhalten.

I. Feilen und Sägen.

Die drei Gelenke a_1, b_1, c_1 des Gesunden beschreiben beim Feilen (Arbeitsgang: Richtung A) im wesentlichen gerade Linien, A_a, A_b, A_c, die in Schulter- und Handgelenk parallel zueinander und in gleicher Höhenlage, die durch das Werkstück festgelegt ist, verlaufen. Die Ellbogenlinie dagegen its schleifenförmig gekrümmt. Das Ellbogengelenk muß die wippende Bewegung des Kniegelenkes beim Vorwärtsdrücken des Körpers mit ihrem Einfluß auf die Höhenlage der Feile ausgleichen.

Es ist klar, daß das Fehlen des Handgelenkes beim Unterarmamputierten, Abb. 2, das Geradeführen der Feile auf der zu erzeugenden Ebene sehr erschwert. Das Ellbogengelenk b_2 tritt an seine Stelle; Arbeitslinien A_a des künstlichen Handgelenkes und A_b des Ellbogengelenkes müssen nun raumparallel bleiben, und das Schultergelenk muß zusammen mit dem Ellbogen den Höhenausgleich übernehmen. Daher zeigen Arbeitslinien A_b und A_c die kennzeichnende doppelt geschwungene Form von links unten nach rechts oben und zwar in ausgeprägter Schleifenform in beiden arbeitenden Gelenken.

Der Unterarmamputierte stößt hier also auf die große Schwierigkeit, daß er den elastischen Ausgleich statt im Ellbogengelenk durch eine ihm bisher ungewohnte zusammengesetzte Bewegung des Ellbogen- und Schultergelenkes

---

und unerträglichen Anstrengungen aufgeben müssen und ist zur Landwirtschaft übergegangen. Beim Schmied, der bei Benutzung schwerer Hämmer hauptsächlich aus dem Schultergelenk heraus arbeitet, tritt allerdings eine besonders starke Erschütterung ein.

[1]) Die Einspannung eines Meißels in irgendeiner Klemme muß, wenn man sie durchaus machen will, daher stets elastisch durch eine Federung oder mittels eines Gurtbandes, das nicht völlig starr festhält, erfolgen.

[2]) Diese Kreislaufbilder werden mit der Stereoskop-Kamera aufgenommen und die Photographien später im Stereoskop betrachtet. Sie geben dann das Raumbild, das allein die volle Bewegung in den drei Bildebenen überschauen läßt, vollkommen wieder. In den Abb. 1—3, 22 und 26—28 sind naturgemäß nur die Hälften der Stereoskopbilder als ebene Aufnahmen abgebildet worden.

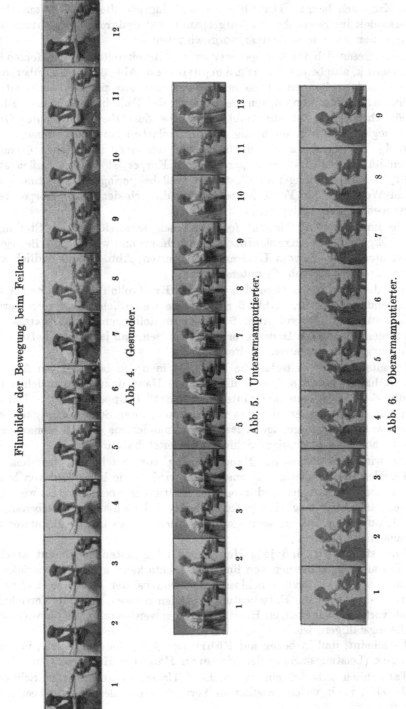

Filmbilder der Bewegung beim Feilen.

Abb. 4. Gesunder.

Abb. 5. Unterarmamputierter.

Abb. 6. Oberarmamputierter.

hervorbringen muß, wobei die Schulter in dem Maße in die Höhe gehen muß, wie das Knie sich beugt. Der Ellbogen muß dagegen die Höhe halten, da ja das Werkstück im Schraubstock festgespannt und dadurch die Richtung und Höhenlage der Feile unwandelbar vorgeschrieben ist.

Noch wesentlich ungünstiger werden die Arbeitstellungen bei fehlendem Ellbogengelenk, also beim Oberarmamputierten, Abb. 3. Da hier überhaupt nur ein Gelenk vorhanden ist, so muß dieses einerseits parallel, anderseits in der Höhe verschoben werden, um die Führung der Feile in der genauen Ebene zu ermöglichen. Dies ist nur durch erhebliche Zusatzbewegungen des Oberkörpers möglich, die sehr ungünstig auf die Feilarbeit einwirken müssen. Die Kurven A_a, A_b, A_c, der zwei künstlichen und des einen natürlichen Gelenkes verlaufen im Kreislaufbild ganz parallel, der Körper ist gewissermaßen starr gemacht, und dieser Mangel an Elastizität muß bei geringster Unaufmerksamkeit zum Wegfeilen der Vorderkante führen, da sich der ganze Körper beim Durchwippen in den Knien senkt.

Die im bewegten Filmbild festgehaltenen kennzeichnenden Stellungen zeigen in Ergänzung der Kreislaufbilder deutlich, wo und wie sich die Bewegung des Gesunden, Abb. 4, vom Unterarmamputierten, Abb. 5, und endlich vom Oberarmamputierten, Abb. 6, unterscheiden.

Aus der Abb. 4 des Gesunden geht das Kraftvolle der geleisteten Arbeit überraschend gut hervor. Abb. 5 zeigen eine wesentliche Kraftverringerung beim Unterarmer, während Abb. 6 die Zwangstellungen des Oberarmamputierten zeigen, die auf die Dauer so ermüden müssen, daß jeder ernsthafte Wettbewerb von vornherein ausgeschaltet ist.

Es entsteht nun weiterhin die Frage, ob man den beschädigten Arm das Feilenheft halten lassen soll, oder die gesunde Hand dazu heranzuziehen hat. Denn die Feile wird vorn und hinten „geführt" (Doppelführung). Darüber können nur die Amputierten selbst in Ausübung ihrer Schlossertätigkeit entscheiden, wenn sie eine genügend lange Zeit, mindestens etwa 6 Monate lang, täglich in normaler 9stündiger Schicht gearbeitet haben.

Da wir beim Feilen ein Handwerkzeug vor uns haben, bei dem das Gefühl beider Hände gleichzeitig ausgenutzt wird — die Feile wird von hinten gestoßen, von vorn gezogen und dabei gleichzeitig von oben mit stets wechselndem Hebelarm aber möglichst gleichbleibendem Druck auf die Arbeitsfläche gedrückt, außerdem hat sie eine gewölbte Form —, so ist die Beantwortung der Frage nicht einfach.

Unterstellen wir, daß jede Hand vorn oder hinten gleich gut arbeiten kann, daß also ein Umlernen von links auf rechts keine große Schwierigkeiten bereitet — viele zweihändige Schlosser wechseln bei der Dauerarbeit ohnedies den Griff —, so wird die Entscheidung so fallen müssen, daß die Verrichtung der noch vorhandenen einzigen Hand übertragen werden muß, die die wichtigere und leistungsfähigere ist.

Es scheint, daß in bezug auf Führung (Güte) der vorderen, in bezug auf Druck (Leistungsmenge) der hinteren Hand die Hauptrolle zufällt.

Tatsächlich arbeitet ein am rechten Unterarm amputierter Schlosser, Abb. 7—11[1]), nach vielen ernsthaften Versuchen umzulernen, am besten mit

---

[1]) Vgl. Karl Hartmann: „Ansatzstücke".

Arbeiten eines Unterarmamputierten mit Feile.

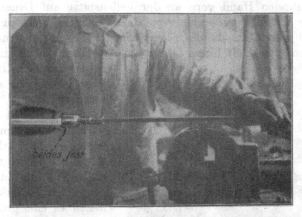

Abb. 7. Schruppen mit langer Bastardfeile (Vorfeile).

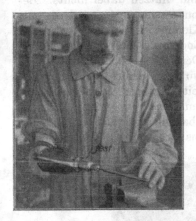

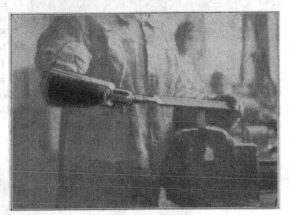

Abb. 8. Vor- und Nachschlichten
mit kleinen Feilen (Gefühl!).

Abb. 9.   Abgraten.

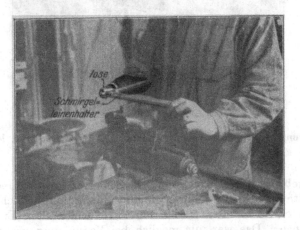

Abb 10.   Abziehen, Strich geben

dem rechten Stumpf hinten am Feilenheft auf Druck und Nebenführung, mit
der linken gesunden Hand vorn an der Feilenspitze auf Druck und Haupt-
führung. Die Umkehrung ergab wesentlich geringere Leistung. Man kann
sich das wohl vorstellen, da die Sicherheit der Feilenfesthaltung wesentlich
größer ist, wenn das Heft hinten sicher im Ersatzarm eingespannt, vorn fest
in der gesunden Hand gehalten
wird. Die Feile arbeitet so als
zweiseitig gut eingespanntes
Werkzeug. Übt der Stumpf
vorn, Abb. 12, nur eine Druckwirkung durch Reibung aus,
so fehlt eben dort jede ernsthafte Führung; auch die best-
gemeinten Feilenklemmen, von
denen es eine große Zahl gibt,
und die alle zu umständlich
sind, nutzen dabei nichts. Besonders ungünstig sind die mit
Klemmwirkung am vorderen
Ende aufgesetzten Feilenhalter.

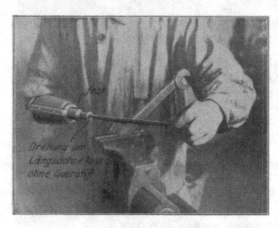

Abb. 11.   Rundfeilen.

Denn zur Ausübung der Klemmwirkung gehört nicht nur Zu-
satzkraft, sondern vor allem Zusatzaufmerksamkeit; darunter leidet die Arbeits-
güte. Die hintere Hand muß dann außer dem Druck die ganze Führung
allein übernehmen, und das Ergebnis ist eine ballige, unbrauchbare Fläche.
Schwere Feilen lassen sich vom Heft allein aus überhaupt nicht hantieren.

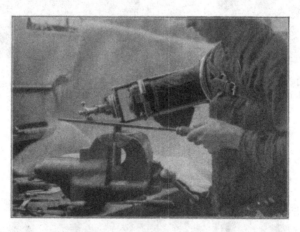

Abb. 12.   Führung der Feilenspitze mit Kunstarm (Ansatzstück wird lediglich auf die
Feile gedrückt).

Der abgebildete unterarmamputierte Schlosser hat den rechten Vorderarm zur Hälfte einschließlich der Pro- und Supinationsmöglichkeit verloren;
trotzdem hat er heute etwa 80 bis 100 v. H. seiner alten Erwerbsfähigkeit
wieder gewonnen. Das war nur möglich bei Vereinigung von zähem Willen,

guten Fachkenntnissen mit vielseitig verwendbarem Ersatzglied und richtig konstruierten Ansatzstücken.

Die für die Arbeiten des Schlossers zu fordernde Vielseitigkeit des Ersatzgliedes in der Einstellung, bei kurzer Baulänge und ausreichender Festigkeit erfüllt nur das Kugelgelenk, das mit Rücksicht auf die hohe Beanspruchung aus bestem Stahl gehärtet und geschliffen sein muß.

Der Schlosser braucht zu seinen Arbeiten einen Handgelenkersatz, der die volle Drehung um die Längsachse des Unterarms erlaubt und ein Abbeugen des Handgelenkes möglichst bis zu 90° in jeder Richtung ermöglicht. Das Gelenk muß ferner in jeder Lage feststellbar sein und außerdem jede der beiden Bewegungen getrennt voneinander ausführen lassen.

Da das festgestellte Kugelgelenk die Versteifung, das lose gestellte das Schlottergelenk darstellt, hingegen beim Abgraten Abb. 9, Abziehen Abb. 10, Rundfeilen Abb. 11, gerade während der Arbeitsbewegung allseitige Einstellbarkeit vorhanden sein muß, so kann in diesen Fällen nur die Einspannung des Feilenheftes im Ersatzarm und die Führung mit der gesunden Hand vorn an der Feilenspitze erfolgen, sonst ist die Arbeit mit Erfolg nicht ausführbar. Die Feile wäre dann eben nicht zweiseitig, wie in Abb. 7—11 dargestellt, geführt, sondern wäre entweder ganz lose oder ganz fest, also in beiden Fällen zu brauchbarer Arbeit nicht verwendbar.

Man vergleiche den Eindruck der Feileneinspannung in Abb. 7—11 (doppelt eingespannter Träger) mit dem in Abb. 12 (einseitig fest und einseitig frei aufliegend) und man wird begreifen, daß der Oberarmamputierte lieber einhändig Abb. 17 und 18 arbeitet, als sich mit dem wenig brauchbaren Kunstarm quält.

Das Kugelgelenk muß festgestellt sein, Abb. 7 u. 8, wenn beim Feilen ebener Strich verlangt wird. Die elastische Nachgiebigkeit des natürlichen Handgelenkes, das weder schlotterig noch versteift und doch genügend nachgiebig und genügend steif ist, wird dann durch Oberkörperbewegungen und Kniebeugungen ersetzt (Filmbild, Abb. 5, Kreislaufbild, Abb. 2, Kurven c_2).

Über die einzelnen Abarten des Handfeilens ist noch folgendes hinzuzufügen (vgl. auch die Unterschriften unter den Abb.):

A_1) Unterarm-Amputation rechts:

1. Arbeiten mit der Feile, Abb. 7 bis 11.

Diese Arbeit kann ausgeführt werden, wenn die Schruppfeile mit einem zweckmäßigen Zwischenstück in das Gelenk eingesetzt wird, Abb. 7. Das Zwischenstück muß die gesamte Arbeitslänge des Gerätes auf das Mindestmaß herabsetzen, um dem starken Arbeitsdruck beim Schruppen gewachsen zu sein. Das Handgelenk ist bei dieser Arbeit in Richtung der ausgestreckten Längsachse des Unterarms festgestellt. Die Schrupparbeit läßt sich infolge der großen Kraftanstrengung nur mit einigem Zeitverlust ausführen.

Die Flachfeilen, die dem Schlosser zur Verfügung stehen, sind Vor- und Schlichtfeilen verschiedenster Größe, und gerade hier spielt das Ansatzstück eine wichtige Rolle. Gute Arbeit und Wirtschaftlichkeit werden tatsächlich nur durch technisch gut konstruierte Feilenansatzstücke ermöglicht. Das im Handel übliche Holzheft verlängert die Feile und erschwert einerseits die feste Einspannung, anderseits die unerläßliche blitzschnelle Auswechslung.

Da das Holzheft nur für die gesunde Hand dient, so ist es für den Beschädigten überflüssig [1]); es gehört nicht unmittelbar zur Feile, die im Handel stets ohne Heft gekauft wird. Es verlängert aber die Feile erheblich; diese muß daher für den Gebrauch durch Schwerbeschädigte mittels ganz kurzer Zwischenstücke

Feilenhalter mit besonderer Festklemmung.

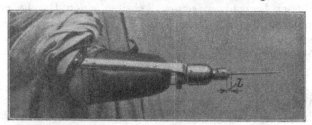

Abb. 13. Guter einfacher kurzer Halter.

unmittelbar und möglichst ohne zu wackeln in den Handgelenkverschluß eingesetzt werden. Die in der Prüfstelle für Ersatzglieder entworfenen [2]) Ansatzstücke sind bisher die einzigen, die die Feile kurz und gut fassen und die ein schnelles Wechseln der Feilen ermöglichen. Sie sind ferner billig und

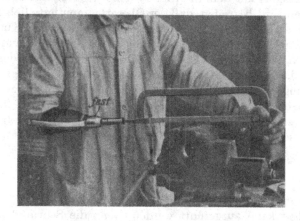

Abb. 14. Sägen.

dauerhaft und sollten als festes Arbeitszubehör für unterarmamputierte Schlosser und Mechaniker angesehen werden.

Mit Hilfe des oben angegebenen Handgelenkersatzes und des kurzen Feilenzwischenstückes kann der unterarmamputierte Schlosser tatsächlich wieder die Führung der verschiedenen Feilen mit dem Kunstarm übernehmen.

---

[1]) Nur bei der Schruppfeile wird das Holzheft zum Abstützen im Feilenhalterrohr notwendig gebraucht, vgl. S. 907, Abb. 35.

[2]) Vgl. S. 906, Abb. 18—34, Karl Hartmann. Die Durcharbeit wurde vom unterarmamputierten Schlosser Zarth (heute Meister) geleistet.

Er kann geraden Strich feilen (die schwierigste Arbeit des Schlossers); hierbei ist das Handgelenk in der Strecklage festgestellt. Er kann ferner das

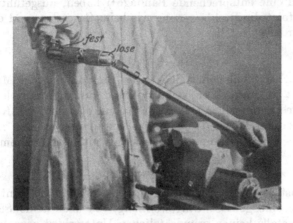

Abb. 15. Abgraten. Feile hinten im Ersatzarm gehalten, gesunde Hand führt vorn. Kugelhandgelenk lose, Ellbogen fest. Notbehelf bei kurz dauernder und roher Arbeit.

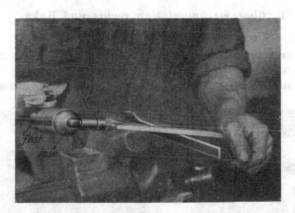

Abb. 16. Abziehen. Feile hinten im Ersatzarm gehalten, gesunde Hand führt vorn. Handgelenk lose, Ellbogen fest. Notbehelf bei kurz dauernder und roher Arbeit.

Saubermachen (Abziehen) der vorgefeilten Werkstücke mittels auf die Feile aufgelegtem Schmirgelleinen besorgen.

2. Formfeilen (Abb. 11, 17 und 18).

Bei der Vogelzunge, der Rund- und Halbrundfeile kommt zu der Zug-, Stoß- und Druckwirkung noch eine Drehbewegung der Feile um ihre Längsachse. Rund- und Halbrundfeilen werden bei der Herstellung von Schlitzen aller Art, Hohlkehlen, Nuten u. dgl. mehr gebraucht. Zug, Stoß und Druck sollen auch hier durch das Ersatzgerät übertragen werden. Die Drehung der Feile um ihre Längsachse muß aber vom Amputierten mit der gesunden Hand ausgeführt werden, die die Feile vorn greift und dreht, während der gesunde Schlosser umgekehrt die Drehung mit der die Feile hinten am Heft fassenden Hand macht. Diese Drehbewegung kann übrigens auch beim Amputierten mit langem Unterarmstumpf, die noch im Besitz der Pro- und Supination sind und eine entsprechende Bandage[1]) haben, ausgeführt werden. In diesem Falle erfolgt die Drehbewegung wie beim Gesunden, und das künstliche Handgelenk wird festgestellt.

3. Sägen, Abb. 14,

hat große Ähnlichkeit mit dem Feilen. Die Einspannung des Metallbandsägebogens geschieht am einfachsten, sichersten und kürzesten mittels des normalen Feilansatzstückes unmittelbar an der Sägeangel oder mit der Kettenklammer bzw. Rossetklaue am Holzheft, das etwas umgestaltet werden muß.

Der rechts Unterarmamputierte arbeitet mit festgestelltem Handgelenk.

A₂) Unterarm-Amputation links:

Der Verlust der linken Hand bedeutet, wie bereits erwähnt, für den Maschinenschlosser eine gewisse Umgewöhnung, die aber keine Schwierigkeiten macht und jedenfalls keinen grundsätzlichen Unterschied gegenüber dem Verlust der rechten Hand bedeutet.

B. Oberarm-Amputation rechts und links.
Abb. 12, 17 und 18.

Der oberarmamputierte Schlosser kann überhaupt keine genauen Feilarbeiten mehr ausführen; dafür ist oben bereits der Nachweis geführt worden. Mit Rücksicht auf die Beliebtheit gerade dieses untauglichen Beispiels in vielen

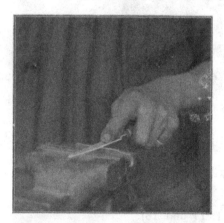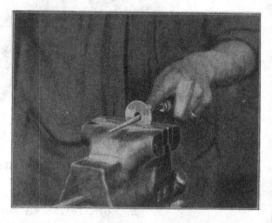

Abb. 17 und 18. Oberarmamputierter einhändig feilend. Mit kleiner Rundfeile kann sich der Oberarmamputierte einhändig nur vorübergehend aushelfen. Jeder Wettbewerb mit dem Gesunden ist ausgeschlossen.

Fachzeitschriften soll auf diesen Fall noch einmal eingegangen werden, um zu zeigen, welche äußersten Arbeitsverrichtungen von einem so schwerbeschädigten Schlosser eben noch ausgeführt werden können. Voraussetzung ist ein Ersatz-

---

[1]) Merkblatt Nr. 4, Bandage Nr. 1 u. S. 348 dieses Buches.

gerät mit Ellbogen- und Handgelenk, die beide entweder nach Belieben allseitig frei oder völlig festgestellt werden können, oder aber sich nur um eine ganz bestimmte, einzelne Achse drehen lassen müssen, ohne also zum Schlottergelenk zu werden.

Hier ist das Kugelgelenk zweifellos nicht die zweckmäßige Lösung. Es wird für Abgraten, Abb. 17 und Abziehen, Abb. 18, gut sein, während ihm für Schruppen und Schlichten, Abb. 7 und 8, das nur auf Beugen und Strecken gestellte Rastengelenk überlegen ist. Die Feile wird vom Oberarmamputierten häufig mit der gesunden Hand am Heft geführt, während der Ersatzarm vorn den zusätzlichen Druck gibt, Abb. 12. Da jedoch eine Geradführung mit einem Oberarmstumpf nicht mehr möglich ist, ist die Arbeit auch nicht mehr brauchbar. Die aus dem Schultergelenk erzwungene Geradführung ist nur ein Notbehelf und nur kurze Zeit ausführbar. Ein so schwerbeschädigter Schlosser

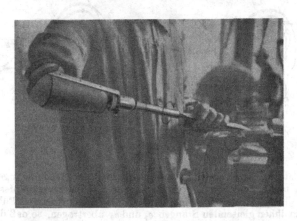

Abb. 19. Schaben einer runden Lagerschale mit Dreikantschaber. Die gesunde Hand führt vorn den Schaber, das Ersatzgerät bildet nur das Widerlager. Beim Dreikantschaber muß sich das Ansatzstück im Normalverschluß drehen. Bei Oberarmamputation ist Flach- wie Rundschaben nach Leistung und Güte schwierig durchführbar.

sollte sich, wenn nötig, auf ein rohes Schruppen oder Abgraten von Werkstücken beschränken und zwar mit einer nicht zu schweren Feile.

Auch das Arbeiten mit kleinen Flach- und Rundfeilen, ebenso wie das Abziehen ist in diesem Falle nicht mehr wirtschaftlich. Es geht mit kleinen leichten Feilen zur Not auf kurze Zeit und bei Arbeitsstücken, die keine Genauigkeit fordern. Meist arbeitet der Mann dann aber einhändig, Abb. 17 und 18. Ist der Mann links oberarmamputiert, so bleibt das für den Rechtsoberarmamputierten Gesagte bestehen; nur braucht er nicht umzulernen.

Wenn der Oberarmamputierte sägen will, muß er die Säge mittels hölzernen Handheftes mit der gesunden Hand hinten führen und vorn durch Auflegen des Ersatzgerätes Hilfstellung geben, also in ähnlicher Weise, wie in Abb. 12 beim Feilen gezeigt.

Ein Versuch, die Gradführung der Feile durch eine mechanische Konstruktion zu erreichen, ist von Schaerer gemacht worden, Abb. 20 u. 21. Der Schaerer-Arm besteht aus einem Gelenkviereck, dessen Auflager am Oberarmstumpf angeschnallt ist. Der Arm hängt oben in zwei Kugellagern c_1

und c_2, die links und rechts neben dem Schultergelenk sitzen, und die der sehr komplizierten Oberarmbewegung in der Schulter mittels zwischengefügten Lenkerstangen c_1 und c_2 nachgeben. Die Parallelführung selbst wird dadurch beeinträchtigt, daß die Bewegung des Stumpfes im Schultergelenk als Kreisbogen erfolgt, so daß vorn und hinten Höhenunterschiede entstehen, die der Oberkörper ausgleichen muß. Eine Veränderung der Arbeitslage des Lenkerarmes ist nur passiv durch Eingreifen der gesunden Hand möglich. Dadurch wird dann die Winkelstellung des Oberarmes zum Unterarm verändert und das Ansatzstück geht in einer entsprechenden schiefen Ebene zum Munde oder nach vorn in die Luft. Als eine Lösung des Problems des gesteuerten Unterarms kann die Schaerersche Ausführung noch nicht bezeichnet werden.

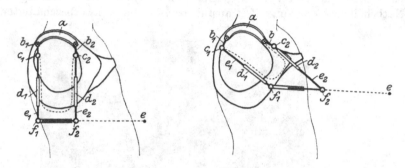

Abb. 20 u. 21. Schaerer-Arm.

Am Kummet a ist der Arm unter Zwischenschaltung der Lenkerstangen b_1 und b_2 in Kugelgelenken c_1 und c_2 aufgehängt. Die Bewegung des Oberarmstumpfes wird durch die an ihn angeschnallten starr miteinander verbundenen teleskopartigen Führungshülsen d_1 und d_2 auf die in ihnen gleitenden Stangen e_1 und e_2 übertragen, so daß die Verbindungslinie ihrer Endpunkte f_1—f_2 stets parallel der Linie c_1—c_2 bleibt. Die Schwingbewegungen der Lenkerstangen b_1 und b_2 gestatten keine genaue parallele Verschiebung der Linie c_1—c_2, so daß auch die angestrebte parallele Verschiebung von f_1—f_2 nur angenähert erfolgt und die Einhaltung der Teilebene nun durch Rumpf- u. Schulterausgleich denkbar ist.

II. Schaben. Abb. 19 und S. 907 Abb. 37.

Fertiggefeilte, gehobelte oder gefräste Flächen müssen, falls sehr genaue Paßarbeit vorliegt, durch Schaben zu ihren Gegenflächen auf- oder eingepaßt werden. Bei ebenen Flächen benutzt man den Flachschaber, S. 907 Abb. 37, bei runden und geformten den Dreikantschaber, Abb. 19. Die Arbeit muß mit sicherer Hand und genau ausgeführt werden. Die Technik selbst ist nicht schwierig, die Gefahr, das fast fertige Stück zu verderben, nicht so groß wie bei der Feile, da der Schaber nur Tausendstel eines Millimeters an ganz kleinen Flächenstücken entfernt. Immerhin ist eine gut geschabte Fläche nur von einem denkenden und geübten Facharbeiter ausführbar. Zum Unterschied von der Feile handelt es sich beim Führen des Schabers immer nur um Vereinigung einer Führung mit einer Stützung; die letztere ist als bloße Hilfeleistung auszuführen. Daher wird auch nur von der führenden Hand Gefühl verlangt; der Druck wechselt nicht, sondern bleibt unverändert nur auf ein und dieselbe Schabekante gerichtet. Darum wird es in allen Fällen zweckmäßig sein, die gesunde Hand vorn an der Schaber-Schneidekante führen und drücken, den Stumpf hinten am Schaberheft stützen zu lassen.

1. Ebene Fläche schaben, S. 907 Abb. 37.

Der Unterarmbeschädigte befestigt den Flachschaber mittels desselben Ansatzstückes im Ersatzarm, wie es von der Feile her bekannt ist. Das Handgelenk wird meist in der Strecklage, aber je nach Bedarf auch im Winkel festgestellt. Die gesamte führende Arbeit übernimmt die gesunde Hand, die, wie auch beim zweihändigen Schlosser, den Schaber möglichst nahe der Arbeitsstelle umfaßt. Das Ersatzgerät am Stumpf bildet für das Schabewerkzeug lediglich ein Widerlager, und hat verhältnismäßig nur geringe aktive Kraft zu leisten — in der Hauptsache Druck.

Zwischen Rechts- und Linksamputierten ist kein Unterschied; das Umlernen ist leicht.

2. Runde Lager oder Prismenführungen schaben, Abb. 19.

Beim Schaben mit dem Dreikantschaber bildet das Ersatzgerät ebenfalls nur ein Widerlager. — Das Handgelenk ist jedoch im Gegensatz zum Flachschaber nicht festgestellt, sondern frei beweglich, da es sich z. B. beim Lagerschaben in den verschiedensten Ebenen bewegen muß; auch erfordert die Eigenart des Schabens mit dem Dreikantschaber ein Drehen um die Längsachse des Unterarmes (ähnlich wie beim Holzschnitzen). Die Hauptarbeit wird auch hier mit der gesunden Hand getan, die den Dreikantschaber ziemlich weit vorn führt.

Der Oberarmamputierte kann die Schabearbeiten zwar ausführen, jedoch mit wesentlich verringerter Wirtschaftlichkeit.

III. Hämmern, Abb. 22—31.
1. Senkrechter Hammerschlag (Nieten, Körnern).

In den Abb. 22—31 ist mittels Kreislauf- und Filmbildern das senkrechte Zuschlagen mit dem Hammer, z. B. auf einen Nagel oder Nietkopf für den Gesunden (Zeiger 1), den Unterarm- (Zeiger 2) und Oberarmamputierten (Zeiger 3) dargestellt.

Kurve a_1 zeigt deutlich das starke Spiel des Handgelenks beim Gesunden, b_1 das geringere im Ellbogengelenk, während das Schultergelenk nur eine sehr geringe Höhen-, aber eine größere Seitenausweichung bei c_1 zeigt. Besonders bemerkenswert ist, daß der herabsausende Hammer, Richtung A_a eine auf mehr als $^2/_3$ der Schlußbewegung senkrechte Schlagrichtung aufweist, also sehr sicher und wuchtig auftrifft. Der Oberkörper mit der Schulter steht dabei recht ruhig, die dauernd zunehmende Entfernung von c_1 nach a_1 wird durch das stark arbeitende Ellbogengelenk ausgeglichen.

Die Charakteristik des Unterarmamputierten zeigt bereits sehr bemerkenswerte Unterschiede, Abb. 22b, die bestehen:

1. in einer erheblichen Zunahme der Höhenbewegung der Schulter, die zum Schwungholen mitbenutzt werden muß,

2. in der deutlichen kreisartigen Bewegung des Ellbogengelenkes um die Schulter, die bei fehlendem Handgelenk einen wesentlich größeren Ausschlag als beim Gesunden machen muß, um die immerhin noch recht ausgeprägt senkrecht erfolgende Hammerschlagrichtung A_a hervorzubringen. Die Prellhöhe zeigt die dem Kunstglied fehlende ausgleichende Elastizität des natürlichen Handgelenkes.

Beim Oberarmamputierten, Abb. 22c, kann der Schlag überhaupt nur aus der Schulter c_3 erfolgen. Die künstlichen Gelenke des Ellbogens und der Hand sind starr durch Bandage und Ersatzgerät mit der Schulter verbunden, sie müssen daher bei b_3 und a_3 unter sich ähnliche, elliptische Bögen beschreiben, die ein Treffen des Zieles nur von einer Zusatzbewegung des Oberkörpers nach vorn abhängig machen. Daher sind sowohl Treffsicherheit wie Wucht sehr erheblich herabgemindert; alles hängt von der Erhebungshöhe des Schultergelenks c_3 ab. Der Hammer „streicht" beim Auftreffen, da dann alle Bahnlinien etwa Kreisbögen um die Schulter sein müssen.

Die Filmbilder Abb. 23—25 zeigen sehr klar die mit dem Grade der Amputation steigenden Mängel des Schlages und die wachsende Unbehilflichkeit des Beschädigten, die in der gezwungenen Körperhaltung, in der Verlangsamung

Kreislaufbilder von Hämmern (gerader Schlag, Körnen, Nieten).

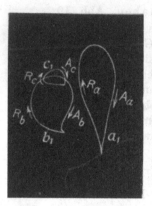 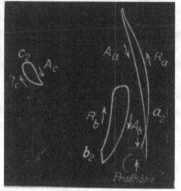 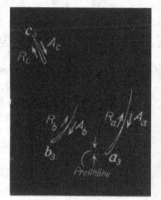

Abb. 22a. Gesunder.   Abb. 22b. Unterarmamputierter.   Abb. 22c. Oberarmamputierter.

der Bewegung und in der Verringerung der Schlaghöhe deutlich werden. Daß der Oberarmbeschädigte ganz auf die Haltbarkeit der Bandage angewiesen ist, und daß diese durch die Aufnahme der Schlagwirkungen bald leidet und zerstört wird, muß als weiterer schwerwiegender Mangel hervorgehoben werden.

Als Entlastung der Bandage sind federnde Befestigungen des Hammers mit starrem Stiel (vgl. S. 477) an dieser wiederholt vorgeschlagen worden. Sie müssen als falsche Lösungen bezeichnet werden, da solche Federungen äußerst störend gegenüber dem steuernden Stumpf wirken. Sie haben ganz bestimmte Eigenschwingungen, schreiben also zur Erzielung einer gewissen Regelmäßigkeit eine ganz bestimmte Schlagzahl vor und müssen, wie die Wirklichkeit beweist, die Treffsicherheit sehr ungünstig beeinflussen. Man sollte sie daher grundsätzlich verwerfen, da fehlgehende Schläge die Finger der gesunden Hand gefährden.

2. Schräger Hammerschlag (Meißeln).

Besondere Anforderungen stellt das Handmeißeln, Abb. 26—34, da einmal beim Trennen von Eisenteilen sehr erhebliche Kraft und beim Treffen des von der andern Hand gehaltenen Meißels äußerste Sicherheit verlangt wird. Ein fehlgeschlagener Schlag kann die Finger der führenden Hand, meist den Daumen, schwer verletzen.

Das senkrechte Treffen eines Niet- oder Nagelkopfes dagegen mit dem Hammer, Abb. 33 u. 35, ist eine verhältnismäßig einfache und gefahrlose Arbeit.

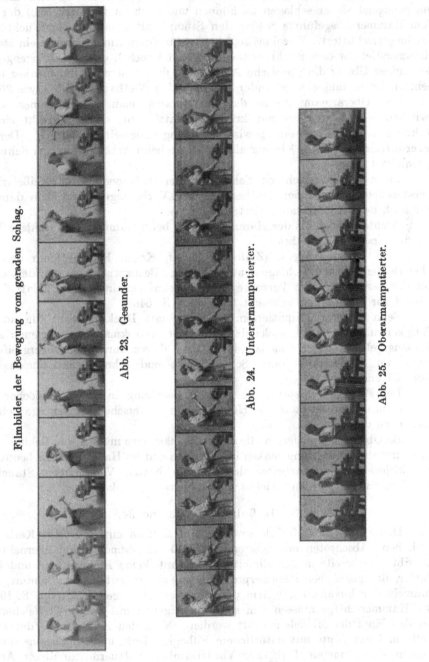

Filmbilder der Bewegung vom geraden Schlag.

Abb. 23. Gesunder.

Abb. 24. Unterarmamputierter.

Abb. 25. Oberarmamputierter.

Abb. 26—31 zeigen wieder den Vergleich zwischen Gesunden, Unter- und Oberarmamputierten.

Auf die Ausführung des Hammers muß großes Gewicht gelegt werden. Recht häufig wird der für Amputierte gebaute Hammer mit Blattfedern im Stiel ausgerüstet, Abb. 32 [1]), die verhältnismäßig sehr kräftig sein müssen, um genügend sicher schlagen zu können und doch zu verhüten, daß der mit dem Hammer ausgeführte Schlag den Stumpf mit seiner ganzen Wucht oder Prellung erschüttert. Zweckmäßig aber ist für Unterarmamputierte ein starrer Hammerstiel für den Bankhammer (500 g und mehr), da das Ellbogengelenk bei einiger Übung die elastische Abfederung des früheren Handgelenkes übernehmen kann, und ein federnder Stiel für den Niethammer bis etwa 250 g.

Für Oberarmamputierte dagegen versehe man den Hammer stets zwischen Kopf und Stiel mit kräftigen Blattfedern, die eine recht sichere Führung einerseits und eine gewisse Federung anderseits verbürgen. Der gefederte Hammer „zieht" besser als der starre beim Arbeiten nur aus Schultergelenk und Bandage.

Einen wirklich sicheren Schlag, wie er insbesondere für Meißelarbeit, Verstemmen, Auskreutzen, Hufbeschlag usw. Vorbedingung ist, kann dauernd nur noch der Unterarmamputierte ausführen.

Wichtiger noch als der Hammerstiel ist beim Hämmern die richtige Bauart des Ersatzarmes selbst.

Kein Reibungsgelenk (Zylinder, Kugel, Kegel, Fläche) kann den bei wiederholten Hammerschlägen auftretenden Beanspruchungen widerstehen. Die darüber angestellten Versuche nebst Ergebnissen sind im Merkblatt 6 eingehend zur Darstellung gebracht (vgl. auch S. 646).

Beim Unterarmamputierten, aber der mit Rücksicht auf die andern Tätigkeiten, Abb. 7—19, außer dem Hämmern zweckmäßig mit einem Kugel-Reibungsgelenk ausgerüstet ist, kann man dieses durch eine übergreifende Hülse am Hammerstiel ohne Schwierigkeit und schnell ganz ausschalten, Abb. 36 und 37.

Der Feststeller [2]) springt je nach Einsteckung in die Gegenlöcher der Haube ein und gestattet so die Hammerbahn in verschiedene schräge Schlagebenen zu drehen.

Bei Oberarmamputierten, die manchmal hämmern müssen, empfiehlt es sich, Arme mit sturken Rastengelenken im Ellbogen und im Handgelenk zu benutzen.

Schwere Hammerarbeiten sind Meißeln, Nieten, Verstemmen, Stauchen, Strecken und Schmieden: leichte insbesondere das Ankörnen.

3. Meißeln, Abb. 33 und 34.

Das Führen des Meißels sowohl beim Meißeln einer geraden Kerbe als auch beim Abschroten und Abstemmen muß die gesunde Hand übernehmen. Es gibt, wie bereits in der Einleitung erwähnt, keine Einspannung und kein Futter, das gegenüber Hammerprellschlägen sicher hält. Dazu kommt, daß nunmehr der beschädigte Arm den Hammer schwingen muß (vgl. S. 1041). Die Hammerschläge müssen nun sehr wuchtig und mit großer Treffsicherheit auf den Kopf des Meißels geführt werden. Nach den Erfahrungen der Prüfstelle sind nur Leute mit natürlichem Ellbogengelenk, und mindestens mittellangem Unterarmstumpf ($^1/_2$ der Vorderarmlänge) dauernd zu dieser Arbeit

---

[1]) Vgl. Karl Hartmann S. 908, Abb. 41.
[2]) Vgl. Karl Hartmann S. 908, Abb. 40.

befähigt. Wichtig ist, daß der Schlag des Hammers nicht nur in einer senkrechten Ebene, z. B. beim Meißeln einer geraden Kerbe, sondern daß auch

Kreislaufbilder vom Hämmern (schräger Schlag, Schrotmeißeln).

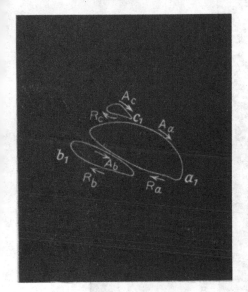

Abb. 26. Gesunder.

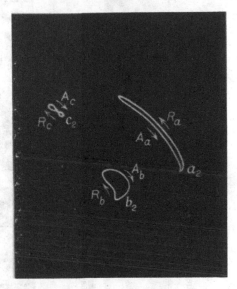

Abb. 27. Unterarmamputierter.

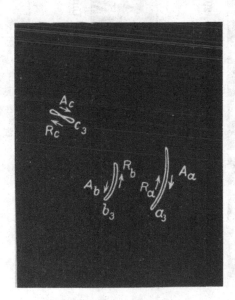

Abb. 28. Oberarmamputierter.

für bestimmte Arbeiten, z. B. beim Abschroten im Schraubstock, Abb. 34, ein Schlag in einer bis fast um 90⁰ zur Senkrechten geneigten Ebene geführt

Filmbilder der Bewegung beim schrägen Schlag.

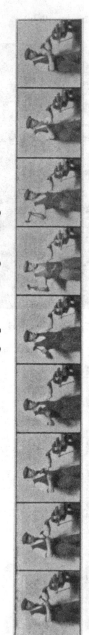

Abb. 29. Gesunder.

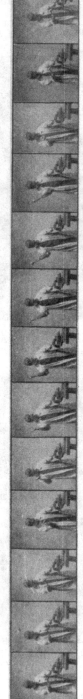

Abb. 30. Unterarmamputierter.

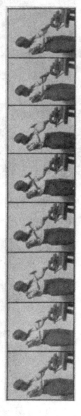

Abb. 31. Oberarmamputierter.

werden muß. Eine entsprechende Einstellbarkeit des Hammers um seine Längsachse ist hierbei erforderlich.

Bei Oberarmamputierten ist die Kraft des Schlages und die Treffsicherheit erheblich beeinträchtigt. Aus rein kinematischen Gründen ist, wie oben nachgewiesen, eine Geradführung des Hammers überhaupt nicht möglich, oder doch nur in sehr beschränktem Maße unter unnatürlicher Heranziehung von ausgleichenden Rumpf- oder Schulterbewegungen. Die Treffsicherheit wird der des Unterarmamputierten niemals gleichkommen; auch ist lediglich ein Schlag in einer senkrechten Ebene dauernd denkbar. Schläge in andern Ebenen müssen durch Verdrehen des Oberkörpers, d. h. Verlegen der Schulterachse ausgeführt werden; dadurch werden sie sehr unsicher.

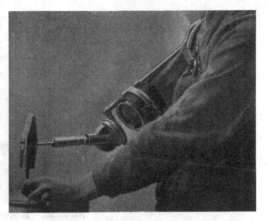

Abb. 32. Federnder Hammer.

Wirtschaftlich kommt der Oberarmamputierte bei ernsthafter Hammerarbeit nicht mehr in Betracht.

4. Ankörnen, Abb. 35.

Auch beim Ankörnen muß der Körner mit der gesunden Hand geführt werden. — Der verhältnismäßig leichte Schlag kann von dem im Ersatzarm

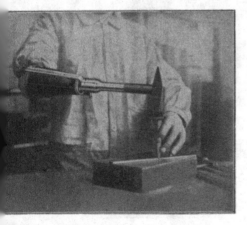

Abb. 33. Gerader Schlag (Strichmeißeln.

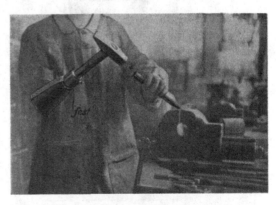

Abb. 34. Schräger Schlag (Schroten).

befestigten Hammer gut ausgeführt werden. Immerhin ist für die Dauerarbeit an der Anreißplatte wohl nur noch der Unterarmbeschädigte verwendbar. Mit dem Oberarmstumpf sind nur seltene Körnerarbeiten, wie sie ab und zu an der Bohrmaschine oder Drehbank vorkommen, auszuführen.

IV. Bohren, Reiben, Gewindeschneiden, Abb. 38—41.

Zu den bisher besprochenen Haupttätigkeiten des Schlossers mit Feile und Hammer treten die immerhin noch ziemlich häufig auftretenden Ver-

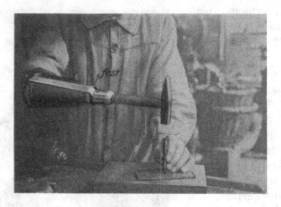

Abb. 35. Körnen.

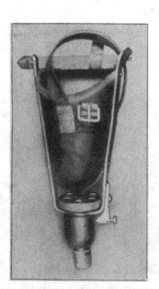
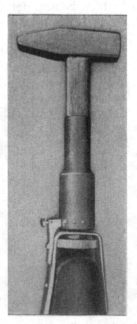

Abb. 36 und 37. Kugelgelenk mit Übersteckhülse und Versetzeinrichtung.

richtungen mit maschinellen und Handwerkzeugen, die durch Drehung verbunden mit Druck wirken. Die wichtigsten sind:

Bohren, Reiben, Ansenken, Gewindeschneiden

1. Bohren mit Handbohrmaschine oder Brustleier.

Die Arbeit des Montageschlossers bei Benutzung der Handbohrmaschine, Abb. 38 und 39, kann brauchbar nur von einem Unterarmamputierten ausgeführt werden, da der Kraftaufwand beim Durchbohren von Metallen

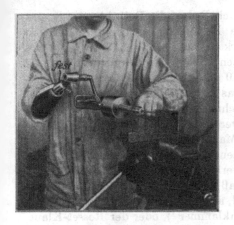

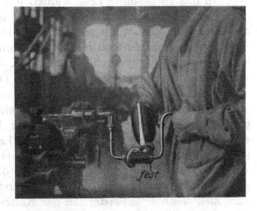

Abb. 38. Arbeiten mit Handbohrmaschine.   Abb. 39. Bohren mit der Brustleier.
Handgelenk festgestellt.

sehr erheblich ist, und da ferner bei kleinen Bohrern jede Schiefstellung der Bohrmaschine oder Brustleier gleichbedeutend mit dem Zerbrechen des Bohrers ist. Zweckmäßig ist hierzu ein Ansatzstück in Form eines Hohlkegels, Kurbeldreher, vgl. Abb. 38, der sich zur Betätigung von Kurbeln aller Art sehr

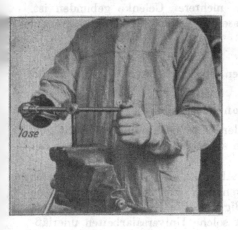

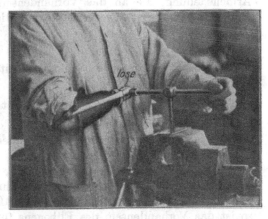

Abb. 40 und 41. Arbeiten mit dem Windeisen. Handgelenk lose.

bewährt hat. Auch die Brustleier, Abb. 39, kann zur Herstellung zylindrischer Löcher in Metall wohl nur vom Unterarmamputierten betätigt werden.

Der Stumpf dient der Brustleier als Widerlager, die gesunde Hand muß dabei zur Stütze und Führung herangezogen werden. Die Betätigung erfolgt durch den Kunstarm. Als brauchbares Ansatzstück hat sich hierbei der ein-

seitig offene Hakenring erwiesen, der die Holzschale des Handgriffes durch
Verklemmen mit ausreichender Sicherheit festhält und ein genügend gleich-
förmiges Drehen ermöglicht.

2. Reiben, Ansenken, Gewindeschneiden.

In das vorgebohrte Loch werden je nach Bedarf die Reibahle, der Senker
oder der Gewindebohrer eingeführt. Die Betätigung geschieht, außer mit
der Brustleier, meist mittels des am Vierkant aufgesteckten Windeeisens.

Der Unterarmamputierte faßt in allen Fällen das Windeeisen auf der
einen Seite mit der gesunden Hand, Abb. 40 und 41, und setzt es auf das Vierkant des zu drehenden Werkzeuges auf. Das andere Ende wird, falls es kleiner
als 13 mm Durchmesser ⇁ d. i. der Durchmesser des Ansatzstückes —, ist,
am zweckmäßigsten lose in den Normalverschluß des Ersatzgerätes hineingesteckt. Nach einer Drehung hebt der Mann das Windeeisen ab und setzt
es, um 180⁰ gedreht, wieder auf das Werkzeug auf. Das Handgelenk ist dabei
lose gestellt, die Arbeit geht fast ohne Zeitverlust im Vergleich zum Zweihänder
vor sich. Ist das Windeeisen zu dick, so daß es nicht in den Verschluß hineinpaßt, und ist keine passende Hülse zur Hand, so kommt der Mann am schnellsten
zum Ziel, wenn er entweder mit der Kettenklammer [1]), oder der Rosset-Klaue,
oder mit der Kellerhand, oder mit dem Ersatzgerät ohne Ansatzstück die Hand
zu unterstützen versucht. Als Ansatzstück kann auch für diese Art Arbeiten
ein kleiner Hohlkegel (Kurbeldreher), in den jedes Windeeisen paßt, gebraucht
werden. Für viele Arbeiten ist auch der Feilkloben von Nutzen.

Für Oberarmamputierte ist die Betätigung von Gewindebohrern und
Reibahlen, besonders von kleinen Werkzeugen, die, auf Biegung beansprucht,
leicht abbrechen, bedeutend schwieriger. Es fehlt hier wieder die gefühlsmäßige
Armeinstellung, die an das Vorhandensein mehrerer Gelenke gebunden ist.
Man soll daher so Schwerverletzte mit diesen Arbeiten nur selten betrauen.

V.

Seltener auftretende Schlosserarbeiten unter Benutzung von Werkzeugen, sind:

Schweißen, Löten u. dgl.

Das Schweißen und Löten führt der Unterarmamputierte recht gut,
der Oberarmamputierte nur bei bestimmten sich wiederholenden Arbeiten der
Massenherstellung befriedigend aus.

Da beim autogenen Schweißen, Abb. 42, die Brennerflamme eine
eigentümlich streichende Bewegung ausführen muß, um das flüssig gewordene
Metall gewissermaßen sauber und gleichmäßig über die Trennfuge zu verteilen,
so ist das Vorhandensein des Ellbogens für solche Universalarbeiten unerläßlich. Der Unterarmbeschädigte kann also den Schweißbrenner im Ersatzarm
befestigen, der Oberarmbeschädigte nimmt ihn besser in die gesunde Hand;
nur bei Wiederholarbeit wird der letztere den Oberarmstumpf mit Ersatzarm
als Brennerhalter benutzen können. Dazu kommt, daß beim Autogenschweißen
mit einer Reihe von Arbeitsunterbrechungen gerechnet werden muß, die ein

---

[1]) Vgl. Karl Hartmann S. 909, Abb. 43. — S. 905, Abb. 15 u. 16. — S. 904,
Abb. 12—14.

schnelles Zugreifen mit der gesunden Hand verlangen. Letztere soll also möglichst frei sein. Sie muß den Schweißdraht halten, die Bombenventile öffnen und einstellen, die Brennerflamme dauernd regeln, die zerbrochenen Stücke des zu schweißenden Werkstückes zurechtrücken, die Schutzbrille aufsetzen und abnehmen, den heiß gewordenen Brenner ablöschen, beim Durchschlagen der Flamme den Schlauch ab-
knicken usw. Verlangt also die
Arbeitsweise, was sich oft nicht
vermeiden läßt, eine schwierige,
d. h. wechselnde Brennerführung,
so kann sie vom Oberarmbeschädigten nicht ausgeführt werden,
weil dann der Brenner in der
gesunden Hand gehalten werden
müßte und mit dem Ersatzarm
die Nebenverrichtungen unausführbar sind.

Werkzeuge, die verhältnismäßig selten gebraucht werden,
und nicht allein von der gesunden Hand betätigt werden
können, lassen sich oft nur mit

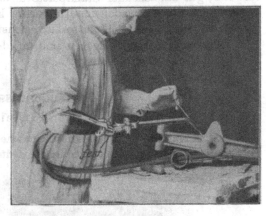

Abb. 42.   Autogenes Schweißen.

einem besondern Ansatzstück im Ersatzarm halten. In vielen Fällen genügt als Universalansatzstück die Kettenklammer, die Kellerhand, oder die Rossetklaue, mit denen sich viele Werkzeuge fest und sicher fassen lassen; so z. B. der Brenner des Schweißapparates u. dgl. mehr. Der Zeitverlust, der durch das langwierige Anlegen dieser Universalhalter seitens des Einhänders entsteht, kann aber in der Maschinenwerkstatt nur ertragen werden, wenn die Einspannung des Werkzeuges selten gewechselt werden muß.

VI. Zusammensetzen und Auseinandernehmen.

Eine der wichtigsten Arbeiten des Schlossers besteht im Montieren, d. h. im Zusammensetzen und Auseinandernehmen von Geräten und Maschinen. Dazu braucht man in der Regel beide Hände und vor allem Gefühl.

Ersatzarme, die es gestatten, dauernd schwere Arbeiten mit Gefühl zu verrichten, sind bisher nicht bekannt geworden. Für schwierige, vor allem schwere Montagearbeiten scheiden daher alle Amputierten aus, falls sie im Stücklohn arbeiten sollen. Handelt es sich um das Zusammensetzen leichter Geräte, insbesondere in der Massenherstellung, so kann ein geübter und gelernter Handwerker mit Unterarmamputation bei Schaffung zweckmäßiger Hilfsgeräte trotz Verlust des rechten Vorderarmes sehr beachtenswerte Erfolge erzielen, jedoch ist die Hantierung bestimmter Werkzeuge, wie Schraubenzieher, Zange, Blechschere usw., nicht leicht und bedarf sehr der Übung. Abb. 43 zeigt den Brandenburgarm, der aus 31 Teilen besteht, und den ein rechts am Vorderarm Amputierter in 30 Minuten zusammensetzte, nachdem er ihn in 20 Minuten auseinandergenommen hatte. Ein Gesunder brauchte 20 bzw. 15 Minuten.

Ein sehr geschickter Oberarmamputierter brauchte 40 Minuten für das Auseinandernehmen und 50 Minuten für das Zusammensetzen.

VII. Messen, Anreißen, Vorzeichnen.

Unterarmamputierte können mit geeigneten Meßinstrumenten (mit schwerer, gut aufstehender Standplatte u. dgl.) noch recht brauchbare Arbeit leisten, auch die Reißnadel unmittelbar im kurzen Ansatzstück sowohl an der Werkbank wie an der Reißplatte zufriedenstellend hantieren.

Oberarmamputierte dagegen sind auf den vorübergehenden Gebrauch der Reiß- und Meßgeräte beschränkt

Zusammenfassung.
(Handarbeit.)

Zusammenfassend darf man aussprechen, daß im Schlossergewerbe beim Verlust eines Teiles des Unterarmes die Güte der Arbeit wohl auf den Stand

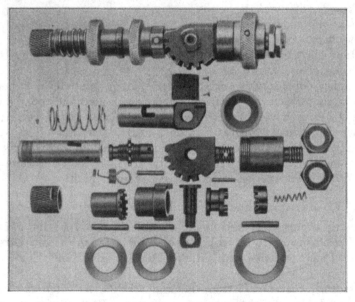

Abb. 43.   Brandenburgarm.   Oben: zusammengesetzt, unten: auseinandergenommen.

eines normalen Arbeiters gebracht werden, die Wirtschaftlichkeit des normalen Arbeiters aber nicht voll erreicht werden kann.

Durch das Fehlen des Ellbogengelenkes aber tritt für den oberarmamputierten Schlosser eine weitere so erhebliche Beeinträchtigung der Güte der Arbeit und ganz besonders der Wirtschaftlichkeit ein, daß es sich für diese Leute empfiehlt, zur Maschinenarbeit überzugehen, oder eine Arbeit zu suchen, bei der sie durch das Maß der vorhandenen Kenntnisse einen Ausgleich für das fehlende Glied schaffen können, ohne gewerblich tätig zu sein, wie z. B. als Verwalter einer Werkzeugausgabe oder eines Normalien- oder Materiallagers.

VIII. Die Maschinenarbeit, Abb. 44—50.

Beim Übergang zur Maschinenarbeit stehen dem Oberarmamputierten zwei Wege offen, nämlich entweder

a) an die normale Werkzeugmaschine oder
b) an die Maschine der Massenherstellung

zu gehen.

Zu a) Die hauptsächlichen normalen Werkzeugmaschinen der Werkstatt sind:

1. Drehbank,
2. Rundschleifmaschine und Schleifbock, Werkzeugschleifmaschine,
3. Hobelmaschine,
4. Stoßmaschine,
5. wagerechtes Bohr-, Dreh- und Fräswerk,
6. senkrechtes Bohr- und Drehwerk (Karussell),
7. Universalfräsmaschine,
8. Planfräsmaschine,
9. Bohrmaschine.

Die 6 ersten verlangen zu ihrer wirtschaftlichen Bedienung den gelernten und geübten Fachmann, die letzten drei bilden bereits den Übergang zur Massenherstellungsmaschine, verlangen aber bei Verrichtung normaler Arbeiten ebenfalls Geschick, Übung, Fachkenntnis und Verständnis für das Werkzeug. Bei der Bedienung der Universalfräsmaschine ist eine erhebliche geistige Bildung Vorbedingung. Alles das bringt der kriegsbeschädigte Schlosser aber mit, denn er hat in seiner meist vierjährigen Lehrzeit an diesen Maschinen selbst gearbeitet und später als Gehilfe sicher immer wieder mit ihnen zu tun gehabt. Es bedarf daher nur des ernsthaften Entschlusses, umlernen zu wollen und eines gewissen Willenaufwandes, um bis zum Ziel durchzuhalten. Die Arbeit an allen diesen Maschi-

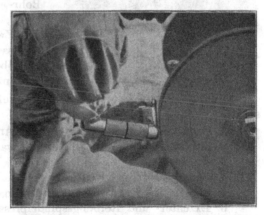

Abb. 44. Oberarmamputierter Handschleifer am Schleifbock. Schleifen des Bodens zum Gewehrmagazin mit Vorrichtung im Rota-Arm.

nen, insbesondere auch an der wichtigen Werkzeugschleifmaschine, ist für den gelernten Maschinenarbeiter niemals so körperlich abspannend wie an der Maschine der Massenfabrikation, ihr Erfolg ist in allen Fällen mehr von den Fachkenntnissen, der Aufmerksamkeit und der Umsicht, also den Geistesfähigkeiten, als von der reinen Handgeschicklichkeit des Bedieners abhängig. Dazu kommt, daß die neuzeitigen Maschinen meist Selbstgänge besitzen, deren richtige Steuerung dem Bediener obliegt, der darum in der Hauptsache nur die Kurbeln und Hefte der Einstellräder oder Griffe zu beaufsichtigen und mit geringem Kraftaufwande zu betätigen hat. Den Beweis, daß diese Auffassung richtig ist, hat ein oberarmamputierter ehemaliger Schlosser geführt, der nach etwa sechsmonatiger Lehrzeit in der „Prüfstelle" zu einem sehr brauchbaren Dreher an der Leitspindelbank mit etwa 70 v.H. Leistungsfähigkeit geworden ist

Oberarmamputierte an der Bohrmaschine.

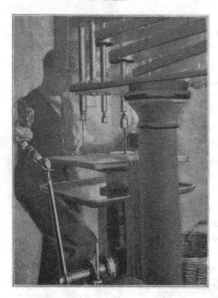

Abb. 45.   Maschine mit beweglichem Tisch.

Dauernde anstrengende Handtätigkeit an einer Maschine sollte man dagegen dem Oberarmbeschädigten nicht übertragen, z. B. hielt ein gelernter Handschleifer, Abb. 44, die Dauerarbeit am Schleifbock wegen der kaum zu vermeidenden Zwangslagen beim Andrücken der Arbeitstücke nicht mehr aus.

Die Drehbank ist in bezug auf die Anordnung und Vielheit der zu hantierenden Griffe wohl die schwierigste der normalen Werkstattmaschinen, dann folgen Hobelmaschine, Universalfräsmaschine und Schleifmaschine, besonders einfach sind wiederum die wagerechte Stoßmaschine und Planfräsmaschine.

Von der Bedienung des wagerechten Bohr-, Dreh- und Fräswerkes ist abzuraten; hierzu eignen sich schon von den Zweihändern nur wenige, und das Karussell ist wegen der Notwendigkeit des Über- und Hochgreifens als gefährlich anzusprechen.

Zu b) Die hauptsächlichen Maschinen der Massenherstellung sind:

1. Selbsttätige Fräsmaschinen aller Art,
2. selbsttätige Schleifmaschinen mit wagerechter und senkrechter Spindel,
3. senkrechte Bohrmaschinen,
4. Revolverbänke,
5. selbsttätige Revolverbänke (Automaten),
6. Exzenter- und Reibungsspindelpressen.

Es ist selbstverständlich, daß der gelernte Schlosser auch diese Maschinen ohne weiteres bedienen kann, aber er sollte dieses Betätigungsfeld möglichst den ungelernten Leidensgenossen überlassen, die gezwungen sein werden, aus allen möglichen Berufen handwerklicher Art, vor allem aber aus dem des gewöhnlichen ungelernten Arbeiters zur Maschine überzugehen. Die Maschine der Massenherstellung ist allein in vielen Fällen berufen, dem Heer der an Armen und auch an Beinen schwerbeschädigten Krieger für die Zukunft ausreichendes Brot zu geben.

Die Erlernung der einfachen sich ständig wiederholenden Griffe (Frauenarbeit) geschieht sehr schnell, der Kraftaufwand zum Einrücken von Schnitt und Vorschub der halb oder ganz selbsttätigen Maschinen ist gering, nur das Ein- und Ausspannen der Teile erfordert einige Kraft, vor allem aber Schnelligkeit, die in dem Maße zunehmen muß, wie die Anzahl der von einem Mann zu bedienenden Maschinen (bis zu 8) steigt. Zweckmäßig wird man daher solche

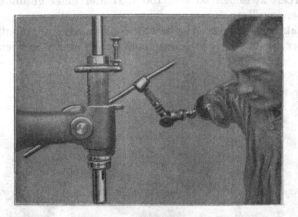

Abb. 46. Bohrmaschine mit beweglicher Spindel.

Maschinen für amputierte Arbeiter bereitstellen, die ohnehin einzeln bedient werden müssen, wie z. B. eine Bohrmaschine, mag sie beweglichen Tisch, Abb. 45, oder bewegliche Spindel, Abb. 46, haben, eine Handrevolverbank, Abb. 47, eine Reibungsspindelpresse, Abb. 48, eine Exzenterpresse, eine Fräsmaschine, Abb. 50 usw. sein. In allen Fällen haben auch die Oberarmamputierten ohne weiteres oder doch

Oberarmamputierte an der Revolverbank.

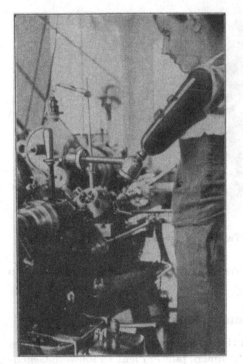

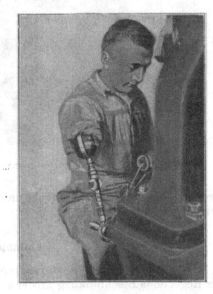

Abb. 47. Bedienung des Quersupportes.		Abb. 48. Bedienung der Spindelpresse.

nur mit ganz geringen Änderungen an den Steuergriffen, diese Maschinen in wenigen Tagen bedienen gelernt mit einer Leistungsfähigkeit, die je nach der Art der Arbeit zwischen 60 und 100 v. H. der einer gesunden im gleichen Akkord arbeitenden Frau lag.

Jeder Platz an solchen Maschinen, der von einem amputierten arbeitswilligen Krieger besetzt werden kann, muß daher einem solchen frei gemacht

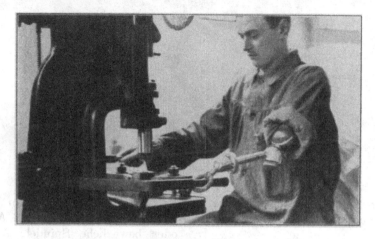

Abb. 49.   Bedienung der Exzenterpresse.

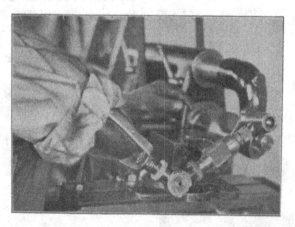

Abb. 50.   Oberarmamputierter mit Tannenbergarm an der Fräsmaschine.

werden. Das ist die soziale Pflicht unserer Industrie, der sie sich übrigens schon heute freiwillig unterzieht.

Beinamputationen.

Der unterschenkel- und fußamputierte Schlosser kann seinen Beruf in der Regel ohne Beschränkung wieder aufnehmen, falls er nicht zu schwere Gegenstände zu bewegen hat; er muß dann eben zur Leichtschlosserei übergehen

Der Oberschenkelamputierte wird je nach Stumpflänge sich auf leichtere Schraubstockarbeiten beschränken, eine halbsitzende oder sitzende Arbeitsweise, Abb. 51, anstreben und mit Rücksicht auf die in jedem Fall behinderte unter Umständen gefährdete Fortbewegung in der Werkstatt das Herumlaufen auf ein Mindestmaß beschränken. Die in jeder Werkstatt vorhandenen, schon für Gesunde oft schwer zu nehmenden Hindernisse würden für ihn leicht zur Lebensgefahr werden können. Das gilt am meisten für Schmiede-, Gießerei- und Hüttenwerksarbeiter. Ähnliches gilt für die Maschinenbedienung. Beide Hände sind zwar frei, zur vollen Kraftanwendung gehört aber unbedingt der starke und doch elastische Gegenhalt auf dem Fußboden, der durch die Beine auf-

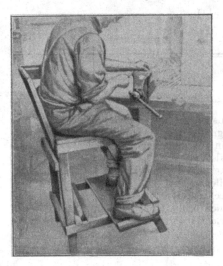

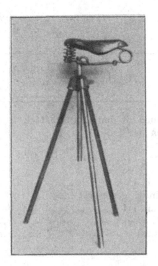

Abb. 51.　Schlosser mit Beinlähmung, sitzend　　　Abb. 52.　Stehsitz (Jagenberg).
　　　　　　　arbeitend.

genommen wird. Auch hier ist daher das oft unvermeidliche Herumturnen auf Hobel-, Fräs-, Karussell-, Bohrwerktischen unzulässig, und der Beschädigte auf die Bedienung kleinerer Maschinen vom festen Boden aus zu beschränken. Der Fußboden um die Maschinen soll dann möglichst frei von Werkzeugen und Werkstücken sein. Die Möglichkeit zum zeitweiligen Hinsetzen muß gegeben sein, genau wie auch gesunde Arbeiter sitzend vielfach mehr leisten als stehend (Stanzen, Pressen, Bohrmaschinen, Fräsmaschinen, Stoßmaschinen usw.). Daher sind Stehsitze, Abb. 52, empfehlenswert; jedoch hat sich der Fahrradsattel nicht bewährt. Ausschlaggebend bei Beinamputierten ist die Konstruktion des Kniegelenkes, das in der Stehlage sich zweckmäßig selbsttätig sichern muß. Solche ausgesprochenen Stehbeine[1] (Bremsknie) sind in letzter Zeit in guter Konstruktion hergestellt worden.

Wirtschaftlichkeit.

Die Prüfung der Wirtschaftlichkeit geschah durch Vergleich einer Reihe von gleichen Arbeiten durch einen gesunden und einen amputierten Arbeiter.

---

[1] Vgl. S. 627, Abb. 497; S. 629. Abb. 499; S. 630, Abb. 500.

Dabei sind die einzelnen Arbeitseinheiten und die zugehörigen Ausführungs-
zeiten möglichst genau gebucht worden.

1. Feilen. Das Beispiel [1]) bezieht sich auf ein rechteckiges Werkstück
von rund 100 × 50 mm Seitenlänge und 25 mm Dicke; es soll mit einer
Vorfeile (I) und zwei Schlichtfeilen (II und III) in eine bestimmte Form gebracht
werden

Die Arbeit zerfällt in folgende Teilarbeiten, für die der Zeitbedarf beim
Gesunden und Amputierten vermerkt worden ist (Tafel I).

Zahlentafel I.

Gesunder		Amputierter	
Teilarbeit	Zeit in Sek.	Teilarbeit	Zeit in Sek.
Einspannen in den Schraubstock .	3	Einspannen in den Schraubstock .	4
Ergreifen der Feile I	1	Ergreifen der Feile I und Einstecken in das künstliche Handgelenk .	4
Feilen mit I.	40	Feilen mit I.	40
Wechseln I gegen II	2	Wechseln I gegen II	8
Feilen mit II	40	Feilen mit II	40
Wechseln II gegen III	2	Wechseln II gegen III	5
Feilen mit III	40	Feilen mit III	40
Feile III weglegen	1	Feile III abnehmen und weglegen .	3
Ausspannen	2	Ausspannen	4
	131		148

Aus Zahlentafel und Schaubild, Abb. 53, geht hervor, daß der Haupt-
zeitverlust für den Unterarmamputierten durch das Wechseln der Werkzeuge,
das sind die Nebenzeiten, entsteht. Die eigentliche Feilarbeit beansprucht
nur kaum einen Mehraufwand an Zeit. An dieser Stelle ist also der Hebel
anzusetzen.

Daß im Beispiel die Gesamtleistung des Beschädigten 88 v.H. des Ge-
sunden erreicht wird, ist durch die besonders günstige Wahl der betreffenden
Arbeit, besonders gutes Ersatzglied und Schnellwechselvorrichtung für die
Feilen zu erklären. In der Mehrheit der Fälle sind nur ganz wesentlich kleinere
Wirtschaftsziffern erreichbar.

2. Meißeln. Zu den Handarbeiten, die dem Amputierten sehr schwer
fallen, gehört insbesondere das Meißeln. Kommt dabei noch die Verwendung eines mangelhaften Werkzeuges hinzu, so ist das Ergebnis recht
unbefriedigend. Bei mangelhaftem Ersatzarm kann die Leistung leicht
sehr erheblich sinken. Damit scheidet der Amputierte hier aus dem Wettbewerb aus; vgl. S. 1061.

---

[1]) Aus Dr.-Ing. R. Koner, Betriebswissenschaftliche Untersuchung über die Arbeitsfähigkeit amputierter Arbeiter — Doktordissertation — Charlottenburg 1917, Technische
Hochschule.

Zahlentafel II.

Gesunder.		Amputierter.	
Teilarbeit	Zeit in Sek.	Teilarbeit	Zeit in Sek.
Einspannen in den Schraubstock .	4	Einspannen in den Schraubstock .	4
Hammer aufnehmen	1	Hammer in künstliches Handgelenk einstecken	5
33 Schläge meißeln	27	79 Schläge meißeln	60
Hammer ablegen.	1	Hammer abnehmen und ablegen .	4
Ausspannen	2	Ausspannen	4
	35		77

Abb. 53 und die Zahlentafel II zeigen, daß der Amputierte auch hier für die Nebenarbeiten mehr Zeit braucht, daß aber auch die Hauptarbeit etwa doppelt so lange dauert als bei dem Gesunden.

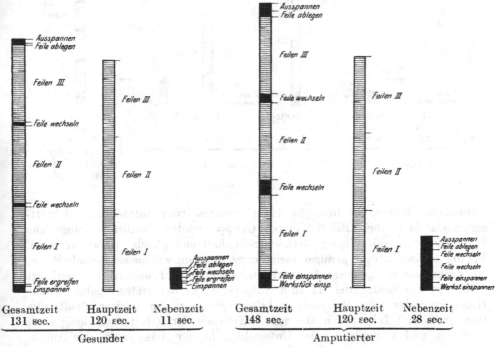

Gesamtzeit 131 sec.	Hauptzeit 120 sec.	Nebenzeit 11 sec.	Gesamtzeit 148 sec.	Hauptzeit 120 sec.	Nebenzeit 28 sec.

Gesunder　　　　　　　　　　　　　Amputierter

Abb. 53.　Schlosser.

Die graphische Darstellung Abb. 54 zeigt die Gesamtzeiten, Haupt- und Nebenzeiten für Amputierte und Gesunde. Aus der Darstellung ist zu ersehen, daß zwar die Nebenzeiten auch hier wieder den Amputierten stärker belasten, daß aber auch die Hauptzeit diesmal über das Doppelte so groß ist, wie beim Gesunden. Nach mehreren Versuchen hat sich als Mittelwert ergeben, daß der Amputierte zur Ausführung derselben Aufgabe 60 Sek. und 79 Hammer-

schläge, der Gesunde 27 Sek. und 33 Hammerschläge gebraucht hat. Die
Leistung des Amputierten beträgt in diesem Fall 45 v.H. Auch diesmal ist
es nicht möglich zu sagen: der rechts unterarmamputierte Schlosser leistet
beim Meißeln 45 v.H. des Gesunden, wir können jedoch die Tatsache entnehmen:
Meißeln ist für den Amputierten ungünstiger als Feilen. Zu beachten ist ferner,
daß das Meißeln mit diesem Prozentsatz nur während kurzer Zeit ohne Ruhe-
pause ausgeführt werden kann. Von einer ununterbrochenen Meißelarbeit
muß beim Amputierten ganz abgesehen werden.

3. Arbeiten an der Revolverbank, S. 910 Abb. 48.

Als Beispiel ist die Herstellung einer einfachen Rundkopfschraube,
Abb. 55, gewählt.

Die Arbeit des Mannes an der Revolverbank zerfällt in zwei Teile. Erstens
in Nebenarbeiten, wie Materialvorschub, Materialspannen, Revolverkopf und

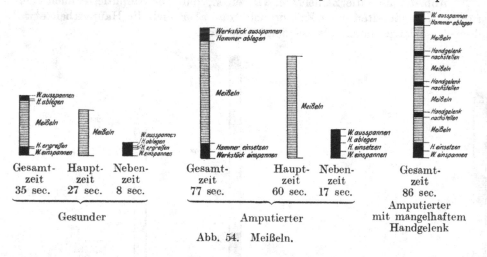

Abb. 54. Meißeln.

Supportumschalten, zweitens in Hauptarbeiten oder tatsächliche Schnitt-
zeiten der Maschine. Bei der ersten Gruppe werden ziemlich umfangreiche
Hantierungen, große Wege und Geschicklichkeit meist beider Hände verlangt.
Bei der zweiten Gruppe genügen meist kurze und langsam auszuführende Wege,
bei denen nur ein gewisser Arbeitsdruck, aber wenig Handfertigkeit verlangt
wird. In der Zahlentafel III sind aufgezählt: in der ersten Spalte die zur
Herstellung der Schraube nötigen Arbeitsstufen, in der zweiten Spalte die
Handgriffe und Teilarbeiten, die zur Ausführung der Arbeitsstufe nötig sind,
in der 3. und 4. Spalte ist der Unterschied in der Arbeitsweise des Amputierten und des Gesunden bemerkt, in der 5. und 6. Spalte sind die Zeiten
für den Amputierten und Gesunden vergleichend nebeneinandergestellt. Diese
Zahlentafel ist außerdem noch graphisch dargestellt, Abb. 56.

Wir sehen beim Vergleichen der Zeiten, daß die tatsächlichen Schnittzeiten beim Gesunden und Amputierten dieselben sind. Der normale Arbeiter
dreht den Revolversterngriff mit beiden Händen, der Amputierte mit der gesunden Hand und dem Ersatzarm, der mit entsprechendem Ansatzstück versehen ist, S. 910 Abb. 48.

Die aufgewandte Kraft zum Drehen des Sterngriffes ist beim Gesunden für beide Arme gleich; beim Einarmer leistet der gesunde Arm mehr als der beschädigte. Der Quersupport wird auch vom normalen Arbeiter nur mit einer Hand betätigt. Bei den zur Bedienung der Maschine nötigen Handarbeiten ist ein Zeitverlust vorhanden. Bei Arbeit 1: Material anschlagen, arbeitet der Gesunde zweihändig. Er dreht den Schlüssel mit beiden Händen, öffnet so das Spannfutter und schiebt das Material nach. Der Amputierte, besonders der Oberarmamputierte, kann sich hierbei nur schwerfällig mit dem Arbeitsarm helfen, der ihm beim Zuspannen des Futters auch nicht

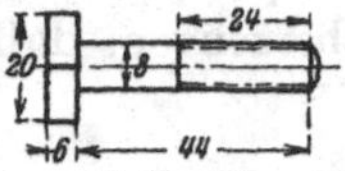

Abb. 55.

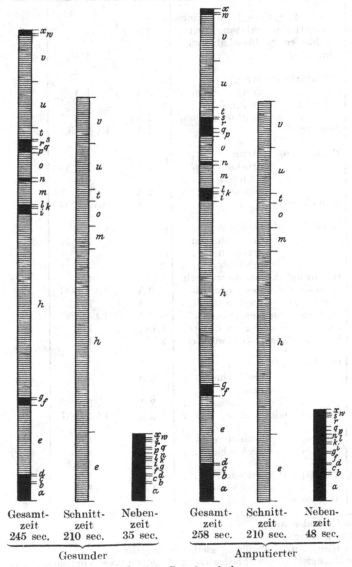

Abb. 56.   Revolverdrehen.

die nötige Kraft ermöglicht. Er steckt zweckmäßig ein Rohr über den Griff des Schlüssels, ersetzt die fehlende Kraft durch einen längeren Hebelarm und arbeitet einhändig. Das Nachschieben des Materials muß der Amputierte mit der gesunden Hand besorgen, um sich durch das Gefühl zu überzeugen, daß das Material auch tatsächlich am Anschlag anliegt.

Zahlentafel III.

Arbeitstufe	Handgriffe und Teilarbeiten	Bemerkungen		Zeitverbrauch i. Sek.	
		Gesunder	Amputierter	Gesunder	Amputierter
1. Material anschlagen	Schlüssel ergreifen, Futter öffnen	2 A [1]	1 A	9	14
	Material anschlagen, Futter schließen, Schlüssel ablegen .				
	Einrücken	1 A	1 A	1	1
2. Schruppen	Revolverkopf entriegeln . . .	2 A	1 A	3	$4\frac{1}{2}$
	„ zurückschieben .				
	„ verriegeln . . .				
	„ vorschieben . .	2 A	1 A	1	1
	Schruppen	2 A	1A+1EG[2]	36	36
3. Schlichten	Revolverkopf entriegeln . . .	2 A	1 A	3	$4\frac{1}{2}$
	„ zurückschieben .				
	„ verriegeln . . .				
	„ vorschieben . .	2 A	1 A	1	1
	Schlichten	2 A	1A+1EG	96	96
4. Gewinde schneiden	Revolverkopf entriegeln . . .	2 A	1 A	3	$4\frac{1}{2}$
	„ zurückschieben .				
	„ verriegeln . . .				
	„ vorschieben . .	2A } G[3]	1 A	1	1
	Geschwindigkeitsstufe wechseln	2A	1 A	1	2
	Gewinde schneiden vorwärts .	2 A	1A+1EG	12	12
	Vor- in Rückwärtsgang schalten	1 A	1 A	2	2
	Gewinde schneiden zurück . .	2 A	1A+1EG	12	12
	Rück- in Vorwärtsgang schalten	2A } G	1 A	2	2
	Geschwindigkeitsstufe wechseln	2A	1 A	1	2
5. Ende abrunden	Revolverkopf entriegeln . . .	2 A	1 A	3	$4\frac{1}{2}$
	„ zurückschieben .				
	„ verriegeln . . .				
	„ vorschieben . .	2 A	1 A	1	1
	Ende abrunden	2 A	1A+1EG	6	6
6. Kopf drehen	Quersupport vorschieben . . .	1 A	1 A	24	24
	„ zurückziehen . .	1 A	1 A	— [4]	— [4]
7. Abstechen	Quersupport vorziehen	1 A	1 A	24	24
	„ zurückschieben .	1 A	1 A	1	1
	Ausrücken	1 A	1 A	2	2

[1]) A = Gesunder Arm.
[2]) EG = Ersatzglied.
[3]) G = Gleichzeitige Ausübung zweier Handgriffe.
[4]) Der Handgriff ist gleichbedeutend mit Quersupport vorziehen bei 7. abstechen, daher ist die Zeit nur dort gewertet.

Im Gegensatz zur handwerksmäßigen Arbeit arbeitet bei der Maschinenarbeit der Amputierte öfters einhändig. Er hat dabei einen verhältnismäßig
geringen Zeitverlust und schädigt die Güte der Arbeit nicht, wie dies bei ein-
händiger handwerksmäßiger Arbeit wohl unbedingt eintreten würde. Ein
stets wiederkehrender Zeitverlust tritt beim Zurückziehen des Schlittens und
Drehen des Revolverkopfes ein. Das liegt daran, daß der Gesunde bei zwei-
händiger Arbeit einzelne Griffe gleichzeitig ausführt und sich die Einzelheiten
dieser einzelnen Griffe teilweise decken, wodurch das Gesamtergebnis kürzer
wird. Dieselbe Erscheinung finden wir auch beim Wechsel der Geschwindig-
keitsstufe und des Vor- und Rückwärtsganges. Die Betätigung dieser Um-
schalthebel bedingen meist einen kurzen, aber kräftigen Ruck, dem der Stumpf
in bezug auf Kraft, Sicherheit und Genauigkeit der Bewegung nicht mehr gewachsen ist, deshalb greift hier die gesunde Hand zu, die dann die andere Arbeit
solange ruhen lassen muß.

In Zahlentafel IV, Beispiel 1, ist die Leistung eines Amputierten im Vergleich zum normalen Arbeiter für die in der Abb. 55 angegebene Schraube und
die in Tafel III aufgezählten Arbeitsstufen ausgewertet. Bei der täglich sechs-
stündigen Arbeitszeit in der Prüfstelle ist der Wert von 75 Stück je eine Stunde
tatsächlich im Durchschnitt von Amputierten erreicht worden, während ein
normaler Arbeiter im Durchschnitt 81 Stück geliefert hat. Die Leistung von
92,6 v.H. ist ein gutes Ergebnis, aber sie darf nicht allgemein für Revolver-
arbeit angenommen werden. Dies lehrt das zweite Beispiel.

Zahlentafel IV.

	Beispiel 1		Beispiel 2	
	Gesunder	Amputierter	Gesunder	Amputierter
Schnittzeiten	210"	210"	120"	120"
Nebenzeiten	35"	48"	35"	48"
60 v. H. Zuschlag auf Neben- zeiten	21"	28,8"	21"	28,8"
Gesamtzeit für 1 Schraube	266"	286,8"	176"	196,8"
In 1 Stunde	13,5 Schrauben	12,5 Schrauben	28,7 Schrauben	18,3 Schrauben
In 6 Stunden	81 Schrauben	75 Schrauben	172,2 Schraub.	109,8 Schraub.
Leistung	100 v.H.	92,6 v.H.	100 v.H.	63,7 v.H.

In Tafel IV, Beispiel 2, ist dieselbe Art Schraube angenommen worden,
nur in entsprechend kleineren Abmessungen, derart, daß die Arbeitsstufen die
gleichen bleiben. Der Mann muß also genau dieselben Handgriffe machen
wie im Beispiel 1, denn durch die kleineren Abmessungen der Schraube wird
ihm kein Handgriff erspart, dafür hat er aber kürzere Schnittzeiten, d. h. das
Verhältnis von unproduktiver zu produktiver Zeit verschiebt sich, und er leistet
nunmehr nur noch 63,7 v.H. des Gesunden.

Es sei bemerkt, daß hier keine Rücksicht darauf genommen ist, ob die
Bearbeitung so kleiner Schrauben auf derselben Maschine auch der wirtschaftlich günstigste Weg ist. Das Hauptergebnis unserer Betrachtung ist die Lehre,

daß man dem Amputierten an der Revolverbank Stücke geben muß, die mög-
lichst lange Schnittzeiten haben, damit das Verhältnis zur unproduktiven
Arbeit, bei der er ja den größten Zeitverlust hat, recht günstig wird. Diese
Lehre ist nichts Neues, sie überträgt nur dieselben Forderungen, die wir beim
Schlosser gestellt haben, sinngemäß auf die Maschine. Der Verlust liegt hier
wie dort nicht in der spanabhebenden Arbeit, sondern in der Nebenzeit.

Bei der Arbeit an der Revolverbank braucht nicht scharf zwischen Ober-
und Unterarmamputierten unterschieden zu werden. Der Unterschied ist
praktisch nicht erheblich, da es hierbei mehr auf die richtige Auswahl des Arbeitsstückes ankommt, als auf die Art der Amputation und des Ersatzarmes.
Erhebliche Schwierigkeiten für den Amputierten treten an der Revolverbank
da ein, wo er sich die Stähle selbst schleifen, einspannen und die Maschine einrichten muß, deshalb ist es im Interesse wirtschaftlicher Arbeit erforderlich,
daß er in einem Betriebe tätig ist, in dem weitestgehende Arbeitsteilung durchgeführt, wo also Einrichter tätig sind. Immerhin ist für die Revolverbank die
richtige Auswahl der Werkstücke bedeutend einfacher und die Anzahl der für
den Amputierten vorteilhaften Teile verhältnismäßig viel größer als für handwerksmäßige Arbeit am Schraubstock.

Für beinamputierte Revolverdreher steht einem Gleichkommen der
Arbeitsleistung des Normalarbeiters kein Hindernis entgegen, sofern der Mann
nur ein 8—10stündiges Stehen aushalten kann. Zum Fortbewegen braucht
der Revolverdreher bei der Arbeit seine Beine nur selten und hat somit auch
keinen Zeitverlust.

2. Tischler (S. 912 Abb. 52—67).

Der Tischlerberuf wurde an mehreren oberarm- und unterarmamputierten
Tischlern geprüft.

Zu den wesentlichsten Arbeitsverrichtungen eines Tischlers rechnen:
1. Zeichnen, Aufreißen,
2. Zuschneiden,
3. Hobeln,
4. Stemmen,
5. Bohren,
6. Drechseln,
7. Arbeiten mit der Ziehklinge,
8. Nageln,
9. Feilen, Raspeln,
10. Leimen,
11. Polieren.

Zeichnen und Aufreißen.

Beim Zeichnen und Aufreißen ist der Unterarmamputierte wenig beeinträchtigt, etwas mehr der Oberarmamputierte, wenn auch nicht wesentlich. Dreieck oder Lineal werden mit einer gummibelegten Dreieckplatte
vom Kunstarm niedergedrückt. Die gesunde Hand führt Bleistift und Reißnadel.

Sägen.

Die Handsäge wird mit der gesunden Hand geführt, während das Arbeitsstück eingespannt ist. $^1/_2$ von der normalen Leistung. Die Trennsäge muß mit beiden Händen betätigt werden; zu diesem Zwecke faßt sie der Ersatzarm mit einem Kugelhalter. Der Unterarmamputierte kann diese Arbeit nach einiger Übung gut ausführen.

Die Gratsäge kann ebenfalls mit Kugelhalter und Druckknopf betätigt werden. Das Festhalten des Arbeitsstückes bietet Unter- und Oberarmamputierten große Schwierigkeiten.

Bei den Arbeiten an Band- und Kreissäge ist der Unterarmamputierte noch gut verwendungsfähig, weniger der Oberarmamputierte. Zum Führen des Stückes wird der Kugelhalter, gegebenenfalls auch die Druckplatte verwendet.

Hobeln.

Das Arbeiten an der Hobelmaschine erfordert Geschick und große Kräfte; es sollte daher von Oberarmamputierten unterlassen werden.

Beim Handhobeln (der Ersatzarm führt mit Kugelhalter und Drucknapf) ist der Oberarmamputierte wenig leistungsfähig, merklich günstiger steht sich der Unterarmamputierte. Die Bedienung der Rauhbank ist für Oberarmamputierte sehr schwierig und unwirtschaftlich.

Stemmarbeiten.

Stemmarbeiten kann der Unterarmamputierte ohne große Schwierigkeiten ausführen, dagegen der Oberarmamputierte nicht, da die Treffsicherheit fehlt, denn der Hammer muß vom Ersatzarm geführt werden.

Bohren.

Die Bohrarbeit ist für den Oberarmamputierten, soweit es sich um die Betätigung der Bohrleier handelt, schlecht ausführbar, wogegen sie dem Unterarmamputierten wenig Schwierigkeiten bereitet.

Drechseln.

An der Drehbank können Ober- und Unterarmamputierte gut arbeiten, wenn die gesunde Hand das Werkzeug führt und der Kunstarm mit einem Kugelhalter den erforderlichen Druck ausübt.

Arbeiten mit der Ziehklinge.

Arbeiten mit der Ziehklinge können Ober- und Unterarmamputierte nur schlecht ausführen, da die Beweglichkeit, die in den beiden Händen liegen muß, fehlt und das Durchdrücken schwer ist.

Nageln.

Nagelarbeiten kann der Oberarmamputierte nur mit großem Zeitverlust ausführen. Der Unterarmamputierte ist wenig behindert, da er den Hammer mit dem Ersatzarm führt.

Beim Nageln kommt es darauf an, schnell und sicher mit dem Hammer zuzuschlagen und mit der anderen Hand die Nägel ebenso schnell und sicher an die betreffende Stelle zu setzen. Die Hammerführung kann vom Oberarm-amputierten nur mit der gesunden Hand geleistet werden, es bleibt für die Zuführung der Nägel nur der beschädigte mit Ersatzglied ausgerüstete Arm übrig. Damit ist aber das schnelle sichere Greifen und Ansetzen des Nagels unmöglich.

Der Oberarmamputierte kann im Notfall einmal einen Nagel einschlagen, indem er entweder mit der gesunden Hand den Nagel vorher in das Loch einsteckt, und dann mit derselben Hand den Hammer führt, oder indem er mit der gesunden Hand einen Nagel in eine Klemmvorrichtung des Ersatz-gliedes steckt und nun mit der gesunden Hand den Hammer führt. Beide Arbeitsverfahren können nur als Notbehelf angesehen werden und sind durchaus unwirtschaftlich infolge des großen Zeitverlustes.

Beim Unterarmamputierten sind die Verhältnisse besser; er kann, wie bereits beim Schlosser gezeigt, eine gewisse Zeit hindurch mit dem beschädigten Arm hämmern, die Nagelzuführung geschieht dann mit der gesunden Hand. Eine Zusammenstellung verschiedener bei Unterarmamputierten untersuchten Arbeitsverfahren gibt nachstehende Tafel V.

Aufgabe: 10 Stück 50 mm lange Nägel einschlagen, bis sie festsitzen (etwa 1 cm tief).

Zahlentafel V.

Teilarbeit	Zeit	Bemerkung
Gesunde Hand steckt den Nagel ins Holz, gesunde Hand schlägt mit dem Hammer	58 Sek.	Möglich für Ober- und Unterarm-amputierte.
Gesunde Hand setzt den Nagel an, Stumpf mit Ersatzglied und Hammer schlägt	25 Sek.	Nur für Unterarmamputierte.
Nagelhalter. Gesunde Hand steckt den Nagel in den Nagelhalter, gesunde Hand schlägt mit dem Hammer	67 Sek.	Möglich für Ober- und Unterarm-amputierte.
Universalklaue. Gesunde Hand befestigt den Nagel in der Klaue, gesunde Hand schlägt mit dem Hammer	83 Sek.	Möglich für Ober- und Unterarm-amputierte.

Feilen und Raspeln.

Beim Feilen und Raspeln kann der Oberarmamputierte sich nur mäßig betätigen; der Unterarmamputierte, der die Feile in den Ersatzarm spannt, ist wenig beeinträchtigt.

Leimen.

Das Leimen erfordert gleichzeitig das Festhalten der beiden zu vereinigenden Stücke und das Hantieren oft recht großer Schraubzwingen. Es ist von Unter- und Oberarmamputierten nur notdürftig ausführbar.

Polieren.

Das Polieren ist von Unterarmamputierten noch gut ausführbar, während der Oberarmamputierte stark beeinträchtigt ist.

Zusammenfassung.

Der oberarmamputierte Tischler für sich allein ist zu selbständiger Betätigung seines Gewerbes nicht mehr fähig. Als Handwerker kann er sich nur betätigen, wenn er eine ausreichende Hilfe durch Gesellen und Lehrlinge zur Verfügung hat. Er muß sich daher in Betrieben mit weitgehender Arbeitsteilung zu beschäftigen suchen.

Ungleich besser gestellt ist der Unterarmamputierte, dem der erhaltene Ellbogen Bewegungsfreiheit beläßt, die ihn zu den meisten Arbeiten seines Gewerbes befähigt. Bei besonderer Willenskraft kann er auch selbständig arbeiten, jedoch wird er wettbewerbsfähig auch nur bei einer gewissen Teilarbeit sein, oder wo ihm als Handwerker eine Hilfe zur Seite steht.

Beide werden beeinträchtigt durch einen besonderen Umstand. Die scharfen Kanten und Ecken der fertiggestellten Gegenstände und die geglätteten Flächen des Holzes erfordern eine sorgfältige Behandlung, wie sie nur die weiche Hand bieten kann. Die Berührung mit harten Gegenständen, insbesondere mit den Eisenteilen der Ersatzarme, hinterläßt Eindrücke, Beulen und Risse, die eine völlige Entwertung des Erzeugnisses herbeiführen können. Deshalb kann amputierten Tischlern die Betätigung im Kunstgewerbe und unter ähnlichen Verhältnissen nicht angeraten werden.

3. Stellmacher (S. 917 Abb. 79—95).

Im Berufe des Stellmachers erfordert die Herstellung des Wagenrades die mannigfaltigsten und schwierigsten Betätigungen; sie ist sein Gesellenstück. Einfacher ist der Aufbau des Wagengestells und die Anfertigung der Deichsel mit Zubehör. Die Arbeiten sind den Abbildungen gemäß auszuführen.

Der unterarmamputierte Stellmacher kann mit Hilfe der Ansatzstücke sämtliche Handgriffe seines Gewerbes ausführen, abgesehen von der Arbeit mit dem schweren Hammer, wie sie beim Eintreiben der Speichen in die Nabe und beim Zusammenschlagen der Gestelle vorkommt. In der Benutzung der Werkzeuge und Geräte ist er bei einzelnen Verrichtungen (große Bohrer) stark beeinträchtigt. Bei andern weniger, bei manchen fast gar nicht.

Zahlentafel VI.

Art der Verrichtung	Zeit früher (Zweihänder)	Zeit jetzt (Einhänder)	Bemerkung
Radstock herstellen	10 Std.	22 Std.	
1 Nabe drehen	8—10 Min.	45 Min.	
1 Nabe ausbohren	15 Min.	45 Min.	
Speichenlöcher bohren (1 Rad) . . .	45 Min.	2 Std.	
Speichenlöcher ausstemmen (1 Rad).	45 Min.	2 Std.	
1 Speiche putzen	5—8 Min.	30 Min.	
Einspeichen	15 Min.	45 Min.	allein nicht
	allein	zu zweit	mehr möglich
Zapfen der Speichen (12 Stück) . .	15—20 Min.	2 Std.	
Löcher in die Felgen bohren für 12 Stück	30 Min.	1½ Std.	
Rad zusammenschlagen	30 Min.	2 Std.	
Rad ausputzen	45 Min.	3 Std.	
Ganzes Rad	rd. 8 Std.	25 Std.	
Rahmen	4 Std.	9 Std.	
Boden zum Rahmen	1½ Std.	3½ Std.	
4 Rahmenwände	2 Std.	5 Std.	
2 Deichseln	2½ Std.	6 Std.	
Ganzer Handwagen (nur Holzarbeit)	25—30 Std.	75—80 Std.	

Die Zahlentafel VI gibt eine Übersicht der in der Prüfstelle gewonnenen Vergleichszeiten, aus denen die Unwirtschaftlichkeit der Handbeschäftigung des Stellmachers an schwierigen Teilen erhellt.

Im Hinblick darauf, daß selbst kleinere Stellmachereien doch über eine Radmaschine und eine Bandsäge verfügen, auf denen die schweren Arbeiten ausgeführt werden, ist diese Behinderung nicht sehr hoch anzuschlagen. Die Bedienung der Maschinen bereitet keine Schwierigkeiten und die Leistung des Amputierten steht hierbei nicht weit hinter der eines mit zwei gesunden Händen Ausgestatteten zurück. Der am Unterarm Amputierte kann somit dort, wo diese Hilfsmittel vorhanden sind, sehr wohl bei Berücksichtigung der Rente mit Unbeschädigten in Wettbewerb treten. Noch günstiger wird seine Stellung in einem größeren Betriebe, wo Teilarbeit geübt wird.

Ungleich ungünstiger ist die Lage des Oberarmamputierten. Bei diesem schließt die fehlende Bewegung des Ellbogens viele Betätigungen fast gänzlich aus. So bei der Bedienung des schweren Bohrers, bei der Stemmarbeit und bei den Arbeiten mit Hobeln, Feilen und Ziehklingen. Deshalb kann er selbst im Großbetriebe mit Teilarbeit nur ein sehr beschränktes Tätigkeitsgebiet finden. Im allgemeinen wird er nur als Einhänder arbeiten und den Kunstarm nur gelegentlich zu Hilfsreichungen für die gesunde Hand brauchen können. Daß es auch unter diesen ungünstigen Umständen möglich ist, unter Benutzung der eben erwähnten Hilfsmittel bei dem einmal erlernten Beruf zu verbleiben, lehren Beispiele von Stellmachern, deren Oberarm gänzlich ausgelöst war, und die seit Jahren mit Erfolg weiter arbeiten.

4. Sattler (S. 918 Abb. 96—105).

Die Hauptverrichtungen des handarbeitenden Sattlers sind

1. Herstellen der Sattlernaht,
2. Vorrichten (Zuschneiden, Aufziehen usw.),
3. Ausschneiden.

Beim Herstellen der Sattlernaht (Nähen mit Nadeln und Ahle) wird sowohl die rechte wie die linke Hand vollkommen gleichmäßig beschäftigt. Jede Hand führt eine Nadel, jedoch wechselt bei der Tätigkeit der rechten Hand die Nadel mit der Ahle. Ein Vergleich der Arbeit des Gesunden mit der des Amputierten ergibt die große Behinderung der letzteren, die dessen Arbeiten gänzlich unwirtschaftlich macht. Günstiger ist das Arbeiten beim Vorrichten und Ausschneiden; jedoch ist hier zu sagen, daß durch den harten und kantigen Ersatzarm nebst Ansatzstücken das vielfach hochempfindliche und kostbare Material so zerkratzt wird, daß abgesehen von dem großen Zeitverlust auch noch leicht Materialbeschädigungen eintreten, so daß die Handarbeit eines amputierten Sattlers für bessere Arbeiten vom wirtschaftlichen Standpunkt aus fast unbrauchbar erscheint.

Eine Wiederbeschäftigung wäre nur an den verschiedenen Sattlereimaschinen wie

1. Schärfmaschinen,
2. Spaltmaschinen,
3. Stanzen,
4. Pressen,
5. Prägemaschinen,
6. Stepp- und Nähmaschinen

möglich.

In der letzten Abbildung rechts unten ist als Beispiel die Arbeit an einer kleinen Lochstanze dargestellt. Der oberarmamputierte Sattler, mit dem die Versuche monatelang angestellt wurden, war sehr tüchtig, sehr fleißig und willig; er hatte vor seiner Verletzung selbständig gearbeitet, gibt jetzt jedoch nach langen Versuchen seine handwerksmäßige Beschäftigung im Sattlergewerbe auf.

5. Schuhmacher (S. 920 Abb. 114—126).

Die Arbeiten der Schuhmacher sind beim Neuanfertigen von Schuhwerk:

1. Pechdraht herstellen,
2. Ausschneiden der Lederstücke,
3. Spannen des Oberleders über den Leisten,
4. Festzwicken des Oberleders auf der Brandsohle und Leisten,
5. Einreihen mit Ahle und Pechdraht,
6. Ausschneiden der Sohle,
7. Klopfen der Sohle,
8. Speillöcher vorstechen,
9. Speile einschlagen,
10. Glätten der Sohle mit der Raspel,
11. Beschneiden des Sohlenrandes,
12. Abraspeln des Sohlenrandes,

13. Herrichten einer Glasscherbe,
14. Abglasen,
15. Glätten mit dem Glättholz,
16. Steppen mit der Maschine.

Dazu ist zu sagen: Das Herstellen des Pechdrahtes ist für Armamputierte nicht mehr möglich, da alle 10 Finger gebraucht werden. Ebenso ist das Vor-

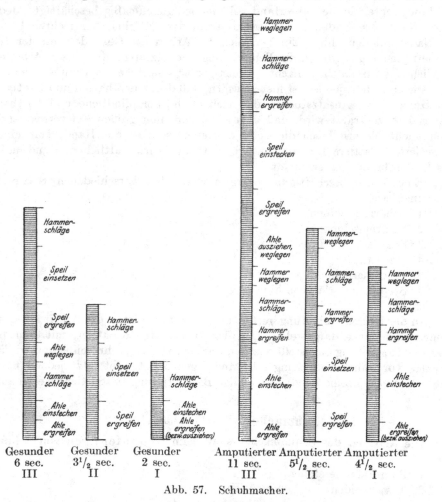

Abb. 57. Schuhmacher.

zwicken kaum oder gar nicht ausführbar, da dazu bedeutende Kraftanstrengung, große Geschicklichkeit und Schnelligkeit gehören, um die Stifte nach dem Anspannen des Leders sofort einzuschlagen. Das gleiche gilt für das Fest-zwicken des Oberleders auf Brandsohle und Leisten. Das Einreihen des Ober-leders, das Vorstechen mit der Ahle und das Durchziehen des Pechdrahtes kostet den Einhänder die 5—10fache Zeit, je nach Geschicklichkeit.

Zusammenfassend müssen wir sagen, daß die Neuanfertigung von Stiefeln und Schuhen aller Art für den Schuhmacher, der die Hand verloren hat, mag er nun am Unterarm oder am Oberarm amputiert sein, nicht mehr in Frage kommt, weil sie teilweise ganz unmöglich oder mit großem Zeitverlust verbunden ist und meist minderwertige Arbeit zur Folge hat.

Bei der Instandsetzung von altem Schuhwerk sind nachstehende Arbeiten zu verrichten:

1. Ausschneiden der Sohle,
2. Klopfen der Sohle,
3. Speillöcher vorstechen,
4. Speile einschlagen,
5. Glätten der Sohle mit der Raspel,
6. Beschneiden des Sohlenrandes,
7. Abraspeln des Sohlenrandes,
8. Herrichten einer Glasscherbe,
9. Abglasen,
10. Glätten mit dem Glättholz,
11. Steppen auf der Maschine.

Eine der wichtigsten Arbeiten ist das Stechen der Löcher nebst dem Einschlagen der Speile. Dabei ist zu sagen:

Es ist hier gar nicht möglich, den Hammer durch den Ersatzarm zu betätigen. Der Schuhmacher schlägt besonders beim Speileinschlagen ganz kurz aus dem Handgelenk, und diese Art Schlag ist mit dem Ersatzglied nicht möglich.

Die graphische Darstellung (Abb. 57) zeigt:

I. Das Stechen der Löcher mit Ahle und Hammer,

II. das Einschlagen der Speile mit dem Hammer,

III. das umschichtige Einstechen von Löchern und Einsetzen von Speilen

Man erkennt, daß die Leistung verschieden ist, der Gesunde arbeitet zweihändig, der Amputierte einhändig.

Bei I ist das Verhältnis Gesunder zu Amputierten wie 2 zu $4^1/_2$ Sek., bei II ist das Verhältnis Gesunder zu Amputierten wie $3^1/_2$ zu $5^1/_2$ Sek., bei III ist das Verhältnis Gesunder zu Amputierten wie 6 zu 11 Sek.

Arbeit III ist — theoretisch betrachtet — die Summe von Arbeit I und Arbeit II; die Summe von I und II beträgt beim Gesunden $5^1/_2$ Sek., beim Amputierten 10 Sek., während bei der praktischen Ausführung 6 Sek. bzw. 11 Sek. gebraucht worden sind. Dieser Mehrverbrauch an Zeit ist für den Amputierten dadurch zu erklären, daß er nunmehr mit Ahle, Hammer und Speil in einer Hand wechseln und zweimal während einer Teilarbeit den Hammer weglegen muß. Daß auch der Gesunde die Summe aus I und II nicht einhalten kann, liegt eben darin, daß er für Ahle, Hammer und Speil, also drei Dinge, nur zwei Hände hat; auch er ist bei dieser Arbeitsart gezwungen, einmal ein Werkzeug, nämlich die Ahle, wegzulegen. Wir erkennen hier wieder den großen Einfluß des Werkzeugwechsels.

Zusammenfassend muß gesagt werden, daß die Instandsetzung von altem Schuhwerk wohl möglich ist, aber nur bei derbem Ledermaterial, und daß die Leistung des Amputierten nur zwischen 25 und 40 v.H. der des Gesunden beträgt. Ferner leidet das Oberleder durch die Berührung mit dem harten und kantigen Ansatzstück, besonders bei feinerem Schuhwerk. Das ist auch ein Grund, weshalb man von der Herstellung neuer Stiefel durch Amputierte absehen muß.

6. Lackierer (S. 922 Abb. 131—142).

Die wichtigsten handwerksmäßigen Betätigungen des Lackierers sind:
I. Vorarbeiten:
1. Waschen mit Lederlappen,
2. Spachteln,
3. Grundieren mit Öl, Sikkativ, Farbe,
4. Schleifen mit Bimsstein.
II. Fertigarbeiten:
Streichen und Lackieren.
III. Besondere Arbeiten:
Streichen eines Rades oder einer Felge.

I. Vorarbeiten.

1. Waschen mit Lederlappen.

Das Auswringen des Leders geschieht mit dem bloßen Stumpf, ohne jede Bandage und Ersatzgerät.

2. Spachteln.

Das Spachteln geschieht, indem die gesunde Hand den Spachtel führt. Am Ersatzarm muß mittels Ansatzzapfens ein Blech befestigt werden, auf dem die zu verarbeitende Spachtelmasse aufgebracht wird, und das zum Ablegen von Schwamm und Spachtelmesser benutzt werden kann.

3. Grundieren.

Das Streichen der Grundierung und Farbe geschieht, indem die gesunde Hand den Pinsel führt; der Farbtopf muß mit Ansatzzapfen versehen und am Ersatzgerät befestigt werden.

4. Schleifen (Abziehen) mit Bimssteinpulver.

Die gesunde Hand bewegt den nassen Lappen, der in Bimssteinpulver getaucht wird, auf dem Schleifgrund hin und her. Das Wässern mit dem Schwamm geschieht, indem der unmittelbar am Stumpf befestigte Schwamm in den Eimer getaucht wird und dann das Wasser reichlich auf die Schleifstelle gebracht wird. Am Stumpf trägt der Mann eine besondere Schwammhalterbandage. Ohne diese wäre die Arbeit nicht möglich, da in kurzen Zwischenräumen viel Wasser auf den Schleifgrund gebracht werden muß. Diese Bandage darf am unteren Ende keine harten (Eisen) Teile besitzen, sonst wird der bereits sehr empfindliche Schleifgrund verletzt.

II. Fertigarbeiten.

Streichen und Lackieren.

Für das Streichen des Lackes muß ein besonderes Gefäß mit Ansatzzapfen vorhanden sein. Das Abstreichen des gebrauchten Lackes geschieht stets in das kleine Vordergefäß, damit der einwandfreie, frische Lack im großen Gefäß nicht verdorben wird.

III. Besondere Arbeiten.

Streichen eines Rades oder einer Felge.

Das Hochheben des Rades auf den Arbeitsständer geschieht unter gleichzeitigem Anheben mit der gesunden Hand und mit Ersatzgerät.

Das Tragen der Felge und Heben auf den Arbeitsständer geschieht, indem das Ansatzstück (einfacher Kugelhalter) durch die Ventilöffnung gesteckt und die Felge so hochgehoben wird, bis die gesunde Hand einen Eisenstab durch das Achsloch gesteckt hat. Beim Abnehmen des Rades wird durch diese Art des Tragens der frische Farbanstrich nicht beschädigt.

Die Bandage für Unterarmamputierte muß die Ausnutzung der vorhandenen Pro- und Supination des Unterarmes gestatten. Der Ring in den beiden Abbildungen S. 348, Abb. 69 u. 70, zeigt Verdrehung um 90°.

Es scheint, daß wirklich hohe Leistungen eines Lackierers an das Vorhandensein der Pro- und Supination geknüpft sind. Die Wirtschaftlichkeit eines solchen Mannes ist im Mittel 60—75 v.H. des Gesunden.

7. Maler und Tapezierer (S. 926 Abb. 153—168 u. S. 928 Abb. 170—178).

Das Gewerbe des Hausmalers zerfällt

   I. in die eigentlichen Malerarbeiten,

   II. in die Tapeziererarbeiten.

Die wesentlichen Arbeitsstufen dieser beiden Unterabteilungen sind im folgenden ausgeführt:

I. Eigentliche Malerarbeiten.

  1. Gerüstbrett abheben.
  2. Gerüstbrett forttragen.
  3. Paneel absetzen.
  4. Halten der Schnurrolle.
  5. Einrußen der Schlagschnur.
  6. Schnüren mit der Schlagschnur.
  7. Tupfen, Tupfschwamm mit Farbe gleichmäßig saugen lassen.
  8. Spritzen der Farbe.
  9. Lineal zeichnen.
10. Palette und Pinsel halten.
11. Schablonen schneiden.
12. Schablonieren.
13. Malstock halten.
14. Fußboden verkitten.

II. Tapeziererarbeiten.

1. Loten.
2. Tapete mit Kleister einstreichen.
3. Tapete zusammenlegen.
4. Tapete über den Arm geschlagen auf die Leiter bringen.
5. Ankleben der Tapete.

6. Einklemmen der Hilfsvorrichtung.
7. Ankleben mit der Hilfsvorrichtung.
8. Abschneiden der Tapete auf die Fußleiste.

Wirtschaftlichkeit zu I. Vorarbeiten.

Ein geschickter, intelligenter und willenskräftiger Mann kann, wenn er nicht gerade Arbeiten macht, die aktive Fingertätigkeit beider Hände verlangen, wohl in Wettbewerb mit einem Gesunden treten. Aktive Fingertätigkeit beider Hände gleichzeitig kommt bei den angeführten Hauptarbeiten des Malerberufes auch nur selten in Frage. Die gesunde rechte bzw. linke Hand kann daher die Hauptarbeit übernehmen, während der beschädigte Arm die Hilfeleistungen ausführt. Jedoch gelten alle diese Ausführungen ausdrücklich nur für einen Unterarmamputierten.

Wirtschaftlichkeit zu II. Fertigarbeiten:

Ein unterarmamputierter Tapezierer mit Ersatzarm kann ziemlich dicht an die Leistungen des Zweihänders herankommen.

8. Schneider (S. 932 Abb. 186—204).

Die auf den Abbildungen dargestellten Tätigkeiten sind bei der Herstellung eines Militärmantels und einer Hose ausgeführt worden. Die einzelnen Tätigkeiten ergaben nachstehende Arbeitszeiten.

Zahlentafel VII.

Militär-Hose.

Teilarbeit	M.=Maschinen- H.=Handarbeit	Bemerkg.	Zeitdauer früher	jetzt
Maßnehmen	H.		5 Min.	8 Min.
Zuschneiden	H.		$^1/_2$ Std.	$^3/_4$ Std.
Einrichten	H.		$^1/_2$ Std.	1 Std.
Tasche einnähen, Leiste machen .	H. u. M.			
Knopfstreifen annähen	H. u. M.	}	$1^1/_4$,,	$2^1/_2$,,
Hinterhosenstücke annähen . . .	H. u. M.			
Dressieren	H.	schwierig	$^1/_2$,,	$1^1/_2$,,
Zusammensetzen	M.		$^3/_4$,,	1 ,,
Einbügeln und abmessen	H.	schwierig	$^1/_2$,,	$2^1/_2$,,
Beilegen und abfüttern	H. u. M.		1 ,,	$1^1/_2$,,
Zusammensetzen	M.		1 ,,	$1^1/_2$,,
Saum unten fertig machen . . .	H.		$1^1/_2$,,	3 ,,
Abbügeln	H.	schwierig	$^3/_4$,,	$1^1/_4$,,
Knöpfe annähen	H.		$^1/_2$,,	1 ,,

Die in den Tafeln VII und VIII aufgezählten Teilarbeiten mit den Zeitangaben ermöglichen die Leistungen eines Schneiders bei dieser Art von Arbeiten anzugeben. Die Leistung bei dem Militärmantel beträgt rund 47 v.H., bei der Militärhose rund 50 v.H. der Arbeitszeit eines Normalen.

Zahlentafel VIII.

Militär-Mantel.

Teilarbeit	M.=Maschinen- H.=Handarbeit	Bemerkg.	Zeitdauer	
			früher	jetzt
Maßnehmen	H.		5 Min.	8 Min.
Zuschneiden	H.		$^1/_2$ Std.	$^3/_4$ Std.
Einrichten (schneiden, zeichnen, abmessen)	H.		$^1/_2$ Std.	$^3/_4$ Std.
Taschen machen	H. u. M.		$^3/_4$,,	$1^1/_2$,,
Beilegen, Eckenband einziehen. .	H.	schwierig	$^1/_2$,,	1 ,,
Kanten einbügeln	H.	schwierig	$^1/_4$,,	$^1/_2$,,
Besetzen, reinbringen	H. u. M.		$^1/_4$,,	$^1/_2$,,
Futtertasche machen, abfüttern .	H. u. M.		1 ,,	$2^1/_2$,,
Unten-Kante umheften, absteppen	H. u. M.	schwierig	$^1/_2$,,	1 ,,
Haken und Ösen einsetzen . . .	H.	schwierig	$^1/_4$,,	$^1/_2$,,
Schlitz mit Leiste machen . . .	H.		1 ,,	2 ,,
Am Rücken oben Falten abheften, steppen	H. u. M.	schwierig	$^1/_4$,,	$^3/_4$,,
Riegel machen	H.		$^1/_4$,,	$^1/_2$,,
Rückengurt anfertigen	H. u. M.		$^1/_2$,,	1 ,,
Mantel zusammensetzen	H. u. M.		$^1/_4$,,	$1^1/_2$,,
Unterkragen absteppen	M.		$^1/_4$,,	$^3/_4$,,
Unterkragen aufsetzen	H. u. M.	schwierig	$^1/_4$,,	$^1/_2$,,
Kragen bügeln	H.	schwierig	$^1/_4$,,	$^1/_2$,,
Oberkragen ziehen	H.	schwierig	$^1/_4$,,	$^1/_2$,,
Oberkragen aufnähen	H.	sehr schwer	$^1/_2$,,	$1^1/_2$,,
Ärmel fertig machen	H. u. M.		1 ,,	$1^1/_2$,,
Ärmel einsetzen	H. u. M.	sehr schwer	1 ,,	$1^3/_4$,,
Knopflöcher machen	M.		20 Min.	30 Min.
Mantel unten umheften, steppen und unten Haken annähen . .	H. u. M.		$^1/_2$ Std.	$1^1/_2$ Std.
Kragenschlaufe machen und annähen	H. u. M.		$^1/_4$,,	$^1/_2$,,
Abbügeln	H.		1 ,,	2 ,,
Knöpfe annähen	H.		$^1/_2$,,	1 ,,

Wirtschaftlichkeit.

Während der Versuchszeit stieg die Wirtschaftlichkeit bis auf 50 v.H. der durchschnittlichen Leistungen eines Gesunden. Man wird daher zweckmäßig Gruppen zusammenstellen, insbesondere in großen Schneiderstuben, die aus einhändigen und zweihändigen Arbeitern bestehen und in denen man den Einhändern die Arbeiten überträgt, die sie mit möglichst hoher Wirtschaftlichkeit trotz der schweren Beschädigung unter günstigster Ausnutzung des Ersatzgliedes ausführen können.

Bei geeigneter Arbeitsteilung können dann wohl höhere Leistungen erzielt werden.

9. Bäcker (S. 934 Abb. 210—220).

Der oberarmamputierte Bäcker ist ein besonders typischer Fall des reinen Handwerkers, der auf Grund guter Fachkenntnisse wieder in erheblichem Maße wettbewerbsfähig werden kann.

Der Arbeitsvorgang spielt sich wie folgt ab:

Der angegangene Brotteig wird vorgeknetet. Dazu wiegt sich der Bäcker das Teiggewicht für zwei Brote ab und knetet gleichzeitig mit der rechten und linken Hand je einen solchen Brotteig vor. Der vorgeknetete Brotteig wird in die Brotform gebracht, wobei er etwas nachgeknetet, geglättet und eingemehlt wird. Das Einmehlen geschieht mit der gesunden Hand, und zu dem Herüberschieben des etwa 40—50 cm langen, weichen, aber ziemlich zähen Teigbrotes auf das Backbrett genügt es, wenn das Ersatzbrettchen am Stumpf unter den Teig greift, während die gesunde Hand die Führung auf das Backbrett übernimmt. Das Heraufheben der beladenen Bretter auf die hochliegenden Gestelle zum Garen kann der Amputierte nicht allein ausführen. Das Herüberschleppen eines mit 8—10 Stück 2 kg schweren Broten besetzten Backbrettes von der Knetstube zum Ofen muß von Gesunden geschehen, weil die ungefügen Bretter sich mit einer gesunden und einer verletzten Hand in den meist engen Räumen nicht regieren lassen.

Hierauf folgt das Einsetzen der vorgegarten Brotteige vom Backbrett auf den Schieber und mit diesem in den Ofen.

Das Andrehen des Dampfes für den Ofen und die Regulierung der Beleuchtungsflammen kann mit der gesunden Hand geschehen.

In älteren kleineren Bäckereien befindet sich das Ofenloch zum Anbacken und das Ofenloch zum Fertigbacken in ziemlicher Höhe übereinander. Da das angebackene Brot nur äußerlich fest ist, innerlich aber völlig mürbe, so muß verhütet werden, daß es beim Befördern vom unteren Ofenloch in das obere etwa herunterfällt. Es würde dann in viele Stücke zerbrechen. Daher sind für diese Arbeit unbedingt zwei gesunde Hände notwendig; sie kann von dem Beschädigten also überhaupt nicht ausgeführt werden.

Wir kommen daher zu dem Schluß, daß, wenn man alles zusammennimmt, ein kriegsbeschädigter Bäcker nur in einem größeren handwerksmäßigen Betriebe mit weitgehender Arbeitsteilung befriedigend zur Geltung kommen kann, in dem ein sozial und vernünftig denkender Meister dafür zu sorgen hat, daß dem Mann nur die Arbeiten zugewiesen werden, die er ausführen kann. Nur dann wäre es denkbar, daß er auf eine Erwerbsfähigkeit kommt, die im Backgroßbetrieb nicht auffällt. Bedingung ist selbstverständlich zäher Wille und großer Fleiß des Kriegsbeschädigten. Der von uns für diesen Zweck herausgesuchte Mann hat diese Vorbedingungen in hervorragendem Maße erfüllt.

Wirtschaftlichkeit.

Der rechts Oberarmamputierte erreichte nach dreimonatiger Übung einen Wirkungsgrad von durchschnittlich 50—60 v.H. des Gesunden trotz des Umlernens auf links.

Der Unterarmamputierte, bei dem die Möglichkeit des Teigknetens mit dem Stumpf vorliegt, würde auf schätzungsweise 60—75 v.H. des Gesunden kommen.

10. Landwirt[1]) (S. 1018 Abb. 4—19).

Zu den wesentlichsten Verrichtungen des landwirtschaftlichen Arbeiters gehören:

1. Graben mit dem Spaten,
2. Schaufeln von lockerem Erdreich,
3. Arbeiten mit der leichten Hacke,
4. Arbeiten mit der Rodehacke, dem Dreschflegel und der Axt,
5. Karren einer Last,
6. ꞌStaken,
7. Mähen mit der Sense,
8. Pflügen.

Bei einer Reihe nicht angeführter landwirtschaftlicher Verrichtungen, wie Zügelführen, Tragen einer Last, Pferdeputzen, -anschirren usw., verrichten die Amputierten die Arbeit soweit als möglich mit der gesunden Hand, wobei meist die Kellerhand aber nicht mehr in ihrer Verbindung als starres Gerüst und bewegliche Lederschlaufe, sondern nur noch als Haken gebraucht wird.

Über die Arbeit Kriegsbeschädigter in der Landwirtschaft ist im allgemeinen zu sagen:

Unterarmamputierte können soweit ausgebildet werden, daß sie mit gesunden Arbeitern wieder in Reihe und Glied mitarbeiten können.

Bei Verlust des Armes bis über das Ellbogengelenk hinaus sinkt die Arbeitsfähigkeit etwa bis zur Hälfte. Für selbständige Landwirte ist selbst der Verlust des ganzen Armes kein Hinderungsgrund für die Bewirtschaftung ihres Besitzes. Sie sind trotz des Verlustes imstande, fast alle landwirtschaftlichen Arbeiten auszuführen; sie leisten eben nur um die Hälfte weniger als ein gesunder Mensch; in verstärktem Maße gilt das für Exartikulierte.

Literaturverzeichnis zu vorstehendem Aufsatz sowie zu dem Aufsatz „Schlesinger, Der mechanische Aufbau künstlicher Glieder“, S. 321.

Adam, C., Kriegsärztliche Vorträge. G. Fischer, Jena 1916.

v. Baeyer, Trichterlose Prothesen. Münch. med. Wochenschr. 1917.

Bade, Peter, Ein Vorschlag zur Herstellung eines künstlichen Armes. Münch. med. Wochenschr. 1915, **62**, 34, 1168—1169.

Bailby, G., Quelques mots sur appareil prothétique du membre supérieur. Recueil des Travaux de la Société médicale d'Indre-et-Loire 1876. Tours 1876, **73**, 50—57.

Ballif, Pierre, Description d'une main et d'une jambe artificelles, inventées par Pierre Ballif, Berlin 1818.

Baudot, E., Note sur un nouvel appareil prothétique destiné à remplir les principales fonctions de la main, chez ceux qui ont subi la perte totale de l'un des membres supérieurs in: Union médicale. Paris 1859, n. s., **4**, 440—442.

---

[1]) Vgl. Merkblatt Nr. 14 von Radike und Salchert.

Beaufort, Comte de. Recherches sur la prothese des membres etc. Paris 1860.
— Bras artificiel automoteur. Bulletin de l'Acad. de médecine de Paris 1860—61, **26**, 167.
Bell, Lehrbegriff der Wundarzneikunst. Leipzig 1798.
Beukema, T. W., Een doelmatige kunstarm. Nederl Tijdschr. v. Geneesk. Amst. 1868, 2. R., **6**, 1. Afd. 545—547.
Biel, C., Die Befestigung künstlicher Glieder. J. F. Bergmann, Wiesbaden 1917.
Biesalski, Der Prothesenbau. Gesammelte Arbeiten von Alsberg, Bähr, v. Baeyer u. a. Ferdinand Enke, Stuttgart 1917.
Biondetti, Walter, Vorderarmprothese. Illustrierte Monatsschrift für ärztliche Polytechnik 1886. Märzbeilage.
Bly, Artificial arms and legs.
Boëns, M., Künstliche Hand. Illustrierte Monatsschrift für ärztliche Polytechnik 1882, **4**, 216.
— Neue künstliche Hand. Mit 4 Abbildungen. Bulletin de l'Académie Royale de Médecine de Belgique 1882, Nr. 5.
— Présentation d'une main artificielle. 1 pl. Bulletin de l'Académie Royale de Médecine de Belgique, Bruxelles 1882. 3. s. **16**, 499.
du Bois-Reymond, Entwicklung des Baues künstlicher Arme. Deutsche med. Wochenschrift 1917.
— Spezielle Muskelphysiologie oder Bewegungslehre. August Hirschwald, Berlin 1903.
Bonne, Eine künstliche Hand mit automatischer Greifbewegung. Münch. med. Wochenschrift 1915, **62**, 18, 636—637.
Bonne, Georg, Künstliche Greifhand mit Fußbetrieb. Deutsche med. Wochenschr. 1896, Nr. 15.
Bonnet, Robert, Die Hand und ihr Ersatz. (Kriegsvortrag). Mit 18 Abbildungen. Leipzig und Hamburg 1915, Leopold Voß.
Bouchard, G., Sur un nouveau bras artificiel. Receuil des travaux de la Société d'Indre-et-Loire 1876. Tours 1877, **73**, 45—49.
— Note sur un bras artificiel. 1 pl. Bulletin de la Société de médecine D'Angers (1875 bis 1876) 1877. n. s., **79**, 132—136 und: Bulletin général de thérapeutique . . . . Paris 1876, **90**, 542—546.
Boudot, E., Mémoire sur un appareil propre à remplir la plupart des fonctions de la main, chez ceux qui ont subi la perte totale de l'un des deux membres supérieurs, Bulletin de L'Académie de médecine de Paris 1859—60, **25**, 130—133.
Broca, Gripouilleau's künstlicher Arm. Allgemeine Wiener medizinische Zeitung 1869, **14**, 317.
— Sur la prothése du membre supérieur et sur un bras artificiel. Bulletin de l'Académie de médecine de Paris 1869, **34**, 397—408.
— Rapport sur la prothése du membre supérieur et sur le bras artificiel de M. Gripouilleau. Bulletin de l'Académie de médecine de Paris 1889, **34**, 397.
Bruberger, Demonstration einer künstlichen Hand. Deutsche militärärztliche Zeitschrift 1877, **5**.
Bulletin général de thérapeutique médical et chirurgical, Paris.
Bulletin de la société d'encouragement, Paris.
Bulletin de l'Académie de médecine de Paris.
Cohn, Max, Meine Erfahrungen mit dem Carnes-Arm. Oskar Koblentz, Berlin 1917.
— Die willkürlich bewegbare künstliche Hand. Berl. klin. Wochenschr.
Collett, En ny Arbeidsklo. in: Norsk Mag. f. Laegevidensk. Christiania 1879, **9**, 727—730.
— Eine neue Arbeitsklaue. Illustrierte Vierteljahrsschrift für ärztliche Polytechnik 1881, **3**, 31, 32.
Delorme, Amputé de la presque totalité des doigts, muni d'un appareil de flexion et de tension des doigts artificiels. Bulletins et mémoires de la société de Chirurgie de Paris. **19**, 57.
Denayer, L., Aperçu descriptif de l'appareil, pour les personnes privées des deux mains. Bulletin de l'Académie royale de médecine de Belgique, Bruxelles 1877. 3, s., **11**, 380, 1 pl.
Deutsche militärärztliche Zeitschrift.
Deutsche Zeitschrift für Chirurgie.

Dornblüth, Über künstliche Arme. Wochenschrift für die gesamte Heilkunde 1845, 609—616.

Engelmann, Guido, Neue Prothesen für die obere Extremität. Wiener klinische Wochenschrift 1915, **28**, 34, 915—917.

Ernst, F. G., On the application of suitable mechanism to a case of amputation of both hands. London 1893.

Fick, R., Anatomie der Gelenke. Fischer, Jena 1904.

Fischer, Otto, Der Gang des Menschen. Abhandlungen der kgl. sächsischen Gesellschaft der Wissenschaften. S. Hirzel, Leipzig.

Franké, W., Gündels Gabelmesser. Ein Eßbesteck für Einhänder (Autorreferat). Zeitschrift für ärztliche Fortbildung 1915, **12**, 17, 38.

Fritze, Dr. H. J., Arthroplastik. Lemgo 1842.

Frola, Peyrani & Pertusio, Braccio meccanico a servizio d'un mutilato nel braccio. Giornale d. r. Accad. med.-chir. di Torino 1856. 2. s., **29**, 17—19.

Fröhlich, Über künstliche Gliedmaßen und orthopädische Apparate aus Zelluloid und Aluminium. Therapeutische Monatshefte 1892, S. 125.

Gallegos, J., Note sur un nouveau système de l'appareil prothétique, constituant un bras artificiel destiné à remplacer le membre supérieur, à quelque hauteur qu'il ait été amputé. Bulletin de l'Académie de médecine de Paris 1859—1860, **25**, 671 bis 673.

Geißler, Karl, Beschreibung und Abbildung künstlicher Arme und Hände, nebst einer Vorrede von Jörg. Leipzig 1817.

Gocht, H., Künstliche Glieder. Stuttgart 1907.

Görcke, J., Zeichnung und Beschreibung eines künstlichen Arms, angefertigt von Le Gros in Paris 1795. (Handschrift).

Gripouilleau, A., Le bras artificiel du travailleur. 8°. Paris 1873.
— Prothèse du pauvre. Le bras artificiel agricole. 8°. Tours 1870.

Gurlt, Abbildungen zur Krankenpflege im Felde. Berlin 1868.
Die künstliche Hand. Journal der praktischen Heilkunde. Berlin 1911, **32**, 2. St., 120—125.
Die Hand und ihr Ersatz. Der Bandagist 1915, **19**, 19, 1—2.

Heisler, Doppelseitige Oberarmamputation mit Prothesen zur Pflege seiner Person unabhängig von seiner Umgebung. Archiv für Orthopädie 1913, **12**, 343—359.

Heusner, Ersatz für eine verlorene Hand. Zeitschrift für orthopädische Chirurgie 4, 111.

Jaccoud, Nouveau Dictionnaire de Médecine et la Chirurgie, Paris.
Zentralblatt für Chirurgie.

Joerg, Beschreibung und Abbildung künstlicher Hände und Arme von C. Geißler. Leipzig 1817.

Karpinzky, Studien über künstliche Glieder. Berlin 1881.

Köhler, Arbeitsklaue als Ersatz der oberen Gliedmaßen. Zeitschrift für orthopädische Chirurgie 1898, **5**, 375—378.

Koner, R., Betriebswissenschaftliche Untersuchung über die Arbeitsfähigkeit eines amputierten Arbeiters. Verlag Herberger & Sohn, Schwerin i. M.

Krause, Handbuch der menschlichen Anatomie.

Krukenberg, H., Elberfeld, Über plastische Umwertung von Armamputationsstümpfen. Ferdinand Enke, Stuttgart 1917.

Lange, F., Lehrbuch der Orthopädie. Fischer, Jena 1914.
— Eine neue Kunst- und Arbeitshand. Münch. med. Wochenschr. 1917, Nr. 20.

Lamzweerde, Appendice ad armamentarium chirurgicum J. Scultei. Lugd. Bat. 1692.

Lavermicocca, A., Apparecchio di protesi sinematica per le falangi della mano. Archivio di ortop. 1913, **30**, 520—525.

Lefort, L., Bras artificiel. in: Dictionnaire encyclopédique des sciences médicales, Paris 1869, **10**, 522—542.
— Bras artificiel de son invention (Rap). Bulletin de la Société de chirurgie de Paris 1870. 2. s., **10**, 180, 282.
— De la prothèse du membre supérieur. Bulletin générale de thérapeutique etc., Paris 1874, **43**, 443—447.

Lewy, W., Der Verlust der Hände und ihr Ersatz. Fischers medizinische Buchhandlung H. Kornfeld, Berlin 1916.

Lincoln's patent artificial arm. 16⁰. Boston 1866.

Lucas-Championnière, Prothese bei Extirpation der ganzen Schulter. Monatsschrift der ärztlichen Polytechnik 1887, 10, 10.

Magendie, Rapport sur un bras artificiel présenté à l'Académie des sciences par M. van Peterssen. Comptes Rendus de l'Académie des sciences de Paris 1845, 20, 428—432.

Martins, Des Herzogs Christian von Braunschweig Verwundung und seine künstliche Hand. Deutsche med. Wochenschr. 1908, S. 1685.

Mathieu's artificial arms. British Medical Journal, London 1879, ó, 386.

Mechel, Chr. v., Abbildung der eisernen Hand des tapferen deutschen Ritters Götz von Berlichingen. Berlin 1815.

Menière, P., Le bras artificiel de M. Roger. Gazette médicale de Paris 1860. 3. s., 15, 79—84.

Murinoff, Zametka ob iskusstvenoi rukie Reindlya. (Reindl. künstlicher Arm). 1 pl. Med. pribav. k morsk. sborniku. St. Petersburg 1879, 19, 282—286.

Neudörfer, Handbuch der Kriegschirurgie. Leipzig 1864.

Nevermann, Über einen künstlichen Vorderarm. Monatsschrift für Medizin, Augenheilkunde und Chirurgie, Leipzig 1839, 2, 286—290.

Nyrop, C., Künstige Arme og Haender. in: Hosp.-Tid., Kjbenh. 1864, 7, 54.

The patent „Palmer" arm for the Army and Navy. Correnspondence of B. Frank Palmer with the Surgeon-General, U. S. S., and the Board of Army Officers. Petition of 300 soldiers and decision of Acting Surgeon-General Barnes. 8⁰. (1863).

Pfister, Künstliche obere Extremitäten. Illustrierte Monatsschrift der ärztlichen Polytechnik 1882, 4, 111—114.

Radike, Behelfsprothesen für Armamputierte. Medizinische Klinik 1916. (Schwarzenberg, Berlin).

De Renzy, C. W., Enchiridion or a hand for the oncehanded. 8⁰. London 1822.

Rosenstrauß, Vorschlag zu kombinierten Bewegungen von Prothesen mit Hilfe des gesunden Gliedes durch Schnurübertragung. (Vortrag). Münch. med. Wochenschr. 1915, 62, 28, 966.

Sauerbruch, Chirurgische Vorarbeit für eine willkürlich bewegliche künstliche Hand. in: Medizinische Klinik 1915, 11, 41, 1125—1126.

— Die willkürlich bewegbare künstliche Hand. Berlin 1916.

Schärer, M., Oberarmprothese mit neuer Flexion im Ellbogengelenk durch Erhebung des Stumpfes vermittelnder Konstruktion. Illustrierte Monatsschrift für ärztliche Polytechnik, Bern 1887, 9, 4—6.

Schlesinger, Die Armprothese. Zeitschrift für ärztliche Fortbildung 1916, Nr. 2. (Fischer, Jena).

— Das Zusammenarbeiten von Arzt und Ingenieur in der Prüfstelle für Ersatzglieder. Zeitschrift des Vereins deutscher Ingenieure 1916, S. 940.

— Die Mitarbeit des Ingenieurs bei der Durchbildung der Ersatzglieder. Verein deutscher Ingenieure 1917, S. 737.

— Physiologische Leistung und Ausführungsmöglichkeit des Kunstarmes. Deutsche med. Wochenschr. 1917.

Selpho, A., Brief description of the Selpho leg and artificial arm, New-York.

Silberstein, Bein- und Armersatz im kgl. Reserve-Lazarett zu Nürnberg. Zeitschrift für orthopädische Chirurgie, 36.

Spitzy, H., Zur Frage der Armprothesen. Münch. med. Wochenschr. 1915, 62, 34, 1166 bis 1168.

— Zur Ausnützung der Pro- und Supination bei langen Vorderarmstümpfen. Münch. med. Wochenschr. 1916, Nr. 50.

— Zur Versorgung von kurzen Vorderarmstümpfen durch Muskelunterfütterung. Münch. med. Wochenschr. 1917, Nr. 1.

Straßer, H., Lehrbuch der Muskel- und Gelenkmechanik. Springer, Berlin 1913.

Streißguth, Neuerung am künstlichen Arm. Illustrierte Monatsschrift für ärztliche Polytechnik 1886, 8, 82—83.

Tillaux, Des appareils prothétiques pour le membre supérieur. Bulletin de la Société de chirurgie des Paris 1869. 2. s., 9, 380.

Troendle, Grundsätze für den Bau von Kunstarmen. Zeitschrift des Vereins deutscher Ingenieure 1918, S. 193.

Vanghetti, G., Vitallizazione delle membre artificiali. Ulrico Hoepli, Milano 1916.

Vervollkommnung der künstlichen Hände. Der Bandagist 1915, **19**, 20, 3.

Walcher, Lebendiger Handersatz durch Schaffung eines neuen Gelenkes. Deutsche med. Wochenschr. 1916, Nr. 44.

Walter-Biondetti, C., Vorderarm-Prothese. Illustrierte Monatsschrift der ärztlichen Polytechnik 1866, 8, 81—52.

Westring, J. P., Beskrifning om en man, som utan armar (brachis) och händer, ben och fötter, upöfvat sig til myken skixklighed i manga konster och slögder. 1 pl. in: K. Vetensk. Acad. n. Handl., Stockholm 1796, **17**, 37—45.

Zichy, Gèza Graf, Das Buch der Einarmigen. Mit 40 photographischen Aufnahmen. 8⁰. Stuttgart und Berlin 1915, Deutsche Verlagsanstalt, besprochen in: Zeitschrift für Krüppelfürsorge 1915, 8, 1, 115—116..

Namen- und Sachverzeichnis.

Die Ziffern geben die Seitenzahl an.

70*

Archiv für Orthopädische und Unfall-Chirurgie mit besonderer
Berücksichtigung der Frakturenlehre und der orthopädisch-chirurgischen Technik (Fortsetzung von Riedingers Archiv). Zugleich offizielles Organ der Prüfstelle für Ersatzglieder zu Berlin-Charlottenburg und der Technik für die Kriegsinvaliden in Wien. Herausgegeben von **M. Borchardt**-Berlin, **K. Cramer**-Cöln, **W. Exner**-Wien, **H. Gocht**-Berlin, **E. v. Haberer**-Innsbruck, **K. Hartmann**-Berlin, **M. Kirschner**-Königsberg i. Pr., **F. König**-Marburg, **K. Ludloff**-Frankfurt a. M., **G. Schlesinger**-Charlottenburg, **H. Schwiening**-Berlin, **H. Spitzy**-Wien. Redigiert unter Mitwirkung von A. Blencke-Magdeburg, G. Magnus-Marburg a. L., R. Radike-Berlin von Hermann Gocht und Fritz König. Erscheint in zwanglosen, einzeln berechneten Heften, die zu Bänden von etwa 40 Bogen Umfang vereinigt werden sollen. XVI. Band, 1. Heft (ausgegeben am 14. Oktober 1918). Preis M. 26.—.

*Die willkürlich bewegbare künstliche Hand. Eine Anleitung für
Chirurgen und Techniker vcn **F. Sauerbruch**, ordentl. Professor der Chirurgie, Direktor der Chirurgischen Universitäts-Klinik Zürich, s. Z. beratender Chirurg des XV. Armeekorps. Mit anatomischen Beiträgen von G. Ruge und W. Felix, Professoren am Anatomischen Universitätsinstitut Zürich und unter Mitwirkung von A. Stadler, Oberarzt d. L., Chefarzt des Vereinslazaretts Singen. Mit 104 Textfiguren. 1916. Preis M. 7.—; gebunden M. 8.40.

*Die physiologische Sehnenverpflanzung. Von Professor Dr. K.
Biesalski, Direktor und leitender Arzt am Oscar-Helene-Heim für Heilung und Erziehung gebrechlicher Kinder in Berlin-Zehlendorf, und Dr. **L. Mayer**, wissenschaftlicher Assistent am Oscar-Helene-Heim für Heilung und Erziehung gebrechlicher Kinder in Berlin-Zehlendorf. Mit 270 zum großen Teil farbigen Abbildungen. 1916. Preis gebunden M. 36.—.

Lehrbuch der Muskel- und Gelenkmechanik. Von Dr. H. Straßer,
o. ö. Professor der Anatomie und Direktor des anatomischen Instituts der Universität Bern.

*I. Band: Allgemeiner Teil. Mit 100 Textfiguren. 1908. Preis M. 7.—.

*II. Band: Spezieller Teil. Der Stamm. Mit 231 zum Teil farbigen Textfiguren. 1913. Preis M. 28.—.

III. Band: Spezieller Teil. Die untere Extremität. Mit 165 zum Teil farbigen Textfiguren. 1917. Preis M. 28.—.

IV. Band: Spezieller Teil. Die obere Extremität. Mit 139 zum Teil farbigen Textfiguren. 1907. Preis M. 26.—.

*Wilhelm Webers Werke. Herausgegeben von der Königl. Gesellschaft der
Wissenschaften zu Göttingen. Band VI: Mechanik der menschlichen Gehwerkzeuge. Besorgt durch Friedrich Merkel und Otto Fischer. Mit XVII Tafeln und in den Text gedruckten Abbildungen. 1894. Preis M. 16.—.

Fachbücher für Ärzte. Band II:

Praktische Unfall- und Invalidenbegutachtung bei sozialer und
privater Versicherung sowie in Haftpflichtfällen. Von Dr. med. **Paul Horn**, Privatdozent für Versicherungsmedizin an der Universität Bonn, Oberarzt am Krankenhause der Barmherzigen Brüder. 1918. Preis gebunden M. 9.—.

Leitfaden für die ärztliche Untersuchung. Herausgegeben vom
Generaloberarzt Dr. **Leu**, stellvertretendem Korpsarzte III. A.-K., unter Mitwirkung des Reservelazarett-Direktors Oberstabsarzt Prof. Dr. Thiem† und des Stabsarztes d. R. Dr. Engelmann, nebst einem Geleitworte des Geh. Hofrats Prof. Dr. Friedrich v. Müller. Mit 47 Textabbildungen und zahlreichen Mustern für Formulare, Zeugnisse und Gutachten. 1918. Preis gebunden M. 18.—.

*Hierzu Teuerungszuschlag.

Die Knochenbrüche und ihre Behandlung. Ein Lehrbuch für

Studierende und Ärzte von Dr. med. **Hermann Matti,** Privatdozent für Chirurgie an der Universität und Chirurg am Jennerspital in Berlin. Erster Band: Die allgemeine Lehre von den Knochenbrüchen und ihrer Behandlung. 1918.

Preis M. 25.—; gebunden M. 29.60.

Ungarische Beiträge zur Kriegsheilkunde. Erstes Jahrbuch des

Kriegsspitals der Geldinstitute in Budapest. Unter Mitwirkung hervorragender Fachgelehrter redigiert durch Dr. Wilhelm Manninger, Dr. Karl M. John, Dr. Josef Parrasin. Mit 382 Abbildungen, 11 schwarzen und 20 farbigen Beilagen. 1917.

Preis gebunden M. 28.—.

*Beiträge zur Kriegsheilkunde. Aus den Hilfsunternehmungen der Deut-

schen Vereine vom Roten Kreuz während des Italienisch-Türkischen Feldzuges 1912 und des Balkankrieges 1912/13. Herausgegeben vom **Zentralkomitee der Deutschen Vereine vom Roten Kreuz.** Mit 607 Abbildungen. 1914.

Preis M. 40.—; gebunden M. 42.60.

*Kriegs-Chirurgischer Röntgen-Atlas von Dr. N. Guleke, a. o. Prof.

der Chirurgie, und Dr. **Hans Dietlen,** Stabsarzt d. Res., Professor an der Universität Straßburg. Mit 70 photographischen Tafeln und VI und 64 Seiten Text mit 26 Abbildungen. 1917.

In Leinwandmappe M. 66.—.

Topographische Anatomie dringlicher Operationen. Von J.

Tandler, o. ö. Professor der Anatomie an der Universität Wien. Mit 56 zum großen Teil farbigen Figuren. 1916.

Preis gebunden M. 7.60.

Ärztliche Behelfstechnik. Bearbeitet von hervorragenden Fachgelehrten.

Herausgegeben von Professor Dr. **G. Freiherr von Saar** in Innsbruck. Mit 402 Textabbildungen. 1918.

Preis M. 24.—; gebunden M. 26.80.

Außerdem wurde eine Feldpost-Ausgabe in 3 Teilen hergestellt.

Preis M. 26.—.

*Treves Keith, Chirurgische Anatomie. Nach der sechsten englischen

Ausgabe übersetzt von Dr. A. Mülberger. Mit einem Vorwort von Geh. Med.-Rat Professor Dr. E. Payr, Direktor der Kgl. chirurg. Universitäts-Klinik zu Leipzig, und mit 152 Textabbildungen von Dr. O. Kleinschmidt und Dr. C. Hörhammer, Assistenten an der Kgl. chirurgischen Universitätsklinik zu Leipzig. 1914.

Preis gebunden M. 12.—.

*Die Nachbehandlung nach chirurgischen Eingriffen. Ein kurzer

Leitfaden von Dr. **M. Behrend,** Chefarzt des Kreiskrankenhauses Frauendorf b. Stettin. 1914.

Preis M. 2.80; gebunden M. 3.40.

*Über chirurgische u. allgemeine Kriegsbeschädigtenfürsorge. Von Professor Dr. Fritz König, Geheimer Medizinalrat, Generaloberarzt,

z. Z. chirurgischer und orthopädischer Beirat am Reservelazarett zu Marburg. 1916.

Preis M. —.80.

---

*Hierzu Teuerungszuschlag.

Archiv für Orthopädische und Unfall-Chirurgie mit besonderer

Berücksichtigung der Frakturenlehre und der orthopädisch-chirurgischen Technik (Fortsetzung von Riedingers Archiv). Zugleich offizielles Organ der Prüfstelle für Ersatzglieder zu Berlin-Charlottenburg und der Technik für die Kriegsinvaliden in Wien. Herausgegeben von **M. Borchardt**-Berlin, **K. Cramer**-Cöln, **W. Exner**-Wien, **H. Gocht**-Berlin, **E. v. Haberer**-Innsbruck, **K. Hartmann**-Berlin, **M. Kirschner**-Königsberg i. Pr., **F. König**-Marburg, **K. Ludloff**-Frankfurt a. M., **G. Schlesinger**-Charlottenburg, **H. Schwiening** - Berlin, **H. Spitzy** - Wien. Redigiert unter Mitwirkung von A. Blencke - Magdeburg, G. Magnus - Marburg a. L., R. Radike - Berlin von Hermann Gocht und Fritz König. Erscheint in zwanglosen, einzeln berechneten Heften, die zu Bänden von etwa 40 Bogen Umfang vereinigt werden sollen. XVI. Band, 1. Heft (ausgegeben am 14. Oktober 1918). Preis M. 26.—.

*Die willkürlich bewegbare künstliche Hand. Eine Anleitung für

Chirurgen und Techniker von **F. Sauerbruch**, ordentl. Professor der Chirurgie, Direktor der Chirurgischen Universitäts-Klinik Zürich, s. Z. beratender Chirurg des XV. Armeekorps. Mit anatomischen Beiträgen von G. Ruge und W. Felix, Professoren am Anatomischen Universitätsinstitut Zürich und unter Mitwirkung von A. Stadler, Oberarzt d. L., Chefarzt des Vereinslazaretts Singen. Mit 104 Textfiguren. 1916.
Preis M. 7.—; gebunden M. 8.40.

*Die physiologische Sehnenverpflanzung. Von Professor Dr. K.

Biesalski, Direktor und leitender Arzt am Oscar-Helene-Heim für Heilung und Erziehung gebrechlicher Kinder in Berlin-Zehlendorf, und Dr. **L. Mayer**, wissenschaftlicher Assistent am Oscar-Helene-Heim für Heilung und Erziehung gebrechlicher Kinder in Berlin-Zehlendorf. Mit 270 zum großen Teil farbigen Abbildungen. 1910.
Preis gebunden M. 36.—.

Lehrbuch der Muskel- und Gelenkmechanik. Von Dr. H. Straßer,

o. ö. Professor der Anatomie und Direktor des anatomischen Instituts der Universität Bern.

*I. Band: Allgemeiner Teil. Mit 100 Textfiguren. 1908. Preis M. 7.—.
*II. Band: Spezieller Teil. Der Stamm. Mit 231 zum Teil farbigen Textfiguren. 1913. Preis M. 28.—.
III. Band: Spezieller Teil. Die untere Extremität. Mit 165 zum Teil farbigen Textfiguren. 1917. Preis M. 28.—.
IV. Band: Spezieller Teil. Die obere Extremität. Mit 139 zum Teil farbigen Textfiguren. 1907. Preis M. 26.—.

*Wilhelm Webers Werke. Herausgegeben von der Königl. Gesellschaft der

Wissenschaften zu Göttingen. Band VI: Mechanik der menschlichen Gehwerkzeuge. Besorgt durch Friedrich Merkel und Otto Fischer. Mit XVII Tafeln und in den Text gedruckten Abbildungen. 1894. Preis M. 16.—.

Fachbücher für Ärzte. Band II:

Praktische Unfall- und Invalidenbegutachtung bei sozialer und

privater Versicherung sowie in Haftpflichtfällen. Von Dr. med. **Paul Horn**, Privatdozent für Versicherungsmedizin an der Universität Bonn, Oberarzt am Krankenhause der Barmherzigen Brüder. 1918. Preis gebunden M. 9.—.

Leitfaden für die ärztliche Untersuchung. Herausgegeben vom

Generaloberarzt Dr. **Leu**, stellvertretendem Korpsarzte III. A.-K., unter Mitwirkung des Reservelazarett-Direktors Oberstabsarzt Prof. Dr. **Thiem** † und des Stabsarztes d. R. Dr. **Engelmann**, nebst einem Geleitworte des Geh. Hofrats Prof. Dr. Friedrich v. Müller. Mit 47 Textabbildungen und zahlreichen Mustern für Formulare, Zeugnisse und Gutachten. 1918. Preis gebunden M. 18.—.

*Hierzu Teuerungszuschlag.